Preusker
Lexikon des deutschen Gesundheitssystems

Lexikon des deutschen Gesundheitssystems

herausgegeben von

Dr. Uwe K. Preusker

3., neu bearbeitete Auflage

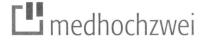

Bibliographische Informationen der Deutschen Nationalbibliothek

Die Deutsche Nationalbibliothek verzeichnet diese Publikation in der Deutschen Nationalbibliografie; detaillierte bibliografische Daten sind im Internet über <http://dnb.d-nb.de> abrufbar.

Bei der Herstellung des Werkes haben wir uns zukunftsbewusst für umweltverträgliche und wiederverwertbare Materialien entschieden. Der Inhalt ist auf elementar chlorfreiem Papier gedruckt.

ISBN 978-3-86216-006-8

© 2010 medhochzwei Verlag GmbH, Heidelberg

www.medhochzwei-verlag.de

Dieses Werk, einschließlich aller seiner Teile, ist urheberrechtlich geschützt. Jede Verwertung außerhalb der engen Grenzen des Urheberrechtsgesetzes ist ohne Zustimmung des Verlages unzulässig und strafbar. Das gilt insbesondere für Vervielfältigungen, Übersetzungen, Mikroverfilmungen und die Einspeicherung und Verarbeitung in elektronischen Systemen.

Satz: preXtension, Grafrath

Druck: Fuldaer Verlagsanstalt, Fulda

Vorwort

Mit der hiermit vorliegenden völlig durchgesehenen und stark erweiterten 3. Auflage des Lexikons ist zusätzlich zur umfassenden Aktualisierung vieler Stichworte und des statistischen Teils 2 auch eine Änderung des Titels realisiert worden. Mit dem neuen Titel „Lexikon des deutschen Gesundheitssystems" wird der Tatsache Rechnung getragen, dass im Lexikon mittlerweile eine große Zahl an Fachbegriffen des deutschen Gesundheitssystems erläutert werden. Damit war die bisherige Bezeichnung, die auf den Gesundheitsmarkt abhob, zu eng und zum Teil sogar irreführend geworden, auch wenn nach wie vor viele Begriffe mit erläutert werden, die erst mit dem zunehmenden Einzug von Marktelementen und Wettbewerb in das Gesundheitssystem auch hier relevant geworden sind.

Nach wie vor wird das „Lexikon des deutschen Gesundheitssystems" in einer Printversion sowie einer Online-Version angeboten. Die Online-Version bietet die Möglichkeit der ständigen Aktualisierung. Wer also Wert auf ein sehr aktuelles Nachschlagewerk über die Fachbegriffe des deutschen Gesundheitssystems legt, findet in der Online.-Version diese Möglichkeit gegeben. Außerdem werden in dieser Version auch ständig weitere Stichworte erläutert, und eventuelle gesetzgeberische Veränderungen werden zeitnah in den Erläuterungen berücksichtigt.

Die Nutzung des gedruckten Werkes, aber auch die Vorteile der mehrfachen Aktualisierung des Online-Lexikons werden von den Nutzern positiv bewertet. Dabei ist das „Lexikon des deutschen Gesundheitssystems" wegen seines umfassenden Ansatzes sowohl im Rahmen der Aus- und Fortbildung der verschiedenen Gesundheitsberufe, aber auch für gestandene Fachleute des Gesundheitssystems als zuverlässiger Helfer in Zweifelsfragen jenseits des eigenen Fachgebietes mittlerweile zu einer Art Standard-Nachschlagewerk für die sich schnell verändernde Gesundheitsbranche in Deutschland geworden. Um speziell Studentinnen und Studenten in den verschiedensten Studiengängen für Gesundheitsberufe, aber auch für Managementtätigkeiten innerhalb des Gesundheitssystems den Zugang zu dem umfassenden Wissen des „Lexikon des deutschen Gesundheitssystems" zu erleichtern, gibt es ab dieser Auflage auch ein deutlich preiswerteres Studenten-Abonnement für die Online-Version.

Mit der nun vorliegenden Auflage 2010 wurde neben der bereits früher erfolgten Erweiterung des Nachschlagewerks um den Themenschwerpunkt „Arzneimittelpolitik" auch die Vielzahl der Veränderungen des deutschen Gesundheitssystems durch die Einrichtung des Gesundheitsfonds, des einheitlichen Beitragssatzes und des morbiditätsorientierten Risikostrukturausgleichs sowie die Veränderungen in der Struktur der Spitzenorganisationen der gesetzlichen Krankenversicherung in allen davon betroffenen Stichworten realisiert.

Darüber hinaus sind viele Veränderungen des deutschen Gesundheitssystems rund um das immer wichtiger werdende Thema Gesundheit in neuen und veränderten Stichworten festgehalten. Schließlich wurde der zweite Teil des Lexikons, „Gesundheitsmarkt in Zahlen", einer grundlegenden Straffung und Aktualisierung unterzogen, sodass der Nutzer nun die derzeit aktuellsten Daten und Fakten über das deutsche Gesundheitssystem, die Teilmärkte innerhalb des umfassenden Gesundheitsmarktes, aber auch die Einbettung des deutschen Gesundheitssystems in den europäischen Zusammenhang leicht und zuverlässig nachschlagen kann.

Geblieben ist dabei der grundlegende Ansatz, das deutsche Gesundheitssystem nicht nur in den Grenzen des so genannten ersten Gesundheitsmarktes, also der gesetzlichen und privaten Krankenversicherung, zu sehen, sondern darüber hinaus auch den sich schnell entwickelnden zweiten Gesundheitsmarkt und die immer stärker werdende wettbewerbliche Ausrichtung beider Märkte in den Blick zu nehmen. Gesundheit ist keine Ware, aber der Gesundheitsmarkt ist ein immer wichtiger werdender Teil unserer Volkswirtschaft und trägt damit zu Wohlstand, Beschäftigung und Zukunftssicherung bei.

An dieser Stelle soll meiner Frau Leena Preusker und meinem Sohn Sven Preusker gedankt werden, ohne deren unermüdliche Unterstützung dieses Werk nicht hätte entstehen können.

Heidelberg, Berlin, Vantaa, im März 2010

Dr. Uwe K. Preusker
– Herausgeber –

Bearbeiterverzeichnis

Autor aller Lexikon-Beiträge, soweit nachfolgend nicht ausdrücklich andere Autoren genannt werden, sowie des Teils 2 „Gesundheitsmarkt in Zahlen" ist **Uwe K. Preusker**.

Folgende Autoren haben die jeweils genannten Lexikon-Einträge verfasst:

Annette Dünninger
Analogpräparateliste, Arzneimittelvereinbarung, Bonus-Malus-Regelung, Leitsubstanz, Off-label-use, Rabattvertrag, Sprechstundenbedarf,

Annette Dünninger/Uwe K. Preusker
Wirtschaftlichkeitsprüfung

Thomas Hammerschmidt
Compliance, Kosten-Nutzen-Bewertung, Versorgungsforschung

Andreas Heigl
Arzneimittel-Ausgabenentwicklung, Arzneimittel-Atlas, Arzneiverordnungsreport, Chroniker-Regelung, Festbeträge, Orphan Drugs, Patienteninformation, Patentschutz, Wahltarif, Zweitmeinung (bei Arzneimitteln)

Andreas Heigl/Uwe K. Preusker
Gemeinsamer Bundesausschuss

Roger Jaeckel
Ärzteverbände, Apothekengesetz, Arzneimittelausgabenbegrenzungsgesetz, Arzneimittelbudget-Ablösegesetz, Arzneimittelgesetz, Arzneimittelpreisverordnung, Arzneimittel-Substitution, Bundesärztekammer, Erstattungshöchstbetrag, Gesundheitsreformgesetz, Gesundheitsstrukturgesetz, Medizinischer Dienst der Krankenversicherung, Medizinischer Dienst des Spitzenverbandes Bund der Krankenkassen, Satzungsleistung, Sozialgesetzbuch V, Spitzenverband Bund der Krankenkassen, Verordnungsfähigkeit (von Arzneimitteln)

Roger Jaeckel/Uwe K. Preusker
GKV-Wettbewerbsstärkungsgesetz

Doris-Ulrike Meyer
Heilmittelwerbegesetz

Sabine Skwara
Apotheke, Apotheker, Arzneimittel, Arzneimittelgesetz, Arzneimittelstudien, Arzneimittelzulassung, Europäische Arzneimittelagentur, Generika, Großhandel, pharmazeutischer, Importarzneimittel, OTC-Arzneimittel, Pharmaverbände, Rote Liste, Versandhandel

Sabine Skwara/Uwe K. Preusker
Bundesinstitut für Arzneimittel und Medizinprodukte, Elektronische Gesundheitskarte

Robert Welte
Health Technology Assessment

Inhaltsverzeichnis

Vorwort V
Bearbeiterverzeichnis VII
Lexikoneinträge XI
Abkürzungsverzeichnis XXI

Teil 1
Lexikon A – Z 3–446

Teil 2
Gesundheitssystem in Zahlen

1	**Volkswirtschaftliche Rahmendaten und der Stellenwert des Gesundheitsmarktes als Sektor der Volkswirtschaft**	449
1.1	Entwicklung des Gesundheitsmarktes als Anteil des Bruttoinlandsproduktes (BIP)	451
1.2	Entwicklung der Gesundheitsausgaben	452
1.3	Jobmaschine Gesundheitsmarkt: Entwicklung der Beschäftigung auf dem Gesundheitsmarkt	457
1.4	Beschäftigte der Teilmärkte innerhalb des Gesundheitsmarktes	459
1.5	Finanzierung des Gesundheitsmarktes	461
1.6	Kosten der Gesundheit nach Alter und Geschlecht	463
1.7	Bevölkerung und demografische Entwicklung	465
2	**Gesundheitsmarkt in Deutschland – Gesundheitsmarkt Europa**	466
2.1	Ausgaben für Gesundheit und Anteile der Gesundheitsmärkte am BIP ausgewählter Staaten	467
3	**Kenndaten des Akut-Krankenhauses**	468
3.1	Kenndaten der Krankenhäuser	470
3.2	Entwicklung der Trägerschaft von Krankenhäusern (öffentlich, freigemeinnützig, privat)	473
3.3	Übersicht: Große Krankenhausunternehmen in Deutschland	476
3.4	Arbeitgeber Krankenhaus	477

4	**Kenndaten des Reha-Marktes**	486
4.1	Kenndaten des Marktes der Vorsorge- und Rehabilitationseinrichtungen	487
4.2	Arbeitgeber Vorsorge- und Rehabilitationseinrichtungen	491
5	**Kenndaten des Marktes der ambulanten ärztlichen Versorgung**	493
5.1	Entwicklung Marktvolumen	494
5.2	Medizinische Versorgungszentren	498
6	**Kenndaten des Arzneimittelmarktes (Apotheken und Pharmazeutische Industrie)**	499
6.1	Kenndaten Apotheken	501
6.2	Kenndaten der Pharmazeutischen Industrie	502
7	**Kenndaten des Marktes für Medizintechnologie**	503

Lexikoneinträge

ABDA
Abteilungspflegesatz
Äquivalenzprinzip
Ärztekammer
Ärzteverbände
Ärztlicher Direktor
AG
Agaplesion
AHB
Akquisition
Aktie
Aktiengesellschaft
Aktienkapital
Akutklinik
Akutkrankenhaus
Allgemeinarzt
Allgemeine Ortskrankenkasse
Altenbetreuung
Altenpflege
Alterung
Alterungsrückstellung
Ambulante Behandlung im Krankenhaus
Ambulante Versorgung
Ambulantes Operieren
Ameos AG
AMG-Novelle, 15.
Analogpräparateliste
Angebot
Angebot, indikatives
Angebotskapazität
Angebotsplanung
Angebotsplanung, staatliche
Angebotsportfolio
Anschlussheilbehandlung
AOK
AP-DRG
Apotheke
Apothekengesetz
Apotheker

Apothekerkammer
Approbation
AR-DRG
Arbeitgeberanteil
Arbeitsbedingungen
Arbeitsgemeinschaft der Wissenschaftlichen Medizinischen Fachgesellschaften
Arbeitsmarkt
Arbeitsmedizin
Arbeitszeitgesetz
Arbeitszeitrichtlinie
Arzneimittel
Arzneimittel-Atlas
Arzneimittelausgaben-Begrenzungsgesetz
Arzneimittel-Ausgabenentwicklung
Arzneimittelbudget-Ablösegesetz
Arzneimittelgesetz
Arzneimittelkommision der deutschen Ärzteschaft (AkdÄ)
Arzneimittelmanagement
Arzneimittelpreisverordnung
Arzneimittelrichtlinien
Arzneimittelstudien
Arzneimittelvereinbarung
Arzneimittelversorgung
Arzneimittelversorgungs-Wirtschaftlichkeitsgesetz
Arzneimittelzulassung
Arzneiverordnungsreport
Arzt
Arztnetz
Arztwahl, freie
Asklepios Kliniken GmbH
Aufnahme, zentrale (Notfall-)
Aufsichtsrat
ATC-Klassifikation
Aufzahlung
Ausbildung (für das Gesundheitssystem)
Ausgabenpolitik, einnahmenorientierte

Aut idem (Arzneimittel-Substitution)
AVWG
AWMF

Balanced Scorecard
Barthel-Index
Basel II
Baserate
Basisfallwert
Basisfallwert, bundeseinheitlicher
Basispflegesatz
Basistarif
BDPK
Bedarf
Bedarfsplanung
Bedarfsschätzung
Bedürfnis
Behandlung
Behandlungsablauf, geplanter
Behandlungsfall
Behandlungsfehler
Behandlungsgarantie
Behandlungsprogramm, strukturiertes
Behandlungsstandard
Behindertenpflege
Behinderung
Beitrag
Beitragsautonomie
Beitragsbemessungsgrenze
Beitragseinnahmen
Beitragseinzug
Beitragskalkulation
Beitragssatz
Beitragssatzautonomie
Beitragssatz, einheitlicher
Beitragssatzstabilität
Belastungsgrenze
Belegarzt
Belegbett
Belegkrankenhaus
Benchmarking
Berechtigungsschein für ärztliche Behandlung
Bereitschaftsdienst
Bereitschaftsdienst, vertragsärztlicher
Berufsausübungsgemeinschaft
Berufsgenossenschaft
Berufsordnung
Beschäftigte
Beschäftigung

Best Practice
Betriebsarzt
Betriebsführung
Betriebsvergleich
Betriebskrankenkassen
Betriebsverfassungsgesetz
Bilanzkennzahlen
Bonus-Malus-Regelung
Branche
Brustzentrum
Bruttoinlandsprodukt
Budget
Budgetierung
Budgetsystem
Bundesärztekammer
Bundes-Angestelltentarifvertrag
Bundesbasisfallwert
Bundesgeschäftsstelle Qualitätssicherung
Bundesinstitut für Arzneimittel und Medizinprodukte
Bundeskartellamt
Bundesknappschaft / Deutsche Rentenversicherung Knappschaft-Bahn-See
Bundesmantelvertrag
Bundesministerium für Gesundheit
Bundesministerium für Gesundheit und Soziale Sicherung
Bundespflegesatzverordnung
Bundespsychotherapeutenkammer
Bundesverband der Pharmazeutischen Industrie
Bundesverband Deutscher Privatkliniken
Bundesverband Medizintechnologie
Bundesvereinigung Deutscher Apothekerverbände
Bundesversicherungsamt
Bundeszentrale für gesundheitliche Aufklärung
Bürgerversicherung
BVA

Call Center
Capio Gruppe
Cash Flow
Case-Management
Case-Manager
Case-Mix
Case Mix Index
Change Management
Chief Executive Officer
Chief Financial Officer

Chief Information Officer (CIO)
Chief Marketing Officer (CMO)
Chief Medical Officer (CMO)
Chief Operation Officer
Chief Sales Officer (CSO)
Chief Security Officer (CSO)
Chief Technical Officer (CTO)
Chief Technology Officer (CTO)
Chroniker-Regelung
Chronisch Kranke
Chronische Erkrankungen
Compliance
Continuing Medical Education
Co-Therapeut
Codierung
Controlling
Controlling, medizinisches
Corporate Identity

Damp Holding AG
DDDs/Tagestherapiekosten
Decision-Making, Shared
Demografische Entwicklung
Deregulierung
Deutsche Krankenhausgesellschaft
Deutscher Ärztetag
Deutsche Rentenversicherung Knappschaft-Bahn-See
Deutsches Gesundheitsfernsehen
Deutsches Institut für Medizinische Dokumentation und Information (DIMDI)
Diagnosis Related Groups (DRGs)
Dienstleister
Dienstleistung
Dienstleistungsangebot
Dienstleistungsgewerkschaft ver.di
Dienstleistungsorientierung
Direktor, ärztlicher
Disease Management
Disease Management Programm
Doppelbehandlung
Doppeluntersuchung
Downsizing
DRG
Due Diligence

E-Commerce
E-Procurement
EBDIT

EBIT
EBITA
EBITDA
EBM
EBM 2000 plus
EBT
Eckpunkte für eine Gesundheitsreform 2006
Economies of Scale
Economies of Scope
Effektivität
Effizienz
Effizienzsteigerung
Eigenbetrieb
Eigenkapital
Eigenkapitalquote
Eigenverantwortung
Einheitlich und gemeinsam
Einheitlicher Bewertungsmaßstab
Einheitspreis
Einheitsversicherung
Einkaufsmodell
Einnahmenorientierte Ausgabenpolitik
Einweiser
Einweiserprämie
Einzelleistung
Einzelleistungsvergütung
Einzelvertrag
Elektronische Gesundheitskarte
Elektronische Patientenakte
Entgelt
Entgeltsystem
Entwicklung, demografische
Epidemiologie
Ergebnisqualität
Ermächtigung
Ersatzkassen
Ersatzvornahme
Erstattungshöchstbetrag (für patentgeschützte Arzneimittel)
Ertrag
Ertragskennzahlen
Erwerbstätige
Erwerbsunfähigkeit
Ethikkommission
EU-Kommission
Euro-Gebührenordnung
Europäische Arzneimittelagentur
Europäische Gesellschaft
Europäische Union

Lexikoneinträge

Europäischer Gerichtshof
Evidence Based Medicine
Exit

Fachabteilung
Facharzt
Facility Management
Fahrtkosten
Fall
Fallmanagement
Fallpauschale
Fallpauschalengesetz
Fallpauschalenkatalog
Fallpauschalensystem
Fallpauschalenverordnung
Fallwert
Fallzahl
Fallzusammenführung
Familienversicherung
Fehlversorgung
Festbeträge
Filialpraxis
Finanzierung
Finanzinvestor
Fördermittel
Fortbildung
Fortbildungspflicht
Freie Arztwahl
Freie Berufe
Freigemeinnützige Krankenhausträger
Fremdbesitzverbot
Früherkennung
Frührehabilitation
Fusion
Fusion, kassenartenübergreifende
Fusionskontrolle

Gebietsarzt
G-DRG
Gebührenordnung für Ärzte
Gemeinsame Selbstverwaltung
Gemeinsamer Bundesausschuss (G-BA)
Gemeinschaftspraxis
Generika
Geplanter Behandlungsablauf
Geriatrie
Gesamtvergütung
Gesamtverträge
Gesamtvertragspartner

Geschäftsführer
Geschäftsführung
Gesellschaft mit beschränkter Haftung
Gesellschafterversammlung
Gesetz zur Änderung arzneimittelrechtlicher und anderer Vorschriften
Gesetz zur Stärkung des Wettbewerbs in der Gesetzlichen Krankenversicherung
Gesetzliche Krankenversicherung
Gesetzliche Unfallversicherung
Gesundheit Nord gGmbH Klinikverbund Bremen
Gesundheit Nordhessen Holding AG
Gesundheitsausgaben
Gesundheitsausgabenrechnung
Gesundheitsberichterstattung
Gesundheitsberufe
Gesundheitsbranche
Gesundheitsdienst, Öffentlicher
Gesundheitsfonds
Gesundheitshandwerk
Gesundheitskarte, elektronische
Gesundheitskonzern
Gesundheitskosten
Gesundheitsmarkt
Gesundheitsministerkonferenz
Gesundheitsökonomie
Gesundheitspersonal
Gesundheitspersonalrechnung
Gesundheitspolitik
Gesundheitspolitik, europäische
Gesundheitsprämie
Gesundheitsreform
Gesundheitsreform 2006
Gesundheitsreformgesetz
Gesundheitsregion
Gesundheitssatellitenkonto
Gesundheitssektor
Gesundheitsstadt
Gesundheitsstandort
Gesundheitsstrukturgesetz
Gesundheitssystem
Gesundheitstourismus
Gesundheitsunternehmen
Gesundheitswesen
Gesundheitswirtschaft
Gesundheitszentrum
Gewinnkennzahlen
Gewinnorientierung

GKV
GKV-Mitglieder
GKV-Modernisierungsgesetz (GMG)
GKV-Reformgesetz 2000
GKV-Spitzenverband
GKV-Wettbewerbsstärkungsgesetz (GKV-WSG)
Globalbudget
GmbH
Grenzverweildauer
Großhandel, pharmazeutischer
Grouper
Grundkapital
Grundlohnsumme

Hartmannbund
Hauptdiagnose
Hauptversammlung
Hausarzt
Hausarztmodell
Hausarztzentrierte Versorgung
Health Maintenance Organisations
Health Technology Assessment
Heilberufe
Heilmittel
Heilmittelwerbegesetz
Helios Kliniken GmbH
Hersteller(zwangs)rabatt inkl. Generikarabatt
Hilfsmittel
Homecare
Honorararzt
Honorarverteilungsmaßstab
Hospiz
Humaine Kliniken GmbH

ICD
IGeL
Importarzneimittel
Initiative Gesundheitswirtschaft
Innungskrankenkassen
Insolvenz
Institut für das Entgeltsystem im
    Krankenhaus (InEK)
Institut für Qualität und Wirtschaftlichkeit im
    Gesundheitswesen (IQWiG)
Insuffizienz
Integrierte Versorgung IV
Internet-Apotheke
Investitionsfinanzierung
Investitionspauschale

Investitionsstau
Inzidenz
IQWiG

Joint Commission
Joint Venture

Kapazität
Kapitaldeckung
Kapitaleinlage
Kapitalmarkt
Kappungsgrenze
Kassenarzt
Kassenärztliche Bundesvereinigung
Kassenärztliche Vereinigung
Kassenfusionen
Kassenwahlfreiheit
Kassenzahnärztliche Bundesvereinigung
Kassenzahnärztliche Vereinigung
Käufermarkt
Kennzahlen
Kernkompetenz
Key Account
Klinik
Klinikbetreiber
Klinikgruppe
Klinikhotel
Klinikkette
Kliniksektor
Klinikträger
Klinikum Region Hannover GmbH
Klinikunternehmen
Klinischer Pfad
KLINOVA
Knappschaft
Koalitionsvertrag
Kodierung
Kollektivvertrag
Kommunikation
Kompetenzzentrum
Komplettanbieter
Komplexleistungen
Komplexpauschale
Komplexpreise
Kondratieff
Kondratieff-Zyklen
Konkurs
Kontrahierungszwang
Kontratieff

Konvergenzphase
Konzentration
Konzentrationsprozess
Konzertierte Aktion im Gesundheitswesen
Kooperation
Kopfpauschale
Korporatismus
Kosten
Kostenartenrechnung
Kostendämpfung
Kostenerstattung
Kostenfaktor
Kosten-Nutzen-Bewertung
Kostenrechnung
Kostenstellenrechnung
Kostenträger
Kostenträgerrechnung
Krankengeld
Krankenhaus
Krankenhausapotheke
Krankenhausbehandlung
Krankenhausbehandlung, vor- und nachstationäre
Krankenhausbetreiber
Krankenhausbett
Krankenhausbudget
Krankenhausentgeltgesetz
Krankenhausfinanzierung
Krankenhausfinanzierungsgesetz
Krankenhausfinanzierungsreformgesetz
Krankenhausführung
Krankenhausgruppe
Krankenhausinformationssystem
Krankenhauskette
Krankenhausmanagement
Krankenhausmarkt
Krankenhausplan
Krankenhausplanung
Krankenhaussektor
Krankenhausträger
Krankenhausträger, freigemeinnützige
Krankenhausträger, öffentliche
Krankenhausträger, private
Krankenhausunternehmen
Krankenhausvergleich
Krankenhausversorgung
Krankenhilfe
Krankenkasse
Krankenkasse, gesetzliche

Krankenpflege
Krankenversichertenkarte
Krankenversicherung
Krankenversicherung der Rentner
Krankenversicherung, gesetzliche
Krankenversicherung, private
Krankenversicherungsbeitrag
Krankenversicherungsschutz
Krankenversicherungssystem
Krankenversicherungspflicht
KTQ®
Kunde
Kundenbeziehungsmanagement
Kundenorientierung
Kunstfehler
Kur
Kuratorium zur Förderung Deutscher Medizin im Ausland e. V

Landesbasisfallwert
Landeskrankenhausgesellschaft
Landesärztekammer
LBK Hamburg
Leistung
Leistungen, genehmigungspflichtige
Leistungen, versicherungsfremde
Leistungsanbieter
Leistungsausgaben
Leistungserbringer
Leistungskatalog
Leitbild
Leitlinien
Leitsubstanz
Letalität
Lifestyle-Arzneimittel
Lohnzusatzkosten

Managed Care
Management
Managementinformationssystem
Managementvertrag
Marburger Bund
Marke
Markenbehandlung
Markenbildung
Markenprodukt
Marketing
Markt
Markt, räumlich relevanter

Marktanteil
Markteintritt
Markteintrittsbarrieren
Marktordnung
Marktpreis
Marsseille Kliniken AG
Maximalversorgung
MDK
Medical Wellness
MediClin AG
Medikament
Medizinischer Dienst der Krankenversicherung (MDK)
Medizinischer Dienst der Spitzenverbände der Krankenkassen
Medizinischer Dienst des Spitzenverbandes Bund der Krankenkassen
Medizinisches Controlling
Medizinisches Versorgungszentrum
Medizinmarke
Medizinprodukt
Medizinprodukteindustrie
Medizinstandort
Medizinstudium
Medizintechnik
Medizintourismus
Mehrbesitzverbot
Mehrheitsbeteiligung
Mehrkostenregelung
Mengensteuerung
Me-too-Liste
Minderheitsbeteiligung
Mindestmenge
Mitarbeiter
Mitarbeiterorientierung
Modellvorhaben
Monistik
Morbidität
Morbi-RSA
Mortalität
Multimorbidität
Multimorbidität, geriatrietypische

Nachfrage
Naturalrabattverbot
Nebendiagnose
Negativliste
Neue Versorgungsformen
Nichtversicherte

Niederlassung (als Arzt)
Notfallaufnahme, zentrale
Notfalldienst, vertragsärztlicher

Öffentlicher Gesundheitsdienst (ÖGD)
Öffentlichkeitsarbeit
Off-label-use
Ökonomisierung
Omnibusgesetz
OPS
Organisationsentwicklung
Orientierungswert
Orphan Drugs
OTC-Arzneimittel
Output

Pandemie
Paracelsus-Kliniken Deutschland
Patentschutz
Patient
Patientenbeauftragter
Patientenbefragung
Patientenbeteiligung
Patientenhotel
Patienteninformation
Patientenmanager
Patientenorientierung
Patientenpfad
Patientenquittung
Patientenschutz
Patientensouveränität
Patiententourismus
Patientenversorgung
Patientenwanderung
Patientenzufriedenheit
Personal
Personalentwicklung
Pfad, klinischer
Pflege
Pflege, ambulante
Pflege, teilstationäre
Pflege, vollstationäre
Pflegebedürftigkeit
Pflegedienstleiter
Pflegeeinrichtung
Pflegekasse
Pflegekraft
Pflegenoten
Pflegepersonal

Pflegepersonalverordnung
Pflegequalität, Beurteilung der
Pflegesachleistung
Pflegesatz
Pflegesatz, tagesgleicher
Pflegestatistik
Pflegestufe
Pflege-Transparenzvereinbarung
Pflegeversicherung
Pflichtversicherung
Pharmaindustrie
Pharmaverbände
PKV
Poliklinik
Portal
Portalklinik
Positionierung, strategische
Positivliste
Präferenz
Prävalenz
Prävention
Präventionsgesetz
Praxis
Praxisbesonderheiten
Praxisbudget
Praxisgebühr
Praxisgemeinschaft
Praxisklinik
Praxisnetz
Preis
Preisbildung
Preiselastizität
Preiskalkulation
Preisnachlass
Preisstopp
Preissystem
Preiswettbewerb
Priorisierung
Private Equity
Private Krankenhausträger
Privatisierung (von Krankenhäusern)
Privatisierung, formale
Privatisierung, materielle
Pro Diako gGmbH
Produkt
Produktentwicklung
Produktionsfaktoren
Produktivität
Produktpolitik

Profitcenter
Projektmanagement
Prosper
Prozessmanagement, klinisches
Prozessorganisation
Prozessorientierung
Prozessqualität
Psychotherapeut
Psychotherapeutenkammer
Public Health
Public Relations
Punktwert

Qualität
Qualitätsbericht
Qualitätsmanagement
Qualitätssicherung
Qualitätszirkel
QUALY

Rabattvertrag
Räumlich relevanter Markt
Rating
Rationalisierung
Rationalisierungsreserven
Rationierung
Reengineering
Regelleistungsvolumen
Regiebetrieb
Regress
Rehabilitation
Rehabilitation, medizinische
Rehabilitation, geriatrische
Rehabilitationsklinik
Rehabilitationskrankenhaus
Rehabilitationsphasen
Reichsversicherungsordnung (RVO)
Relativgewicht
Rhön-Klinikum AG
Richtgrößen
Risikoadjustierung
Risikostrukturausgleich
Risikostrukturausgleich, morbiditätsorientierter
Risikoäquivalenzprinzip
Risikokapital
Risikopool
Rote Liste®
Rufbereitschaft

Lexikoneinträge

Sachleistung
Sachleistungsprinzip
Sachverständigenrat zur Begutachtung der Entwicklung im Gesundheitswesen
Sana Kliniken AG
Satzungsleistung
Schiedsstelle
Schweregrad
Screening
Second opinion
Selbstbehalt
Selbstbeteiligung
Selbstkostendeckungsprinzip
Selbstmedikation
Selbstverwaltung
SGB V
Sicherstellungsauftrag
Sicherstellungszuschlag
Solidarische Wettbewerbsordnung
Solidarität
Solidarprinzip
Sonderentgelt
Sozialgesetzbuch
Sozialgesetzbuch V (SGB V)
Sozialversicherung
Spezialisierung
Spitzenverbände der Krankenkassen
Spitzenverband Bund der Krankenkassen / GKV-Spitzenverband
Sprechstundenbedarf
SRH Kliniken GmbH
Städtisches Klinikum München GmbH
Stammkapital
Stationäre Versorgung
Strukturiertes Behandlungsprogramm
Strukturqualität
Subsidiaritätsprinzip

Tagestherapiekosten
Tarifvertrag öffentlicher Dienst (TVöD)
Teilberufsausübungsgemeinschaft
Telematik
Telemedizin
Teleportalklinik
Therapiefreiheit
Therapiehinweis
Transparenz

Übernahme

Überversorgung
Überweisung
Umlagefinanzierung
Umsatzrentabilität
Unfallversicherung, gesetzliche
Universitätsklinik
Universitätsklinikum
Unternehmen
Unterversorgung

Valeo
VBL
vdek
Veränderungsrate
Verband der Angestellten-Krankenkassen/Arbeiter-Ersatzkassen (VdAK) / (AEV)
Verband der Krankenhäuser in kommunaler Trägerschaft
Verband der leitenden Krankenhausärzte e. V.
Verband der privaten Krankenversicherung e. V.
Verband Forschender Arzneimittelhersteller (VFA)
Verbandmittel
Verblisterung
Vereinigung, Kassenärztliche
ver.di
Vergütungssystem
Verordnungsfähigkeit (von Arzneimitteln)
Versandhandel (mit Arzneimitteln)
Verschiebebahnhof
Verschreibungspflicht
Versicherter
Versicherungsfremde Leistungen
Versicherungspflicht
Versicherungspflichtgrenze
Versorgung
Versorgung, ambulante
Versorgung, stationäre
Versorgungsanstalt des Bundes und der Länder
Versorgungsformen, neue
Versorgungsforschung
Versorgungsqualität
Versorgungsstufe
Versorgungsvertrag
Versorgungszentrum, medizinisches
Vertragsarzt
Vertragsarztrechtsänderungsgesetz
Vertragsarztsitz
Vertragswettbewerb

Lexikoneinträge

Vertriebswege von Arzneimitteln
Verwaltungsausgaben
Verwaltungsleiter
Verwaltungsrat
Verweildauer
Vivantes
Vollversicherung
Vorsorgekuren
Vorstand

Wachstumsbranche
Wahlfreiheit
Wahlleistungen
Wahltarif
Wartelisten
Weiterbildung
Weiterbildungsordnung
Wellness
Wellness, Medical
Wettbewerb
Wettbewerbsordnung, solidarische

Wirtschaftlichkeitsgebot
Wirtschaftlichkeitsprüfung
Wirtschaftsfaktor
Wittgensteiner Kliniken AG (WKA)
Wissenschaftliches Institut der AOK (WidO)

Zahnarzt
Zahnärztekammer
Zentrale (Notfall-)Aufnahme
Zentrumsorganisation
Zertifizierung
Zulassung
Zusatzbeitrag
Zusatzentgelt
Zusatzversicherung
Zuweisermarketing
Zuweiserprämie
Zuzahlung
Zweitmeinung
Zweitmeinung (bei Arzneimitteln)

Abkürzungsverzeichnis

a.a.O.	am angegebenen Ort
Abb.	Abbildung, Abbildungen
AbgrV	Abgrenzungsverordnung
Abl. EG	Amtsblatt der Europäischen Gemeinschaft
Abs.	Absatz
ADKA e. V.	Bundesverband Deutscher Krankenhausapotheker
ADRG	Adjacent DRG (Zusammenfassung von DRGs vor der Unterteilung nach CC und/oder Alter)
AfA	Absetzung für Abnutzung
AG	Aktiengesellschaft
AIDS	Acquired Immune Deficiency Syndrome
AMG	Arzneimittelgesetz
ANA	American Nurses Association
AN-DRG	Australian Diagnosis Related Groups
AO	Abgabenordnung
AOK	Allgemeine Ortskrankenkasse
AöR	Archiv des öffentlichen Rechts
ApBetrO	Apothekenbetriebsordnung
AP-DRG	All Patient Diagnosis Related Groups
APR-DRG	All Patient Refined Diagnosis Related Groups
ApoG	Apothekengesetz
AppOÄ	Approbationsordnung für Ärzte
ArbStättV	Arbeitsstättenverordnung
AR-DRG	Australian Refined Diagnosis Related Groups
Ärzte-ZV	Zulassungsverordnung für Vertragsärzte
ASiG	Arbeitssicherheitsgesetz
Aufl.	Auflage
AU-RL	Arbeitsunfähigkeitsrichtlinien
AVB	Allgemeine Vertragsbedingungen
AWO	Arbeiterwohlfahrt
Az.	Aktenzeichen

Abkürzungsverzeichnis

BAB	Betriebsabrechnungsbogen
BÄK	Bundesärztekammer
Banz.	Bundesanzeiger
BÄO	Bundesärzteordnung
BayRDG	Bayerisches Gesetz zur Regelung von Notfallrettung, Krankentransport und Rettungsdienst
BayVBl.	Bayerische Verwaltungsblätter
BbgRettG	Gesetz über den Rettungsdienst im Land Brandenburg
BBiG	Berufsbildungsgesetz
BeKV	Berufskrankheitenverordnung
ber.	bereinigt
BetrVG	Betriebsverfassungsgesetz
BFH	Bundesfinanzhof
BFHE	Entscheidungen des Bundesfinanzhofs
BG	Berufsgenossenschaft
BGBl.	Bundesgesetzblatt
BGH	Bundesgerichtshof
BGHSt	Entscheidungen des Bundesgerichtshofs in Strafsachen
BGHZ	Entscheidungen des Bundesgerichtshofs in Zivilsachen
BMA	Bundesministerium für Arbeit und Sozialordnung
BMAGS	Bundesministerium für Arbeit, Gesundheit und Soziales
BMFuS	Bundesministerium für Familie, Senioren, Frauen und Jugend
BMG	Bundesministerium für Gesundheit
BMGS	Bundesministerium für Gesundheit und Soziale Sicherung
BMV-Ä	Bundesmantelvertrag – Ärzte
BPersVG	Bundespersonalvertretungsgesetz
BPflV	Bundespflegesatzverordnung
BPI	Bundesverband der Pharmazeutischen Industrie
BremRettDG	Gesetz über den Rettungsdienst im Lande Bremen
BSeuchG	Bundesseuchengesetz
BSHG	Bundessozialhilfegesetz
BStatG	Bundesstatistikgesetz
BStBl	Bundessteuerblatt
BT-Drucksache	Bundestagsdrucksache
BVG	Bundesversorgungsgesetz
BW	Baden-Württemberg
BWKG	Baden-Württembergische Krankenhausgesellschaft
BWP	Berufsbildung in Wirtschaft und Praxis

bzgl.	bezüglich
bzw.	beziehungsweise
CC	Mit Begleiterkrankung (Comorbidity or Complication)
ChemG	Chemikaliengesetz
CI	Corporate Identity
CIS	Chef-Informationssystem
CQI	Continuous Quality Improvement
CSI	Computerized Severity Index
CT	Computertomographie
d.	der, die, das
d. h.	das heißt
DIMDI	Deutsches Institut für medizinische Dokumentation und Information
DIN	Deutsches Institut für Normung
DKG	Deutsche Krankenhausgesellschaft
DKR	Deutsche Kodierrichtlinien
DM	Disease Management
DMP	Disease Management-Programme
DMW	Deutsche Medizinische Wochenschrift
DRG	Diagnosis Related Groups
DRK	Deutsches Rotes Kreuz
DStR	Deutsches Steuerrecht
DStZ	Deutsche Steuer-Zeitung
DTA	Datenträgeraustausch
DVBl.	Deutsches Verwaltungsblatt
DVO	Durchführungsverordnung
EBM	Einheitlicher Bewertungsmaßstab
EDV	Elektronische Datenverarbeitung
EEG	Elektroenzephalogramm
EFZG	Entgeltfortzahlungsgesetz
EG	Europäische Gemeinschaft
EigenkontrollVO	Eigenkontrollverordnung
EIS	Executive Information System
EKG	Elektrokardiogramm
ErbStG	Erbschaftssteuergesetz
ERCP	Endoskopische Retrograde Cholangiopankreatographie
EStG	Einkommensteuergesetz
EStR	Einkommensteuerrichtlinie
etc.	et cetera

evtl.	eventuell
EWR	Europäische Wirtschaftsregion
ff.	fortfolgende
Fn.	Fußnote
FPÄndG	Fallpauschalenänderungsgesetz
FPV	Fallpauschalenvereinbarung
FPVBE	Fallpauschalenverordnung besondere Einrichtungen
f&w	führen und wirtschaften im Krankenhaus
GefStoffV	Gefahrstoffverordnung
GenTG	Gentechnikgesetz
GewArch	Gewerbearchiv
GewerbeO	Gewerbeordnung
GewStDV	Gewerbesteuerdurchführungsverordnung
GewStG	Gewerbesteuergesetz
GG	Grundgesetz
ggf.	gegebenenfalls
GKAR	Gesetz über das Kassenarztrecht
GKV	Gesetzliche Krankenversicherung
GmbH	Gesellschaft mit beschränkter Haftung
GMG	Gesundheitssystem – Modernisierungsgesetz
GOÄ	Gebührenordnung für Ärzte
GOZ	Gebührenordnung für Zahnärzte
GPSG	Geräte- und Produktesicherheitsgesetz
gr.	griechisch
GrEStG	Grunderwerbssteuergesetz
GRG	Gesundheits-Reformgesetz
GrStG	Grundsteuergesetz
GRUR	Gewerblicher Rechtsschutz und Urheberrecht
GSG	Gesundheitsstrukturgesetz
GVG	Gesundheitsvereinheitlichungsgesetz
GWB	Gesetz gegen Wettbewerbsbeschränkungen
GZF	Gleichzeitigkeitsfaktor
HDG	Hauptdiagnose(n)
HGB	Handelsgesetzbuch
HIV	Human Immuno Deficiency Virus
HmbRDG	Hamburgisches Rettungsdienstgesetz
HMOs	Health Maintenance Organisations
HRDG	Hessisches Rettungsdienstgesetz

Hrsg.	Herausgeber
HWG	Heilmittelwerbegesetz
ICD	International Classification of Diseases
ICD-9	International Classification of Diseases (Internationale Klassifikation der Krankheiten), 9. Revision (WHO)
ICD-9-CM	ICD-9, Clinical Modification (Amerikanische Version; enthält auch einen dritten Band [Vol. 3] mit Prozeduren)
ICD-10	Internationale statistische Klassifikation der Krankheiten und verwandter Gesundheitsprobleme, 10. Revision (WHO)
ICD-10-PCS	ICD-10 Procedure Coding System (entwickelt in den USA)
ICIDH	Internationale Klassifikation der Schädigungen und Behinderungen
ICN	International Council of Nurses
ICNP	Internationale Klassifikation für die Pflegepraxis
ICPM	Internationale Klassifikation der Prozeduren in der Medizin
i.d.F.	in der Fassung
i. d. R.	in der Regel
IdW	Institut der Wirtschaftsprüfer
IK	Institutskennzeichen
IQMS	Industrial Quality Management Science
i. S. v.	im Sinne von
IVD	In-vitro-Diagnostik
i. V. m.	in Verbindung mit
JCAHO	Joint Commission on Accreditation of Health Care Organisations
Jg.	Jahrgang
KBV	Kassenärztliche Bundesvereinigung
KFPV	Verordnung zum Fallpauschalensystem für Krankenhäuser (KFPV)
KH	Krankenhaus, Krankenhäuser
KHEntgG	Krankenhausentgeltgesetz
KHBauVO	Krankenhausbauverordnung
KHBV	Krankenhausbuchführungsverordnung
KHG	Krankenhausfinanzierungsgesetz
KHG NW	Krankenhausgesetz Nordrhein-Westfalen
KHStatV	Krankenhausstatistikverordnung
KLN	Kosten-Leistungs-Nachweis
Krh.-Hyg. + Inf. verh.	Krankenhaus-Hygiene + Infektionsverhütung
KrhStabG	Gesetz zur Stabilisierung der Krankenhausaufgaben
KrW-/AbfG	Kreislaufwirtschafts- und Abfallgesetz
KStG	Körperschaftssteuergesetz
ku	krankenhaus-umschau

KVEG	Kostendämpfungs-Ergänzungsgesetz
KVKG	Krankenversicherungs-Kostendämpfungsgesetz
lat.	lateinisch
LDF	Leistungsbezogene Diagnose-Fallgruppen
lfd.	laufend
LKA	Leistungs- und Kalkulationsaufstellung
LKF	Leistungsorientierte Krankenanstalten-Finanzierung
LPersVG	Landespersonalvertretungsgesetz
ltd.	leitende, leitender
MAV(O)	Mitarbeitervertretung(sordnung)
MCC	Mit schwerwiegender Begleiterkrankung (Major CC = Major Comorbidity or Complication)
MCOs	Managed Care-Organisationen
MDC	Major Diagnostic Category (Hauptkategorien des DRG-Systems)
MDK	Medizinischer Dienst der Krankenversicherung
m. E.	meines Erachtens
MedGV	Medizingeräteverordnung
MedR	Medizinrecht
MEL	Medizinische Einzelleistung(en)
MIS	Management Information System
MPG	Medizinproduktegesetz
MTD	Medizinisch-technischer Dienst
MuBO	Musterberufsordnung
MuSchG	Mutterschutzgesetz
M-V	Mecklenburg-Vorpommern
MWbO	Musterweiterbildungsordnung
MwSt	Mehrwertsteuer
NANDA	North American Nursing Diagnosis Association
NJW	Neue Juristische Wochenschrift
NRettDG	Niedersächsisches Rettungsdienstgesetz
NRW	Nordrhein-Westfalen
o. a.	oben angegeben
o. ä.	oder ähnliches
OBG NW	Ordnungsbehördengesetz Nordrhein-Westfalen
o. g.	oben genannt
ÖGDG	Gesetz über den öffentlichen Gesundheitsdienst
OGVD	Obere Grenzverweildauer
OPS-301	OP-Schlüssel nach § 301

OWiG	Ordnungswidrigkeitengesetz
p. a.	per annum
PCS	Patientenklassifikationssystem
PflegeVG	Pflegeversicherungsgesetz
PKA	Pharmazeutisch-kaufmännische Angestellte
PKV	Private Krankenversicherung
PMC	Patient Management Categories
PMP	Patient Management Path
PPR	Pflegepersonalregelung
Psych-PV	Psychiatrische Personalverordnung
PTA	Pharmazeutisch-technischer Assistent
PublG	Publizitätsgesetz
QM	Qualitätsmanagement
RAG	Rentenanspruchsgesetz
RDG	Rettungsdienstgesetz
RDRG	Refined Diagnosis Related Groups
RestBestV	Reststoffbestimmungs-Verordnung
RettdG-LSA	Rettungsdienstgesetz des Landes Sachsen-Anhalt
RettG	Gesetz über den Rettungsdienst sowie die Notfallrettung und den Krankentransport durch Unternehmer
Rh-P	Rheinland-Pfalz
Rn.	Randnummer
RöV	Röntgenverordnung
RSA	Risikostrukturausgleich
RSDE	Recht der sozialen Dienste in Einrichtungen
RSVA	Risikostruktur-Ausgleichsverordnung
RVO	Reichsversicherungsordnung
Rz.	Randziffer
s.	siehe
Schl-H	Schleswig-Holstein
SchwbG	Schwerbehindertengesetz
Sgb	Die Sozialgerichtsbarkeit
SGB	Sozialgesetzbuch
SGG	Sozialgerichtsgesetz
SGV NW	Sammlung des bereinigten Gesetz- und Verordnungsblattes für das Land Nordrhein-Westfalen
SNOMED	Systematisierte Nomenklatur der Medizin
s. o.	siehe oben

sog.	so genannt (e, er)
SR-DRG	Severity Refined Diagnosis Related Groups (zuweilen auch als SDRG bezeichnet)
StrlSchV	Strahlenschutzverordnung
ThürRettG	Thüringisches Rettungsdienstgesetz
TQM	Total Quality Management
u. a.	unter anderem
u. Ä.	und Ähnliches
u. a. m.	und anderes mehr
u. E.	unseres Erachtens
UGVD	untere Grenzverweildauer
usf.	und so fern
UStG	Umsatzsteuergesetz
u. U.	unter Umständen
UWG	Gesetz gegen den unlauteren Wettbewerb
v. a.	vor allem
VäD	Vertrauensärztlicher Dienst
v. H.	vom Hundert
vgl.	vergleiche
VOB	Verdingungsordnung für Bauleistungen
VOL	Verdingungsordnung für Leistungen
VStG	Vermögenssteuergesetz
VStR	Vermögenssteuerrichtlinie
WbO	Weiterbildungsordnung
z. B.	zum Beispiel
z. T.	zum Teil
z. Zt.	zur Zeit
Ziff.	Ziffer
ZPO	Zivilprozessordnung

Teil 1

Lexikon A–Z

ABDA

Siehe → *Bundesvereinigung Deutscher Apothekerverbände*.

Abteilungspflegesatz

Im früheren → *Vergütungssystem* für Krankenhäuser gemäß → *Bundespflegesatzverordnung* (BpflVO) der zwischen → *Krankenhaus* und → *Krankenkassen* prospektiv vereinbarte tagesgleiche → *Pflegesatz* vor allem für die ärztlichen und pflegerischen → *Leistungen* einer bestimmte Abteilung eines Krankenhauses, den medizinischen Bedarf sowie die Leistungen der Funktionsbereiche. Ein Abteilungspflegesatz wurde für jede bettenführende Abteilung eines Krankenhauses vereinbart. Zusätzlich gab es den krankenhauseinheitlichen tagesgleichen → *Basispflegesatz*, der alle nicht-medizinischen Kosten vergütete, insbesondere die so genannten Hotelleistungen, also Wohnen und Speiseversorgung, sowie die Verwaltungsleistungen. Über Basis- und Abteilungspflegesätze wurden nur die Leistungen abgegolten, die nicht über → *Fallpauschalen* oder → *Sonderentgelte* abgegolten wurden. Neben Sonderentgelten, die üblicherweise insbesondere Operationsleistungen beinhalteten, wurden zusätzlich für eine bestimmte Anzahl von Abrechnungstagen um 20 Prozent verminderte Abteilungspflegesätze sowie Basispflegesätze bezahlt. Diese einzelnen Vergütungsbestandteile wurden insgesamt als Abschlagszahlungen auf das zwischen Krankenhaus und Krankenkassen vereinbarte → *Budget* betrachtet, in dem die Leistungsmenge und die → *Preise* der Leistungen (über die einzelnen oben genannten Vergütungsmodi) festgelegt wurde.

Nach Einführung des DRG-basierten → *Fallpauschalensystems* werden Abteilungs- und Basispflegesätze nur noch für solche Krankenhäuser beziehungsweise Abteilungen als Abrechnungsbasis genutzt, auf die das Fallpauschalensystem keine Anwendung findet, also insbesondere für Psychiatrische Krankenhäuser. Allerdings soll nach den Bestimmungen des → *Krankenhausfinanzierungsreformgesetzes* (KHRG) ab 2013 ein pauschaliertes und tagesbezogenes → *Vergütungssystem* eingeführt werden.

Äquivalenzprinzip

Das Äquivalenzprinzip (von äquivalent = entsprechend, gleichwertig) findet vor allem in der privaten Versicherungswirtschaft Anwendung. Es meint in der → *privaten Krankenversicherung* die individuelle Kalkulation der Versicherungsprämie nach Umfang des Versicherungsschutzes, Eintrittsalter und Versicherungsrisiko gemäß versicherungsmathematischen Grundsätzen. Hinzu tritt die Berücksichtigung eines eventuell vereinbarten → *Selbstbehaltes*. Das Versicherungsrisiko wird unter anderem durch eine Gesundheitsprüfung bei Antragstellung festgestellt. Die auf diesem Wege ermittelte Prämie ist dann äquivalent zum versicherten Risiko. Im Rahmen von Gruppenversicherungsverträgen kann jedoch auch in der privaten Krankenversicherung auf die Berücksichtigung von Vorerkrankungen oder das Erfordernis einer vorherigen Gesundheitsuntersuchung verzichtet werden.

In der → *gesetzlichen Krankenversicherung* dagegen findet vor allem das → *Soli-*

Ärztekammer

darprinzip Anwendung, bei dem die Beiträge nicht in einem Verhältnis zum versicherten Risiko stehen. Vielmehr werden die Beiträge nach der finanziellen Leistungsfähigkeit der Versicherten festgelegt, die am Arbeitseinkommen bemessen wird, und der Versicherungsumfang ist – unabhängig vom gezahlten Beitrag – gleich. Auch die kostenfreie Mitversicherung von Kindern und Ehepartnern wird mit dem Solidarprinzip begründet.

Ärztekammer

Ärztekammern sind Körperschaften öffentlichen Rechtes, in denen alle Ärztinnen und Ärzte, die ihren Beruf als → *Arzt* ausüben, per Gesetz Pflichtmitglieder sind. Die Pflicht zur Mitgliedschaft entsteht jeweils in der Ärztekammer, in deren Gebiet der Arzt seinen Beruf ausübt. Die Rechtsgrundlagen finden sich in den Heilberufs- beziehungsweise Kammergesetzen der jeweiligen Bundesländer. Hauptaufgabe der Ärztekammern ist danach die Regelung und Überwachung der Berufspflichten der Ärztinnen und Ärzte, insbesondere durch den Erlass von → *Berufsordnungen*, → *Weiterbildungsordnungen* und → *Fortbildung*sordnungen. Hierzu gehört auch die Wahrnehmung der Berufsgerichtsbarkeit. Außerdem regeln sie die → *Ausbildung* der Arzthelferinnen. Darüber hinaus nehmen sie auch die Funktion von Interessenvertretungen der Ärzteschaft wahr und sind zum Beispiel in den meisten Bundesländern an der → *Krankenhausplanung* beteiligt oder werden dazu zumindest gehört. Weiter gehört die Errichtung von Fürsorge- und Versorgungseinrichtungen zum Aufgabenkreis der Ärztekammern. Im Rahmen dieser Aufgabe haben die Ärztekammern insbesondere die Ärzteversorgungen errichtet, über die die Altersversorgung der Ärzte sichergestellt wird.

Insgesamt gibt es in der Bundesrepublik Deutschland 17 (Landes-)Ärztekammern. Lediglich in Nordrhein-Westfalen gibt es auf Grund der historischen Entwicklung zwei Ärztekammern: die Ärztekammer Nordrhein mit Sitz in Düsseldorf sowie die Ärztekammer Westfalen-Lippe mit Sitz in Münster. Die Kammern sind normaler Weise zusätzlich in regionale Untergliederungen – meist Bezirksärztekammern genannt – unterteilt. Die Ärztekammern unterliegen als Körperschaften des öffentlichen Rechts der Rechtsaufsicht des jeweiligen Sozial- bzw. Gesundheitsministeriums. Auch Berufs- und Weiterbildungsordnung erlangen erst Gültigkeit, wenn sie vom jeweiligen Aufsicht führenden Ministerium genehmigt worden sind.

Oberste Organe der Ärztekammern sind die Kammerversammlung bzw. Delegiertenversammlung sowie der von dieser gewählte Vorstand.

Die (Landes-)Ärztekammern der Bundesrepublik Deutschland bilden gemeinsam die → *Bundesärztekammer*, die selbst aber keine Körperschaft öffentlichen Rechts ist, sondern die Arbeitsgemeinschaft der (Landes-)Ärztekammern. Als höchstes Gremium der deutschen Ärzteschaft gilt der jährlich stattfindende → *Deutsche Ärztetag*.

Ärzteverbände

In Deutschland gibt es verschiedene Ärztevereinigungen bzw. Berufsverbände mit dem Ziel, standespolitisch gleich gerichtete Interessen zu bündeln sowie deren Vertretung gegenüber Dritten zu organisieren. Hierfür bedienen sich die Berufsverbände der Veröffentlichung von Positionen und der direkten Einflussnahme. Bei der direkten Einflussnahme werden relevante Hintergrundinformationen an Entscheidungsträger in Politik und Wirtschaft herangetragen. Nach innen hin verstehen sich Berufsverbände üblicherweise als ein Forum, auf dem berufsspezifische Fragen aufgeworfen, diskutiert und geklärt werden können. Berufsverbände bieten ihren Mitgliedern meist den bevorzugten Zugang zu beruflich relevanten Informationen, Aus- und Weiterbildungsmöglichkeiten und sonstige Vergünstigungen.

Zu den wichtigsten Ärzteverbänden in Deutschland zählen:

- der Deutsche Hausärzteverband, der die Interessen der deutschen Hausärzte vertritt und mit seinen über 32.000 Mitgliedern als der größte Berufsverband der deutschen Vertragsärzte gilt,
- der „Berufsverband Deutscher Internisten", der sich mit seinen etwa 25.000 Mitgliedern als größter europäischer Facharzteverband bezeichnet,
- der → Marburger Bund als gewerkschaftliche, gesundheits- und berufspolitische Interessenvertretung aller angestellten und beamteten Ärztinnen und → Ärzte in Deutschland, mit derzeit 108.000 Mitgliedern,
- Der NAV-Virchow-Bund – Verband der niedergelassenen Ärzte Deutschlands, der die Interessen aller niederlassungswilligen, niedergelassenen und ambulant tätigen Ärztinnen und Ärzte aller Fachgebiete vertritt und
- der → Hartmannbund, der den Anspruch hat, mit seinen rund 20.000 direkten und 40.000 indirekten Mitgliedern alle deutschen Ärzte, unabhängig von Fachgebiet und Tätigkeitsbereich, zu vertreten.

Ärztlicher Direktor

Vertreter der leitenden Ärzte in der Krankenhausleitung, häufig auch Krankenhausdirektorium genannt. Meist wird dieses Amt von einem leitenden → Arzt bekleidet, der hauptamtlich leitender Arzt einer Abteilung des → Krankenhauses ist und auf Zeit zum ärztlichen Direktor berufen wird. Das Amt des ärztlichen Direktors ist auf der Grundlage der Landeskrankenhausgesetze in vielen Krankenhaussatzungen bzw. Verordnungen als Vorgabe für die Zusammensetzung der Krankenhausleitung zusammen mit dem kaufmännischen Leiter oder Verwaltungsdirektor und dem Pflegedirektor bzw. der leitenden Pflegekraft vorgesehen.

Die berufsständisch orientierte Zusammensetzung der Betriebsleitung eines Krankenhauses ist vielfach kritisiert worden. Andererseits ist die Einbeziehung von medizinischem und pflegerischem Sachverstand in die Unternehmensleitung durchaus sinnvoll. Mittlerweile ist man vielfach dazu übergegangen, Strukturen und Kompetenzen der Krankenhaus-Unternehmensleitungen gemäß den Erfahrungen anderer Wirtschaftsbereiche zu gestalten. Danach entscheiden die persönlichen und beruflichen Qualifikationen und nicht die berufsständische Zugehörigkeit über die Besetzung von Positionen im Krankenhausmanagement.

Zunehmend werden in Krankenhäusern auch Stellen für hauptamtliche ärztliche Direktoren eingerichtet, die neben der Tätigkeit als ärztlicher Direktor keine ärztliche Tätigkeit ausüben, sondern sich ausschließlich auf die Managementaufgabe konzentrieren. Insbesondere an Universitätskliniken ist dies heute bereits üblich. Damit wird versucht, die Vorgabe der persönlichen und beruflichen Qualifikationen einerseits sowie die besonderen Anforderungen an die Führung eines Krankenhauses als eines Dienstleistungsbetriebes besonderer Art andererseits miteinander zu vereinen.

AG

Siehe auch → Aktiengesellschaft

Offizielle Abkürzung für die im Aktiensetz geregelte Rechtsform der Aktiengesellschaft. Im allgemeinen Sprachgebrauch wird die gleiche Abkürzung aber ebenfalls

Agaplesion

für den Begriff Arbeitsgemeinschaft verwendet.

Agaplesion

Die Agaplesion gAG ist die erste evangelische gemeinnützige → *Aktiengesellschaft* als → *Klinikträger* in Deutschland und wurde Mitte 2002 gegründet. Ihr Sitz ist Frankfurt. Sie verfolgt ausschließlich gemeinnützige Zwecke und bildet gemeinsam mit anderen diakonischen Unternehmen einen Verbund von → *Krankenhäusern* und → *Altenpflegeeinrichtungen*.

In dem Verbund von 15 Krankenhausunternehmen sowie 16 Altenhilfezentren, → *Medizinischen Versorgungszentren*, Hospizen, ambulanten Pflegediensten und Krankenpflegeschulen arbeiten etwa 8.000 Angestellte, die jährlich einen Umsatz in Höhe von rund 473 Millionen Euro erwirtschaften (Angaben vom Herbst 2009). Größte Aktionäre sind das Diakoniewerk Bethanien e. V. und der Evangelische Regionalverband.

AHB

Abkürzung für → *Anschlussheilbehandlung*. Dabei handelt es sich um stationäre → *medizinische Rehabilitationsmaßnahmen* der → *gesetzlichen Krankenversicherungen*, Rentenversicherung und → *Unfallversicherung*, die unmittelbar oder spätestens innerhalb von 14 Tagen nach einer stationären → *Behandlung* im → *Akutkrankenhaus* erfolgen und den nahtlosen Übergang von der Akutbehandlung im → *Krankenhaus* zur erforderlichen → *Rehabilitation* gewährleisten sollen.

Akquisition

Synonymer Begriff für Erwerb, wobei mit Akquisition üblicherweise der Erwerb eines Unternehmens oder Unternehmensteils oder von Anteilen eines → *Unternehmens* durch ein anderes Unternehmen gemeint ist. Im → *Gesundheitsmarkt* im engeren Sinne hat der Begriff der Akquisition erst mit dem Auftreten von privaten → *Krankenhausträger*-Gruppen und deren Bemühungen, durch die Übernahme von kommunalen, freien gemeinnützigen und manchmal auch privaten → *Krankenhäusern* oder → *Klinikgruppen* zu wachsen (externes Wachstum). Mittlerweile gibt es jedoch auch eine Reihe von Beispielen dafür, dass Krankenhäuser in kommunaler Trägerschaft oder → *Universitätskliniken* sich an anderen Krankenhäusern beteiligen, um auf diese Weise ihren regionalen → *Markt* zu sichern oder zu erweitern und eine möglichst enge → *Kooperation* mit den akquirierten Häusern sicher zu stellen.

Der Prozess der Akquisition läuft auf dem → *Krankenhausmarkt* heute üblicherweise stark standardisiert ab (Details siehe unter → *Privatisierung*). In jüngster Zeit werden Akquisitionen von Krankenhäusern durch private Klinikgruppen, die eine bestimmte Größe überschreiten, auch vom → *Bundeskartellamt* überwacht. Im Jahr 2005 kam es erstmals in der Geschichte der Bundesrepublik Deutschland zu einer Untersagung einer Krankenhaus-Übernahme durch eine private Klinikgruppe. Dabei handelte es sich um die beiden Krankenhäuser des Kreises Rhön-Grabfeld, die an die → *Rhön-Klinikum AG* verkauft werden sollten.

Auch im Bereich der → *Pflegeeinrichtungen* gibt es seit längerer Zeit die Akquisition von Einrichtungen durch andere, meist private Träger. Die grundlegenden Rahmenbedingungen und Regeln entsprechen dabei weitgehend denen von Akquisitionen auf dem Krankenhausmarkt.

Mit dem Anfang 2004 in Kraft getretenen → *GKV-Modernisierungsgesetz* (GMG) wurde auch die Möglichkeit eröffnet, → *Medizinische Versorgungszentren* (MVZ) zu gründen. Diese Form der ambulanten Versorgung wird in ansehbarer Zeit selbst auch Gegenstand von Akquisitionen werden.

Der Kauf von → *Praxen* niedergelassener Ärztinnen und Ärzte wird dagegen nicht als Akquisition bezeichnet, auch wenn es sich hierbei im Prinzip um einen ähnlichen Vorgang handelt. Ein → *Arzt*, der seine Praxistätigkeit aufgibt oder beendet, wird üblicherweise versuchen, mit seinem Nachfolger nicht nur die Übernahme von Räumlichkeiten (Kauf oder Anmietung) sowie von Ausstattung und Gerätschaften, sondern auch einen Ausgleich für den so genannten ideellen Praxiswert zu erhalten. Zentraler Bestandteil dieses ideellen Praxiswertes ist die Patientenkartei bzw. -datei. Im Zusammenhang mit der Gründung von MVZ ist es üblich, dass Ärzte ihre Praxis in ein solches MVZ mit einbringen und in diesem Zusammenhang den ideellen Praxiswert vom zukünftigen Träger bzw. Betreiber des MVZ ausgeglichen bekommen. Hier könnte man mittlerweile durchaus von der Akquisition von Praxen niedergelassener Ärzte sprechen.

Im Bereich der Zuliefer-Industrie und der → *Dienstleister* für den Gesundheitsmarkt, also etwa im Bereich der → *Medizintechnik*, der → *Pharmazeutischen Industrie* oder der IT-Unternehmen, sind Akquisitionen dagegen seit jeher üblich.

Aktie

Eine Aktie stellt einen Bruchteil des → *Grundkapitals* einer → *Aktiengesellschaft* dar. Wie groß dieser Bruchteil ist, hängt von der Form der Aktie ab (Nennwertaktien sind auf einen festen Eurowert ausgestellt, alle Stückaktien einer Aktiengesellschaft dagegen repräsentieren zusammen das Grundkapital des Unternehmens und sind alle in gleicher Höhe an diesem Grundkapital beteiligt). Aus der Sicht des Unternehmens ist die Aktie ein Finanzierungsinstrument, über das an der Börse (bei börsennotierten Aktiengesellschaften) oder durch den Verkauf an Anleger außerhalb der Börse (bei nicht börsennotierten Aktiengesellschaften) → *Eigenkapital* beschafft wird. Für die Kapitalgeber ist die Aktie eine Geldanlage, deren Wert im Zeitverlauf schwankt und die darüber hinaus Rendite abwerfen soll. Bei börsennotierten Aktiengesellschaften wird der aktuelle Börsenwert der Aktie an der Börse durch Angebot und Nachfrage bestimmt.

Die Strategien von Anlegern unterscheiden sich dabei: Zum Teil werden solche Anlagen in der Hoffnung auf einen möglichst großen Wertzuwachs der Aktien bis zum → *Exit*, also dem Abstoßen der Aktien, getätigt. In diesen Fällen ist die Strategie des Unternehmens, an dem die Beteiligung gehalten wird, meist auf eine möglichst hohe Reinvestitionsquote und geringe oder gar keine Dividendenzahlungen ausgerichtet. Ein Beispiel aus dem europäischen → *Krankenhausmarkt* für diese Strategie war lange Zeit das schwedische Gesundheitsunternehmen → *Capio AB*, das bis Herbst 2006 an der Stockholmer Börse notiert war. Für andere Anleger sind die Dividendenzahlungen wichtiger Bestandteil der erwarteten Rendite aus der Aktien-Anlage. In den meisten Fällen stellt die Anlage-Strategie eine Mischung beider Richtungen dar.

Im Krankenhausbereich in Deutschland ist die Aktie als Finanzierungsinstrument derzeit noch deutlich unterrepräsentiert. Insgesamt gibt es nur wenige Krankenhausunternehmen, die in der Rechtsform einer Aktiengesellschaft geführt werden. Die erste börsennotierte deutsche Akutkrankenhaus-Gruppe war die → *Rhön-Klinikum AG* mit Sitz in Bad Neustadt/Saale.

Aktiengesellschaft

Siehe auch → *AG*

Rechtlich im Aktiengesetz (AktG) geregelte Unternehmensform einer Kapitalgesell-

Aktienkapital

schaft. Das → *Grundkapital* der Aktiengesellschaft (AG) ist in → *Aktien* zerlegt, die üblicherweise von einer Mehrzahl oder Vielzahl von Aktionären gehalten werden. Der Mindestnennbetrag des Grundkapitals beträgt 50.000 Euro. Die Aktiengesellschaft haftet für ihre Verbindlichkeiten nur mit dem Gesellschaftsvermögen. Organe der Aktiengesellschaft sind die → *Hauptversammlung*, der → *Aufsichtsrat* sowie der → *Vorstand*.

Neben der börsennotierten Aktiengesellschaft gibt es auch die Form der nicht börsennotierten Aktiengesellschaft. Während bei börsennotierten Aktiengesellschaften die Aktionäre ihre Aktien jederzeit frei an der Börse veräußern können, trifft dies auf die nicht börsennotierte Aktiengesellschaft nicht zu. Hier bedarf es – je nach Ausgestaltung der vertraglichen Vereinbarungen – der Zustimmung der Mehrheit der Aktionäre. Seit 1994 existiert auch die Form der so genannten kleinen Aktiengesellschaft, bei der ein Gründer alleine eine Aktiengesellschaft gründen kann.

Beispiele für börsennotierte Aktiengesellschaften im deutschen Krankenhausmarkt sind unter anderem die → *Rhön-Klinikum AG* und die → *MediClin AG*. Beispiele für nicht börsennotierte kleine Aktiengesellschaften sind die → *Gesundheit Nordhessen Holding AG* mit Sitz in Kassel sowie die Amper Kliniken AG mit Sitz in Dachau. Letztere wurde allerdings Ende 2004 mehrheitlich an die Rhön-Klinikum AG veräußert.

Aktienkapital

Bezeichnet das in → *Aktien* zerlegte → *Grundkapital* einer → *Aktiengesellschaft*. Das Mindest-Aktienkapital oder Grundkapital einer Aktiengesellschaft (Mindestnennbetrag des Grundkapitals) beträgt nach § 7 Aktiengesetz 50.000 Euro.

Akutklinik

Siehe auch → *Akutkrankenhaus*

Der Begriff der Akutklinik wird weitestgehend synonym zum Begriff → *Akutkrankenhaus* verwendet, auch wenn in der Medizin eine → *Klinik* vorrangig eine größere → *Fachabteilung* eines Krankenhauses bezeichnet (zum Beispiel Klinik für Innere Medizin, für Chirurgie usw.)

Akutkrankenhaus

Siehe auch → *Akutklinik*

Stationäre Einrichtungen unter ständiger ärztlicher Leitung zur Akutversorgung bzw. zur jederzeitigen → *Versorgung* von → *Patienten* mit akuten Zuständen (Krankheit oder Unfall) sowie für die Geburtshilfe. Häufig wird auch das Vorhandensein eines Operationssaales und die Möglichkeit der intensivmedizinischen Versorgung als Kennzeichen von Akutkrankenhäusern gesehen.

Im Gegensatz dazu werden Rehabilitations- und Vorsorgeeinrichtungen abgegrenzt, die im allgemeinen Sprachgebrauch ebenfalls als Krankenhäuser oder Kliniken (→ *Rehabilitationskrankenhaus*, Reha-Klinik; Vorsorge-Krankenhaus oder -Klinik) bezeichnet werden, aber nicht der medizinisch-pflegerischen Versorgung von Patienten mit akuten Gesundheitsstörungen bzw. Unfallverletzungen dienen. Solche Rehabilitationskliniken werden seit einigen Jahren von den Betreibern selbst zunehmend als Fachkliniken bezeichnet, um den Begriff der → *Rehabilitation* zu vermeiden, weil dieser angeblich durch das negative Image der → *Kur* belastet sei.

Dagegen abzugrenzen sind allerdings Fachkrankenhäuser, die sich auf ein Gebiet oder auf bestimmte Eingriffe spezialisiert haben. Diese sind durchaus als Akutkrankenhäuser zu verstehen, bieten aber nicht das gesamte Spektrum der akutmedizinischen Versorgung an, auch wenn sie in ihrem Spezialgebiet durchaus auch Notfallversorgung bereithalten.

Der Gesetzgeber benutzt im Gegensatz zum allgemeinen Sprachgebrauch nicht den Begriff des Akutkrankenhauses, sondern bezeichnet diese als → *Krankenhaus* (im Gegensatz zu Vorsorge- und Rehabilitationseinrichtungen). SGB V § 107 definiert Krankenhäuser wie folgt:

Krankenhäuser im Sinne dieses Gesetzbuchs sind Einrichtungen, die

1. der Krankenhausbehandlung oder Geburtshilfe dienen,
2. fachlich-medizinisch unter ständiger ärztlicher Leitung stehen, über ausreichende, ihrem Versorgungsauftrag entsprechende diagnostische und therapeutische Möglichkeiten verfügen und nach wissenschaftlich anerkannten Methoden arbeiten,
3. mit Hilfe von jederzeit verfügbarem ärztlichem, Pflege-, Funktions- und medizinisch-technischem Personal darauf eingerichtet sind, vorwiegend durch ärztliche und pflegerische Hilfeleistung Krankheiten der Patienten zu erkennen, zu heilen, ihre Verschlimmerung zu verhüten, Krankheitsbeschwerden zu lindern oder Geburtshilfe zu leisten,

und in denen

4. die Patienten untergebracht und verpflegt werden können.

Im Gegensatz dazu definiert der Gesetzgeber im SGB V § 107 Vorsorge- und Rehabilitationseinrichtungen wie folgt:

Vorsorge- oder Rehabilitationseinrichtungen im Sinne dieses Gesetzbuchs sind Einrichtungen, die

1. der stationären Behandlung der Patienten dienen, um
    a) eine Schwächung der Gesundheit, die in absehbarer Zeit voraussichtlich zu einer Krankheit führen würde, zu beseitigen oder einer Gefährdung der gesundheitlichen Entwicklung eines Kindes entgegenzuwirken (Vorsorge) oder
    b) eine Krankheit zu heilen, ihre Verschlimmerung zu verhüten oder Krankheitsbeschwerden zu lindern oder im Anschluss an Krankenhausbehandlung den dabei erzielten Behandlungserfolg zu sichern oder zu festigen, auch mit dem Ziel, eine drohende Behinderung oder Pflegebedürftigkeit abzuwenden, zu beseitigen, zu mildern, auszugleichen, ihre Verschlimmerung zu verhüten oder ihre Folgen zu mildern (Rehabilitation), wobei Leistungen der aktivierenden Pflege nicht von den Krankenkassen übernommen werden dürfen.
2. fachlich-medizinisch unter ständiger ärztlicher Verantwortung und unter Mitwirkung von besonders geschultem Personal darauf eingerichtet sind, den Gesundheitszustand der Patienten nach einem ärztlichen Behandlungsplan vorwiegend durch Anwendung von Heilmitteln einschließlich Krankengymnastik, Bewegungstherapie, Sprachtherapie oder Arbeits- und Beschäftigungstherapie, ferner durch andere geeignete Hilfen, auch durch geistige und seelische Einwirkungen, zu verbessern und den Patienten bei der Entwicklung eigener Abwehr- und Heilungskräfte zu helfen,

und in denen

3. die Patienten untergebracht und verpflegt werden können.

In der Praxis werden die Übergänge zwischen Krankenhaus und Rehabilitationseinrichtungen jedoch zunehmend schwieriger. Rehabilitationseinrichtungen betreuen im Rahmen akutrehabilitativer Maßnahmen zum Beispiel immer häufiger Patienten, die vor kurzer Zeit noch ausschließlich in (Akut-) Krankenhäusern versorgt wurden. Eine weitere Patientengruppe, bei denen die klassischen Unterscheidungen nicht mehr durchgängig zutreffen, sind langzeitbeatmungspflichtige Patienten, die in entsprechend ausgestatteten neurologischen Rehabilitationseinrichtungen versorgt werden. Diese Patienten benötigen eine Versorgungseinrichtung, die die Langzeitbeatmung ermöglicht – diese Einrichtungen sind in der Praxis Intensivstationen sehr ähnlich.

Umgekehrt bieten auch Krankenhäuser zunehmend rehabilitative Betreuung von Patienten an, insbesondere akutrehabilitative Maßnahmen. Dieses Vorgehen ist in anderen europäischen Ländern der Standard; so gibt es beispielsweise in Skandinavien weit überwiegend keine getrennt arbeitenden Rehabilitationskliniken, sondern Rehabilitationsabteilungen in den Akutkliniken sowie ergänzende ambulante Rehabilitationsangebote. Daraus resultiert eine starke zeitliche und prozessuale Verschränkung von Akutbehandlung und Rehabilitation, die ihrerseits wieder zu kürzeren Behandlungszeiten und zur Senkung der Gesamtverweildauer führt.

Allgemeinarzt

(Fach-)Arzt für Allgemeinmedizin. Fachgebiet der ärztlichen → *Weiterbildungsordnung*. Der Allgemeinarzt ist derjenige Arzt, der von seiner Ausbildung her besonders für die Tätigkeit als → *Hausarzt* prädestiniert ist. Hausärztlich tätig sind aber auch andere Ärzte: Neben den Allgemeinärzten auch hausärztlich tätige Internisten, Kinderärzte und Praktische Ärzte.

Allgemeine Ortskrankenkasse

ist eine der insgesamt sechs Kassenarten der Gesetzlichen Krankenversicherung, die in § 4 Krankenkassen des SGB V normiert werden:

(1) Die Krankenkassen sind rechtsfähige Körperschaften des öffentlichen Rechts mit Selbstverwaltung.

(2) Die Krankenversicherung ist in folgende Kassenarten gegliedert:

Allgemeine Ortskrankenkassen,

→ *Betriebskrankenkassen,*

→ *Innungskrankenkassen,*

Landwirtschaftliche Krankenkassen,

die → *Deutsche Rentenversicherung Knappschaft-Bahn-See als Träger der Krankenversicherung (Deutsche Rentenversicherung Knappschaft-Bahn-See),*

→ *Ersatzkassen.*

Die geschichtlichen Wurzeln der Allgemeinen Ortskrankenkassen gehen bis vor die Einführung der verpflichtenden Krankenkassen in Deutschland im Jahr 1883 zurück. Die Ortskrankenkassen sind traditionell wie auch heute nach Regionen gegliedert (§ 143 SGB V), haben aber das Recht zum Zusammenschluss bis auf die Landesebene und auch über Ländergrenzen hinweg erhalten, um auf diese Weise zu wirtschaftlich leistungsfähigeren Organisationseinheiten zu kommen. Von diesem Recht haben die Allgemeinen Ortskrankenkassen intensiv Gebrauch gemacht: Ihre Zahl ist von 269 (Anfang 1993) auf 14 (1. Januar 2010) gesunken. Bis auf die AOK Westfalen-Lippe sowie die über Ländergrenzen hinweg zusammengeschlossenen AOK Rheinland/Hamburg, die AOK Plus (Sachsen/Thüringen) sowie die AOK Berlin-Brandenburg sind die Regionalgebiete der übrigen 10 Allgemeinen Ortskrankenkassen mit den jeweiligen Bundesländern deckungsgleich. Die 14 Allgemeinen Ortskrankenkassen bilden gemeinsam den AOK-Bundesverband. Durch die rechtlichen Änderungen des GKV-Wettbewerbsstärkungsgesetzes (GKV-WSG) hat der AOK-Bundesverband zum 31.12.2008 seinen bis dahin geltenden Status als Körperschaft öffentlichen Rechts verloren. Die AOK-Landesverbände haben im Sommer 2008 beschlossen, den AOK-Bundesverband ab Anfang 2009 als Gesellschaft bürgerlichen Rechts (GbR) fortzuführen.

Die AOKs sind – wie alle anderen Gesetzlichen Krankenkassen auch – Körperschaften des öffentlichen Rechts: Sie werden auf Grund von gesetzlichen Vorschriften errichtet, und ihre öffentlichen Aufgaben werden durch Gesetze bestimmt. Außerdem unterliegen sie der Aufsicht des Staates. Gleichzeitig sind sie jedoch nicht unmittelbare, sondern mittelbare Staatsverwaltung, weil sie im Rahmen ihres gesetzlich bestimmten öffentlichen Auftrages die Möglichkeit zur Selbstverwaltung und zur Gestaltung haben.

Die AOK gehört zu den Primär- oder Pflichtkassen: Ursprünglich war die regional jeweils zuständige Allgemeine Ortskrankenkasse die Regelkrankenkasse, bei der jeder Arbeitnehmer, der der Krankenversicherungspflicht unterlag, pflichtversichert wurde, wenn er nicht das Recht hatte, sich in einer anderen Primär-Kassenart zu versichern. Diese Primärzuständigkeit endete 1996 mit der Einführung der freien Kassenwahl, die – ebenso wie die mit der freien Kassenwahl direkt in Verbindung stehende Einführung des → *Risikostrukturausgleichs* zwischen den Gesetzlichen Krankenkassen ab 1994 – bereits durch das 1992 verabschiedete und in weiten Teilen am 1. Januar 1993 in Kraft getretene → *Gesundheitsstrukturgesetz* bestimmt wurde. Seither können Allgemeine Ortskrankenkassen auch von den zuständigen Aufsichtsbehörden wegen Unwirtschaftlichkeit geschlossen werden. Hierzu bestimmt § 146a SGB V:

> *Eine Ortskrankenkasse wird von der Aufsichtsbehörde geschlossen, wenn ihre Leistungsfähigkeit nicht mehr auf Dauer gesichert ist.*

Die 14 Allgemeinen Ortskrankenkassen hatten im Dezember 2009 zusammen 17,59 Millionen Mitglieder und waren damit nach wie vor die mitgliederstärkste Kassenart innerhalb der GKV mit einem Marktanteil von rund 34,1 Prozent. Außerdem gab es in den 14 AOKs insgesamt 6,176 Millionen mitversicherte Familienangehörige.

Altenbetreuung

Betreuung alter Menschen durch dazu geeignete Unterstützungsmaßnahmen und Hilfen. Häufig synonym für → *Altenpflege* benutzter Begriff.

Altenpflege

Pflegerische Betreuung und Versorgung alter pflegebedürftiger Menschen. Der Begriff der Altenpflege grenzt diese von der → *Kranken-* und Behindertenpflege ab.

Die Pflege erfolgt üblicherweise entweder als ambulante Pflege in der häuslichen Umgebung des Pflegebedürftigen oder in stationären Pflegeeinrichtungen. Für die in der Altenpflege Tätigen gibt es seit August 2003 eine eigenständige bundesweit einheitlich gesetzlich geregelte Altenpflegeausbildung. In der Altenpflege sind aber weiterhin auch viele Familienangehörige ohne spezifische Ausbildung tätig. Der Bedarf an ausgebildeten Fachkräften in der Altenpflege wird auf Grund der → *demografischen Entwicklung* mit der Zunahme der Lebenserwartung und der Zunahme des Anteils Älterer an der Gesamtbevölkerung deutlich steigen.

Zur Absicherung des Risikos, als alter Mensch pflegebedürftig zu werden, wurde zum 1. Januar 1995 mit dem Sozialgesetzbuch XI die gesetzliche → *Pflegeversicherung* (GPV) als jüngster Zweig der Sozialversicherung eingeführt. Grundsätzlich besteht für alle Krankenversicherten eine Pflicht zur Versicherung in der sozialen Pflegeversicherung.

Alterung

Alterung

Häufig als Synonym für die → *demografische Entwicklung* benutzter Begriff. Alterung meint aber nicht nur die Alterung der Bevölkerung oder von Bevölkerungsgruppen, sondern auch den Prozess des Älterwerdens einzelner Individuen.

Alterungsrückstellung

Alterungsrückstellungen, auch Deckungsrückstellungen genannt, dienen in der → *privaten Krankenversicherung* dazu, das steigende Krankheitsrisiko und die damit steigenden Krankheitskosten im Alter durch frühzeitige Rücklage von Kapital abzudecken.

Dazu werden die Tarife der PKV nach dem Anwartschaftsdeckungsverfahren so kalkuliert, dass die → *Versicherten* in jungen Jahren mehr einzahlen, als sie aktuell zur Abdeckung des tatsächlichen Krankheitsrisikos benötigen. Die nicht zur Deckung des laufenden Risikos benötigten Anteile der höheren Beiträge werden als Kapitaldeckung in der Deckungsrückstellung verzinslich angesammelt. Sie stellen den Ausgleich für höhere Versicherungsleistungen im Alter dar.

Sind die Beiträge richtig kalkuliert worden, sind Beitragserhöhungen wegen des Älterwerdens der Versicherten im gleichen Umfang ausgeschlossen, in dem Alterungsrückstellung angesammelt wurde. Nicht abgedeckt werden können durch dieses Kalkulationsmodell die steigende Lebenserwartung, der medizinische Fortschritt und der Preisanstieg für Gesundheitsleistungen.

Mit dem → *GKV-Wettbewerbsstärkungsgesetz* wurde eine teilweise Portabilität der Alterungsrückstellungen in der PKV eingeführt. Danach sind die Alterungsrückstellungen im → *Basistarif*, den alle PKV-Unternehmen seit dem 1. Januar 2009 anbieten müssen, im vollen Umfang des Basistarifs portabel, das heißt, der Versicherte kann seine in der Versicherungszeit im Basistarif angesammelten Alterungsrückstellungen beim Wechsel in den Basistarif eines anderen PKV-Unternehmens mitnehmen. Er wird dann im neuen Unternehmen so gestellt, als ob er dort in dem Alter eingetreten wäre, in dem er den ursprünglichen Versicherungsvertrag im alten Unternehmen abgeschlossen hat.

Für PKV-Versicherte, die seit Anfang 2009 innerhalb des gleichen PKV-Unternehmens von einem Vollversicherungstarif in den Basistarif wechseln, werden die Alterungsrückstellungen vollständig übertragen.

Ambulante Behandlung im Krankenhaus

Behandlung im → *Krankenhaus*, die ohne Unterkunft und Verpflegung erfolgt. Sie wird abgegrenzt von der teilstationären sowie vor- und nachstationären und schließlich der stationären Behandlung im Krankenhaus (siehe auch → *Krankenhausbehandlung*).

Geregelt ist die ambulante Behandlung im Krankenhaus in § 116a SGB V (→ *Unterversorgung*) sowie § 116b SGB V (unter bestimmten Bedingungen im Zusammenhang mit → *Disease Management Programmen* sowie für die Erbringung hochspezialisierter Leistungen bzw. zur Behandlung seltener Erkrankungen und Erkrankungen mit besonderen Krankheitsverläufen).

Das → *GKV-Wettbewerbsstärkungsgesetz* (GKV-WSG) ermöglicht nun einen einfacheren Zugang zu ambulanten Behandlungsmöglichkeiten in dem genannten speziellen Versorgungsbereich im Krankenhaus: Krankenhäuser können danach zum einen im Rahmen der → *Integrierten Versorgung* hochspezialisierte Leistungen ambulant erbringen, ohne an weitere Voraussetzungen gebunden zu sein. Außerdem können Krankenhäuser, die zur stationären

Behandlung gesetzlich Krankenversicherter zugelassen sind, nach dem GKV-WSG die ambulante Leistungserbringung für die vom → *Gemeinsamen Bundesausschuss* (G-BA) im entsprechenden Katalog festgelegten hochspezialisierten Leistungen beim Land beantragen. Voraussetzung hierfür ist, dass das Krankenhaus im Rahmen der → *Krankenhausplanung* des Landes auf Antrag des → *Krankenhausträgers* unter Berücksichtigung der vertragsärztlichen Versorgungssituation dazu bestimmt wird. Gleichzeitig ist die bisher geltende Voraussetzung einer vertraglichen Vereinbarung mit den → *Krankenkassen* weggefallen. Für die sächlichen und personellen Anforderungen an die ambulante Leistungserbringung des Krankenhauses gelten die gleichen Anforderungen wie für die vertragsärztliche → *Versorgung*. Der Gemeinsame Bundesausschuss (G-BA) regelt in seinen Richtlinien zusätzliche sächliche und personelle Anforderungen sowie die einrichtungsübergreifenden Maßnahmen der → *Qualitätssicherung* an die ambulante Leistungserbringung im Krankenhaus.

Ambulante Versorgung

Ambulante Versorgung umfasst im allgemeinen Sprachgebrauch insbesondere die drei Bereiche

- ambulante hausärztliche Versorgung
- ambulante fachärztliche Versorgung sowie
- ambulante zahnärztliche Versorgung.

Sie ist abgegrenzt von der → *stationären Versorgung*, bei der die Patienten zur Behandlung stationär in einem → *Krankenhaus* aufgenommen werden. Die ambulante ärztliche bzw. zahnärztliche Versorgung erfolgt in ärztlichen bzw. zahnärztlichen Einzel- und Gruppen-Praxen, in Polikliniken, in → *Medizinischen Versorgungszentren* sowie in den Ambulanzen von Krankenhäusern. Eine besondere Form, die sich aber in Deutschland nicht wirklich durchgesetzt hat, stellt die → *Praxisklinik* dar. Darüber hinaus ermöglichen § 116a SGB V bei Unterversorgung sowie § 116b SGB V unter bestimmten Bedingungen im Zusammenhang mit → *Disease Management Programmen* sowie für die Erbringung hochspezialisierter Leistungen bzw. zur Behandlung seltener Erkrankungen und Erkrankungen mit besonderen Krankheitsverläufen auch ambulante Behandlung im Krankenhaus. Allerdings haben die Krankenkassen insbesondere von der zweiten Möglichkeit (Erbringung hochspezialisierter Leistungen bzw. zur Behandlung seltener Erkrankungen und Erkrankungen mit besonderen Krankheitsverläufen) bisher in der Praxis keinen Gebrauch gemacht.

Darüber hinaus gibt es die ambulante pflegerische Versorgung, etwa durch ambulante Pflegedienste oder Sozialstationen. Sie erfolgt zu Lasten der Gesetzlichen Krankenversicherung aber ausschließlich auf Anordnung des behandelnden Arztes.

Einer der zentralen Kritikpunkte an der Struktur des deutschen Gesundheitssystems ist die der strikten Trennung von ambulanter und stationärer Versorgung. Diese Abgrenzung hat historische Ursachen und ist rechtlich lange Zeit fest fixiert gewesen. So benötigt ein Patient zur stationären Behandlung üblicherweise eine Überweisung eines ambulant tätigen Arztes. Stationär tätige Ärzte wiederum dürfen – bis auf Ausnahmen wie Notfälle sowie die Ermächtigung zur Teilnahme an der vertragsärztlichen Tätigkeit – nicht ambulant tätig werden. Auch die Budgets für ambulante ärztliche und stationäre Versorgung waren strikt getrennt. Erste Versuche zur Aufhebung dieser strikten Trennung, die an den Schnittstellen häufig zu Brüchen in der Information und Versorgung und damit zu suboptimalen Versorgungssituationen führt, stellen die Einführung strukturierter Behandlungsprogramme (→ *Disease Management Programme*) sowie die → *Integrierte Versorgung (IV)* dar. Insbesondere

Ambulantes Operieren

mit der Möglichkeit der Nutzung eines begrenzten Budgetanteils sowohl der ambulanten wie der stationären Versorgung für die Integrierte Versorgung, die durch das GKV-Reformgesetz ab 2003 geschaffen wurde, gibt es verstärkt sektorübergreifende Verträge und damit auch Behandlungsansätze.

Einzig im Bereich der privatärztlichen Versorgung war es insbesondere leitenden Krankenhausärzten immer schon möglich, Privatpatienten bzw. Patienten, die bei einer Privaten Krankenversicherung versichert waren, sowohl ambulant wie stationär zu behandeln.

Ambulantes Operieren

Bezeichnet solche Operationen, bei denen der → *Patient* im Zusammenhang mit der Operation nicht stationär aufgenommen wird, also weder die Nacht vor noch die Nacht nach dem operativen Eingriff im → *Krankenhaus* verbringt. Allerdings gibt es mittlerweile Verträge, die für bestimmte ambulante Eingriffe sogar zwingend für eine Nacht eine Unterbringung in einer geeigneten Einrichtung im unmittelbaren Zusammenhang mit dem Ort der Operation vorschreiben. Darüber hinaus kann der Patient auf seinen Wunsch hin – und üblicherweise auf eigene Kosten – vor und nach dem Eingriff im Krankenhaus, in dem die ambulante Operation erfolgt, untergebracht werden.

Die Notwendigkeit des operativen Eingriffs muss innerhalb des → *GKV*-Systems von einem → *Vertragsarzt* festgestellt worden sein, und der Patient muss zur ambulanten Operation überwiesen werden. Der Patient hat dann das Recht, den Ort bzw. den Arzt auszuwählen, an dem bzw. von dem er sich operieren lassen will.

Ambulante Operationen wurden mit dem → *Gesundheitsstrukturgesetz* auch für Krankenhäuser möglich. Krankenhäuser sind nach § 115a SGB V Abs. 2 generell für die Erbringung ambulanter Operationen zugelassen. Das Gesetz schreibt weiter vor, dass die Spitzenverbände der Krankenkassen, die → *Deutsche Krankenhausgesellschaft* und die → *Kassenärztlichen Bundesvereinigungen* gemeinsam einen Katalog ambulant durchführbarer Operationen und sonstiger stationsersetzender Eingriffe vereinbaren. Innerhalb dieser zu vereinbarenden Liste sind auch solche Operationen zu benennen, die im Normalfall ambulant erbracht werden können. Ebenso sind allgemeine Tatbestände zu bestimmen, bei deren Vorliegen eine stationäre Durchführung erforderlich sein kann. Darüber hinaus ist den Vertragspartnern auch aufgegeben, eine einheitliche Vergütung für diese Eingriffe zu vereinbaren, die sowohl für die Krankenhäuser wie Vertragsärzte gilt. Schließlich sollen sie auch die Maßnahmen zur Sicherung der → *Qualität* und der Wirtschaftlichkeit für ambulante Operationen gemeinsam vereinbaren.

Ameos AG

Die Ameos Holding AG ist eine im Jahr 2002 von Dr. Axel Paeger und Dr. Martin Kerres gegründete Gesellschaft schweizerischen Rechts mit Sitz in Zürich, deren Geschäftszweck der Erwerb, die Sanierung und der Betrieb sowie das → *Management* und die Beratung von Unternehmen im Bereich → *Gesundheitswesen* in Europa ist. Dr. Axel Paeger war bis zum Eintritt als Vorstandsvorsitzender in die Ameos Hauptgeschäftsführer der → *Asklepios Kliniken GmbH*. Dr. Martin Kerres veräußerte um den Jahreswechsel 2004 seine Anteile an der Gesellschaft und schied als Vorstandsmitglied aus.

Ameos betreibt derzeit Einrichtungen mit 4.900 Betten an insgesamt 37 Einrichtungsstandorten (Angaben von Ameos Deutschland) mit regionalen Schwerpunkten in Baden-Württemberg, Sachsen-Anhalt, Meck-

Analogpräparateliste

lenburg-Vorpommern und Schleswig-Holstein sowie einem fachlichen Schwerpunkt in der Psychiatrie. Das Unternehmen gliedert sich in die vier Unternehmensbereiche Akut, Psychiatrium, Pflege und Eingliederung, beschäftigt etwa 6.000 Mitarbeiter und hat eine Bilanzsumme von rund 370 Millionen Euro. Der Umsatz betrug im Jahr 2008 rund 330 Millionen Euro. Darüber hinaus ist die Ameos Holding AG auch in Österreich und Polen aktiv und plant die Übernahme von Einrichtungen in Ungarn und Tschechien. Die bisher größte Akquisition in Deutschland war die Übernahme der Psychiatrium-Gruppe vom Land Schleswig-Holstein im Herbst 2004.

AMG-Novelle, 15.

Kurzbezeichnung des „→ *Gesetzes zur Änderung arzneimittelrechtlicher und anderer Vorschriften*" (15. AMG-Novelle). Mit diesem am 17. Juli 2009 im Bundesgesetzblatt veröffentlichten so genannten → *Omnibusgesetz*, das am 19. Juni 2009 vom Bundestag in dritter Lesung verabschiedet wurde und dem der Bundesrat am 10. Juli 2009 zustimmte, wurde das → *Arzneimittelgesetz* sowie mehr als 20 weitere Rechtsvorschriften aus dem Gesundheitsbereich geändert (weitere Informationen unter „→ *Gesetz zur Änderung arzneimittelrechtlicher und anderer Vorschriften*").

Analogpräparateliste

Im Jahr 2006 vereinbarten die → *Kassenärztliche Vereinigung* Nordrhein und die Landesverbände der → *Krankenkassen* erstmalig als Bestandteil der → *Arzneimittelvereinbarung* eine sog. Analogpräparateliste (auch Me-too-Liste genannt).

Demnach werden → *Arzneimittel* als patentgeschützte Analogpräparate bezeichnet,

- für die ein Patentschutz besteht und
- für die keine → *Generika* mit gleichartigen Wirkstoffen verfügbar sind,
- welche nach der Methode von Fricke & Klaus als Analogpräparat klassifiziert sind,
- für die der → *Patentschutz* noch nicht abgelaufen ist,
- für die ein pharmakologisch-therapeutisch vergleichbares Arzneimittel für die Hauptindikation mit günstigeren → *Tagestherapiekosten* für die verordnungshäufigste Packungsgröße als Substitution verfügbar ist.

Das Klassifikationsschema nach den Pharmakologen Fricke & Klaus ordnet neue Arzneimittel in folgendes Innovationsschema:

A Innovative Struktur oder neuartiges Wirkprinzip mit therapeutischer Relevanz
B Verbesserung pharmakodynamischer oder pharmakokinetischer Eigenschaften
C Analogpräparat mit keinen oder nur marginalen Unterschieden zu bereits eingeführten Präparaten
D Nicht ausreichend gesichertes Wirkprinzip oder unklarer therapeutischer Stellenwert

Die als C klassifizierten Arzneimittel werden als Analogpräparate bezeichnet. Die Analogpräparateliste soll die Verordnungen von teuren Arzneimitteln, die keinen Zusatznutzen für die Patienten aufweisen, reduzieren.

Nach § 73 Abs. 8 → *SGB V* sind die KVen und die Landesverbände der Krankenkassen verpflichtet, „die → *Vertragsärzte* ... über preisgünstige verordnungsfähige Leistungen ... zu informieren."

Die von der KV Nordrhein erstellte Liste hat inzwischen in zahlreichen anderen KVen ihren Niederschlag gefunden. In folgenden KVen ist eine Analogpräparateliste existent:

Angebot

- KV Sachsen-Anhalt
- KV Niedersachsen
- KV Westfalen-Lippe
- KV Hessen
- KV Bayern (geplant)
- KV Berlin

In diesen genannten KVen gelten die Analogpräparatelisten als Empfehlungen, d. h. es sind keine Analogpräparatequoten vereinbart und damit entfällt auch ein individueller Honorarabzug. Da die Listen als Empfehlung gelten, ist für den verordnenden → *Arzt* das Einhalten seines Richtgrößenvolumens das einzig entscheidende Kriterium. Es gibt in den o. g. KVen keine vertraglichen Regelungen, die ggf. negative Auswirkungen für den Arzt (z. B. Honorarabzug) oder → *Wirtschaftlichkeitsprüfungen* zur Folge hätten.

Das Entstehen von Analogpräparatelisten ist sicherlich auf die politische Diskussion zurückzuführen, die seit Jahren die Verordnung von Analogpräparaten für die steigenden Arzneimittelausgaben verantwortlich macht. Beigetragen hat dazu auch der jährlich veröffentlichte → *Arzneiverordnungsreport* der Autoren Schwabe & Paffrath, die immer wieder darauf verwiesen haben, wie groß das Einsparpotenzial durch Nicht-Verordnung von Analogpräparaten bei den → *Arzneimittelausgaben* wäre.

Angebot

Die Menge aller Waren und → *Dienstleistungen*, die die Produzenten der Waren bzw. die Erbringer der Dienstleistungen auf einem definierten Markt in einer Zeitperiode zum Verkauf anbieten. Dem in diesem Sinne verstandenen Angebot wird in den Wirtschaftswissenschaften die Nachfrage gegenüber gestellt. Gleichgewicht bzw. Ungleichgewicht von Angebot und → *Nachfrage* bestimmen nach der Theorie der Ökonomie wesentlich den Preis von Waren und Dienstleistungen.

Der Begriff Angebot hat aber noch eine zweite Bedeutung: Ein Angebot in diesem zweiten Sinne bedeutet, dass der Produzenten, Erbringer oder Verkäufer individuell gegenüber einem möglichen → *Kunden* oder Käufer üblicherweise schriftlich und bindend, aber zeitlich befristet erklärt, ihm bestimmte Waren und/oder Dienstleistungen zu einem bestimmten Preis verkaufen, erstellen oder erbringen zu wollen. Wird der Zusatz „freibleibend" hinzugesetzt, handelt es sich nicht um ein den Anbieter bindendes Angebot.

Im Kaufprozess (→ *Akquisition*) von Krankenhäusern spielt auch das → *indikative Angebot* eine wichtige Rolle.

Angebot, indikatives

Im Rahmen der materiellen → *Privatisierung* von → *Krankenhäusern* genutzter Begriff, der ein → *Angebot* meint, das weder den Abgebenden noch denjenigen, der zur Abgabe solcher indikativer Angebote auffordert, in diesem Stadium der Privatisierung bindet.

Angebotskapazität

Die Kapazität, die auf einem bestimmten → *Markt* für die Produktion bzw. Erstellung des → *Angebotes* für diesen Markt zur Verfügung steht. Die erreichbare Angebotsmenge hängt dabei sowohl von der vorhandenen → *Kapazität* technischer und personeller Art als auch von der → *Produktivität* ab, mit der diese Kapazität genutzt wird.

Unter Angebot wird hier die Menge aller Waren und Dienstleistungen, die die Produzenten der Waren bzw. die Erbringer der Dienstleistungen auf einem definierten Markt in einer Zeitperiode zum Verkauf anbieten, bezeichnet.

Gerade auf dem → *Gesundheitsmarkt* spielt die Angebotskapazität eine besondere Rolle, geht man doch vielfach von der

These aus, dass auf diesem speziellen Markt sich jedes Angebot seine → *Nachfrage* schafft und damit die Nachfrage auf dem Gesundheitsmarkt direkt vom Umfang des Angebotes, dieses wiederum von der Angebotskapazität abhängig ist. Eine Beschränkung der Angebotskapazität führt danach also direkt zu einer Steuerung der Nachfrage nach Gesundheitsleistungen. Konkreten Ausdruck findet diese Grundüberzeugung in der staatlichen Regulierung der Angebotskapazität auf dem Gesundheitsmarkt, so etwa durch die Zulassungsbeschränkungen im Rahmen der → *Bedarfsplanung* im ärztlichen und zahnärztlichen Bereich oder die staatliche → *Krankenhausplanung* bzw. die Zulassungs-Notwendigkeit von → *Apotheken*, die bis 1958 an eine Bedürfnisprüfung gebunden war.

Die Angebotskapazität kann neben der auf einzelne Märkte bezogenen Betrachtungsweise aber auch auf die einzelne Wirtschaftseinheit bezogen werden. Hier bezieht sich der Begriff dann auf die Angebotsmenge, die das Unternehmen auf dem spezifischen Markt, auf dem es tätig ist, erbringen kann. Dies wiederum ist eine wichtige Voraussetzung für die mittel- und langfristige Planung des eigenen Angebots sowie darauf aufbauenden Investitionsentscheidungen. So muss ein Krankenhaus zum Beispiel genau bestimmen können, welche Zahl an Hüftendoprothetik-Operationen es mit der vorhandenen Personal- und OP-Kapazität realisieren kann, um mittel- und langfristig planen zu können, ab wann eine Ausweitung der Kapazität bei steigender Nachfrage und/oder einem möglichen Umlenken von Nachfrage in das eigene Haus erforderlich ist und ob sich die dafür erforderlichen Investitionen amortisieren werden.

Angebotsplanung

Planung von Menge, → *Preis* und Qualität des → *Angebots* an Waren und Dienstleistungen, die ein Unternehmen in einer Zeiteinheit erstellen und auf dem → *Markt* anbieten will.

Unter Angebot wird hier die Menge aller Waren und Dienstleistungen verstanden, die die Produzenten der Waren bzw. die Erbringer der Dienstleistungen auf einem definierten Markt in einer Zeitperiode zum Verkauf anbieten.

Im Rahmen einer planwirtschaftlich gelenkten Volkswirtschaft wird üblicher Weise das gesamte Angebot an Waren und Dienstleistungen geplant, das in dieser Volkswirtschaft erstellt wird. In einer marktwirtschaftlichen Ordnung dagegen geht man davon aus, dass Angebot und → *Nachfrage* sich in Abhängigkeit von Preis und Qualität der angebotenen Waren bzw. Dienstleistungen in einer bestimmten Größenordnung einpendeln.

Auf dem → *Gesundheitsmarkt* als einem unvollkommenen Markt wird das Angebot an Gesundheitsleistungen sehr häufig durch den Staat oder von ihm beauftragte Einrichtungen gesteuert und geplant (siehe auch: → *Angebotsplanung, staatliche*). Beispiele hierfür sind in Deutschland die Zulassungsbeschränkungen im Rahmen der → *Bedarfsplanung* im ärztlichen und zahnärztlichen Bereich oder die staatliche → *Krankenhausplanung* bzw. die Zulassungs-Notwendigkeit für → *Apotheken*, die bis 1958 zusätzlich an eine Bedürfnisprüfung gebunden war. Auch die zugelassenen Einrichtungen haben keineswegs Planungsfreiheit im Hinblick auf ihre Kapazitäten. So werden Krankenhausleistungen, die die mit den Krankenkassen im Vorhinein vereinbarte Leistungsmenge überschreiten, geringer bezahlt, um keine Anreiz-Wirkungen auf eine Ausdehnung des Angebotes zu erzeugen.

Angebotsplanung, staatliche

Unter staatlicher Angebotsplanung versteht man die Planung von Menge, → *Preis* und Qualität des → *Angebots* an Waren

Angebotsportfolio

und Dienstleistungen, die die Unternehmen erstellen und auf dem → *Markt* anbieten dürfen, durch staatliche Eingriffe und/oder Vorschriften.

Eine solche staatliche Lenkung bzw. Planung des Angebots an Waren und Dienstleistungen ist in planwirtschaftlich gelenkten Volkswirtschaften üblich.

Da der → *Gesundheitsmarkt* allgemein als unvollkommener Markt angesehen wird, der sich der Steuerung durch wettbewerbliche Prozesse um Preis und Qualität weitgehend entzieht, wird das Angebot auf dem Gesundheitsmarkt in nahezu allen Volkswirtschaften staatlich geplant oder zumindest durch gesetzliche Vorgaben oder direkte Eingriffe des Staates reguliert.

Konkreten Ausdruck findet diese Grundhaltung im deutschen Gesundheitswesen einmal durch die Vielzahl an Kostendämpfungs-Gesetzen, über die zum Teil unmittelbar, zum Teil indirekt eine staatliche Angebotssteuerung mit dem Ziel der Dämpfung des Ausgabenanstiegs im Bereich der → *Gesetzlichen Krankenversicherung* erreicht werden sollte.

Direkte staatliche Angebotsplanung bzw. Steuerung der staatlich zugelassenen → *Kapazität* dagegen liegt zum Beispiel bei der → *Krankenhausplanung* vor, ähnlich aber auch bei der → *Bedarfsplanung* im ärztlichen und zahnärztlichen Bereich oder der Zulassung von → *Apotheken*, die bis 1958 zusätzlich an eine Bedürfnisprüfung gebunden war. Im Krankenhausbereich soll durch die staatliche Krankenhausplanung konzeptionell „ein hierarchisches, wettbewerbsfreies System der Errichtung und Bewirtschaftung von Krankenhauskapazitäten"[1] entstehen.

Angebotsportfolio

Synonym wird der Begriff Produktportfolio verwendet. Systematische Zusammenstellung von Produkten und/oder Dienstleistungen, die das Gesamtangebot eines Produzenten von Waren bzw. Anbieters von Dienstleistungen darstellen.

In der Management-Theorie gibt es dabei eine Reihe von Techniken, die bei der Analyse und Zusammenstellung eines Produktportfolios unterstützend genutzt werden können. Ziel der Portfolio-Analyse ist es, für das Unternehmen ein möglichst ausgewogenes, auf die Marktbedürfnisse ausgerichtetes Produkt- bzw. Angebotsportfolio zu erreichen. Dabei muss auch auf den Lebenszyklus von Produkten, auf die systematische Einbeziehung von Innovationen in die Produktentwicklung und die Umsetzung in konkrete neue Produkte geachtet werden.

Auf dem → *Gesundheitsmarkt* spielt der Begriff des Produkt- bzw. Angebotsportfolios bisher kaum eine Rolle. Grund hierfür ist das weitgehend staatlich administrierte bzw. direkt geplante → *Angebot* an Leistungen und → *Kapazitäten* und damit das weitgehende Fehlen von Wettbewerb. Lediglich in der → *Medizintechnik*- und der → *Arzneimittel*-Branche ist das Produktportfolio eines Herstellers bzw. Anbieters eine wichtige Management-Größe. In Einrichtungen zur Gesundheitsversorgung dagegen wurde das Denken in Produktportfolios bisher eher vernachlässigt. Allerdings ist hier ein deutlicher Wandel festzustellen: Immer häufiger entwickeln insbesondere → *Krankenhäuser* bzw. Klinikketten bewusst Unternehmensstrategien, die auch das Angebotsportfolio des Unternehmens ausdrücklich mit einschließen. Insbesondere bei der → *Markenbildung* auf dem Gesundheitsmarkt spielt das jeweilige Produktportfolio eine herausragende Bedeutung.

---

[1] Wasem, Jürgen/Focke, Axel, Die Zukunft der staatlichen Krankenhausplanung unter DRG-Bedingungen, Hessischer Krankenhaustag 2005, Frankfurt, 1.11.2005, Folie 6.

Anschlussheilbehandlung

Stationäre medizinische Rehabilitationsmaßnahmen der → *gesetzlichen Krankenversicherungen*, Rentenversicherung und → *Unfallversicherung*, die unmittelbar oder spätestens innerhalb von 14 Tagen nach dem Abschluss einer stationären Behandlung im → *Akutkrankenhaus* erfolgen. Sie soll den nahtlosen Übergang von der Akutbehandlung im → *Krankenhaus* zur erforderlichen → *Rehabilitation* gewährleisten. Anstelle des Begriffs Anschlussheilbehandlung (AHB) wird auch der Begriff Anschlussrehabilitation verwendet.

Durch die Anschlussheilbehandlung soll der → *Patient* krankheitsbedingt verloren gegangene Funktionen und Fähigkeiten wieder erlangen bzw. Verluste in diesen Bereichen sollen möglichst weitgehend kompensiert werden.

Der Anteil der Anschlussheilbehandlungen am gesamten Rehabilitationsaufkommen ist in den vergangenen zwei Jahrzehnten schnell gestiegen: Entfielen im Jahr 1993 erst rund 16 Prozent aller Rehabilitationsausgaben auf AHB, waren dies im Jahr 2000 bereits 35 Prozent.

AOK

Allgemein gebräuchliche Abkürzung für → *Allgemeine Ortskrankenkasse*.

Die Allgemeinen Ortskrankenkassen selbst verwenden heute nur noch die Abkürzung „AOK", auch wenn in § 4 Krankenkassen des SGB V nach wie vor der Begriff der Allgemeinen Ortskrankenkassen verwendet wird. Die AOK-Gemeinschaft besteht heute aus 14 selbständigen AOKs und dem AOK-Bundesverband als der Interessenvertretung der AOKs.

AP-DRG

Abkürzung für „All Patient → *Diagnosis Related Groups*".

Dabei handelt es sich um ein → *DRG*-System, das Ende der 1990er Jahre im Auftrag der Stadt New York von der Firma 3M entwickelt wurde. Der Begriff „All Patient" weist darauf hin, dass diese Weiterentwicklung der ersten, in den USA eingesetzten DRG-Systeme sich nicht auf spezielle Patientengruppen (etwa ältere Menschen) beschränken sollte, sondern generell für alle in Krankenhäusern behandelten Patienten anwendbar sein sollte. Es ist bereits in diagnoseorientierte Hauptgruppen (MDC Hauptdiagnosegruppe – Major Diagnostic Category) unterteilt und berücksichtigt auch Komplikationen und Komorbiditäten.

Lange vor der offiziellen Einführung des DRG-Systems in Deutschland hat der → *LBK Hamburg* im Jahre 1996 erstmals das New Yorker AP-DRG-System zur Verteilung seines mit den Kostenträgern ausgehandelten Globalbudgets auf seine Krankenhäuser eingesetzt. Dieses System wurde dort bis zum Umstieg auf das G-DRG-System genutzt. Das AP-DRG-System wird heute teilweise auch in der Schweiz eingesetzt, es soll aber vom → *G-DRG*-System abgelöst werden. Einen entsprechenden Vertrag haben Vertreter der Schweiz und der deutschen Selbstverwaltung in Frühjahr 2006 unterzeichnet.

Apotheke

Eine Apotheke (griechisch: Aufbewahrungsort, Lager, Speicher) ist ein Gewerbebetrieb für die Herstellung, Prüfung und Abgabe von → *Arzneimitteln* gegen ein ärztliches Rezept oder bei → *Selbstmedikation* sowie für die Beratung und Information über Arzneimittel. Apotheken haben den gesetzlichen Auftrag, die ordnungsge-

Apotheke

mäße → *Arzneimittelversorgung* der Bevölkerung in Deutschland sicherzustellen.

Der Betrieb einer Apotheke ist genauso wie der Betrieb von Filialapotheken und Versandapotheken an eine behördliche Erlaubnis (Konzession) gebunden. Voraussetzung dafür ist u. a. die persönliche Leitung durch einen approbierten → *Apotheker* (Verbot des Fremd- und Mehrbesitzes; siehe → *Mehrbesitzverbot*). Genaue Anforderungen für entsprechende Räumlichkeiten, bestehend aus Verkaufsraum (Offizin), ausreichendem Lagerraum, speziellem Labor und Nachtdienstzimmer, pharmazeutischem Personal und Ausstattung, sind definiert. Festgelegt sind die An- und Abgabe von Arzneimitteln, die 24-stündige Dienstbereitschaft, Arzneimittelprüfungen, die Anfertigung von Arzneimitteln in der Rezeptur sowie die apothekenüblichen Waren. Jede Apotheke ist an ein bestimmtes Apothekensortiment gebunden. Apothekenpflichtige Arzneimittel dürfen nur in Apotheken verkauft werden, da sie zur Gewährleistung der Arzneimittelsicherheit einer Beratung bedürfen. Die Abgabe von Arzneimitteln und die Information und Beratung über Arzneimittel obliegt ausschließlich pharmazeutischem Personal, d. h. Apothekern und Pharmazeutisch-Technischen Assistenten (PTA).

Die ordnungsgemäße Arzneimittelversorgung der Bevölkerung wird auch nachts und an Sonn- und Feiertagen flächendeckend durch die jeweils rund 2.000 Apotheken gewährleistet.

Die pharmazeutische Betreuung basiert auf der intensiven Zusammenarbeit zwischen Apotheker, Patient und → *Arzt*. Ziel ist es, arzneimittelbezogene Probleme zu erkennen und gemeinsam Lösungsstrategien zu entwickeln, um die Arzneimitteltherapie zu optimieren und die Lebensqualität des Patienten zu erhöhen.

Genauso wie für öffentliche Apotheken sind die Vorrausetzungen und die Führung für Bundeswehr- und → *Krankenhausapotheken* gesetzlich geregelt. Schwerpunkt der Krankenhausapotheken ist die Arzneimittelversorgung der Stationen und Ambulanzen mit Arzneimitteln.

Versandapotheken sind öffentliche Apotheken, die die gesetzlichen Voraussetzungen für den → *Versandhandel* erfüllen müssen und eine behördliche Erlaubnis besitzen. Mit dem → *GKV-Modernisierungsgesetz (GMG)* 2004 wurde der Versandhandel mit Arzneimitteln legalisiert und an Anforderungen und Genehmigungen geknüpft. Gerichtsurteile von 2007 erlauben Arzneimittelabholstellen z. B. in Drogeriemärkten.

Ebenfalls mit dem GMG ist der eingeschränkte Mehrbesitz von Apotheken erlaubt. Demnach darf ein Apotheker neben einer Hauptapotheke bis zu drei Filialapotheken betreiben, solange die Apotheke und die Filialapotheken innerhalb desselben oder benachbarten Kreises oder derselben kreisfreien Stadt liegen. Im Januar 2008 hat die EU-Kommission gegen diese Regelung ein Vertragsverletzungsverfahren gegen die Bundesrepublik eingeleitet.

In seinem Urteil vom 19. Mai 2009 hat der → *Europäische Gerichtshof* (EuGH) das Fremdbesitzverbot für Deutschland als zulässig beurteilt.

Von europaweit etwa 150.000 Apotheken gehören derzeit rund 15.000 zu einer Apothekenkette mit mehr als zehn Filialen. In Deutschland, Frankreich, Italien und Spanien besteht zurzeit ein eingeschränktes Fremd- und/oder Mehrbesitzverbot. Große Pharmahandelskonzerne wie Merkle, Celesio, Phoenix oder Alliance UniChem engagieren sich verstärkt in den verschiedenen Handelsstufen → *Großhandel*, Einzelhandel und als Hersteller von Arzneimitteln (Vertikale Integration).

Gesetzliche Grundlagen bilden vor allem das → *Apothekengesetz* (ApoG), die Apothekenbetriebsordnung (ApBetrO), die → *Arzneimittelpreisverordnung* (AmPrV) und das → *Arzneimittelgesetz* (AMG).

Apothekengesetz

Das Apothekengesetz (ApoG) wurde am 20. August 1960 verabschiedet. Das Gesetz ist in fünf Abschnitte untergliedert, welche die Einzelheiten zum rechtmäßigen Betreiben einer → *Apotheke* festlegen.

§ 1 Abs. 1 ApoG fordert, dass die Grundaufgabe der Apotheken darin besteht, die ordnungsgemäße → *Arzneimittelversorgung* der Bevölkerung sicherzustellen.

Änderungen des ApoG aus jüngerer Zeit:

- Die 2002 verabschiedete Neufassung des Apothekengesetzes hat es ermöglicht, dass → *Patienten*, die aus dem → *Krankenhaus* entlassen oder dort ambulant behandelt werden, → *Arzneimittel* aus der → *Krankenhausapotheke* bekommen können. → *Pflegeeinrichtungen* dürfen jetzt mit öffentlichen und mit Krankenhausapotheken Verträge abschließen.
- Durch das → *GKV-Modernisierungsgesetz* ist seit dem 1. Januar 2004 der → *Versandhandel* von → *Medikamenten* erlaubt. Hintergrund: Das Bundesverfassungsgericht entschied im Februar 2003, dass das bis dato geltende Verbot des Versandhandels mit Impfstoffen an → *Ärzte* verfassungswidrig sei.
- Seit dem Jahr 2005 dürfen Apotheken aus allen EU-Ländern Krankenhäuser in Deutschland versorgen. Nach dem Bundestag hat der Bundesrat am 29. April 2005 der Abschaffung des Regionalprinzips im Apothekengesetz zugestimmt. Damit soll der von der → *Europäischen Union* geforderte freie Verkehr von Waren und Dienstleistungen auch im Apothekenbereich ermöglicht werden.

Apotheker

Apotheker und Apothekerin ist die Berufsbezeichnung für Personen, die nach dem Studium der Pharmazie die staatlich erteilte → *Approbation* (Lateinisch für „Billigung, Genehmigung") erteilt bekommen. Der berufliche Auftrag des Apothekers ist laut Bundes-Apothekerordnung (BApO) die Sicherstellung der ordnungsgemäßen Versorgung der Bevölkerung mit → *Arzneimitteln*. Als Fachmann/-frau für Arzneimittel beschäftigt sich der Apotheker heute in der → *Apotheke* mit der Abgabe von freiverkäuflichen und rezeptpflichtigen Arzneimitteln und der Beratung von Patienten. Weitere pharmazeutische Tätigkeiten sind die Entwicklung, Herstellung und Prüfung von Arzneimitteln. Grundlage sind die im Pharmaziestudium erworbenen Kenntnisse der Pharmakologie, Physiologie, Chemie, Biologie, Galenik, Biochemie und Analytik. Durch eine Weiterbildung können Apotheker-Zusatzbezeichnungen erworben werden, u. a. zum Fachapotheker für Offizin Pharmazie, Klinische Chemie oder Arzneimittelinformation. Inhalte des Pharmaziestudiums und Berufspflichten sind im → *Apothekengesetz* (ApoG) und der Bundesapothekerordnung (BApO) geregelt.

Der Beruf des Apothekers gehört zu den freien Heilberufen wie der des → *Arztes*. Neben dem klassischen Tätigkeitsbereich in der öffentlichen Apotheke arbeiten Apotheker in der → *Krankenhausapotheke* sowie in Wirtschaft, Industrie und Verwaltung.

Die rund 55.000 Apotheker in Deutschland sind Pflichtmitglied in den jeweiligen (Landes-) → *Apothekerkammern*. Apothekenleiter sind in den Apothekervereinen/-verbänden organisiert. Spitzenorganisationen sind die aus den 17 Länderkammern zusammengeschlossene Bundesapothekerkammer (BAK) und der Deutsche Apothekerverband (DAV) als Zusammenschluss der 17 Landesapothekerverbände und -vereine. Das Dach bildet die → *Bundesvereinigung Deutscher Apothekerverbände* (ABDA). Berufsverband der Krankenhausapotheker ist die ADKA. Die Apotheker aus Wirtschaft, Industrie und Verwaltung sind im WIV Apotheker organisiert.

Apothekerkammer

Apothekerkammern sind Körperschaften öffentlichen Rechts, in denen alle Apothekerinnen und Apotheker, die ihren Beruf als → *Apotheker/in* ausüben, per Gesetz Pflichtmitglieder sind. Sie erfüllen ihre Aufgaben nach den Grundsätzen der → *Selbstverwaltung*. Die Rechtsgrundlagen finden sich in den → *Heilberufs-* beziehungsweise Kammergesetzen der jeweiligen Bundesländer. Hauptaufgabe der Apothekerkammern ist danach die Regelung und Überwachung der Berufspflichten der Apotheker, insbesondere durch den Erlass von Berufsordnungen, Weiterbildungsordnungen und Fortbildungsordnungen. Die Bundesapothekerordnung (BApO) enthält Regelungen über die → *Approbation* und Berufsausübung der Apotheker.

Über ihre gesetzlichen Aufgaben hinaus bieten die Apothekerkammern ihren Mitgliedern auch Dienstleistungen wie zum Beispiel Beratung in apotheken- und arzneimittelrechtlichen Fragen, Regionale Arzneimittelinformationszentren (RAIZ) sowie Zertifizierung von → *Qualitätsmanagement*-Systemen in Apotheken an. Darüber hinaus verstehen sie sich auch als Interessenvertretung ihrer Mitglieder gegenüber der Politik und anderen Organisationen innerhalb des Gesundheitswesens. Außerdem liegt bei den Apothekerkammern auch die Zuständigkeit für die → *Ausbildung* und Prüfung der Pharmazeutisch-Kaufmännischen Angestellten (PKA).

Insgesamt gibt es in der Bundesrepublik Deutschland 17 (Landes-)Apothekerkammern. Lediglich in Nordrhein-Westfalen gibt es auf Grund der historischen Entwicklung zwei Apothekerkammern: die Kammer Nordrhein sowie die Kammer Westfalen-Lippe. Der freiwillige Zusammenschluss der Landesapothekerkammern in der Bundesapothekerkammer (BAK) soll die Wahrnehmung der gemeinsamen Interessen auf Bundesebene ermöglichen. Die Bundesapothekerkammer ist jedoch, ebenso wie die → *Bundesärztekammer*, selbst keine Körperschaft öffentlichen Rechts, sondern eine freiwillige Vereinigung der 17 Landesapothekerkammern. Die Landesapothekerkammern gehören zur Arbeitsgemeinschaft → *Bundesvereinigung Deutscher Apothekerverbände* (→ *ABDA*), die die oberste Standesvertretung der Apotheker bildet.

Approbation

Approbation (ältere Bezeichnung, teilweise synonym gebraucht: Bestallung) bezeichnet die staatliche Zulassung zur Berufsausübung für → *Heilberufe*.

Zu den Heilberufen, die für die Berufsausübung eine Approbation benötigen, gehören der → *Arzt*, der → *Zahnarzt*, der → *Apotheker*, der → *Psychotherapeut* sowie der Tierarzt. Die Approbation wird nach Vorliegen der entsprechenden Voraussetzungen von der jeweils zuständigen Landesbehörde erteilt. Bei Ärzten sind dies die Landesprüfungsämter.

Die Voraussetzungen für die Erteilung der Approbation sind in der jeweiligen Approbationsordnung geregelt. Voraussetzung für die Erteilung der Approbation ist vor allem der erfogreiche Abschluss der entsprechenden Hochschulausbildung mit Bestehen der staatlich vorgeschriebenen Prüfungen sowie das Ableisten einer Praxisphase, beim Arzt das Praktische Jahr. Bis vor kurzem mussten Ärzte am Ende ihrer Ausbildung zusätzlich noch eine 18monatige Phase als Arzt im Praktikum (AiP) ablegen, die jedoch durch die am 1. Oktober 2003 in Kraft getretene neue Approbationsordnung für Ärzte abgeschafft wurde. In der Approbationsordnung werden neben der Länge der Ausbildung sowie den Prüfungen auch die Anforderungen an den Inhalt der Ausbildung geregelt.

Bis Anfang der 70er Jahre trug die heutige Approbationsordnung für Ärzte die Bezeichnung Bestallungsordnung.

AR-DRG

Abkürzung für „Australian Refined → *Diagnosis Related Groups*".

Dabei handelt es sich um die 2. Version des australischen DRG-Systems, auf dem das deutsche → *Fallpauschalensystem* → *G-DRG* aufgebaut wurde. AR-DRG werden in Australien seit 1999 genutzt und sind eine Weiterentwicklung der *Australian National* DRG (ANDRG). Die „verfeinerten" (Refined) Gruppen zeichnen sich insbesondere durch eine übersichtliche Struktur aus. Im Normalfall wird die Zuordnung eines Falles zu einer AR-Fallgruppe über → *Hauptdiagnose*, → *Nebendiagnosen* und die jeweils durchgeführten Prozeduren vorgenommen.

Das AR-DRG-System 4.1, auf dem die deutsche DRG-Entwicklung aufsetzte, besitzt ein vierstelliges, alphanumerisches Kodesystem und hat 661 Fallgruppen (DRGs), die sich durch eine Aufteilung mit bis zu fünf → *Schweregraden* aus insgesamt 409 Basis-DRGs ergeben. Diese wiederum sind insgesamt 23 meist organbezogenen diagnostischen Hauptgruppen (MDC/Major Diagnostic Categories) zugeordnet.

Das AR-DRG-System wurde von der deutschen Selbstverwaltung (Spitzenverbände der → *Krankenkassen* sowie → *Deutsche Krankenhausgesellschaft*) auf der Grundlage der Vorgaben des Gesetzgebers für ein deutsches DRG-System ausgewählt. Zu den Vorgaben des Gesetzgebers gehörte unter anderem, dass das auszuwählende pauschalierende Entgeltsystem bereits international eingesetzt werden sollte. Der Vertrag über die Nutzung des australischen DRG-Systems für die Entwicklung des deutschen G-DRG-Systems wurde Ende 2000 zwischen Deutschland und Australien abgeschlossen.

Arbeitgeberanteil

Anteil an den Beiträgen zur Renten-, → *Kranken-*, → *Pflege-* und Arbeitslosenversicherung, die der Arbeitgeber zahlt. Bei privat versicherten Arbeitnehmern heißt der Arbeitgeberbeitrag Beitragszuschuss oder Arbeitgeberzuschuss. Der Arbeitgeberbeitrag wird den Lohnnebenkosten zugerechnet.

Grundsätzlich galt für die Sozialversicherungsbeiträge in Deutschland über lange Zeit das Prinzip der Hälftigkeit: 50 Prozent der Sozialversicherungsbeiträge zahlte der Arbeitnehmer, 50 Prozent der Arbeitgeber. Mit dem → *GKV-Modernisierungsgesetz* (GMG) ist dieser Grundsatz in der → *Krankenversicherung* und mit der Einführung des Kinderlosen-Zuschlags auch in der Pflegeversicherung durchbrochen worden (s. u.).

Bei freiwillig gesetzlich Krankenversicherten zahlt der Arbeitgeber an den Arbeitnehmer den Betrag aus, den er für einen Versicherungspflichtigen zu zahlen hätte. Der Zahlbetrag ist jedoch begrenzt auf maximal die Hälfte des tatsächlich vom Arbeitnehmer zu zahlenden Betrages. Bei Rentnern trägt die Rentenversicherung den bei Arbeitnehmern vom Arbeitgeber zu zahlenden Anteil.

Privatversicherte Arbeitnehmer erhalten ebenfalls einen Arbeitgeber- oder Beitragszuschuss. Die maximale Höhe dieses Beitragszuschusses richtet sich nach dem durchschnittlichen allgemeinen Beitragssatz in der → *Gesetzlichen Krankenversicherung* zum Stichtag 1. 1. des jeweiligen Vorjahres sowie nach dem Arbeitsentgelt des Versicherten bis zur Höhe der → *Beitragsbemessungsgrenze*. Auch bei privatversicherten Arbeitnehmern ist der Beitragszuschuss auf die Hälfte des tatsächlich zu zahlenden Beitrages beschränkt.

Von der hälftigen Zahlung der Krankenversicherungsbeiträge gibt es einige Ausnahmen: So trägt der Arbeitgeber die Beiträge

Arbeitsbedingungen

zum Beispiel in den folgenden Fällen alleine:

- für Personen, die zur Berufsausbildung beschäftigt sind und deren monatliches Arbeitsentgelt 325 Euro nicht übersteigt,
- für Personen, die ein freiwilliges soziales oder ökologisches Jahr leisten,

Seit dem 1. Januar 2005 wird in der Pflegeversicherung ein zusätzlicher Beitrag in Höhe von 0,25 Prozent erhoben. Dieser zusätzliche Beitrag muss von allen kinderlosen Mitgliedern gezahlt werden. Ausgenommen hiervon sind nur solche Mitglieder, die das 23. Lebensjahr noch nicht vollendet haben oder vor dem 1. Januar 1940 geboren wurden. Ebenfalls befreit von der Zahlung sind Wehr- und Zivildienstleistende.

Seit dem 1. Juli 2005 wird von den Mitgliedern der gesetzlichen Krankenversicherung ein einheitlicher zusätzlicher Beitragssatz von 0,9 Prozent erhoben. Gleichzeitig wurde der allgemeine Beitragssatz der Gesetzlichen Krankenkassen um 0,9 Prozent gesenkt. Daraus resultierte für die Unternehmen sowie die Rentenversicherung bei den Beitragsleistungen zur gesetzlichen Krankenversicherung eine Entlastung von im Ergebnis 0,45 Prozent, die Mitglieder dagegen wurden durch den zusätzlichen Beitragssatz im Ergebnis mit 0,45 Prozent zusätzlich belastet.

Seit dem 1. Juli 2009 beträgt der Arbeitgeberanteil in der gesetzlichen Krankenversicherung 7,0 Prozent, während der Arbeitnehmeranteil insgesamt 7,9 Prozent beträgt.

Arbeitsbedingungen

Begriff, der die wesentlichen Rahmenbedingungen für ein Arbeitsverhältnis umschreibt. Synonym wird auch der Begriff der Vertragsbedingungen verwendet. Darunter werden zum Beispiel die Arbeitszeit, Überstundenregelung, eventuelle Wochenend-, Nacht- oder Schichtarbeit, die Bedingungen für die Tätigkeit am konkreten Arbeitsplatz wie Ausstattung, Beleuchtung, eventuelle Gefährdungsquellen etc. verstanden.

Nach Paragraph 2 Abs. 1 Nachweisgesetz muss der Arbeitgeber die wesentlichen Vertrags-/Arbeitsbedingungen für ein Arbeitsverhältnis, für das kein schriftlicher Arbeitsvertrag existiert, schriftlich niederlegen und diese dem Arbeitnehmer unterzeichnet aushändigen.

Nach Paragraph 5 Arbeitsschutzgesetz (ArbSchG) muss der Arbeitgeber eine Beurteilung der Arbeitsbedingungen am Arbeitsplatz des Arbeitnehmers vornehmen, um das eventuelle Gefährdungspotenzial im Hinblick auf möglicherweise erforderliche Arbeitsschutz-Maßnahmen zu ermitteln.

Auf dem → *Gesundheitsmarkt* spielen die Arbeitsbedingungen in der jüngsten Zeit insbesondere bei Krankenhausärzten im Zusammenhang mit der Auseinandersetzung um die Umsetzung des → *Arbeitszeitgesetzes* bzw. der → *Arbeitszeitrichtlinie* im Hinblick auf die Zulässigkeit, Häufigkeit und Bewertung bzw. Bezahlung von → *Bereitschaftsdiensten* und Überstunden eine wachsende Rolle.

Arbeitsgemeinschaft der Wissenschaftlichen Medizinischen Fachgesellschaften

Abkürzung AWMF. In der Arbeitsgemeinschaft der Wissenschaftlichen Medizinischen Fachgesellschaften waren Anfang 2010 insgesamt 154 wissenschaftliche Fachgesellschaften aus allen Bereichen der Medizin zusammengeschlossen. Sie wurde 1962 von damals 16 Gesellschaften auf Anregung der Deutschen Gesellschaft für Chirurgie als nicht eingetragener, gemeinnütziger Verein gegründet, um gemeinsame Interessen der wissenschaftlichen Fachgesellschaften gegenüber staatlichen Institutionen und Körperschaften der ärztlichen Selbstverwaltung besser vertreten zu können. Konkreter Anlass für die Gründungs-Initiative war seinerzeit die Einführung der Facharztprüfung zur Anerkennung der fachärztlichen → *Weiterbildung*. Ein wichtiger Arbeitsschwerpunkt der AWMF ist heute die Koordinierung und Unterstützung der Erstellung von medizinischen → *Leitlinien* durch die einzelnen Fachgesellschaften. Auch die Veröffentlichung der konsentierten Leitlinien ist Aufgabe der AWMF. So unterhält sie im Internet eine öffentlich zugängliche Leitlinien-Datenbank (http://leitlinien.net).

Die Aufgaben und Ziele der AWMF werden von ihr selbst wie folgt beschrieben: „Die AWMF berät über grundsätzliche und fachübergreifende Angelegenheiten und Aufgaben, erarbeitet Empfehlungen und Resolutionen und vertritt diese gegenüber den damit befassten Institutionen, insbesondere auch im politischen Raum. Neben den – angesichts der zunehmenden Spezialisierung immer dringenderen – Aufgaben der inneren Zusammenarbeit will sie damit die Interessen der medizinischen Wissenschaft verstärkt nach außen zur Geltung bringen. Die AWMF wird durch direkten Auftrag der Mitgliedsgesellschaften oder durch deren Delegierte tätig. Greift die AWMF einschlägige Probleme in eigener Initiative auf, so sucht sie die Übereinstimmung mit den Mitgliedsgesellschaften. Die AWMF wird getragen von der Delegierten-Konferenz, dem Präsidium und dem Präsidenten. Für die Bearbeitung besonderer Themen werden Kommissionen aus dem Kreise der Delegierten und gegebenenfalls durch Hinzuziehung Sachverständiger aus den Mitgliedsgesellschaften gebildet. Die AWMF ist also mit ihren eigenständigen Aufgaben neben den anderen Arbeitsgemeinschaften wie → *Bundesärztekammer* (BÄK), Medizinischer Fakultätentag (MFT), Gemeinschaft Fachärztlicher Berufsverbände (GFB) und den Einrichtungen der Wissenschaftsförderung ein wichtiger Pfeiler im Rahmen der gesamten medizinischen Organisation."[2]

Die AWMF vertritt Deutschland international im Council for International Organizations of Medical Sciences (CIOMS).

Arbeitsmarkt

→ *Markt* für den Produktionsfaktor Arbeit. Auf diesem Markt treffen das → *Angebot* von Arbeit (durch Arbeitnehmer) und die → *Nachfrage* nach Arbeit (von Arbeitgebern) zusammen.

Im Rahmen des → *Gesundheitsmarktes* handelt es sich insbesondere um die Teil-Arbeitsmärkte für hochspezialisierte Tätigkeiten bzw. Berufe wie zum Beispiel Arbeitsmarkt für → *Ärzte*, für → *Krankenpflegekräfte* oder → *Altenpflegekräfte*.

Problem des Gesundheits-Arbeitsmarktes ist insbesondere das fehlende Gleichgewicht von Angebot und Nachfrage auf bestimmten Teil-Arbeitsmärkten (z. B. Ärzte oder Altenpflegekräfte). Da eine Beschränkung der Zulassung zum → *Medizinstudium* nach dem erwarteten Bedarf in Deutschland verfassungsrechtlich nicht zulässig ist, gibt es keine Möglichkeit der klaren Planung von Angebot und Nachfrage auf dem Teil-Arbeitsmarkt für Ärzte. In den neunziger Jahren des letzten Jahrhunderts wurde deshalb viel darüber spekuliert, dass es in absehbarer Zeit zu einem massiven Überangebot von Ärzten in Deutschland kommen würde. Die tatsächliche Entwicklung ist jedoch anders verlaufen. Heute wird eher über ein regionales Unterangebot an Ärzten diskutiert (s. u.).

Andere Einflussfaktoren für das Angebot an Arbeitskräften sind insbesondere die tariflichen Rahmenbedingungen auf den jeweili-

---

[2] www.awmf-online.de unter „Aufgaben und Ziele".

Arbeitsmedizin

gen Teil-Arbeitsmärkten. So hat etwa die Diskussion um die Arbeitszeit für Ärzte erheblichen Einfluss auf das Arbeitskräfte-Angebot, weil viele angehende Ärztinnen und Ärzte eine Tätigkeit im nicht-kurativen Bereich der Arbeit in einem Krankenhaus vorziehen. Auch die Tätigkeit als niedergelassener Arzt in strukturschwachen und/oder bevölkerungsarmen Regionen ist nicht attraktiv genug, um genügend Anwärter für die Besetzung von freiwerdenden → *Arztpraxen* zu finden. Dies zeigt sich in den letzten Jahren insbesondere in Ostdeutschland.

Der Arbeitsmarkt im Gesundheitswesen ist heute nicht mehr auf das Gebiet eines Staates beschränkt. Die Freizügigkeitsregelungen des EU-Vertrages, aber auch die Attraktivität von Arbeitsmöglichkeiten im Ausland im Vergleich zum eigenen Heimatland veranlassten heute viele Berufstätige im Bereich der Gesundheitsberufe, eine vorübergehende oder dauerhafte Tätigkeit im Ausland anzutreten. Auch der deutsche Arbeitsmarkt ist davon betroffen: So arbeiten mehrere Tausend deutsche Ärztinnen und Ärzte im Ausland, überwiegend in Großbritannien, Skandinavien, der Schweiz, den USA oder Südafrika, während immer mehr Ärzte aus den östlichen EU-Staaten insbesondere in Ostdeutschland frei werdende Arztstellen besetzen. In diesem Zusammenhang wird auch von einem „brain drain" aus den osteuropäischen EU-Ländern in die alten westlichen und nördlichen EU-Länder gesprochen.

Aus der Sicht der → *Krankenhausträger* führt noch ein weiterer Aspekt zu Auswirkungen auf die Arbeitsverhältnisse und damit den Arbeitsmarkt. Die Rede ist von den Auswirkungen der → *Budgetierung* der Krankenhausbudgets bzw. von der engen Begrenzung der möglichen Steigerungsraten für die Klinikbudgets. Seit mehreren Jahren decken die von der Gesundheitspolitik vorgegebenen maximalen jährlichen Steigerungsraten für die Krankenhausbudgets nicht die Kostenzunahme durch Peis- und Tarifsteigerungen ab. Diese Diskrepanz führt dazu, dass das Krankenhausmanagement den Abbau von Arbeitsplätzen als einen Ausweg aus dem Ungleichgewicht der Kosten- und Budgetentwicklung nutzt.

Die Arbeitsbedingungen sind für den Großteil der Mitarbeiter im Krankenhausmarkt durch den → *Tarifvertrag öffentlicher Dienst* geregelt. Für Ärztinnen und Ärzte gelten mittlerweile in den meisten Tarifbereichen allerdings eigene Tarifverträge für Ärztinnen und Ärzte, die von der Ärztegewerkschaft → *Marburger Bund* mit den jeweiligen Arbeitgeber-Vereinigungen abgeschlossen wurden.

Arbeitsmedizin

Eigenständiges Fachgebiet im Rahmen der ärztlichen → *Weiterbildung*. Nach der Muster-Weiterbildungsordnung der → *Bundesärztekammer* umfasst das Gebiet Arbeitsmedizin als präventivmedizinisches Fach die Wechselbeziehungen zwischen Arbeit und Beruf einerseits sowie Gesundheit und Krankheiten andererseits, die Förderung der Gesundheit und Leistungsfähigkeit des arbeitenden Menschen, die Vorbeugung, Erkennung, Behandlung und Begutachtung arbeits- und umweltbedingter Erkrankungen und Berufskrankheiten, die Verhütung arbeitsbedingter Gesundheitsgefährdungen einschließlich individueller und betrieblicher Gesundheitsberatung, die Vermeidung von Erschwernissen und die berufsfördernde → *Rehabilitation*. Nach Abschluss der Weiterbildung und Bestehen der Facharztprüfung kann die Bezeichnung „Facharzt/Fachärztin für Arbeitsmedizin" bzw. „Arbeitsmediziner/Arbeitsmedizinerin" geführt werden.

Ähnlich definiert die Deutsche Gesellschaft für Arbeitsmedizin und Umweltmedizin (DGAUM) den Begriff der Arbeitsmedizin: „Die Arbeitsmedizin ist die medizinische, vorwiegend präventiv orientierte Fachdisziplin, die sich mit der Untersuchung, Bewertung, Begutachtung und Beeinflussung der Wechselbeziehungen zwischen Anforderungen, Bedingungen, Organisation der Arbeit einerseits sowie dem Menschen, seiner Gesundheit, seiner Arbeits- und Beschäftigungsfähigkeit und seinen Krankheiten andererseits befasst. Die Ziele der Arbeitsmedizin bestehen in der Förderung, Erhaltung und Mitwirkung bei der Wiederherstellung von Gesundheit sowie der Arbeits- und Beschäftigungsfähigkeit des Menschen."[3]

Ende 2008 gab es nach der Statistik der Bundesärztekammer in Deutschland insgesamt 12.266 Ärztinnen und Ärzte mit einer arbeitsmedizinischen Fachkunde gemäß Paragraph 3 Unfallverhütungsvorschrift „Betriebsärzte". Erfasst sind dabei nicht nur die Ärzte, die die Gebietsbezeichnung „Arbeitsmedizin" oder die Zusatzbezeichnung „Betriebsmedizin" zu führen berechtigt sind, sondern auch diejenigen Ärzte, die nach Erfüllung der Voraussetzungen der Übergangsregelungen der Unfallverhütungsvorschrift „Betriebsärzte" weiterhin über die arbeitsmedizinische Fachkunde verfügen. Die Gebietsbezeichnung Arbeitsmedizin durften Ende 2008 nach der Ärztestatistik der Bundesärztekammer insgesamt 4.173 Ärztinnen und Ärzte führen.

Arbeitszeitgesetz

Das Arbeitszeitgesetz vom 6. Juni 1994 regelt die Arbeitszeit der Arbeitnehmer. Zweck des Gesetzes ist es nach dem Wortlaut des § 1, „die Sicherheit und den Gesundheitsschutz der Arbeitnehmer bei der Arbeitszeitgestaltung zu gewährleisten und die Rahmenbedingungen für flexible Arbeitszeiten zu verbessern" sowie „den Sonntag und die staatlich anerkannten Feiertage als Tage der Arbeitsruhe und der seelischen Erhebung der Arbeitnehmer zu schützen".

Auf dem → Gesundheitsmarkt spielt das Arbeitszeitgesetz in den letzten Jahren insbesondere im Hinblick auf die Arbeitszeit der → Ärzte sowie die Wertung des Bereitschaftsdienstes der Klinikärzte als Ruhe- oder Arbeitszeit eine Rolle. Zum 1. Januar 2004 wurden im Arbeitszeitgesetz die notwendigen Änderungen in Folge des Urteils des → Europäischen Gerichtshofes (EuGH) zum → Bereitschaftsdienst bei Krankenhausärzten vom 9. September 2003 eingearbeitet. Arbeitsbereitschaft und Bereitschaftsdienst werden seither vom Arbeitszeitgesetz insgesamt als Arbeitszeit gewertet. Die Tarifvertragsparteien haben jedoch gleichzeitig Gestaltungsspielräume erhalten, um auf tarifvertraglicher Grundlage längere Arbeitszeiten vereinbaren zu können: Ihnen wurde eine Übergangsfrist bis zum 31. Dezember 2005 eingeräumt, innerhalb derer die bei Inkrafttreten der Neuregelung bestehenden Tarifverträge zur Arbeitszeit weitergalten.

Nach dem AZG ist die werktägliche Arbeitszeit auf acht Stunden begrenzt, kann jedoch auf bis zu zehn Stunden verlängert werden, wenn innerhalb von sechs Monaten die werktägliche Arbeitszeit im Durchschnitt acht Stunden nicht überschreitet. Im Anschluss an die tägliche Arbeitszeit ist eine Ruhezeit von elf Stunden vorgeschrieben.

Siehe auch → Arbeitszeitrichtlinie.

Arbeitszeitrichtlinie

Allgemeine Bezeichnung der „Richtlinie 2003/88/EG des Europäischen Parlaments und des Rates vom 4. November 2003 über bestimmte Aspekte der Arbeitszeitgestaltung". Die Richtlinie 2003/88/EG beruht auf den vorangegangenen Richtlinien 93/

---

[3] Beschluss des Vorstandes der DGAUM vom März 2004; http://www-dgaum.med.uni-rostock.de/arbeitsmedizin1.htm.

Arzneimittel

104/EG sowie 2000/34/EG, die 2003 zusammengefasst und neu kodifiziert wurden. Die Richtlinie schreibt unter Anderem bestimmte Rahmenregelungen für die Höchstdauer der Arbeitszeit sowie Ruhezeitregelungen vor. Seit dem 22. September 2004 gab es einen „Vorschlag für eine Richtlinie des Europäischen Parlaments und des Rates zur Änderung der Richtlinie 2003/88/EG über bestimmte Aspekte der Arbeitszeitgestaltung, KOM (2004) 607", zu dessen Zielen es unter anderem gehörte, die durch den → *Europäischen Gerichtshof* erfolgte Definition des → *Bereitschaftsdienstes* als Arbeitszeit zu differenzieren und die Voraussetzungen für die so genannte Opt-out-Regelung (die Möglichkeit, die Regelung zur wöchentlichen Höchstarbeitszeit nicht anzuwenden, wenn der Arbeitnehmer sich hierzu bereit erklärt) zu verschärfen. Die Neufassung der Richtlinie ist jedoch im April 2009 endgültig am Widerstand des Europäischen Parlaments gescheitert. Damit bleibt die bisherige Richtlinie 2003/88/EG weiterhin in Kraft.

Das deutsche → *Arbeitszeitgesetz* (ArbZG) wurde zum 1. Januar 2004 an die Rechtsprechung des EuGH angepasst, so dass Bereitschaftsdienstzeiten in vollem Umfang als Arbeitszeit zu werten sind. Allerdings sah Paragraph 25 ArbZG eine Übergangsregelung vor, nach der abweichende Bestimmungen in bestehenden Tarifverträgen unberührt bleiben. Diese Übergangsregelung, die ursprünglich bis Ende 2005 befristet war, war bis Ende 2006 verlängert worden. Dabei war, so der Wissenschaftliche Dienst des Deutschen Bundestages in einem Gutachten[4], die Vereinbarkeit von Paragraph 25 ArbZG mit dem Gemeinschaftsrecht in der Literatur nicht unumstritten.

Arzneimittel

Arzneimittel sind nach dem → *Arzneimittelgesetz* (AMG) § 2 Abs. 1 Stoffe und Zubereitungen aus Stoffen, die dazu bestimmt sind, durch Anwendung am oder im menschlichen oder tierischen Körper

- Krankheiten, Leiden, Körperschäden oder krankhafte Beschwerden zu heilen, zu lindern, zu verhüten oder zu erkennen wie z. B. Blutdrucksenker, Rheumasalbe, Asthmaspray, Hustensaft;
- die Beschaffenheit, den Zustand oder die Funktionen des Körpers oder seelische Zustände erkennen zu lassen, z. B. Röntgenkontrastmittel;
- vom menschlichen oder tierischen Körper erzeugte Wirkstoffe oder Körperflüssigkeiten zu ersetzen, z. B. Insulin;
- Krankheitserreger, Parasiten oder körperfremde Stoffe abzuwehren, zu beseitigen oder unschädlich zu machen, z. B. Jodtinktur, Mittel gegen Kopfläuse oder Entwurmungsmittel;
- die Beschaffenheit, den Zustand oder die Funktionen des Körpers oder seelische Zustände zu beeinflussen, z. B. Raucherentwöhnungsmittel und Kontrazeptiva.

Darüber hinaus gelten als Arzneimittel z. B. Gegenstände, die ein Arzneimittel nach § 2 Abs. 1 AMG enthalten oder auf die ein solches Arzneimittel aufgebracht ist und die dazu bestimmt sind, dauernd oder vorübergehend mit dem menschlichen oder tierischen Körper in Berührung gebracht zu werden, wie z. B. ABC-Pflaster oder blutstillende Watte.

Abzugrenzen sind Arzneimittel von → *Medizinprodukten*, → *Heilmitteln* und von Nahrungsergänzungsmitteln. Medizinprodukte sind zu medizinischen Zwecken für Menschen verwendete Gegenstände, die primär physikalisch wirken, wie z. B. Gehhilfen, Verbandmittel, Kontaktlinsen, Einmalspritzen oder Kondome. Heilmittel sind äußerliche Anwendungen wie Physiothera-

---

[4] Wissenschaftlicher Dienst des Deutschen Bundestages, Arbeitszeitrichtlinie – Stand der Diskussion, Berlin, 8. Februar 2006, S. 2.

pie, Physikalische Therapie, Logopädie und Ergotherapie. Nahrungsergänzungsmittel sind Lebensmittel. Die Nahrungsergänzungsmittelverordnung (NemV) schafft Transparenz über die erlaubten Inhaltsstoffe und die empfohlene tägliche Verzehrmenge. Es gilt das Verbot der gesundheitsbezogenen Werbung.

Umgangssprachlich gleichbedeutend mit Arzneimittel werden die Begriffe Medikament oder Pharmakon benutzt. Abzugrenzen ist der Begriff Fertigarzneimittel (§ 4 Abs. 1 AMG). Fertigarzeimittel werden im Voraus hergestellt und in einer zur Abgabe an den Verbraucher bestimmten Packung in den Verkehr gebracht. Im Gegensatz zu Fertigarzneimitteln werden so genannte Rezeptur- und Defekturarzneimittel in Apotheken hergestellt. Besondere Anforderungen an Arzneimittel, wie z. B. Kennzeichnungen und Packungsbeilage, Herstellung und Abgabe von Arzneimitteln, sind im AMG geregelt.

Alle Arzneimittel müssen nach § 21 AMG von der zuständigen Bundesoberbehörde → *Bundesinstitut für Arzneimittel und Medizinprodukte* (BfArM) oder im Rahmen der EU Verordnungen von der → *Europäischen Arzneimittelagentur* (EMEA) zugelassen werden. Die Voraussetzungen für die Zulassung sind gesetzlich definiert. Für Impfstoffe, Sera, Blut-, Knochenmarks- und Gentransferzubereitungen, Allergene, Zelltherapeutika und gentechnisch hergestellte Blutbestandteile ist das Paul-Ehrlich-Institut zuständig. Keine Zulassung benötigen die im Rahmen des üblichen Apothekenbetriebes hergestellten Rezepturarzneimittel und Arzneimittel, die zur klinischen Prüfung bei Menschen bestimmt sind. Homöopathische Arzneimittel werden im Register für homöopathische Arzneimittel aufgenommen (Registrierung).

Der Einsatz von zugelassenen Arzneimitteln in einer bisher nicht zugelassenen Indikation oder Patientengruppe wird als → *Off-label-use* bezeichnet.

Neben freiverkäuflichen Arzneimitteln (Verkauf auch außerhalb der → *Apotheke*) sind in Apotheken apothekenpflichtige Arzneimittel (Abgabe nur in Apotheken), verschreibungspflichtige Arzneimittel (Abgabe nur in Apotheken auf Vorlage einer ärztlichen Verschreibung) und Betäubungsmittel (Abgabe nur in Apotheken auf Vorlage eines ärztlichen Betäubungsmittelrezeptes) erhältlich. Für nicht verschreibungspflichtige Arzneimittel wird auch der Begriff → *OTC-Arzneimittel* verwendet.

Arzneimittel-Atlas

Seit dem Jahr 2006 unternimmt der → *Arzneimittel*-Atlas, der vom Berliner Institut für Gesundheits- und Sozialforschung (IGES) herausgegeben wird, einen alternativen Ansatz gegenüber dem → *Arzneiverordnungsreport* (AVR) zur Analyse des Arzneimittelmarktes in Deutschland. Als Hauptthese wird vertreten, dass nicht die Verordnung von teuren, aber vergleichsweise wenig nützlichen Arzneimitteln der Haupttreiber der Arzneimittel-Ausgaben ist, sondern der überfällige Abbau von Unterversorgung in einigen Indikationen wie Hypertonie, Diabetes oder Osteoporose. Hinzu kämen neue therapeutische Ansätze bei bösartigen Neubildungen, Immunkrankheiten wie rheumatische Arthritis, Demenzkrankheiten wie Parkinson und Alzheimer oder Virusinfektionen. Viele Krankheiten nähmen auch deshalb zu, weil in einer immer älter werdenden Gesellschaft altersbedingte Erkrankungen ein noch höheres Gewicht bekämen.

Der vom → *Verband forschender Arzneimittelhersteller* (VFA) in Auftrag gegebene Arzneimittel-Atlas löste nach Erscheinen eine Diskussion darüber aus, mit welchen Methoden der Arzneimittelmarkt überhaupt adäquat analysiert werden kann; insbesondere wenn es darum geht, die Ausgabentreiber zu identifizieren. Für die → *Gesundheitspolitik* ist dies enorm wichtig,

Arzneimittelausgaben-Begrenzungsgesetz

weil nur bei Kenntnis der genauen Ursachen der Ausgabendynamik die geeigneten Regulierungsinstrumente zur Ausgabenbegrenzung installiert werden können, ohne die Versorgungsqualität der Versicherten im Arzneimittelbereich zu gefährden. Die verantwortlichen Herausgeber des Atlas und des AVR beharren beide auf ihrem jeweiligen Ansatz und werfen „der Gegenseite" schwere methodische Fehler vor. Erst in den kommenden Jahren wird sich zeigen, ob der Atlas im Vergleich zum seit 1985 etablierten AVR auch politische Wirkung dahingehend entfaltet, dass die Gesundheitspolitik auch dessen Erkenntnisse in ihre ordnungspolitischen Entscheidungen einfließen lässt.

Arzneimittelausgaben-Begrenzungsgesetz

Das Arzneimittelausgabenbegrenzungsgesetz (AABG) ist im Februar 2002 in Kraft getreten. Im Zuge des AABG trat unter anderem auch die Regelung zu → *Aut idem* in Kraft.

Das AABG sah des Weiteren eine Solidarzahlung der forschenden Pharmaunternehmen in Höhe von 200 Millionen Euro im Jahr 2002 vor, hierfür verzichtete die Bundesregierung auf einen Preisnachlass in Höhe von vier Prozent auf → *Arzneimittel*, die nicht der Regelung für → *Festbeträge* unterlagen. Außerdem wurde der Apothekenrabatt für die Jahre 2002 und 2003 von fünf auf sechs Prozent erhöht. Ferner sollte der (damalige) Bundesausschuss der Ärzte und Krankenkassen (heute: → *Gemeinsamer Bundesausschuss*) für Arzneimittel mit vergleichbaren Wirkstoffen oder vergleichbaren therapeutischen Wirkungen eine Bewertung des Kosten-Nutzen-Verhältnisses vornehmen und entsprechende Verordnungsempfehlungen aussprechen.

Des Weiteren hielt das AABG → *Krankenhäuser* dazu an, die Entlassungsmedikation (§ 115c → *SGB V*) wirkstoffbezogen auszustellen sowie wirtschaftliche Alternativvorschläge für die ambulante Therapie zu geben, um ein besseres Zusammenspiel von stationärer und ambulanter Versorgung zu gewährleisten.

In der Fachliteratur wurde das maximale Einsparvolumen durch das AABG insgesamt mit 1,2 Milliarden Euro angegeben. Nach den erforderlichen Vorarbeiten des Bundesausschusses der Ärzte und Krankenkassen wurde davon rund ein Viertel als realisierbare Einsparung veranschlagt.

Arzneimittel-Ausgabenentwicklung

Die Ausgaben für → *Arzneimittel* in der → *gesetzlichen Krankenversicherung* (GKV) stehen schon seit Jahren im Mittelpunkt gesundheitspolitischer Reformoptionen. Ihr Ausgabenanteil ist nach der stationären Versorgung inzwischen der zweithöchste vor der ambulanten Versorgung, liegt mit 17,5 Prozent jedoch im internationalen Vergleich im Mittelfeld. Die Abb. 1 zeigt die Ausgabenentwicklung in der GKV zwischen den Jahren 1992 und 2006. Mit wenigen Unterbrechungen zeigt sich sowohl ein absoluter als auch anteilsmäßiger Anstieg.

Die Ausgabenentwicklung ist das Ergebnis dreier verschiedener Komponenten: der Menge, dem Preis sowie der Struktur der verordneten Arzneimittel. Die strukturelle Veränderung kann wiederum Ausgaben senkende (Anteil an → *Generika*, Anteil an Reimporten, Packungsgrößen, Wirkstärken) und Ausgaben steigernde Faktoren beinhalten (Anteil innovativer Arzneimittel). Dennoch ist es schwierig, die Ursachen für den Ausgabenanstieg den einzelnen Faktoren konkret zuzuweisen. Inzwischen ist ein wissenschaftlicher Methodenstreit darüber entbrannt, ob der Ausgabenanstieg in erster Linie einem notwendigen Mengenzuwachs zum Abbau der Unterversorgung oder dem

Arzneimittelbudget-Ablösegesetz

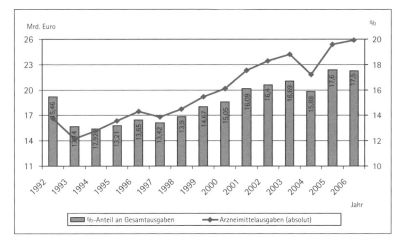

Abb. 1:
Ausgaben und Ausgabenanteil von Arzneimitteln in der GKV
Quelle: BMG

steigenden Anteil immer teurer werdender Innovationen zuzuschreiben ist. Nicht vergessen werden darf, dass manchmal auch die Politik selbst für Ausgabenwachstum verantwortlich ist (z. B. durch Mehrwertsteuererhöhungen oder Ausweitung von Leistungen).

Unabhängig davon ist der Arzneimittelmarkt von jeher ein Ziel für kurzfristige Einsparmaßnahmen der Gesundheitspolitik. Im Gegensatz zu anderen Ausgabenbereichen, die nur durch mittel- bis langfristige strukturelle Veränderungen effizienter werden (z. B. → *DRG* im stationären Bereich), wirken Einsparmaßnahmen bei Arzneimitteln meist unmittelbar. Als gutes Beispiel dient der von 6 auf 16 Prozent angehobene Zwangsrabatt auf Nicht-Festbetragsarzneimittel im Jahr 2004 (vgl. Grafik). Die meisten Regulative verbleiben jedoch dauerhaft im System.

Mit jeder Reform kommen neue Instrumente zur Ausgabendämpfung hinzu. Das hat inzwischen dazu geführt, dass auch der → *Sachverständigenrat zur Begutachtung der Entwicklung im Gesundheitswesen* den Arzneimittelmarkt als überreguliert diagnostiziert und für eine Entrümpelung – auch zum Schutze des Pharmastandorts Deutschlands – eintritt. Es ist eine große Herausforderung für die Zukunft, den Arzneimittelmarkt so zu regulieren, dass er gleichzeitig sowohl die Versorgungsqualität und den Zugang zu innovativen Arzneimitteln ermöglicht als auch die Ausgabendynamik in einem solidarisch finanzierten Gesundheitswesen in einem erträglichen Rahmen lässt. Dieses Gleichgewicht zu finden ist auch deshalb schwierig, weil der Nachweis auch mit neuesten gesundheitsökonomischen Methoden nicht in jedem Falle erbracht werden kann, inwieweit höhere Arzneimittelausgaben weitere Kosten in anderen Bereichen (z. B. Krankenhausaufenthalte) oder volkswirtschaftlichen Schaden (z. B. Erwerbsminderung, Frühverrentung) begrenzen können.

Arzneimittelbudget-Ablösegesetz

Das Gesetz zur Ablösung des Arznei- und Heilmittelbudgets (kurz: Arzneimittelbudget-Ablösungsgesetz, ABAG 2001) änderte einige Paragraphen im → *Sozialgesetzbuch V* (SGB V) und ersetzte damit die Regelungen zu den Arznei- und Heilmittelbudgets des → *Gesundheitsstrukturgesetzes* (GSG 1992).

Bis zum Jahr 2000 gab es eine Ausgabenobergrenze für die veranlassten Ausgaben für Arznei-, Verband- und Heilmittel aller

Arzneimittelgesetz

→ *Vertragsärzte* einer → *Kassenärztlichen Vereinigung* (KV). Diese → *Budgetierung* war durch das GSG 1992 eingeführt worden, um die Krankenkassen-→ *Beiträge* zu stabilisieren. Bei Überschreitung der zwischen → *Krankenkassen* und KVen vereinbarten Ausgabenobergrenzen griff eine Kollektivhaftung der KVen in Form einer Verringerung der Gesamtvergütung der Ärzte einer KV in Relation zur Überschreitung des → *Budgets*. Da sich der Kollektivregress nur schwierig umsetzen ließ und juristisch problematisch war, musste eine neue Lösung gefunden werden.

Das ABAG ersetzt die Budgets durch Arzneimittel-Zielvereinbarungen, die sich auf Ausgabenvolumina beziehen. Diese Zielvereinbarungen werden zwischen den Krankenkassen und den KVen getroffen und müssen von den KVen umgesetzt werden. KVen und Kassen vereinbaren ein Ausgabenvolumen für → *Arzneimittel* und → *Verbandmittel* für ein Kalenderjahr im Voraus auf der Grundlage einer Bundesempfehlung, die die → *Kassenärztliche Bundesvereinigung* zuvor auf Bundesebene mit den Spitzenverbänden der Krankenkassen vereinbart hat. Eine Zielvereinbarung soll dafür sorgen, dass das Ausgabenvolumen eingehalten wird. Dazu ermittelt die KV für die einzelne Kassenarztpraxis jeweils eine individuelle Richtgröße für das Verordnungsvolumen. Bei den Richtgrößen handelt es sich um statistische Durchschnittswerte zur Verordnung von Arzneimitteln pro Behandlungsfall (gemeint ist die Versorgung eines Patienten durch einen → *Arzt* in einem Quartal). Für einzelne Facharztgruppen gelten außerdem spezifische Richtgrößen. Damit Ärzte ihre Richtwerte einhalten können, müssen Kassen und KVen sie über preisgünstige und verordnungsfähige → *Medikamente* informieren und hinsichtlich deren therapeutischen Nutzen beraten.

Bei Überschreiten dieser Richtgröße durch den Kassenarzt berät ihn die KV zunächst im Sinne einer wirtschaftlichen Verordnungsweise. Es sind aber auch Individualregresse im Rahmen der → *Wirtschaftlichkeitsprüfungen* möglich. Wenn ein Arzt mehr als 25 Prozent über dem Richtwert liegt, muss er den Krankenkassen die Mehrausgaben erstatten, wenn sie nicht ebenfalls durch Praxisbesonderheiten zu erklären sind. Die Existenz einer Praxis darf durch die Erstattung an die Kassen jedoch nicht gefährdet werden. → *Kassenärzte*, die ihr Richtgrößenvolumen nicht überschreiten, können Bonuszahlungen erhalten.

Bei diesem Gesetz wird deutlich, dass eine individuelle Verantwortung des Arztes für die Qualität und Wirtschaftlichkeit seiner Verordnungstätigkeit stärker als bisher in den Vordergrund tritt.

Das Gesetz zielt auf die Steuerung (Begrenzung) der Arzneimittelausgaben und soll die Qualität und Wirtschaftlichkeit der Arzneimittelversorgung verbessern.

Arzneimittelgesetz

Das Gesetz über den Verkehr mit → *Arzneimitteln* (Arzneimittelgesetz; AMG) soll im Interesse einer ordnungsgemäßen → *Arzneimittelversorgung* von Mensch und Tier für die Sicherheit im Verkehr mit Arzneimitteln, insbesondere für die Qualität, Wirksamkeit und Unbedenklichkeit der Arzneimittel sorgen. Das erste deutsche Arzneimittelgesetz wurde 1961 verabschiedet, um die Vorgaben der Römischen Verträge von 1957 umzusetzen. In den Prozessen in Folge des Contergan-Skandals zeigten sich große Mängel. Nach einem langjährigen Gesetzgebungsprozess trat das Arzneimittelgesetz von 1976 zum 1.1.1978 in Kraft. Die letzte, 15. AMG-Novelle stammt aus dem Jahr 2009.

Das AMG regelt in seinen 18 einzelnen Abschnitten u. a.

- die Definition des Begriffs Arzneimittel und sonstige Begriffe

Arzneimittelgesetz

- die Anforderungen an die Arzneimittel (Verbot bedenklicher Arzneimittel, Kennzeichnung, Packungsbeilage und Fachinformation)
- die Herstellung von Arzneimitteln (Herstellungserlaubnis, Sachkenntnis)
- die Zulassung von Arzneimitteln (Verfahren und Zulassungsunterlagen)
- die Registrierung homöopathischer Arzneimittel
- den Schutz des Menschen bei der klinischen Prüfung (Vorrausetzungen, Genehmigungen und Ablauf)
- die Abgabe von Arzneimitteln (Vertriebsweg, Apothekenpflicht, Verschreibungspflicht, → *Großhandel*)
- die Sicherung und Kontrolle der Qualität (Betriebsverordnungen und Arzneibuch)
- Sondervorschriften für Arzneimittel, die bei Tieren angewendet werden
- die Beobachtung, Sammlung und Auswertung von Arzneimittelrisiken (Stufenplanverfahren und Beauftragter, Dokumentation und Meldepflichten)
- die Überwachung (Durchführung und Maßnahmen)
- die Einfuhr und Ausfuhr von Arzneimitteln
- Informationsbeauftragter, Pharmaberater (Sachkenntnis und Pflichten)
- die Haftung für Arzneimittelschäden

Abgeleitet vom AMG sind viele Verordnungen wie z. B. die Arzneimittelwarnhinweisverordnung, die Apothekenbetriebsordnung sowie die Verschreibungsverordnung. Weitere Regelungen zum Verkehr mit Arzneimitteln beschreiben u. a. das → *Apothekengesetz* (ApoG), das Betäubungsmittelgesetz (BTM-Recht), die → *Arzneimittelpreisverordnung* (AmPrV) und das → *Heilmittelwerbegesetz*.

Verstöße gegen das AMG werden als Ordnungswidrigkeiten oder als Straftaten geahndet.

Mit dem „→ *Gesetz zur Änderung arzneimittelrechtlicher und anderer Vorschriften*" ist im Juli 2009 die 15. AMG-Novelle in Kraft getreten. Novelliert und damit an EU-Recht angepasst wurden u. a. die Zulassungsanforderungen für Kinderarzneimittel und Arzneimittel für neuartige Therapien sowie Vorschriften über die Ausnahmen von der Zulassungspflicht. Der Einzelimport von in Deutschland nicht zugelassenen Arzneimitteln wurde eingeschränkt. Der Pharmazeutische Großhandel ist nun in den öffentlichen Versorgungsauftrag einbezogen.

Durch Änderungen des → *Sozialgesetzbuches V* (SGB V) und der Arzneimittelpreisverordnung (AMPrV) ist die Preisbildung bei der Zytostatikaversorgung und anderen von der → *Apotheke* hergestellten parenteralen Lösungen geändert. Ziel des Gesetzgebers ist dabei eine erhöhte Markttransparenz und die Umleitung von Rabatten und Einkaufsvorteilen an die → *Krankenkassen*.

Konkret wurden Apotheken zur Weitergabe von Einkaufsvorteilen an Kassen verpflichtet (§§129 Abs. 5c und 129a SGB V). Krankenkassen können Versorgungsverträge mit einzelnen Apotheken nicht nur für Zytostatika-Zubereitungen schließen, sondern auch für andere parenterale Zubereitungen (Infusionen) aus Fertigarzneimitteln, die für onkologische Behandlungen erforderlich sind. Damit sind Verträge, insbesondere auch für immer relevanter werdende biotechnologische Fertigarzneimittel, möglich. Fertigarzneimittel unterliegen in parenteralen Zubereitungen nicht mehr der AMPrV. Dadurch kommt es zur freien Preisvereinbarung zwischen dem pharmazeutischen Unternehmer und der Apotheke (§ 1 Abs. 3 AMPrV).

In §130a SGB V Abs. 1 ist ein sechsprozentiger Herstellerabschlag auf Fertigarzneimittel in parenteralen Zubereitungen festgelegt worden. Dieser gilt auch als entsprechender Abschlag für Teilmengen. Aufgrund technischer Probleme gibt es Sonderregelungen für Zubereitungen aus mehr als

Arzneimittelkommision der deutschen Ärzteschaft (AkdÄ)

drei Fertigarzneimitteln. Für die GKV-Abrechnung wird die Pharmazentralnummer an die Krankenkassen übermittelt. Krankenkassen können darüber hinaus zukünftig Nachweise über die Bezugsquellen und die vereinbarten Preise zwischen Apotheken und pharmazeutischem Unternehmer verlangen.

Arzneimittelkommision der deutschen Ärzteschaft (AkdÄ)

Bei der Arzneimittelkommision der deutschen Ärzteschaft (AkdÄ) handelt es sich um einen seit 1952 tätigen, wissenschaftlichen Fachausschuss der → *Bundesärztekammer* (BÄK), der diese in allen Fragen der Arzneibehandlung und Arzneimittelsicherheit berät. Ihre historischen Wurzeln reichen bis zur Gründung als Ausschuss des Kongresses der Deutschen Gesellschaft für Innere Medizin im Jahre 1911 zurück. Die AkdÄ ist nach ihrem Statut beauftragt, die BÄK in den das Arzneimittelwesen betreffenden wissenschaftlichen Fragen unabhängig zu beraten. Ferner soll sie den Vorstand der BÄK in seiner Meinungsbildung zu arzneimittelpolitischen Fragen unterstützen und zu Grundsatz- und Einzelfragen, die ihr vom → *Vorstand* der BÄK vorgelegt werden, Stellung nehmen.

Laut Tätigkeitsbericht 2007 hat die AkdÄ insbesondere folgende Aufgaben:

- Sie ist im Auftrag der BÄK befugt, in Fragen der Herstellung, Bezeichnung, Propagierung, Verteilung, Verwendung und Bewertung von → *Arzneimitteln* wissenschaftliche Stellungnahmen abzugeben und diese nach Abstimmung mit der BÄK auch gegenüber den zuständigen Behörden zur Kenntnis zu bringen.
- Sie erfasst, dokumentiert und bewertet Verdachtsfälle unerwünschter Arzneimittelwirkungen, die ihr aus der deutschen Ärzteschaft gemäß der ärztlichen Berufsordnung mitgeteilt werden müssen.
- Sie erfüllt als "Arzneimittelkommission der Kammern der Heilberufe" die aus dem → *Arzneimittelgesetz* abzuleitenden Aufgaben (z. B. als Stufenplanbeteiligte nach §§ 62, 63 AMG).
- Sie gibt das Buch "Arzneiverordnungen (AV)" sowie die Zeitschrift "Arzneiverordnung in der Praxis (AVP)" mit den Sonderheften "Therapieempfehlungen (TE)" heraus.
- Sie nimmt zu Fragen der Pharmakovigilanz Stellung.
- Sie berät den Vorstand der BÄK in allen das europäische Arzneimittelwesen betreffenden Fragen, soweit sie wissenschaftlicher und arzneimittelpolitischer Art sind.

Arzneimittelmanagement

In wirtschaftlicher wie qualitativer Hinsicht optimierte Versorgung der → *Patienten* mit → *Arzneimitteln*.

Am Arzneimittelmanagement sind sowohl die niedergelassenen → *Ärzte* als auch die → *Apotheker* beteiligt. Darüber hinaus spielen bei stationärer Behandlung auch die Empfehlungen der Krankenhausärzte für die Weiterbehandlung eine wichtige Rolle. Die vertraglichen Voraussetzungen und erforderlichen Informationen über das Verschreibungsverhalten vereinbaren die → *gesetzlichen Krankenkassen* mit den → *Kassenärztlichen Vereinigungen*.

Derzeit im Rahmen des Arzneimittelmanagements mit dem Ziel einer rationellen Arzneimitteltherapie häufig eingesetzte Instrumente der Krankenkassen und der Kassenärztlichen Vereinigungen sind Ziel-, Prüf- und Richtgrößenvereinbarungen. Hinzu treten zukünftig die Nutzenbewertungen von Arzneimitteln durch das neu eingerichtete → *Institut für Qualität und Wirtschaftlichkeit im Gesundheitswesen*

(IQWiG), das hier auf Anforderung des → *Gemeinsamen Bundesausschusses* (G-BA) tätig wird.

Arzneimittelpreisverordnung

Die Preisbildung von verschreibungspflichtigen → *Arzneimitteln*, die in → *Apotheken* abgegeben werden, ist in Deutschland durch die Arzneimittelpreisverordnung (AmPrV) von 1980 geregelt. Sie legt auf der Grundlage des Herstellerabgabepreises bestimmte Zuschläge fest, mit welchen die Leistungen des → *pharmazeutischen Großhandels* und der Apotheke vergütet werden.

Die Zuschläge werden auf den jeweiligen Abgabepreis des Herstellers (Herstellerabgabepreis = HAP, ab 1.4.2007: Abgabepreis pharmazeutischer Unternehmer = ApU) erhoben. Die Preisbildung des Herstellers ist also frei (beachte Neuregelungen zu „→ *Erstattungshöchstbetrag*" im → *GKV-Wettbewerbsstärkungsgesetz*). Der Großhandel erhält prozentuale Aufschläge auf den Herstellerabgabepreis, der die Beschaffung, Bevorratung und Verteilung der Arzneimittel an Apotheken vergütet. Apotheken wiederum erheben für verschreibungspflichtige Arzneimittel einen Aufschlag auf den Apothekeneinkaufspreis zuzüglich eines Festzuschlags je Packung.

Der Apothekenverkaufspreis eines Fertigarzneimittels setzt sich wie folgt zusammen:

Herstellerabgabepreis (HAP, ab 1.4.2007 ApU)
+ Großhandelsaufschlag
= Apothekeneinkaufspreis
+ Apothekenaufschlag + Mehrwertsteuer (19 %)
= Apothekenverkaufspreis

Die Arzneimittelpreisverordnung gewährleistet einen bundesweit einheitlichen Apothekenverkaufspreis. Der Herstellerabgabepreis (HAP, ab 1.4.2007 ApU) hat am Apothekenverkaufspreis (AVP) nur einen durchschnittlichen Anteil von rund 55 Prozent.

Seit der Gesundheitsreform 2004 (→ *GMG*) werden nicht verschreibungspflichtige Arzneimittel (→ *OTC-Arzneimittel*) in der Regel nicht mehr von der → *Gesetzlichen Krankenversicherung* (GKV) erstattet. Ausnahme bildet hier die vom Gemeinsamen Bundesausschuss zu beschließende OTC-Ausnahmeliste. Die Preise für nicht verschreibungspflichtige Arzneimittel, die nicht zu Lasten der GKV abgegeben werden, können die Apotheken selbst bestimmen.

Mit dem → *Arzneimittelversorgungs-Wirtschaftlichkeitsgesetz* 2006 (AVWG) trat ein auf zwei Jahre befristeter Preisstopp für Arzneimittel in Kraft, welcher am 31.03.2008 endete. Erhöhte ein Hersteller in dieser Zeit die Preise, musste er die Preiserhöhung als Rabatt an die → *Krankenkassen* weitergeben. Der Preisstopp bezog sich auf den Herstellerabgabepreis ohne Mehrwertsteuer. Das Gesetz sieht außerdem einen Abschlag (zehn Prozent des HAP) auf patentfreie, wirkstoffgleiche Arzneimittel (so genannte → *Generika*) zugunsten der Krankenkassen vor. Der Abschlag gilt nur in der gesetzlichen Krankenversicherung und wird auf den Herstellerabgabepreis ohne Mehrwertsteuer erhoben. Preissenkungen kann der Hersteller mit dem Abschlag verrechnen, sofern der Hersteller den abgesenkten Preis mindestens drei Jahre stabil hält.

Generika, deren Preise mindestens 30 Prozent niedriger liegen als der Festbetrag, können mit Zustimmung der → *Spitzenverbände der Krankenkassen* von der → *Zuzahlung* befreit werden. Es gelten die jeweils bei der Abrechnung mit den Krankenkassen gültigen Preise und Festbeträge auf Basis des Apothekeneinkaufspreises einschließlich Mehrwertsteuer.

Bei einem gleichen Herstellerabgabepreis bestehen in Europa unterschiedliche Auf-

Arzneimittelrichtlinien

schläge und Steuern und somit unterschiedlich hohe Apothekenverkaufspreise.

Arzneimittelrichtlinien

Die Arzneimittelrichtlinien (AMR) wurden erstmals 1993 – durch das Vorgängergremium des → *Gemeinsamen Bundesausschusses* (G-BA), den „Bundesausschuss der Ärzte und Krankenkassen" – erstellt.

In den AMR legt der G-BA für den Bereich der Arzneimittelverordnung fest, welche → *Arzneimittel* ausreichend, zweckmäßig und wirtschaftlich sind („→ *Wirtschaftlichkeitsgebot"* des → *SGB V*) und somit zum → *Leistungskatalog* der → *Gesetzlichen Krankenversicherung* (GKV) gehören. Sie wurden nach der Erstellung im Jahr 1993 laufend aktualisiert und durch Anlagen ergänzt.

Mit der Umsetzung des Wirtschaftlichkeitsgebotes in den AMR sollen → *Über-* und → *Fehlversorgung* mit → *Arzneimitteln* verringert werden. Ziele der Maßnahmen sollen einerseits eine → *Kostendämpfung*, andererseits eine Qualitätsverbesserung der → *Arzneimittelversorgung* sein.

Die AMR sind von → *Vertragsärzten* (d. h. → *Ärzte* mit „Kassenzulassung"), → *Kassenärztlichen Vereinigungen* und → *Krankenkassen* zu beachten. Mittlerweile nehmen aber auch andere Krankenversicherer (z. B. Beamtenbeihilfe, einige → *private Krankenversicherungen*) die Arzneimittelrichtlinien des G-BA als Grundlage für die Entscheidung zur Erstattungsfähigkeit von Arzneimitteln.

Für die praktische Umsetzung der AMR steht dem G-BA ein umfangreiches Instrumentarium zur Verfügung. In einem allgemeinen Teil werden die Leistungsansprüche der → *Versicherten* auf eine → *Versorgung* mit Arzneimitteln definiert und Empfehlungen für eine wirtschaftliche Verordnung gegeben. So ist beispielsweise eine Arzneimittelverordnung zu Lasten der GKV nur bei Behandlung im Krankheitsfall und nicht primär prophylaktisch möglich. Auch die Menge der zu verordneten Arzneimittel (kleine Mengen bei Akuttherapie, große Packungen nur bei chronischen Erkrankungen) sowie deren → *Preis* sind laut AMR vom Arzt zu berücksichtigen. Essentiell ist hierbei aber auch die Aussage, dass für die Verordnung von Arzneimitteln der therapeutische Nutzen gewichtiger ist als die Kosten.

Darüber hinaus enthalten die AMR Anlagen, in denen Leistungseinschränkungen und Leistungsausschlüsse definiert und die betreffenden Arzneimittel aufgelistet werden. Die wichtigsten Teile sind im Folgenden dargestellt:

Ausschluss von verschreibungspflichtigen Arzneimitteln bei sog. Bagatellerkrankungen

- Hier geht man davon aus, dass die Notwendigkeit einer Arzneimitteltherapie nicht besteht und ggf. eine nicht-medikamentöse Behandlung (z. B. Diät, Bettruhe, etc.) ausreichend ist. Betroffen sind hiervon z. B. Arzneimittel gegen Erkältungskrankheiten, für Mundhygiene, Abführmittel und Arzneimittel gegen Reisekrankheit.

Ausschluss von sog. → *Life-Style-Arzneimitteln*

- In diese Gruppe fallen Arzneimittel, bei denen nach Ansicht des G-BA die Steigerung der Lebensqualität im Vordergrund steht. Beispiele sind u. a. Arzneimittel zur Behandlung von erektiler Dysfunktion (z. B. Viagra®), Adipositas (z. B. Reductil®), Nikotinabhängigkeit (z. B. Zyban®) und zur Verbesserung des Aussehens (z. B. Botulinum Toxin, Vistabel®).

→ *Therapiehinweise*

- In den Therapiehinweisen gibt der G-BA den Verordnern Empfehlungen zur

Verschreibung von ausgewählten – insbesondere neueren, hochpreisigen – Wirkstoffen. Diese Hinweise haben eher informativen Charakter, beispielsweise zu Wirkung, Wirksamkeit und Risiken. Sie werden aber ggf. bei → *Wirtschaftlichkeitsprüfungen* der Ärzte für die Bewertung der wirtschaftlichen Verordnungsweise herangezogen.

→ *Verordnungsfähigkeit von Arzneimitteln* nach einer Nutzenbewertung durch das → *Institut für Qualität und Wirtschaftlichkeit im Gesundheitswesen* (IQWiG)

- In diese Anlage der AMR werden alle Verordnungseinschränkungen und -ausschlüsse eingruppiert, die der G-BA auf Basis einer IQWiG-Bewertung definiert hat. Dies betrifft aktuell beispielsweise die kurzwirksamen Insulin-Analoga, die dann nicht zu Lasten der GKV verordnet werden dürfen, wenn sie teurer als humanes Insulin sind.

→ *OTC-Liste*

- Nicht-verschreibungspflichtige Arzneimittel werden zunächst nicht durch die GKV erstattet. Auf der OTC-Liste werden diejenigen Ausnahmen (mit der jeweiligen Indikation) gelistet, für die eine GKV-Erstattung trotzdem möglich ist. Dies trifft dann zu, wenn die Arzneimittel bei der Behandlung schwerwiegender Erkrankungen als Therapiestandard gelten. Beispiele sind hier Acetylsalicylsäure als Thrombozyten-Aggregationshemmer in der Nachsorge von Herzinfarkt und Schlaganfall oder Calciumverbindungen und Vitamin D (freie oder fixe Kombination) zur Behandlung der manifesten Osteoporose.

Die AMR sollten anfangs auch eine → *Positivliste* für Arzneimittel enthalten, also eine Liste, die alle verordnungsfähigen Arzneimittel beschreibt. Eine derartige Liste wird in vielen Mitgliedstaaten der Europäischen Union (unter anderem Belgien, Dänemark, Finnland, Frankreich, Griechenland, Italien, Luxemburg, den Niederlanden, Österreich, Portugal und Schweden) gepflegt. In Deutschland ist die Positivliste aus praktischen und juristischen Gründen letztlich nie aufgestellt und umgesetzt worden.

Die aktuelle Version der Arzneimittelrichtlinien ist öffentlich auf der Internetseite des G-BA (www.g-ba.de) zu finden.

Arzneimittelstudien

Arzneimittelstudien werden zur Entwicklung und Zulassung von → *Medikamenten* durchgeführt, um neue Krankheiten behandeln oder ein bereits bestehendes Medikament verbessern zu können.

Die Entwicklung eines neuen → *Arzneimittels* beinhaltet einen Prozess von mehreren hundert Einzelschritten und erstreckt sich über einen Zeitraum von rund zehn bis zwölf Jahren. Bevor ein neues Medikament am Menschen Anwendung findet, muss es zunächst intensiv im Labor und dann an Tieren auf Wirksamkeit und Unbedenklichkeit hinsichtlich Giftigkeit und anderer möglicher Schadwirkungen getestet werden. Dies bezeichnet man als vorklinische Entwicklung. Nur wenn es sich dort bewährt, kann die Substanz am Menschen erprobt werden.

Die klinische Entwicklung eines Medikamentes gliedert sich grundsätzlich in drei Phasen:

- Phase I –
  Erprobung mit Gesunden (Probanden)
- Phase II –
  Erprobung mit wenigen Kranken
- Phase III –
  Erprobung mit vielen Kranken

- In der Phase I wird bei ca. 60 bis 80 gesunden Freiwilligen geprüft, ob sich die Vorhersagen über den Wirkstoffkandidaten aus den Tierversuchen bestätigen lassen, beispielsweise über Aufnahme, Verteilung und Ausscheidung, und wie der Wirkstoff vertragen wird. Darauf aufbauend wird die Art der Darreichung entwickelt, also ob das Medikament in Form von Tabletten, Zäpfchen, Injektionslösung etc. verabreicht werden soll.

- Erstmals in Phase II werden Patienten in die Entwicklung miteinbezogen. → *Ärzte* prüfen bei 100 bis 800 freiwilligen Patienten, ob sich der gewünschte therapeutische Effekt zeigt, achten aber gleichzeitig auch auf Nebenwirkungen und Dosierung.
- Ärzte und → *Kliniken* in vielen Ländern erproben dann in Phase III das Arzneimittel an Tausenden freiwilligen Patienten, um zu sehen, ob sich Wirksamkeit, Verträglichkeit und Dosierung auch bei vielen unterschiedlichen Patienten bestätigen lassen.

Damit es für jedermann transparent ist, welche Ergebnisse bei Arzneimittelstudien herausgekommen sind, werden dazu die Resultate sämtlicher forschenden Arzneimittelhersteller gemeinsam mit von Kliniken oder Arztpraxen durchgeführten Studien in öffentlich zugängliche Datenbanken gestellt (www.ifpma.org/clinicaltrials.html).

Waren alle Studien und Tests erfolgreich, kann der Hersteller bei den zuständigen Behörden die → *Zulassung des Arzneimittels* beantragen. Für Europa geschieht dies seit 1995 zunehmend bei der → *Europäischen Arzneimittelagentur* EMEA mit Sitz in London. Mehr als 90 Prozent der neuen Medikamente, die derzeit auf dem europäischen Arzneimittelmarkt verfügbar sind, wurden von der EMEA zugelassen. Dabei kostet die Bearbeitung eines Antrages auf Erstzulassung für ein Arzneimittel mindestens 232.000 Euro und dauert bis zur endgültigen Zulassung durch die Europäische Kommission im Durchschnitt 16 Monate.

Der Antrag kann aber auch bei einer beliebigen nationalen Zulassungseinrichtung gestellt werden. In Deutschland sind dies das → *Bundesinstitut für Arzneimittel und Medizinprodukte* (BfArM) in Bonn und das Paul-Ehrlich-Institut (PEI) in Langen. Die Zulassung basiert auf Grundlage des → *Arzneimittelgesetzes* (AMG) und ist auf fünf Jahre befristet.

Nach erfolgreicher Zulassung wird das Arzneimittel auch weiterhin von Hersteller und Behörden aufmerksam beobachtet. Nicht alle Nebenwirkungen, z. B. sehr seltene (< 10.000), können vor der Zulassung erkannt werden. Zudem kann in weiteren Studien untersucht werden, wie sich das Arzneimittel bei speziellen Patientengruppen bewährt, oder man vergleicht es mit anderen Präparaten. Die Zeit nach Erstzulassung des Medikamentes wird auch als Phase IV bezeichnet.

Längst nicht jedes Projekt zur Entwicklung eines neuen Medikamentes endet mit der Markteinführung. Im Gegenteil, von den 5.000 bis 10.000 Anfangssubstanzen kommen durchschnittlich fünf in Phase I Studien am Menschen zur Erprobung und nur eine einzige erreicht später den Markt. Für die Entwicklung eines solch neuen Arzneimittels sind Ausgaben von durchschnittlich 800 Millionen US-Dollar erforderlich. In Deutschland wird Arzneimittelforschung ohne nennenswerte staatliche Forschungssubventionen fast ausschließlich von privaten Unternehmen finanziert.

Arzneimittelvereinbarung

Laut § 84 → *SGB V* haben die Landesverbände der → *Krankenkassen*, die Verbände der → *Ersatzkassen* und die → *Kassenärztliche Vereinigung* gemeinsam und einheitlich zur Sicherstellung der vertragsärztlichen Versorgung mit → *Arzneimitteln* und → *Verbandmitteln* bis zum 30. November für das jeweils folgende Kalenderjahr eine Arzneimittelvereinbarung zu treffen.

Arzneimittelversorgung

Die Arzneimittelvereinbarung umfasst

- das Ausgabenvolumen
- Versorgungs- und Wirtschaftlichkeitsziele und konkrete, auf die Umsetzung dieser Ziele ausgerichteten Maßnahmen
- Kriterien für Sofortmaßnahmen zur Einhaltung des vereinbarten Ausgabenvolumens.

Bei der jährlichen Anpassung des Ausgabenvolumens sind insbesondere zu berücksichtigen:

Veränderungen der Zahl und Altersstruktur der Versicherten	KV-individuell
Veränderungen der Preise der Arznei- und Verbandmittel	Bundeseinheitlich
Veränderungen der gesetzlichen Leistungspflicht der Krankenkassen	Bundeseinheitlich
Änderungen der Richtlinien des Gemeinsamen Bundesausschusses	Bundeseinheitlich
Einsatz innovativer Arzneimittel	Bundeseinheitlich
Veränderungen bei den Arzneimittelverordnung auf Grund von getroffenen Zielvereinbarungen	KV-individuell
Verlagerungseffekte zwischen den Leistungsbereichen	KV-individuell
Ausschöpfen von Wirtschaftlichkeitsreserven	KV-individuell

Historie:

Das Arznei- und Heilmittelbudget wurde mit dem → *Gesundheitsstrukturgesetz* 1993 eingeführt. Gesetzlich definiert ist es als eine „Obergrenze für die insgesamt von den → *Vertragsärzten* veranlassten Ausgaben für Arznei-, Verband- und → *Heilmittel*." Einschlägig für die Ermittlung der Höhe waren die entsprechenden Ausgaben in den Jahren 1991 und 1992. Seit dem 01. Januar 2002 sind Arznei- und Heilmittelbudgets für die Ärzte einer Region abgeschafft (siehe → *Arzneimittelbudget-Ablösegesetz* ABAG). Ersetzt wurden sie durch Ausgabenvolumen sowie Zielvorgaben.

Zunächst wurden die Ausgabenvolumina für Arznei- und Heilmittel voneinander getrennt. Anstelle von Budgets treffen die Landesverbände der Krankenkassen und die Verbände der Ersatzkassen mit den KVen regionale Arzneimittelvereinbarungen.

Zudem erhalten die Partner der Selbstverwaltung eine Reihe von Gestaltungsaufträgen: So müssen sie Maßnahmen bei einer etwaigen Überschreitung des vereinbarten Ausgabenvolumens im Rahmen der Gesamtverträge festlegen. Bei einer Unterschreitung des vereinbarten Ausgabenvolumens können die Gesamtverträge eine „Bonusregelung" vorsehen.

Mit dem AVWG (→ *Arzneimittelversorgungs-Wirtschaftlichkeitsgesetz*) wurde die Bonus-Malus-Regelung zum 01.01.2007 eingeführt. Die Bonus-Malus-Regelung trifft den verordnenden Arzt direkt, wenn er definierte Tagestherapiekosten in bestimmten Indikationsgebieten überschreitet.

Arzneimittelversorgung

Versorgung der Bevölkerung mit zugelassenen → *Arzneimitteln*. Die Versorgung der Bevölkerung mit Arzneimitteln ist eine Aufgabe der öffentlichen Gesundheitsversorgung. Die Erfüllung dieser Aufgabe ist den → *Apotheken* übertragen. In Paragraph 1 Abs. 1 Apothekengesetz (ApG) heißt es hierzu wörtlich: „Den Apotheken obliegt die im öffentlichen Interesse gebotene Sicherstellung einer ordnungsgemäßen Arzneimittelversorgung der Bevölkerung." Dabei obliegt den → *Krankenhausapotheken*, die über die vorgeschriebene behördliche Erlaubnis verfügen, die Arzneimittelversorgung der → *Krankenhäuser*, für die ein entsprechender Versorgungsvertrag besteht.

In der ambulanten Versorgung entscheidet über die Verordnung von rezeptpflichtigen Arzneimitteln der behandelnde → *Arzt*. Für die Arzneimittelversorgung zu Lasten der → *Gesetzlichen Krankenversicherung* gelten weitere Einschränkungen, → *Zuzahlungen* und → *Aufzahlungen*. Hierzu heißt es in Paragraph 31 Abs. 1 Sozialgesetzbuch (SGB) V: „Versicherte haben Anspruch auf Versorgung mit apothekenpflichtigen Arzneimitteln, soweit die Arzneimittel nicht nach § 34 oder durch Richtlinien nach § 92 Abs. 1 Satz 2 Nr. 6 ausgeschlossen sind". In der stationären Versorgung erhalten die Patienten die Arzneimittel im Rahmen der Krankenhausbehandlung ohne Kassenrezept.

Arzneimittelversorgungs-Wirtschaftlichkeitsgesetz

Das „Gesetz zur Verbesserung der Wirtschaftlichkeit in der Arzneimittelversorgung (Arzneimittelverordnungs-Wirtschaftlichkeitsgesetz – AVWG)" war das erste Kostendämpfungsgesetz der damaligen großen Koalition aus CDU/CSU und SPD. Es wurde vom Bundestag am 17. Februar 2006 verabschiedet. Danach rief der Bundesrat am 10. März 2006 den Vermittlungsausschuss von Bundestag und Bundesrat an, der jedoch keine Änderungsempfehlungen beschloss. Daraufhin verzichtete der Bundesrat in seiner Sitzung vom 7. April 2006 auf einen Widerspruch gemäß Artikel 77 Abs. 3 Grundgesetz (GG) gegen das nicht zustimmungspflichtige Gesetz. Damit ist das AVWG mit einmonatiger Verzögerung am 1. Mai 2006 in Kraft getreten. Neben kostendämpfenden Vorschriften zur → *Arzneimittelversorgung* zu Lasten der → *Gesetzlichen Krankenversicherung* enthält das Gesetz auch Vorschriften zur Minderung der Steigerungsrate für die Vergütungsvereinbarungen im Krankenhausbereich nach dem Krankenhausentgeltgesetz und der Bundespflegesatzverordnung sowie für die Begrenzung der Verwaltungskosten der Krankenkassen. Besonders umstritten war jedoch die Einführung einer Malus-Bonus-Regelung für → *Vertragsärzte* im Hinblick auf die Arzneimittelversorgung.

Das AVWG beinhaltet insbesondere folgende Neuregelungen:

- **Malus-Regelung für Vertragsärzte:** Die individuelle Malus-Regelung für Vertragsärzte gilt bei Überschreiten der Durchschnittskosten je definierter Dosiereinheit, die sich bei wirtschaftlicher Verordnungsweise ergeben. Wenn die Durchschnittskosten um mehr als 10 bis zu 20 Prozent überschritten werden, muss der Vertragsarzt aus seinem Honorar einen Anteil von 20 Prozent ausgleichen. Bei einer Überschreitung von mehr als 20 bis zu 30 Prozent soll der Ausgleich 30 Prozent betragen, und bei einer höheren Überschreitung wird der zu zahlende Ausgleich auf 50 Prozent festgesetzt.
- **Bonus-Regelung:** Die Bonus-Regelung sieht vor, dass die Krankenkassen bei einem Unterschreiten der Durchschnittskosten der von den Ärzten einer KV insgesamt verordneten → *Arzneimittel* je definierter Dosiseinheit einen Bonus an die Kassenärztliche Vereinigung entrichten müssen. Die Höhe des Bonus ist zwischen → *Krankenkassen* und → *Kassenärztlichen Vereinigungen* vertraglich zu vereinbaren.
- **Manipulationsfreie Praxissoftware:** Den Vertragsärzten wird nunmehr vorgeschrieben, nur solche Praxissoftware einzusetzen, die dem Arzt einen „manipulationsfreien Preisvergleich von Arzneimitteln ermöglicht und gleichzeitig alle Informationen enthält, die für die Verordnung in der vertragsärztlichen Versorgung von Bedeutung sind, insbesondere Regelungen durch die → *Arzneimittelrichtlinie*", wie es in der Be-

gründung zum Gesetz heißt. Die Zuständigkeit für die Zertifizierung dieser Programme soll bei der → *Kassenärztlichen Bundesvereinigung* (KBV) liegen, die diese Aufgabe bereits bisher für die Programme zur Honorarabrechnung wahrnimmt. Die inhaltlichen Vorgaben für eine manipulationsfreie Praxissoftware müssen KBV und die Spitzenverbände der Krankenkassen vereinbaren, und zwar bis Ende 2006, wie es nun ausdrücklich im Gesetzestext heißt.

- **Preisstopp für zwei Jahre:** Für Arzneimittel, die zu Lasten der Gesetzlichen Krankenversicherung verordnet werden, wurde für zwei Jahre ein Preisstopp verhängt; er betraf die Zeit zwischen dem 1. April 2006 und dem 31. März 2008. Basis für die Berechnung der Preiserhöhungen war der Preisstand am 1. November 2005. Umgesetzt wird der Preisstopp durch entsprechende Abschläge, die die GKV-Kassen in Höhe einer eventuellen Preiserhöhung für zu ihren Lasten verordnete Arzneimittel erhalten. Der Preisstopp galt bei → *Festbetrags-Arzneimitteln* nicht für Preiserhöhungen oberhalb des Festbetrages. Außerdem galt er auch nicht für die Arzneimittel, die außerhalb des GKV-Systems verordnet werden.
- **Zehnprozentiger Preisabschlag für** → *Generika*: Für Generika (patentfreie, wirkstoffgleiche Arzneimittel) wird zugunsten der gesetzlichen Krankenkassen ein genereller zehnprozentiger Preisabschlag auf den Herstellerabgabepreis ohne Mehrwertsteuer eingeführt. Preissenkungen nach Anfang 2007 senken den Preisabschlag, wenn der neue, niedrigere Preis mindestens 36 Monate gültig bleibt.
- → ***Verbot von Naturalrabatten:*** In das mit dem AVWG beschlossene Verbot der Gewährung von Naturalrabatten bei apothekenpflichtigen Arzneimitteln sind nicht nur → *Apotheken*, sondern auch → *Krankenhausapotheken* einbezogen.
- **Volle Erstattung von Festbetrags-Arzneimitteln**: Die Gesetzliche Krankenversicherung erhält die Möglichkeit, ihren Versicherten die Kosten für Festbetragsarzneimittel, deren Preis über dem → *Festbetrag* liegt, in voller Höhe zu erstatten. Voraussetzung hierfür ist, dass die GKV-Kassen mit den Anbietern dieser Arzneimittel Rabattvereinbarungen abschließen, die die entstehenden Mehrkosten ausgleichen.
- **Verzicht auf** → ***Zuzahlung* bei besonders preisgünstigen Arzneimitteln**: Die Spitzenverbände der Kassen erhalten mit der Neuordnung das Recht, bei Festbetragsarzneimitteln, deren Apothekeneinkaufspreis einschließlich Mehrwertsteuer mindestens 30 Prozent niedriger ist als der jeweils gültige Festbetrag, ganz auf Zuzahlungen zu verzichten.
- **Neudefinition des Begriffs der therapeutischen Verbesserung:** Die Festbetragsbildung für patentgeschützte Arzneimittel wird konkretisiert. Eine therapeutische Verbesserung soll nach dem Entwurf dann vorliegen, wenn das Arzneimittel „einen therapierelevanten höheren Nutzen als andere Arzneimittel dieser Wirkstoffgruppe hat und deshalb als zweckmäßige Therapie regelmäßig oder auch für relevante Patientengruppen oder Indikationsbereiche den anderen Arzneimitteln dieser Gruppe vorzuziehen ist".
- **Senkung der Festbeträge in den Festbetragsgruppen 2 und 3:** Zukünftig werden auch die Festbeträge in den Gruppen 2 und 3 nach den für die Gruppe 1 geltenden Regelungen festgelegt. Das bedeutet, dass zukünftig für die Festbetragsgruppen 2 und 3 deutlich niedrigere Festbeträge gebildet werden können. Konkret soll der Festbetrag den höchsten Abgabepreis des unteren Drittels des Intervalls zwischen dem niedrigsten Preis und dem höchsten Preis einer Standardpackung nicht übersteigen. Zur Festbetragsgruppe 2 gehören Arzneimittel mit pharmakologisch-thera-

peutisch vergleichbaren Wirkstoffen, insbesondere mit chemisch verwandten Stoffen; die Festbetragsgruppe 3 umfasst Arzneimittel mit therapeutisch vergleichbarer Wirkung, insbesondere Arzneimittelkombinationen.

- **Entlassmedikation im** → ***Krankenhaus:*** Die Krankenhäuser sollen für die Entlassmedikation solche Arzneimittel verwenden, die auch bei Verordnung in der vertragsärztlichen Versorgung zweckmäßig und wirtschaftlich sind, soweit dies ohne Beeinträchtigung der Behandlung im Einzelfall und ohne Verweildauerverlängerung möglich ist.
- **Reduzierung des zulässigen Kostenanstiegs bei Krankenhäusern und den Verwaltungskosten der GKV:** Die Neuregelung schrieb für die Jahre 2006 und 2007 niedrigere Steigerungsraten für die Vergütungsvereinbarungen im Krankenhausbereich nach dem Krankenhausentgeltgesetz und der Bundespflegesatzverordnung sowie für die Begrenzung der → *Verwaltungsausgaben* der Krankenkassen vor.

Arzneimittelzulassung

Die Zulassung von Fertigarzneimitteln auf der Grundlage des → *Arzneimittelgesetzes* ist ein Schwerpunkt der Arbeit des → *Bundesinstituts für Arzneimittel und Medizinprodukte* (BfArM). Dabei wird der Nachweis der Wirksamkeit, Unbedenklichkeit und der angemessenen pharmazeutischen Qualität geprüft.

In Deutschland ist eine Zulassung auf fünf Jahre befristet. Verlängerungen werden auf Antrag und nach erneuter Überprüfung erteilt. Änderungen von bereits zugelassenen → *Arzneimitteln* müssen dem BfArM angezeigt werden. Wesentliche Änderungen können erst nach Genehmigung durch das BfArM umgesetzt werden.

Homöopathische → *Arzneimittel* werden vom BfArM entweder ohne Angabe von Anwendungsgebieten registriert oder mit Anwendungsgebieten zugelassen.

Bei der Zulassung von Fertigarzneimitteln und der Registrierung von homöopathischen Arzneimitteln kann auf das Arzneibuch nach § 55 AMG Bezug genommen werden. Damit werden Industrie und Behörden entlastet. Das Arzneibuch ist eine Sammlung von Qualitätsvorschriften, die laufend aktualisiert wird und aus dem Deutschen, dem Europäischen und dem Homöopathischen Arzneibuch besteht. Das Europäische Arzneibuch leistet zusätzlich einen wesentlichen Beitrag zur internationalen Harmonisierung von Qualitätsvorschriften.

Das BfArM ist gleichfalls in die Zulassungsverfahren für Arzneimittel der Europäischen Union eingebunden und arbeitet auf verschiedenen Ebenen eng mit der → *Europäischen Arzneimittelagentur* EMEA zusammen.

Arzneiverordnungsreport

Der Arzneiverordnungs-Report (AVR) erscheint seit 1985 und analysiert jährlich neben den Arzneimittelausgaben die Struktur der Verordnungen und das Verordnungsverhalten von → *Ärzten*. Der AVR enthält jährlich ungefähr 50 arzneitherapeutische und vier marktbezogene Kapitel über die 3.000 führenden Präparate des deutschen Arzneimittelmarktes, auf die nahezu 95 Prozent aller Verordnungen entfallen.

Primäres Ziel dieser Publikation ist eine verbesserte Markt- und Kostentransparenz. Wo immer möglich, werden → *Arzneimittel* nach den Kriterien der → *Evidenz basierten Medizin* beurteilt. Das → *Bundesministerium für Gesundheit* (BMG) und der → *Gemeinsame Bundesausschuss* (G-BA) beziehen die Aussagen dieses Reports mit in ihre Entscheidungsfindung ein.

Es gibt inzwischen vermehrte Kritik, welche auf ungenügende Berechnungen des

AVR abhebt. Demnach soll der Fehler in der Definition der so genannten Strukturkomponente liegen, welche im Report dargestellt wird. Die Strukturkomponente beschreibt, inwieweit sich Veränderungen in den Arzneimittelausgaben auf ein verändertes Verordnungsverhalten der Ärzte zurückführen lassen. Im AVR werden Verschiebungen in den Verordnungen zu größeren Packungen mit niedrigen Preisen je Tagesdosis nicht etwa als Einsparungen, sondern als Mehrumsatz gedeutet. Eine weitere Fehlinterpretation kommt gemäß den Kritikern dadurch zustande, dass Arzneimittel über alle Indikationen hinweg untereinander austauschbar definiert werden. Insgesamt werde dadurch der Struktureffekt deutlich überschätzt und als im Prinzip vermeidbarer Ausgabentreiber dargestellt.

Ein weiterer Kritikpunkt ist die in jeder AVR-Ausgabe neuerlich vertretene These, dass in der vermehrten Verschreibung von → *Generika* ein Einsparpotential in Milliardenhöhe liege. Hierbei wird nach den Kritikern außer Acht gelassen, dass patentgeschützte Arzneimittel oder Altoriginale gegenüber Generika einen Zusatznutzen für das Überleben und die Lebensqualität von Patienten haben können.

Der im September 2006 erstmals präsentierte → *Arzneimittel-Atlas* berechnet die Strukturkomponente wesentlich differenzierter. Er betrachtet Veränderungen der Verordnungsstruktur indikationsweise und bestimmt den Beitrag von medizinischen, epidemiologischen und wirtschaftlichen Faktoren zu den jährlichen Veränderungen der Brutto-Ausgaben. Ergebnis dieser zum AVR konkurrierenden Analyse ist, dass Mehrausgaben in erster Linie durch eine verbesserte Arzneimittel-Versorgung von schwer- und schwerstkranken → *Patienten* bedingt sind. Mehrumsätze durch den Einsatz höherpreisiger Medikamente folgen danach ganz überwiegend medizinischen Notwendigkeiten.

Eine Studie, die von Wissenschaftlern der US-amerikanischen University of Pennsylvania in Philadelphia veröffentlicht wurde, analysiert in ähnlicher Weise die größten Arzneimittelmärkte der Welt („Prices And Availability Of Pharmaceuticals: Evidence From Nine Countries").

Arzt

Arzt oder Ärztin ist die gesetzlich geschützte Berufsbezeichnung für Personen, die die Heilkunde am Menschen ausüben.

In der Bundesärzteordnung, die die gesetzlichen Regelungen für die Ausübung des Arztberufes beinhaltet, heißt es: „Der Arzt dient der Gesundheit des einzelnen Menschen und des gesamten Volkes."

Die Bundesärzteordnung bestimmt auch, dass nur derjenige die Berufsbezeichnung „Arzt" oder „Ärztin" führen darf, der als Arzt approbiert ist. Für bestimmte Fälle gibt es Ausnahmen; hier reicht eine Erlaubnis zur Ausübung der ärztlichen Tätigkeit. Hierbei handelt es sich um eine vorübergehende oder eine auf bestimmte Tätigkeiten beschränkte Ausübung des ärztlichen Berufs. Die Erlaubnis darf im Normalfall nur für maximal vier Jahre erteilt werden.

Ärzte, die Staatsangehörige eines Mitgliedstaates der Europäischen Union sind, dürfen den ärztlichen Beruf in Deutschland ohne Approbation als Arzt oder ohne Erlaubnis zur vorübergehenden Ausübung des ärztlichen Berufs ausüben, wenn sie vorübergehend als Erbringer von Dienstleistungen nach den Regelungen des EG-Vertrages in Deutschland tätig werden. Sie müssen ihre Tätigkeit jedoch den zuständigen Behörden anzeigen.

Die Bundesärzteordnung bestimmt auch, dass der Arztberuf kein Gewerbe, sondern seiner Natur nach ein freier Beruf ist (siehe → *Freie Berufe*).

In der vom → *Deutschen Ärztetag* beschlossenen Muster-Berufsordnung heißt

Arztnetz

es zu den Aufgaben von Ärztinnen und Ärzten: „Ärztinnen und Ärzte dienen der Gesundheit des einzelnen Menschen und der Bevölkerung." Weiter heißt es dort: „Aufgabe der Ärztinnen und Ärzte ist es, das Leben zu erhalten, die Gesundheit zu schützen und wiederherzustellen, Leiden zu lindern, Sterbenden Beistand zu leisten und an der Erhaltung der natürlichen Lebensgrundlagen im Hinblick auf ihre Bedeutung für die Gesundheit der Menschen mitzuwirken."

Die Regelungen zur Ausbildung zum Arzt enthält gemäß der Ermächtigung in der Bundesärzteordnung die Approbationsordnung für Ärzte (AO).

Alle Ärzte sind gemäß gesetzlicher Regelung Pflichtmitglied der zuständigen → *Ärztekammer*. Ärzte, die Versicherte der → *gesetzlichen Krankenversicherung* behandeln wollen, bedürfen der → *Zulassung* als → *Vertragsarzt*.

Arztnetz

Synonym für → *Praxisnetz*.

Arztwahl, freie

Freie Arztwahl bezeichnet das Recht des → *Versicherten* oder → *Patienten*, den → *Arzt*, von dem er behandelt werden will, frei zu wählen.

In der Realität ist die Arztwahl jedoch in vielerlei Hinsicht eingeschränkt. So können die Versicherten der → *gesetzlichen Krankenversicherung* nur solche Ärzte zur Behandlung auswählen, die als → *Vertragsarzt* zugelassen oder zur Behandlung von GKV-Versicherten ermächtigt sind. In Anspruch nehmen kann er auch ermächtigte ärztlich geleitete Einrichtungen, Eigeneinrichtungen der → *Krankenkassen*, zum → *ambulanten Operieren* zugelassene → *Krankenhäuser*, ärztlich geleitete kommunale, staatliche und freigemeinnützige Gesundheitseinrichtungen, Einrichtungen des Betriebsgesundheitswesens sowie diabetologische, nephrologische, onkologische und rheumatologische Fachambulanzen. Ärzte, die keine Vertragsärzte sind, dürfen die Versicherten der GKV nur in Notfällen in Anspruch nehmen.

Auch bei der Auswahl eines Krankenhauses ist der Versicherte der GKV eingeschränkt: Im Normalfall soll er das nächstgelegene geeignete Krankenhaus auswählen. In der Realität bestehen die Krankenkassen üblicherweise aber nicht auf dieser Einschränkung. Auch die Auswahl des behandelnden Arztes im Krankenhaus ist normalerweise nicht möglich. Eine Ausnahme bildet die Möglichkeit, eine Behandlung durch einen leitenden Arzt zu wählen, der dann das Recht hat, seine Leistungen gegenüber dem Patienten privat zu liquidieren.

Lässt sich ein GKV-Versicherter dennoch von einem nicht zugelassenen Arzt behandeln, muss er nach den gesetzlichen Regelungen die entstehenden Mehrkosten tragen.

Im Rahmen von → *Hausarztmodellen* oder der → *integrierten Versorgung* kann die freie Arztwahl des Versicherten weiter eingeschränkt werden. In diesen Fällen hängt das Wahlrecht des Versicherten, der sich in ein Hausarztmodell oder ein Integriertes Versorgungs-Angebot eingeschrieben hat, von den jeweils getroffenen Regelungen ab. Bei Hausarztmodellen beträgt die Mindest-Bindungsfrist an den gewählten Hausarzt ein Jahr.

In der → *gesetzlichen Unfallversicherung* ist die freie Arztwahl ebenfalls eingeschränkt. Bei Berufs- oder Wegeunfällen muss zunächst ein Durchgangsarzt (D-Arzt) aufgesucht werden, der dann den weiteren Behandlungsablauf und die zuständigen Ärzte oder Krankenhäuser bestimmen kann.

Versicherten der → *privaten Krankenversicherung* ist dagegen die freie Wahl unter allen Ärzten möglich.

Asklepios Kliniken GmbH

Die 1984 gegründete Asklepios Kliniken GmbH mit Sitz in Königstein-Falkenstein ist ein Unternehmen für Klinikträgerschaft und Klinikmanagement. Asklepios gehört heute nach der → *Teilprivatisierung* des → *LBK Hamburg* und der Übernahme von mittlerweile 74 Prozent der Anteile durch Asklepios mit derzeit 111 Einrichtungen in Deutschland und den USA, darunter 71 Akutkliniken und 19 soziale Einrichtungen (Zahlenangaben beruhen auf Asklepios-Informationen) zu den größten deutschen Klinikgruppen. Das Unternehmen verfügt danach über 21.000 Betten und beschäftigt 36.000 Mitarbeiterinnen und Mitarbeiter. Der Gesamtumsatz der Gruppe wird mit 2,3 Milliarden Euro pro Jahr angegeben; über 90 Prozent davon entsteht im Akutklinik-Bereich. 75,7 Prozent aller Einrichtungen befinden sich nach den Angaben des Unternehmens in eigener Trägerschaft oder im Mehrheitsbesitz, bei 7,2 Prozent handelt es sich um Minderheitsbeteiligungen, und für 17,1 Prozent der Einrichtungen handelt Asklepios im Management-Auftrag.

Zur Asklepios-Gruppe gehört die Pacific Health Corporation mit sechs Akuthäusern in den USA. Damit ist Asklepios derzeit die einzige private deutsche → *Krankenhausgruppe*, die ein Engagement im Ausland in dieser Größenordnung besitzt.

Besonders heftig umkämpft zwischen den privaten deutschen → *Klinikketten* war die Teilprivatisierung des LBK Hamburg, die schließlich zugunsten von Asklepios entschieden wurde. Das → *Bundeskartellamt* hatte die – geplante – Übernahme einer Mehrheit am LBK Hamburg aber nur mit der Auflage erlaubt, dass ein Krankenhaus des LBK Hamburg veräußert werden musste.

Aufnahme, zentrale (Notfall-)

Siehe → *Zentrale (Notfall-)Aufnahme.*

Aufsichtsrat

Das Aktiengesetz schreibt den → *Aktiengesellschaften* zwingend die Bildung eines Aufsichtsrates vor. Er gehört neben dem → *Vorstand* und der → *Hauptversammlung* zu den drei Organen der Aktiengesellschaft.

Gesetzliche Aufgaben des Aufsichtsrates sind die Überwachung des Vorstandes (der → *Geschäftsführung*), die Prüfung des Jahresabschlusses und des Lageberichtes sowie die Erstattung eines Berichtes über diese Prüfung gegenüber der Hauptversammlung. Der Aufsichtsrat kann die Hauptversammlung der Gesellschaft einberufen, wenn das Wohl der Gesellschaft es erfordert. Der Aufsichtsrat ernennt die Vorstände und beruft diese auch ab.

Üblicherweise behält sich der Aufsichtsrat einer Gesellschaft für wichtige Entscheidungen des Vorstandes ein Zustimmungsrecht vor.

Der Aufsichtsrat einer Aktiengesellschaft muss aus mindestens drei Mitgliedern bestehen. Darüber hinaus bestimmt sich die Höchstzahl der Aufsichtsratsmitglieder nach der Höhe des → *Stammkapitals* der Gesellschaft. Ist das Stammkapital höher als zehn Millionen Euro, besteht der Aufsichtsrat aus 21 Mitgliedern.

Das Mitbestimmungsgesetz schreibt unabhängig von der Rechtsform des Unternehmens vor, dass in Betrieben mit in der Regel mehr als 2000 Arbeitnehmern ein Aufsichtsrat gebildet werden muss. In diesen Fällen besteht der Aufsichtsrat aus einer gleich großen Anzahl von Vertretern der Arbeitnehmer und der Anteilseigner. Der Vorsitzende des Aufsichtsrates gehört nach den Wahlvorschriften des Mitbestimmungsgesetzes im Ergebnis der Anteilseignerseite an, der Stellvertreter der Arbeitnehmerseite. Die Stimme des Aufsichtsratsvorsitzenden zählt bei Stimmengleichheit bei der erneuten Abstimmung über die gleiche Angelegenheit doppelt.

ATC-Klassifikation

Auch viele → *Krankenhausunternehmen*, die nach den gesetzlichen Regelungen keinen Aufsichtsrat bilden müssen, verfügen über einen Aufsichtsrat. Dies ist möglich für die Rechtsform der → *GmbH*, OHG, KG und KGaA. Der Aufsichtsrat soll in diesen Fällen insbesondere sicherstellen, dass die Geschäftsführung in wesentlichen Fragen nicht gegen die Interessen oder Leitlinien der Anteilseigner handelt.

ATC-Klassifikation

Die Anatomisch-Therapeutisch-Chemische (ATC-) Klassifikation dient dazu, → *Arzneimittel* einheitlich nach ihren jeweiligen Substanzen systematisch einzustufen. Die Notwendigkeit eines solchen international akzeptierten Systems liegt in der Erleichterung der Vergleichbarkeit und Darstellung zwischen Arzneimitteln.

Die norwegische Forschergruppe NLN (Nordic Council on Medicines) schuf 1976 die Grundlage des ATC-Systems basierend auf dem Klassifikationssystem der EPhMRA (European Pharmaceutical Market Research Association). Letzteres ist auch heute noch in bestimmten Anwendungen (z. B. IMS Health Datenbank) zu finden. 1981 wurde das ATC-System offiziell von der Weltgesundheitsorganisation WHO für → *Arzneimittelstudien* als internationaler Standard etabliert.

Das → *Deutsche Institut für Medizinische Dokumentation und Information (DIMDI)* gibt gemäß § 73 Abs. 8 des SGB V im Auftrag des → *Bundesministeriums für Gesundheit* (BMG) seit 2004 jährlich jeweils zum 1. Januar die amtliche deutsche Fassung der ATC-Klassifikation mit Definierten Tagesdosen (→ *DDD*) heraus. Die jeweils gültige deutsche Version der ATC-Klassifikation mit DDD-Angaben kann online kostenfrei unter www.dimdi.de eingesehen und heruntergeladen werden. Grundlage der deutschen Fassung ist es zum einen, die Kompatibilität zur internationalen Klassifikation zu gewährleisten, zum anderen das Verordnungsverhalten auf dem deutschen Arzneimittelmarkt zu berücksichtigen.

Anhand des ATC-Systems werden Arzneimittel in fünf hierarchische – alphanumerisch gekennzeichnete – Ebenen eingeteilt. Die Klassifikation auf der ersten Ebene umfasst 14 sog. Hauptgruppen, die sich auf das jeweilige Organ oder System beziehen, in welchem das Arzneimittel seine Hauptwirkung erzielt. Die zweite Ebene zeigt die Einteilung in eine spezielle pharmakologische/therapeutische Gruppe an, gefolgt von der dritten und vierten Ebene bestehend aus weiteren chemischen/pharmakologischen/therapeutischen Untergruppen und schließlich der chemischen Substanz auf fünfter Ebene.

Folgendes Beispiel verdeutlicht die Struktur eines speziellen ATC-Codes anhand von Rosiglitazon:

A	Alimentäres System und Stoffwechsel (1. Ebene, anatomische Hauptgruppe)
A10	Antidiabetika (2. Ebene, therapeutische Untergruppe)
A10B	Antidiabetika, exkl. Insuline (3. Ebene, therapeutische Untergruppe)
A10BG	Thiazolidindione (4. Ebene, pharmakologische Untergruppe)
A10BG02	Rosiglitazon (5. Ebene, chemische Substanz)

Einem Arzneimittel können demnach auch zwei oder mehrere ATC-Codes zugeordnet sein, wenn es z. B. in unterschiedlichen Dosierungsstärken in deutlich unterschiedlichen therapeutischen Indikationen zugelassen ist.

Das ATC-System untersteht einem ständigen Überarbeitungs- und Ausweitungsprozess, der durch die Vielzahl neuer Arzneimittel / Substanzen und deren Indikationsgebiete unumgänglich ist. Dabei wird versucht, die Änderungen auf einem Minimum zu halten, um die Vergleichbarkeit – soweit möglich – zu gewährleisten.

Auch im Zusammenhang mit dem morbiditätsorientierten Risikostrukturausgleich (Morbi-RSA), der zum 1. Januar 2009 in Deutschland in Kraft getreten ist, spielt das ATC-System eine wichtige Rolle. Die Auswahl derjenigen Arzneimittel, die den im Morbi-RSA festgelegten Diagnosegruppen zugeordnet werden und für deren Verordnung letztlich ein Zuschlag an die Krankenkasse fließt, basieren auf der ATC-Klassifikation.

Aufzahlung

In der → *Gesetzlichen Krankenversicherung* (GKV) wird zwischen → *Zuzahlungen* und Aufzahlungen unterschieden, die Patienten für → *Arzneimittel* leisten müssen.

Unter Aufzahlung versteht man die Zahlung eines → *Patienten*, dem ein Arzneimittel verordnet wurde, für das ein → *Festbetrag* festgelegt wurde und dessen Preis über dem Festbetrag liegt. In diesem Fall muss der Patient zusätzlich zur Zuzahlung die Differenz zwischen dem Festbetrag und dem tatsächlichen → *Preis* des Arzneimittels als Aufzahlung selbst tragen. Im Gegensatz zu den Zuzahlungen sind diese Aufzahlungen auch dann fällig, wenn ein Patient die → *Belastungsgrenze* von zwei beziehungsweise bei chronisch Kranken von einem Prozent der jährlichen Bruttoeinnahmen zum Lebensunterhalt erreicht hat. Aufzahlungen werden bei der Berechnung der Belastungsgrenze generell nicht berücksichtigt.

Mit der erneuten Absenkung der Festbeträge durch das → *AVWG* ist bei ca. 1.000 Arzneimitteln eine Aufzahlung fällig. Über die Mehrkosten ist ein Patient bei der Verordnung aufzuklären (§ 73 Abs. 5 SGB V).

Als Zuzahlung wird dagegen die Selbstbeteiligung bezeichnet, die für die Inanspruchnahme von Leistungen seit Anfang 2004 grundsätzlich zehn Prozent, mindestens jedoch fünf Euro und maximal zehn Euro beträgt. Dabei ist die gesamte Höhe der Zuzahlung allerdings auf maximal den Betrag begrenzt, den das Mittel selbst kostet, für das die Zuzahlung geleistet werden muss.

Ausbildung (für das Gesundheitssystem)

Vermittlung der erforderlichen Kenntnisse, Fähigkeiten und Fertigkeiten im Rahmen einer geregelten Ausbildung, um im jeweiligen Beruf handlungsfähig zu sein.

Im deutschen Ausbildungssystem gibt es eine Reihe unterschiedlicher Ausbildungswege, die überwiegend bundesgesetzlich geregelt sind: Studium an einer Hoch- bzw. Fachhochschule mit akademischem Abschluss, Besuch einer Berufsakademie mit paralleler beruflicher Tätigkeit in einem Unternehmen, duale Berufsausbildung in einem anerkannten Ausbildungsberuf in einem Unternehmen mit Besuch einer Berufsschule und schließlich den Besuch einer Berufsfachschule.

In den klassischen → *Gesundheitsberufen* sind insbesondere das Studium sowie der Besuch einer Berufsfachschule typische Ausbildungsgänge. So benötigen → *Ärzte*, → *Zahnärzte*, Tierärzte, sowie → *Apotheker* ein Studium mit abschließender staatlicher Prüfung und Verleihung der → *Approbation* zur Berufsausübung.

Berufsfachschulen führen im Gesundheitswesen insbesondere zu folgenden Berufsabschlüssen:

- → *Altenpflege*
- Altenpflegehilfe
- Diätassistenten
- Ergotherapie

Ausgabenpolitik, einnahmenorientierte

- Hebammen
- Kinderkrankenpflege
- → *Krankenpflege*
- Krankenpflegehilfe
- Logopädie
- Massage
- Orthoptik
- Pharmazeutisch-technische Assistenten
- Physiotherapie
- Podologie (vormals: Medizinische Fußpflege)
- Rettungsassistenten
- Technische Assistenten in der Medizin

Ausgabenpolitik, einnahmenorientierte

Siehe → *Einnahmenorientierte Ausgabenpolitik*.

Aut idem (Arzneimittel-Substitution)

„Aut idem" ist lateinisch und bedeutet „oder das Gleiche". Im Apothekenrecht wird damit die Möglichkeit des → *Apothekers* beschrieben, statt eines vom → *Arzt* verordneten → *Arzneimittels* ein anderes, wirkstoffgleiches Präparat an den → *Patienten* abzugeben. Apotheker können ein vom Arzt verordnetes Medikament gegen ein verfügbares wirkstoffgleiches, kostengünstigeres Arzneimittel austauschen und dem Kunden aushändigen, sofern der Arzt die Substitution nicht ausdrücklich ausgeschlossen hat. Das Präparat muss in Wirkungsstärke und Packungsgröße mit dem verordneten Arzneimittel identisch und für das gleiche Krankheitsbild zugelassen sein sowie die gleiche oder eine austauschbare Darreichungsform haben (zum Beispiel Tabletten / Dragees).

Am 23. Februar 2002 ist das → *Arzneimittelausgaben-Begrenzungsgesetz* (AABG) in Kraft getreten. Die Aut-idem-Regelung erfuhr im Zuge dieses AABG ab 1. Juli 2002 faktisch ihre Anwendung.

Die ursprüngliche Funktion des Rezeptzusatzes „Aut idem" diente dem Zweck, die rasche Versorgung eines Patienten mit → *Medikamenten* auch dann sicherzustellen, wenn das im Rezept namentlich genannte Medikament in der Apotheke nicht vorrätig war. Der Zusatz „Aut idem" erlaubt es dem Apotheker in diesem Fall, dem Patienten anstelle des genannten ein anderes, wirkstoffgleiches Medikament auszuhändigen. Auf einem Rezeptformular für Kassenpatienten dürfen bis zu drei Arzneimittel stehen. Am linken Rand enthält es untereinander drei „Aut idem-Kästchen", die der verschreibende Arzt ankreuzen kann. Um nicht bundesweit neue Rezeptformulare drucken zu müssen, wurde die Bedeutung des „Aut idem Kästchens" per Gesetz umgedreht. Nunmehr bedeutet ein Kreuzchen in diesem Kasten nicht mehr, dass auch ein anderes gleichwertiges Medikament vom Apotheker abgegeben werden kann, sondern dass kein anderes (billigeres oder teureres) Medikament abgegeben werden darf.

Der zunehmende Zwang zur Kostensenkung im Gesundheitswesen führte dazu, dass der Rezeptzusatz bei Medikamentenverordnungen für Mitglieder der → *gesetzlichen Krankenversicherung* (GKV) eine zusätzliche Funktion erhielt: Apotheken sind nunmehr bei der Abgabe ärztlich verordneter Medikamente verpflichtet, ein preisgünstiges Arzneimittel abzugeben, wenn der Arzt auf dem Rezept nur die Wirkstoffbezeichnung angegeben hat. Falls der Arzt namentlich ein Arzneimittel verschrieben, jedoch die Ersetzung durch ein wirkstoffgleiches Medikament nicht durch Kennzeichnung auf dem Rezept ausgeschlossen hat, so muss der Apotheker ebenfalls das preisgünstigere Mittel abgeben. Eine Substitution, d. h. ein Austausch durch Apotheken ist grundsätzlich nicht erlaubt, sofern der Arzt bereits ein preiswertes Arzneimittel auf Rezept verordnet hat.

Hat der Arzt die Ersetzung durch ein wirkstoffgleiches Arzneimittel zugelassen, dann müssen die Apotheken ein preisgünstiges Arzneimittel abgeben. Dies berechnete sich bis vor dem → *GKV-Modernisierungsgesetz* (GMG 2004) nach dem so genannten unteren Preisdrittel: Der Preis des verordneten Arzneimittels durfte das untere Drittel des Abstands zwischen dem Durchschnitt der drei niedrigsten und der drei höchsten Preise wirkstoffgleicher Arzneimittel (obere Preislinie des unteren Preisdrittels) nicht übersteigen. Mit dem GKV-Modernisierungsgesetz wurde diese Regelung vereinfacht: Zum 1. April 2004 traten → *Festbeträge* für Gruppen mit wirkstoffgleichen Arzneimitteln im unteren Preisdrittel in Kraft. Dies bedeutet, dass der Apotheker bis zur Festbetragsgrenze substituieren kann.

Danach wird der Apotheker verpflichtet, ein vom → *Vertragsarzt* verordnetes Arzneimittel durch ein Wirkstoffgleiches zu ersetzen. Wichtige Voraussetzung hierfür ist, dass das vom Apotheker abgegebene Präparat für die gleiche Indikation zugelassen ist wie das zunächst verordnete Medikament; unabhängig davon, welche Erkrankung der jeweilige Patient hat. Alleine daran scheitert die Substitution in vielen Fällen, da sich vor allem → *Generika* in den zugelassenen Indikationen häufig von den Originalpräparaten unterscheiden.

Eine Erweiterung erfuhr die Aut idem-Regelung im Rahmen der Incentivierung der Rabattverträge im Zuge des → *GKV-WSG*. Danach sind Apotheker verpflichtet, rabattierte Arzneimittel im Rahmen der Arzneimittel-Substitution abzugeben.

Eine generelle Aut-idem-Regelung wird bereits in etlichen anderen Ländern, darunter Frankreich und die Schweiz, praktiziert.

AVWG

Siehe → *Arzneimittelversorgungs-Wirtschaftlichkeitsgesetz*.

AWMF

Siehe → *Arbeitsgemeinschaft der wissenschaftlichen medizinischen Fachgesellschaften*.

Balanced Scorecard

Die Balanced Scorecard (BSC) ist ein strategisches → *Management*-Instrument, das Anfang der neunziger Jahre des letzten Jahrhunderts von Robert S. Kaplan und David P. Norton in den USA entwickelt wurde.

Ziel des Einsatzes der BSC ist insbesondere die Ausrichtung der Entwicklung einer Organisation an bestimmten strategischen Zielen. Diese strategischen Ziele werden idealtypisch aus einer Vision bzw. einem → *Leitbild* abgeleitet, auf die sich Management und Mitarbeiterschaft geeinigt haben.

Beispiel:

Tab. 1: Balanced Scorecard des Patientenhotels am Zentralkrankenhaus Karlstad (Schweden)

Attraktive, dynamische und gesundheitsfördernde Provinz Värmland				
Das Patientenhotel soll ein Teil jedes Behandlungsverlaufs sein, in dem es möglich ist, bei beibehaltener medizinischer Sicherheit das Wohnen und die Behandlung zu trennen. Servicewerte kurzgefasst: fröhlich und höflich, genügend Zeit zum Begrüßen, Helfen und Zuhören.				
Strategisches Ziel	**Erfolgsfaktoren**	**Messgröße**	**Kurzfr. Ziel**	**Langfr. Ziel 1–3**
Mitbürger – Gute Gesundheit, Lebensqualität und Sicherheit				
• Das Patientenhotel soll zu einer verbesserten Versorgung für die Patienten und die Angehörigen beitragen • Unsere Kunden und Gäste sollen unsere besten Vermarkter sein.	• Trotz Krankheit konzentrieren wir uns auf das Gesunde und nehmen die Fähigkeiten der Gäste wahr.	• Durchschnittliche Liegezeit per Gast (als Patient) • Zahl der mitwohnenden Angehörigen	• < 2,5 Tage • > 1,3 Gäste per vermietetem Zimmer	• Stabil • Trend wachsend
	• Wir stehen unseren Kunden und Gästen zur Verfügung • Zufriedenheit der Gäste	• Anzahl abgewiesener Gäste (Patienten) • Erreichbarkeit per Telefon • Anteil der Gäste, die sich willkommen und sicher fühlen, das PH weiterempfehlen würden, die Hilfe bekommen haben, die sie benötigten (Patientenfragebogen)	• Ständige Verminderung • Technische Messung oder Fragebogen • Mind. 50 Antwortbögen pro Monat • Durchschnitt > 96 %	• Trend abnehmend • Stabil
	• Das Restaurant hat ein attraktives und nährstoffreiches Angebot, angepasst an die Bedürfnisse der Gäste.	• Anteil Gäste, die mit Essen zufrieden (Frageb.) • Zufrieden mit der Hilfestellung beim Rest. besuch • Zufriedene externe Kunden und Angehörige	• > 96 % • > 96 % • Fragen entwickeln	• Stabil • Stabil • Syst. Benutzung
	• Jede Klinikabteilung sieht das Patientenhotel als einen integrierten Teil ihres Versorgungsangebotes	• Anteil der Abteilungen, die kooperieren • Anteil der Gäste, die mit der aus der Abteilung erhaltenen Info über das Patientenhotel zufrieden sind	• > 80 % / Monat • > 95 %	• 100 % / Jahr • Stabil wachsend

Balanced Scorecard

Tab. 1: *Fortsetzung*

Prozess – Effektiver Betrieb bei höchster Qualität				
• Das Patientenhotel soll eine deutliche Pflegestufe darstellen und Möglichkeiten für offenere Formen der Pflege schaffen. • Das Patientenhotel soll ein Vorbild in Bezug auf Service, Betriebseffektivität und Umfeld innerhalb der Pflege sein.	• Unseren Gästen wird ein medizinisch sicheres Wohnen angeboten, so dass pflegerische Vorgänge beachtet werden und der korrekte Umgang sichergestellt ist.	• Anzahl der medizinischen Abweichrapports • Anzahl falsch durchgeführter Behandlungsmaßnahmen	• < 1 % • 0	• < 1 % • 0
	• Effektive Produktion zum besten Nutzen für das Gesundheitswesen.	• Belegungsquote • Schweregrad der Pflege, d. h. Anteil Patienten, die pflegerische und ADL Hilfe erhalten.	• > 85 % • Entwicklung beobachten	• Balance Schweregrad Pflege/Ressourcen
	• Durch gut entwickelte Routinen den Bedürfnissen der Kliniken Rechnung tragen	• Geplante und durchgeführte Entwicklung der Pflege bei weiteren Kliniken (Abteilungen?), Grundlage für neue Pläne.	• 1 mal / Jahr	• Systematische Weiterverfolgung d. Ergebnisse
	• Hohe Qualität im Wohnen und im Restaurant anbieten	• Anteil Gäste, die zufrieden mit Umgang, Sauberkeit und Angebot der Restaurants	• Durchschnitt 96 %	• Stabil
Entwicklung – führend in der Betriebsentwicklung				
• Das Patientenhotel soll ein Werkzeug im Entwicklungsprozess des Gesundheitswesens sein.	• Machbarkeitsstudie und Pflegestrukturanalyse in Zusammenarbeit mit der LIV-Leitung, der Führungsgruppe und dem Entwicklungsstab ergibt eine Grundlage für die Planung: richtiger Patient auf der richtigen Pflegestufe zur richtigen Zeit.	• Anteil der identifizierten Pflegeverläufe, die durchgeführt und ausgewertet werden.	• 75 %	• 90 %
Mitarbeiter – Freude an der Arbeit				
• Die Mitarbeiter sollen den Auftrag verstehen und die Arbeit als bedeutungsvoll und sich weiterentwickelnd empfinden. • Erkennungsmerkmale der Mitarbeiter sollen gute Teamarbeit sowie engagierte und grenzüberschreitende Arbeitsweise mit Verantwortung für Verbesserungsarbeit sein.	• Balance zwischen Anforderung und Fähigkeit im Streben Richtung Traumarbeitsplatz	• Analyse des Arbeitsumfeldes 1 mal/Jahr • Abwesenheit wegen Krankheit • Überstunden	• Durchschnitt > 3 • < 4 % • < 2 %	• Stabil • Stabil • Stabil
	• Guter Umgang mit Problemen	• Empfundene Fähigkeit mit Problemen umzugehen	• Fragen z. Arbeitsumfeldanalyse entwickeln	• Analyse durchführen
	• Nach den vereinbarten Servicewerten leben	• Interne Service innerhalb eines Bereichs (?) und zwischen verschiedenen Bereichen (?)	• Fragen entwickeln	• Zertifizierung
	• Systematische Mitarbeiterfortbildung	• Anteil Mitarbeiter, die ihrem Fortbildungsplan folgen	• 75 %	• Stabil
	• Unterstützende und deutliche Führung im Dialog mit den Mitarbeitern	• Anteil Mitarbeiter, die an Mitarbeitergespräche teilnehmen	• 100 %	• 100 %

Tab. 1: *Fortsetzung*

Wirtschaftlichkeit – effektive Nutzung der Ressourcen				
• Das Patientenhotel soll einen Wechsel vom traditionellen KH-Bett zu Hotelbett mit gleicher oder höherer Qualität bei gleichen oder niedrigeren Kosten ermöglichen. • Die externen Einnahmen des Restaurants sollen zu niedrigeren Kosten in der Lebensmittelversorgung beitragen.	• Große Nachfrage nach Patientenhotel und Restaurant • Niedrige Kosten	• Belegung • Externer Verkauf im Restaurant • Verkauf pro Arbeitsstunde • Personalkosten pro Arbeitsstunde. • Die Kosten der Lebensmittel in % des Verkaufs	• > 74,0 % • > 3,6 Mill. SKR/Jahr • > 549 SKR • < 231 kr • < 31,9%	Stabil wachsend Budget eingehalten oder Überschuss über das erwartete Resultat hinaus.

Quelle: Gunnvor-Maria Ludvikse Karlstad; Übersetzung: Leena Preusker

Das frühzeitige und umfassende Einbeziehen der Mitarbeiter der Organisation gilt gerade im Hinblick auf die Erarbeitung und Umsetzung einer mit der BSC verfolgten Entwicklungs- und Erneuerungsstrategie als wichtig. Das Instrument BSC gilt auch als besonders geeignet im Hinblick auf Veränderungsprozesse im Rahmen des → *Change Managements*.

Die Kenngrößen der BSC sind üblicherweise in vier Obergruppen (Perspektiven) unterteilt:

- Finanzperspektive
- Kundenperspektive
- Prozessperspektive
- Wachstums- bzw. Innovationsperspektive

Für den Bereich der → *Dienstleistung*sunternehmen wird die vierte Perspektive auch als Mitarbeiterperspektive interpretiert oder aber diese Perspektive als fünfte Perspektive der BSC hinzugefügt.

Je Perspektive werden üblicherweise vier bis fünf strategische Ziele und daraus abgeleitet Kenn- bzw. Zielgrößen zur Operationalisierung der strategischen Ziele sowie der angestrebte oder vereinbarte anzustrebende Zielerreichungsgrad festgelegt.

Im Beispiel einer Balanced Scorecard, die für das → *Patientenhotel* am Zentralkrankenhaus Karlstad in der schwedischen Provinz Värmland entwickelt wurde und dort aktuell eingesetzt wird, wurden den in jeder Hauptperspektive entwickelten strategischen Zielen entsprechende Erfolgsfaktoren für das jeweilige Ziel hinzugestellt. Operationalisiert werden die Zielerreichung und der zugehörige Erfolgsfaktor durch eine Messgröße. Schließlich werden für die jeweilige Periode die Unter- und Obergrenze der Messgrößen als mit den Mitarbeitern vereinbarter Zielerreichungsgrad festgehalten.

Mittlerweile gibt es selbst entwickelte Software zur Unterstützung von BSC in Dienstleistungs- und Gesundheitsunternehmen. BSC-Unterstützungsprogramme werden aber mittlerweile auch als Standardsoftware angeboten.

Barthel-Index

Systematisches Verfahren zur Erfassung von Beeinträchtigungen der Selbstständigkeit bei der Ausübung grundlegender Alltagsfunktionen als Folge von Erkrankungen und damit auch der → *Pflegebedürftigkeit*.

Der Barthel-Index wird vor allem in der Geriatrie angewandt, um anhand einer Punkteskala von 0 bis 100 Punkten zu einer Aussage über den Schweregrad der Beeinträchtigungen bei den „Activities of Daily Life" (ADL-Score) zu kommen.

Die Alltagsfunktionen, in denen per Barthel-Index der Grad an Beeinträchtigung beurteilt werden, sind: Essen und Trinken, Baden, Körperpflege, An- und Auskleiden, Stuhlkontrolle, Urinkontrolle, Toilettenbenutzung, Bett- bzw. Stuhltransfer, Mobilität und Treppensteigen.

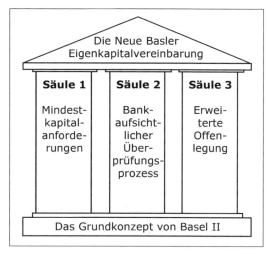

Abb. 1 *Quelle: Deutsche Bundesbank*

Basel II

Der Baseler Ausschuss für Bankenaufsicht hat in den vergangenen Jahren neue verschärfte Eigenkapitalvorschriften für Banken erarbeitet, die seit dem 1. Januar 2007 in der → *Europäischen Union* und damit auch in Deutschland in Kraft sind.

Laut Bundesbank geht es bei Basel II im Kern darum, die Kapitalanforderungen an Banken stärker als bisher vom ökonomischen Risiko abhängig zu machen und neuere Entwicklungen an den Finanzmärkten sowie im Risikomanagement der Institute zu berücksichtigen. Die neue Regelung sieht danach vor, dass bei der Bestimmung der Eigenkapitalquote das Kreditrisiko und das operationelle Risiko berücksichtig werden muss, um so eine risikoadäquate Eigenkapitalausstattung der Banken zu gewährleisten. Hinzu tritt das von der Geschäftsleitung bestimmte Risiko- und Ertragsprofil einer Bank sowie die Steuerung der eingegangenen Risiken. Dazu wurden die Risikosteuerungssysteme verbessert und von der Bankenaufsicht überprüft. Als dritte Säule der Basel-II-Vorschriften ist eine erweiterte Offenlegungspflicht der Banken gegenüber der Bankaufsicht eingeführt worden (vgl. Abb. 1).

Der Begriff „Basel II" bezeichnet in der Diskussion zusätzlich auch die Auswirkungen dieser neuen Eigenkapital- und Risikosteuerungsvorschriften auf die Kreditvergabe der Banken, insbesondere auf die Verfügbarkeit von Bankkrediten und auf die Kreditkonditionen für den Mittelstand.

Als eine direkte Auswirkung von Basel II wurde mit höheren Kreditzinsen für höhere Risiken gerechnet. Der Hintergrund: Die Banken selbst müssen für höhere eingegangene Kreditrisiken eine höhere Eigenkapitalquote aufweisen. Gibt eine Bank also einem Kreditnehmer mit einem schlechten Rating einen Kredit, verschlechtert sich tendenziell auch ihr eigenes Rating, was bedeutet, dass sie mehr Eigenkapital aufweisen muss. Diese steigenden Kosten der Bank aufgrund höherer Eigenkapitalausstattung gibt die Bank in Form von höheren Kreditzinsen an die Kreditkunden weiter, die ihrerseits das höhere Risiko verursachen. Ein Kreditnehmer mit gutem Rating dagegen profitiert von niedrigeren Zinsen, weil die Bank für solche Kredite weniger Eigenkapitalausstattung aufweisen muss. Die früher nach den Regelungen von Basel I übliche Eigenmittelunterlegung von Kreditrisiken in Höhe von acht Prozent wird nach den Basel-II-Vorschriften gemäß dem Risiko des jeweiligen Krediites gewichtet. Danach kann die erforderliche Unterlegung eines Kredits mit Eigenmitteln der Bank um bis zu 80 Prozent geringer als bisher oder aber um bis zu 50 Prozent höher sein als früher.

Für den → *Gesundheitsmarkt* bedeutet dies unter anderem, dass etwa → *Krankenhäuser* mit knapper Eigenkapitalausstattung und möglicherweise schlechten wirtschaftlichen Ergebnissen größere Probleme bei der Kreditaufnahme haben.

Viele → *Kliniken* haben sich frühzeitig auf die neuen Rahmenbedingungen für die Kreditvergabe vorbereitet und ihre Kreditwürdigkeit von entsprechenden Unternehmen überprüfen lassen, die sich auf die Prüfung der Kreditwürdigkeit, im Fachjargon → *Rating* genannt, spezialisiert haben. Solche externen Ratings werden zum Beispiel von Rating-Agenturen wie Moody's, Standard & Poor's, Fitch oder auch Euler Hermes Rating GmbH vorgenommen.

Mittlerweile gibt es eine Vielzahl von Unternehmensberatern, die sich auf die Beratung von → *Gesundheitsunternehmen* im Hinblick auf Ratings und die konkrete Vorbereitung von Gesundheitsunternehmen auf externe Ratings spezialisiert haben. Darüber hinaus gibt es erste Rating-Agenturen, die sich auf den Gesundheitsbereich zu spezialisieren beginnen oder nur Unternehmen des Gesundheitsmarktes raten.

Baserate

In einem → *DRG*-System der durchschnittliche Fallwert oder → *Basisfallwert*.

Basisfallwert

Begriff im Rahmen von → *DRG*- oder → *Fallpauschalen*-Vergütungssystemen, der die preisliche Bewertung eines durchschnittlichen DRG-Falles mit dem Schweregrad 1,0 angibt. Er wird ermittelt, in dem das Krankenhausbudget durch das durch den Casemix ausgedrückte Leistungsvolumen des betreffenden Krankenhauses geteilt wird. Er stellt damit faktisch den Preis für eine standardisierte Leistung (Leistung mit dem Schweregrad 1,0) des Krankenhauses dar. Der krankenhausindividuelle Basisfallwert gibt im Vergleich zum Basisfallwert anderer Krankenhäuser oder auch zum landesweiten Basisfallwert (s. u.) die relative Position des Krankenhauses wieder, denn er drückt in einer einzigen Zahl aus, wie wirtschaftlich das betreffende Haus im Vergleich zu anderen Häusern arbeitet.

Im deutschen → *G-DRG*-System existiert neben dem krankenhausindividuellen Basisfallwert, also dem Durchschnittspreis eines DRG-Falles mit dem Schweregrad 1,0 in diesem Krankenhaus, auch der landesweite Basisfallwert oder → *Landesbasisfallwert*. Dieser Landesbasisfallwert musste für das Jahr 2005 nach den gesetzlichen Vorgaben für jedes Bundesland individuell erstmals zwischen den → *Landeskrankenhausgesellschaften* und den Spitzenverbänden der → *Krankenkassen* auf Landesebene ausgehandelt werden.

In der so genannten → *Konvergenzphase* bis zum ursprümglich geplanten vollen Wirksamwerden des G-DRG-Systems Anfang 2009 wurden der krankenhausindividuelle Basisfallwert und das Erlösbudget des Krankenhauses jährlich stufenweise an den landesweit geltenden Basisfallwert und das sich daraus ergebende DRG-Erlösvolumen angeglichen. Am Ende dieses Angleichungsprozesses sollte in jedem Bundesland ein Landesbasisfallwert stehen, der für alle → *Krankenhäuser* im Bundesland Gültigkeit hat. Durch die Ende 2004 eingeführte → *Kappungsgrenze* für die Anpassung der krankenhausindividuellen Basisfallwerte von solchen Kliniken, die besonders weit über dem vereinbarten Landesbasisfallwert liegen, ist es jedoch auch am Ende des Konvergenzprozesses nicht zu der angestrebten

Situation gekommen. Stattdessen musste der Anpassungszeitraum um ein weiteres Jahr verlängert werden.

Basisfallwert, bundeseinheitlicher

Offizielle gesetzgeberische Bezeichnung im Gesetz zum ordnungspolitischen Rahmen der → *Krankenhausfinanzierung* ab dem Jahr 2009 (→ *Krankenhausfinanzierungsreformgesetz*; Abkürzung KHRG) für den → *Bundesbasisfallwert*.

Basispflegesatz

Krankenhauseinheitlicher tagesgleicher Pflegesatz, der im bisherigen → *Vergütungssystem* für Krankenhäuser gemäß → *Bundespflegesatzverordnung* (BpflVO) zwischen → *Krankenhaus* und → *Krankenkassen* prospektiv vereinbart wurde und alle nicht-medizinischen Kosten vergütete, insbesondere die so genannten Hotelleistungen, also Wohnen und Speiseversorgung, sowie die Verwaltungsleistungen.

Der Basispflegesatz ergänzte im bisherigen Pflegesatz-System den → *Abteilungspflegesatz* – ein tagesgleicher → *Pflegesatz* vor allem für die ärztlichen und pflegerischen → *Leistungen* einer bestimmten Abteilung eines Krankenhauses, den medizinischen Bedarf sowie die Leistungen der Funktionsbereiche.

Über Basis- und Abteilungspflegesätze zusammen wurden nur solche Leistungen abgegolten, die nicht über → *Fallpauschalen* oder → *Sonderentgelte* abgegolten wurden. Neben Sonderentgelten, die üblicherweise insbesondere Operationsleistungen beinhalteten, wurden zusätzlich für eine bestimmte Anzahl von Abrechnungstagen um 20 Prozent verminderte Abteilungspflegesätze sowie Basispflegesätze bezahlt. Diese einzelnen Vergütungsbestandteile wurden insgesamt als Abschlagszahlungen auf das zwischen Krankenhaus und Krankenkassen vereinbarte → *Budget* betrachtet, in dem die Leistungsmenge und die → *Preise* der Leistungen (über die einzelnen oben genannten Vergütungsmodi) festgelegt wurden.

Nach Einführung des DRG-basierten → *Fallpauschalensystems* werden Basis- und Abteilungspflegesatz nur noch für solche Krankenhäuser beziehungsweise Abteilungen als Abrechnungsbasis genutzt, auf die das Fallpauschalensystem keine Anwendung findet, also insbesondere für Psychiatrische Krankenhäuser. Auch für diese Krankenhäuser ist jedoch mittlerweile die Einführung eines modifizierten Fallpauschalensystems geplant.

Basistarif

Spezieller, branchenweit einheitlicher Tarif in der → *privaten Krankenversicherung*, der nach dem → *GKV-Wettbewerbsstärkungsgesetz* (GKV-WSG) von allen PKV-Unternehmen seit dem 1. Januar 2009 angeboten werden muss.

Die Vertragsleistungen des Basistarifs müssen hinsichtlich Art, Umfang und Höhe den Leistungen in der → *gesetzlichen Krankenversicherung* vergleichbar sein, wobei ein → *Selbstbehalt* des Versicherten bis zu einem Betrag in Höhe von 1.200 Euro unter Reduktion des Monatsbeitrages möglich ist. Der Beitrag für den Basistarif ohne Selbstbehalt darf den Höchstbeitrag der gesetzlichen Krankenversicherung nicht übersteigen. Finanzschwache Versicherte zahlen für die Dauer der Hilfsbedürftigkeit nur den halben Beitragssatz.

Grundsätzlich sind die Versicherer verpflichtet, jeden Antrag auf Abschluss eines Versicherungsvertrages zum Basistarif anzunehmen (→ *Kontrahierungszwang*). Den Versicherten steht es offen, in andere Tarife unter Anrechnung der aus ihrem Altvertrag erworbenen Rechte und der → *Alterungs-*

rückstellung (Portabilität) zu wechseln. Soll in den Basistarif gewechselt werden, besteht diese Mitnahmemöglichkeit nur in den Fällen, in denen die Versicherungsverträge vor dem 1. Januar 2009 abgeschlossen und bis zum 30. Juni 2009 gekündigt worden sind. Bei einem Wechsel in Tarife mit höherem Leistungsumfang kann der Versicherer für die Mehrleistungen einen Leistungsausschluss, einen Risikozuschlag oder eine angemessene Wartezeit verlangen Bei Empfängern von Sozialhilfe oder ALG II finanziert der Staat den Basistarif. Etwaige Zusatzversicherungen der Bedürftigen sind ruhend zu stellen. Sobald der Versicherte wieder solvent ist, kann er seinen alten Versicherungsschutz in vollem Umfang wieder aufleben lassen.

Die Versorgung der im Basistarif Versicherten mit den in diesem Tarif versicherten → *Leistungen* ist durch die → *Kassenärztlichen Vereinigungen* und die → *Kassenärztlichen Bundesvereinigungen* sicherzustellen. Grundsätzlich werden diese Leistungen einschließlich der belegärztlichen Leistungen nach § 121 → *SGB V* nach der → *Gebührenordnung für Ärzte* (GOÄ) bzw. Gebührenordnung für Zahnärzte (GOZ) vergütet. Die Vergütung erfolgt maximal bis zum 1,8fachen des Gebührensatzes der GOÄ, abhängig von der durchgeführten Leistung, bzw. bis zum Zweifachen des Gebührensatzes der GOZ. Diese Vergütungsbestimmungen können jedoch in Verträgen zwischen dem → *Verband der privaten Krankenversicherung* und den Kassenärztlichen Vereinigungen oder Kassenärztlichen Bundesvereinigungen ganz oder teilweise abweichend geregelt werden.

BDPK

Abkürzung für → *Bundesverband Deutscher Privatkliniken* e. V., früher Bundesverband Deutscher Privatkrankenanstalten e. V.

Bedarf

Die Begriffe Bedarf und → *Bedürfnis* stehen in einem unmittelbaren Zusammenhang. Bedarf meint dabei konkretisierte, objektivierte und in Zahlen zu fassende bzw. gefasste Bedürfnisse im Hinblick auf bestimmte Waren, Dienstleistungen und so weiter. Wie hoch der tatsächliche Bedarf an einer Ware oder Dienstleistung letztlich ist, wird auf dem Markt durch die Nachfrage bestimmt, die bei einem bestimmten Preis nach dieser Leistung oder Ware entsteht. Dabei kann die Nachfrage sowohl von Unternehmen als auch von Haushalten bzw. Einzelpersonen ausgeübt werden.

Im → *Gesundheitswesen* spielt der Bedarf in vielerlei Hinsicht eine wichtige Rolle. So wird die Zulassung zur vertragsärztlichen Versorgung ebenso wie die Aufnahme eines → *Krankenhauses* in den → *Krankenhausplan* eines Bundeslandes oder aber die Herausnahme einer → *Klinik* aus dem Krankenhausbedarfsplan an den Bedarf an → *Vertragsärzten* beziehungsweise an Krankenhäusern oder besser an stationären → *Leistungen* geknüpft. So heißt es etwa in § 1 Krankenhausfinanzierungsgesetz (KHG):

> *Zweck dieses Gesetzes ist die wirtschaftliche Sicherung der Krankenhäuser, um eine bedarfsgerechte Versorgung der Bevölkerung mit leistungsfähigen, eigenverantwortlich wirtschaftenden Krankenhäusern zu gewährleisten und zu sozial tragbaren* → *Pflegesätzen beizutragen.*

Zur → *Bedarfsplanung* in der vertragsärztlichen Versorgung heißt es in § 99 SGB V:

> *Die* → *Kassenärztlichen Vereinigungen haben im Einvernehmen mit den Landesverbänden der* → *Krankenkassen und den Verbänden der* → *Ersatzkassen sowie im Benehmen mit den zuständigen Landesbehörden nach Maßgabe der vom* → *Gemeinsamen Bun-*

desausschuss erlassenen Richtlinien auf Landesebene einen Bedarfsplan zur Sicherstellung der vertragsärztlichen Versorgung aufzustellen und jeweils der Entwicklung anzupassen.

Allerdings wird der Bedarf an bestimmten Leistungen im Gesundheitswesen anders als auf dem freien Markt nicht durch Angebot und Nachfrage bei einem bestimmten Preis bestimmt. Vielmehr werden politische Vorgaben sowie häufig auch historische Entwicklungen als Basis für die Ermittlung des Bedarfs herangezogen, die dann so weit wie möglich objektiviert werden. So werden zum Beispiel bei der Aufstellung der (Rahmen-) Pläne für die Vorhaltung von Krankenhausleistungen bzw. von Krankenhäusern durch die Bundesländer die Krankenhäuser in Versorgungsstufen eingeteilt. Die Versorgungsangebote werden nach ihrer regionalen Verteilung, Art, Zahl und Qualität erfasst. Darauf aufbauend werden dann Leistungsstrukturen, Planbettenzahlen und Behandlungsplätze festgelegt. Zu den im KHG festgelegten Vorgaben der Krankenhausplanung gehört neben der bedarfsgerechten Versorgung der Bevölkerung unter anderem, dass die Vielfalt der → *Krankenhausträger* zu beachten und insbesondere die wirtschaftliche Sicherung freigemeinnütziger und privater Krankenhäuser zu gewährleisten sei.

Dass ein historisch gegebener Entwicklungsstand als Basis für einen politisch festzulegenden Bedarf herangezogen wird, zeigt das Beispiel der vertragsärztlichen Bedarfsplanung. So heißt es in § 101 SGB V:

Der allgemeine bedarfsgerechte Versorgungsgrad ist erstmals bundeseinheitlich zum Stand vom 31. Dezember 1990 zu ermitteln. Bei der Ermittlung des Versorgungsgrades ist die Entwicklung des Zugangs zur vertragsärztlichen Versorgung seit dem 31. Dezember 1980 arztgruppenspezifisch angemessen zu berücksichtigen. Die regionalen Planungsbereiche sollen den Stadt- und Landkreisen entsprechen. Bei der Berechnung des Versorgungsgrades in einer Planungsregion sind die in einem medizinischen Versorgungszentrum angestellten Ärzte entsprechend ihrer Arbeitszeit anteilig zu berücksichtigen.

Auch der Begriff der → *Unter–* und → *Überversorgung* wurde vom Gesetzgeber im Zuge der Einführung der Bedarfsplanung und Bedarfszulassung zur vertragsärztlichen Tätigkeit relativ genau definiert. Überversorgung ist nach den Regelungen des SGB V anzunehmen, wenn der – wie oben dargestellt – auf dem Stand von Ende 1990 historisch ermittelte und als bedarfsgerecht definierte Versorgungsgrad um zehn Prozent überschritten wird.

Eine weitere Besonderheit des Bedarfs bzw. der Bedarfsdeckung auf dem → *Gesundheitsmarkt* ist, dass in vielen Teilbereichen der Konsum und die Nachfrage sowie die Bezahlung bzw. Finanzierung der Inanspruchnahme voneinander getrennt sind. So nehmen zwar die Versicherten der → *Gesetzlichen Krankenversicherung* Leistungen in Anspruch, bezahlt werden diese Leistungen gegenüber den Leistungserbringern jedoch direkt oder indirekt von den gesetzlichen Krankenkassen. Damit entsteht im Gegensatz zu der direkten Beziehung zwischen Verbraucher/Nachfrager und Anbieter einer Ware bzw. Dienstleistung auf dem freien Waren- und Dienstleistungsmarkt, bei der Geld direkt gegen Ware bzw. Dienstleistung getauscht wird, auf dem Gesundheitsmarkt überwiegend eine Dreiecksbeziehung zwischen Versichertem, Leistungserbringer und Krankenkasse (Abb. 1). Schematisch kann diese Beziehung wie folgt dargestellt werden:

Bedarfsplanung

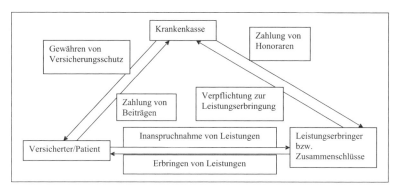

Abb. 1:
Dreiecksbeziehung auf dem Gesundheitsmarkt zwischen Krankenkassen, Leistungserbringern und Versicherten/Patienten

Bedarfsplanung

Instrument, mit dem in Deutschland der Bedarf an → *Ärzten* und → *Zahnärzten* sowie an Krankenhauskapazität (→ *Krankenhausplanung*) zur Sicherstellung der → *Versorgung* der Bevölkerung gedeckt werden soll. Tatsächlich wird seit dem 1993 in Kraft getretenen → *Gesundheitsstrukturgesetz* die Bedarfsplanung in Deutschland insbesondere eingesetzt, um eine → *Überversorgung* mit Ärzten und Zahnärzten zu verhindern. Die Bedarfsplanung für Zahnärzte wurde allerdings zum 1. April 2007 durch das → *GKV-Wettbewerbsstärkungsgesetz* (GKV-WSG) ersatzlos aufgehoben.

Die Bedarfsplanung für die vertragsärztliche Versorgung der Bevölkerung liegt in den Händen der → *Selbstverwaltung*. In § 99 → *SGB V* heißt es zur Bedarfsplanung Ärzte:

Die → Kassenärztlichen Vereinigungen haben im Einvernehmen mit den Landesverbänden der → Krankenkassen und den Verbänden der → Ersatzkassen sowie im Benehmen mit den zuständigen Landesbehörden nach Maßgabe der vom → Gemeinsamen Bundesausschuss erlassenen Richtlinien auf Landesebene einen Bedarfsplan zur Sicherstellung der vertragsärztlichen Versorgung aufzustellen und jeweils der Entwicklung anzupassen.

Kassen und Kassenärztliche Vereinigungen sind damit letztlich gemeinsam für die Bedarfsplanung zuständig. Dabei müssen sie sich an Richtlinien orientieren, die der Gemeinsame Bundesausschuss (G-BA) erarbeitet und erlässt. Diese Richtlinien bedürfen zu ihrem Wirksamwerden der Genehmigung durch das → *Bundesministerium für Gesundheit und Soziale Sicherung*. Der Auftrag zur Sicherstellung der kassenärztlichen Versorgung dagegen obliegt den Kassenärztlichen bzw. Kassenzahnärztlichen Vereinigungen alleine.

Liegt gemäß den Richtlinien des G-BA in einem Planungsbereich Überversorgung vor, wird der Planungsbereich für weitere → *Zulassungen* gesperrt. Dort kann nur dann ein weiterer Vertragsarzt eine Tätigkeit aufnehmen, wenn ein bereits existierender Vertragsarztsitz frei wird und zur Wiederbesetzung ausgeschrieben wird. Überversorgung ist nach § 101 SGB V dann anzunehmen, wenn der allgemeine bedarfsgerechte Versorgungsgrad um 10 vom Hundert überschritten ist.

Ebenso wie Überversorgung soll die Bedarfsplanung auch → *Unterversorgung* verhindern. Viele Jahre spielte Unterversorgung jedoch faktisch keine Rolle in der ärztlichen Bedarfsplanung. Erst in den letzten Jahren rückte der Begriff der Unterversorgung wieder stärker in das öffentliche Interesse, weil zunehmend frei werdende Vertragsarztsitze in den östlichen Bundesländern nicht mehr oder nur sehr schwer besetzt werden konnten. Bei Unterversorgung können die KVen besondere Maßnahmen ergreifen. Ein Beispiel sind zeitlich begrenzte Umsatzgarantien für Vertragsärzte, die bereit sind, sich in unterversorgten Gebieten niederzulassen.

Die Krankenhausplanung, die auch als Bedarfsplanung für Krankenhauskapazität bezeichnet werden kann, liegt dagegen ebenso wie der → *Sicherstellungsauftrag* für die stationäre Versorgung bei den Bundesländern.

Bedarfsschätzung

Grundsätzlich wird davon ausgegangen, dass ein → *Bedarf* im Gegensatz zu → *Bedürfnissen* weitgehend objektivierbar ist und quantifiziert werden kann. Dennoch existiert bei Planungsprozessen immer Unsicherheit über zukünftige Entwicklungen des Bedarfs sowie der Konkurrenzsituation, die zu einer Schätzung des erwarteten Bedarfs zwingen.

Dies trifft natürlich auch für den → *Gesundheitsmarkt* zu. Im Gegensatz zu der mit dem Begriff der Bedarfsplanung suggerierten Exaktheit von Planungen im Hinblick auf den Bedarf an bestimmten Gesundheitsleistungen handelt es sich in faktisch allen Fällen um eine Schätzung des Bedarfs auf der Grundlage historisch entstandener Versorgungssituationen, politischer Vorgaben oder von Aushandlungsprozessen zwischen Interessengruppen.

So beinhaltet etwa die Aushandlung eines → *Krankenhausbudgets* zwischen den Vertretern eines → *Krankenhauses* und der → *Krankenkassen* immer auch Momente der Bedarfsschätzung, die in den meisten Fällen Extrapolationen der bisherigen Leistungsentwicklung darstellen. Hinzu treten bei der Festlegung der Preisaspekt bzw. die für die Krankenkassen entstehenden Gesamtkosten für die → *Leistungen* des Krankenhauses in einer Zeitperiode. Dass es sich bei der Festlegung der Leistungsmengen um Bedarfsschätzungen handelt, wird schon darin deutlich, dass das Vergütungssystem Regelungen für die Über- bzw. Unterschreitung der gemeinsam vertraglich festgelegten Leistungsmengen und die dabei fällig werdenden Vergütungen bzw. Ausgleiche beinhaltet.

Bedürfnis

Ein Bedürfnis wird im Allgemeinen als Mangelsituation interpretiert, die dazu führt, den empfundenen Mangel nach Möglichkeit zu beheben und damit das Bedürfnis zu befriedigen.

In der Wirtschaftstheorie entsteht aus Bedürfnissen ein → *Bedarf* nach ganz bestimmten Gütern beziehungsweise Dienstleistungen. Dieser Bedarf wiederum wird letztlich durch Konsum befriedigt. Welchen Preis der Konsument bereit ist für ein Gut oder eine Dienstleistung zu bezahlen, hängt wiederum von der Stärke des Bedürfnisses bzw. des aus der Befriedigung dieses Bedürfnisses erfahrbaren Nutzens ab, das dem Bedarf und damit der Nachfrage zugrunde liegt. Nach der Höhe des Nutzens können die Bedürfnisse wiederum in eine Rang- bzw. Prioritätenordnung gebracht werden.

Auf dem → *Gesundheitsmarkt*, der nicht nach reinen Marktgesetzen funktioniert, sondern ein weitgehend regulierter Markt mit begrenztem Wettbewerb und Marktzugang sowie Preisregulierung ist, wird der auf dem Grundbedürfnis nach Gesundheit, Wohlergehen oder etwa Schmerzfreiheit beruhende Bedarf nach Gesundheitsleistungen weitgehend nach politischen, administrativen und historischen Rahmenbedingungen festgelegt. Dabei tritt an die Stelle des Preises als einem Regulationsinstrument des freien Marktes die Begrenzung des Angebotes sowie die Begrenzung der auf Kosten der → *Krankenkassen* zu beziehenden Leistungen.

In gewissem Umfang übernimmt auch die → *Selbstbeteiligung*, auch als Eigenbeteiligung oder → *Zuzahlung* bezeichnet, eine Steuerungsfunktion bei der Befriedigung des Bedürfnisses nach Gesundheitsleistungen, weil davon ausgegangen wird, dass Selbstbeteiligungen als Preisersatz den einzelnen Versicherten davon abhalten, die entsprechenden Leistungen als freies Gut unbegrenzt bzw. ohne echten gesundheitlichen Bedarf nachzufragen.

Der aus der Bedürfnisbefriedigung entstehende Nutzen bzw. die nach dem entstehenden Nutzen zu bildende Rangordnung der Bedürfnisse wird in manchen → *Gesundheitssystemen* herangezogen, um explizit Entscheidungen im Hinblick auf → *Rationierung* und → *Priorisierung* zu objektivieren und zu begründen. Dabei wird zum Beispiel im Rahmen von politischen und ethischen Vorgaben der pro eingesetzter Geldeinheit erzielbare gesundheitliche Nutzen möglichst objektiv ermittelt und die daraus entstehende Nutzenskala gesundheitlicher Leistungen herangezogen, um Priorisierungsentscheidungen zu treffen.

Behandlung

Im → *Gesundheitswesen* wird der Begriff der Behandlung für Tätigkeiten verwendet, die Ärzte sowie andere Heilhilfsberufe an Patienten vornehmen.

Als Voraussetzung für eine Behandlung im Gesundheitswesen wird die Behandlungsbedürftigkeit angesehen. Im Hinblick auf die Behandlung zu Lasten der → *Gesetzlichen Krankenversicherung* wird im → *Sozialgesetzbuch* der Krankheitsbegriff als Grundvoraussetzung für eine Behandlung vorgeschrieben. Dementsprechend wird im § 27 SGB V auch die Krankenbehandlung wie folgt definiert:

→ *Versicherte haben Anspruch auf Krankenbehandlung, wenn sie notwendig ist, um eine Krankheit zu erkennen, zu heilen, ihre Verschlimmerung zu verhüten oder Krankheitsbeschwerden zu lindern. Die Krankenbehandlung umfasst*

1. *Ärztliche Behandlung einschließlich Psychotherapie als ärztliche und psychotherapeutische Behandlung,*
2. *zahnärztliche Behandlung,*
2a. *Versorgung mit Zahnersatz einschließlich Zahnkronen und Suprakonstruktionen,*
3. *Versorgung mit* → *Arznei-,* → *Verband-,* → *Heil- und* → *Hilfsmitteln,*
4. *häusliche Krankenpflege und Haushaltshilfe,*
5. *Krankenhausbehandlung,*
6. *Leistungen zur medizinischen Rehabilitation und ergänzende Leistungen.*

Darüber hinaus wird im deutschen → *Gesundheitssystem* zwischen ambulanter, stationärer, teilstationärer sowie vor- und nachstationärer Behandlung unterschieden.

Behandlungsablauf, geplanter

Behandlungsablauf oder geplanter Behandlungsablauf wird synonym zu den Begriffen klinischer (Behandlungs-) Pfad (engl. Clinical Pathway), interdisziplinärer Versorgungspfad oder klinischer → *Patientenpfad* verwendet.

Der geplante Behandlungsablauf stellt für ein Erkrankungsbild oder eine Diagnose den typischen Behandlungsablauf mit den dafür erforderlichen Aktivitäten aller am Behandlungsprozess des → *Patienten* beteiligten Stellen, Berufsgruppen bzw. Personen innerhalb einer oder auch mehrerer Organisationseinheiten dar. Meist werden geplante Behandlungsabläufe in → *Krankenhäusern* genutzt. Teilweise werden – etwa im Zusammenhang mit Verträgen zur → *integrierten Versorgung* – aber auch geplante Behandlungsabläufe mit einem gröberen Raster als Basis für den standardisierten sektorübergreifenden Behandlungsablauf im Rahmen solcher IV-Verträge genutzt.

So heißt es etwa in einem im Frühjahr 2005 erstmals veröffentlichten Vertragsmuster für die integrierte Versorgung von Knie- und Hüftpatienten der Deutschen Angestellten-Krankenkasse (DAK):

Gegenstand dieser Integrierten Versorgung sind die in dem als Anlage 1 beigefügten sektorübergreifenden Behandlungspfad aufgeführten Leistungen

- *die Stellung der Indikation und Einweisung in das IV-Verfahren (nach Einbindung der niedergelassenen Haus-/ Fachärzte)*
- *die Übernahme des Casemanagements (Betreuungs- und Koordinierungsfunktion)*
- *präoperative Vorbereitung*
- *die Krankenhausbehandlung mit operativen Eingriff und postoperativer Behandlung*
- *im Rahmen der persönlichen und versicherungsrechtlichen Anspruchsvoraussetzungen die Anschlussrehabilitation*
- *die amb. Nachsorge*
- *ein Refreshertag*
- *eine Garantie und ein med. Check*

Quelle: Klinik Markt inside 7/2005, S. 4.

Im Unterschied zur bisherigen Vorgehensweise wird dabei der Weg des Patienten durch den gesamten Behandlungsprozess und die Optimierung dieses Prozesses in den Vordergrund gestellt, nicht aber die behandelnde Organisationseinheit oder Berufsgruppe.

Hintergrund für die immer stärkere Nutzung solcher Patientenpfade bzw. geplanter Behandlungsabläufe ist die Einführung des neuen → *Fallpauschalensystems*. Wird der Behandlungsaufwand des Krankenhauses nicht mehr nach der zeitlichen Dauer des Klinikaufenthaltes (Verweildauer) bezahlt, sondern orientiert an einer Diagnose, ist es für das Krankenhaus wirtschaftlich sinnvoll, den Aufenthalt des Patienten so kurz wie medizinisch-pflegerisch vertretbar zu gestalten und die vorhandenen Kapazitäten und Ressourcen für die Behandlung weiterer Patienten zu nutzen. Daraus folgt, dass das Krankenhaus ein Interesse an einer möglichst optimalen Gestaltung der internen Behandlungsprozesse haben muss. Hierfür sind geplante Behandlungsabläufe eine Hilfe, wenn nicht die Grundlage.

Geplante und damit weitgehend standardisierte Behandlungsabläufe haben aber auch einen positiven Effekt auf die Qualität der Krankenversorgung, weil mit dem Behandlungsablauf auch bestimmte Standards der Behandlung festgeschrieben werden, die bei Bedarf im Einzelfall zwar verlassen werden können, im Normalfall aber wie geplant angewandt werden. Dieser Effekt ist vor allem bei einem Teil der Ärzteschaft nach wie vor umstritten, weil eine Standardisierung medizinischer Behandlungsabläufe als Abweichen von der Behandlungsfreiheit des Arztes gilt und angeblich zu einer Normierung der Behandlung auch in solchen Fällen führe, in denen gerade abweichendes Handeln geboten wäre. International gelten geplante Behandlungsabläufe jedoch als sinnvoll und qualitätsfördernd bzw. –sichernd.

Behandlungsfall

Begriff, der zur Abgrenzung von Behandlungsvorgängen zum Zwecke der Vergütung sowohl bei ambulanter ärztlicher sowie zahnärztlicher und bei stationärer Krankenbehandlung genutzt wird.

Bei der ambulanten ärztlichen/zahnärztlichen → *Behandlung* werden unter einem Behandlungsfall alle Behandlungen verstanden, die der Arzt während eines Abrechnungszeitraumes (Quartal) bei einem

→ *Patienten* vorgenommen hat. Der Bundesmantelvertrag Ärzte/→ *Ersatzkassen* bestimmt dazu etwa in § 25:

> *Die gesamte von demselben → Vertragsarzt innerhalb desselben Kalendervierteljahres an demselben Kranken ambulant zu Lasten derselben Ersatzkasse vorgenommene Behandlung gilt jeweils als Behandlungsfall.*

Dagegen gilt stationäre belegärztliche Behandlung auch dann als eigenständiger Behandlungsfall, wenn im selben Abrechnungszeitraum ambulante Behandlung durch denselben Belegarzt erfolgt.

Abgegrenzt davon wird der Krankheitsfall, der die Behandlung eines Patienten im Hinblick auf eine bestimmte Erkrankung bezeichnet. Ein solcher Krankheitsfall kann sich durchaus über zwei oder mehrere Abrechnungszeiträume erstrecken. Dies würde in der Abrechnung gegenüber den gesetzlichen → *Krankenkassen* zu zwei oder mehreren Behandlungsfällen führen. Der bereits erwähnte Bundesmantelvertrag Ärzte/Ersatzkassen bestimmt dazu in § 25:

> *Ein Krankheitsfall umfasst das aktuelle sowie die nachfolgenden drei Kalendervierteljahre, die der Berechnung der krankheitsfallbezogenen Leistungsposition folgen.*

Bei der stationären Behandlung dagegen wird im deutschen Fallpauschalensystem unter einem Behandlungsfall die gesamte Behandlung verstanden, die ein Patient von der stationären Aufnahme bis zur Entlassung aus der stationären Behandlung erhält. Mit der nach den Regelungen des → *G-DRG*-Systems ermittelten Fallpauschale werden dabei die gesamten → *Leistungen* des Krankenhauses für einen bestimmten Behandlungsfall vergütet.

Behandlungsfehler

Verletzung der nach den jeweiligen Erkenntnissen der Medizin und den objektiven Umständen erforderlichen ärztlichen bzw. zahnärztlichen Sorgfalt bei Aufklärung, Untersuchung oder → *Behandlung* von → *Patienten*. Auch die Unterlassung von bei Anwendung der ärztlichen/zahnärztlichen Sorgfalt eigentlich erforderlich gewesener Aktivität kann einen Behandlungsfehler darstellen, ebenso die Durchführung von Diagnose und/oder Behandlung, ohne dass diese bei Anwendung der ärztlichen/zahnärztlichen Sorgfalt erforderlich gewesen wären.

Als Synonym für den Begriff Behandlungsfehler wird häufig auch der Begriff → *Kunstfehler* benutzt. Dabei wird unterstellt, dass es sich bei der ärztlichen Tätigkeit um eine Kunst handelt (ärztliche Kunst) und bei deren Anwendung ein Fehler unterlaufen ist.

§ 21 der vom → *Deutschen Ärztetag* beschlossenen Muster-→ *Berufsordnung* für Ärzte schreibt vor, dass Ärztinnen und Ärzte dazu verpflichtet sind, sich ausreichend gegen Haftpflichtansprüche im Rahmen ihrer beruflichen Tätigkeit zu versichern.

Bei den → *Ärztekammern* sind Gutachterkommissionen und Schlichtungsstellen eingerichtet, die bei Meinungsverschiedenheiten zwischen → *Arzt* und Patient zu klären versuchen, ob aufgetretene gesundheitliche Komplikationen auf einen ärztlichen Behandlungsfehler zurückzuführen sind und möglicherweise zu einer Haftung des behandelnden Arztes führen. Ziel dieser Einrichtungen ist die außergerichtliche Einigung zwischen Arzt und Patient. Das Verfahren vor den Gutachterkommissionen und Schlichtungsstellen ist durch Verfahrensordnungen bzw. Statuten oder Vereinbarungen geregelt und für die Beteiligten gebührenfrei. Die Entscheidungen der Gutachterkommissionen und Schlichtungsstellen haben nur Empfehlungscharakter; Patient und/oder Arzt können trotz Tätigwerden der Schlichtungsstelle oder der Gutachterkommission den ordentlichen Rechtsweg beschreiten.

Behandlungsgarantie

Nach Informationen der → *Bundesärztekammer* sind Schlichtungsstellen gemeinsam für die norddeutschen Ärztekammern (Schlichtungsstelle der Norddeutschen Ärztekammern; hier sind die Ärztekammern Land Brandenburg, Mecklenburg-Vorpommern, Sachsen-Anhalt und Thüringen angeschlossen) sowie bei der Bayerischen und Sächsischen Landesärztekammer eingerichtet. Hier wird im Einvernehmen mit den Beteiligten (Patient, Arzt/Krankenhaus) und der Haftpflichtversicherung des Arztes eine Aufklärung des Sachverhaltes versucht. Danach gibt die Schlichtungsstelle einen Vorschlag zur Beilegung der Streitigkeiten ab. Der Schlichtungsstelle gehören als Mitglieder ein Arzt als Vorsitzender und ein Jurist mit Befähigung zum Richteramt sowie weitere ärztliche Mitglieder an.

Gutachterkommissionen sind bei der Landesärztekammer Baden-Württemberg, der Landesärztekammer des Saarlandes sowie bei der Landesärztekammer Westfalen-Lippe eingerichtet; außerdem gibt es Gutachter- und Schlichtungsstellen bei der Landesärztekammer Hessen und der Landesärztekammer Rheinland-Pfalz. Sie erstellen ein schriftliches Gutachten zu der Frage, ob ein dem Arzt vorwerfbarer Behandlungsfehler festgestellt werden kann, durch den der Patient einen Gesundheitsschaden erlitten hat bzw. erleiden wird. Die Gutachterkommissionen entscheiden in der Besetzung mit einem Mitglied, das die Befähigung zum Richteramt haben muss (Vorsitzender) und in der Regel mit zwei ärztlichen Mitgliedern, von denen mindestens ein ärztliches Mitglied in dem gleichen Gebiet tätig ist wie der betroffene Arzt.

Im Sozialgesetzbuch ist den → *Krankenkassen* mit dem → *GKV-Reformgesetz 2000* ermöglicht worden, ihre Versicherten bei Behandlungsfehlern zu unterstützen. In § 66 SGB V heißt es dazu wörtlich:

Die Krankenkassen können die Versicherten bei der Verfolgung von Schadensersatzansprüchen, die bei der Inanspruchnahme von Versicherungsleistungen aus Behandlungsfehlern entstanden sind und nicht nach § 116 des Zehnten Buches auf die Krankenkassen übergehen, unterstützen.

Behandlungsgarantie

Insbesondere in den nordeuropäischen Ländern benutzter Begriff, der eine Behandlung innerhalb einer bestimmten Zeitspanne bezeichnet.

Hintergrund solcher Behandlungsgarantien, wie sie zum Beispiel Anfang März 2005 in Finnland eingeführt wurden, sind lange Wartezeiten auf bestimmte Behandlungen und/oder Untersuchungen. Um diese Wartezeiten und die daraus entstehenden → *Wartelisten* abzubauen, ist in Finnland eine gesetzlich geregelte Behandlungsgarantie für nicht eilige diagnostische und therapeutische Maßnahmen eingeführt worden. Diese Behandlungsgarantie soll sicherstellen, dass ein → *Patient* innerhalb von längstens drei Tagen einen Termin bei seinem → *Hausarzt* in einem → *Gesundheitszentrum* erhalten soll.

Einen Termin zur ambulanten Untersuchung bei einem Spezialisten soll der Patient spätestens drei Wochen nach der → *Überweisung* durch den Primärarzt bekommen, und eine notwendige Behandlung oder Operation soll je nach Fachgebiet drei bis sechs Monate nach der Feststellung der medizinischen Notwendigkeit durch einen → *Facharzt* erfolgen.

Unterstützt wird die finnische Behandlungsgarantie durch ein erweitertes Wahlrecht der Patienten: Während man in der Vergangenheit nur die → *Kliniken* im eigenen Krankenhausbezirk auf Kosten der Kommune aufsuchen durfte, kann man sich nun, wenn keine Behandlung innerhalb der Garantiezeiten angeboten werden kann, auch in anderen Krankenhäusern innerhalb oder außerhalb Finnlands behandeln lassen, ohne dass dem Patienten mehr

Kosten entstehen. Zuständig für die Realisierung solcher auswärtiger Behandlungen sind allerdings die Krankenhausbezirke – diese sind verpflichtet, den zu lange wartenden Patienten anderweitige Behandlungsmöglichkeiten anzubieten.

Ähnliche Behandlungsgarantien mit allerdings zum Teil abweichenden zeitlichen Regelungen und unterschiedlichen Rechten bei Überschreiten der garantierten Höchstwartezeiten existieren auch in Norwegen, Schweden und Dänemark. Dabei sind die dänischen Regelungen die weitestgehenden für die Patienten. Dort erhalten Patienten mit Überschreiten der Höchstwartezeit automatisch das Recht, sich in einem anderen dänischen Krankenhaus, einer dänischen Privatklinik oder in Kliniken außerhalb Dänemarks behandeln zu lassen. Die volle Kostenübernahme bei Behandlungen im Ausland ist allerdings nur dann gewährleistet, wenn die Patienten ein Krankenhaus aufsuchen, mit dem der dänische Kreistagsverband einen entsprechenden Rahmenvertrag abgeschlossen hat. In Dänemark wurde die bis dahin zwei Monate betragende Höchstwartezeit auf bestimmte Eingriffe im Laufe des Jahres 2005 auf einen Monat gesenkt.

Der erwartete Wirkungsmechanismus solcher Behandlungsgarantien besteht in einem erhöhten finanziellen und politischen Druck auf die Gesundheitseinrichtungen, ihre Behandlungskapazitäten besser auszunutzen und die Produktivität zu erhöhen.

Behandlungsprogramm, strukturiertes

Siehe → *Disease Management Programm*.

Behandlungsstandard

Der Begriff Behandlungsstandard wird häufig im Zusammenhang sowohl mit → *Evidence Based Medicine* (EBM) als auch mit → *ge-*

planten Behandlungsabläufen genannt. Er weist darauf hin, dass es für bestimmte Erkrankungen und Erkrankungsabläufe → *Behandlungen* gibt, die sich in der Medizin als sinnvoll herausgestellt haben und standardmäßig angewandt werden sollten.

Auch in den seit Anfang 2002 gesetzlich eingeführten → *Disease-Management-Programmen* (DMP) spielen Behandlungsstandards eine wichtige Rolle. So sollen DMP-Programme nach den gesetzlichen Vorgaben eine Behandlung der → *Patienten* nach dem aktuellen Stand der medizinischen Wissenschaft unter Berücksichtigung von evidenzbasierten Leitlinien oder nach der jeweils besten, verfügbaren Evidenz ermöglichen. Die detaillierten inhaltlichen Vorgaben für DMP-Programme erarbeitet der → *Gemeinsame Bundesausschuss* (G-BA); diese werden dann vom → *Bundesministerium für Gesundheit* (BMG) in Form von Rechtsverordnungen in allgemeingültige Vorschriften umgesetzt.

Gegen die Nutzung und vor allem gegen die verbindliche Einführung von Behandlungsstandards wird allerdings eingewandt, dass damit die Therapiefreiheit des Arztes weitgehend außer Kraft gesetzt werden würde und die Gefahr der „Kochbuch-Medizin" gegeben wäre, bei der ohne Rücksicht auf die Besonderheiten des Einzelfalles Standard-Behandlungen angewandt und so der Patient nicht die bestmögliche Behandlung für seinen spezifischen Fall erhalten würde.

Behindertenpflege

Ambulante bzw. stationäre pflegerische Versorgung von Behinderten.

Im → *Sozialgesetzbuch* IX – Rehabilitation und Teilhabe behinderter Menschen – wird in § 2 Behinderung bzw. Schwerbehinderung wie folgt definiert:

(1) Menschen sind behindert, wenn ihre körperliche Funktion, geistige Fähigkeit oder seelische Gesundheit mit hoher

Wahrscheinlichkeit länger als sechs Monate von dem für das Lebensalter typischen Zustand abweichen und daher ihre Teilhabe am Leben in der Gesellschaft beeinträchtigt ist. Sie sind von Behinderung bedroht, wenn die Beeinträchtigung zu erwarten ist.

(2) Menschen sind im Sinne des Teils 2 schwerbehindert, wenn bei ihnen ein Grad der Behinderung von wenigstens 50 vorliegt und sie ihren Wohnsitz, ihren gewöhnlichen Aufenthalt oder ihre Beschäftigung auf einem Arbeitsplatz im Sinne des § 73 rechtmäßig im Geltungsbereich dieses Gesetzbuches haben.

(3) Schwerbehinderten Menschen gleichgestellt werden sollen behinderte Menschen mit einem Grad der Behinderung von weniger als 50, aber wenigstens 30, bei denen die übrigen Voraussetzungen des Absatzes 2 vorliegen, wenn sie infolge ihrer Behinderung ohne die Gleichstellung einen geeigneten Arbeitsplatz im Sinne des § 73 nicht erlangen oder nicht behalten können (gleichgestellte behinderte Menschen).

Die Finanzierung der Behindertenpflege ist insbesondere im SGB IX – Soziale → *Pflegeversicherung* – wie auch im SGB XII – Sozialhilfe – geregelt (siehe insbesondere SGB XII, Siebtes Kapitel, Hilfe zur Pflege).

Speziell für die Sicherung und Förderung der Belange der Behinderten hat die Bundesregierung das Amt der/des Beauftragten der Bundesregierung für die Belange behinderter Menschen geschaffen. Die Aufgaben dieses Amtes sind seit dem 1. Mai 2002 durch das Gesetz zur Gleichstellung behinderter Menschen und zur Änderung anderer Gesetze (Behindertengleichstellungsgesetz, BGG) geregelt. Nach § 15 BGG hat sie/er die Aufgabe, darauf hinzuwirken, dass die Verantwortung des Bundes, für gleichwertige Lebensbedingungen für Menschen mit und ohne Behinderungen zu sorgen, in allen Bereichen des gesellschaftlichen Lebens erfüllt wird. Sie/er setzt sich bei der Wahrnehmung dieser Aufgabe dafür ein, dass unterschiedliche Lebensbedingungen von behinderten Frauen und Männern berücksichtigt und geschlechtsspezifische Benachteiligungen beseitigt werden.

Für die Ausübung der Behindertenpflege sind unterschiedliche Pflegeberufe berechtigt. Nach landesrechtlichen Regelungen sind vor allem Heilerziehungspflegerinnen und Heilerziehungspfleger speziell für die Begleitung und Betreuung von Menschen ausgebildet, deren personale und soziale Identität und Integration durch Beeinträchtigungen oder Behinderungen erschwert ist. Sie werden an Fachschulen für Heilerziehungspflege im Rahmen schulischer Fortbildung ausgebildet. Die Ausbildung dauert drei Jahre; mit Zustimmung der Schulaufsichtsbehörde kann die Ausbildung auch in zwei Jahren durchgeführt werden (Beispiel bezieht sich auf die Regelungen in Bayern).

Behinderung

Einschränkungen bzw. Schädigung der oder Fehlen von körperlichen, geistigen oder seelischen Funktionen, Fertigkeiten bzw. Fähigkeiten.

Die Definition von Behinderung im sozialrechtlichen Sinne ist unter dem Stichwort → *Behindertenpflege* zu finden.

International wird die 2001 von der Weltgesundheitsorganisation (WHO) veröffentlichte Fassung der Internationalen Klassifikation der Funktionsfähigkeit, Behinderung und Gesundheit (ICF) als länder- und fachübergreifende einheitliche Sprache zur Beschreibung des funktionalen Gesundheitszustandes, der Behinderung, der sozialen Beeinträchtigung und der relevanten Umgebungsfaktoren einer Person genutzt. Weitere Informationen zur ICF finden sich im Internet-Auftritt des → *Deutschen Instituts für Medizinische Dokumentation und Information (DIMDI)* unter http://www.dimdi.de/static/de/klassi/ICF/index.html.

Beitrag

Bei den Beiträgen handelt es sich um die Zahlungen (Versicherungsbeiträge), die nach den gesetzlichen Bestimmungen in der → *gesetzlichen Krankenversicherung* wie allgemein in der → *Sozialversicherung* als prozentualer Anteil des Arbeitsentgeltes des Mitgliedes berechnet werden. Dabei wird das Arbeitsentgelt nur bis zur → *Beitragsbemessungsgrenze* für die Berechnung des Beitrages herangezogen.

Im Sozialgesetzbuch (SGB) V hat der Gesetzgeber bestimmt, dass die Leistungen und sonstigen Ausgaben der → *Krankenkassen* durch Beiträge finanziert werden. Dazu entrichten die Mitglieder und die Arbeitgeber Beiträge, die sich in der Regel nach den beitragspflichtigen Einnahmen der Mitglieder richten. Für mitversicherte Familienangehörige dagegen werden Beiträge nicht erhoben, sie sind vielmehr beitragsfrei mit versichert.

Auch in der privaten Versicherungswirtschaft wird der Begriff des Beitrags verwendet. Zutreffender ist dort jedoch der Begriff der (Versicherungs-)Prämie, die der Versicherte für die Versicherungsleistung zu zahlen hat.

Beitragsautonomie

Begriff, der allgemein das Recht einer → *Krankenkasse*, eines Versicherungsunternehmens oder einer Organisation kennzeichnet, den eigenen Beitrag, der von Kunden oder Mitgliedern erhoben wird, selbst festzulegen. Daneben existiert der Begriff der → *Beitragssatzautonomie*. Beide Begriffe werden häufig synonym verwendet. Dabei ist die Beitragsautonomie weiter gefasst als die Beitragssatzautonomie, weil Beitragsautonomie auch die Festlegung der Form des Beitrages beinhaltet.

Seit Anfang 2009 gilt für die Festsetzung der Krankenkassen-→ *Beiträge* im Zusammenhang mit der Einführung des → *Gesundheitsfonds* eine durch das → *GKV-Wettbewerbsstärkungsgesetz* (GKV-WSG) eingeführte Neuregelung des § 241 → *SGB V*: Seither setzt die Bundesregierung per Rechtsverordnung den allgemeinen Beitragssatz in der gesetzlichen Krankenversicherung fest.

In dem im Oktober 2009 abgeschlossenen → *Koalitionsvertrag* von CDU, CSU und FDP für die 17. Legislaturperiode wird unter anderem formuliert, dass die Koalition langfristig das bestehende Ausgleichssystem in der → *gesetzlichen Krankenversicherung* „in eine Ordnung mit mehr Beitragsautonomie, regionalen Differenzierungsmöglichkeiten und einkommensunabhängigen Arbeitnehmerbeiträgen" überführt werden soll.

Beitragsbemessungsgrenze

In der → *gesetzlichen Krankenversicherung* wie allgemein in der → *Sozialversicherung* wird der → *Beitrag* bisher als prozentualer Anteil des Arbeitsentgeltes des Mitgliedes berechnet. Dabei müssen jedoch bestimmte Einkommens-Höchstgrenzen berücksichtigt werden, bis zu denen das jeweilige Einkommen für die Berechnung des tatsächlich zu zahlenden Beitrages herangezogen werden darf. Diese Höchstgrenze, die jährlich vom → *Bundesministerium für Gesundheit* neu festgelegt wird, nennt man Beitragsbemessungsgrenze. Einkünfte, die die Beitragsbemessungsgrenze übersteigen, werden also nicht zur Berechnung des Beitrages herangezogen.

Solche Beitragsbemessungsgrenzen existieren einmal für die gesetzliche Kranken- und → *Pflegeversicherung* sowie zum anderen für die Renten- und Arbeitslosenversicherung. Während die Beitragsbemessungsgrenze für die Kranken- und Pflegeversicherung mittlerweile in ganz Deutschland einheitlich gilt, existieren für die Renten- und Arbeitslosenversicherung immer noch

Beitragseinnahmen

zwei getrennte Werte für Ost- und Westdeutschland.

Die für das Jahr 2008 festgelegten Beitragsbemessungsgrenzen für die Kranken- und Pflegeversicherung sowie für die Renten- und Arbeitslosenversicherung sind in den nachstehenden Tabellen wiedergegeben.

Tab. 1: Beitragsbemessungsgrenze in der Kranken- und Pflegeversicherung

2010	bundeseinheitlich
jährlich	45.000,00 EUR
monatlich	3.750,00 EUR

Tab. 2: Beitragsbemessungsgrenzen in der Renten- und Arbeitslosenversicherung

2010	West	Ost
jährlich	66.000,00 EUR	55.000,00 EUR
monatlich	5.500,00 EUR	4.650,00 EUR

Beitragseinnahmen

Einnahmen aus den (Sozialversicherungs-) Beiträgen.

Die Beitragseinnahmen werden von anderen oder sonstigen Einnahmen der → *Sozialversicherung*, etwa Zinseinnahmen, unterschieden. Dabei machen die Beitragseinnahmen die wesentliche Finanzierungsquelle der Sozialversicherung aus. Dies zeigt die nachfolgende Tabelle 1 über die Einnahmen der → *gesetzlichen Krankenversicherung*. Im Jahr 2008 hat die gesetzliche Krankenversicherung insgesamt Einnahmen in Höhe von 159,96 Milliarden Euro gehabt. Davon stammten 149,68 Milliarden Euro aus Beiträgen und lediglich 5,71 Milliarden Euro waren sonstige Einnahmen der GKV.

Tab. 1: Einnahmen der gesetzlichen Krankenversicherung 1993 bis 2008

	Einnahmen insgesamt	Beiträge insgesamt	Sonstige Einnahmen ohne RSA
		in Mrd. EURO	
1993	113,61	109,81	3,80
1994	118,79	114,84	3,96
1995	120,35	115,85	4,49
1996	124,37	120,00	4,37
1997	126,15	122,39	3,76
1998	127,75	124,28	3,47
1999	131,20	127,50	3,70
2000	133,81	130,05	3,76
2001	135,79	131,69	3,90
2002	139,71	136,21	3,50
2003	141,65	138,38	3,27
2004	144,27	140,11	4,16
2005	145,74	140,25	5,49
2006	149,52	142,21	7,31
2007	153,57	147,47	6,09
2008	159,96	153,33	6,63

Quelle: Bundesministerium für Gesundheit, März 2009

Beitragseinzug

Bezeichnung für den Einzug der Sozialversicherungsbeiträge. Der Beitragseinzug, die Aufteilung und Weiterleitung des Gesamtsozialversicherungsbeitrages sowie das dazu gehörige Meldewesen sind nach § 28 SGB IV Aufgabe der gesetzlichen Krankenkassen. Gemäß der Neuregelung durch das → *GKV-Wettbewerbsstärkungsgesetz* (GKV-WSG) ziehen die → *Krankenkassen* ab Anfang 2009 die Krankenkassenbeiträge für den → *Gesundheitsfonds* ein. Ab dem Jahr 2011 erhalten die Arbeitgeber außerdem die Option, sämtliche Beiträge für in unterschiedlichen Krankenkassen versicherte Arbeitnehmer nur noch an eine Einzugs- bzw. Weiterleitungsstelle zu zahlen.

Beitragskalkulation

Die Beitragskalkulation in der → *gesetzlichen Krankenversicherung* (GKV) und der → *privaten Krankenversicherung* (PKV) unterscheiden sich grundsätzlich voneinander.

Die Berechnung der → *Beiträge* in der PKV erfolgt nach dem → *Äquivalenzprinzip*, die Versicherungsprämie wird also nach Umfang des Versicherungsschutzes, Eintrittsalter und Versicherungsrisiko gemäß versicherungsmathematischen Grundsätzen individuell kalkuliert. Dies bedeutet:

- Die Beitragshöhe hängt vom Umfang der versicherten → *Leistungen* ab.
- Da die Inanspruchnahme von Gesundheitsleistungen mit dem Lebensalter steigt, hängen die Beiträge in der PKV auch vom Lebensalter bei Versicherungsbeginn ab.
- Zu Beginn der Versicherung bereits vorhandene Erkrankungen stellen zusätzliche Gesundheitsrisiken dar, für die je nach Höhe des Risikos Risikozuschläge gezahlt werden müssen.
- Die Tarife werden für Männer und Frauen wegen der unterschiedlichen Gesundheitskosten-Wahrscheinlichkeit jeweils unterschiedlich kalkuliert.

In der gesetzlichen Krankenversicherung dagegen wird der Beitrag nach völlig anderen Grundsätzen berechnet. Hier findet vor allem das Solidarprinzip Anwendung (Grundsatz der → *Solidarität*), bei dem die Beiträge nicht in einem Verhältnis zum versicherten Risiko stehen. Vielmehr werden die Beiträge nach der finanziellen Leistungsfähigkeit der Versicherten festgelegt, die am Arbeitseinkommen bemessen wird, und der Versicherungsumfang ist – unabhängig vom gezahlten Beitrag – gleich. Auch die kostenfreie Mitversicherung von Kindern und Ehepartnern wird mit dem Solidarprinzip begründet. Der für die Berechnung des jeweiligen individuellen Beitrags maßgebliche → *Beitragssatz* der → *Krankenkasse* wurde bis Ende 2008 durch Satzungsbeschluss von den Beschlussgremien der Kasse selbst festgelegt. Diese Beitragssätze mussten allerdings von der Aufsichtsbehörde genehmigt werden. Außerdem waren die Beschlussgremien der gesetzlichen Krankenkassen nicht frei in der Festlegung des Beitragssatzes. In § 220 SGB V hieß es dazu:

Die Beiträge sind so zu bemessen, dass sie zusammen mit den sonstigen Einnahmen die im Haushaltsplan vorgesehenen Ausgaben und die vorgeschriebene Auffüllung der Rücklage decken.

Seit Anfang 2009 gilt für die Festsetzung der Krankenkassen-→ *Beiträge* im Zusammenhang mit der Einführung des → *Gesundheitsfonds* eine durch das → *GKV-Wettbewerbsstärkungsgesetz* (GKV-WSG) eingeführte Neuregelung des § 241 → *SGB V*: Seither setzt die Bundesregierung per Rechtsverordnung den allgemeinen Beitragssatz in der gesetzlichen Krankenversicherung fest.

Die Beiträge selbst werden dann als prozentualer Anteil des Arbeitsentgeltes des Mitgliedes berechnet. Dabei wird das Arbeitsentgelt nur bis zur → *Beitragsbemessungsgrenze* für die Berechnung des Beitrages herangezogen.

Beitragssatz

Die → *Beiträge* für die einzelnen Zweige der deutschen → *Sozialversicherung* werden nicht in festen Euro-Beträgen ausgedrückt, sondern als Prozentsatz des sozialversicherungspflichtigen Einkommens. In Höhe dieses für jeden Zweig der Sozialversicherung gesondert festgesetzten Beitragssatzes (Prozentsatzes) muss das Mitglied der → *Kranken-*, Renten-, → *Pflege-* und Arbeitslosenversicherung von seinem sozialversicherungspflichtigen Einkommen bis zur Höhe der → *Beitragsbemessungsgrenze* Beiträge für die jeweiligen Versicherungszweige zahlen. Dabei gilt außerdem, dass die zu entrichtenden Beiträge im Grundsatz zur Hälfte vom Arbeitnehmer, zur anderen Hälfte vom Arbeitgeber zu entrichten sind. Bei Pflichtmitgliedern führt der Arbeitgeber diese Beiträge direkt an die Sozialversicherung ab.

Mittlerweile gibt es jedoch Ausnahmen vom Grundsatz der paritätischen Finanzierung durch Arbeitgeber und Arbeitnehmer. So wurde Mitte 2005 in der gesetzlichen Krankenversicherung ein besonderer Beitragssatz in Höhe von 0,9 Prozent eingeführt, den die Arbeitnehmer allein zu tragen haben. Im Gegenzug wurden die Krankenkassenbeiträge generell um 0,9 Prozent gesenkt, so dass im Ergebnis die Arbeitnehmer nun einen um 0,45 Prozentpunkte höheren Beitragssatz zu zahlen haben.

In der → *gesetzlichen Krankenversicherung* wurden die Beitragssätze der einzelnen → *Krankenkassen* bis Ende 2008 durch Satzungsbeschluss von den Beschlussgremien der Kassen selbst festgelegt. Diese Beitragssätze mussten allerdings von der Aufsichtsbehörde genehmigt werden. Außerdem waren die Beschlussgremien der gesetzlichen Krankenkassen nicht frei in der Festlegung des Beitragssatzes. In § 220 SGB V hieß es dazu:

(1) Die Mittel für die Krankenversicherung werden durch Beiträge und sonstige Einnahmen aufgebracht. Die Beiträge sind so zu bemessen, dass sie zusammen mit den sonstigen Einnahmen die im Haushaltsplan vorgesehenen Ausgaben und die vorgeschriebene Auffüllung der Rücklage decken. Für die Bemessung sind der Betrag der vorgesehenen Einnahmen um den zu Beginn des Haushaltsjahres vorhandenen Betriebsmittelüberschuss und der Betrag der vorgesehenen Ausgaben um die erforderliche Auffüllung des Betriebsmittelbestandes zu erhöhen.

(2) Ergibt sich während des Haushaltsjahres, dass die Betriebsmittel der Krankenkasse einschließlich der Zuführung aus der Rücklage und der Inanspruchnahme eines Darlehens aus der Gesamtrücklage zur Deckung der Ausgaben nicht ausreichen, sind die Beiträge zu erhöhen. Muss eine Krankenkasse, um ihre Leistungsfähigkeit zu erhalten oder herzustellen, dringend ihre Einnahmen vermehren, hat der Vorstand zu beschließen, dass die Beiträge bis zur satzungsmäßigen Neuregelung erhöht werden; der Beschluss bedarf der Genehmigung der Aufsichtsbehörde. Kommt kein Beschluss zustande, ordnet die Aufsichtsbehörde die notwendige Erhöhung der Beiträge an.

(3) Übersteigen die Einnahmen der Krankenkasse die Ausgaben und ist das gesetzliche Betriebsmittel- und Rücklagesoll erreicht, sind die Beiträge durch Änderung der Satzung zu ermäßigen.

Seit Anfang 2009 gilt für die Festsetzung der Krankenkassenbeiträge im Zusammenhang mit der Einführung des → *Gesundheitsfonds* eine durch das → *GKV-Wettbewerbsstärkungsgesetz* (GKV-WSG) eingeführte Neuregelung: Seither setzt die Bundesregierung per Rechtsverordnung den einheitlichen allgemeinen Beitragssatz in der gesetzlichen Krankenversicherung fest. Der einheitliche Beitragssatz in der GKV für das Jahr 2009 wurde auf 15,5 Prozent festgelegt (14,6 Prozent zuzüglich des besonderen Beitragssatzes von 0,9 Prozent). Ab dem 1. Juli 2009 wurde der einheitliche Beitragssatz jedoch im Zuge des Konjunkturpaketes II als Folge der Finanzkrise auf 14,9 Prozent gesenkt. Parallel dazu wurden die Steuerzuschüsse an die GKV um 3,2 Milliarden Euro erhöht. Erforderliche Veränderungen des allgemeinen Beitragssatzes werden künftig in der Regel jeweils bis zum 1. November eines Jahres mit Wirkung vom 1. Januar des Folgejahres festgelegt. Der Beitragssatz wird nach den gesetzlichen Vorschriften erhöht, wenn die voraussichtlichen Einnahmen des Gesundheitsfonds die voraussichtlichen Ausgaben der Krankenkassen im laufenden und im Folgejahr nicht zu mindestens 95 Prozent decken. Umgekehrt wird der Beitragssatz gesenkt, wenn eine Deckungsquote von 100 Prozent überschritten und bei einer Senkung des Beitragssatzes um mindestens 0,2 Beitragssatzpunkte die Deckungsquote 95 Prozent im laufenden Jahr voraussichtlich nicht unterschritten wird.

Neben dem Krankenkassenbeitrag müssen die Krankenkassen nach der Einführung des Gesundheitsfonds unter bestimmten Bedingungen zusätzlich einen → *Zusatzbeitrag* erheben.

Beitragssatzautonomie

Begriff, der das Recht der → *gesetzlichen Krankenkassen* kennzeichnet, ihre → *Beitragssätze* selbst festzusetzen.

Bis Ende 2008 galt in der → *gesetzlichen Krankenversicherung* Beitragssatzautonomie: Die Beitragssätze der einzelnen Krankenkassen wurden durch Satzungsbeschluss von den Beschlussgremien der Kassen selbst festgelegt. Diese Beitragssätze mussten von der jeweils zuständigen Aufsichtsbehörde genehmigt werden.

Seit Anfang 2009 gilt für die Festsetzung der Krankenkassen-→ *Beiträge* im Zusammenhang mit der Einführung des → *Gesundheitsfonds* eine durch das → *GKV-Wettbewerbsstärkungsgesetz* (GKV-WSG) eingeführte Neuregelung des § 241 → *SGB V*: Seither setzt die Bundesregierung per Rechtsverordnung den allgemeinen Beitragssatz in der gesetzlichen Krankenversicherung fest.

Beitragssatz, einheitlicher

Seit Anfang 2009 gilt für die Festsetzung der → *Krankenkassen*-→ *Beiträge* im Zusammenhang mit der Einführung des → *Gesundheitsfonds* eine durch das → *GKV-Wettbewerbsstärkungsgesetz* (GKV-WSG) eingeführte Neuregelung des § 241 SGB V: Seither setzt die Bundesregierung per Rechtsverordnung den allgemeinen → *Beitragssatz* in der → *gesetzlichen Krankenversicherung* fest. Der einheitliche Beitragssatz in der GKV für das Jahr 2009 wurde zunächst auf 15,5 Prozent festgelegt (allgemeiner Beitragssatz in Höhe von 14,6 Prozent zuzüglich des besonderen Beitragssatzes von 0,9 Prozent).

Im Zuge des Konjunkturpaketes II als Folge der Finanzkrise wurde der einheitliche Beitragssatz ab dem 1. Juli 2009 jedoch auf 14,9 Prozent gesenkt. Dazu wurden die Steuerzuschüsse an die GKV um 3,2 Milliarden Euro erhöht. Entsprechende Beschlüsse hatte das Bundeskabinett im Januar 2009 gefasst.

Erforderliche Veränderungen des allgemeinen Beitragssatzes sollen nach § 241 SGB V künftig jeweils bis zum 1. November eines Jahres mit Wirkung vom 1. Januar des Folgejahres festgelegt werden. Der Beitragssatz wird nach den gesetzlichen Vorschriften erhöht, wenn die voraussichtlichen Einnahmen des Gesundheitsfonds die voraussichtlichen Ausgaben der Krankenkassen im laufenden und im Folgejahr nicht zu mindestens 95 Prozent decken. Umgekehrt wird der Beitragssatz gesenkt, wenn eine Deckungsquote von 100 Prozent überschritten und bei einer Senkung des Beitragssatzes um mindestens 0,2 Beitragssatzpunkte die Deckungsquote 95 Prozent im laufenden Jahr voraussichtlich nicht unterschritten wird.

Neben dem Krankenkassenbeitrag müssen die Krankenkassen nach der Einführung des Gesundheitsfonds unter bestimmten Bedingungen zusätzlich einen → *Zusatzbeitrag* erheben.

Bis Ende 2008 wurden die Beitragssätze der einzelnen Krankenkassen in der gesetzlichen Krankenversicherung durch Satzungsbeschluss von den Beschlussgremien der Kassen selbst festgelegt (→ *Beitragssatzautonomie*). Diese Beitragssätze mussten von der Aufsichtsbehörde genehmigt werden.

Beitragssatzstabilität

Der Begriff der Beitragssatzstabilität bezeichnet die Stabilität des als Prozentsatz festgelegten durchschnittlichen → *Beitragssatzes* der → *Sozialversicherung* insgesamt bzw. speziell der → *gesetzlichen Krankenversicherung*.

Der Grundsatz der Beitragssatzstabilität gilt auch nach der Anfang 2009 in Kraft getretenen Abschaffung der Beitragsautonomie der gesetzlichen Krankenkassen und der Einführung des → *einheitlichen Beitragssatzes* weiter, er ist für die gesetzliche Krankenversicherung rechtlich in § 71 → *SGB V* normiert. Dort heißt es:

> *Die Vertragspartner auf Seiten der → Krankenkassen und der → Leistungserbringer haben die Vereinbarungen über die Vergütungen nach diesem Buch so zu gestalten, dass Betragssatzerhöhungen ausgeschlossen werden, es sei denn, die notwendige medizinische Versorgung ist auch nach Ausschöpfung von Wirtschaftlichkeitsreserven ohne Beitragssatzerhöhungen nicht zu gewährleisten (Grundsatz der Beitragssatzstabilität).*

Allerdings gibt es Ausnahmen vom Grundsatz der Beitragssatzstabilität: So sind etwa Ausgabensteigerungen auf Grund von gesetzlich vorgeschriebenen Vorsorge- und Früherkennungsmaßnahmen oder für zusätzliche Leistungen, die im Rahmen zugelassener strukturierter Behandlungsprogramme (→ *Disease-Management-Programme*) erbracht werden, vom Grundsatz der Beitragssatzstabilität ausgenommen. Das Gleiche galt für Ausgabensteigerungen innerhalb von Verträgen zur → *integrierten Versorgung* für die Zeit der Anschubfinanzierung (2004 bis 2008).

Um den Vertragspartnern der → *Selbstverwaltung* einen festen Rahmen für die Erhöhungen zu geben, die ohne Verletzung des Grundsatzes der Beitragssatzstabilität möglich sind, stellt das → *Bundesministerium für Gesundheit* bis zum 15. September eines jeden Jahres für die Vereinbarungen der Vergütungen des jeweils folgenden Kalenderjahres die durchschnittlichen Veränderungsraten der beitragspflichtigen Einnahmen aller Mitglieder der Krankenkassen fest.

Politischer Hintergrund des Grundsatzes der Beitragssatzstabilität ist der Versuch, durch diese Obergrenze für den Anstieg der Kosten, für die die gesetzliche Krankenversicherung aufzukommen hat, die Belastung der Einkommen mit Krankenversicherungsbeiträgen möglichst stabil zu halten. Denn steigende Beitragssätze der gesetzlichen Krankenversicherung belasten aufgrund der am Lohneinkommen orientierten Beitragsbemessung die Lohnnebenkosten zusätzlich und führen so tendenziell über steigende Lohnkosten zu Beschäftigungsabbau und dem Verlust an internationaler Wettbewerbsfähigkeit.

Belastungsgrenze

Bei der Inanspruchnahme medizinischer → *Leistungen* müssen die → *Versicherten* der → *gesetzlichen Krankenversicherung* Zuzahlungen leisten, deren Höhe sich durch das → *GKV-Modernisierungsgesetz* grundlegend geändert hat. Zur Absicherung gegen eine Überforderung durch → *Zuzahlungen* ist eine Belastungsgrenze eingeführt worden, ab deren Erreichen die Versicherten für den Rest des laufenden Kalenderjahres von jeder Zuzahlung befreit werden. Diese Belastungsgrenze wird individuell errechnet: Versicherte müssen maximal zwei Prozent ihrer jährlichen Bruttoeinnahmen zum Lebensunterhalt für Zuzahlungen aufbringen. Für → *chronisch Kranke* beträgt die Belastungsgrenze nur ein Prozent der jährlichen Bruttoeinnahmen (siehe auch → *Chroniker-Regelung*).

Zu den Bruttoeinnahmen zum Lebensunterhalt zählen sämtliche Einkünfte, die der Versicherte und seine mit ihm im gemeinsamen Haushalt lebenden Angehörigen erzielen. Die jährlichen Familienbruttoeinnahmen verringern sich für den ersten im gemeinsamen Haushalt lebenden Angehörigen, zum Beispiel den Ehepartner, um einen Freibetrag von 15 Prozent der jährlichen Bezugsgröße (2010: 4.599 Euro) und für jeden weiteren Angehörigen um 10 Prozent der jährlichen Bezugsgröße (2010: 3.066 Euro). Für jedes Kind des Versicherten und des Lebenspartners ist anstelle des Freibetrags von 10 Prozent ein Kinderfreibetrag von 7.008 Euro abzusetzen.

Bei der Berechnung der individuellen Belastungsgrenze wird das Familienbruttoeinkommen zugrunde gelegt. Dabei kann für Familienangehörige ein Freibetrag geltend gemacht werden, der das Familienbruttoeinkommen reduziert.

Sobald Versicherte innerhalb eines Kalenderjahres so viel zugezahlt haben, dass sie die Belastungsgrenze erreichen, können sie bei ihrer → *Krankenkasse* eine Bescheinigung beantragen, die sie dann für den Rest des laufenden Kalenderjahres von allen weiteren Zuzahlungen befreit.

Belegarzt

Niedergelassener → *(Vertrags-)Arzt*, der an einem → *Krankenhaus* seine eigenen Patienten als Belegpatienten stationär oder teilstationär behandelt. Der Belegarzt schließt für seine belegärztliche Tätigkeit mit dem Krankenhaus einen Belegarztvertrag ab, der die Rahmenbedingungen für die Nutzung der Klinik-Ressourcen festlegt. Außerdem benötigt der Belegarzt für seine belegärztliche Tätigkeit eine Anerkennung als Belegarzt durch die jeweils regional zuständige → *Kassenärztliche Vereinigung*.

Die Vergütung des Belegarztes für seine belegärztliche Tätigkeit erfolgt nicht aus dem Budget des Krankenhauses, sondern aus der vertragsärztlichen → *Gesamtvergütung*, die die Krankenkassen und die Kassenärztliche Vereinigung für die ambulante ärztliche Versorgung vereinbart haben. Die Vergütung des Belegarztes hat nach § 121 SGB V die Besonderheiten der belegärztlichen Tätigkeit zu berücksichtigen. Dazu gehören auch leistungsgerechte Entgelte für den ärztlichen → *Bereitschaftsdienst* für Belegpatienten und die vom Belegarzt veranlassten Leistungen nachgeordneter Ärzte des Krankenhauses, die bei der Behandlung seiner Belegpatienten in demselben Fachgebiet wie der Belegarzt tätig werden.

Der Belegarzt entrichtet für die Nutzung der Klinik-Ressourcen ein Nutzungsentgelt an das Krankenhaus.

Belegbett

Krankenhausbetten, die von → *Belegärzten* im Rahmen ihrer belegärztlichen Tätigkeit im → *Krankenhaus* zur vollstationären Versorgung von Belegpatienten genutzt werden.

Belegkrankenhaus

Ende 2008 gab es in Krankenhäusern in Deutschland nach Angaben des Statistischen Bundesamtes insgesamt 21 795 Belegbetten. Dies entspricht einem Anteil an den gesamten aufgestellten Betten (503 360) von 4,33 Prozent. Ende 2008 gab es danach insgesamt 146 reine → *Belegkrankenhäuser* mit zusammen 5 081 aufgestellten Betten. Ein Belegkrankenhaus ist ein Krankenhaus, in dem die fachärztliche Versorgung ausschließlich oder zumindest weit überwiegend von Belegärzten wahrgenommen wird.

Belegkrankenhaus

→ *Krankenhaus*, in dem die fachärztliche Versorgung ausschließlich oder zumindest weit überwiegend von → *Belegärzten* wahrgenommen wird.

Meist handelt es sich dabei um kleinere Krankenhäuser der Grund- und Regelversorgung. Zu unterscheiden von den Belegkrankenhäusern sind → *Praxiskliniken*: Während bei Belegkrankenhäusern üblicherweise die Belegärzte ihre Praxen andernorts führen, befinden sich bei Praxiskliniken die Praxen der in der Praxisklinik tätigen Fachärzte in der Praxisklinik, und diese Ärzte üben gleichzeitig die Funktion leitender Ärzte der Praxisklinik aus.

Belegkrankenhäuser galten lange Zeit als eine Möglichkeit zur verstärkten → *Kooperation* zwischen dem ambulanten und stationären Sektor. Da die reinen Belegkliniken jedoch vom stationären Sektor vielfach als Versuch des Eindringens der niedergelassenen Vertragsärzte in den Bereich der stationären Versorgung betrachtet wurden, stießen diese häufig auf Ablehnung.

Benchmarking

Systematischer Vergleich von definierten Größen (vor allem Kosten, Prozesse, Leistungen oder auch standardisierte Vorgehensweisen) zwischen verschiedenen Einheiten der gleichen Branche. Solche Benchmarking-Vergleiche können auch zum Vergleich von definierten Größen zwischen verschiedenen Standorten oder auch Abteilungen des gleichen Unternehmens genutzt werden.

Ziel des Benchmarking ist es, die Daten aller Teilnehmer am Benchmarking zur dabei verglichenen Größe ins Verhältnis zu setzen und so herauszufinden, bei welchen der Teilnehmer die gemessene Größe außerhalb eines zu definierenden Normbereiches liegt. Damit ist es möglich, bessere und schlechtere Ergebnisse gegenüber einem Orientierungswert herauszufinden, der für das Benchmarking festgelegt wurde. Einen solchen Orientierungswert bezeichnet man als Benchmark.

Im Gesundheitswesen wird Benchmarking häufig angewandt, um zum Beispiel einen Vergleich der Kosten für bestimmte Kostenbereiche zwischen verschiedenen → *Krankenhäusern* zu ermöglichen. Anhand eines solchen Benchmarkings können Schwächen oder auch Stärken der am Benchmarking teilnehmenden Krankenhäuser (→ *Rehabilitationskliniken*, Praxen, Pflegeheime etc.) aufgedeckt werden. Typische Benchmarking-Größen sind etwa der Wareneinsatz für die Speiseversorgung eines Patienten für einen Zeitraum von 24 Stunden, der Anteil der Personalkosten an den Gesamtkosten oder auch der Anteil der Arzneimittelkosten am medizinischen → *Bedarf*.

Während der Vorbereitungs- und Einführungsphase des → *G-DRG*-Systems in Deutschland haben sich viele Krankenhäuser an DRG-Benchmarkings beteiligt, um herauszufinden, wie weit dieser Vorbereitungsprozess auf das DRG-System bereits fortgeschritten war und ob zum Beispiel die Qualität der → *Kodierung* im eigenen Haus bereits ausreichend hoch war.

Berechtigungsschein für ärztliche Behandlung

Einen Berechtigungsschein für ärztliche Behandlung benötigen Personen, die → *Krankenhilfe* in Anspruch nehmen wollen. Der Berechtigungsschein wird vom zuständigen Sozialamt ausgestellt.

Bei der Krankenhilfe handelt es sich um eine Leistung der Sozialämter für nicht krankenversicherte Personen, die die Kosten für die → *Behandlung* durch den niedergelassenen → *Arzt* oder im → *Krankenhaus* nicht bezahlen können und diese Kosten auch nicht von anderer Seite erstattet bekommen.

Bereitschaftsdienst

Der Begriff Bereitschaftsdienst wird im → *Gesundheitswesen* insbesondere für eine bestimmte Form des Dienstes von Krankenhausärzten und Pflegekräften benutzt. In § 15 Absatz 6a → *Bundes-Angestelltentarifvertrag* (BAT) wurde Bereitschaftsdienst wie folgt definiert:

> *Der Angestellte ist verpflichtet, sich auf Anordnung des Arbeitgebers außerhalb der regelmäßigen Arbeitszeit an einer vom Arbeitgeber bestimmten Stelle aufzuhalten, um im Bedarfsfalle die Arbeit aufzunehmen (Bereitschaftsdienst). Der Arbeitgeber darf Bereitschaftsdienst nur anordnen, wenn zu erwarten ist, dass zwar Arbeit anfällt, erfahrungsgemäß aber die Zeit ohne Arbeitsleistung überwiegt.*

Diese Definition findet sich gleichlautend auch in neueren Tarifverträgen einschließlich der spezifischen Ärzte-Tarifverträge. Bereitschaftsdienst wird dabei vor allem für die Nachtzeit sowie Wochenenden und Feiertage angeordnet. Mit Hilfe dieses Instrumentes wird die ärztliche und pflegerische Betreuung der Patienten rund um die Uhr sichergestellt.

Übersteigt die Arbeitszeit während der Bereitschaftsdienst-Zeiten die 50-Prozent-Marke, ist der Arbeitgeber dazu verpflichtet, eine andere Dienstform anzuordnen, zum Beispiel Schichtdienst oder zeitversetzten Dienst. In der Krankenhaus-Praxis hat es aber häufiger auch Bereitschaftsdienste gegeben, bei denen die Arbeitsbelastung während des Bereitschaftsdienstes deutlich über der 50-Prozent-Marke lag. Dies wurde seinerzeit sowohl von Arbeitgeber- wie Arbeitnehmerseite akzeptiert, weil so einerseits kein Schichtdienst angeordnet werden musste, für den der Arbeitgeber deutlich mehr Krankenhausärzte hätte einstellen müssen, und die betroffenen Klinikärzte deutlich bessere Vergütungen für diese so genannten „100-Prozent-Dienste" ausgehandelt hatten als sie für einen Bereitschaftsdienst mit der eigentlich maximalen Arbeitsbelastung sonst erhalten hätten.

Der Bereitschaftsdienst im Krankenhaus und seine Wertung als Arbeitszeit ist seit vielen Jahren zwischen den Tarifparteien heftig umstritten. Mit seinem Urteil vom 9. September 2003 hatte der → *Europäische Gerichtshof* (EuGH) entschieden, dass Zeiten des Bereitschaftsdienstes grundsätzlich als Arbeitszeit zu werten sind.

Zum 1. Januar 2004 wurden im → *Arbeitszeitgesetz* die notwendigen Änderungen in Folge dieses EuGH-Urteils eingearbeitet. Arbeitsbereitschaft und Bereitschaftsdienst werden seither vom Arbeitszeitgesetz insgesamt als Arbeitszeit gewertet. Die Tarifvertragsparteien haben jedoch gleichzeitig Gestaltungsspielräume erhalten, um auf tarifvertraglicher Grundlage längere Arbeitszeiten vereinbaren zu können: Ihnen wurde seinerzeit eine Übergangsfrist bis zum 31. Dezember 2006 eingeräumt, innerhalb derer die bei Inkrafttreten der Neuregelung bestehenden Tarifverträge zur Arbeitszeit weitergalten.

Bereitschaftsdienst, vertragsärztlicher

Der vertragsärztliche → *Bereitschaftsdienst* (früher: vertragsärztlicher Notfalldienst) soll in dringenden Fällen die Behandlung erkrankter Personen während der sprechstundenfreien Zeiten sicherstellen. Die → *Kassenärztlichen Vereinigungen* und die → *Kassenärztliche Bundesvereinigung* haben für diesen als Notdienst bezeichneten Dienst nach § 75 Abs. 1 Satz 1 → *SGB V* den → *Sicherstellungsauftrag*.

Die → *Behandlung* im Rahmen eines solchen Bereitschaftsdienstes ist darauf ausgerichtet, den Patienten bis zur nächstmöglichen regulären ambulanten oder stationären Behandlung ärztlich zweckmäßig und ausreichend zu versorgen. Sie hat sich auf das Notwendige zu beschränken. Vom vertragsärztlichen Notfalldienst bzw. Bereitschaftsdienst ist der Rettungsdienst abzugrenzen, der für die notärztliche Versorgung zuständig ist.

Berufsausübungsgemeinschaft

Spezielle Form der gemeinschaftlichen Berufsausübung für → *Vertragsärzte* und Vertragspsychotherapeuten, die durch das am 1. Januar 2007 in Kraft getretene → *Vertragsarztrechtsänderungsgesetz* (VÄndG) eingeführt wurde. Der neue Begriff ersetzt den Begriff der → *Gemeinschaftspraxis* und erweitert gleichzeitig die Möglichkeiten der Zusammenarbeit.

§ 33 Ärzte-Zulassungsverordnung unterscheidet die örtliche von der überörtlichen Berufsausübungsgemeinschaft. Die örtliche Variante charakterisiert ein gemeinsamer Vertragsarztsitz. Die überörtliche Berufsausübungsgemeinschaft ist dagegen gekennzeichnet durch eine gemeinsame Berufsausübung „bei unterschiedlichen Vertragsarztsitzen der Mitglieder". Bei einer solchen überörtlichen Zusammenarbeit unterscheidet das Vertragsarztrecht wiederum die Variante einer Berufsausübungsgemeinschaft innerhalb des Bezirkes einer KV und solchen mit Mitgliedern in verschiedenen KVen. Auch bei überörtlichen Gemeinschaften müssen sich die Mitglieder auf einen Hauptsitz einigen.

Alle zur vertragsärztlichen Versorgung zugelassenen Leistungserbringer können nach § 33 Absatz 2 Ärzte-Zulassungsverordnung eine Berufsausübungsgemeinschaft bilden. Gemäß der Auslegung der → *Kassenärztlichen Bundesvereinigung* sind daher folgende Konstellationen denkbar: Vertragsarzt/Vertragsarzt; Vertragspsychotherapeut/Vertragspsychotherapeut; Vertragsarzt/Vertragspsychotherapeut; Medizinisches Versorgungszentrum/Medizinisches Versorgungszentrum; Medizinisches Versorgungszentrum/Vertragsarzt.

Der Zusammenschluss eines Vertragsarztes oder einer Gemeinschaft von Vertragsärzten mit einem Medizinischen Versorgungszentrum birgt nach Angaben der KBV allerdings rechtliche Probleme, die derzeit noch nicht endgültig geklärt sind. Das Berufsrecht der Ärzte gestattet nämlich den Zusammenschluss eines Vertragsarztes mit einer juristischen Person des Privatrechtes nicht. Ein Medizinisches Versorgungszentrum kann aber eine solche juristische Person sein. Im Augenblick können die KVen einen solchen Zusammenschluss zu einer Berufsausübungsgemeinschaft daher nicht genehmigen.

Die Einschränkung auf die an der vertragsärztlichen Versorgung zugelassenen Leistungserbringer schließt dagegen aus, dass Vertragsärzte und Vertragszahnärzte Berufsausübungsgemeinschaften bilden.

Außerdem können Ärzte und → *Psychotherapeuten* auch so genannte Teil-Berufsausübungsgemeinschaften gründen. Diese sind dadurch gekennzeichnet, dass sie nur bestimmte Leistungen anbieten.

Berufsgenossenschaft

Die nach Branchen gegliederten derzeit insgesamt 13 gewerblichen Berufsgenossenschaften sind zusammen mit den Unfallversicherungsträgern der öffentlichen Hand Träger der → *gesetzlichen Unfallversicherung*. In den vergangenen Jahren hat es in der gesetzlichen Unfallversicherung einen starken Trend zu Zusammenschlüssen gegeben; so ist die Zahl der gewerblichen Berufsgenossenschaften von 26 auf 13 geschrumpft. Weitere Zusammenschlüsse sind für die Zukunft geplant. Die Unfallversicherungsträger sind im Spitzenverband „Deutsche Gesetzliche Unfallversicherung" zusammengeschlossen.

Die Berufsgenossenschaften arbeiten in der Rechtsform der Körperschaften öffentlichen Rechts. Die ihnen gesetzlich übertragenen Aufgaben liegen in den Bereichen Unfallverhütung und Unfallversicherung für Arbeitsunfälle, Wegeunfälle sowie Berufskrankheiten. Die Berufsgenossenschaften werden in paritätischer Selbstverwaltung durch die Arbeitgeber und die Versicherten (Arbeitnehmer) verwaltet. Zentrale Gremien sind die Vertreterversammlung und der Vorstand. Beide Gremien werden paritätisch von Arbeitgebern und Arbeitnehmern besetzt. Die Rechtsaufsicht über die Berufsgenossenschaften obliegt dem Staat.

Die Finanzierung der Aufgaben der Berufsgenossenschaften erfolgt – anders als in den übrigen Zweigen der → *Sozialversicherung* – im Umlageverfahren allein über Beiträge der Unternehmen. Das Verfahren ist so gestaltet, dass für jedes Haushaltsjahr im Nachhinein für den Zuständigkeitsbereich jeder Berufsgenossenschaft der Überschuss der Aufwendungen über die Erträge ermittelt wird (Verfahren der nachträglichen Bedarfsdeckung). Die Differenz bildet das Umlagesoll, das dann nach verschiedenen Faktoren (Gefahrklasse des Unternehmens, Summe der im Berichtsjahr gezahlten Arbeitsentgelte, eventuell Beitragszuschlag oder Beitragsnachlass) von der Berufsgenossenschaft auf die ihr angehörenden Unternehmen verteilt wird. Die durchschnittliche Umlage beträgt derzeit 1,26 Prozent (2008).

In der gesetzlichen Unfallversicherung versichert ist jeder, der in einem Arbeits-, Ausbildungs- oder Lehrverhältnis in der gewerblichen Wirtschaft steht. Allein bei den gewerblichen Berufsgenossenschaften sind 46,6 Millionen Beschäftigte und drei Millionen Betriebe versichert.

Für den → *Gesundheitsmarkt* zuständig ist die Berufsgenossenschaft für Gesundheitsdienst und Wohlfahrtspflege mit Sitz in Hamburg.

Berufsordnung

Die Berufsordnung regelt die Rechte und Pflichten der Mitglieder der Berufsgruppe gegenüber den Patienten, den Berufskollegen und der Kammer. Berufsordnungen werden für die verkammerten Berufe – im Gesundheitswesen insbesondere → *Ärzte*, → *Zahnärzte* und → *Apotheker* – von den jeweiligen Kammern erlassen, müssen aber zu ihrem Wirksamwerden von den jeweiligen Aufsichtsministerien genehmigt werden.

Die von den → *Landesärztekammern* erlassenen Berufsordnungen der Ärztinnen und Ärzte beruhen weit überwiegend auf der Muster-Berufsordnung (MBO), die der → *Deutsche Ärztetag* als oberstes Beschlussgremium der Ärzteschaft berät und beschließt. Diese Muster-Berufsordnung soll vor allem dazu dienen, dass sich die einzelnen Berufsordnungen in den Bundesländern bzw. den Zuständigkeitsgebieten der Ärztekammern nicht zu weit auseinander entwickeln.

Die Berufsordnungen enthalten unter anderem Bestimmungen zu folgenden Regelungsbereichen:

B. Beschäftigte

- Pflichten zur Berufsausübung
- Schweigepflicht
- → *Fortbildung*
- Werbung
- Gemeinsame Praxisausübung
- Berufliches und kollegiales Verhalten

Über die Einhaltung der Berufspflichten der Ärzte zu wachen ist Aufgabe der jeweiligen → *Ärztekammer*. Dazu gehört zum Beispiel auch die Bearbeitung von Beschwerden über Ärzte. Zu den Aufgaben der Ärztekammern gehört auch die ärztliche Berufsgerichtsbarkeit, die dann in Funktion tritt, wenn ein Arzt sich erheblicher Verletzungen seiner in der Berufsordnung normierten Berufspflichten schuldig gemacht hat.

Beschäftigte

Nach der Definition des Statistischen Bundesamtes solche Personen, die in Betrieben bzw. Unternehmen bzw. an Arbeitsstätten tätig sind. Dabei werden sowohl abhängig Beschäftigte als auch selbstständig Tätige als Beschäftigte erfasst. Bei den Angaben des Statistischen Bundesamtes zu den Beschäftigten im Bereich des Gesundheitspersonals handelt es sich um Beschäftigungsfälle: Personen mit mehreren Arbeitsverhältnissen in verschiedenen Einrichtungen werden dabei unabhängig von der Dauer der geleisteten Arbeitszeit mehrfach gezählt.

Zu den Beschäftigten rechnen dabei im Einzelnen Selbstständige, mithelfende Familienangehörige, Beamte, Angestellte, Arbeiter, Auszubildende, Zivildienstleistende sowie Praktikanten.

(Siehe auch Teil 2, Tabelle 1-5: Gesundheitspersonal 1998 bis 2007 nach Berufen und Geschlecht in Tausend bzw. Tabelle 1-6: Gesundheitspersonal 1998 bis 2007 nach Einrichtungen und Geschlecht in Tausend).

Beschäftigung

Begriff, mit dem häufig die Gesamtzahl der → *Beschäftigten* in einer Branche und deren Entwicklung bezeichnet wird. So ist die Beschäftigung in der → *Gesundheitsbranche* von 1997 bis 2007 von 4,107 auf insgesamt 4,368 Millionen Beschäftigte gestiegen.

Darüber hinaus wird nach der Art der Beschäftigung zwischen geringfügig Beschäftigten, Teilzeit- und Vollzeitbeschäftigten unterschieden.

(Siehe auch Teil 2, Tabelle 1-5: Gesundheitspersonal 1998 bis 2007 nach Berufen und Geschlecht in Tausend bzw. Tabelle 1-6: Gesundheitspersonal 1998 bis 2007 nach Einrichtungen und Geschlecht in Tausend).

Best Practice

Von den Besten lernen. Verfahren, mit dem man im → *Benchmarking* versucht, von anderen, zumindest in Teilbereichen vergleichbaren Unternehmen auf den Feldern zu lernen bzw. sich in den Bereichen zu messen, auf bzw. in denen diese Unternehmen in der Vergleichsgruppe am besten sind, also über Best Practice verfügen.

Best-Practice-Unternehmen haben gegenüber ihren Konkurrenten Vorteile, weil sie insgesamt oder in Teilbereichen Dienstleistungen, Produkte, Projekte, Technologien, Techniken oder Prozesse entwickelt und ihre Organisation danach ausgerichtet haben, die denen in anderen Unternehmen überlegen sind.

Best Practice muss nicht unbedingt auf Best-Practice-Beispiele oder Unternehmen aus der eigenen Branche beschränkt sein. Vielmehr können bestimmte Prozesse auch aus anderen, branchenfremden Unternehmen als Vorbild dienen.

Auf dem → *Gesundheitsmarkt* ist mittlerweile Best Practice zu einer recht weit verbreiteten Methode zur Verbesserung der eigenen Prozesse und nachfolgend der eigenen Organisation geworden. Allerdings wird es mit zunehmendem Wettbewerb innerhalb der Gesundheitsbranche auch immer schwieriger, im unmittelbaren Konkurrenzumfeld Unternehmen zu finden, die zu Benchmarking und Best-Practice-Vergleichen bereit sind, weil dies dazu führen kann, dass unmittelbare Konkurrenten die als Best Practice identifizierten Prozesse und Methoden kopieren und damit der Wettbewerbsvorsprung des Best-Practice-Unternehmens verloren zu gehen droht. Auf dem → *Krankenhausmarkt* konnte diese Entwicklung mit der gesundheitspolitisch gewollten Zunahme des Wettbewerbs zwischen Kliniken sehr gut beobachtet werden. Dies führt dazu, dass heute Best-Practice-Benchmarking überwiegend zwischen weiter entfernten → *Krankenhäusern* stattfindet, weil diese nicht in unmittelbarer Konkurrenz zueinander stehen.

Der Begriff der Best Practice stammt aus der angloamerikanischen Betriebswirtschaftslehre.

Betriebsarzt

→ *Arzt*, der für die betriebsärztliche bzw. arbeitsmedizinische Versorgung der → *Beschäftigten* des Betriebes bzw. Unternehmens zuständig ist.

Nach dem Gesetz über Betriebsärzte, Sicherheitsingenieure und andere Fachkräfte für Arbeitssicherheit (ASiG) ist es ihre Aufgabe, den Arbeitgeber beim Arbeitsschutz und bei der Unfallverhütung in allen Fragen des Gesundheitsschutzes zu unterstützen.

Der Betriebsarzt ist vom Arbeitgeber schriftlich zu bestellen. Dabei ist es nicht unbedingt erforderlich, dass der Betriebsarzt seine Tätigkeit hauptamtlich ausübt. Es ist vielmehr auch eine nebenberufliche Betreuung der Beschäftigten eines Unternehmens als Betriebsarzt möglich. Eine häufige Art der betriebsmedizinischen Betreuung ist auch die durch ein Zentrum für Arbeitsmedizin, von dem mehrere Betriebe betriebsärztlich betreut werden.

Als Betriebsärzte dürfen nur solche Ärzte tätig werden, die Facharzt für Arbeitsmedizin sind oder die Zusatzbezeichnung „Betriebsmedizin" erworben haben.

Zu den Aufgaben der Betriebsärzte gehört nach § 3 ASiG insbesondere

– den Arbeitgeber und die sonst für den Arbeitsschutz und die Unfallverhütung verantwortlichen Personen zu beraten, insbesondere bei
  – der Planung, Ausführung und Unterhaltung von Betriebsanlagen und von sozialen und sanitären Einrichtungen,
  – der Beschaffung von technischen Arbeitsmitteln und der Einführung von Arbeitsverfahren und Arbeitsstoffen,
  – der Auswahl und Erprobung von Körperschutzmitteln,
  – arbeitsphysiologischen, arbeitspsychologischen und sonstigen ergonomischen sowie arbeitshygienischen Fragen, insbesondere des Arbeitsrhythmus, der Arbeitszeit und der Pausenregelung, der Gestaltung der Arbeitsplätze, des Arbeitsablaufs und der Arbeitsumgebung,
  – der Organisation der „Ersten Hilfe" im Betrieb,
  – Fragen des Arbeitsplatzwechsels sowie der Eingliederung und Wiedereingliederung Behinderter in den Arbeitsprozess,
  – der Beurteilung der Arbeitsbedingungen,
– die Arbeitnehmer zu untersuchen, arbeitsmedizinisch zu beurteilen und zu beraten sowie die Untersuchungsergebnisse zu erfassen und auszuwerten,
– die Durchführung des Arbeitsschutzes und der Unfallverhütung zu beobachten und im Zusammenhang damit
  – die Arbeitsstätten in regelmäßigen Abständen zu begehen und festge-

Betriebsführung

stellte Mängel dem Arbeitgeber oder der sonst für den Arbeitsschutz und die Unfallverhütung verantwortlichen Person mitzuteilen, Maßnahmen zur Beseitigung dieser Mängel vorzuschlagen und auf deren Durchführung hinzuwirken,
- auf die Benutzung der Körperschutzmittel zu achten,
- Ursachen von arbeitsbedingten Erkrankungen zu untersuchen, die Untersuchungsergebnisse zu erfassen und auszuwerten und dem Arbeitgeber Maßnahmen zur Verhütung dieser Erkrankungen vorzuschlagen,
- darauf hinzuwirken, dass sich alle im Betrieb Beschäftigten den Anforderungen des Arbeitsschutzes und der Unfallverhütung entsprechend verhalten, insbesondere sie über die Unfall- und Gesundheitsgefahren, denen sie bei der Arbeit ausgesetzt sind, sowie über die Einrichtungen und Maßnahmen zur Abwendung dieser Gefahren zu belehren und bei der Einsatzplanung und Schulung der Helfer in „Erster Hilfe" und des medizinischen Hilfspersonals mitzuwirken.

Anders als in vielen anderen europäischen Ländern ist es dem Betriebsarzt in Deutschland aber nicht gestattet, allgemein diagnostisch und/oder therapeutisch tätig zu werden. Im ASiG wird außerdem ausdrücklich betont, dass es nicht zu den Aufgaben der Betriebsärzte gehört, Krankmeldungen der Arbeitnehmer auf ihre Berechtigung zu überprüfen.

Betriebsführung

Synonym wird auch der Begriff Betriebsleitung verwendet. Der Betriebsführung bzw. Betriebsleitung obliegt die Führung eines Betriebes.

In Unternehmen mit mehreren Betrieben bzw. Betriebsstellen verfügt im Allgemeinen jeder Betrieb über eine eigene Betriebsführung. Diese untersteht ihrerseits der Unternehmensleitung. So besitzen heute viele Krankenhausbetriebe die Rechtsform der → *Gesellschaft mit beschränkter Haftung* (GmbH) oder gemeinnützigen Gesellschaft mit beschränkter Haftung (gGmbH). Gerichtlicher und außergerichtlicher Vertreter einer Gesellschaft mit beschränkter Haftung (GmbH oder gGmbH) sowie deren verantwortlicher Leiter ist der → *Geschäftsführer*, bei mehreren Geschäftsführern diese gemeinsam. Verfügen solche Klinikunternehmen über mehrere Betriebe oder Betriebsteile, ist häufig in jedem Betrieb eine eigene Betriebsführung eingesetzt.

Auch in kommunalen → *Regiebetrieben* und → *Eigenbetrieben* existiert eine Betriebsführung. Im → *Krankenhaus* als kommunalem Regiebetrieb ist die Verwaltung des Krankenhauses Teil der Kommunalverwaltung, der Verwaltungsleiter als Betriebsführung des Krankenhauses damit selbst kommunaler Beamter bzw. Angestellter.

Der kommunale Eigenbetrieb ist – anders als der Regiebetrieb – organisatorisch aus der Gemeindeverwaltung im eigentlichen Sinne ausgegliedert bzw. davon abgegrenzt. Die Leitung eines Eigenbetriebes obliegt einer Betriebsführung oder -leitung; die Aufsicht führt ein Betriebsausschuss, der vom Gemeinderat eingesetzt wird. Die rechtliche Vertretung des Eigenbetriebs obliegt dem rechtlichen Vertreter der Gemeinde.

Als Betriebsführung bzw. Betriebsleitung wird aber auch die Art und Weise bezeichnet, in der ein Betrieb geführt wird.

Betriebsvergleich

Unter Betriebsvergleich oder zwischenbetrieblichem Vergleich versteht man den systematischen Vergleich von definierten Größen (vor allem Kosten, Ertrag, Leistungen oder auch Umsatz) zwischen mehreren

Betrieben der gleichen Branche (siehe auch → *Benchmarking*). Es ist aber auch der Vergleich von festgelegten Größen des gleichen Betriebes über mehrere Zeitperioden möglich. Dann wird vom zeitlichen Betriebsvergleich oder Zeitvergleich gesprochen.

Betriebsvergleiche sind im Gesundheitswesen, insbesondere im → *Krankenhaus*bereich schon seit längerer Zeit eingeführt. Teilweise werden diese Betriebsvergleiche auch extern, insbesondere von → *Krankenkassen* oder in deren Auftrag, durchgeführt. Ein typisches Beispiel ist der Krankenhausreport des Wissenschaftlichen Instituts der Ortskrankenkassen (WidO).

Betriebskrankenkassen

Die Kassenart der insgesamt sechs Kassenarten der → *gesetzlichen Krankenversicherung*, die nach ihrer Definition den engsten betrieblichen Bezug hat.

§ 4 Abs. 2 Sozialgesetzbuch (SGB) V bestimmt:

Die Krankenversicherung ist in folgende Kassenarten gegliedert: → *Allgemeine Ortskrankenkassen, Betriebskrankenkassen,* → *Innungskrankenkassen, Landwirtschaftliche Krankenkassen, die* → *Deutsche Rentenversicherung Knappschaft-Bahn-See als Träger der Krankenversicherung (Deutsche Rentenversicherung Knappschaft-Bahn-See),* → *Ersatzkassen.*

Das → *Sozialgesetzbuch* bestimmt weiterhin, dass ein Arbeitgeber für einen oder mehrere Betriebe dann eine Betriebskrankenkasse errichten kann, wenn in diesen Betrieben regelmäßig mindestens 1000 Versicherungspflichtige beschäftigt werden und die Leistungsfähigkeit der Betriebskrankenkasse (BKK) auf Dauer gesichert ist.

Dies gilt allerdings nicht für solche Betriebe, die als → *Leistungserbringer* zugelassen sind oder deren maßgebliche Zielsetzung die Wahrnehmung wirtschaftlicher Interessen von Leistungserbringern ist, soweit sie nach dem SGB V Verträge mit den → *Krankenkassen* oder deren Verbänden zu schließen haben. Diese Bestimmung dient dem Prinzip der Gegnerfreiheit, weil anderenfalls eine dem Bereich der Leistungserbringer zuzuordnende Betriebskrankenkasse auf der Seite der Krankenkasse Vertragspartner werden könnte. Diese Regelung ist allerdings erst mit dem → *GKV-Modernisierungsgesetz* (GMG) zum 1. Januar 2004 in das SGB V aufgenommen worden.

Der Betriebsbezug, den die Betriebskrankenkassen ursprünglich alle durch ihre direkte Bindung an einen Betrieb hatten, ist seit Mitte der 1990er Jahre schrittweise gelockert worden. Betriebskrankenkassen durften sich daraufhin auch für Nicht-Betriebsangehörige öffnen. Betriebskrankenkassen verschiedener Betriebe, die nicht zum gleichen Unternehmen gehörten, konnten sich nach den Gesetzesänderungen auch freiwillig zusammenschließen. Außerdem konnten Betriebskrankenkassen auch dann weiterbestehen, wenn der Betrieb, zu dem die Betriebskrankenkasse ursprünglich gehörte, nicht mehr weiterexistierte.

Da die Sonderregelungen für Betriebskrankenkassen von anderen Kassenarten als Ungleichheiten im Wettbewerb der Kassenarten untereinander angesehen wurden und die geöffneten und zum Teil fusionierten BKKs vor allem auf Grund ihrer günstigeren Beitragssätze in großer Zahl neue Mitglieder gewinnen konnten, ist mit dem GMG ein befristetes so genanntes Öffnungsmoratorium eingeführt worden. Es schreibt vor, dass Betriebskrankenkassen, die nach dem 9. September 2003 errichtet wurden, sich bis Anfang 2007 nicht für betriebsfremde Mitglieder öffnen durften.

Dachorganisation auf Bundesebene für die insgesamt gut 100 Betriebskrankenkassen ist der BKK Bundesverband mit Sitz in Essen. Durch die rechtlichen Änderungen des GKV-Wettbewerbsstärkungsgesetzes (GKV-WSG) hat der BKK-Bundesverband zum 31.12.2008 seinen bis dahin geltenden Status als Körperschaft öffentlichen Rechts verloren und wurde in eine Gesellschaft bürgerlichen Rechts (BGB-Gesellschaft) umgewandelt. Ende 2009 gab es 138 BKKs mit 13,4 Millionen Versicherten. Damit haben die Betriebskrankenkassen einen Anteil am GKV-Mitgliedermarkt von rund 19 Prozent.

Betriebsverfassungsgesetz

Gesetzliche Regelung der Mitbestimmung in Betrieben ab einer bestimmten Größenordnung. Im Betriebsverfassungsgesetz werden auch die Wahl, die Tätigkeit und die Befugnisse des Betriebsrates im Unternehmen geregelt. Es beinhaltet auch die Vertretung der Arbeitnehmer in Aufsichtsräten von Kapitalgesellschaften.

Ab einer Größenordnung von mehr als 2.000 Arbeitnehmern besteht der → *Aufsichtsrat* eines Unternehmens aus einer gleich großen Anzahl von Vertretern der Arbeitnehmer und der Anteilseigner. Der Vorsitzende des Aufsichtsrates gehört nach den Wahlvorschriften des Mitbestimmungsgesetzes im Ergebnis der Anteilseignerseite an, der Stellvertreter der Arbeitnehmerseite. Die Stimme des Aufsichtsratsvorsitzenden zählt bei Stimmengleichheit bei der erneuten Abstimmung über die gleiche Angelegenheit doppelt.

Das Betriebsverfassungsgesetz ist 1952 verabschiedet worden. Im Jahre 1972 wurde es grundlegend novelliert.

Im Bereich des öffentlichen Dienstes gilt an Stelle des Betriebsverfassungsrechtes das Personalvertretungsrecht.

Bilanzkennzahlen

Aus den Angaben der Bilanz und der Gewinn- und Verlustrechnung gebildete → *Kennzahlen*, die eine schnelle Aussage über die wirtschaftliche Lage eines → *Unternehmens* ermöglichen. Da die Bildung der Kennzahlen immer nach dem gleichen Prinzip abläuft, ermöglichen Bilanzkennzahlen auch den Vergleich von Unternehmen anhand der gebildeten Kennzahlen.

Die Bilanzkennzahlen werden unter anderem unterteilt in

- → *Ertragskennzahlen* (z. B. → *EBIT*, → *EBDIT*, → *EBITA*)
- Finanzierungskennzahlen (z. B. → *Eigenkapitalquote*, Anlagendeckungsgrad)
- Liquiditätskennzahlen (z. B. Liquidität 1. und 2. Grades, → *Cash Flow*, dynamischer Verschuldungsgrad)
- Rentabilitätskennzahlen (z. B. Eigenkapitalrentabilität, → *Umsatzrentabilität*).

Bonus-Malus-Regelung

Das → *Arzneimittelversorgungs-Wirtschaftlichkeitsgesetz* (AVWG), das zum 01. Mai 2006 in Kraft getreten ist, implementierte im deutschen Gesundheitssystem die Bonus-Malus-Regelung für die → *Vertragsärzte*. Die Bonus-Malus-Regelung wurde zum 01. Januar 2007 in vielen → *Kassenärztlichen Vereinigungen* (KV) vertraglich vereinbart.

Die Bonus-Malus-Regelung bedeutet: Überschreitet der verordnende → *Arzt* definierte Durchschnittskosten für festgelegte Arzneimittelgruppen, so hat er Ausgleichsbeträge (Malus) zu leisten.

Die Ausgleichsbeträge sind wie folgt festgelegt:

- Überschreitungsbetrag 10-20 %
 → Regressbetrag 20 % des Überschreitungsbetrages

Bonus-Malus-Regelung

- Überschreitungsbetrag 20-30 %
  → Regressbetrag 30 % des Überschreitungsbetrages
- Überschreitungsbetrag > 30 %
  → Regressbetrag 50 % des Überschreitungsbetrages

Die → *Kassenärztliche Bundesvereinigung* (KBV) und die → *Spitzenverbände der Krankenkassen* (SpiKK) vereinbarten bis zum 30. September 2006 sieben Arzneimittelgruppen (bei denen preisgünstige → *Generika* zur Verfügung stehen), legten für diese Gruppen sog. Leitsubstanzen fest und definierten Benchmarks, die die KVen auf Länderebene und die Landesverbände der Krankenkassen schrittweise erreichen müssen (wie weiter unten beschrieben wird).

Arzneimittelgruppe	Leitsubstanz	Benchmark Anteil Leitsubstanz nach DDD in %	Benchmark Kosten je DDD in Euro
Statine	Simvastatin	82,1 %	0,271
Protonenpumpen-Inhibitoren	Omeprazol	67,9 %	0,927
Selektive Betablocker	Bisoprolol	32,5 %	0,367
Alpha-Rezeptorenblocker	Tamsulosin	69,4 %	0,706
Selektive Serotonin-Rückaufnahme-Inhibitoren	Citalopram	46,4 %	0,654
Bisphosphonate	Alendronsäure	75,2 %	1,504
Triptane	Sumatriptan	27,9 %	7,225

Mit der Vereinbarung ist die Zielsetzung verbunden, den Anteil der → *Arzneimittel* der Leitsubstanz möglichst zu erhöhen und gleichzeitig die Durchschnittskosten durch die Verordnung preisgünstiger Produkte zu senken.

Die Festlegung der Benchmarks beruht auf den Verordnungen des 1. Halbjahres 2006 und berücksichtigt den Preisstand vom 01.09.2006 sowie ausschließlich Monopräparate.

In den → *Arzneimittelvereinbarungen* für 2007 mussten die KVen, die die Bonus-Malus-Regelung der Bundesebene übernommen haben, die regionalen Zielwerte (d. h. KV-individuell) für den Anteil der Leitsubstanz und die Kosten je Daily Defined Dose (→ *DDD*) pro Arzneimittelgruppe mit den Landesverbänden der Krankenkassen vereinbaren. Die KVen müssen sich um ein Drittel – ausgehend von ihrer Ist-Verordnungssituation – an die bundesweit vorgegebenen Benchmarks annähern.

Fiktives Beispiel:

	DDD-Anteil	Kosten/DDD
Verordnungsanteil Leitsubstanz (Bundesvorgabe)	86 %	0,88 €
Wert der eigenen KV	74 %	1,09 €
1/3 Abweichung	4 %	-0,07 €
Mindestzielwerte für KV	**78 %**	**1,02 €**

Das heißt, in jeder KV gibt es unterschiedliche Zielwerte für den Verordnungsanteil einer Leitsubstanz und den Kosten je DDD, abhängig davon, wie hoch der Verordnungsanteil der Leitsubstanz und damit der DDD-Kosten je KV im ersten Halbjahr 2006 war.

Bei der arztbezogenen Unter- und Überschreitung (Bonus-Malus-Regelung) ist es für den einzelnen Arzt primär wichtig, ob er die Durchschnittskosten für die Arzneimittelgruppe einhält, die vorrangig durch die Verordnung der Leitsubstanz erfüllt werden kann, aber auch weiterhin die Verordnung der anderen Substanzen ermöglicht. Der Arzt muss – analog zu den → *Richtgrößen* – bei seinen Verordnungen zwischen Originalpräparaten und Generika mixen.

Erfüllt ein Arzt die Durchschnittskosten nicht, wird in einem 2-stufigen Verfahren der Regressbetrag für den Arzt pro Quartal errechnet.

In folgenden KVen wurde die Bonus-Malus-Regelung mit dem individuellen Arztregress vereinbart:

- KV Bayern
- KV Berlin
- KV Mecklenburg-Vorpommern
- KV Hessen (Bisphosphonate: nur orale Darreichungsform)
- KV Brandenburg
- KV Thüringen
- KV Sachsen
- KV Saarland

In der KV Bremen, Sachsen-Anhalt und Schleswig-Holstein wurden für die Bisphosphonate auch Zielwerte für den Anteil der Leitsubstanz und die durchschnittlichen → *Tagestherapiekosten* vereinbart, jedoch ohne unmittelbare Konsequenz für den verordnenden Arzt. In diesen KVen dienen diese Zielwerte als „Richtwerte" ohne eine Malusregelung auszulösen.

Das politische Ziel, die Ärzte zu preisgünstigen Verordnungen zu bewegen, ist durch die Einführung der Bonus-Malus-Regelung realisiert worden. Da die Regelungen für die meisten Vertragsärzte zu „kompliziert" sind, reagieren sie mit der Verordnung preisgünstiger Produkte, d. h. Generika. Wie den GAMSI-Daten des Jahres 2007 zu entnehmen ist, hatten die Ärzte in allen KVen und in fast allen Arzneimittelgruppen ihre Zielwerte erreicht. Der politische Wille ist umgesetzt worden.

Im Jahre 2008 wurde auf Bundesebene (KBV und SpiKK) die im SGB V formulierte Bonus-Malus-Regelung nicht mehr vereinbart, da im Jahre 2007 für einen hohen Prozentsatz der Leitsubstanzen → *Rabattverträge* durch die Krankenkassen vereinbart wurden. Somit war keine sichere Datenlage über die Durchschnittskosten mehr gegeben. Auf dieser Basis wäre ggf. eine Maluszahlung für den Arzt nicht mehr zu vertreten.

Branche

Sammelbegriff für alle Unternehmen, die in einem Wirtschaftsbereich oder eng verwandten Wirtschaftsbereichen tätig sind, so zum Beispiel die IT-Branche, die Automobilbranche und so weiter. Da es keine feste Abgrenzung für den Branchenbegriff gibt, ist es durchaus möglich, dass auch einzelne abgrenzbare Teile einer umfassenden Branche als eigenständige Branche bezeichnet werden. Im → *Gesundheitswesen* trifft dies etwa für die Krankenhausbranche zu.

Als → *Gesundheitsbranche* wird dementsprechend die Gesamtheit aller auf dem → *Gesundheitsmarkt* und damit im weitesten Sinne für die Erbringung von Gesundheitsdienstleistungen sowie die dafür erforderlichen Vorprodukte tätigen Unternehmen und Selbstständigen bezeichnet.

Brustzentrum

Fachübergreifende Organisationseinheit, die auf die Diagnostik und Therapie von Erkrankungen der weiblichen Brust spezialisiert ist und alle dafür erforderlichen medizinischen, medizinisch-technischen und pflegerischen Ressourcen vorhält. Handelt es sich um ein kooperatives Brustzentrum, so bilden mehrere organisatorische Einheiten, die miteinander eng kooperieren, gemeinsam das Brustzentrum. Die erforderlichen Ressourcen werden dabei von verschiedenen, zum Brustzentrum gehörenden Organisationseinheiten beigesteuert.

Ziel von Brustzentren ist es, eine höhere Qualität in Diagnostik und Behandlung durch Kooperation, Konzentration und Standardisierung in der Brustkrebsversorgung zu erreichen. Erstmals als organisatorische Einheiten in den Krankenhausplan eines Landes aufgenommen wurden Brustzentren in Nordrhein-Westfalen. Die beiden ersten Brustzentren wurden im Dezember 2003 in den → *Krankenhausplan* NRW aufgenommen. Ende 2009 waren dort 51 Brustzentren in den Krankenhausplan aufgenommen, die knapp 100 OP-Standorte repräsentieren.

Das nordrhein-westfälische Konzept der Brustzentren orientiert sich an den EUSOMA-Kriterien (EUSOMA: European Society of Mastology / Europäische Gesellschaft für Brustkunde). Es entspricht weitgehend der Beschlussfassung des Europäischen Parlaments vom Mai 2003 und berücksichtigt den Diskussionsstand der wissenschaftlichen Fachgesellschaften. Die wesentlichen Elemente dieses Konzeptes sind: Interdisziplinarität und Sektor übergreifende Versorgung, Leitlinien-orientierte Therapieverfahren und Qualitätsmanagement, Einheitliche, Sektor übergreifende Dokumentation, hohe Qualifikation aller Professionen und Patientenorientierung durch bessere Information und Beteiligung.

Die in Nordrhein-Westfalen geltenden Rahmenbedingungen für die Anerkennung von Brustzentren sehen vor:

– Kernleistungen: Alle notwendigen Kernleistungen (Operation, bildgebende Diagnostik, Strahlentherapie, Pathologie, Onkologie) müssen in interdisziplinärer Zusammenarbeit erbracht werden. Die Leistungen können im Zusammenschluss mit mehreren Einrichtungen erfolgen, die Kernleistungen sind jedoch jeweils zentral zu erbringen.
– Regionales Netzwerk: Mit niedergelassenen Gynäkologinnen und Gynäkologen sowie mit weiteren Spezialisten wie z. B. Psychotherapeuten ist ein regionales Netzwerk zu bilden, das von der Diagnose über die Behandlung bis zur Nachsorge alle Leistungen ermöglicht.
– Mindest-Operationszahlen: Ein Brustzentrum muss mindestens 150 Operationen bei Neuerkrankungen pro Jahr und mindestens 50 Operationen je Operateur durchführen. Diese können in begründeten Fällen auf mehrere Standorte verteilt werden. Dann müssen jedoch in den Standorten jeweils mindestens 100 und je Operateur mindestens 50 Operationen erbracht werden.
– Qualitätsmanagement und Dokumentation: Das Brustzentrum muss sich gemeinsam mit den Kooperationspartnern zu einem Qualitätsmanagement und zu einer umfassenden Patientendokumentation verpflichten.
– Fortbildung/Studien: Ein Brustzentrum muss sich verpflichten, in Studien zu kooperieren und Fortbildung für die beteiligten Berufsgruppen anzubieten.
– Patienteninformation: Das Brustzentrum muss eine systematische und umfassende Information der Patientinnen bieten und diese in alle Therapieentscheidungen einbeziehen.
– Psychosoziale Begleitung und Weiterbehandlung: Das Brustzentrum muss unter Beteiligung der Selbsthilfeorganisationen eine psychosoziale Begleitung und Beratung sowie die Weiterversorgung am Wohnort organisieren.

Die vorgeschriebene Mindestzahl an Erstbehandlungen soll bewusst zu einer Konzentration auf rund 50 Zentren mit einem Einzugsbereich von jeweils 360.000 bis 450.000 Einwohnern führen. Die in den nordrhein-westfälischen Krankenhausplan aufgenommenen Brustzentren müssen im Abstand von drei Jahren in einem Zertifizierungsverfahren nachweisen, dass sie die hohen Qualitätsanforderungen erfüllen. Die Zertifizierung erfolgt landeseinheitlich durch die Ärztekammer Westfalen-Lippe.

Bruttoinlandsprodukt

Das Bruttoinlandsprodukt (BIP) ist nach der Definition des Statistischen Bundesamtes ein Maß für den Wert der im Inland hergestellten Waren und Dienstleistungen (Wertschöpfung) in einem bestimmten Zeitraum, soweit diese nicht als Vorleistungen für die Produktion anderer Waren und Dienstleistungen verwendet werden.

Zur Berechnung des Bruttoinlandsproduktes werden in Deutschland zwei Wege genutzt: Die Entstehungs- und die Verwendungsrechnung. Das Statistische Bundesamt gibt dafür folgende Beispiele:

In der Entstehungsrechnung (Produktionsansatz) wird das BIP ermittelt, indem die Wertschöpfung aller Produzenten als Differenz zwischen dem Wert der produzierten Waren und Dienstleistungen (Produktionswert) und dem Vorleistungsverbrauch berechnet wird und dann die Gütersteuern (wie Tabak-, Mineralöl- oder Mehrwertsteuer) hinzugefügt und die Gütersubventionen abgezogen werden. Die folgende Übersicht zeigt beispielhaft für das Jahr 2006 Werte für Deutschland in jeweiligen Preisen in Mrd. Euro:

	Produktionswert	4 221,15
-	Vorleistungen	2 142,15
=	Bruttowertschöpfung	2 079,00
+	Gütersteuern abzüglich -subventionen	228,20
=	Bruttoinlandsprodukt	2 307,20

Eine andere Möglichkeit, das BIP zu errechnen, setzt an der Nachfrageseite an. Im Rahmen der Verwendungsrechnung (Ausgabenansatz) werden die Ausgaben für die Endverwendung von Waren und Dienstleistungen ermittelt, d. h. private und staatliche Konsumausgaben, Investitionen sowie Außenbeitrag (= Exportüberschuss = Exporte minus Importe). Die Größenordnung zeigt folgende Übersicht beispielhaft für 2006 in jeweiligen Preisen in Mrd. Euro:

	Private Konsumausgaben	1 348,7
+	Konsumausgaben des Staates	426,6
+	Bruttoinvestitionen (einschl. Vorratsveränderungen)	409,2
+	Außenbeitrag (Exporte abzügl. Importe)	122,7
=	Bruttoinlandsprodukt	2 307,2

Quelle: Statistisches Bundesamt

Das BIP wird in jeweiligen Preisen (nominal) und preisbereinigt (real) sowohl als gesamtes BIP oder als BIP pro Kopf der Bevölkerung berechnet. Die Veränderungsrate des preisbereinigten Bruttoinlandsproduktes gibt das Wirtschaftswachstum der Volkswirtschaften wieder. Das BIP ist ein Maß für die wirtschaftliche Leistung einer Volkswirtschaft und gilt als die wichtigste Größe der Volkswirtschaftlichen Gesamtrechnungen.

Für den → *Gesundheitsmarkt* hat das Bruttoinlandsprodukt in mehrerer Hinsicht Bedeutung: So wird der Anteil des Gesundheitsmarktes (der Gesundheitsausgaben) als Prozentsatz des Bruttoinlandsproduktes ausgedrückt. Veränderungen dieses Prozentsatzes zeigen die relative Veränderung des Gesundheitsmarktes innerhalb der Volkswirtschaft auf (siehe Teil 2; Tabelle 1-1: Entwicklung des Gesundheitsmarktes als Anteil des Bruttoinlandsproduktes (BIP), tabellarische Darstellung).

Darüber hinaus dient der Anteil des Gesundheitsmarktes am BIP aber auch für den internationalen Vergleich. Die Höhe des Anteils der → *Gesundheitsausgaben* am BIP macht – gleiche oder ähnliche Leistungsfähigkeit der Gesundheitssysteme vorausgesetzt – deutlich, welchen Teil des BIP eine Volkswirtschaft für die Gesundheit ausgeben muss bzw. welchen Anteil der wirtschaftlichen Leistung einer Volkswirtschaft auf dem Gesundheitsmarkt erwirtschaftet wird (siehe Teil 2; Tabelle 2-1: Gesundheitsausgaben 1995-2007 im internationalen Vergleich).

Budget

Synonym Haushaltsplan (im Bereich der öffentlichen Verwaltung). Planung, die die Angaben über geplante Einnahmen und Ausgaben einer Körperschaft bzw. Teils einer Körperschaft bzw. die geplante Allokation der Ressourcen eines Unternehmens bzw. Teils eines Unternehmens für eine Zeitperiode enthält.

Budgets im Rahmen der Planung und Steuerung von Einnahmen und Ausgaben werden auch von den Unternehmen der → *Gesundheitswirtschaft* genutzt. So stellen üblicherweise → *Krankenhäuser*, stationäre Pflegeeinrichtungen und → *Medizinische Versorgungszentren* (MVZ) Budgets für eine Zeitperiode, meist das Jahr, auf. Darüber hinaus wird das Budget heruntergebrochen auf Abteilungsebene (Abteilungsbudget). Budgets können aber auch für Teile eines Gesamtbudgets aufgestellt werden, so etwa ein Investitionsbudget.

Budgets werden aber auch weithin als Instrument zur Ausgabensteuerung innerhalb von Gesundheitssystemen verwendet. So gibt es in der Bundesrepublik Deutschland seit dem Jahr 1994 eine Budgetierung der meisten Teilbereiche des Gesundheitswesens. Ziel dieser gesetzlich eingeführten Budgetierung ist die Steuerung und damit Begrenzung der Ausgaben der → *gesetzlichen Krankenversicherung* (GKV). Eingeführt wurden sektorale Budgets mit dem Gesetz zur Sicherung und Strukturverbesserung der GKV (→ *Gesundheitsstrukturgesetz*, GSG) vom 21.12.1992, das am 1. Januar 1993 in Kraft trat. Darin wurde die GKV zur Budgetierung der Ausgaben für Krankenhausleistungen, für ärztliche und zahnärztliche → *Behandlung*, für → *Arznei-* und → *Heilmittel* sowie für die Verwaltungskosten der → *Krankenkassen* verpflichtet. Die jeweiligen Budgets wurden an die Entwicklung der Einnahmen der Krankenkassen gebunden (sog. → *Einnahmenorientierte Ausgabenpolitik*). Der mögliche Anstieg der Ausgaben wurde vom Verordnungsgeber über die Feststellung der jeweiligen jährlichen Steigerungsraten der → *Grundlohnsumme* festgelegt.

Zur Absicherung des globalen Budgets für den stationären Leistungsbereich müssen unterhalb dieser Schwelle Budgets für jedes einzelne Krankenhaus zwischen GKV-Kassen und dem jeweiligen Krankenhaus vereinbart werden. Auch in der Übergangszeit der Einführung der DRG-basierten → *Fallpauschalen* (→ *G-DRG*) müssen Krankenhäuser und Krankenkassen Erlösbudgets vereinbaren.

Budgetierung

Allgemein der Prozess, der zur Erstellung eines Budgets führt. Das Budget selbst stellt die Planung dar, die die Angaben über Einnahmen und Ausgaben eines Unternehmens bzw. Teils eines Unternehmens oder einer Körperschaft bzw. Teils einer Körperschaft für eine Zeitperiode enthält.

Die Verwendung von Budgets im Rahmen der Planung von Einnahmen und Ausgaben wird auch von den Unternehmen der → *Gesundheitswirtschaft* genutzt. So stellen üblicherweise → *Krankenhäuser* Budgets für die jeweilige Zeitperiode, meist das Jahr, auf. Darüber hinaus wird das Krankenhausbudget heruntergebrochen auf Abteilungsebene (Abteilungsbudget). Budgets können aber auch für Teile eines Gesamtbudgets aufgestellt werden, so etwa ein Investitionsbudget.

In der Gesundheitswirtschaft wird der Begriff der Budgetierung jedoch seit 1994 auch im Sinne der Planung und damit Begrenzung der Ausgaben der → *gesetzlichen Krankenversicherung* verwendet. Mit dem Gesetz zur Sicherung und Strukturverbesserung der GKV (→ *Gesundheitsstrukturgesetz*, GSG) vom 21.12.1992, das am 1. Januar 1993 in Kraft trat, wurde die GKV zur Budgetierung der Ausgaben für Krankenhausleistungen, für ärztliche und zahnärzt-

Budgetsystem

liche → *Behandlung*, für → *Arznei–* und → *Heilmittel* sowie für die → *Verwaltungsausgaben* der → *Krankenkassen* verpflichtet. Die jeweiligen Budgets wurden an die Entwicklung der Einnahmen der Krankenkassen gebunden (sog. → *Einnahmenorientierte Ausgabenpolitik*). Der mögliche Anstieg der Ausgaben wurde vom Verordnungsgeber über die Feststellung der jeweiligen jährlichen Steigerungsraten der → *Grundlohnsumme* festgelegt.

Mit dem Instrument der Budgetierung wird das Morbiditätsrisiko der in der GKV Versicherten von den Krankenkassen auf die → *Leistungserbringer* verlagert, da die Ausgaben der GKV-Kassen unabhängig von der Zahl der behandelten → *Patienten*, der Schwere der Behandlungen und der Zahl der erbrachten Leistungen nach oben hin begrenzt werden.

Zur Absicherung des globalen Budgets für den stationären Leistungsbereich wurden unterhalb dieser Schwelle Budgets für jedes einzelne → *Krankenhaus* zwischen GKV-Kassen und der → *Klinik* vereinbart. Im ambulanten Leistungsbereich wurden durch die Vereinbarung von Praxisbudgets → *Kopfpauschalen* pro Kasse und Quartal für die Behandlung von Patienten der jeweiligen Kasse vereinbart. Bei Überschreitung der Heil- und Arzneimittelbudgets mussten die jeweiligen → *Kassenärztlichen Vereinigungen*, die diese Budgets mit den Kassen vereinbart hatten, mit Regressen der Krankenkassen rechnen, die allerdings faktisch kaum realisiert wurden. Seit Mitte 2003 gibt es anstelle von Arzneimittelbudgets für die ambulante Versorgung so genannte Zielvereinbarungen zwischen Kassen und KVen. Die Budgetierung im Krankenhausbereich sollte nach dem vollen Inkrafttreten des → *Fallpauschalensystems* im Jahr 2009 beendet werden.

Das von der gesetzlichen Krankenversicherung immer wieder geforderte → *Globalbudget* für die Ausgabenbegrenzung der gesamten GKV ist vom Gesetzgeber jedoch nie eingeführt worden. Vielmehr versucht man mittlerweile, in allen Leistungsbereichen die Budgetierung durch andere Instrumente zur Ausgabensteuerung zu ersetzen, weil davon ausgegangen wird, dass Budgetierung auf Dauer zu einer → *Rationierung* der Leistungen für die Patienten führt.

Budgetsystem

Verknüpfung von mehreren oder vielen → *Budgets* mit dem Ziel der Steuerung der Gesamtheit, auf die sich die Budgets beziehen. Letztlich ist das Ziel eines Budgetsystems die Selbststeuerung und damit Erhaltung des Gesamtsystems, für das die verschiedenen Budgets in ihrer Gesamtheit stehen.

In vielen westlichen Gesundheitssystemen wird zur Steuerung ein → *Globalbudget* verwendet, aus dem sich die Budgets für die Teilbereiche des Gesundheitssystems ergeben. Dabei wird üblicherweise die mögliche Steigerung des Globalbudgets in einer Zeitperiode – meist ein Jahr – durch politischen Beschluss festgelegt. Aus diesem Beschluss leitet sich dann die maximal mögliche Steigerung der Einzelbudgets ab, wobei durch Umverteilungen innerhalb des Systems auch größere oder kleinere Steigerungsraten oder auch absolute Rückgänge von Budgets resultieren können.

In der Bundesrepublik Deutschland hat man sich gegen ein Globalbudget als Basis für das im → *Gesundheitswesen* angewandte Budgetsystem entschieden. Vielmehr wird die maximale Steigerung der Ausgaben des Systems der → *gesetzlichen Krankenversicherung* (GKV) durch eine gesetzliche Rahmenfestlegung bestimmt. Sie besagt, dass der mögliche Anstieg der Ausgaben vom Verordnungsgeber über die Feststellung der jeweiligen jährlichen Steigerungsraten der → *Grundlohnsumme* festgelegt wird.

Das Budgetsystem für die gesetzliche Krankenversicherung besteht aus mehreren auf die verschiedenen Sektoren bezogenen Einzelbudgets zur Steuerung und damit Begrenzung der Ausgaben der GKV. Es umfasst Budgets für die Ausgaben für Krankenhausleistungen, für ärztliche und zahnärztliche Behandlung, für → *Arznei-* und → *Heilmittel* sowie für die Verwaltungskosten der → *Krankenkassen*. Eingeführt wurde dieses System sektoraler Budgets durch das Gesetz zur Sicherung und Strukturverbesserung der GKV (→ *Gesundheitsstrukturgesetz*, GSG) vom 21.12.1992, das am 1. Januar 1993 in Kraft trat.

Auch die Anwendung von Budgets zur Steuerung des Ressourceneinsatzes im → *Krankenhaus* kann als Budgetsystem ausgearbeitet sein, wenn das Krankenhausbudget auf Abteilungsbudgets oder inzwischen zum Teil auch auf Budgets für einzelne → *klinische Pfade* heruntergebrochen wird.

Bundesärztekammer

Die Bundesärztekammer (Arbeitsgemeinschaft der Deutschen Ärztekammern) ist die Spitzenorganisation der ärztlichen Selbstverwaltung; sie vertritt sektorenübergreifend die berufspolitischen Interessen der 421.686 Ärztinnen und Ärzte (Stand: 31.12.2008) in der Bundesrepublik Deutschland.

Die Bundesärztekammer (BÄK) ist aus der im Jahre 1947 gegründeten Arbeitsgemeinschaft der Westdeutschen → *Ärztekammern* hervorgegangen. Heute ist sie die Arbeitsgemeinschaft der 17 → *Landesärztekammern* und somit ein organisatorischer Zusammenschluss von Körperschaften öffentlichen Rechts. Der einzelne → *Arzt* gehört der BÄK lediglich mittelbar über die Pflichtmitgliedschaft in seiner Ärztekammer an. Die Bundesärztekammer selbst ist keine Körperschaft, sondern ein nicht eingetragener Verein.

Der gesundheitspolitische Stellenwert der Bundesärztekammer ergibt sich aus der „Dachverbandsfunktion" über die 17 regional tätigen Ärztekammern. In dieser übergeordneten Funktion wirkt sie insbesondere aktiv am gesundheitspolitischen Meinungsbildungsprozess der Gesellschaft mit und entwickelt aus der Sicht der Ärzteschaft Perspektiven für eine bürgernahe und verantwortungsbewusste Gesundheits- und Sozialpolitik. Hierzu zählen insbesondere

- die Sicherung einer guten medizinischen Versorgung der Bevölkerung durch den ständigen Erfahrungsaustausch zwischen den Ärztekammern und der gegenseitigen Abstimmung ihrer Ziele und Tätigkeiten; die Vermittlung des Meinungs- und Erfahrungsaustausches zwischen den Landesärztekammern
- Pflege des Zusammengehörigkeitsgefühls aller in Deutschland tätigen Ärzte und ihre Beratung und Unterrichtung bei wichtigen Vorgängen für Ärzte auf dem Gebiet des Gesundheitswesens und des sozialen Lebens
- Herbeiführung einer möglichst einheitlichen Regelung der ärztlichen Berufspflichten und Grundsätze für die ärztliche Tätigkeit auf allen Gebieten
- Wahrung der beruflichen Belange der Ärzteschaft in Angelegenheiten, die über den Zuständigkeitsbereich eines Landes hinausgehen, insbesondere Kontakte zur Bundesregierung und Bundesrat sowie zu den politischen Parteien
- Vermittlung der Position der Ärzteschaft zu gesundheitspolitischen und medizinischen Fragen
- Förderung der ärztlichen Fortbildung
- Förderung der Qualitätssicherung
- Herstellung von Beziehungen zur medizinischen Wissenschaft und zu ärztlichen Vereinigungen des Auslandes
- die Regelungskompetenz zur
  - → *Berufsordnung* (regelt ethische und berufsrechtliche Pflichten der Ärzte untereinander und gegenüber den Patienten, wie z. B. die Schweigepflicht des Arztes)

- → *Weiterbildungsordnung* (definiert Inhalt, Dauer und Ziele der Weiterbildung und der Facharztbezeichnungen).

Die BÄK unterstützt die Arbeit der Ärztekammern auf Landesebene und nimmt dabei mittelbar auch gesetzliche Aufgaben wahr. Unmittelbare gesetzliche Aufgaben sind der BÄK u. a. im Rahmen der Qualitätssicherung sowie der Transplantationsgesetzgebung zugewachsen.

Der einmal jährlich stattfindende → *Deutsche Ärztetag* ist die Hauptversammlung der Bundesärztekammer, das „Parlament der Ärzteschaft". Der Präsident und die beiden Vizepräsidenten der Bundesärztekammer werden vom Deutschen Ärztetag für die Dauer von vier Jahren gewählt.

Gemeinsam mit der → *Kassenärztlichen Bundesvereinigung* unterhält die Bundesärztekammer das Ärztliche Zentrum für Qualität in der Medizin (ÄZQ).

Sitz der Bundesärztekammer ist Berlin.

Bundes-Angestelltentarifvertrag

Der Bundes-Angestelltentarifvertrag, besser bekannt unter dem Kürzel BAT, wurde nach insgesamt acht Jahre dauernden Verhandlungen am 23. Februar 1961 in Bad Nauheim von den Tarifparteien des öffentlichen Dienstes unterschrieben und trat am 1. April 1961 in Kraft. Er wurde nach insgesamt über 44jähriger Gültigkeit mit dem 1. Oktober 2005 vom → *Tarifvertrag öffentlicher Dienst* (TVöD) abgelöst.

Der BAT galt für alle Angestellten im Dienste des Bundes, der Länder und der Gemeinden. Neben den für alle Angestellten gültigen Regelungen enthielt der BAT eine Vielzahl von Sonderregelungen für spezielle Beschäftigten-Gruppen. Die Sonderregelungen (SR) 2a und c regelten den → *Bereitschaftsdienst* und die → *Rufbereitschaft* in → *Krankenhäusern*.

Für den Krankenhausbereich stand der BAT viele Jahre in der Kritik, weil er zu unflexibel war und unter anderem die Bezahlung vieler Beschäftigten-Gruppen nach dem BAT nicht mehr wettbewerbsfähig war. Auch die Steigerung der Tarifgehälter mit dem Alter und Zulagen nach dem Familienstand und der Kinderzahl galten als nicht mehr zeitgemäß. Dementsprechend sieht der TVöD Neuregelungen vor. Damit soll unter anderem eine stärkere Bezahlung nach Leistung möglich werden. Dennoch wird in Krankenhauskreisen nach wie vor überlegt, ob ein spezieller Tarifvertrag für Krankenhäuser nicht der bessere Weg wäre. Vor allem einzelne große private Krankenhaus-Gruppen streben eigene Gruppentarifverträge mit den Gewerkschaften an. Der erste solche bundesweit gültige Gruppen-Tarifvertrag wurde im Herbst 2004 zwischen der → *Paracelsus-Kliniken Deutschland GmbH* und der Dienstleistungsgewerkschaft → *ver.di* abgeschlossen.

Bundesbasisfallwert

Rechnerischer bundeseinheitlicher → *Basisfallwert* für das gesamte Bundesgebiet, dessen Einführung mit dem Gesetz zum ordnungspolitischen Rahmen der → *Krankenhausfinanzierung* ab dem Jahr 2009 (→ *Krankenhausfinanzierungsreformgesetz*; Abkürzung KHRG) geregelt wurde.

Danach sollen die unterschiedlichen → *Landesbasisfallwerte* ab 2010 in einem Zeitraum von fünf Jahren schrittweise in Richtung auf einen einheitlichen Bundesbasisfallwertkorridor um einen bundeseinheitlichen Basisfallwert (Bundesbasisfallwert) angenähert werden. Von dieser Konvergenz wird eine Bandbreite (Korridor) in Höhe von + 2,5 Prozent bis − 1,25 Prozent um einen rechnerisch ermittelten einheitlichen Basisfallwert ausgenommen. Für die jährliche Absenkung des Landesbasisfallwerts an den einheitlichen Basisfallwertkorridor ist zudem eine Obergrenze vorgegeben worden, die die entstehende Belastung für die Krankenhäuser in den betroffenen Ländern begrenzt und zugleich den Konvergenzzeitraum entsprechend verlängert.

Bundesgeschäftsstelle Qualitätssicherung

Abkürzung BQS. Die Bundesgeschäftsstelle → *Qualitätssicherung* gGmbH ist eine Einrichtung der → *Selbstverwaltung*, die im Jahr 2000 von der → *Bundesärztekammer*, der → *Deutschen Krankenhausgesellschaft*, den → *Spitzenverbänden der gesetzlichen Krankenkassen* sowie dem → *Verband der Privaten Krankenversicherung* gegründet wurde. Als Lenkungsgremium wurde das Bundeskuratorium Qualitätssicherung geschaffen.

Die Gründung erfolgte, um in den deutschen → *Akutkrankenhäusern* parallel zur Einführung von → *Fallpauschalen* und → *Sonderentgelten* ein Instrument zu schaffen, mit dem man die Entwicklung der → *Qualität* der Behandlung in den → *Kliniken* über eine externe vergleichende Qualitätssicherung verfolgen konnte.

Mit Einführung des → *Fallpauschalen-Systems* (German DRG – G-DRG) und der gesetzlichen Verankerung der Qualitätssicherung ist die Zuständigkeit für die externe vergleichende Qualitätssicherung zum 1. Januar 2004 auf den → *Gemeinsamen Bundesausschuss* (G-BA) in der Besetzung nach § 91 Abs. 7 → *SGB V* → *(Krankenhausbehandlung)* übergegangen, der bis zur Neuvergabe des Auftrages für die sektorübergreifende Qualitätssicherung an das Aqua-Institut in Göttingen im Herbst 2009 der direkte Auftraggeber der BQS für die externe vergleichende Qualitätssicherung war. Dieser wurde damit auch zum zentralen Beratungs- und Beschlussgremium für den externen Qualitätsvergleich der nach § 108 zugelassenen → *Krankenhäuser*.

Im „Vertrag über die Beauftragung der Bundesgeschäftsstelle Qualitätssicherung (BQS gGmbH) zur Entwicklung und Umsetzung von Qualitätssicherungsmaßnahmen im Krankenhaus (Beauftragungsvertrag)" wurde die BQS ab Anfang 2001 mit der Leitung und Koordination der inhaltlichen Entwicklung und organisatorischen Umsetzung der externen vergleichenden Qualitätssicherung in den deutschen Krankenhäusern beauftragt. Im September 2004 verlängerte der G-BA den Beauftragungsvertrag der BQS.

Mit dem → *GKV-Wettbewerbsstärkungsgesetz* hat der Gesetzgeber in § 137a SGB V allerdings den G-BA verpflichtet, eine fachlich unabhängige Institution zu beauftragen, Verfahren zur Messung und Darstellung der Qualität der medizinischen Versorgung zu entwickeln. Ebenfalls soll sich diese Institution an der Durchführung der einrichtungsübergreifenden Qualitätssicherung beteiligen. Dazu hat der G-BA im Herbst 2007 ein europaweites Ausschreibungsverfahren eingeleitet, das im Herbst 2009 abgeschlossen wurde. Beauftragt wurde vom G-BA mit der sektorübergreifenden Qualitätssicherung das Aqua-Institut in Göttingen.

Bundesinstitut für Arzneimittel und Medizinprodukte

Abkürzung: BfArM

Das Bundesinstitut für Arzneimittel und Medizinprodukte mit Sitz in Bonn ist eine selbstständige Bundesoberbehörde im Geschäftsbereich des → *Bundesministeriums für Gesundheit*. Es beschäftigt rund 1.100 Mitarbeiter. Hervorgegangen ist das BfArM aus dem am 1. Juli 1975 gegründeten Institut für Arzneimittel des aufgelösten Bundesgesundheitsamtes.

Hauptaufgabe des BfArM ist die Abwehr von Gesundheitsgefahren durch die Zulassung von → *Arzneimitteln* und deren

Bundeskartellamt

Überwachung sowie die Risikoüberwachung von → *Medizinprodukten* sowie die Überwachung des Betäubungsmittel- und Grundstoffverkehrs. Im Einzelnen gehören folgende Aufgaben zum Aufgabenbereich des BfArM[1]:

- Zulassung und Registrierung von Arzneimitteln: Die Zulassung von Fertigarzneimitteln auf der Grundlage des → *Arzneimittelgesetzes* ist ein Schwerpunkt der Arbeit des BfArM. Dabei wird der Nachweis der Wirksamkeit, Unbedenklichkeit und der angemessenen pharmazeutischen Qualität geprüft.
- Risikoüberwachung bei Arzneimitteln: Das BfArM sammelt und bewertet Berichte über seltene, zuvor nicht aufgefallene Nebenwirkungen von den Ärzten in Deutschland und von den pharmazeutischen Unternehmern. Es entscheidet, ob die Fach- und Gebrauchsinformationen für die entsprechenden Arzneimittel geändert werden müssen, um diesen Risiken Rechnung zu tragen. Bei schwerwiegenden und/oder häufig auftretenden Nebenwirkungen muss das Amt prüfen, ob diese Wirkungen den Nutzen des Arzneimittels übersteigen. In diesem fall kann das Amt die Zulassung des Arzneimittels zurücknehmen.
- Auf der Grundlage des Betäubungsmittelgesetzes (BtMG) und des Grundstoff-Überwachungsgesetzes (GÜG) und den hierzu erlassenen Verordnungen erteilt die Bundesopiumstelle des BfArM die Erlaubnisse zur Teilnahme am legalen Verkehr mit Betäubungsmitteln und Grundstoffen und überwacht Herstellung, Handel, Import, Export und Anbau von Betäubungsmitteln. Die Bundesopiumstelle ist auch für die Ausgabe von Betäubungsmittelrezepten und -anforderungsscheinen zuständig.

Im Jahr 2005 hatte die damalige Bundesregierung geplant, das BfArM in eine Deutsche Arzneimittelagentur (DAMA) umzuwandeln. Nach dem Entwurf für ein DAMA-Errichtungsgesetz (Bundestags-Drucksache 15/5599) sollte die DAMA ein flexibles Leitungsmanagement erhalten und weitgehend eigenverantwortlich und nach ökonomischen Grundsätzen geführt werden. Als Anstalt des öffentlichen Rechts sollte sie unter der Aufsicht des → *Bundesministeriums für Gesundheit und Soziale Sicherung* stehen. Außerdem sollte mit der Umwandlung erreicht werden, dass die Ausgaben im Bereich der Arzneimittelzulassung ab dem Jahr 2010 vollständig aus Einnahmen der DAMA finanziert würden. Der Gesetzentwurf wurde allerdings wegen der vorgezogenen Neuwahlen zum Bundestag im Herbst 2005 nicht weiterverfolgt. Auch in einem zweiten Anlauf ist das „DAMA-Errichtungsgesetz" im März 2007 gescheitert. Die Neustrukturierung des BfArM ist seitdem nicht weiterverfolgt worden.

Bundeskartellamt

Seit der erstmaligen Untersagung der Übernahme eines → *Krankenhauses* durch einen privaten Krankenhauskonzern im März 2005 durch das Bundeskartellamt – das Amt hatte per Verfügung vom 11. März 2005 die Übernahme der Krankenhäuser Bad Neustadt/Saale und Mellrichstadt des Kreises Rhön-Grabfeld durch die → *Rhön-Klinikum AG* untersagt; am 29. März 2005 untersagte das Bundeskartellamt dann auch die Übernahme des Krankenhauses Eisenhüttenstadt (Brandenburg) durch die Rhön-Klinikum AG – ist die → *Fusionskontrolle* und damit die Aufgabe und Stellung des Bundeskartellamtes auch auf dem → *Krankenhausmarkt* verstärkt in den Mittelpunkt des Interesses gerückt.

Das Bundeskartellamt ist für Deutschland nach dem Gesetz gegen Wettbewerbsbeschränkungen (GWB) ausschließlich für die Kontrolle von Firmenzusammenschlüssen

---

[1] *Quelle: BfArM.*

zuständig. Dabei wird in der Fusionskontrolle nach dem GWB zwischen kontrollpflichtigen und nicht kontrollpflichtigen Zusammenschlüssen unterschieden. Kontrollpflichtige Fälle sind stets vor dem Vollzug der → *Fusion* anzumelden (§ 39 GWB). Für nicht kontrollpflichtige Zusammenschlüsse besteht dagegen weder eine Anmeldepflicht noch eine Pflicht zur Vollzugsanzeige.

Kontrollpflichtige Zusammenschlüsse sind solche Fusionen, bei denen die beteiligten Unternehmen im letzten Geschäftsjahr vor dem Zusammenschluss insgesamt weltweit Umsatzerlöse von mehr als 500 Millionen Euro und mindestens ein beteiligtes Unternehmen im Inland Umsatzerlöse von mehr als 25 Millionen Euro erzielt haben.

Nicht kontrollpflichtige und nicht anzeigepflichtige Zusammenschlüsse sind solche Fusionen, bei denen der Zusammenschluss keine Inlandsauswirkung hat oder die für kontrollpflichtige Zusammenschlüsse geltenden Umsatzschwellen nicht erreicht werden. Darüber hinaus gibt es zwei weitere Ausnahmen, die aber für den Klinikmarkt nicht von Belang sein dürften (de minimis-Klausel sowie Bagatellmarktklausel).

Das Bundeskartellamt muss einen Zusammenschluss untersagen, wenn zu erwarten ist, dass durch die Fusion eine marktbeherrschende Stellung begründet oder verstärkt wird, es sei denn, die Unternehmen weisen nach, dass durch den Zusammenschluss auch Verbesserungen der Wettbewerbsbedingungen eintreten und dass diese Verbesserungen die Nachteile der Marktbeherrschung überwiegen (§ 36 Abs. 1 GWB). Eine Untersagungsverfügung kann vor dem örtlich zuständigen Oberlandesgericht – dem OLG Düsseldorf – angefochten werden.

Daneben kann die Erlaubnis des Bundesministers für Wirtschaft beantragt werden, wenn im Einzelfall die Wettbewerbsbeschränkung von gesamtwirtschaftlichen Vorteilen aufgewogen wird oder der Zusammenschluss durch ein überragendes Interesse der Allgemeinheit gerechtfertigt ist (§ 42 GWB).

In den kontrollpflichtigen Fällen hat das Bundeskartellamt nach Eingang der vollständigen Anmeldung grundsätzlich vier Monate Zeit zur Prüfung. Dabei beginnt diese Entscheidungsfrist erst mit dem Eingang der vollständigen Anmeldung beim Bundeskartellamt. Es muss dem Anmeldenden allerdings innerhalb eines Monats nach Eingang der Anmeldung mitteilen, dass es ein Hauptprüfverfahren eingeleitet hat. Dieses Verfahren soll nach § 40 Abs. 1 S. 2 GWB eingeleitet werden, wenn eine weitere Prüfung des Zusammenschlusses erforderlich ist. Innerhalb der Vier-Monats-Frist kann das Bundeskartellamt den Zusammenschluss durch förmliche Verfügung untersagen oder freigeben. Auch die Freigabeentscheidung ist zu begründen; sie kann nach § 40 Abs. 3 GWB mit Bedingungen sowie mit Auflagen verbunden werden.

Ein anmeldepflichtiger Zusammenschluss darf nicht vollzogen werden, bevor die Monatsfrist abgelaufen ist, ohne dass das Bundeskartellamt das Hauptprüfverfahren eingeleitet hat oder die Viermonatsfrist des § 40 Abs. 2 Satz 2 GWB abgelaufen ist, oder das Bundeskartellamt den Zusammenschluss freigegeben hat.

Kommt aufgrund der mitgeteilten oder dem Amt bereits vorliegenden Daten die Entstehung oder Verstärkung einer marktbeherrschenden Stellung im Sinne des § 36 Abs. 1 GWB erkennbar nicht in Betracht, so teilt das Bundeskartellamt den anmeldenden Unternehmen unverzüglich nach Eingang der vollständigen Anmeldung mit, dass die Untersagungsvoraussetzungen nicht erfüllt sind und damit den Vollzug freigeben wird. In diesen Fällen wird die Vier-Monats-Frist des Kontrollverfahrens nicht in Anspruch genommen. In der Vergangenheit ist die weit überwiegende Mehrzahl der Fusionen und Übernahmen des Krankenhausmarktes auf diese Weise freigegeben worden.

Bundesknappschaft / Deutsche Rentenversicherung Knappschaft-Bahn-See

Ursprünglich Träger der → *Kranken-*, → *Pflege-* und Rentenversicherung für die Beschäftigten knappschaftlicher Betriebe, Rentner und deren Familienangehörige. Seit dem 1. April 2003 werden zusätzlich alle geringfügigen Beschäftigungsverhältnisse in Deutschland durch die neue Minijob-Zentrale unter dem Dach der Bundesknappschaft betreut, die für den Einzug der Sozialabgaben und einer einheitlichen Pauschalsteuer zuständig ist.

Zum 1. Oktober 2005 fusionierte die bisherige Bundesknappschaft zum neuen Sozialversicherungsträger „Deutsche Rentenversicherung Knappschaft-Bahn-See". Seit dem 1. April 2007 ist die Krankenversicherung Knappschaft bundesweit geöffnet und damit für alle Mitglieder der → *Gesetzlichen Krankenversicherung* frei wählbar, und zum 1. Januar 2008 fusionierten die Knappschaft und die See-Krankenkasse zur Knappschaft.

Mit ihrem Verbundsystem nimmt die Deutsche Rentenversicherung Knappschaft-Bahn-See in der deutschen → *Sozialversicherung* einen Ausnahmeplatz ein, denn sie ist gleichzeitig Teil der gesetzlichen Krankenversicherung und der Rentenversicherung. Anders als bei den übrigen → *Krankenkassen* war die Knappschaft auch nach Einführung der freien Krankenkassenwahl im Jahre 1996 bis zum 31.03.2007 eine gesetzliche Zuweisungskasse geblieben. Versicherungspflichtige Mitglieder hatten damit kein Wahlrecht; vielmehr war das berufsständische Prinzip bis Ende März 2007 Grundlage der knappschaftlichen Versicherung. Nach der Fusion mit der See-Krankenkasse Anfang 2008 hat die Knappschaft rund 1,6 Millionen Versicherte. Eine weitere Besonderheit stellt die Tatsache dar, dass die Knappschaft ein eigenes Netz medizinischer Versorgungsangebote unterhält.

Die Deutsche Rentenversicherung Knappschaft-Bahn-See hat ihren Sitz in Bochum und ist wie alle Träger der Sozialversicherung eine Körperschaft des öffentlichen Rechts mit → *Selbstverwaltung*.

Bundesmantelvertrag

Der Bundesmantelvertrag (Abkürzung: BMV) wird von der → *Kassenärztlichen Bundesvereinigung* (KBV) und den → *Spitzenverbänden der Krankenkassen* (seit Mitte 2008 der → *Spitzenverband Bund der Krankenkassen*) vereinbart und beinhaltet nach den Regelungen des § 82 → *SGB V* den allgemeinen Inhalt der Gesamtverträge, die die → *Kassenärztlichen Vereinigungen* mit den Landesverbänden der → *Krankenkassen* zu vereinbaren haben. Bundesmantelvertrag und Gesamtverträge bilden die beiden Teile des vom Gesetzgeber vorgeschriebenen zweistufigen Vertragssystems zur Ausgestaltung der Rechtsbeziehungen zwischen den Kassenärztlichen Vereinigungen und den → *gesetzlichen Krankenkassen*.

Bestandteile des Bundesmantelvertrages sind unter anderem der → *Einheitliche Bewertungsmaßstab* (EBM) für die ambulanten ärztlichen Leistungen im Rahmen der vertragsärztlichen Versorgung sowie die vom → *Gemeinsamen Bundesausschuss* (G-BA) erlassenen Richtlinien, Einzelheiten über die Abrechnung ärztlicher→ *Leistungen*, den Umfang der Leistungen in der ambulanten Medizin sowie Vereinbarungen zur → *Qualitätssicherung*.

Die jeweils geltenden Vergütungen der an der vertragsärztlichen → *Versorgung* teilnehmenden Ärzte und ärztlich geleiteten Einrichtungen werden dagegen von den Landesverbänden der Krankenkassen und den → *Ersatzkassen* mit den jeweiligen Kassenärztlichen Vereinigungen durch den Abschluss von Gesamtverträgen geregelt.

Bundesministerium für Gesundheit

Eines der insgesamt 14 Bundesministerien der Bundesrepublik Deutschland. Seit dem 28. Oktober 2009 hat der FDP-Politiker Dr. Philipp Rösler das Amt des Bundesministers für Gesundheit inne. Parlamentarische Staatssekretäre sind seither die CDU-Politikerin Annette Widmann-Mauz und der FDP-Politiker Daniel Bahr. Das Bundesministerium für Gesundheit in seinem heutigen Zuschnitt ist nach den vorgezogenen Neuwahlen zum Deutschen Bundestag am 18. September 2005 und der nachfolgenden Regierungsneubildung durch Teilung des bis dahin existierenden → *Bundesministeriums für Gesundheit und Soziale Sicherung* in ein Bundesministerium für Gesundheit und die Zuordnung des Sozialbereiches zum neu gebildeten Bundesministerium für Arbeit und Soziales entstanden.

Das Bundesministerium für Gesundheit und Soziale Sicherung existierte in dieser Form erst seit Ende 2002, als das bis dahin existierende Bundesministerium für Gesundheit um die Zuständigkeit für die gesetzliche Renten- und → *Unfallversicherung* erweitert wurde. Außer für die Arbeitslosenversicherung war es damit für die übrigen vier Zweige der Sozialversicherung (→ *Krankenversicherung*, → *Pflegeversicherung*, Rentenversicherung sowie Unfallversicherung) zuständig.

Erstmals eingerichtet wurde das Bundesministerium für Gesundheit im Jahre 1961. Acht Jahre später (1969) wurden das Bundesministerium für Gesundheit und das Bundesministerium für Familie und Jugend zum neuen Bundesministerium für Jugend, Familie und Gesundheit zusammengeschlossen. 1991 wurde dann das Bundesministerium für Gesundheit geschaffen, das im Zuge dieser Neuordnung vom Bundesarbeitsministerium erstmals die Zuständigkeit für die → *gesetzliche Krankenversicherung* übernahm.

Im heutigen Zuschnitt besitzt das BMG die Zuständigkeit für die gesetzliche Krankenversicherung, die soziale Pflegeversicherung sowie für Gesundheitsvorsorge und → *Prävention*. Darüber hinaus ist es unter anderem für die Rahmenvorschriften für die Herstellung, klinische Prüfung, Zulassung, die Vertriebswege und Überwachung von → *Arzneimitteln* und → *Medizinprodukten* zuständig. Im Rahmen der Krankheitsbekämpfung gehört die Prävention der Drogen- und Suchtgefahren zum Verantwortungsbereich des Ministeriums. In den Aufgabenbereich des Ministeriums gehören auch die Berufsgesetze für die Ausbildungen in den → *Heilberufen*. Dem BMG zugeordnet sind die Drogenbeauftragte und die → *Patientenbeauftragte* der Bundesregierung. Der Fach- und Dienstaufsicht des Bundesministeriums für Gesundheit unterstehen das Robert-Koch-Institut, das Paul-Ehrlich-Institut (Bundesinstitut für Impfstoffe und biomedizinische Arzneimittel), das Deutsche Institut für Medizinische Dokumentation und Information (DIMDI), die Bundeszentrale für gesundheitliche Aufklärung sowie das → *Bundesinstitut für Arzneimittel und Medizinprodukte* (BfArM).

Das Bundesministerium für Arbeit und Soziales ist seit der Neuordnung der Bundesministerien Ende 2005 zuständig für die Themen Arbeitsmarktpolitik, Arbeitsförderung, für Arbeitsrecht, Arbeitsschutz und Arbeitsmedizin sowie für die Renten- und Unfallversicherung, für das → *Sozialgesetzbuch*, Prävention und → *Rehabilitation*, Versorgungsmedizin sowie für die Arbeits- und Sozialgerichtsbarkeit (Quelle: BMAS).

Bundesministerium für Gesundheit und Soziale Sicherung

Das Bundesministerium für Gesundheit und Soziale Sicherung (BMGS) war in der 15. Legislaturperiode bis zum Herbst 2005 eines der seinerzeit insgesamt 13 Bundesministerien. Es existierte in dieser Form seit Ende 2002, als das bis dahin existierende Bundesministerium für Gesundheit um die Zuständigkeit für die gesetzliche Renten- und → Unfallversicherung erweitert wurde. Außer für die Arbeitslosenversicherung war es damit seither für die übrigen vier Zweige der Sozialversicherung (Krankenversicherung, → Pflegeversicherung, Rentenversicherung sowie Unfallversicherung) zuständig. Nach der vorgezogenen Bundestagswahl am 18. September 2005 und der nachfolgenden Regierungs-Neubildung wurde das BMGS aufgeteilt. Während die Zuständigkeiten im Gesundheitsbereich sowie für die Pflegeversicherung dem → Bundesministerium für Gesundheit verblieben, wurde die Zuständigkeit für die Renten- und Unfallversicherung dem Bundesministerium für Arbeit und Soziales zugeschlagen.

Ein Bundesministerium für Gesundheit wurde erst im Jahre 1961 eingerichtet. 1969 wurden das Bundesministerium für Gesundheit und das Bundesministerium für Familie und Jugend zum Bundesministerium für Jugend, Familie und Gesundheit zusammengeschlossen. 1991 wurde dann das Bundesministerium für Gesundheit geschaffen, das im Zuge dieser Neuordnung vom Bundesarbeitsministerium auch die Zuständigkeit für die → gesetzliche Krankenversicherung übernahm.

Dem BMGS waren folgende obere Bundesbehörden zugeordnet, über die es auch die Dienst- und Fachaufsicht innehatte:

- → *Bundesinstitut für Arzneimittel und Medizinprodukte* (BfArM)
- Bundeszentrale für gesundheitliche Aufklärung (BZgA)
- → *Deutsches Institut für medizinische Dokumentation und Information* (DIMDI)
- Paul-Ehrlich-Institut (PEI, Bundesamt für Sera und Impfstoffe)
- Robert-Koch-Institut (RKI) in Berlin

Außerdem gehörte auch das Bundesversicherungsamt als selbstständige Bundesoberbehörde zum Geschäftsbereich des Bundesministeriums für Gesundheit und Soziale Sicherung. Das BVA führt die Aufsicht über die bundesunmittelbaren Träger und Einrichtungen der → *Sozialversicherung*.

Dem BMGS waren weiterhin die Drogenbeauftragte der Bundesregierung, die Patientenbeauftragte der Bundesregierung, der Beauftragte der Bundesregierung für die Belange der Behinderten und der Bundeswahlbeauftragte für die Sozialversicherungswahlen zugeordnet.

Bundespflegesatzverordnung

Enthält die Regelungen für das → *Vergütungssystem* für → *Krankenhäuser*, das bis zur Einführung der → *Fallpauschalen* durch das → *Fallpauschalengesetz* und die → *Fallpauschalen-Verordnung* für alle Krankenhäuser galt, die Patienten der → *gesetzlichen* und → *privaten Krankenversicherung* behandelten. Auch die Regelungen für Wahlleistungen (etwa Ein- und Zweibettzimmerzuschläge) waren darin enthalten. Seit der verpflichtenden Einführung des Fallpauschalensystems gilt die Bundespflegesatzverordnung (BPflV) nur noch für die Krankenhäuser, die nicht das Fallpauschalensystem anwenden müssen. Dies sind insbesondere die psychiatrischen Krankenhäuser und weitere per Rechtsverordnung vom DRG-System ausgenommene so genannte besondere Einrichtungen.

Die Bundespflegesatzverordnung regelt die Vergütung der Krankenhausleistungen für die verschiedenen Behandlungsformen, insbesondere, welche Kosten pflegesatzfähig sind, und wie die Pflegesätze und die Budgets zwischen Krankenhaus und → *Krankenkassen* prospektiv vereinbart werden. Dabei wird zwischen → *Abteilungspflegesatz* und → *Basispflegesatz* unterschieden.

Über Basis- und Abteilungspflegesätze zusammen wurden im bisherigen Vergütungssystem nur solche Leistungen abgegolten, die nicht über Fallpauschalen oder → *Sonderentgelte* abgegolten wurden.

Bundespsychotherapeutenkammer

Die Bundespsychotherapeutenkammer (Abkürzung: BPtK) ist die Arbeitsgemeinschaft der Landeskammern der Psychologischen → *Psychotherapeutinnen* und Psychotherapeuten und der Kinder- und Jugendlichenpsychotherapeutinnen und Kinder- und Jugendlichenpsychotherapeuten. Sie wurde am 17. Mai 2003 von den Präsidentinnen und Präsidenten von neun Landespsychotherapeutenkammern gegründet. Zurzeit gehören der BPtK zwölf Landespsychotherapeutenkammern an.

Höchstes Beschlussgremium der Bundespsychotherapeutenkammer ist zweimal jährlich stattfindende Bundesdelegiertenversammlung, die die Bezeichnung Deutscher Psychotherapeutentag (DPT) erhalten hat. Die Bundesdelegiertenversammlung besteht aus den von den → *Psychotherapeutenkammern* der Länder nach Landesrecht bestimmten Bundesdelegierten beziehungsweise deren Stellvertretern. In der Bundesdelegiertenversammlung sind die Berufe der Psychologischen Psychotherapeuten sowie der Kinder- und Jugendlichenpsychotherapeuten im Verhältnis ihrer Vertretung in den Landes-Kammerversammlungen repräsentiert. Gegenwärtig umfasst die Bundesdelegiertenversammlung 105 Bundesdelegierte.

Zu den Aufgaben der Bundesdelegiertenversammlung gehört unter anderem die Wahl des Bundesvorstandes der Bundespsychotherapeutenkammer, Beratung und Beschlussfassung über die Satzung, den Haushalt, die Beitragsordnung sowie die Leitlinien der Politik der Bundespsychotherapeutenkammer.

Bundesverband der Pharmazeutischen Industrie

Der Bundesverband der Pharmazeutischen Industrie e. V. (BPI) mit Sitz in Berlin ist der Interessenverband von rund 250 meist mittelständischen Unternehmen der pharmazeutischen Industrie mit zusammen rund 74.000 Mitarbeitern. Der Verband existiert seit mehr als 50 Jahren. Das Spektrum der Mitgliedsunternehmen erstreckt sich nach BPI-Angaben von klassischen Pharma-Unternehmen und Pharma-Dienstleistern bis hin zu Unternehmen aus dem Bereich der Biotechnologie, der pflanzlichen Arzneimittel und der Homöopathie.

In der Pharmabranche gibt es neben dem BPI weitere Verbände, die andere organisatorische Schwerpunkte vertreten, so etwa den → *Verband Forschender Arzneimittelhersteller* (VFA) oder den Deutschen Generika Verband und Pro Generika, die ausschließlich die Interessen von Generikaherstellern vertreten.

Bundesverband Deutscher Privatkliniken

Der Bundesverband Deutscher Privatkliniken e. V. (BDPK), früher Bundesverband Deutscher Privatkrankenanstalten e. V., Sitz Berlin, ist die Interessenvertretung der → *Akut-*, Vorsorge- und der → *Rehabilitationskrankenhäuser* in privater Trägerschaft. Er ist in 13 Landesverbände gegliedert, die ihrerseits direkte Mitglieder des BDPK sind. In den Landesverbänden sind gut 1.000 Kliniken organisiert.

Als seine Hauptaufgabe bezeichnet der BDPK es, die Mitglieder auf der bundespolitischen Ebene zu vertreten und ihre Interessen wahrzunehmen. Der Verband ist bei Gesetzgebungsverfahren anhörungsberechtigt und gleichzeitig auf der Ebene der→ *Selbstverwaltung* maßgebliche Spitzenorganisation im Sinne der sozialgesetzlichen

Bundesverband Medizintechnologie

Regelungen. Der BDPK und seine Landesverbände vertreten ihre Mitglieder darüber hinaus in allgemeinen wirtschaftlichen und sozialen Interessen nach außen, unterstützen ihre Mitgliedsunternehmen in Sach- und Rechtsfragen, bieten Hilfen in betriebswirtschaftlichen Fragen und informieren über politische und rechtliche Entwicklungen. Der BDPK und seine Landesverbände sind außerdem Tarifpartner auf Bundes- beziehungsweise Landesebene.

Bundesverband Medizintechnologie

Der Bundesverband Medizintechnologie e. V. (BVMed) mit Sitz in Berlin ist die Interessenvertretung von gut 200 Industrie- und Handelsunternehmen der Medizintechnologie-Branche, die im BVMed organisiert sind. Mit einem Umsatz von rund 15,9 Milliarden Euro und etwa 165.000 Mitarbeitern ist die Medizintechnologie ein wichtiger Teilbereich des → *Gesundheitsmarktes*. Ein nennenswerter Teil des Umsatzes der Branche geht in den Export. Deutschland ist mit seinem Ausgabenvolumen für → *Medizinprodukte* in Höhe von 20 Milliarden Euro nach den USA und Japan weltweit der drittgrößte Markt und mit Abstand der größte Markt Europas.

Den größten Teilmarkt innerhalb der Medizintechnologie bildet nach einer im Auftrag des Bundesministeriums für Bildung und Forschung (BMBF) erstellten und im Jahr 2005 veröffentlichten Studie[2] die Nachfrage nach → *Medizintechnik* im → *Krankenhaus*, der in Deutschland im Jahr 2002 ein Volumen von sechs Milliarden Euro und damit einen Anteil von 34 Prozent am Gesamtmarkt der Medizintechnik in Deutschland hatte.

In der BMBF-Medizintechnikstudie 2005 wurde auch eine Projektion der Nachfrage nach Medizintechnologie für den Zeitraum 2002 bis 2010 vorgenommen. Die Prognose für die Entwicklung der wertmäßigen Nachfrage nach Medizintechnik geht von einer Erhöhung auf 24,6 Milliarden Euro im Jahr 2010 aus.

Bundesvereinigung Deutscher Apothekerverbände

Die Bundesvereinigung Deutscher Apothekerverbände (Abkürzung: ABDA) mit Sitz in Berlin ist die Spitzenorganisation der deutschen → *Apothekerinnen* und Apotheker mit insgesamt 34 Mitgliedsorganisationen. In der ABDA sind die 17 Landesapothekerkammern und 17 auf Landesebene existierenden Apothekervereine bzw. Apothekerverbände zusammengeschlossen. Die Apothekerkammern sind in der Bundesapothekerkammer, die Apothekervereine bzw. -verbände im Deutschen Apothekerverband zusammengeschlossen.

Zu den Aufgaben der ABDA gehört die die Wahrnehmung und Förderung der gemeinsamen Interessen der Apothekerinnen und Apotheker. Außerdem vertritt sie die Interessen der Apothekerinnen und Apotheker auf Bundesebene gegenüber der Politik, den anderen → *Heilberufen*, der Öffentlichkeit sowie den → *Krankenkassen*. In allen Angelegenheiten von bundesweiter Bedeutung verhandelt die ABDA mit den entsprechenden Institutionen (Behörden, Körperschaften etc.), die mit Fragen der Arzneimittelversorgung zu tun haben. Sie ist aber nicht selbst Vertragspartner der Krankenkassen. Die ABDA vertritt die Interessen der deutschen Apothekerschaft auch auf europäischer Ebene.

Aufgabe der ABDA ist es auch, den jährlich stattfindenden Deutschen Apothekertag vorzubereiten und durchzuführen.

Die Landesapothekerkammern sind ihrerseits Körperschaften öffentlichen Rechts mit Pflichtmitgliedschaft für alle Apothe-

---

[2] Quelle: BMBF: Zusammenfassung der Studie zur Situation der Medizintechnik in Deutschland im internationalen Vergleich; Bonn, Berlin 2005

kerinnen und Apotheker im jeweiligen Zuständigkeitsbereich, die in öffentlichen → *Apotheken*, in → *Krankenhäusern*, in der Industrie, in der Verwaltung, in der Bundeswehr sowie in Forschung und Lehre tätig sind. Die Kammern sind unter anderem für die Überwachung der in der → *Berufsordnung* festgelegten Berufspflichten zuständig.

Zu den weiteren Aufgaben der Apothekerkammern gehört unter anderem:

- → *Spezialisierung* durch Weiterbildung zum Fachapotheker
- Überwachung der Erfüllung der Berufspflichten
- Beratung in apotheken- und arzneimittelrechtlichen Fragen
- Regionale → *Arzneimittelinformationszentren* (RAIZ)
- Zertifizierung von Qualitätsmanagement-Systemen in Apotheken
- Notdienstregelung
- Rezeptsammelstellen

Bundesversicherungsamt

Abkürzung BVA.

1956 durch Gesetz errichtete selbstständige Bundesoberbehörde im Geschäftsbereich des Bundesministeriums für Arbeit und Soziales. Als Rechtsaufsichtsbehörde für die Bereiche der gesetzlichen Renten- und → *Unfallversicherung* arbeitet das Bundesversicherungsamt fachlich mit dem Bundesministerium für Arbeit und Soziales zusammen sowie im Hinblick auf die → *gesetzliche Kranken-* und soziale → *Pflegeversicherung* mit dem → *Bundesministerium für Gesundheit*. Das BVA ist in diesem Zusammenhang auch für die Durchführung des → *Gesundheitsfonds* sowie des → *morbiditätsorientierten Risikostrukturausgleiches* (Morbi-RSA) zuständig. Außerdem ist es für die Zulassung von strukturierten Behandlungsprogrammen für chronisch Kranke, den so genannten → *Disease-Management-Programmen* (DMP), zuständig.

Alle bundesunmittelbaren Sozialversicherungsträger unterstehen der Rechtsaufsicht des Bundesversicherungsamtes. Versicherungsträger sind so genannte bundesunmittelbare Sozialversicherungsträger, sobald sich der Zuständigkeitsbereich eines Sozialversicherungsträgers über mehr als drei Bundesländer hinaus erstreckt. Auf der Grundlage des § 274 Abs. 1 → *SGB V* hat das Bundesversicherungsamt mindestens alle fünf Jahre die Geschäfts-, Rechnungs- und Betriebsführung der bundesunmittelbaren Krankenkassen, einschließlich der dort errichteten Pflegekassen, zu prüfen.

Im Rahmen seiner aufsichtsrechtlichen Tätigkeit unterliegt das Bundesversicherungsamt nur allgemeinen Weisungen der Bundesministerien, dagegen keinen Weisungen im Einzelfall.

Der Dienstsitz des Bundesversicherungsamtes befindet sich in Bonn.

Zu den Aufgabenbereichen des Bundesversicherungsamtes gehören:

- Gemeinsame Angelegenheiten der Sozialversicherung (Abteilung I)
- Kranken- und Pflegeversicherung (Abteilung II)
- Unfallversicherung, Alterssicherung in der Landwirtschaft, Sondersicherung der Seeleute (Abteilung III)
- Rentenversicherung, Internationales Sozialversicherungsrecht (Abteilung IV)
- Finanzen und Vermögen der Sozialversicherungsträger (Abteilung V)
- Zulassung von Behandlungsprogrammen (Abteilung V)
- Berufliche Bildung, Prüfungsamt (Abteilung VI)
- Beitragssatzentwicklung und Finanzausgleich in der Kranken- und Pflegeversicherung (Abteilung VII)
- Prüfdienst Krankenversicherung (Abteilung K)

Bundeszentrale für gesundheitliche Aufklärung

Die Bundeszentrale für gesundheitliche Aufklärung (Abkürzung: BZgA) mit Sitz in Köln wurde 1967 gegründet und ist eine Fachbehörde im Geschäftsbereich des → Bundesministeriums für Gesundheit.

Gemäß Errichtungserlass vom 20.7.1967 hat die BZgA im Rahmen der gesundheitlichen Aufklärung der Bevölkerung folgende Aufgaben:

– Erarbeitung von Grundsätzen und Richtlinien für Inhalte und Methoden der praktischen Gesundheitserziehung,
– Ausbildung und Fortbildung der auf dem Gebiet der Gesundheitserziehung und -aufklärung tätigen Personen,
– Koordinierung und Verstärkung der gesundheitlichen Aufklärung und Gesundheitserziehung im Bundesgebiet,
– Zusammenarbeit mit dem Ausland.

In der Eigendarstellung der Aufgaben und Tätigkeiten der BZgA[3] heißt es:

– *Eigenverantwortliche Gesundheitsvorsorge der Bevölkerung*
  Gesundheitsvorsorge und Gesundheitserhaltung sind die beiden obersten Ziele unserer Arbeit. Dabei liegt der Schwerpunkt darauf, die Bereitschaft des einzelnen zu verantwortungsbewusstem, gesundheitsgerechtem Verhalten und zu einer sachgerechten Nutzung des Gesundheitssystems zu fördern. Gesundheitliche Aufklärung in diesem Sinne erfolgt auf mehreren Ebenen. Wir wollen
  – *Information*
    in der Bevölkerung einen hohen Wissensstand zu den grundlegenden und aktuellen Gesundheitsthemen erzielen,
  – *Motivation*
    eine verantwortliche Einstellung zu Fragen der Gesundheit erreichen,
  – *Kompetenzförderung*
    das individuelle Gesundheitsverhalten und -handeln positiv beeinflussen.
  – *Effektive und effiziente Gesundheitsförderung*
    Um die oben genannten Ziele zu erreichen, bedarf es kontinuierlicher und langfristig angelegter Maßnahmen, die auf der Basis wissenschaftlicher Erkenntnisse mit fachlicher Kompetenz bearbeitet werden. Den Bereichen Marktbeobachtung, → Qualitätssicherung und Strategieentwicklung kommt mit Blick auf → Effektivität und → Effizienz zukünftig eine besondere Bedeutung zu. Darüber hinaus müssen klare Prioritäten gesetzt und die Zielgruppen und Themenfelder präzise definiert werden. Ziel ist es, mit den eingesetzten Mitteln einen möglichst hohen Gesundheitsnutzen zu erreichen.

Bürgerversicherung

Bezeichnung für ein Modell der → Sozialversicherung, das alle Bürger umfasst. Erstmals in dieser Form von Bündnis 90/Die Grünen Ende der 90er Jahre in ihre Parteiprogrammatik aufgenommen als Vorstellung zur Weiterentwicklung des deutschen Sozialsystems, in dem der Bürger deutlich mehr Wahlmöglichkeiten als in den klassischen Sozialversicherungszweigen erhalten sollte.

Aufgegriffen wurde der Begriff der Bürgerversicherung dann im Rahmen der Beratungen der von der Bundesregierung eingesetzten Kommission für die nachhaltige Finanzierung der gesetzlichen Krankenversicherung, nach ihrem Vorsitzenden Prof. Dr.

---
[3] www.bzga.de.

Bert Rürup auch Rürup-Kommission genannt. Hier wurde als eines von zwei Modellen das der Bürgerversicherung entwickelt, das insbesondere die Erweiterung der Pflichtmitgliedschaft in der dann in Bürgerversicherung umbenannten → *gesetzlichen Krankenversicherung* für alle Bürger vorsah, also auch diejenigen Gruppen, die bisher von der Versicherungspflicht in der GKV ausgenommen sind (Beamte, Selbstständige, Beschäftigte mit einem Verdienst oberhalb der → *Versicherungspflichtgrenze*). Außerdem sah das Konzept die Beitragspflicht für alle Einkunftsarten, also auch für Kapital-, Zins- und Mieteinkünfte, vor. Konsequent umgesetzt bedeutet eine Bürgerversicherung die Auflösung des bisherigen Dualismus von gesetzlicher und → *privater Krankenversicherung*.

In der Kurzfassung des Berichtes der Rürup-Kommission[4] wurde die Bürgerversicherung wie folgt beschrieben:

- Eine die gesamte Bevölkerung umfassende Bürgerversicherung, welche von allen Bürgerinnen und Bürgern in Orientierung am Leistungsfähigkeitsprinzip über einkommensabhängige Beiträge zu finanzieren ist, wobei die personelle Einkommensumverteilung integraler Bestandteil des Systems bleibt.

Das zweite von der Rürup-Kommission entwickelte Modell der → *Gesundheitsprämie* wurde wie folgt beschrieben:

- Das Konzept pauschaler Gesundheitsprämien, das sich am Prinzip der Äquivalenz von Leistung und Gegenleistung orientiert, bei dem die personelle Einkommensumverteilung aus dem Gesundheitsbereich ausgegliedert und dem Steuer-Transfer-System zugewiesen wird.

Sowohl SPD als auch Bündnis 90/Die Grünen entwickelten das Konzept der Bürgerversicherung anschließend weiter.

BVA

Abkürzung für das → *Bundesversicherungsamt*, eine 1956 durch Gesetz errichtete selbstständige Bundesoberbehörde mit Sitz in Bonn.

Als Rechtsaufsichtsbehörde für die Bereiche der gesetzlichen Renten- und → *Unfallversicherung* arbeitet das Bundesversicherungsamt fachlich mit dem Bundesministerium für Arbeit und Soziales zusammen sowie im Hinblick auf die → *gesetzliche Krankenversicherung* und die soziale → *Pflegeversicherung* mit dem → *Bundesministerium für Gesundheit*. Das BVA ist in diesem Zusammenhang auch für die Durchführung des → *Gesundheitsfonds* sowie des → *morbiditätsorientierten Risikostrukturausgleiches* (Morbi-RSA) zuständig. Außerdem ist es für die Zulassung von strukturierten Behandlungsprogrammen für chronisch Kranke, den so genannten → *Disease-Management-Programmen* (DMP), zuständig.

---

[4] BMGS (Hrsg.), Kurzfassung: Nachhaltigkeit in der Finanzierung der sozialen Sicherungssysteme – Bericht der Kommission; Berlin, August 2003.

C

Call Center

Auch Callcenter oder Call-Center. Ein (Dienstleistungs)- Unternehmen oder ein Teil eines Unternehmens in dem, passiv oder aktiv, häufig auf der Basis von elektronischer Datenverarbeitung telefonisch Marktkontakte hergestellt oder Anfragen beantwortet werden. Sie stellen für viele Unternehmen einen wichtigen Baustein des → *Kundenbeziehungsmanagements* dar. Zunehmend werden aber neben dem Telefon auch andere Übertragungswege wie Fax, Video, Internet und Email bis hin zu Multimedia- oder Video- Call Centern in die Arbeit von Call Centern einbezogen. Call Center erfüllen oft Informationsaufgaben, zum Beispiel in Form einer Service-Hotline zu technischen oder anderen Fragen.

Man unterscheidet zwischen Inbound-Call-Centern, in denen eine passive Kontaktaufnahme stattfindet, der Kunde also das Call Center anruft, und Outbound-Call-Centern, in denen die Mitarbeiter aktiv Menschen anrufen, beispielsweise zu Marktforschungszwecken oder als Form des Telemarketings.

Darüber hinaus unterscheidet man zwischen Service Call Centern, die die Call Center → *Dienstleistung* für andere Unternehmen erbringen, sowie In-house Call Centern, bei denen ein Unternehmen die Dienstleistungen eines Call Centers durch eine eigene Einrichtung erbringen lässt.

Auf dem → *Gesundheitsmarkt* werden Call Center ebenfalls immer häufiger eingesetzt, so etwa im Zusammenhang mit der Einführung der → *Disease Management Programme* (DMP) von den → *gesetzlichen Krankenkassen* zur Beantwortung von Anfragen von Versicherten zu den DMP-Programmen oder auch zur aktiven Information über beziehungsweise zum Einbeziehen in DMP-Programme. Auch medizinische sowie gesundheitliche Informationen werden über Call Center angeboten (Medizinische Call Center). Darüber hinaus haben auch einzelne → *Krankenhäuser* sowie größere → *Leistungserbringer* bzw. deren Zusammenschlüsse ihre früheren Telefonzentralen in Richtung auf Call Center ausgebaut. Diese Call Center erfüllen sowohl die Aufgabe einer Telefonzentrale als auch die Informationsaufgaben eines Call Centers.

Das klassische Call Center hat den Vorteil, dass es räumlich nicht dort liegen muss, wo das Unternehmen sitzt, das die Dienste des Call Centers nutzt. Vielmehr können Call Center auch räumlich völlig vom Auftraggeber oder der Muttergesellschaft getrennt betrieben werden. Auch ist es durchaus üblich, Call Center im Ausland anzusiedeln. So gilt zum Beispiel Irland als Land mit hoher Call Center Dichte.

Capio Gruppe

Die Capio Gruppe ist ein schwedisches privates → *Gesundheitsunternehmen* mit Aktivitäten in insgesamt neun europäischen Ländern, gut 100 ambulanten und stationären Gesundheitseinrichtungen und etwa 15.000 Mitarbeitern (Stand Anfang 2010). Das Unternehmen, das seinen Sitz im westschwedischen Göteborg hat, war bis zur Übernahme durch die privaten Investorengruppen Apax Partners und Nordic Capital Ende 2006 an der Stockholmer Börse notiert. Mit seinem Jahresumsatz von rund 1,3 Milliarden Euro (2008) ist es mitt-

Capio Gruppe

lerweile deutlich kleiner als umsatzstarke deutsche private Klinikunternehmen wie die → Helios Kliniken GmbH oder die → Rhön-Klinikum AG. Während diese beiden sich jedoch auf den deutschen Markt konzentrieren, erzielt Capio den weitaus größten Teil seiner Umsätze (rund 75 Prozent) außerhalb seines Heimatmarktes Schweden. Das Unternehmen hat im September 2006 die 1979 gegründete Deutsche Klinik GmbH übernommen (heute: Capio Deutsche Klinik GmbH) und damit den Schritt auf den deutschen Gesundheitsmarkt vollzogen.Capio Deutsche Klinik erreichte im Jahr 2008 einen Umsatz von rund 102 Millionen Euro, verfügte über 1.257 Betten und beschäftigte 1.561 Mitarbeiter.

Historie:

1994: Durch den Kauf des Laborunternehmens Nova Medical AB und des Krankenhauses Lundby Sjukhus AB entsteht „Bure Hälsa och Sjukvård" als Vorläufer von Capio

1995: Erwerb des Arbeitsmedizin-Anbieters Previa und des Gesundheitszentrums Läkargruppen in Örebro/Schweden sowie der Schmerzklinik Kronan

1996: Beginn der Aktivitäten in der Altenpflege durch den Erwerb des Unternehmens Oxie Vårdhem in Malmö

1997: Der Kauf des Krankenhauskonzerns Volvat in Norwegen und des Laborunternehmens Medi-Lab in Dänemark stellt die ersten Schritte über die schwedischen Landesgrenzen dar

1998: Mehrere Käufe von Radiologie-Einrichtungen in Norwegen; Erwerb des Linköping Medical Center in Schweden

1999: Weitere europäische Ausdehnung mit dem Kauf der Florence Nightingales Hospitals in Großbritannien und des → Krankenhauses La Metáirie in der Schweiz; Übernahme des Betriebs des Krankenhauses St. Göran in Stockholm – die erste Privatisierung eines Akutkrankenhauses in Schweden.

2000: Capio wird an der Stockholmer Börse notiert und kauft Previa UK, ein Unternehmen, das Arbeitsmedizinische Dienste anbietet

2001: Capio erwirbt Großbritanniens viertgrößte Krankenhausgruppe Community Hospitals Group, sowie mit Medocular AB Nordeuropas größte Augenklinik-Gruppe

2002: Kauf der zweitgrößten französischen privaten Klinikkette Clininvest und des Herzzentrums Scandinavian Heart Center in Göteborg

2004: Capio gewinnt zwei Ausschreibungen des National Health Service in Großbritannien mit einem Wert von insgesamt 344 Millionen Euro und einer Laufzeit bis zum Jahr 2010. Zur Erfüllung der gewonnenen Aufträge, die unter anderem insgesamt gut 100.000 Operationen beinhalten, muss Capio in Großbritannien weitere fünf OP-Zentren errichten

2005: Capio kauft die größte spanische private → Krankenhauskette, die Grupo Sanitario IDC mit insgesamt 26 Gesundheitseinrichtungen, darunter zwölf Kliniken einschließlich eines Universitätskrankenhauses. Der Jahresumsatz von IDC beträgt gut 300 Millionen Euro pro Jahr. Grupo Sanitario IDC hat derzeit einen Marktanteil von sieben Prozent des relevanten spanischen Gesundheitsmarktes und beschäftigt etwa 4.300 Personen im Bereich des nichtärztlichen Personals. Von den 900 Ärztinnen und Ärzten, die für IDC arbeiten, sind 70 Prozent fest bei IDC angestellt.

2006: Capio erwirbt im September die Deutsche Klinik GmbH, die seither als Capio Deutsche Klinik GmbH firmiert. Im November 2006 wird Capio von Opica AB übernommen, einer direkten bzw. indirekten Tochtergesellschaft von Apax Partners Worldwide LLP, Nordic Capital Fund VI und weiteren Funds, die von Apax Partners SA geführt werden. Capio wird am 17. November 2006 von der Stockholmer Börse genommen.

Cash Flow

Liquiditätskennzahl, die den Zahlungsmittelüberschuss einer Rechnungsperiode und damit das Innenfinanzierungspotenzial eines → *Unternehmens* abbilden soll. Der Cash Flow stellt im Prinzip den Überschuss der regelmäßigen betrieblichen Einnahmen über die regelmäßigen laufenden betrieblichen Ausgaben dar.

Der Cash Flow kann auf zwei Arten berechnet werden:

- Indirekte Cash Flow-Ermittlung:
  Cash Flow = Jahresüberschuss ./. nicht einzahlungswirksame Erträge + nicht auszahlungswirksame Aufwendungen
- Direkte Cash Flow-Ermittlung:
  Cash Flow = Zahlungswirksame Erträge ./. zahlungswirksame Aufwendungen

Anhand dieser Kennzahl kann aufgezeigt werden, inwieweit das Unternehmen aus eigener Kraft etwa zur Tilgung von Schulden und Zinsen oder zur Finanzierung erforderlicher Investitionen in der Lage ist. Diese Kennzahl ist nicht stichtagsbezogen, sondern periodenbezogen, weil die Zahlungsströme einer Periode in die Berechnung einbezogen werden.

Case-Management

Siehe auch → *Case-Manager*.

Synonym (engl.) für Fallmanagement; es wird auch der Begriff des Unterstützungsmanagements verwendet. Ein Instrument im Rahmen von → *Managed Care*.

Als Case-Management bezeichnet man die Führung eines Patienten durch den Behandlungsablauf, wobei alle Abläufe mit dem Ziel, sie sowohl zeitlich zu optimieren als auch die Kosten einer Behandlung so günstig wie möglich zu gestalten, koordiniert werden sollen. Im Gegensatz zum → *Disease Management* (siehe auch → *Disease Management Programm*) bezieht sich Case-Management immer auf den Einzelfall. Dagegen meint Disease Management die Entwicklung und Realisierung eines Behandlungsschemas, das sich auf eine bestimmte, meist → *chronische Erkrankung* bezieht und allen Patienten mit dieser Erkrankung zur Verfügung steht. Im Rahmen solcher Disease Management Programme können dann speziell ausgebildete Fachkräfte die Patienten im Einzelfall mit Hilfe von Case-Managements unterstützen.

Case-Management wird heute sowohl von gesetzlichen und privaten → *Krankenkassen* für die Steuerung und Begleitung von → *Patienten* während einer Krankheitsepisode angeboten als auch in → *Krankenhäusern* zur Optimierung der patientenbezogenen Prozesse im Einzelfall eingesetzt. Auf der Basis der Erfahrung von Case-Management können auch die Prozesse der → *Patientenversorgung* überprüft und verbessert werden.

Case-Manager

Synonym (engl.) für Fallmanager.

Aus den Vereinigten Staaten von Amerika kommender Begriff für ein im Zuge der Einführung des DRG-Systems und der Entwicklung von Managed-Care-Modellen entstandenes Berufsbild im → *Gesundheitswesen*. In Deutschland wird auch der Begriff des Fallmanagers benutzt.

Aufgabe des Case-Managers ist es, den Patienten für den Zeitraum einer Krankheitsepisode durch den Behandlungsablauf zu führen und dabei alle Abläufe so optimal wie möglich zu koordinieren. Ziel des Case-Managements ist es, sowohl den zeitlichen Ablauf zu optimieren als auch die Kosten einer Behandlung so günstig wie möglich zu gestalten. Dabei werden idealerweise nicht nur stationäre Aufenthalte berücksichtigt, sondern auch mittel- und längerfristige Aspekte sowie die Compliance des Patienten und seiner familiären und sozialen Umgebung mit einbezogen. Neben der Führung von Patienten in akuten Behandlungsphasen wird das Case-Management insbesondere auch bei chronischen Erkrankungen eingesetzt.

Case-Manager werden heute in Deutschland sowohl von Gesundheitsunternehmen als auch von Krankenkassen eingesetzt. Auf Kassen-Seite sollen sie insbesondere im Rahmen von → *Disease Management Programmen* (DMP) chronisch Kranken helfen, die Behandlung zu optimieren.

Case-Mix

Die „Fallmischung". Der Case-Mix dient als Bewertungs- und Vergleichswert sowie als Richtgröße für den Patienten-Mix eines → *Krankenhauses* oder einer Abteilung in Abrechnungs- und Managementsystemen, die mit → *Diagnosis Related Groups (DRG)* arbeiten.

Der Case-Mix ergibt sich aus der Addition der → *Relativgewichte* aller in der betreffenden Organisationseinheit behandelten Fälle für einen bestimmten Zeitabschnitt. Dividiert durch die Fallzahl ergibt sich daraus der → *Case-Mix-Index*. Dieser ist ein Abbild der durchschnittlichen Fallschwere der betreffenden Einrichtung und damit zugleich des Ressourcenaufwandes, der zur Behandlung der Fälle erforderlich ist.

Case Mix Index

Der Case Mix Index (CMI) beschreibt in Abrechnungs- und Managementsystemen, die mit → *Diagnosis Related Groups (DRG)* arbeiten, den durchschnittlichen → *Schweregrad* der in der betreffenden Einrichtung im Laufe eines Zeitraumes behandelten Fälle. Dabei kann der CMI sowohl auf eine → *Krankenhaus*-Gruppe, ein Krankenhaus oder eine Abteilung eines Krankenhauses bezogen sein. Der Schweregrad eines Behandlungsfalles wird durch das → *Relativgewicht* ausgedrückt, das dem Fall über die Eingruppierung in eine DRG üblicher Weise mit Hilfe eines → *Groupers* zugewiesen wird.

Die Addition der Relativgewichte aller behandelten Fälle für einen Zeitabschnitt ergibt den Case Mix. Wird der Case Mix durch die Anzahl der Fälle geteilt, erhält man den Case Mix Index. Dabei wird das DRG-System so justiert, dass der Case Mix Index von 1,0 als Durchschnittswert aller Behandlungsfälle gilt, die mit diesem System erfasst werden.

Der Case Mix Index eines Krankenhauses oder einer Abteilung ist ein Abbild der durchschnittlichen Fallschwere der betreffenden Einrichtung und damit zugleich des Ressourcenaufwandes, der zur Behandlung der Fälle geleistet werden muss. Ein CMI eines Krankenhauses größer 1,0 bedeutet demnach, dass die durchschnittliche Fallschwere dieses Krankenhauses über dem – theoretischen – Durchschnittswert liegt und umgekehrt. Im Vergleich mehrerer Einrichtungen untereinander bietet der CMI die Möglichkeit, nur anhand dieser einen Ziffer die durchschnittliche Fallschwere und damit den erforderlichen Ressourceneinsatz der betreffenden Einrichtungen unmittelbar miteinander zu vergleichen. Werden zusätzlich die Baserates der betreffenden Einrichtungen in Beziehung zum jeweiligen CMI miteinander verglichen, können Schlüsse im Hinblick auf die Wirtschaftlichkeit der verglichenen Einrichtungen im Verhältnis zur durchschnittlichen Fallschwere gezogen werden.

Change Management

Change Management (deutsch: Veränderungsmanagement) bezeichnet die systematische Organisation, Begleitung und Realisierung von Veränderungsprozessen in Unternehmen und Organisationen.

Angesichts schneller Veränderungen der Umwelt von Unternehmen und Organisationen müssen diese sich ständig an sich verändernde Umweltbedingungen anpassen. Die Fähigkeit, solche Veränderungsprozessen erfolgreich zu organisieren, entscheidet mit über Erfolg oder Misserfolg von Unternehmen und Organisationen.

Dabei wird heute nicht mehr davon ausgegangen, dass durch das Anordnen von Veränderungen diese tatsächlich bereits geschehen oder ihre Umsetzung sichergestellt ist. Veränderungen lösen Ängste und Sorgen aus, die Widerstand gegen Veränderungen erzeugen. Ein systematisches Change Management versucht daher nicht nur, die inneren Strukturen und Prozesse der zu verändernden Organisation optimal zu gestalten, sondern auch die betroffenen Mitarbeiter möglichst aktiv in den Gestaltungsprozess der Veränderung mit einzubeziehen.

Die Personen, die sich mit Change Management befassen, werden Change Manager oder auch Change Agent genannt. Auch auf dem → *Gesundheitsmarkt* nutzen Unternehmen und Organisationen häufig für derartige Umgestaltungsprozesse externe Berater, die dann als Change Agent den Veränderungsprozess begleiten. Gerade im Rahmen von → *Fusionen* und Übernahmeprozessen ist Change Management dazu geeignet, den Erfolg solcher organisatorischer Veränderungen dauerhaft sicherzustellen.

Chief Executive Officer

Die Bezeichnung Chief Executive Officer (CEO) kommt aus dem angelsächsischen Sprachraum und bezeichnet üblicherweise die Person, die die operative Verantwortung für ein Gesamtunternehmen inne hat. Insbesondere in deutschen Unternehmen, die international tätig sind, bürgert sich die Bezeichnung ebenfalls immer stärker ein. Dort wird im allgemeinen der Vorstandsvorsitzende (bei Aktiengesellschaften) als CEO bezeichnet.

Chief Financial Officer

Die Bezeichnung Chief Financial Officer (CFO) kommt aus dem angelsächsischen Sprachraum und bezeichnet üblicherweise die Person, die innerhalb eines → *Vorstandes* oder einer → *Geschäftsführung* die Finanzverantwortung für ein Unternehmen inne hat.

Bei Aktiengesellschaften wird der Finanzvorstand auch als CFO bezeichnet. Bei anderen Gesellschaftsformen wie etwa der GmbH wird – soweit vorhanden – der Finanz-Geschäftsführer als CFO bezeichnet. Bei Geschäftsführungen ohne eigenen Finanzgeschäftsführer nimmt der Kaufmännische Geschäftsführer diese Funktion mit wahr.

Chief Information Officer (CIO)

Die Bezeichnung Chief Information Officer (CIO) kommt aus dem angelsächsischen Sprachraum und bezeichnet üblicherweise die Person, die in einem Unternehmen die Verantwortung für die Informationstechnologie (IT) inne hat. Deutschsprachige Äquivalente zu diesem Begriff, die auch auf dem → *Gesundheitsmarkt* gebräuchlich sind, sind „IT-Leiter" oder „EDV-Leiter". Der angelsächsische Begriff dagegen hat sich in Deutschland bisher wenig durchgesetzt.

Der CIO ist vor allem für das Management der Planung, der Technologieauswahl sowie der IT-Infrastruktur verantwortlich.

Allerdings wird der Begriff in Einzelfällen in Verkennung der ursprünglichen angelsächsischen Bedeutung auch für den Leiter der Unternehmenskommunikation beziehungsweise der Presse- und Öffentlichkeitsarbeit oder PR-Abteilung verwendet.

Chief Marketing Officer (CMO)

Die Bezeichnung Chief Marketing Officer (CMO) kommt aus dem angelsächsischen Sprachraum und bezeichnet üblicherweise die Person, die im → *Management* eines Unternehmens die Verantwortung für das Marketing trägt. Die Berufsbezeichnung CMO ist vergleichsweise neu, sie wurde Anfang der neunziger Jahre des zwanzigsten Jahrhunderts erstmals genutzt.

Die Aufgaben eines CMO umfassen alle marketingorientierten Aktivitäten eines Unternehmens. Vor allem sind dies die strategische Planung von Marketingaktivitäten, die → *Produktentwicklung*, → *Public Relations* und Kundenservice.

In Unternehmen der → *Gesundheitswirtschaft* in Deutschland ist die Bezeichnung bisher nicht üblich; an ihrer Stelle wird häufig der Begriff des Marketingleiters bzw. der Marketingleiterin verwendet.

Im angloamerikanischen Sprachgebrauch wird die Abkürzung CMO parallel für den → *Chief Medical Officer* verwendet. Der Begriff bezeichnet allgemein eine Leitungsposition in Gesundheitssystemen, Gesundheitsorganisationen beziehungsweise Unternehmen der Gesundheitswirtschaft (siehe auch → *Chief Medical Officer*).

Chief Medical Officer (CMO)

Die Bezeichnung Chief Medical Officer (CMO) ist im angloamerikanischen Sprachraum üblich für Leitungsposition in Gesundheitssystemen, Gesundheitsorganisationen beziehungsweise Unternehmen der Gesundheitswirtschaft. Die Abkürzung CMO wird parallel jedoch auch für den Begriff → *Chief Marketing Officer* verwendet.

Im britischen → *Gesundheitswesen* existiert unter der Abkürzung CMO die Position des Chief Medical Officers auf verschiedenen Ebenen. Auf der Internetseite des britischen Department of Health heißt es dazu: "The Chief Medical Officer (CMO) (...) is the UK Government's principal medical adviser and the professional head of all medical staff in England."[1]

Auf den Internetseiten des Welsh Assembly Governments wird die Aufgabe des CMO wie folgt beschrieben: "The Chief Medical Officer (CMO) provides independent professional advice and guidance to the First Minister and other Welsh Assembly Government ministers, and to officials in the National Assembly for Wales on health and healthcare matters. The CMO:

- Leads public health policy and programmes, working across all National Assembly policy departments and with a wide range of external partners, with the aim of improving health and reducing health inequalities.
- Leads the clinical contribution in Wales to improving the quality of healthcare and patient outcomes
- Leads the medical profession in Wales, having key roles in medical regulation, education and training, standards and performance
- Maintains appropriate UK and international links, working with other UK Chief Medical Officers, government departments and organisations"[2]

Die Bezeichnung Chief Medical Officer ist auch in anderen angloamerikanischen Ländern bzw. englischsprachigen Ländern üblich. So gibt es zum Beispiel in den Vereinigten Staaten von Amerika in Krankenversicherungen ebenso wie in großen Krankenhausketten die Position des Chief Medical Officers. Auch die Vereinten Nationen (UN) schreiben immer wieder unter dieser Bezeichnung Leitungspositionen im Rahmen von Einsätzen aus, in denen medizini-

---

[1] http://www.dh.gov.uk/AboutUs/MinistersAndDepartmentLeaders/ChiefMedicalOfficer/fs/en.
[2] http://new.wales.gov.uk/topics/health/professionals/ocmo/about/?lang=en.

sche oder gesundheitsfördernde Aufgaben einen Schwerpunkt bilden.

Chief Operation Officer

Mit der Bezeichnung COO ist der Chief Operation Officer (auch: Chief Operations Officer oder Chief Operating Officer) gemeint. Dabei handelt es sich um einen Manager, der auf Vorstands- oder Geschäftsführungsebene das operative Geschäft leitet oder betreut. Bei international tätigen → *Unternehmen* wird der Begriff häufig auch für den Manager verwendet, der das operative Geschäft in einem Land oder einer Region leitet, die aus mehreren Ländern besteht. Im deutschen → *Krankenhausmarkt* ist der Begriff derzeit für Manager im Gebrauch, die im → *Vorstand* bzw. der → *Geschäftsführung* Verantwortung für das operative Geschäft in einer Region tragen, wobei diese Region üblicherweise aus mehreren Bundesländern besteht.

Chief Sales Officer (CSO)

Die Bezeichnung Chief Sales Officer (CSO) kommt aus dem angelsächsischen Sprachraum und bezeichnet üblicherweise die Person, die im → *Management* eines Unternehmens die Verantwortung für die Verkaufsaktivitäten trägt (Verkaufsleiter; Verkaufsvorstand).

In Deutschland hat sich diese angelsächsische Bezeichnung noch nicht durchgesetzt und wird lediglich von Unternehmen verwendet, die überwiegend international aktiv sind. Auf dem → *Gesundheitsmarkt* verfügen im Allgemeinen nur Unternehmen der pharmazeutischen Industrie und der Medizintechnischen Industrie sowie der Privaten Krankenversicherung über Verkaufsvorstände oder Verkaufsleiter. Weder im Bereich der gesetzlichen Krankenkassen noch bei den großen Unternehmen der Leistungserbringer, also etwa großen Klinikketten, existieren entsprechende Positionen im Spitzenmanagement.

Die Abkürzung CSO wird auch für die Funktionen Chief Scientific Officer und → *Chief Security Officer* genutzt.

Chief Security Officer (CSO)

Die Bezeichnung Chief Security Officer (CSO) kommt aus dem angelsächsischen Sprachraum und bezeichnet üblicherweise die Person, die im → *Management* eines Unternehmens die Verantwortung für die Sicherheit von Unternehmenseinrichtungen sowie von IT-Systemen und -Prozessen trägt. Eine genauere, ebenfalls benutzte Bezeichnung für den Verantwortlichen für die Sicherheit von Daten und DV-Systemen ist Chief Information Security Officer (CISO).

Ein äquivalenter, deutschsprachiger Begriff ist „Hauptsicherheitsbeauftragter" oder sicherheitstechnischer Leiter oder ähnliches. Im → *Gesundheitswesen* werden diese Aufgaben im Allgemeinen vom Leiter IT (IT-Sicherheit) und/oder vom Technischen Leiter bzw. Leiter → *Facility Management* wahrgenommen.

Die Abkürzung CSO wird jedoch auch für die Funktionen Chief Scientific Officer und → *Chief Sales Officer* (Verkaufsleiter oder Verkaufsvorstand) genutzt.

Chief Technical Officer (CTO)

Die Bezeichnung Chief Technical Officer (CTO) (auch: Chief Technology Officer) kommt aus dem angelsächsischen Sprachraum und bezeichnet üblicherweise die Person, die im → *Management* eines Unternehmens die Verantwortung für die technische Entwicklung und Forschung beziehungsweise für die Leitung der technischen Bereiche bzw. Abteilungen trägt. Der Begriff wurde in den USA Anfang der achtziger Jahre des vergangenen Jahrhunderts

Chief Technology Officer (CTO)

zunächst als Zusatz zur Bezeichnung des Leiters Forschung und Entwicklung verwendet.

Eine deutschsprachige Bezeichnung für CTO könnte „Technischer Vorstand" sein. Im → *Gesundheitswesen* ist die Bezeichnung „Technischer Leiter" häufig anzutreffen, wobei dies – von Unternehmen zu Unternehmen unterschiedlich – häufig nicht zum Spitzenmanagement des Unternehmens zählt. Anders ist die Situation natürlich in Unternehmen der → *Medizintechnik*: Hier existiert, allein schon wegen der Bedeutung technischer Fragen, die Position des Technik-Verantwortlichen auf der Vorstands- oder Geschäftsführungsebene.

In den USA gibt es in verschiedenen Bundesstaaten die Einrichtung des Chief Technology Officers (CTO) als Teil der Staatsverwaltung. Zu den Aufgaben des CTO heißt es zum Beispiel auf den Internetseiten des „Office of the Chief Technology Officer" im Government of the district of Columbia: „The Office of the Chief Technology Officer (OCTO) develops and enforces policies and standards for information technology in the District government. OCTO identifies where and how technology can systematically support the business processes of the District's 68 agencies. Agencies can draw on OCTO's expertise to get the most out of their technological investments. OCTO also assesses new and emerging technologies to determine their potential application to District programs and services. Finally, OCTO promotes the compatibility of computer and communications systems throughout the District government."[3]

Chief Technology Officer (CTO)

Alternative Bezeichnung für → *Chief Technical Officer (CTO)*. Position, die im → *Management* eines Unternehmens die Verantwortung für die technische Entwicklung und Forschung beziehungsweise für die Leitung der technischen Bereiche bzw. Abteilungen trägt. Der Begriff wurde in den USA Anfang der achtziger Jahre des vergangenen Jahrhunderts zunächst als Zusatz zur Bezeichnung des Leiters Forschung und Entwicklung verwendet.

Chroniker-Regelung

Mit der so genannten Chroniker-Regelung sollen inzwischen verschiedene gesundheitspolitische Ziele gleichzeitig verfolgt werden. Die Ersteinführung im Zuge des → *GKV-Modernisierungsgesetzes* im Jahr 2004 sollte chronisch kranke Patienten davor bewahren, durch Zuzahlungen und Praxisgebühr finanziell überfordert zu werden (→ *Belastungsgrenze,* „Überforderungsklausel"). Während die → *Versicherten* maximal zwei Prozent ihrer jährlichen Bruttoeinnahmen für → *Zuzahlungen* aufwenden müssen, reduziert sich die Belastungsgrenze für → *Chronisch Kranke* auf ein Prozent.

Mit dem → *GKV-Wettbewerbsstärkungsgesetz* (GKV-WSG) wurde die Chroniker-Regelung als Vehikel identifiziert, eine fehlende Therapietreue (→ *Compliance*) von chronisch Kranken zu sanktionieren. Grundlage dafür war die Erkenntnis, dass die aktive Mitwirkung und Therapietreue der Patienten eine wichtige Voraussetzung für den Therapieerfolg – und damit die entstehenden Behandlungskosten – darstellen.

Im GKV-WSG wurde daraus ein monetärer Anreiz formuliert, an Vorsorge- und Früherkennungsuntersuchungen teilzunehmen. Gemäß § 62 SGB V sollten nur noch jene chronisch Kranken von der niedrigeren Belastungsgrenze von einem Prozent profitieren, die in den vorangegangenen Jahren Gesundheitsvorsorgeuntersuchen in Anspruch genommen haben, an einem indikationsbezogenen Managementprogramm (→ *Disease Management Programm*) teil-

---

[3] http://www.octo.dc.gov/octo/cwp/view,a,3,q,579519.asp.

genommen haben oder sich nach ärztlicher Bescheinigung therapiegerecht verhalten haben. Allerdings ist diese Regelung mit Altersgrenzen verbunden: Die Belastungsgrenze von zwei Prozent gilt für chronisch kranke Versicherte, die

- nach dem 1. April 1972 geboren sind und ab dem 1. Januar 2008 die in § 25 Abs. 1 SGB V genannten Gesundheitsuntersuchungen (insbesondere zweijähriger Check-up für über 35-jährige und jährliche Krebsvorsorge für Frauen mit Beginn des 20. Lebensjahres und Männer mit Beginn des 45. Lebensjahres) nicht regelmäßig in Anspruch genommen haben, sowie für
- nach dem 1. April 1987 geborene weibliche und nach dem 1. April 1962 geborene männliche chronisch kranke Versicherte, die an einer Krebsart erkranken, für die eine Früherkennungsuntersuchung besteht und diese Untersuchung ab 1. Januar 2008 nicht regelmäßig in Anspruch genommen haben.

Der → *Gemeinsame Bundesausschuss* (G-BA) wurde vom Gesetzgeber beauftragt, bis zum 31. Juli 2007 Richtlinien festzulegen, in welchen Fällen Gesundheitsuntersuchungen ausnahmsweise nicht zwingend durchgeführt werden müssen (Ausschlussprinzip). Nach wohl langwierigen Diskussionen innerhalb des G-BA hat dieser am 20. Dezember 2007 in seinen Richtlinien festgelegt, dass der Vertragsarzt durch die Ausstellung einer Bescheinigung bestätigen soll, „dass sich Arzt und Patient über das weitere Vorgehen in Bezug auf eine Therapie verständigt haben und therapiegerechtes Verhalten des Patienten im Sinne der gesetzlichen Anforderungen vorliegt."

In Bezug auf Vorsorgeuntersuchungen hat es der G-BA abgelehnt, eine Teilnahmepflicht festzuschreiben, da alle bisher bekannten Früherkennungsmethoden neben dem Nutzen- auch ein Schadenspotenzial aufweisen würden. Außerdem sei es schwierig nachzuweisen, dass eine unterlassene Früherkennungsuntersuchung kausal für eine spätere Krankheit verantwortlich sei. Versicherten reicht deshalb der Nachweis einer einmaligen ärztlichen Beratung über Chancen und Risiken der Früherkennung auf Brustkrebs, Gebärmutterhalskrebs (Frauen) und Darmkrebs (Frauen und Männer). Die Beratung muss spätestens zwei Jahre nach Beginn der Anspruchsberechtigung (Frauen ab 20, Männer ab 45) durchgeführt und in einem Formular oder Präventionspass dokumentiert werden.

Chronisch Kranke

Nach den Festlegungen des → *Gemeinsamen Bundesausschusses*[4] gilt als schwerwiegend chronisch krank, wer sich in ärztlicher Dauerbehandlung befindet (nachgewiesen durch je einen → *Arztbesuch* wegen derselben Krankheit pro Quartal wenigstens ein Jahr lang) und außerdem eines der folgenden Kriterien erfüllt:

- Es liegt eine Pflegebedürftigkeit der Pflegestufe 2 oder 3 nach dem zweiten Kapitel SGB XI vor.
- Es liegt ein Grad der Behinderung (GdB) von mindestens 60 % nach den Maßstäben § 30 BVG oder eine Minderung der Erwerbsfähigkeit (MdE) von mindestens 60 % nach § 56 Abs. 2 SGB VII vor.
- Es ist eine kontinuierliche medizinische Versorgung (ärztliche oder psychotherapeutische Behandlung, → *Arzneimitteltherapie*, Versorgung mit → *Heil-* und → *Hilfsmitteln*) erforderlich, ohne die nach ärztlicher Einschätzung eine lebensbedrohliche Verschlimmerung der Erkrankung, eine Verminderung der Lebenserwartung oder eine dauerhafte Beeinträchtigung der Lebensqualität durch die aufgrund der Krankheit nach Satz 1 verursachten Gesundheitsstörung zu erwarten ist.

---

[4] Quelle: Pressemitteilung des Gemeinsamen Bundesausschusses vom 22.1.2004.

Chronische Erkrankungen

Chronische Erkrankungen sind lang andauernde und meist nicht oder nur schwer heilbare Erkrankungen, deretwegen sich der → chronisch Kranke im Normalfall in ärztlicher Dauerbehandlung befindet.

In der → Gesetzlichen Krankenversicherung hat eine nach der Definition des → Gemeinsamen Bundesausschusses schwerwiegende chronische Erkrankung zur Folge, dass der Erkrankte geringere Zuzahlungen zu leisten hat. Die → Belastungsgrenze beträgt für chronisch Kranke nur ein Prozent der jährlichen verfügbaren Familieneinkommens, im Normalfall liegt sie bei zwei Prozent.

In der Gesetzlichen Krankenversicherung wurden Anfang 2002 unter der Bezeichnung „Strukturierte Behandlungsprogramme" oder auch „→ Disease Management Programme" (DMP) spezielle Behandlungsprogramme zur besseren Behandlung von chronischen Erkrankungen eingeführt. Hierdurch soll insbesondere für chronisch Kranke eine bessere kontinuierliche und zwischen den einzelnen Versorgungsangeboten koordinierte Versorgung erreicht werden.

Die Definition des Begriffs einer „schwerwiegenden chronischen Krankheit" hat der Gemeinsame Bundesausschuss wie folgt vorgenommen:

Eine Krankheit ist schwerwiegend chronisch, wenn sie wenigstens ein Jahr lang mindestens einmal pro Quartal ärztlich behandelt wurde (Dauerbehandlung) und eines der folgenden Merkmale vorhanden ist:

a) Es liegt eine Pflegebedürftigkeit der Pflegestufe 2 oder 3 nach dem zweiten Kapitel des Elften Buches Sozialgesetzbuch vor.
b) Es liegt ein Grad der Behinderung (GdB) von mindestens 60 nach § 30 des Bundesversorgungsgesetzes oder eine Minderung der Erwerbsfähigkeit (MdE) von mindestens 60 % nach § 56 Abs. 2 des Siebten Buches Sozialgesetzbuch vor, wobei der GdB bzw. die MdE zumindest auch durch die Krankheit nach Satz 1 begründet sein muss.
c) Es ist eine kontinuierliche medizinische Versorgung (ärztliche oder psychotherapeutische Behandlung, Arzneimitteltherapie, Behandlungspflege, Versorgung mit Heil- und Hilfsmitteln) erforderlich, ohne die nach ärztlicher Einschätzung eine lebensbedrohliche Verschlimmerung, eine Verminderung der Lebenserwartung oder eine dauerhafte Beeinträchtigung der Lebensqualität durch die aufgrund der Krankheit nach Satz 1 verursachte Gesundheitsstörung zu erwarten ist.[5]

Compliance

Ausmaß, zu dem ein → Patient/eine Patientin sich nach dem Verschreibungsintervall, der verschriebenen Dosis und den Einnahmevorschriften richtet. Synonym wird auch der Begriff der Adhärenz verwendet (Definition der „Medication compliance and persistence special interest group" der International Society for Pharmacoeconomics & Outcomes Research). In Deutschland wird häufig der Begriff der Therapietreue verwendet, der aber nicht eindeutig definiert ist.

Mangelnde Compliance kann dabei schon beim Nichteinlösen eines Rezeptes beginnen. Im Gegensatz dazu beschreibt der Begriff der Persistenz die Dauer vom Beginn der Verschreibung bis zum vorzeitigen Abbruch einer Therapie.

---

[5] § 2 Abs. 2 der Richtlinie zur Definition schwerwiegender chronischer Krankheiten im Sinne des § 62 des Fünften Buches Sozialgesetzbuch (SGB V) vom 22. Januar 2004, Bundesanzeiger Nr. 18 (S. 1343) vom 28. Januar 2004.

Compliance kann als ein zentrales Problem der → *Arzneimittelversorgung* vor allem chronisch kranker Patienten angesehen werden, denn ein Medikament, das nicht richtig eingenommen wird, kann auch nicht seine volle Wirksamkeit entfalten. Die Konsequenzen von mangelnder Compliance können erhöhte Sterblichkeit, Komplikationen, Notfallbehandlungen und Klinikeinweisungen und damit vermeidbare Kosten sein. Quantitativ sind die Folgen für Deutschland bislang kaum untersucht. Verschiedene Aspekte beeinflussen die Compliance. Darunter fallen Armut (wegen → *Zuzahlungen*), hohes Alter, geringe Bildung, ein Übergang von stationärer in ambulante Versorgung sowie Multimorbidität[6].

Weitere Faktoren mit Einfluss auf die Compliance sind die Art der Erkrankung und die Form der Therapie. Bei Krankheiten mit geringem verspürtem Leidensdruck wie Osteoporose oder Diabetes kann, sofern keine akuten Komplikationen vorliegen, eine schlechtere Compliance erwartet werden als bei akut bedrohlichen Erkrankungen, z. B. bei Krebs. Ein wichtiger Einflussfaktor auf die Compliance ist auch die Einnahmehäufigkeit eines → *Arzneimittels*: Je seltener ein Arzneimittel eingenommen werden muss, umso besser ist im Allgemeinen die Compliance[7]. Ein Beispiel hierfür sind auch Bisphosphonate in der Osteoporosetherapie, bei denen eine seltenere Einnahme, z. B. wöchentlich statt täglich, zu einer verbesserten Compliance führt[8]. Kombinationspräparate oder Kombinationsimpfstoffe wie Infanrix hexa[9] können ebenso die Compliance verbessern.

Continuing Medical Education

Kontinuierliche berufsbegleitende Fortbildung für → *Ärzte*. Abkürzung CME. In der Vergangenheit wurde auch der Begriff des „lebenslangen Lernens" verwendet.

Die ärztliche → *Berufsordnung* hat die lebenslange → *Fortbildung* immer schon als Berufspflicht vorgeschrieben, die allerdings lange Zeit nicht speziell überwacht wurde. Mittlerweile ist nachgewiesene regelmäßige Fortbildung für → *Vertragsärzte* rechtlich verpflichtend gestaltet worden.

In § 4 (Fortbildung) der (Muster-) Berufsordnung für die deutschen Ärztinnen und Ärzte (Stand 2006) heißt es zur Fortbildung:

(1) Ärztinnen und Ärzte, die ihren Beruf ausüben, sind verpflichtet, sich in dem Umfange beruflich fortzubilden, wie es zur Erhaltung und Entwicklung der zu ihrer Berufsausübung erforderlichen Fachkenntnisse notwendig ist.

(2) Auf Verlangen müssen Ärztinnen und Ärzte ihre Fortbildung nach Absatz 1 gegenüber der → Ärztekammer durch ein Fortbildungszertifikat einer Ärztekammer nachweisen.

Mittlerweile gibt es von vielen Seiten auch auf Online-Portalen beruhende Angebote, mit denen Ärzte ihre Fortbildungspflicht erfüllen können und bei denen der Erfolg der Fortbildung über entsprechende Online-Fragebögen sichergestellt wird sowie Zertifikate erteilt werden. Solche Online-CME-Angebote können sowohl zur Erfüllung der Fortbildungspflicht für Vertragsärzte als auch zum Erwerb freiwilliger Fort-

---

[6] J. Holst. Therapietreue: Auch eine Bringschuld des Versorgungssystems. Deutsches Ärzteblatt 104 (2007):A-996.

[7] L. Shi, M. Hodges, N. Yurging, K. S. Boye. Impact of dose frequency on compliance and health outcomes: a literature review (1966-2006). Expert Rev Pharmacoeconomics Outcomes Res 7(2007):187-202.

[8] R. Bartl, S. Götte, P. Hadji, T. Hammerschmidt. Adhärenz mit täglichen und wöchentlichen oralen Bisphosphonaten in der Osteoporosetherapie. Dtsch med Wochenschr 2006; 131: 1257-1262.

[9] H. Kalies, V. Grote, T. Verstraeten, L. Hessel, H.-J. Schmitt, R. von Kries. The Use of Combination Vaccines Has Improved Timeliness of Vaccination in Children. Pediatr Infect Dis J 2006; 25: 507-512.

Co-Therapeut

Auch Ko-Therapeut oder Kotherapeut.

Der Begriff hat mehrere Bedeutungen: Zum einen kann eine Behandlung durch mehrere Therapeuten erfolgen. Dabei ist meist ein Behandler der Therapeut, der oder die andere(n) ist (sind) dann Co-Therapeut. Zum anderen werden immer wieder auch (Haus-) Tiere als Co-Therapeuten genannt.

In dem hier verstandenen Sinne geht es aber um die aktive Mitwirkung des → *Patienten* an den Entscheidungen und Entscheidungsprozessen im Zuge einer Behandlung. Insgesamt wird die Diskussion unter dem Schlagwort der → *Patientenbeteiligung*, Patienten-Selbstbestimmung, → *Patientensouveränität* oder Patientenautonomie geführt. Auch der angloamerikanische Begriff des Shared Decision-Making (SDM), bei dem der Patient als Partner im medizinischen Entscheidungsprozess verstanden wird, wird in diesem Zusammenhang benutzt.

Scheibler und Pfaff definieren SDM wie folgt:

> *Shared decision-making (SDM) ist eine spezielle Form der Interaktion zwischen medizinischem Personal und Patient, welche auf geteilter Information und gleichberechtigter Entscheidungsfindung bezüglich Diagnose und Therapie basiert.*[10]

Dabei geht die Forderung nach einer Beteiligung des Patienten als Kotherapeuten oder Koproduzenten seiner Gesundheit am weitesten. Unterhalb dieser Ebene wird aber auch die Forderung nach verstärkter Information und Aufklärung des Patienten erhoben, die ihn in die Lage versetzen soll, zu verstehen, welche Maßnahmen in einer Krankheitssituation für ihn sinnvoll sind und welche alternativen Behandlungsmethoden eventuell zur Verfügung stehen.

Codierung

Synonym für → *Kodierung*.

Controlling

Querschnittsfunktion in Unternehmen, um den Erreichungsgrad von Zielen zu überprüfen, die für einzelne Zeitperioden in konkreten Plänen operationalisiert wurden. Die Controlling-Abteilung wertet zu diesem Zweck das Datenmaterial insbesondere des Rechnungswesens aus. Darüber hinaus unterstützt das Controlling das Management auch bei der Planerstellung bzw. den hierfür erforderlichen Vorbereitungsmaßnahmen sowie bei der Vorbereitung von Investitionsentscheidungen im Hinblick auf das dafür erforderliche Zahlenmaterial.

In → *Krankenhäusern* hat sich mit der Einführung des Fallpauschalen-Systems die Einrichtung von → *medizinischen Controlling*-Abteilungen eingebürgert.

Controlling, medizinisches

Neben dem mehr betriebswirtschaftlich orientierten → *Controlling* hat sich in → *Gesundheitsunternehmen*, speziell in → *Krankenhäusern*, mit der Einführung des Fallpauschalen-Systems die Einrichtung von medizinischen Controlling-Abteilungen eingebürgert. Hier werden neben betriebswirtschaftlichen insbesondere medizinische Daten im Hinblick auf die Erreichung von Planungsvorgaben ausgewertet.

Darüber hinaus spielen die Medizin-Controlling-Abteilungen in Krankenhäusern ei-

---
[10] Fülöp Scheibler/Holger Pfaff (Hrsg.), Shared Decision-Making. Der Patient als Partner im medizinischen Entscheidungsprozess, Weinheim und München 2003, S. 11.

ne wichtige Rolle, wenn es um die richtige Kodierung von Behandlungsfällen und die korrekte Abrechnung gegenüber den Kostenträgern geht.

Corporate Identity

Unter Corporate Identity (CI) eines Unternehmens oder einer Organisation wird das gezielt herbeigeführte oder gestaltete einheitliche äußere Erscheinungsbild, der einheitliche Auftritt sowie das entsprechende Selbstverständnis der Mitarbeiter bzw. Mitglieder des Unternehmens bzw. der Organisation verstanden. Mit Hilfe von Corporate Identity wird versucht, das Image und damit die Innen- wie Außenwahrnehmung eines Unternehmens oder einer Organisation gezielt in eine bestimmte Richtung zu beeinflussen und weiterzuentwickeln.

Das einheitliche äußere Erscheinungsbild wird dabei als Corporate Design (CD) bezeichnet und umfasst Symbol(e), Farben und Schriften. In größeren Unternehmen ist es üblich, dass die verbindlichen Vorschriften für das CD in einem CD-Handbuch zusammengefasst werden.

Teil der Bildung von Corporate Identity, also einer gemeinsamen Identität und eines gemeinsamen Selbstverständnisses, ist häufig auch die Erarbeitung und Verabschiedung eines → *Leitbildes*. Dabei ist es besonders wichtig, dass möglichst viele Mitarbeiter des Unternehmens bzw. Mitglieder einer Organisation in den Erarbeitungsprozess aktiv einbezogen werden bzw. durch Rückkoppelungen aus eventuell eingerichteten Arbeitsgruppen über den Prozess der Leitbild-Erarbeitung informiert werden, um später einen möglichst hohen Grad der Identifizierung mit dem erarbeiteten Leitbild im Sinne von Corporate Identity zu erreichen.

Gerade im → *Krankenhaus*-Bereich hat sich die Erarbeitung und Verabschiedung von Leitbildern als ein wichtiger Teil der Organisations- und Unternehmensentwicklung herauskristallisiert.

Damp Holding AG

Ursprung der heutigen Damp Holding AG, einer nicht börsennotierten → *Aktiengesellschaft*, ist das Ostseebad Damp 2000, das im Jahr 1973 eröffnet wurde. Neben der Ostseeklinik Damp und der Reha-Klinik Damp gehören verschiedene → *Rehabilitationskliniken* zur Gruppe. 1997 hat die Damp Holding AG die Endo-Klinik in Hamburg übernommen und sich damit als Spezialanbieter für orthopädische Eingriffe am Markt platziert. Mit dem Hanse-Klinikum Stralsund übernahm der → *Gesundheitskonzern* im Jahr 2004 auch ein großes → *Akutkrankenhaus*. Im gleichen Jahr übernahm Damp auch den Betrieb einer orthopädischen Fachabeilung in Süd-Dänemark. 2006 wurde das Hanse Klinikum Wismar übernommen. Die Gesellschaften des Konzerns sind heute an den Standorten Tøndern (Dänemark), Schleswig, Schönhagen, Damp, Kiel, Lehmrade, Lübeck, Hamburg, Wismar, Ahrenshoop und Stralsund tätig.

Mit dem neuen Geschäftsfeld „Damp Vital" hat die Unternehmensgruppe ihr Leistungsspektrum um Präventivmedizin, → *Wellness* und Fitness ergänzt. Kennzeichnend für die Damp Holding AG ist die regionale Konzentration auf Norddeutschland und angrenzende Gebiete sowie die Vereinigung von Akutmedizin, → *Rehabilitation* und Wellness- sowie Touristik-Angeboten. Der Umsatz des Damp Konzerns betrug 2008 insgesamt 442,5 Millionen Euro, das Unternehmen beschäftigte rund 7.700 Mitarbeiter. Der Jahresüberschuss der Damp Holding AG belief sich 2008 auf 3,4 Millionen Euro, für den Gesamtkonzern betrug er 14,1 Millionen Euro.

DDDs/Tagestherapiekosten

Die Abkürzung DDD steht für „defined daily doses" und gibt die angenommene mittlere tägliche Erhaltungsdosis für die Hauptindikation eines Wirkstoffes bei Erwachsenen an.[1] Die DDDs resultieren aus einem anatomisch-therapeutisch-chemischen Klassifikationssystem (→ *ATC*) der Weltgesundheitsorganisation (WHO), welches Wirkstoffe entsprechend dem Organ oder Organsystem, auf das sie einwirken, und nach ihren chemischen, pharmakologischen und therapeutischen Eigenschaften in verschiedene Gruppen einteilt.

Den Wirkstoffen mit einer ATC-Kodierung wird anschließend eine definierte Tagesdosis (DDD) zugeordnet, die unabhängig von der Packungsgröße, der Darreichungsform und vom Preis eines → *Arzneimittels* ist. Zudem werden weder die tatsächlich verordneten Tagesdosen berücksichtigt noch die therapeutische Effektivität einer Substanz beurteilt oder therapeutisch äquivalente Dosen abgebildet. Vielmehr wird für analytisch-statistische Zwecke eine angenommene mittlere Tagesdosis definiert, um wissenschaftliche Erkenntnisse aus den Arzneimittelverbrauchsdaten zu ziehen, die zur Verbesserung der Arzneimittelanwendung und zur Arzneimittelsicherheit beitragen können. Damit wurde eine rein technische bzw. statistische Größe definiert, die weder eine Dosierungsempfehlung darstellt oder tatsächlich verordnete Tagesdosen (PDD, *prescribed daily doses*) abbildet.

Die DDDs eignen sich besonders, um Entwicklungen im Arzneimittelkonsum abzu-

---

[1] Vgl. DIMDI: http://www.dimdi.de/static/de/amg/atcddd/index.htm, Stand:16.04.07

schätzen und Vergleiche zwischen verschiedenen Bevölkerungsgruppen anzustellen. Die WHO weist ausdrücklich darauf hin, dass die Klassifizierung eines Arzneistoffs im ATC/DDD-System keine Empfehlung für dessen Anwendung ist und keine Beurteilung der Effektivität (*efficacy*) oder relativen Effektivität von Arzneistoffen oder Arzneistoffgruppen beinhaltet und nicht für Kostenentscheidungen oder -vergleiche verschiedener Präparate herangezogen werden sollten, da sie nicht für diese Anwendung konzipiert wurden. Dennoch verwenden nationale Behörden das ATC/DDD-System zunehmend als Grundlage für Preisvergleiche, indem sie auf Grundlage der DDDs Tagestherapiekosten festlegen.

In Deutschland gibt seit 2004 jährlich das → *Deutsche Institut für Medizinische Dokumentation und Information (DIMDI)* die amtliche deutsche Fassung der WHO-ATC-Klassifikation mit den DDD-Angaben im Auftrag des Bundesministeriums für Gesundheit (BMG) heraus. Das → *Wissenschaftliche Institut der AOK (WIdO)* erarbeitet daraufhin den GKV-Arzneimittelindex, der notwendige Erweiterungen und Anpassungen der ATC-Klassifikationen und der DDDs für die Belange der GKV enthält. Ziel des Gesetzgebers ist es, anhand der DDDs Kostenvergleiche für Arzneimittel durchzuführen, um den Vertragsärzten eine wirtschaftliche Verordnungsweise an die Hand zu geben (§ 73 Abs. 8 SGB V), auch wenn die DDDs dazu nicht geeignet sind.

Schlussfolgerung: Die ATC/DDD-Maßzahlen sind sehr vorteilhafte Instrumente zur Arzneimittelverbrauchsforschung. Sie erlauben, sowohl auf nationaler als auch auf internationaler Ebene Volumen und Kosten des Arzneimittelverbrauchs statistisch zu erfassen und zur Verbesserung der sicheren Anwendung von Arzneimitteln beizutragen. Kritisch und differenziert ist hingegen die Verwendung der ATC/DDD-Methodik für Preisvergleiche von Therapeutika und Kostenentscheidungen zu betrachten. Das *WHO Collaborating Centre for Drug Statistics Methodology* stellt ausdrücklich fest, dass die DDD nicht mit dem Ziel entwickelt wurden, therapeutisch äquivalente Dosierungen widerzuspiegeln oder gar Dosierungsempfehlungen zu geben.

Decision-Making, Shared

Abkürzung SDM. Angloamerikanischer Begriff, bei dem der Patient als Partner im medizinischen Entscheidungsprozess verstanden wird. Deutsche Übersetzung: Partizipative Entscheidungsfindung (PEF). Gemeint ist die aktive und gleichberechtigte Beteiligung des → *Patienten* im Interaktionsprozess im Hinblick auf Entscheidungsfindung und Entscheidungsprozess für Diagnostik und Behandlung. Ziel ist dabei eine gemeinsam gefundene und mitgetragene Übereinkunft über die zu ergreifenden – und eventuell zu unterlassenden – diagnostischen und therapeutischen Maßnahmen. Voraussetzung hierfür ist, dass die den beiden Partnern dieses Prozesses zur Verfügung stehenden Informationen geteilt werden.

Scheibler und Pfaff definieren SDM wie folgt:

Shared decision-making (SDM) ist eine spezielle Form der Interaktion zwischen medizinischem Personal und Patient, welche auf geteilter Information und gleichberechtigter Entscheidungsfindung bezüglich Diagnose und Therapie basiert.[2]

Kernelemente von partizipativer Entscheidungsfindung sind nach einer Definition zum „Shared Decision Making"[3]:

- Mindestens zwei Teilnehmer (Patient und in der Regel Arzt) sind beteiligt.

---

[2] Fülöp Scheibler/Holger Pfaff (Hrsg.), Shared Decision-Making. Der Patient als Partner im medizinischen Entscheidungsprozess, Weinheim und München 2003, S. 11.

[3] http://www.patient-als-partner.de/.

- Informationsaustausch findet in beide Richtungen statt.
- Beide sind sich bewusst, dass und welche Wahlmöglichkeiten bezüglich der medizinischen Entscheidung bestehen.
- Beide Partner bringen ihre Entscheidungskriterien aktiv und gleichberechtigt in den Abwägungs- und Entscheidungsprozess ein.
- Beide Partner übernehmen für die Entscheidung Verantwortung.

Diese Darstellung baut auf den Forschungsergebnissen des Förderschwerpunktes „Patient als Partner im medizinischen Entscheidungsprozess" des Bundesministeriums für Gesundheit (BMG) auf. Dabei sollten zehn Projekte konkret erproben, wie eine partnerschaftliche Entscheidung von Patient und Arzt über Behandlungsmöglichkeiten realisiert werden kann.

Demografische Entwicklung

Siehe → *Entwicklung, demografische*.

Deregulierung

Gegensatz von Regulierung. Der Begriff bezeichnet den kontrollierten Abbau bzw. die Rücknahme staatlicher Eingriffe, meist in das Wirtschaftsgeschehen.

Auf dem Gesundheitsmarkt wird an Stelle von Deregulierung häufig auch der Begriff des Bürokratieabbaus benutzt. Dabei meint Deregulierung jedoch den Verzicht des Staates auf eine gesetzliche oder auf dem Verordnungsweg erlassene Vorschrift, die an die Stelle der freien Entfaltung von Marktkräften eine staatliche Marktordnung setzen, zumindest aber die deutliche Einschränkung solcher staatlich gesetzter Marktordnungen. Bürokratieabbau bleibt dagegen regelmäßig unterhalb dieser Schwelle und bedeutet nahezu immer lediglich den Verzicht auf Detailvorschriften im Rahmen einer staatlich gesetzten Marktordnung.

Staatliche Regulierungen vor allem im Gesundheits- und Sozialwesen werden vom Staat nahezu immer mit der Versorgungssicherheit begründet, die durch die staatliche Regulierung erreicht oder aufrechterhalten bzw. verbessert werden soll. Gerechtfertigt wird der staatliche Eingriff mit dem Hinweis auf Marktversagen im Gesundheits- und Sozialbereich. Im → *Gesundheitswesen* haben staatliche Regulierungseingriffe jedoch seit den achtziger Jahren des vergangenen Jahrhunderts meist anderen politischen Zielen gedient, vorrangig der → *Kostendämpfung* beziehungsweise der Sicherung der → *Beitragssatzstabilität*, die als ausdrückliches Ziel auch in die einschlägigen Sozialgesetze eingeflossen ist.

Der Grundsatz der Beitragssatzstabilität ist für die gesetzliche Krankenversicherung rechtlich in § 71 SGB V normiert. Dort heißt es:

Die Vertragspartner auf Seiten der Krankenkassen und der Leistungserbringer haben die Vereinbarungen über die Vergütungen nach diesem Buch so zu gestalten, dass Beitragssatzerhöhungen ausgeschlossen werden, es sei denn, die notwendige medizinische Versorgung ist auch nach Ausschöpfung von Wirtschaftlichkeitsreserven ohne Beitragssatzerhöhungen nicht zu gewährleisten (Grundsatz der Beitragssatzstabilität).

Ein Beispiel für Ansätze zur Deregulierung, die aber dennoch dem Ziel der Beitragssatzstabilität dienen sollten, ist die zum 1. Januar 1996 mit dem → *Gesundheitsstrukturgesetz* (GSG) eingeführte Wahlfreiheit der Kasse in der → *gesetzlichen Krankenversicherung* (GKV) zwischen den gesetzlichen → *Krankenkassen* zu nennen. Auch das zusammen mit der → *Gesundheitsreform 2006* auf den Weg gebrachte → *Vertragsarztrechtsänderungsgesetz* (VÄndG) dient in weiten Teilen der Deregulierung der weitestgehend staatlich regulierten Tätigkeit von Vertragsärzten im Rahmen der gesetzlichen Krankenversicherung.

Ein weiteres Beispiel von Deregulierung ist die Zulassung des → *Versandhandels* mit Arzneimitteln sowie die Einschränkung des → *Mehrbesitzverbotes* für Apotheken durch das Anfang 2004 in Kraft getretene → *GKV-Modernisierungsgesetz* (GMG).

Deutsche Krankenhausgesellschaft

Dachverband der → *Krankenhausträger* in Deutschland mit Sitz in Berlin. Gegründet 1949. Die Deutsche Krankenhausgesellschaft (DKG) ist ein eingetragener Verein und keine Körperschaft des öffentlichen Rechts. Dennoch nimmt sie ihr gesetzlich übertragene Aufgaben wahr und ist Teil der → *Selbstverwaltung* des deutschen Gesundheitswesens. So entsendet sie zum Beispiel Vertreter in den → *Gemeinsamen Bundesausschuss* und ist gemeinsam mit den Spitzenverbänden der → *Krankenkassen* für die Weiterentwicklung des Fallpauschalensystems zuständig.

Mitglieder der DKG sind zum einen die 16 → *Landeskrankenhausgesellschaften,* zusätzlich zwölf gruppenspezifische Spitzenorganisationen der Krankenhausträger.

Deutscher Ärztetag

Der Deutsche Ärztetag ist die Hauptversammlung der → *Bundesärztekammer.* Er wird auch als „Parlament der Ärzteschaft" bezeichnet. Er setzt sich aus insgesamt 250 von den → *Landesärztekammern* entsandten Delegierten zusammen und tagt jährlich.

Zu den Aufgaben des Deutschen Ärztetages gehört es, länderübergreifende Regelungen zum Berufsrecht, insbesondere die Muster-Berufsordnung und die Muster-Weiterbildungsordnung, zu beschließen. Außerdem ist er auch das gesundheits- und berufspolitische Beschlussorgan der gesamten Ärzteschaft.

Der Deutsche Ärztetag besteht seit 1873. Zu Beginn seiner mehr als hundertjährigen Geschichte war er die zentrale Veranstaltung des Deutschen Ärztevereinsbundes.

Deutsche Rentenversicherung Knappschaft-Bahn-See

Siehe → *Bundesknappschaft.*

Deutsches Gesundheitsfernsehen

Erster deutschsprachiger privater Free-TV-Spartensender für die Themenbereiche Gesundheit, → *Gesundheitspolitik* und → *Gesundheitswirtschaft.* Das Deutsche Gesundheitsfernsehen (Abkürzung: DGF) wurde im Herbst 2006 von dem Fernsehjournalisten und Grimme-Preisträger Gerd Berger gegründet, ist mit privatem Kapital finanziert und sendete seit dem 1. April 2007 bis Anfang Februar 2009 24 Stunden täglich mit wöchentlichem Programmwechsel. Seitdem ist das DGF nur noch mit einem Livestream im Internet vertreten (www.dgf-tv.de). Ende Juli 2009 musste das DGF Insolvenz anmelden.

Die Sendungen wurden digital über den Satelliten Astra sowie verschiedene Kabelnetze, unter anderem Baden-Württemberg, Hessen und Nordrhein-Westfalen, ausgestrahlt. Die Sendungen des Deutschen Gesundheitsfernsehens konnten ohne zusätzliche Bezahlung empfangen werden (Free-TV).

Deutsches Institut für Medizinische Dokumentation und Information (DIMDI)

1969 gegründete nachgeordnete Behörde des → *Bundesministeriums für Gesundheit und Soziale Sicherung* (BMGS). Anbieter medizinischer Informationssysteme und Herausgeber medizinischer Begriffssysteme im → *Gesundheitswesen*. Zu den Aufgaben des DIMDI gehört insbesondere die Zurverfügungstellung aktueller Informationen aus der Medizin für die Fachöffentlichkeit.

Zu den gesetzlichen Aufgaben des DIMDI gehört unter anderem die Herausgabe deutschsprachiger Fassungen amtlicher Klassifikationen und Nomenklaturen sowie die Einrichtung datenbankgestützter Informationssysteme für → *Arzneimittel* und → *Medizinprodukte*. Weiterhin ist das DIMDI für den Bereich → *Health Technology Assessment* (HTA) zuständig.

Diagnosis Related Groups (DRGs)

Durch das „Gesetz zur Einführung des diagnose-orientierten Fallpauschalensystems für Krankenhäuser" (→ *Fallpauschalengesetz* – FPG) vom 23. April 2002 wurde für deutsche → *Krankenhäuser* die Abrechnung nach Diagnosis Related Groups (DRGs) stufenweise verbindlich eingeführt.

DRGs stellen ein Patientenklassifikationssystem dar. Mit seiner Hilfe werden einzelne stationäre Behandlungsfälle anhand bestimmter Kriterien (insbesondere die Hauptdiagnose, die nach dem international verwendeten Diagnoseschlüssel → *ICD* 10 verschlüsselt werden muss, das Alter des Patienten, eventuelle Komplikationen bzw. → *Nebendiagnosen*, Entlassungsgrund etc.) zu Fallgruppen zusammengefasst. Ziel ist es dabei, insbesondere solche Fälle zu Fallgruppen zusammenzufassen, die hinsichtlich des Behandlungs- bzw. Kostenaufwands möglichst homogen sind. In den meisten der weltweit gut 50 eingesetzten DRG-Systemen werden zwischen knapp 500 und 1.000 unterschiedliche Gruppen verwendet. Das deutsche G-DRG-System umfasst in der Version 2010 insgesamt 1200 DRGs. Für die Zuordnung von Behandlungsfällen zu einer DRG-Gruppe werden so genannte → *Grouper* verwendet. Diese Grouper werden vom → „*Institut für das Entgeltsystem im Krankenhaus*" *(InEK)* geprüft und zertifiziert.

Um von der Einordnung eines Behandlungsfalles in eine DRG-Gruppe zu einem in Euro ausgedrückten Preis (→ *Fallpauschale*) für die damit verbundenen → *Leistungen* zu kommen, sind noch Abrechnungsregeln und Bewertungsrelationen erforderlich. Das bedeutet, dass einer DRG-Gruppe ein bestimmtes DRG-Gewicht zugeordnet wird. Über die Vereinbarung oder Bestimmung eines → *Basisfallwertes*, der die preisliche Bewertung eines durchschnittlichen DRG-Falles mit dem Schweregrad 1,0 angibt, kommt man dann zu einem Preis (Fallpauschale) für die Abrechnung der jeweiligen DRG zwischen Krankenhaus und Krankenkasse.

Das deutsche DRG-basierte Fallpauschalen-System ist in der Ursprungsfassung auf dem australischen DRG-System (AR-DRG – Australian Refined DRG) aufgebaut. Der Fallpauschalen-Katalog ebenso wie die Kodier- und Abrechnungsregeln für Deutschland wurden vom InEK entwickelt. Das InEK selbst wurde von den Partnern der Selbstverwaltung im Krankenhaus – der → *Deutschen Krankenhausgesellschaft (DKG)* und den Spitzenverbänden der → *Krankenkassen* – gegründet. Die Selbstverwaltungspartner sollen und wollen das System mit Hilfe des InEK auch pflegen und weiterentwickeln. In der Einführungsphase musste aber das damalige → *Bundesministerium für Gesundheit und Soziale Sicherung* (BMGS) mehrfach durch Ersatzvornahme eingreifen, weil sich die Selbstverwaltungspartner nicht einigen konnten – eine Möglichkeit, die der Gesetzgeber als Konfliktlösungsmechanismus ausdrücklich vorgesehen hat.

Seit dem Jahr 2004 ist das G-DRG-System für nahezu alle Krankenhäuser in Deutschland verpflichtend eingeführt worden. Ab

2005 ist die Grundlage für die Fallpauschalenvergütung ein → *Landes-Basisfallwert*, den die → *Landeskrankenhausgesellschaft* mit den Landesverbänden der Krankenkassen mit bindender Wirkung für alle Krankenhäuser und Krankenkassen im Bundesland vereinbaren.

Vor der vollen Wirksamkeit des neuen DRG-basierten Fallpauschalensystems in Deutschland gab es eine Übergangszeit bis 2009. Ab 2010 kommt das neue Vergütungssystem in vollem Umfang zum Tragen.

Dienstleister

Gebräuchlicher Begriff für Service-Anbieter im → *Gesundheitswesen*. Dienstleister erbringen im wesentlichen Dienstleistungen in den Bereichen Hauswirtschaft und Reinigung bis hin zum vollständigen → *Facility Management*, Catering und Gastronomie sowie zunehmend auch Pflege und Stationsservices für → *Krankenhäuser* und Pflegeheime. Viele Dienstleister erbringen diese Dienstleistungen nicht nur für den Gesundheitsbereich, sondern auch in anderen Bereichen der Wirtschaft. Es gibt aber durchaus solche Dienstleister, die sich auf den Gesundheitsbereich spezialisiert haben.

Eine relativ neue Entwicklung bei der Kooperation zwischen Krankenhäusern und Dienstleistern ist die gemeinsame Gründung von Service-Gesellschaften, in denen zwar das Krankenhaus die Mehrheit der Anteile hält, aber der Dienstleister mit seinem Know How meist die Betriebsführung stellt. Neben umsatzsteuerlichen und tariflichen Aspekten spielt bei diesen Konstruktionen auch der Gedanke eine Rolle, dass es so nicht zu einem vollständigen Outsourcen von Dienstleistungen kommt.

Neue Angebote von hochspezialisierten Dienstleistern sind → *Patientenhotels* und Hotelstationen, die das Versorgungsspektrum von Akutkrankenhäusern erweitern.

Dienstleistung

Nicht-materielle Leistungen, die nach der betriebswirtschaftlichen Definition nicht-tangibel (nicht greifbar) und nicht lagerbar sind und deshalb meist sofort verbraucht werden. Nach der Begrifflichkeit stellt eine Dienstleistung einen Dienst, dar, den jemand für eine andere Person erbringt.

Dienstleistungen in diesem Sinne werden in den Wirtschaftswissenschaften als gebundene Dienstleistungen bezeichnet, weil sie an die Person gebunden sind, die diese erbringt, sowie an Ort und Zeit, an dem bzw. zu dem sie erbracht wird.

Davon unterscheidet man die ungebundenen Dienstleistungen, bei denen eine Entkoppelung von Ort und Zeitpunkt von Produktion und Verbrauch möglich ist. Hierunter versteht man zum Beispiel Finanzdienstleistungen oder auch technische Dienstleistungen wie zum Beispiel Datenverarbeitung oder Wartung und Instandhaltung von (medizin-) technischen Anlagen und Geräten.

In der Volkswirtschaft wird der tertiäre Sektor als Dienstleistungssektor bezeichnet.

Auf dem → *Gesundheitsmarkt* werden überwiegend Dienstleistungen erbracht. So stellt die medizinische und pflegerische Versorgung von → *Patienten* eine Dienstleistung dar, bei der allerdings auch materielle Güter wie medizintechnische Geräte, → *Verbandmittel* oder → *Arzneimittel* genutzt werden, um die Dienstleistung zu erbringen.

Im engeren Sinne wird insbesondere auf dem → *Krankenhausmarkt* noch in einer anderen Bedeutung von Dienstleistungen gesprochen. Gemeint sind hier spezielle Dienstleistungen aus den Bereichen Hauswirtschaft und Reinigung bis hin zum vollständigen → *Facility Management*, Catering und Gastronomie sowie zunehmend auch Pflege und Stationsservices für

→ *Krankenhäuser* und Pflegeheime. Solche Dienstleistungen können sowohl von speziellen Mitarbeitern in den Kliniken selbst erbracht werden als auch von externen Unternehmen. Im Zuge des wachsenden wirtschaftlichen Drucks auf den Gesundheitsmarkt haben Krankenhäuser zunehmend im Zuge von Outsourcing externe Firmen mit der Erbringung von solchen Dienstleistungen betraut, die als nicht zum Kerngeschäft der Krankenhäuser gehörend galten.

Unternehmen, die solche Dienstleistungen als externe Anbieter erbringen, werden meist → *Dienstleister* genannt.

Dienstleistungsangebot

Das gesamte Angebot an → *Dienstleistungen*. Insbesondere in der aktuellen Diskussion um eine stärkere Dienstleistungsorientierung des → *Gesundheitsmarktes* wird der Begriff des Dienstleistungsangebotes bzw. des Umfangs der von einem → *Leistungserbringer* oder von mehreren Leistungserbringern in räumlichem Zusammenhang angebotenen Dienstleistungen verwendet. So folgt die Idee des → *Gesundheitszentrums*, die bereits längere Zeit von → *Krankenhäusern* und ihren Interessenverbänden propagiert wird, der Idee, so viele gesundheitliche Dienstleistungen wie möglich bzw. sinnvoll an einem Ort, nämlich am Krankenhaus oder in unmittelbarer räumlicher Umgebung des Krankenhauses anzubieten.

Aber auch die Errichtung von Ärztehäusern oder von → *Medizinischen Versorgungszentren* (MVZ) folgt im Grunde der Idee, verschiedene Angebote, hier an ärztlichen Dienstleistungen, an einem Ort räumlich zusammenzufassen. Grundidee hinter solchen Überlegungen ist, dass die Konzentration von Dienstleistungsangeboten für den Kunden/Patienten attraktiver ist. Entscheidend hierfür ist aber auch, inwieweit die räumliche Konzentration für den Kunden/Patienten auch tatsächlich zu Vereinfachungen, zu Zeitersparnis oder zu einer einfacherer Organisation von zum Beispiel Arztbesuchen führt. Um dies zu erreichen, muss die räumliche Konzentration durch organisatorische Kooperation etc. ergänzt werden.

Dienstleistungsgewerkschaft ver.di

Siehe → *ver.di*.

Dienstleistungsorientierung

Siehe auch → *Patientenbeteiligung*.

Der Begriff kennzeichnet im Gesundheitswesen eine Diskussion, die auf eine stärkere Orientierung der Tätigkeit der → *Gesundheitsberufe* auf die Nachfrager von → *Dienstleistungen* im Gesundheitswesen abzielt. Hierfür werden auch Schlagworte wie „der → *Patient* als Kunde" oder → *„Kundenorientierung"* verwendet. Während Dienstleistungsorientierung jedoch eine Veränderung in dem Sinne beschreibt, dass es sich bei den meisten Tätigkeiten auf dem → *Gesundheitsmarkt* um Dienstleistungen handelt, die eine entsprechende Einstellung der Erbringer dieser Dienstleistungen erfordert und sich damit auf die Art und Weise der Erbringung dieser Leistungen selbst bezieht, knüpft der Begriff der Kundenorientierung stärker am Gegensatz Kunde-Patient an.

Diese Diskussion stößt jedoch bei den im Gesundheitswesen Tätigen vielfach auf erhebliche Widerstände, weil damit vielfach automatisch eine Sichtweise im Sinne einer stärkeren Ausrichtung des → *Gesundheitswesens* auf ökonomische Ziele verbunden wird. Der Kunden- oder Dienstleistungsorientierung wird entgegengehalten, dass Patienten wegen der asymmetrischen Informationsverteilung und der Hilfebedürftigkeit nicht Kunden sein könnten, die autonom eine Nachfrageentscheidung träfen.

Mit zunehmender Wahlfreiheit der Menschen bei der Inanspruchnahme von Dienstleistungen auch auf dem Gesundheitsmarkt gewinnt andererseits der Aspekt der Kundensouveränität eine immer größere Bedeutung: Vor der Inanspruchnahme einer gesundheitlichen Dienstleistung erkundigt sich der Kunde über das Angebot an Dienstleistungen und an Dienstleistern und wählt nach seinen Kriterien zwischen den verschiedenen Angeboten aus.

Direktor, ärztlicher

Vertreter der leitenden Ärzte in der Krankenhausleitung, häufig auch Krankenhausdirektorium genannt. Meist wird dieses Amt von einem leitenden → *Arzt* bekleidet, der hauptamtlich leitender Arzt einer Abteilung des → *Krankenhauses* ist und auf Zeit zum ärztlichen Direktor berufen wird. Das Amt des ärztlichen Direktors ist auf der Grundlage der Landeskrankenhausgesetze in vielen Krankenhaussatzungen bzw. Verordnungen als Vorgabe für die Zusammensetzung der Krankenhausleitung zusammen mit dem kaufmännischen Leiter oder Verwaltungsdirektor und dem Pflegedirektor bzw. der leitenden Pflegekraft vorgesehen.

Die berufsständisch orientierte Zusammensetzung der Betriebsleitung eines Krankenhauses ist vielfach kritisiert worden. Andererseits ist die Einbeziehung von medizinischem und pflegerischem Sachverstand in die Unternehmensleitung durchaus sinnvoll. Mittlerweile ist man vielfach dazu übergegangen, Strukturen und Kompetenzen der Krankenhaus-Unternehmensleitungen gemäß den Erfahrungen anderer Wirtschaftsbereiche zu gestalten. Danach entscheiden die persönlichen und beruflichen Qualifikationen und nicht die berufsständische Zugehörigkeit über die Besetzung von Positionen im Krankenhausmanagement.

Zunehmend werden in Krankenhäusern auch Stellen für hauptamtliche ärztliche Direktoren eingerichtet, die neben der Tätigkeit als ärztlicher Direktor keine ärztliche Tätigkeit ausüben, sondern sich ausschließlich auf die Managementaufgabe konzentrieren. Insbesondere an Universitätskliniken ist dies heute bereits üblich. Damit wird versucht, die Vorgabe der persönlichen und beruflichen Qualifikationen einerseits sowie die besonderen Anforderungen an die Führung eines Krankenhauses als eines Dienstleistungsbetriebes besonderer Art andererseits miteinander zu vereinen.

Disease Management

Strukturierte Behandlung. Begriff aus dem angloamerikanischen Sprachraum, der die systematische, sektorenübergreifende, koordinierte und normalerweise evidenzbasierte Steuerung und Behandlung insbesondere von → *Patienten* mit → *chronischen Erkrankungen* meint.

In Deutschland hat der Begriff des Disease Management insbesondere seit der Einführung von → *Disease Management Programmen* (DMP – strukturierte Behandlungsprogramme) im Jahr 2002 verstärkt Verwendung gefunden.

Die Kassenärztliche Bundesvereinigung definiert Disease Management als „Optimierung standardisierbarer Versorgungsabläufe für genau definierte Patientengruppen durch Interventionen auf einer der individuellen Behandlungssituation übergeordneten organisatorischen Ebene"[4].

Die „Disease Management Association of America" (DMAA) definiert Disease Management wie folgt:

---

[4] Kassenärztliche Bundesvereinigung, Disease-Management Programm: Definition, Köln, 22.10.2002.

Disease management is a system of coordinated health care interventions and communications for populations with conditions in which patient self-care efforts are significant. Disease management:

- *Supports the physician or practitioner/patient relationship and plan of care;*
- *Emphasizes prevention of exacerbations and complications utilizing evidence-based practice guidelines and patient empowerment strategies; and*
- *Evaluates clinical, humanistic, and economic outcomes on an on-going basis with the goal of improving overall health.*

Disease management components include:

- *Population identification processes;*
- *Evidence-based practice guidelines;*
- *Collaborative practice models to include physician and support-service providers;*
- *Patient self-management education (may include primary prevention, behavior modification programs, and compliance/surveillance);*
- *Process and outcomes measurement, evaluation, and management;*
- *Routine reporting/feedback loop (may include communication with patient, physician, health plan and ancillary providers, and practice profiling).*

Full-service disease management programs must include all six components. Programs consisting of fewer components are disease management support services.[5]

[5] http://www.dmaa.org/definition.html.

Disease Management Programm

Strukturiertes Behandlungsprogramm. Durch solche strukturierten Behandlungsprogramme soll insbesondere für chronisch Kranke eine bessere kontinuierliche und zwischen den einzelnen Versorgungsangeboten koordinierte Versorgung erreicht werden.

Gesetzliche Basis der Disease Management Programme (DMP) ist das Anfang 2002 in Kraft getretene Gesetz zur Reform des → *Risikostrukturausgleichs* in der → *gesetzlichen Krankenversicherung*. Damit wurde die rechtliche Voraussetzung für die Einführung von DMP-Programmen geschaffen. Gleichzeitig wurde bestimmt, dass die gesetzlichen → *Krankenkassen* für alle in DMP-Programmen eingeschriebenen Versicherten, die an einer von den DMP-Programmen erfassten chronischen Krankheit leiden, in bestimmter Höhe Rückerstattungen aus dem Risikostrukturausgleich (RSA) erhalten.

DMP-Programme sollen nach den gesetzlichen Vorgaben eine Behandlung nach dem aktuellen Stand der medizinischen Wissenschaft unter Berücksichtigung von evidenzbasierten Leitlinien oder nach der jeweils besten, verfügbaren Evidenz ermöglichen. Nach dem derzeitigen Stand sollen DMP-Programme insgesamt für folgende sieben Volkskrankheiten entwickelt werden: Diabetes, Erkrankungen der Herzgefäße, Herzinsuffizienz, Asthma/COPD, Schlaganfall, Bluthochdruck und Brustkrebs. Inzwischen gibt es DMP-Programme für Diabetes mellitus 1 und 2, Asthma bronchiale, COPD, Brustkrebs und koronare Herzerkrankungen (KHK). Weitere Programme sind in Vorbereitung.

Anders als bei den Verträgen zur → *Integrierten Versorgung* oder zur hausarztzentrierten Versorgung sind die → *Kassenärztlichen Vereinigungen* bei den DMP originärer Vertragspartner der gesetzlichen Krankenkassen. Eine weitere Besonderheit der

DMP stellt der detaillierte Regelungsrahmen dar, den der Gesetzgeber erlassen hat. Darüber hinaus müssen die DMP-Verträge durch das Bundesversicherungsamt akkreditiert werden. Außerdem erarbeitet der → *Gemeinsame Bundesausschuss (G-BA)* die inhaltlichen Vorgaben für DMP-Programme, die dann vom → *Bundesministerium für Gesundheit* (BMG) in Form von Rechtsverordnungen in allgemeingültige Vorschriften umgesetzt werden. Die Teilnahme der Patienten an DMP-Programmen ist freiwillig. Mit dem → *GKV-WSG* wurden die gesetzlichen Krankenkassen dazu verpflichtet, einen Wahltarif für DMPs anzubieten. Die Kasse kann eine Prämienzahlung oder → *Zuzahlungsermäßigungen* vorsehen. Die Einschreibung in diesen Wahltarif für Versicherte ist freiwillig.

Doppelbehandlung

Begriff, der bei der Verordnung von → *Heilmitteln* eine Verdoppelung zum Beispiel der zeitlichen Dauer oder der Einheiten einer Behandlung bezeichnet. So wird zum Beispiel in Einzelfällen Krankengymnastik als Doppelbehandlung angewandt. Dabei wird die Dauer der einzelnen Behandlung verdoppelt.

Im „Konsentierten Fragen-/Antwortenkatalog der Spitzenverbände der → *Krankenkassen* und der → *Kassenärztliche Bundesvereinigung* zu den Heilmittel-Richtlinien nach § 92 SGB V" heißt es zur Doppelbehandlung:

Grundsätzlich sollen Heilmittel je Behandlungstag maximal nur einmal verordnet bzw. abgegeben werden; in seltenen medizinischen Fällen kann der Arzt auch eine Doppelbehandlung verordnen. Die vom → *Arzt im Feld „Verordnungsmenge" angegebene Anzahl gilt als Höchstmenge. Soweit der Vertragsarzt die Abgabe in Form einer Doppelbehandlung wünscht, kann er im Feld „Heilmittel nach Maßgabe des Kataloges" dies deutlich machen (z. B. KG als Doppelbehandlung). Sind im Feld „Verordnungsmenge" 6 Einheiten angegeben, können 3 Doppelbehandlungen durchgeführt werden. Durch die Verordnung von Doppelbehandlungen erhöht sich die im Katalog genannte diagnosebezogene „Verordnungsmenge im Regelfall" nicht.*[6]

In der aktuellen gesundheitspolitischen Diskussion meint der Begriff der Doppelbehandlung jedoch eine Behandlung eines → *Patienten* durch zwei → *Ärzte* oder andere → *Heilberufe* wegen der gleichen Erkrankung, die als medizinisch und ökonomisch nicht indiziert gilt. Auch die Veranlassung des Wechsels eines Patienten von einem Arzt einer → *Praxisgemeinschaft* zu einem anderen Arzt der gleichen Praxisgemeinschaft wird als Doppelbehandlung bezeichnet. Sie ist nach den Abrechnungsvorschriften für Vertragsärzte innerhalb der → *gesetzlichen Krankenversicherung* (GKV) nicht erlaubt und kann zu Honorarkürzungen führen. Neben dem Begriff der Doppelbehandlung wird vor allem der Begriff der Doppeluntersuchung in diesem Zusammenhang benutzt.

Der → *Sachverständigenrat zur Begutachtung der Entwicklung im Gesundheitswesen* hat sich in seinem Gutachten 2000/2001 im Band III unter dem Titel „→ *Über-*, → *Unter–* und → *Fehlversorgung*" ausführlich mit dieser Fragestellung beschäftigt.

Doppeluntersuchung

Doppelt oder mehrfach ausgeführte diagnostische Maßnahme für die gleiche Er-

---

[6] Konsentierter Fragen-/Antwortenkatalog der Spitzenverbände der Krankenkassen und der Kassenärztliche Bundesvereinigung zu den Heilmittel-Richtlinien nach § 92 SGB V mit Inkraftsetzung zum 1. Juli 2004 Nr. 3 (Stand: 22.11.2005), S. 4.

krankung bzw. die gleichen Krankheitssymptome.

Der Begriff wird in der aktuellen gesundheitspolitischen Diskussion als Synonym für unwirksame, unnötige oder unnötig aufwendige diagnostische oder therapeutische Maßnahmen oder für solche diagnostische und therapeutische Maßnahmen verwendet, die für den → *Patienten* bereits vorher erkennbar nicht zu einer Heilung der Krankheit oder Besserung der Krankheitssymptome oder gar zu einer unnötigen Belastung zum Beispiel mit Röntgenstrahlen (bei radiologischen Doppeluntersuchungen) führt.

Die Möglichkeiten zur Vermeidung von Doppeluntersuchungen in Fällen, in denen die untersuchenden Ärzte keine Kenntnis von der bereits erfolgten Untersuchung haben oder ihnen die Ergebnisse der Untersuchung nicht vorliegen, sollen mit Hilfe des Einsatzes von elektronischen Hilfsmitteln im Rahmen von eHealth verbessert werden. Ein Ansatz ist zum Beispiel die → *elektronische Gesundheitskarte*, ein weiterer die → *elektronische Patientenakte*.

Der → *Sachverständigenrat zur Begutachtung der Entwicklung im Gesundheitswesen* hat sich in seinem Gutachten 2000/2001 im Band III unter dem Titel „→ *Über-*, → *Unter-* und → *Fehlversorgung*" ausführlich mit den damit in Zusammenhang stehenden Fragestellungen beschäftigt.

Doppeluntersuchungen sind jedoch nicht grundsätzlich überflüssig oder gar schädlich, sondern können in bestimmten Fällen auch indiziert sein.

Downsizing

Aus dem angelsächsischen Sprachraum kommender Begriff, der die organisatorische Konzentration von Unternehmen oder Unternehmensteilen bzw. von Organisationen oder Organisationsteilen bezeichnet. Im Wesentlichen geht es dabei um die Reduktion der Personalstärke eines Unternehmens oder einer Organisation.

Auf dem → *Gesundheitsmarkt* findet sich das Konzept unter dem Begriff der Konzentration auf Kernprozesse bzw. Kernkompetenzen wieder. Gemeint ist damit die Auslagerung von Tätigkeiten, die nicht zu den Kernkompetenzen bzw. Kernprozessen gezählt werden, an Zulieferer, also externe → *Dienstleister* oder Unternehmen, bei denen diese Leistungen Kernleistungen darstellen und bei denen man deshalb davon ausgeht, dass sie diese Leistungen wirtschaftlicher und in hoher Qualität erbringen können.

Ein weiterer in diesem Zusammenhang benutzter Begriff ist der des Lean Managements, der in der deutschen Übersetzung mit „schlankem Management" bezeichnet wird und die Reduzierung einer Organisation auf ein Mindestmaß meint, mit dem die bestehenden Aufgaben noch bewältigt werden können. In der theoretischen Begründung des Konzeptes geht man aber auch davon aus, dass Lean Management neben Kostenreduzierungen auch eine verbesserte Kundenorientierung zur Folge hat.

DRG

Siehe → *Diagnosis Related Groups*.

Due Diligence

Auch Due Diligence Prüfung.

Gründliche Überprüfung eines Kauf- oder Verkaufsobjektes (Unternehmen, Unternehmensbeteiligung) durch den Käufer oder Verkäufer vor dem Abschluss des Kaufes. Im Rahmen einer Due Diligence wird versucht, anhand der zugänglich gemachten Unterlagen eine fundierte Bewertung des Kauf-/Verkaufsobjektes mit allen Risiken vorzunehmen. Gegenstand der Prüfungen sind unter anderem die Bilanzen, die strategische Positionierung des Kauf-/Verkaufsobjektes im Markt, die personellen und sachlichen Ressourcen, aber auch rechtliche und finanzielle Risiken. Zunehmend wichtig werden im Rahmen von Due Diligence Prüfungen auch mögliche Umweltlasten. Das Ergebnis einer Due Diligence Prüfung ist wesentliche Grundlage für die Ermittlung eines angemessenen Kauf- bzw. Verkaufspreises. Aufgedeckte Risiken führen dabei zu Preisabschlägen, können aber auch zum Beispiel durch entsprechende Garantie-Erklärungen des Verkäufers im Kaufvertrag berücksichtigt werden.

Auch im Rahmen von → *Akquisitionen* auf dem → *Krankenhausmarkt* gehören Due Diligence Prüfungen heute zum Standard. Zu diesem Zweck richten die Verkäufer für die in die engere Wahl gekommenen Kaufinteressenten meist einen so genannten Datenraum ein, in dem die potentiellen Käufer auch vertrauliche Daten zum Zwecke der Erstellung einer Due Diligence zugänglich gemacht bekommen. Die großen privaten Krankenhausunternehmen, die vielfach als Käufer auf dem Krankenhausmarkt auftreten, haben speziell geschulte Mitarbeiter für die Erstellung der Due Diligence oder sogar eigene spezialisierte Abteilungen. Alternativ oder ergänzend bedienen sie sich des Sachverstandes spezialisierter Berater.

E-Commerce

Abkürzung für Electronic Commerce.

Unter diesem umfassenden Begriff wird die Abwicklung aller Arten von geschäftlichen Transaktionen über elektronische Kommunikationstechniken, insbesondere über das Internet bzw. Intranet-Lösungen. E-Commerce wird auch als Geschäftsabwicklung auf elektronischen Märkten gekennzeichnet.

Ziel von E-Commerce-Anwendungen ist insbesondere die Senkung der Transaktionskosten, aber auch die Vereinfachung etwa des Zugangs sowie die ständige Verfügbarkeit auf der Grundlage von elektronischen Katalogen und Abwicklungsprozessen. Im Gesundheits- und hier insbesondere im Krankenhausbereich finden E-Commerce-Anwendungen ebenfalls zunehmend Verbreitung, insbesondere im Bereich des operativen Einkaufs. Allerdings sind von → *Krankenhaus*-Seite entweder Hersteller unabhängige E-Commerce-Plattformen gefragt oder solche, die Krankenhaus getrieben sind.

Zum E-Commerce werden verschiedene Teilbereiche gerechnet wie zum Beispiel E-Banking, E-Shopping oder → *E-Procurement*.

E-Procurement

Abkürzung für Electronic Procurement, deutsch elektronische Beschaffung.

Teilbereich von → *E-Commerce*. E-Procurement bedeutet die Abwicklung von Beschaffungsprozessen mit Hilfe von elektronischen Kommunikationstechniken, insbesondere über das Internet bzw. Intranet-Lösungen.

E-Procurement oder elektronische Beschaffung ist der Bereich des E-Commerce, der im → *Gesundheitswesen* am weitesten fortgeschritten ist. E-Procurement wird vor allem im Bereich des operativen Einkaufs von → *Krankenhäusern* bzw. Krankenhausgruppen oder Einkaufsgemeinschaften genutzt. Ziel ist hierbei neben der auch in nicht-elektronisch arbeitenden Einkaufsverbünden möglichen Bündelung von Nachfrage die einfache und schnelle Abwicklung aller Geschäftsprozesse im Rahmen der Beschaffung und damit die Senkung der Transaktionskosten in der Beschaffung. Ein weiterer Vorteil wird in der zeitlichen Dimension gesehen, denn E-Procurement macht bei entsprechend hinterlegter Logistik Just-in-Time-Beschaffungsprozesse möglich.

EBDIT

Abkürzung (engl.) für Earnings before Depreciation, Interest and Tax.

→ *Ertragskennzahl* eines Unternehmens, mit der der Gewinn vor Abzug von Abschreibungen auf Sachanlagen, Zinsen und Steuern bezeichnet wird. Der EBDIT wird ähnlich wie die Ertragskennzahl → *EBIT* auch als Ergebnis der gewöhnlichen Geschäftstätigkeit bezeichnet.

Die Ertragskennzahl EBDIT wird vor allem dort verwendet, wo Unternehmen sich über den Zeitablauf stark verändernde Abschreibungen auf Sachanlagen ausweisen. Diese werden durch die Verwendung des EBDIT in der Ertragsbetrachtung und im Vergleich eliminiert.

EBIT

Abkürzung (engl.) für Earnings before Interest and Tax.

International weit verbreitete → *Ertragskennzahl* eines Unternehmens, mit der der Jahresüberschuss vor Abzug von Zinsen und Steuern bezeichnet wird. Der EBIT wird ähnlich wie die Ertragskennzahl → *EBDIT* auch als Ergebnis der gewöhnlichen Geschäftätigkeit bezeichnet.

Die Ertragskennzahl EBIT ähnelt dem in Deutschland üblichen Begriff des Betriebsergebnisses und wird vor allem verwendet, um die operative Ertragskraft eines Unternehmens beurteilen zu können. Dazu wird bei Verwendung des EBIT eine unterschiedliche Finanzierungsstruktur von Unternehmen in der Ergebnisbetrachtung ausgeschlossen.

Die Entwicklung des EBIT wird international, aber auch häufig bei Unternehmens-Akquisitionen auf dem deutschen → *Krankenhausmarkt* verwendet, um zu einer mittelfristigen Beurteilung der Ertragskraft und deren Entwicklung zu kommen.

EBITA

Abkürzung (engl.) für Earnings Before Interest, Tax and Amortization.

Gewinn vor Zinsen, Steuern, Abschreibungen auf immaterielles Anlagevermögen. International weit verbreitete → *Ertragskennzahl* eines Unternehmens, mit der der Jahresüberschuss vor Abzug von Zinsen und Steuern sowie Abschreibungen auf immaterielles Anlagevermögen bezeichnet wird. Der EBITA wird ähnlich wie die Ertragskennzahl → *EBIT* auch als Ergebnis der gewöhnlichen Geschäftstätigkeit bezeichnet.

Die Ertragskennzahl EBITA wird genutzt, um insbesondere Abschreibungen im Zusammenhang mit Patenten, Lizenzen und dem Goodwill aus der Betrachtung der Ertragskraft eines Unternehmens zu eliminieren. Wird bei Unternehmen genutzt, bei denen keine oder kaum (schwankenden) Einflüsse aus den Abschreibungen auf Sachanlagen erwartet werden. Deshalb werden diese, anders als beim → *EBITDA*, auch bei der Ermittlung der Ertragskennzahl nicht gesondert eliminiert.

Der EBITA wird in Deutschland von privaten Krankenhausgruppen, so etwa der → *Helios Kliniken GmbH*, als aussagekräftigster Indikator für die operative Profitabilität von Krankenhäusern eingeschätzt.

EBITDA

Abkürzung (engl.) für Earnings before Interest, Tax, Depreciation and Amortization.

Gewinn vor Zinsen, Steuern, Abschreibungen auf Sachanlagen und immaterielles Anlagevermögen. International weit verbreitete → *Ertragskennzahl* eines Unternehmens, mit der der Jahresüberschuss vor Abzug von Zinsen und Steuern sowie der gesamten Abschreibungen bezeichnet wird. Der EBIT wird ähnlich wie die Ertragskennzahlen → *EBDIT* auch als Ergebnis der gewöhnlichen Geschäftätigkeit bezeichnet.

Die Ertragskennzahl EBITDA wird genutzt, um insbesondere Abschreibungen im Zusammenhang mit Patenten, Lizenzen und dem Goodwill aus der Betrachtung der Ertragskraft eines Unternehmens zu eliminieren.

EBM

Abkürzung für → *Einheitlicher Bewertungsmaßstab*, eine Gebührenordnung für die ambulante Behandlung von → *Patienten* in der → *Gesetzlichen Krankenversicherung*, den die → *Kassenärztliche Bundesvereinigung* und der → *Spitzenverband Bund der Krankenkassen* (GKV-Spitzenverband) gemeinsam in Bewertungsausschüssen vereinbaren.

Auch als Abkürzung für → *Evidence Based Medicine* (Evidenzbasierte Medizin) gebräuchlich.

EBM 2000 plus

Siehe → *Einheitlicher Bewertungsmaßstab*.

EBT

Abkürzung (engl.) für Earnings before Tax.

→ *Ertragskennzahl* eines Unternehmens, mit der der Jahresüberschuss vor Abzug von Steuern bezeichnet wird. Der EBT wird genutzt, um den Einfluss unterschiedlicher Besteuerung auf die Ertragskraft eines Unternehmens aus der Betrachtung und aus Vergleichen zu eliminieren.

Eckpunkte für eine Gesundheitsreform 2006

Am 4. Juli 2006 veröffentlichte und am 12. Juli 2006 vom Bundeskabinett als Grundlage für die Erarbeitung eines entsprechenden Gesetzentwurfes durch das → *Bundesministerium für Gesundheit* (BMG) verabschiedete Grundlage für die → *Gesundheitsreform 2006*, die letztlich unter der Bezeichnung → *GKV-Wettbewerbsstärkungsgesetz* (GKV-WSG) am 1. April 2007 in Kraft getreten ist.

Die große Koalition aus CDU, CSU und SPD hatte bereits im Rahmen der Regierungsbildung im Herbst 2005 vereinbart, eine erneute Reform des Gesundheitssystems zu realisieren. Die Vorarbeiten für die geplante → *Gesundheitsreform 2006* begannen Anfang April 2006 mit der Einsetzung einer 16köpfigen Arbeitsgruppe, die aus Gesundheitspolitikern der Bundestagsfraktionen von Union und SPD sowie aus Landespolitikern bestand. Die Ergebnisse der Arbeitsgruppe wurden in einem Spitzengespräch der beiden Koalitionspartner Anfang Juli 2006 verabschiedet. Ergebnis dieser Beratungen sind die „Eckpunkte für eine Gesundheitsreform 2006".

Die in den Eckpunkten angekündigten und nach Gruppen geordneten zentralen Reformvorhaben der Eckpunkte waren:

→ ***Gesetzliche Krankenversicherung:***

- Es wird ein Gesundheitsfonds eingerichtet, der zukünftig die Finanzierung der gesetzlichen → *Krankenkassen* übernimmt.
- Gespeist werden soll der Fonds aus einkommensabhängigen → *Beiträgen* der Arbeitnehmer und Arbeitgeber sowie aus Steuergeldern. Die → *Beitragssätze* werden gesetzlich fixiert.
- Die Krankenkassen erhalten aus dem Gesundheitsfonds für jeden Versicherten eine Pauschale. Die jeweilige Versicherungsstruktur – Alter, Geschlecht, Krankheit – soll durch Zuschläge zu der aus dem Fonds an die jeweilige Krankenkasse zu zahlenden einheitlichen Pauschale berücksichtigt werden. Dies würde den heutigen → *Risikostrukturausgleich* ablösen.
- Sind die Kosten einer Krankenkasse auch nach Ausschöpfen aller sonstigen Spar- und Rationalisierungsmöglichkeiten höher als die Zahlungen aus dem Fonds, kann die Kasse von ihren Versicherten einen Zusatzbeitrag verlangen, der entweder einkommensabhängig oder pauschal erhoben werden kann. Als Obergrenze für den Zusatzbeitrag ist jedoch eine Begrenzung auf ein Prozent des Haushaltseinkommens vorgesehen. Die Krankenkasse kann solche Zusatzbeiträge selbst erheben, sie kann damit aber auch den Fonds beauftragen.
- Liegen die Kosten einer Krankenkasse niedriger als die Zuweisungen aus dem

Fonds, darf die Kasse den Differenzbetrag an die Versicherten ausschütten.
- Die Finanzierung der GKV-Ausgaben muss nach den Eckpunkten zu mindestens 95 Prozent aus dem Fonds erfolgen. Damit dürfen maximal fünf Prozent der GKV-Kosten über einen Zusatzbeitrag finanziert werden.

Krankenkassen:

- Die GKV-Kassen erhalten generell das Recht zu kassenartübergreifenden Fusionen. Solche Fusionen sollen zwar weiterhin der Zustimmung der Länderaufsichtsbehörden bedürfen, bei länderübergreifenden Fusionen entfällt aber das Erfordernis eines Staatsvertrages.
- Zu einem noch zu bestimmenden Stichtag sollen alle Krankenkassen für den Wettbewerb geöffnet werden. Einzige Ausnahme: heute geschlossene Betriebskrankenkassen.
- Auf Bundesebene müssen die Krankenkassen bis Ende 2007 einen Spitzenverband gründen, der die Krankenkassen in der gemeinsamen Selbstverwaltung vertritt sowie für den Abschluss von → *Kollektivverträgen* und zwingend einheitlich zu treffende Entscheidungen zuständig sein wird. Auch auf Landesebene werden die Krankenkassen zukünftig durch einen gemeinsamen Landesverband vertreten. Damit will der Gesetzgeber vor allem erreichen, dass es zukünftig nicht mehr aus unterschiedlichen Interessenlagen verschiedener Kassenarten zu Blockaden von einheitlich zu erledigenden Aufgaben kommt. Außerdem sollen zeitliche und organisatorische Abläufe in der → *Selbstverwaltung* gestrafft werden.
- Die Krankenkassen verlieren das Recht, ihre eigenen Beitragssätze festzulegen. Stattdessen soll zukünftig der Gesetzgeber einen einheitlichen Beitragssatz für alle GKV-Mitglieder ebenso wie für den Arbeitgeberbeitrag festlegen. Dabei soll der Arbeitnehmerbeitrag wie heute um 0,9 Prozent über dem Arbeitgeberbeitrag liegen.
- Der Beitragseinzug wird von den Kassen auf regional organisierte Einzugsstellen verlagert. Die Koalition geht davon aus, dass damit der Beitragseinzug für alle Sozialversicherungsbeiträge stark vereinfacht wird: Politisch wird die Möglichkeit diskutiert, den jeweils auf Landesebene zu bildenden Krankenkassen-Spitzenverband oder den neuen Dachverband mit dem Beitragseinzug zu beauftragen.
- Krankenkassen dürfen zukünftig → *Kostenerstattung* als Wahltarif anbieten.
- Den Krankenkassen wird ermöglicht, ihren Versicherten wählbare Selbstbehalte in begrenzter Höhe anzubieten. Die Mindest-Bindungsfrist für die Wahl eines solchen Selbstbehalt-Tarifs beträgt drei Jahre.
- Alle Krankenkassen müssen Hausarzttarife für ihre Versicherten anbieten. Die Teilnahme bleibt sowohl für Ärzte wie Versicherte freiwillig. Ein verpflichtendes Primärarztmodell soll damit nicht verbunden sein.
- Die Anschubfinanzierung für → *Integrierte Versorgung* wird bis zum Inkrafttreten des neuen ärztlichen Vergütungssystems verlängert.
- IV-Verträge sollen auf eine bevölkerungsbezogene Flächendeckung ausgerichtet sein. Diese ist dann gegeben, wenn entweder in einer größeren Region (z. B. mehrere Land- oder Stadtkreise) die Behandlung einer oder mehrerer versorgungsrelevanten Volkskrankheiten (z. B. Diabetes, Schlaganfallprävention oder Bandscheibenerkrankungen) umfassend in der IV organisiert wird oder in einer (auch kleineren) Region das gesamte Krankheitsgeschehen der versicherten Personen der vertragsschließenden Kasse in der IV versorgt werden kann.
- Die Krankenkassen werden verpflichtet, der gemeinsamen Registrierungs-

stelle für IV-Verträge zukünftig die Inhalte ihrer IV-Projekte offen zu legen.
- Die Krankenkassen erhalten die Möglichkeit, Arzneimittel auszuschreiben.

→ *Gemeinsamer Bundesausschuss*:
- Die Entscheidungsgremien des Gemeinsamen Bundesausschusses (G-BA) werden mit weisungsunabhängigen Hauptamtlichen besetzt. Das bedeutet, dass der direkte Einfluss der Krankenkassen, aber auch der KBV und der → *Deutschen Krankenhausgesellschaft* auf die Entscheidungen des G-BA abnehmen wird. Denn die Hauptamtlichen werden in ihren Entscheidungen nicht an Gruppenaufträge gebunden sein. Die Partner der Selbstverwaltung haben zukünftig nur noch ein Vorschlagsrecht für die Besetzung des G-BA.
- Sitzungen des G-BA finden in der Regel öffentlich statt.
- Die Entscheidungsfindung im G-BA wird durch Fristsetzung beschleunigt. Damit werden vor allem lange Verfahren, etwa bis zur Zulassung oder Ablehnung eines neuen innovativen Behandlungsverfahrens durch den G-BA deutlich verkürzt und die Planungssicherheit der Beteiligten deutlich verbessert.

→ *Krankenhäuser*:
- Krankenhäuser werden 2007 zu einem Sanierungsbeitrag für die GKV-Finanzen in Höhe von einem Prozent des jeweiligen Krankenhaus-Budgets herangezogen.
- Rehabilitationseinrichtungen sind zukünftig regelmäßig unabhängig zu zertifizieren.
- Bei Entlassung aus Krankenhäusern ist durch bessere Vernetzung der Leistungsangebote und ein verbessertes Entlassmanagement eine sachgerechte Anschlussversorgung sicherzustellen.
- Krankenkassen können mit Krankenhäusern oder Vertragsärzten, die die erforderlichen Qualitätsanforderungen erfüllen, in IV-Verträgen hochspezialisierte ambulante Leistungen (nach § 116b Abs. 3 SGB V) vereinbaren. Krankenhäuser werden somit im Rahmen von IV-Verträgen über den bisherigen Umfang hinaus für die ambulante Versorgung geöffnet. Hintergrund ist eine bereits heute im Gesetz stehende Möglichkeit zum Vertragsabschluss für hochspezialisierte Leistungen, die jedoch von den Krankenkassen nicht genutzt worden ist. Grund war, dass die Kassen in solchen Fällen doppelt hätten bezahlen müssen: einmal über die Gesamtvergütung der Vertragsärzte, zum anderen über die zusätzlichen Vereinbarungen mit den Kliniken. Nun reagiert der Gesetzgeber mit zwei Maßnahmen: Einmal mit der Einbeziehung der hochspezialisierten Leistungen in den Kreis der IV-Verträge, für die es ja eine Ausgliederung der Finanzierung durch die Ein-Prozent-Abzüge aus den Budgets gibt. Zum anderen wird auch für die hochspezialisierten ambulanten Leistungen selbst eine eigene Anschubfinanzierung eingeführt (siehe den nächsten Punkt).
- Krankenhäuser erhalten zukünftig die Möglichkeit, von einer neuen Anschubfinanzierung für die ambulanten Erbringung hochspezialisierter Leistungen am Krankenhaus (s. o.) zu profitieren: Das Geld dazu kommt jedoch zur Hälfte aus Mitteln der Krankenhäuser, zur anderen Hälfte aus Mitteln der Krankenkassen. Das System der Anschubfinanzierung gleicht dem in der Integrierten Versorgung: Wenn eine Krankenkasse mit Kliniken einen solchen Vertrag abgeschlossen hat, ist die Kasse berechtigt, den Krankenhäusern 0,5 Prozent der Krankenhausbudgets abzuziehen. Die andere Hälfte muss die Krankenkasse aus eigenen Mitteln zuschießen. Profitieren werden also nur solche Krankenhäuser, die einen Vertrag zur ambulanten Erbringung von hochspezialisierten Leis-

tungen mit Krankenkassen abschließen, während alle anderen sich an der Finanzierung dieser Leistungen beteiligen müssen.
- Ambulante Leistungen, die sowohl im Krankenhaus als auch in der niedergelassenen Praxis erbracht werden können, sollen mit vergleichbaren Honoraren vergütet werden. Das wird nach bisherigen Erfahrungen zu niedrigeren Einnahmen der Krankenhäuser für ambulante Leistungen führen.

→ *Apotheker*:

- Die Arzneimittelpreisverordnung wird auf Höchstpreise umgestellt. Das bedeutet, dass an die Stelle der bisherigen Festpreise auch niedrigere Preise treten können, die die Apotheker mit den Arzneimittelherstellern vereinbaren können. Daraus resultierende Preisvorteile sind von den → *Apotheken* jedoch „in angemessener Höhe" an die Versicherten beziehungsweise Krankenkassen weiterzugeben. Um die Erfüllung dieser Abführungspflicht sicherzustellen, sind die Verträge von Apotheken mit Arzneimittelherstellern für GKV-Arzneimittel gegenüber den Krankenkassen offen zu legen.
- Wird durch Preisvereinbarungen zwischen Krankenkassen und Apotheken im Jahr 2007 nicht mindestens ein Einsparvolumen von 500 Millionen Euro erreicht, tragen die Apotheker den Differenzbetrag durch einen entsprechend erhöhten Kassenrabatt.
- Die Abgabe von einzelnen Tabletten (Auseinzelung) durch Apotheken wird erleichtert. Für die Vergütung der Apotheken in diesen Fällen wird eine Öffnungsklausel für die Abweichung von der bundeseinheitlichen Vereinbarung vorgesehen. Nur bei der erstmaligen Abgabe von ausgeeinzelten Tabletten sowie bei Änderungen der Informationen soll der Patient aus Sicherheits- und Haftungsgründen aus die vollständige Gebrauchsinformation erhalten. Dies wird von den Apothekern wegen der damit verbundenen höheren Risiken kritisiert.
- Für die Integrierte Versorgung (IV) werden Sonderregelungen für die Arzneimittelversorgung vorgesehen. Danach können in den Verträgen zur IV zwischen Krankenkassen und Apotheken von Vorgaben der Arzneimittelpreisverordnung abgewichen werden.
- Gemeinschaftseinrichtungen wie zum Beispiel Hospize und Pflegeheime, die Arzneimittel zentral bevorraten können, dürfen nicht genutzte Produkte an andere Patienten abgeben.

→ *Ärzte*:

- Umstellung des Honorarsystems von floatenden Punktwerten auf feste Preise in Euro und Cent; bei Überschreitung festgelegter Mengen sollen diese Preise jedoch abgestaffelt werden. Dabei sollen weitgehend fachgruppenspezifisch Pauschalvergütungen gezahlt werden; die Vergütung von Einzelleistungen soll nur noch in geringem Umfang möglich sein. Damit wird einerseits das bei den Ärzten seit langem bestehende Ziel realisiert, von der Unsicherheit floatender Punktwerte zu festen Geldbeträgen für Leistungen zu kommen. Andererseits wird die Ausgabensteuerung über den floatenden Punktwert dadurch ersetzt, dass zukünftig mit zunehmender Leistungsmenge ab einem festzulegenden Grenzwert die Preise der Leistungen sinken. Durch die → *Euro-Gebührenordnung* sollen die Ärzte mehr Kalkulationssicherheit erhalten.
- Einführung von Honorarzuschlägen für besondere Qualität.
- Ablösung der sektoralen Budgets durch eine Mengensteuerung (insbesondere durch die Abstaffelung der Vergütung nach Überschreiten von mengenmäßig festgelegten Grenzwerten). Das Morbiditätsrisiko soll auf die Krankenkassen

übertragen werden. Dazu soll die bisher gesetzlich vorgeschriebene Anbindung der Entwicklung der Gesamtvergütung an die Grundlohnsumme aufgegeben werden.
- Ärztliche Zweitmeinung: Die Verordnung von besonders teuren Wirkstoffen durch den behandelnden Arzt muss in Abstimmung mit fachlich besonders qualifizierten Ärzten erfolgen. In diese Regelung werden auch hochspezialisierte Diagnostika und besondere Hilfsmittel einbezogen.
- Einzelnen Ärzten, Ärztegruppen oder auch den Kassenärztlichen Vereinigungen wird ermöglicht, vom jeweils gültigen Kollektivvertrag zwischen allen GKV-Kassen und der Kassenärztlichen Vereinigung abweichende Vereinbarungen abzuschließen. Damit wird die generelle Möglichkeit eröffnet, dass Ärzte, Ärztegruppen, aber auch KVen mit einzelnen Krankenkassen abweichende Verträge abschließen können, ohne dass ihre Eigenschaft als Vertragsarzt damit tangiert wird.
- Die Rahmen-Vorgaben für → *Disease Management Programme* (DMP) sollen vereinheitlicht und entbürokratisiert werden. Das betrifft unter anderem die viel kritisierten Dokumentationspflichten und die Vielzahl von in DMP-Programmen eingesetzten Formularen. Andererseits soll sicher auch der vom G-BA bereits beschrittene Weg zur Zusammenfassung von DMP-Programmen für multimorbide Patienten weiter beschritten werden.
- Wirtschaftlichkeitsprüfungen werden auf gravierende Fälle von Ressourcenverschwendung begrenzt. Das Prüfungsverfahren wird gestrafft und auf höchstens zwei Jahre nach dem Verordnungsquartal begrenzt. Damit kann es zukünftig keine Wirtschaftlichkeitsprüfungen für mehrere Jahre zurückliegende Quartale mehr geben.
- Für vergleichbare Leistungen in GKV und PKV soll ein Leistungsverzeichnis mit vergleichbaren Vergütungen geschaffen werden, das inhaltsgleich auch Grundlage der privatärztlichen Gebührenordnung ist. Abweichungen vom Umfang dieses Leistungsverzeichnisses und Abweichungen innerhalb des privatärztlichen Gebührenrahmens (Steigerungssätze) bleiben weiterhin möglich. Die Vorraussetzungen für Abweichungen innerhalb des Gebührenrahmens (Steigerungssätze) müssen jedoch noch präzisiert werden.

→ *Kassenärztliche Vereinigungen*:

- Auch Kassenärztliche Vereinigungen sollen mit einzelnen GKV-Kassen von den Kollektivverträgen abweichende Vereinbarungen abschließen können.
- Die zukünftigen Hauptaufgaben der KVen werden beim Qualitätsmanagement und der Sicherstellung einer flächendeckenden Versorgung liegen. Das bedeutet unter anderem, dass die KVen bei der Qualitätssicherung für die ambulante ärztliche Versorgung die zentralen Schaltstellen werden, aber auch, dass sie bei der Vermeidung von Über- und Unterversorgung eine wichtigere Rolle als heute spielen werden. Sie sollen darüber hinaus vermehrt als Dienstleister für ihre Mitglieder tätig werden können. Dies könnte unter anderem eine Ausweitung ihres Tätigkeitsfeldes bedeuten, etwa um solche Funktionen, die bisher aus rechtlichen Gründen in eigene Gesellschaften außerhalb der KVen ausgelagert wurden.

Arzneimittelhersteller:

- Die bestehende Nutzenbewertung durch das Institut für Qualität und Wirtschaftlichkeit im Gesundheitswesen (IQWiG) wird zu einer Kosten-Nutzen-Bewertung erweitert.
- Für die Arzneimittelhersteller bleibt es jedoch bei dem Grundsatz, dass neue Arzneimittel nach der Zulassung und Markteinführung grundsätzlich zu Las-

ten der GKV verordnungsfähig sind. Die Erstattungsfähigkeit wird nicht zurückgestellt, bis eine Kosten-Nutzen-Bewertung vorliegt.
- Den Arzneimittel-Herstellern wird die Aufbereitung und Nutzung von arzt- oder patientenbezogenen Arzneiverordnungsdaten weitgehend untersagt.
- Bei durch Hersteller finanzierten Anwendungsbeobachtungen müssen zukünftig auch die gezahlten Vergütungen an Vertragsärzte gemeldet werden.
- Um die Auseinzelung zu ermöglichen, wird den Arzneimittelherstellern erlaubt, spezielle Großpackungen mit unverblisterten beziehungsweise einzeln verpackten Tabletten an Apotheken zu liefern. Dazu müssen allerdings noch entsprechende Zulassungsvorschriften erlassen werden.

Economies of Scale

Skalenerträge oder Größenkostenersparnis. Damit wird in der Betriebswirtschaft die Kostenersparnis bezeichnet, die sich dann ergibt, wenn bei sonst gleich bleibenden Randbedingungen die Produktionsmenge bzw. Menge an erbrachten Dienstleistungen erhöht wird. Damit sinken mit steigender Produktionsmenge die Grenzkosten, also die Kosten der letzten hergestellten Einheit. In diesem Fall spricht man von steigenden Skalenerträgen.

Es gibt aber durchaus auch den Fall gleichbleibender oder gar fallender Skalenerträge. Hier sinken die Grenzkosten bei steigender Produktionsmenge nicht, sondern bleiben gleich oder steigen sogar.

Steigende Skalenerträge sind ein ökonomischer Grund für Konzentrationsprozesse, weil durch die Konzentration bis zu einem gewissen Grad steigende Skalenerträge erreicht werden können – ein Effekt, der durchaus auch für → *Krankenhäuser* und andere Unternehmen des → *Gesundheitsmarktes* gilt. Allerdings müssen den angestrebten Effekten steigender Skalenerträge unter anderem die Aufwendungen für die Integration von fusionierten Unternehmen gegenübergestellt werden. Außerdem sind steigende Skalenerträge vor allem dann zu verwirklichen, wenn die Produktion an einem Standort konzentriert wird oder eine Spezialisierung auf verschiedene Produkte an verschiedenen Standorten erfolgt. Gerade der letztgenannte Effekt wird als Entwicklungslinie im Zusammenhang mit der Krankenhausvergütung durch → *DRG*-basierte → *Fallpauschalen* immer wieder genannt.

Neben den Economies of Scale existieren noch die → *Economies of Scope* oder Verbundvorteile. In diesem Fall werden Kostenvorteile durch einen Unternehmensverbund auch dann realisiert, wenn das Unternehmen an mehreren Standorten verschiedene Produkte produziert, dazu aber in gewissem Maße gemeinsame Ressourcen nutzen kann. Bezogen auf den → *Krankenhausmarkt* würde dies etwa für gemeinsamen Einkauf oder die zentrale Erfüllung bestimmter Management-Funktionen zutreffen.

Economies of Scope

Synonym für Verbundvorteile.
Siehe auch → *Economies of Scale*.

Effektivität

Begriff, der die Wirksamkeit bzw. Geeignetheit einer Aktivität (Prozess, Maßnahme) zur Erreichung eines vorgegebenen Ziels beschreibt. Effektivität wird abgegrenzt von der → *Effizienz*.

Effizienz

Begriff, der darauf abzielt zu beurteilen, ob eine Maßnahme, eine Aktivität oder ein Prozess dazu geeignet ist, ein vorgegebenes

Ziel im Hinblick auf bestimmte Beurteilungskriterien zu erreichen. Es handelt sich also um ein Beurteilungskriterium für die Art und Weise der Zielerreichung.

Beispielhaft kann die Kosteneffizienz genannt werden: Hier sind die Kosten das Beurteilungskriterium. Damit geht es um die Frage, ob ein Ziel, etwa ein Behandlungsziel, mit der ausgewählten Therapie kosteneffizient erreicht werden kann, also mit geringeren Kosten als mit anderen Therapien.

Effizienz wird abgegrenzt von der → *Effektivität*. Ist eine Maßnahme nicht effektiv (also nicht oder schlecht geeignet, das vorgegebene Ziel zu erreichen), kann sie im Grundsatz auch nicht effizient sein, weil damit schon die Möglichkeit der Zielerreichung als Grundvoraussetzung für Effizienz fehlt. Allerdings gibt es auch in der Gesundheitsökonomie, wo Effektivität und Effizienz eine große Rolle spielen, bisher kaum unumstrittene und trennscharfe Skalen für den Grad der Zielerreichung.

Effizienzsteigerung

Allgemein Steigerung der → *Effizienz*, also des erreichten Nutzens pro eingesetzter Ressourceneinheit.

In der gesundheitspolitischen Diskussion wird Effizienzsteigerung oder → *Rationalisierung* als Möglichkeit angesehen, die (Kosten-)Effizienz der gesundheitlichen Versorgung in der gesetzlichen Krankenversicherung (GKV), also den erreichten gesundheitlichen Nutzen (Heilung von Krankheit, Minderung von Beschwerden und Leiden) pro eingesetzter Geldeinheit, zu steigern.

Eigenbetrieb

Besondere öffentlich-rechtliche Rechtsform für kommunale Betriebe. Der Eigenbetrieb hat keine eigene Rechtspersönlichkeit, es handelt sich vielmehr um ein ausgegliedertes Sondervermögen des eigentlichen Rechtsträgers mit eigenem Wirtschaftsplan. Allerdings ist der Eigenbetrieb damit – anders als der → *Regiebetrieb* – organisatorisch aus der Gemeindeverwaltung im eigentlichen Sinne ausgegliedert bzw. davon abgegrenzt. Die rechtlichen Rahmenregelungen für den Eigenbetrieb finden sich in den Kommunal- bzw. Gemeindeordnungen.

Die Leitung eines Eigenbetriebes obliegt einer Betriebsleitung, die Aufsicht führt ein Betriebsausschuss, der vom Gemeinderat eingesetzt wird. Beschlüsse grundsätzlicher Art verbleiben jedoch beim Gemeinderat. Die rechtliche Vertretung des Eigenbetriebs obliegt dem rechtlichen Vertreter der Gemeinde.

Der Eigenbetrieb wurde häufiger als Alternative zum Betrieb eines Krankenhauses als Regiebetrieb gewählt, weil er eine laufende Betriebsführung durch die Betriebsleitung und damit eine gewisse Unabhängigkeit gegenüber den Gemeindegremien ermöglichte. Seit mehreren Jahren geht man jedoch verstärkt dazu über, auch Krankenhäuser in der vollständigen Trägerschaft von Kommunen oder Landkreisen als → *GmbH* oder gGmbH zu führen (formale → *Privatisierung*).

Eigenkapital

Die finanziellen Mittel, die von den Eigentümern eines Unternehmens zu dessen Finanzierung aufgebracht werden. Zum Eigenkapital gehören auch die Finanzmittel, die aus erwirtschaftetem Gewinn im Unternehmen verbleiben und nicht an die Eigentümer ausgeschüttet werden. Eigenkapital und Fremdkapital ergeben zusammen das Gesamtkapital des Unternehmens.

Eigenkapitalquote

→ *Kennzahl*, die den Anteil des Eigenkapitals am Gesamtkapital eines Unternehmens in Prozent bezeichnet. Sie dient der Beurteilung der Kapitalkraft eines Unternehmens.

Die Eigenkapitalquote wird errechnet, indem das Eigenkapital durch das Gesamtkapital dividiert wird und das Ergebnis mit 100 multipliziert wird.

Die Eigenkapitalquote spielt auch bei der Beurteilung der Kapitalkraft von privaten → *Gesundheitsunternehmen*, insbesondere privaten → *Krankenhausketten*, eine große Rolle. Dabei gibt es eine Besonderheit zu beachten: Viele der privaten Klinikunternehmen weisen ihre Eigenkapitalquote unter Berücksichtigung der erhaltenen Fördermittel für Krankenhausinvestitionen als Eigenkapital aus. Dies führt zu einer verbesserten Eigenkapitalquote, obwohl Investitionsfördermittel nicht Eigenkapital im eigentlichen Sinne darstellen. Das Vorgehen ist daher auch umstritten.

Als Beispiel für die Größenordnung der Eigenkapitalquote sei hier die von der → *Rhön-Klinikum AG* genannt: Die Eigenkapitalquote der Rhön-Klinikum AG betrug im Jahr 2008 41,5 Prozent.

Tab. 1: Eigenkapitalquote größerer privater Krankenhausketten

Unternehmen	Eigenkapitalquote in %	Zeitraum
Rhön-Klinikum AG	41,5	2008
Sana Kliniken AG	28,5 (bereinigte Eigenkapitalquote incl. Anspruch auf Fördermittel sowie langfristige Gesellschafterdarlehen: 33,2)	2008
Paracelsus-Kliniken Deutschland GmbH	44,1 (wirtschaftliches Eigenkapital incl. Sonderposten aus Zuwendungen zur Finanzierung des Sachanlagevermögens)	2007
MediClin AG	43,4	2008
Marseille-Kliniken AG	27,6	Geschäftsjahr 2008/2009

Quelle: Eigene Recherchen sowie Internetauftritte der genannten Unternehmen

Eigenverantwortung

Allgemein Übernahme der Verantwortung für das eigene Handeln.

Im → *Gesundheitswesen* wird unter dem Begriff Eigenverantwortung einerseits die Möglichkeit größerer Einflussnahme des Versicherten bzw. Patienten auf seine Versicherung bzw. seine medizinische Behandlung/Versorgung verstanden (siehe auch → *Patientensouveränität* sowie → *Co-Therapeut*).

Andererseits wird unter diesem Begriff auch eine höhere finanzielle Eigenverantwortung des Patienten im Falle der Inanspruchnahme von Leistungen seiner Krankenversicherung verstanden. Im größeren Rahmen geht es dabei um eine Neubestimmung zwischen → *Solidarität* und Eigenverantwortung, bei der der Einzelne für Risiken, die er selbst tragen kann, nicht die Solidarität der Versichertengemeinschaft in Anspruch nehmen soll.

Einheitlich und gemeinsam

Ausdruck für die gesetzlich verankerte Verpflichtung der gesetzlichen → *Krankenkassen*, Verträge und Vereinbarungen mit den → *Leistungserbringern* „einheitlich und gemeinsam" abzuschließen, also im Hinblick auf das Verträge und Vereinbarungen nicht in Konkurrenz miteinander zu treten. Die tatsächliche Formulierung im Gesetzestext lautet allerdings „gemeinsam und einheitlich".

Mittlerweile ist der Grundsatz des „einheitlich und gemeinsam" an vielen Stellen durchbrochen, so zum Beispiel durch die Möglichkeit der Vereinbarung von Verträgen der → *Integrierten Versorgung*, die gerade dadurch gekennzeichnet sind, dass sie Verträge einzelner Krankenkassen mit ausgesuchten Leistungserbringern und damit → *Einzelverträge* sind.

Dennoch müssen die Krankenkassen in vielen Bereichen auch heute noch Vereinbarungen „gemeinsam und einheitlich" abschließen, so etwa die Rahmenvorgaben für die Inhalte der Arzneimittelvereinbarungen nach § 84 SGB V.

Einheitlicher Bewertungsmaßstab

Abkürzung EBM.

Der Wert der Leistungen von niedergelassenen → *Vertragsärzten*, also der Ärzte, die zur Behandlung von Versicherten der Gesetzlichen → *Krankenkassen* und deren Familienangehörigen zugelassen sind, wird im Einheitlichen Bewertungsmaßstab festgelegt, den die → *Kassenärztliche Bundesvereinigung* und der → *Spitzenverband Bund der Krankenkassen* (GKV-Spitzenverband) gemeinsam in Bewertungsausschüssen vereinbaren. Der jeweils gültige EBM legt damit verbindlich fest, welche ärztlichen Leistungen gegenüber der GKV wie abgerechnet werden können.

Seit dem 1. Januar 2009 gilt der EBM 2009, auch → *Euro-Gebührenordnung* genannt, die auf festen Euro- und Cent-Werten beruht und stärker an der → *Morbidität* der zu behandelnden → *Patienten* orientiert ist. Sie trat zeitgleich mit dem → *Gesundheitsfonds* und dem → *morbiditätsorientierten Risikostrukturausgleich* (Morbi-RSA) in Kraft. Allerdings gab es mit der Einführung erhebliche Probleme, weil verschiedene Facharzt-Gruppen trotz einer insgesamt um 3,4 Milliarden Euro angehobenen Vergütung der Vertragsärzte in Deutschland erheblich niedrigere Vergütungen erzielten. Dagegen gab es massive Proteste, die zum Teil dazu führten, dass vor allem die neu eingeführten → *Regelleistungsvolumina* in manchen → *Kassenärztlichen Vereinigungen* nur mit Verzögerung in Kraft gesetzt wurden.

In den früheren Versionen des Einheitlichen Bewertungsmaßstabes wurden die abrechnungsfähigen ärztlichen Leistungen nicht direkt mit Euro-Preisen bewertet. Vielmehr erhielt jede → *Leistung* eine Punktzahl, mit der sie bewertet wurde. Der tatsächliche → *Preis*, also die Vergütungshöhe einer Leistung, ergab sich erst durch die Multiplikation der Punktzahl einer Leistung dem jeweiligen Punktwert – einem in Cent ausgedrückten Wert jedes einzelnen Abrechnungspunktes. Durch dieses Vorgehen mussten bei einer Anpassung der Preise für die vertragsärztlichen Leistungen nicht die Preise aller einzelnen Leistungen neu bewertet werden, sondern es wurde lediglich der Punktwert verändert. Dadurch veränderten sich dann automatisch die Preise aller ärztlichen Leistungen, da sie ja durch die Multiplikation der Punktzahl der einzelnen Leistung mit dem – dann veränderten – Punktwert zustande kamen.

Bei der Vereinbarung des EBM müssen die Vertragspartner, also KBV und GKV-Spitzenverbände, die vom Gesetzgeber erlassenen Vorgaben berücksichtigen, so zum Beispiel die Aufteilung in einen hausärztlichen und einen fachärztlichen Honorarteil. Die Folge ist, dass bestimmte Leistungen nur von Hausärzten abgerechnet werden dürfen, andere wiederum nur von Fachärzten.

Seit dem 1. April 2005 galt für die Abrechnung der niedergelassenen Vertragsärzte mit der Gesetzlichen Krankenversicherung ein neuer Einheitlicher Bewertungsmaßstab, der „EBM 2000plus". Seit der vorhergehenden grundlegenden Reform des Bewertungsmaßstabes waren rund zehn Jahre vergangen. Der deutlich stärker betriebswirtschaftlich ausgerichtete „EBM 2000plus" sollte vor allem folgende Ziele verwirklichen:

- Betriebswirtschaftliche Bewertung der Leistungen
- Transparenz der Versorgungsstrukturen
- Kontrolle der Mengendynamik durch Honorierung von Leistungskomplexen
- Abbildung von Morbidität und Innovation

Basis der gesamten Bewertung war ein kalkulatorisches Entgelt pro Arztminute von 77,9 Cent und damit ein kalkulatorisches Arztgehalt in Höhe von 95.553 Euro pro Jahr. Dies entsprach in etwa dem Gehalt eines Oberarztes im Krankenhaus.

Die grundsätzliche Vorgehensweise der Bewertung von Leistungen in Punkten und der Multiplikation mit Punktwerten zur Errechnung eines Euro-Preises galt aber auch im EBM 2000plus weiterhin und wurde erst Anfang 2009 mit dem Inkrafttreten des EBM 2009 geändert.

Einheitspreis

Preis je Einheit, auch: Einzelpreis. Wird auch als Bezeichnung für einen einheitlichen Preis für unterschiedliche Waren oder Dienstleistungen benutzt.

Im → *Gesundheitswesen* wird in mehreren Bereichen versucht, einen Einheitspreis durchzusetzen. So stellt der geplante landeseinheitliche → *Basisfallwert* einen Einheitspreis für eine stationäre → *Krankenhausbehandlung* mit dem Schweregrad 1,0 in einem Bundesland dar. Auch der krankenhausspezifische tagesgleiche → *Pflegesatz* stellte bzw. stellt in den → *Krankenhäusern*, die von der Anwendung des Fallpauschalen-Systems ausgenommen sind, einen Einheitspreis für die Behandlung aller → *Patienten* im jeweiligen Krankenhaus dar.

Die im Rahmen der → *Gesundheitsreform 2006* geplante Honorarreform für die vertragsärztliche Tätigkeit sah ebenfalls Einheitspreise auf Bundesebene vor, die allerdings auf Landesebene angepasst bzw. korrigiert werden können. Auf Landesebene bliebe es dennoch bei Einheitspreisen für vertragsärztliche Leistungen.

Einheitsversicherung

Bezeichnet im Gegensatz zur gegliederten → *Krankenversicherung*, wie sie in der → *gesetzlichen Krankenversicherung* (GKV) in Deutschland existiert, ein Gesundheitssystem, in dem die Aufgabe der Absicherung gegen Krankheiten und gesundheitliche Risiken nur einer, meist staatlichen, Versicherung übertragen wird.

Beispiel für Gesundheitssysteme mit Einheitsversicherung ist etwa Großbritannien mit dem National Health Service (NHS).

Der Begriff der Einheitsversicherung wird auch in der deutschen gesundheitspolitischen Diskussion immer wieder benutzt, um vor einer Entwicklung zu einem zentral gesteuerten und verwalteten → *Gesundheitssystem* zu warnen. So wurde die geplante Einführung eines → *Gesundheitsfonds* und die Verpflichtung der gesetzlichen Krankenkassen und ihrer Verbände, auf Bundes- wie auf Landesebene jeweils einen gemeinsamen Spitzenverband zu bilden, als Entwicklung hin zu einer Einheitsversicherung kritisiert.

Gleichzeitig bezeichnet Einheitsversicherung (EVB) als Fachbegriff der Versicherungsbranche eine miteinander verbundene Warentransportversicherung und Sachversicherung.

Einkaufsmodell

Vertragsmodell, bei dem die → *Krankenkassen* mit Hilfe von selektiven Verträgen gezielt Leistungen von → *Leistungserbringern* einkaufen. Der Begriff wird gesundheitspolitisch eher als Abwehr-Begriff gegen mehr Möglichkeiten der Vertragspartner zum Abschluss von selektiven Verträgen benutzt. Denn mit der Betonung der Einkaufsseite wird besonders auf die dabei zunehmende Macht der Krankenkassen angespielt. Synonym wird daher häufig auch der neutralere Begriff des selektiven Kontrahierens verwendet.

Prinzipiell ist die Möglichkeit für den Abschluss von Verträgen zur → *Integrierten Versorgung* ebenfalls ein , wenn auch im Umfang eingeschränktes, Einkaufsmodell, denn hier können die Kassen gezielt mit einzelnen Vertragspartnern Verträge zur Leistungserbringung abschließen.

Einnahmenorientierte Ausgabenpolitik

Begriff für eine Ausgabenpolitik der → *gesetzlichen Krankenversicherung* (GKV), bei der die Ausgabenhöhe an die Einnahmen angepasst werden soll. Dies bedeutet, dass die Ausgaben der einzelnen GKV-Kasse ebenso wie die der gesamten GKV nur in dem Maße wachsen können wie die Einnahmen. Dies wurde umgesetzt, indem die Ausgabensteigerung an die Entwicklung der beitragspflichtigen Entgelte der GKV-Mitglieder bzw. die → *Grundlohnsumme* der Krankenkassen angepasst wurde.

Hintergrund der einnahmenorientierten Ausgabenpolitik ist die rechtlich in § 71 SGB V normierte Vorgabe des Gesetzgebers für → *Beitragssatzstabilität* in der GKV.

Einweiser

Eher umgangssprachlicher, aber durchaus gebräuchlicher Begriff für Niedergelassene → *Ärzte*, die regelmäßig Patienten in ein bestimmtes → *Krankenhaus* einweisen. Abgeleitet aus dem Begriff der Krankenhaus-Einweisung. Alternativ wird auch der Begriff Zuweiser benutzt. Siehe auch → *Zuweisermarketing*.

Einweiserprämie

Synonym verwendeter Begriff für → *Zuweiserprämie*, Zuweiserpauschale oder Fangprämie. Geldzahlungen von → *Krankenhäusern* an niedergelassene → *Ärzte* für die Einweisung eines Patienten in das Krankenhaus.

Einzelleistung

Einzelne definier- und klar abgrenzbare Leistung im Rahmen einer Leistungs- oder Behandlungskette. Als Gegensatz zur Einzelleistung wird die → *Komplexleistung* oder der Leistungskomplex verstanden.

Am Konzept der Einzelleistung wird in zweierlei Hinsicht Kritik geübt: Einmal führe die Orientierung an der Einzelleistung zu einer Zergliederung des medizinischen Behandlungsprozesses in viele Detailleistungen. Dies führe zu einer Vernachlässigung des gesamten Menschen, der als → *Patient* behandelt werden und in seinem sozialen und gesellschaftlichen Kontext gesehen werden müsse. Die zweite Kritiklinie stammt aus der gesundheitsökonomischen Betrachtung und hebt darauf ab, welche Wirkungen auf Einzelleistungen basierende → *Vergütungssysteme* haben. Dabei wird allgemein die Auffassung vertreten, dass solche auf Einzelleistungen basierende Vergütungssysteme zu einer medizinisch nicht indizierten Vermehrung von einzelnen Leistungen aus wirtschaftlichen Gründen führen. Als Alternative wird die Vergütung von Leistungskomplexen vorgeschlagen.

Auch in der im Rahmen des GKV-Wettbewerbsstärkungsgesetzes (GKV-WSG) vorgesehenen Honorarreform ist unter anderem vorgesehen, verstärkt auf die Bezahlung von Leistungskomplexen überzugehen. Dabei sollen für jede Facharztgruppe verschiedene Leistungskomplexe definiert werden, neben denen nur noch einige wenige Einzelleistungen abrechenbar sein sollen.

Einzelleistungsvergütung

Vergütungsmodell in der medizinischen Versorgung, bei dem einzelne definierte Leistungen oder Verrichtungen vergütet werden. Alternativen dazu sind Pauschalvergütung wie etwa die → *Fallpauschalen* oder auch Komplexpauschalen.

Dem System der Einzelleistungsvergütung wohnt eine Tendenz zur Leistungsvermehrung inne, weil der Leistungserbringer durch die Erbringung von mehr Einzelleistungen sein Einkommen erhöhen kann. Daher werden solche Vergütungssysteme häufig mit bestimmten Maximalgrenzen für die Abrechnung oder auch mit → *Budgets* kombiniert.

Ein weiterer Kritikpunkt an der Einzelleistungsvergütung besagt, dass durch die Konzentration auf einzelne Verrichtungen der Versorgungsprozess als Ganzes insbesondere bei der Betreuung → *chronisch Kranker* tendenziell vernachlässigt wird, weil es zum Beispiel für die notwendige Koordination solcher Prozesse meist keine definierten Einzelleistungsvergütungen gibt.

Einzelvertrag

Vertragstyp, der im → *Gesundheitswesen* im Gegensatz zum früher allein zugelassenen und heute noch weit verbreiteten Kollektivvertragssystem eine Vereinbarung zwischen einer → *Krankenkasse* und einem → *Leistungserbringer* bzw. zwischen Gruppen beider Vertragspartner kennzeichnet.

Typische Einzelverträge sind die Verträge zur → *Integrierten Versorgung*.

Siehe auch → *Einkaufsmodell*.

Elektronische Gesundheitskarte

Abkürzung eGk.

Mit dem → *GKV-Modernisierungsgesetz* (GMG) zur verpflichtenden Einführung ursprünglich ab dem 1. Januar 2006 vorgesehene Nachfolge-Karte der Krankenversichertenkarte. Die seit Herbst 2009 auf Bundesebene regierende Koalition aus CDU/CSU und FDP hat für die elektronische Gesundheitskarte im Koalitionsvertrag vor der weitergehenden Umsetzung eine Bestandsaufnahme vorgesehen. Erst danach soll entschieden werden, ob und wie die eGk weiter eingeführt und weiter entwickelt werden soll.

Die elektronische Gesundheitskarte wird als „intelligente" Karte mit einem elektronischen Mikroprozessor ausgestattet sein, um neben ihren administrativen Funktionen auch medizinische Daten verfügbar machen zu können. Zusätzlich soll sie auch dazu geeignet sein, eine elektronische Identitätsprüfung, die Verschlüsselung der gespeicherten Daten sowie die elektronische Signatur zu ermöglichen. Zur Identifikation des Karteninhabers ist vorgesehen, die elektronische Gesundheitskarte mit einem Lichtbild des Inhabers auszustatten. Ausgenommen hiervon werden bestimmte Gruppen, so etwa Kinder unter 16 Jahren und Schwerpflegebedürftige.

Die elektronische Gesundheitskarte soll gleichzeitig auch die Funktion der europäischen Krankenversichertenkarte erfüllen. Dafür wird die Rückseite der Karte genutzt werden.

Während die administrativen Daten verpflichtend auf der Gesundheitskarte gespeichert werden, ist die Nutzung des medizinischen Teils in die Entscheidung des Versicherten gestellt.

Der verpflichtende administrative Teil der Karte wird folgende Daten umfassen bzw. Funktionen erfüllen:

- Versicherungsangaben einschließlich Angaben zum → *Zuzahlungsstatus*,
- Berechtigung, im europäischen Ausland behandelt zu werden
- Papierlose Übertragung eines Rezepts.

Für den medizinischen und damit freiwilligen Teil nennt das → *Bundesministerium für Gesundheit* (BMG) unter anderem folgende denkbare Anwendungen:

- Dokumentation der eingenommenen → *Arzneimittel*,
- Notfallinformationen,
- Zusätzliche Gesundheitsinformationen,
- Ermöglichung der Patientenquittung,
- Eigene, von den Patienten selbst zur Verfügung gestellte Daten.

Mit der Möglichkeit, medizinische Daten aufzunehmen, erfüllt die elektronische Gesundheitskarte erste Anforderungen an eine → *elektronische Patientenakte*. Sie kann damit Bestandteil eines Systems werden, das insgesamt die Anforderungen an eine elektronische Patientenakte erfüllt.

Aktuell einigten sich die Spitzenverbände der Krankenkassen und die → *Kassenärztliche Bundesvereinigung* am 18. Februar 2008 auf die erste Stufe einer Finanzierungsvereinbarung beim Aufbau der Telematik-Infrastruktur im Gesundheitswesen. Dabei sollte jeder Vertragsarzt ab dem 2. Quartal 2008 mit stationären und mobilen Kartenterminals ausgestattet werden, worauf aufbauend dann schrittweise die neuen Gesundheitskarten an die Versicherten ausgegeben werden sollten.

Aus Sicht der Arzneimittelbranche könnte die eGk die Sicherheit der Arzneimitteltherapie und der → *Selbstmedikation* verbessern. Durch die exakte Erfassung der Arzneimitteldaten wie Darreichungsform, Präparatnamen und Wirkstoffstärken könnte der behandelnde Arzt seine Therapie optimieren und zudem könnten Wechselwirkungen und Unverträglichkeiten erfolgreicher vermieden werden.

Elektronische Patientenakte

Begriff für mit Hilfe der elektronischen Datenverarbeitung und der Telematik verwirklichte Möglichkeit, alle medizinisch relevanten Daten einer Person elektronisch zu speichern und diese einem behandelnden Arzt oder auch Angehörigen anderer Heil- und Heilhilfsberufe bei Bedarf elektronisch ohne Zeitverzug zur Verfügung zu stellen.

Mit dem → *GKV-Modernisierungsgesetz* wurde den gesetzlichen Krankenkassen das Recht gegeben, Projekte zur elektronischen und maschinell verwertbaren Übermittlung von Befunden, Diagnosen, Therapieempfehlungen und Behandlungsberichten, die sich auch für eine einrichtungsübergreifende fallbezogene Zusammenarbeit eignen, (elektronische Kommunikation) sowie zur elektronischen Speicherung und Übermittlung patientenbezogener Gesundheitsdaten (elektronische Patientenakte, sie wird im Gesetz „elektronische Gesundheitsakte" genannt) finanziell zu fördern (§§ 67 und 68 SGB V).

Siehe auch → *elektronische Gesundheitskarte*.

Entgelt

Gegenleistung für eine erbrachte Leistung. Dabei kann es sich um ein finanzielles Entgelt handeln, aber auch um eine dingliche Gegenleistung oder eine Dienstleistung. Im Allgemeinen wird man aber bei Entgelt von einer Geldleistung als Gegenleistung zu einer erbrachten Leistung ausgehen. Vielfach existiert als Grundlage für ein Entgelt eine vertragliche Vereinbarung, in der Leistung und Gegenleistung definiert werden.

Entgelt kann dabei sowohl die Entlohnung bzw. Bezahlung aus einem Arbeitsverhältnis oder die Gegenleistung für eine im Rahmen eines Auftragsverhältnisses erbrachte Leistung sein.

Der Begriff ist auch im → *Gesundheitswesen* gängig. So wird die Bezahlung der voll- und teilstationären Leistungen von → *Krankenhäusern* gemäß → *Krankenhausfinanzierungsgesetz* (KHG) und → *Krankenhausentgeltgesetz* (KHEntgG) als Entgelt bezeichnet. Damit sind vor allem die seit 2003 eingeführten DRG-basierten → *Fallpauschalen* gemeint. Dieses neue Entgeltsystem wird auch als pauschalierendes Entgeltsystem bezeichnet.

Entgeltsystem

System, mit dem das → *Entgelt* für bestimmte Leistungen oder Gruppen von Leistungen systematisch und regelmäßig berechnet bzw. ermittelt werden kann.

Im → *Krankenhaus* ist mit der Novellierung des → *Krankenhausfinanzierungsgesetzes* im Jahr 2000 der Umstieg auf ein pauschalierendes Entgeltsystem geplant worden, welches dann ab 2003 eingeführt wurde.

In § 17b Abs. 1 Krankenhausfinanzierungsgesetz (KHG) heißt es unter der Überschrift „Einführung eines pauschalierenden Entgeltsystems" dazu:

Für die Vergütung der allgemeinen Krankenhausleistungen ist ein durchgängiges, leistungsorientiertes und pauschalierendes Vergütungssystem einzuführen; dies gilt nicht für die Leistungen der in § 1 Abs. 2 der Psychiatrie-Personalverordnung genannten Einrichtungen und der Einrichtungen für Psychosomatik und Psychotherapeutische Medizin, soweit in der Verordnung nach § 16 Satz 1 Nr. 1 nichts Abweichendes bestimmt wird. Das Vergütungssystem hat Komplexitäten und Comorbiditäten abzubilden; sein Differenzierungsgrad soll praktikabel sein. Mit den Entgelten nach Satz 1 werden die allgemeinen vollstationären und teilstationären Krankenhausleistungen für einen Behandlungsfall vergütet. Soweit allgemeine Krankenhausleistungen nicht in die Entgelte nach Satz 1 einbezogen werden können, weil der Finanzierungstatbestand nicht in allen Krankenhäusern vorliegt, sind bundeseinheitlich Regelungen für Zu- oder Abschläge zu vereinbaren, insbesondere für die Notfallversorgung, für die nach Maßgabe dieses Gesetzes zu finanzierenden Ausbildungsstätten und Ausbildungsvergütungen und für die Aufnahme von Begleitpersonen nach § 2 Abs. 2 Satz 2 Nr. 3 des Krankenhausentgeltgesetzes und § 2 Abs. 2 Satz 2 Nr. 3 der Bundespflegesatzverordnung.

Entwicklung, demografische

Zusammenfassende Bezeichnung für die Zunahme älterer Menschen in der Bevölkerung sowie die Zunahme des Anteils der Lebenserwartung. Beide Tendenzen werden zusammenfassend auch als Phänomen der doppelten Alterung einer Gesellschaft bezeichnet.

Die demografische Entwicklung ist typisch für viele westliche Volkswirtschaften. Sie führt zu einer Veränderung im Altersaufbau der Bevölkerung sowie zu einer Verschiebung von den Berufstätigen zu den nicht mehr Berufstätigen. Dies hat erhebliche Konsequenzen für die sozialen Sicherungssysteme, weil deren Finanzierung, soweit sie als einkommensbezogene → *Umlagefinanzierung* ausgestaltet ist, durch die Abnahme des Anteils der Berufstätigen gefährdet wird. Als Lösungsmöglichkeit werden in Deutschland der Übergang zu einer → *Bürgerversicherung* oder zu einem einkommensunabhängigen → *Gesundheitsprämien*-Modell sowie die Einführung von → *Kapitaldeckung* auch in der Sozialversicherung diskutiert.

Epidemiologie

Wissenschaftszweig, der sich mit der Häufigkeit und der Verteilung des Auftretens von Krankheiten und ihren Determinanten, insbesondere der Risikofaktoren, sowie Folgen in der Bevölkerung beschäftigt.

Die Weltgesundheitsorganisation (World Health Organisation / WHO) definiert Epidemiologie wie folgt: „Die Epidemiologie befasst sich mit der Untersuchung der Verteilung von Krankheiten und deren Einflussfaktoren in menschlichen Bevölkerungsgruppen und deren Umsetzung zur Kontrolle des Gesundheitswesens."

Ergebnisqualität

Teil des umfassenden Qualitätsbegriffes im → *Gesundheitswesen*, der aus den drei Teilen → *Strukturqualität*, → *Prozessqualität* sowie Ergebnisqualität besteht.

Mit der Ergebnisqualität soll das Resultat des Behandlungs- bzw. Versorgungsgeschehens im Gesundheitswesen erfasst werden. Messdaten hierfür sind zum Beispiel risikoadjustierte Mortalitätsraten oder auch der Anteil an aufgetretenen Wundinfektionen im Zusammenhang mit operativen Eingriffen oder die Reoperationsrate.

Verstärkt wird versucht, auch zuverlässige Indikatoren für die Lebensqualität zu entwickeln, um damit ein breit anwendbares Maß für die Ergebnisqualität zur Verfügung zu haben.

Ermächtigung

Neben der → *Zulassung* die einzige Möglichkeit, an der vertragsärztlichen Versorgung teilzunehmen. Dabei wird zwischen der persönlichen Ermächtigung von Krankenhausärzten sowie der Ermächtigung von ärztlich geleiteten Einrichtungen unterschieden.

Nach § 116 SGB V können nur Krankenhausärzte mit abgeschlossener Weiterbildung mit Zustimmung des → *Krankenhausträgers* vom Zulassungsausschuss (§ 96 SGB V) zur Teilnahme an der vertragsärztlichen Versorgung der Versicherten ermächtigt werden. Voraussetzung für die Erteilung der Ermächtigung ist, dass eine ausreichende ärztliche Versorgung der Versicherten ohne die besonderen Untersuchungs- und Behandlungsmethoden oder Kenntnisse von hierfür geeigneten Krankenhausärzten nicht sichergestellt ist.

Ambulanzen, Institute und Abteilungen der Hochschulkliniken (Hochschulambulanzen) müssen auf Verlangen von Hochschulen oder Hochschulkliniken zur ambulanten ärztlichen Behandlung der Versicherten zugelassen werden, ebenso Psychiatrische Institutsambulanzen.

Ärztlich geleitete Einrichtungen der Behindertenhilfe sind bei entsprechendem Bedarf zu ermächtigen, ärztlich geleitete sozialpädiatrische Zentren können ermächtigt werden.

Ersatzkassen

Sammelbegriff, unter dem alle dem Verband der Ersatzkassen e. V. (vdek; Nachfolgeorganisation des → *Verband der Angestellten-Krankenkassen/Arbeiter-Ersatzkassen (VdAK/AEV)* angehörenden → *Krankenkassen* zusammengefasst werden. Der Begriff selbst verdeutlicht, dass diese Krankenkassen zunächst lediglich als Alternative für die so genannten Primärkassen (→ *Allgemeine Ortskrankenkassen*, → *Innungskrankenkassen*, → *Betriebskrankenkassen*) zugelassen waren. Heute ist das Recht der Ersatz- und Primärkassen weitgehend angeglichen. Versicherte haben im Rahmen des Kassenwahlrechts die Möglichkeit, die gesetzliche Krankenkasse, in der sie versichert sein wollen, selbst zu wählen.

Zu den Ersatzkassen zählen dabei folgende Krankenkassen:

– Barmer GEK, Wuppertal
– Deutsche Angestellten-Krankenkasse, Hamburg
– Techniker Krankenkasse, Hamburg
– KKH-Allianz, Hannover
– HEK – Hanseatische Krankenkasse, Hamburg
– Handelskrankenkasse hkk, Bremen

Zusammen haben die Ersatzkassen rund 23 Millionen Versicherte.

Ersatzvornahme

Gesetzestechnischer Begriff, der das Recht des Gesetz- bzw. Verordnungsgebers meint, an Stelle der eigentlich Beauftragten bestimmte Regelungen zu erlassen. Als Voraussetzung für eine Ersatzvornahme werden entweder bestimmte zeitliche Vorgaben genutzt, oder den Beauftragten wird die Möglichkeit eingeräumt, das Scheitern der Verhandlungen zu erklären und so den Vorgang der Ersatzvornahme auszulösen.

Mit dem Instrument der Ersatzvornahme operiert der Gesetzgeber zunehmend in den Bereichen, in denen die Selbstverwaltung im Gesundheitswesen bestimmte Aufgaben übertragen bekommt, um sicherzustellen, dass es auch beim Scheitern der Verhandlungen zwischen den Selbstverwaltungspartnern zu einer Lösung kommt. Insbesondere bei der Einführung des neuen, auf → *Diagnosis Related Groups (DRG)* basierenden Vergütungssystems über → *Fallpauschalen* im stationären Bereich wurde die Konfliktlösung durch eine Ersatzvornahme des Verordnungsgebers nicht nur im Gesetz vorgesehen, sondern auch mehrfach praktiziert.

Erstattungshöchstbetrag (für patentgeschützte Arzneimittel)

Mit dem Erstattungshöchstbetrag wurde im Rahmen des → *GKV-Wettbewerbsstärkungsgesetzes* ein neuer Preisregelungsmechanismus für patentgeschützte → *Arzneimittel* geschaffen. Unter einem Erstattungshöchstbetrag versteht man die maximale Erstattungshöhe, die eine Krankenkasse ihrem Versicherten für ein patentgeschütztes → *Arzneimittel* (siehe auch → *Patentschutz*) erstatten darf.

Der neue → *GKV-Spitzenverband* hat in diesem Zusammenhang die Aufgabe übertragen bekommen, für patentgeschützte Arzneimittel, die keiner Festbetragsgruppe (siehe → *Festbetrag*) gemäß § 35 → *SGB V* unterworfen sind, einen Erstattungshöchstbetrag festzusetzen (§ 31 Abs. 2a SGB V). Der Höchstbetrag wird auf Basis einer → *Kosten-Nutzen-Bewertung* (§ 35b Abs. 1 Satz 3 SGB V), die vom → *Institut für Qualität und Wirtschaftlichkeit im Gesundheitswesen* (IQWiG) durchzuführen ist, festgelegt. Vor der Entscheidung des GKV-Spitzenverbandes über die Höhe des Erstattungshöchstbetrags soll dem betreffenden pharmazeutischen → *Unternehmen* die Möglichkeit zur Stellungnahme eingeräumt werden. Die Kosten-Nutzen-Bewertung kann jedoch nur als Grundlage für die Festlegung des Höchstbetrags dienen, wenn hinreichende Erkenntnisse über die Wirksamkeit des Arzneimittels nach den Grundsätzen der evidenzbasierten Medizin (→ *Evidence Based Medicine*) vorliegen.

Unabhängig von dem Ergebnis der Kosten-Nutzen-Bewertung hat der Gesetzgeber zur Ermittlung des Erstattungshöchstbetrages eine angemessene Berücksichtigung der Entwicklungskosten des Arzneimittels vorgeschrieben. Ausgenommen vom Erstattungshöchstbetrag sind Arzneimittel, deren Kosteneffektivität erwiesen ist oder eine entsprechende Therapiealternative fehlt.

Als Alternative zur Festsetzung des Erstattungshöchstbetrags durch den GKV-Spitzenverband kann auch die Möglichkeit einer einvernehmlichen Regelung zwischen GKV und pharmazeutischen Unternehmen genutzt werden. Dies ist im Gesetz ausdrücklich vorgesehen.

Für den Fall, dass der Hersteller nach Festlegung der Erstattungshöhe den Abgabepreis des pharmazeutischen Unternehmers (ApU) nicht auf die Höhe des Erstattungshöchstbetrages absenkt, muss der Patient die Differenz in Form einer so genannten → *Aufzahlung* übernehmen. Eine → *Belastungsgrenze* (§ 62 SBG V) wie im Fall der gesetzlichen → *Zuzahlungs*-Regelungen gibt es dabei nicht.

Ertrag

Gegenbegriff ist Aufwand. Allgemein bezeichnet Ertrag die einem Aufwand gegenüberstehende oder durch einen Aufwand erzielbare (Gegen-)Leistung.

Betriebswirtschaftlich bezeichnet Ertrag die in einer Zeitperiode für die Erbringung von Dienstleistungen oder die Erstellung von Gütern erzielten Einnahmen. Überschreitet der Ertrag den Aufwand, erzielt das betreffende Unternehmen Gewinn. Unterschreitet der Ertrag den Aufwand, wird ein Verlust erzielt.

Volkswirtschaftlich wird unter Ertrag die mit dem Einsatz von gegebenen Produktionsfaktoren erzeugte Menge an Gütern bezeichnet (auch Output genannt).

Als Ertrag wird aber auch der Zins- oder Mietertrag bezeichnet, der mit dem Einsatz von Kapital oder der Vermietung erzielt wird.

Im → *Gesundheitswesen* wird mit dem Begriffspaar Aufwand und Ertrag häufig der Ressourceneinsatz (Aufwand) und das damit erzielte medizinische Ergebnis (Ertrag) gemeint.

Ertragskennzahlen

Charakterisieren die Ertragssituation eines Unternehmens in einer Ziffer und machen damit die Ertragssituation mit der anderer Unternehmen vergleichbar.

Beispiele für Ertragskennzahlen sind zum Beispiel → *EBIT*, → *EBDIT* oder → *EBITA*.

Erwerbstätige

Personen, die eine auf wirtschaftlichen Erwerb ausgerichtete Tätigkeit ausüben.

Das Statistische Bundesamt definiert den Begriff der Erwerbstätigen im Rahmen der Erwerbstätigenrechnung wie folgt:

Zu den Erwerbstätigen in den Volkswirtschaftlichen Gesamtrechnungen zählen alle Personen, die als Arbeitnehmer (Arbeiter, Angestellte, Beamte, geringfügig Beschäftigte, Soldaten) oder als Selbstständige beziehungsweise als mithelfende Familienangehörige eine auf wirtschaftlichen Erwerb gerichtete Tätigkeit ausüben, unabhängig vom Umfang dieser Tätigkeit. Hierbei wird das Personenkonzept zugrunde gelegt;

dies bedeutet, dass Personen mit mehreren gleichzeitigen Beschäftigungsverhältnissen nur einmal mit ihrer Haupterwerbstätigkeit erfasst werden.

Grundlage für die Definition bilden die von der Internationalen Arbeitsorganisation (ILO) aufgestellten Normen, die im Einklang mit den entsprechenden Definitionen im Europäischen System der Volkswirtschaftlichen Gesamtrechnungen (ESVG) 1995 stehen. Die Zahl der Erwerbstätigen in Deutschland im Durchschnitt einer bestimmten Periode wird zum einen für Zwecke der laufenden aktuellen nationalen und international vergleichbaren Arbeitsmarktbeobachtung und zum anderen als Bezugszahl für die Volkswirtschaftlichen Gesamtrechnungen (VGR) benötigt.[1]

Erwerbsunfähigkeit

Bezeichnung eines (Gesundheits-)Zustandes, der der entsprechenden Person eine auf Erwerb gerichtete Tätigkeit nicht mehr ermöglicht. Er wird abgegrenzt gegenüber der Berufsunfähigkeit, bei der zwar die Ausübung eines bestimmten (erlernten) Berufes nicht mehr möglich ist, wohl aber eine grundsätzlich auf Erwerb gerichtete andersartige Tätigkeit.

Seit Inkrafttreten des Gesetzes zur Reform der Renten wegen verminderter Erwerbsfähigkeit zum 1. Januar 2001 (BGBl. I S. 1827 vom 20. Dezember 2000) wird bei der staatlichen Rentenversicherung nicht mehr zwischen Erwerbs- und Berufsunfähigkeit unterschieden, sondern nur noch von Erwerbsminderung gesprochen. Dabei werden unterschiedliche Grade der Erwerbsminderung (teilweise oder volle) unterschieden.

[1] http://www.destatis.de/presse/deutsch/abisz/erwerbstaetige.htm.

Ethikkommission

Kommission, die in ethischen Fragen angerufen werden kann und Beratung in diesen Fragen anbietet.

Zustimmende Stellungnahmen der zuständigen Ethikkommissionen sind nach § 20 Abs. 7 Medizinproduktegesetz vorgeschrieben, bevor eine klinische Prüfung eines → *Medizinproduktes* am Menschen vorgenommen werden darf. Auch die Röntgenverordnung schreibt in § 28g eine unabhängige Ethikkommission vor.

Auch das Arzneimittelgesetz schreibt in § 40 Abs. 1 Satz 2 die Zustimmung einer Ethik-Kommission vor, die in § 42 genauer beschrieben wird. Dort heißt es unter anderem:

Die nach § 40 Abs. 1 Satz 2 erforderliche zustimmende Bewertung der Ethik-Kommission ist vom Sponsor bei der nach Landesrecht für den Prüfer zuständigen unabhängigen interdisziplinär besetzten Ethik-Kommission zu beantragen. Wird die klinische Prüfung von mehreren Prüfern durchgeführt, so ist der Antrag bei der für den Hauptprüfer oder Leiter der klinischen Prüfung zuständigen unabhängigen Ethik-Kommission zu stellen. Das Nähere zur Bildung, Zusammensetzung und Finanzierung der Ethik-Kommission wird durch Landesrecht bestimmt. Der Sponsor hat der Ethik-Kommission alle Angaben und Unterlagen vorzulegen, die diese zur Bewertung benötigt. Zur Bewertung der Unterlagen kann die Ethik-Kommission eigene wissenschaftliche Erkenntnisse verwerten, Sachverständige beiziehen oder Gutachten anfordern. Sie hat Sachverständige beizuziehen oder Gutachten anzufordern, wenn es sich um eine klinische Prüfung bei Minderjährigen handelt und sie nicht über eigene Fachkenntnisse auf dem Gebiet der Kinderheilkunde, einschließlich ethischer und psychosozialer Fragen der Kinderheilkunde, verfügt oder wenn es sich um eine klinische Prüfung von xenogenen Zelltherapeutika oder Gentransfer-→ Arzneimitteln handelt. Die zustimmende Bewertung darf nur versagt werden, wenn

1. die vorgelegten Unterlagen auch nach Ablauf einer dem Sponsor gesetzten angemessenen Frist zur Ergänzung unvollständig sind,
2. die vorgelegten Unterlagen einschließlich des Prüfplans, der Prüferinformation und der Modalitäten für die Auswahl der Prüfungsteilnehmer nicht dem Stand der wissenschaftlichen Erkenntnisse entsprechen, insbesondere die klinische Prüfung ungeeignet ist, den Nachweis der Unbedenklichkeit oder Wirksamkeit eines Arzneimittels einschließlich einer unterschiedlichen Wirkungsweise bei Frauen und Männern zu erbringen, oder
3. die in § 40 Abs. 1 Satz 3 Nr. 2 bis 9, Abs. 4 und § 41 geregelten Anforderungen nicht erfüllt sind.

Das Nähere wird in der Rechtsverordnung nach Absatz 3 bestimmt. Die Ethik-Kommission hat eine Entscheidung über den Antrag nach Satz 1 innerhalb einer Frist von höchstens 60 Tagen nach Eingang der erforderlichen Unterlagen zu übermitteln, die nach Maßgabe der Rechtsverordnung nach Absatz 3 verlängert oder verkürzt werden kann; für die Prüfung xenogener Zelltherapeutika gibt es keine zeitliche Begrenzung für den Genehmigungszeitraum.

Bei der → Bundesärztekammer ist 1994 eine Zentrale Kommission zur Wahrung ethischer Grundsätze in der Medizin und ihren Grenzgebieten (Zentrale Ethikkommission) eingerichtet worden. Ihre Aufgabe wird dort wie folgt beschrieben:

Aufgabe der Zentralen Ethikkommission ist es insbesondere,

– *Stellungnahmen zu ethischen Fragen abzugeben, die durch den Fortschritt und die technologische Entwicklung in der Medizin und ihren Grenzgebieten aufgeworfen werden und die eine gemeinsame Antwort für die Bundesrepublik Deutschland erfordern;*
– *in Fragen, die unter ethischen Gesichtspunkten im Hinblick auf die Pflichten bei der ärztlichen Berufsausübung von grundsätzlicher Bedeutung sind, Stellung zu nehmen;*
– *auf Wunsch der Ethikkommission einer → Landesärztekammer oder einer Medizinischen Fakultät bei Wahrung der Unabhängigkeit dieser Ethikkommissionen für eine ergänzende Beurteilung einer ethischen Frage von grundsätzlicher Bedeutung zur Verfügung zu stehen.*[2]

Die Aufgaben Klinischer Ethikkomitees, als deren Beratungs- und Dachorganisation sich die Zentrale Ethikkommission der Bundesärztekammer versteht, werden von dieser folgendermaßen beschrieben:

Im Gegensatz zu Ethikkommissionen, die Stellungnahmen zu medizinischen Forschungsvorhaben am Menschen abgeben, sind Klinische Ethikkomitees, die ethische Probleme aus dem Alltag der Behandlung und Pflege von Patienten beraten, neue Formen der medizinischen Ethikberatung in Deutschland. Außer der "klassischen Form" der Ethikberatung, dem Klinischen Ethikkomitee, bildeten sich in den → Krankenhäusern u. a. Ethik-Arbeitsgruppen, Ethik-Ausschüsse und Ethik-Foren. Die Moderation von Einzelfallberatungen auf Station übernahmen Untergruppen des Klinischen Ethikkomitees, mobile Ethikberatungen oder beauftragte Einzelpersonen (Ethikberater).[3]

---

[2] http://www.zentrale-ethikkommission.de/20/10Statut.html, § 2.
[3] Ethikberatung in der klinischen Medizin: Stellungnahme der Zentralen Kommission zur Wahrung ethischer Grundsätze in der Medizin und ihren Grenzgebieten (Zentrale Ethikkommission), Punkt 1.2 Begriff und Entwicklung der Klinischen Ethikkomitees.

EU-Kommission

Europäische Kommission. Die Kommission ist die Exekutive der Europäischen Union (EU) und damit eines der wichtigsten EU-Organe. Der Kommission gehört ein Kommissionsmitglied je Mitgliedstaat an.

Die Kommission handelt in politischer Unabhängigkeit von den einzelnen Regierungen der Mitgliedsstaaten. Sie hat die Interessen der EU insgesamt zu verfolgen. Als Hüterin der EU-Verträge hat sie sicherzustellen, dass die Rechtsvorschriften, die vom Rat und Parlament verabschiedet werden, umgesetzt werden. Ist dies nicht der Fall, kann die Kommission die vertragsverletzende Partei vor dem Gerichtshof verklagen. Die Kommission ist das einzige Organ, das neue Rechtsvorschriften für die EU vorschlagen kann.

Als Exekutive der EU führt die Kommission die Ratsentscheidungen aus. Die Kommission ist weitestgehend verantwortlich für die gemeinsamen Politiken der EU wie Forschung, Entwicklungshilfe, Regionalpolitik usw. und verwaltet auch den Haushalt für diese Politiken.

Die Kommission ist gegenüber dem Parlament verantwortlich. Die gesamte Kommission muss zurücktreten, wenn das Parlament ihr das Misstrauen ausspricht.

Unterstützt wird die Kommission von Beamten, die in 36 Generaldirektionen und Diensten im Wesentlichen in Brüssel und Luxemburg arbeiten.[4]

Euro-Gebührenordnung

Das GKV-Wettbewerbsstärkungsgesetz (GKV-WSG) sah vor, die bisherige, auf floatenden → *Punktwerten* beruhende Gebührenordnung für die vertragsärztliche Tätigkeit (→ *Einheitlicher Bewertungsmaßstab – EBM*) zu reformieren und dabei die dort ausgewiesenen Leistungen in Euro und Cent zu bewerten. Dieses Konzept wurde auch als Euro-Gebührenordnung bezeichnet. Diese neue, auf festen Euro- und Cent-Werten beruhende und stärker an der → *Morbidität* der zu behandelnden → *Patienten* orientierte neue Gebührenordnung ist als EBM 2009 Anfang 2009 in Kraft getreten. Allerdings gab es mit der Einführung erhebliche Probleme, weil verschiedene Facharzt-Gruppen trotz einer insgesamt um 3,4 Milliarden Euro angehobenen Vergütung der Vertragsärzte in Deutschland erheblich niedrigere Vergütungen erzielten. Dagegen gab es massive Proteste, die zum Teil dazu führten, dass vor allem die neu eingeführten → *Regelleistungsvolumina* in manchen → *Kassenärztlichen Vereinigungen* nur mit Verzögerung in Kraft gesetzt wurden.

Konkret waren laut den „Eckpunkten für eine Gesundheitsreform 2006" im Rahmen der Honorarreform folgende Einzelschritte vorgesehen:

Leistungsgerechte Honorierung

Das ärztliche → Vergütungssystem wird vereinfacht und entbürokratisiert. Die von → Budgets und floatenden Punktwerten geprägte Honorarsystematik wird durch eine Euro-Gebührenordnung abgelöst, die für den fachärztlichen und den hausärztlichen Versorgungsbereich jeweils nach unterschiedlichen Systematiken ausgestaltete Pauschalvergütungen, die in überschaubarer Zahl mit wenigen erforderlichen → Einzelleistungsvergütungen kombiniert werden, sowie Abstaffelungsregelungen vorsieht. Dadurch gewinnt das Vergütungssystem erheblich an Transparenz, und die Ärzte erhalten weitgehende Kalkulationssicherheit. Durch die Pauschalisierung wird zudem dem heute systemimmanenten Anreiz zur Erbringung und Abrechnung medizi-

---

[4] Nach http://europa.eu/abc/12lessons/index_de.htm, „Wie funktioniert die Europäische Union?".

nisch nicht notwendiger Leistungen entgegengewirkt; die Leistungssteuerung wird dadurch verbessert. Kennzeichen eines neuen Vergütungssystems sind:

- Ablösung der bisherigen Budgetierung durch ein neues Vergütungssystem mit Mengensteuerung
- Schaffung einer Gebührenordnung mit festen Preisen und Mengensteuerung
- Übertragung des Morbiditätsrisikos auf die Krankenkassen
- Gewährleistung von Verteilungsgerechtigkeit zwischen den → Ärzten
- Gleichbehandlung der gesetzlichen → Krankenkassen bei der Finanzierung der ärztlichen Vergütung
- Honorarzuschläge für besondere Qualität
- Abbau von → Über- und → Unterversorgung durch finanzielle Anreize
- Professionalisierung der Erarbeitung der Vergütungsreform

Abbau von Über- und Unterversorgung

Mit dem Vertragsarztrechtsänderungsgesetz soll eine Fülle von Maßnahmen ermöglicht werden, die einen Abbau von Über- und Unterversorgung sowie eine Flexibilisierung der vertragsärztlichen Tätigkeit bewirken. Das neue Vergütungssystem wird diese Entwicklung nachhaltig unterstützen. Die Sicherstellung einer flächendeckenden Versorgung bleibt zentrale Aufgabe der → Kassenärztlichen Vereinigungen. Unternimmt eine Kassenärztliche Vereinigung innerhalb einer bestimmten Frist nichts gegen eine existierende oder drohende Unterversorgung, ordnet der Landesausschuss Ärzte/Krankenkassen entsprechende Maßnahmen an.

Das Zusammenwirken dieser Maßnahmen bietet die Perspektive, die Bedarfszulassung im Sinne von Zulassungssperren abzulösen und die → Bedarfsplanung auf eine Versorgungsplanung, die auch sektorenübergreifend sein sollte, zu konzentrieren.[5]

Der Koalitionsvertrag zwischen CDU, CSU und FDP vom Herbst 2009 sieht eine Weiterentwicklung der Honorarreform 2009 vor. Dort heißt es unter anderem:

- Die Ärztinnen und Ärzte brauchen einen gesicherten Rahmen für ihre Arbeit. Eine Grundvoraussetzung ist ein einfaches, verständliches Vergütungssystem, das die Leistungen adäquat abbildet. Dabei werden regionale Besonderheiten Berücksichtigung finden. Nach kritischer Überprüfung wird die Honorarreform unter dieser Zielsetzung zusammen mit den Beteiligten den erforderlichen Kurskorrekturen unterzogen.

Europäische Arzneimittelagentur

Die Europäische Arzneimittelagentur (European Medicines Agency – EMEA) wurde 1995 als dezentrale Einrichtung der → Europäischen Union mit Sitz in London gegründet. Hauptaufgabe der EMEA ist der Schutz und die Förderung der Gesundheit von Mensch und Tier durch die Beurteilung und Überwachung von Human- und Tierarzneimitteln.

Die EMEA ist für die wissenschaftliche Beurteilung von Anträgen auf Erteilung der europäischen Genehmigung durch die Europäische Kommission für das Inverkehrbringen von → Arzneimitteln (zentralisiertes Verfahren) zuständig. Die Genehmigung für das europaweite Inverkehrbringen eines Arzneimittels kann so mit nur einem einzigen Antrag erreicht werden. Vorgeschrieben ist das zentralisierte Verfahren für mit Hilfe biotechnologischer oder sonstiger hochtechnologischer Verfahren herge-

---

[5] Eckpunkte zu einer Gesundheitsreform 2006; 04.07.2006, Punkte 3.b) und 3.c).

stellte Arzneimittel, Humanarzneimittel für die Indikationen HIV/AIDS-Infektionen, Krebs, Diabetes und neurodegenerative Erkrankungen sowie für alle ausgewiesenen Arzneimittel für seltene Leiden („→ *Orphan drugs*"). Ab dem 20. Mai 2008 ist dieses Verfahren für Humanarzneimittel mit einem neuen Wirkstoff, deren therapeutische Indikation die Behandlung von Autoimmunerkrankungen und anderen Immunschwächen und Viruserkrankungen ist, verbindlich.

Auch für alle Tierarzneimittel, die als Leistungssteigerungsmittel zur Förderung des Wachstums der behandelten Tiere oder zur Steigerung des Ertrags aus behandelten Tieren eingesetzt werden sollen, ist das zentralisierte Verfahren notwendig.

Für therapeutische, wissenschaftliche oder technische Innovation können → *Unternehmen* die Erteilung der zentralisierten Genehmigung bei der EMEA beantragen. Die Genehmigung für das Inverkehrbringen wird verweigert, wenn der Antragsteller die Qualität, die Sicherheit oder die Wirksamkeit des Arzneimittels nicht angemessen oder ausreichend nachgewiesen hat oder die Angaben nicht korrekt sind.

Mehr als 90 Prozent der neuen Medikamente, die derzeit auf dem europäischen Arzneimittelmarkt verfügbar sind, wurden von der EMEA zugelassen.

Mit einem Pharmakovigilanz-Netzwerk überwacht die EMEA europaweit die Sicherheit von Arzneimitteln und reagiert bei Veränderungen von Nutzen-Risiko-Verhältnissen.

Die Netzwerk-Agentur vereint die wissenschaftlichen Ressourcen von über 40 nationalen Behörden in 30 EU- und EWR-EFTA-Ländern im Rahmen eines Netzwerks von über 4.000 europäischen Sachverständigen. Die EMEA finanziert sich dabei im Wesentlichen über Gebühren der Hersteller.

Europäische Gesellschaft

Im Jahr 2001 durch Verordnung der → *Europäische Union* geschaffene und 2004 in Kraft getretene neue Rechtsform für europäische Unternehmen. Danach können Handelsgesellschaften im Gebiet der EU in der Form europäischer → *Aktiengesellschaften* (Societas Europaea, Abkürzung SE) gegründet werden.

Das Statut sieht vier Verfahren zur Gründung einer SE vor:

- Gründung durch Verschmelzung,
- Gründung durch Errichtung einer Holdinggesellschaft,
- Gründung in Form einer gemeinsamen Tochtergesellschaft und
- Gründung durch Umwandlung einer Aktiengesellschaft nationalen Rechts.

Die Verschmelzung ist auf Aktiengesellschaften verschiedener Mitgliedstaaten beschränkt. Die Gründung einer Holding-SE steht allen Aktiengesellschaften und Gesellschaften mit beschränkter Haftung offen, die gemeinschaftsweit vertreten sind, d. h. die ihren Sitz in verschiedenen Mitgliedstaaten oder Tochtergesellschaften oder Niederlassungen in einem anderen Mitgliedstaat als dem ihres Sitzes haben. Gleiches gilt für die Gründung einer SE in Form einer gemeinsamen Tochtergesellschaft durch Körperschaften des öffentlichen oder privaten Rechts.

Das Mindestkapital der SE beträgt 120.000 Euro. Die Rechtsvorschriften eines Mitgliedstaates, die ein höheres Kapital für Gesellschaften vorsehen, die in bestimmten Wirtschaftszweigen tätig sind, gelten auch für die SE mit Sitz in dem betreffenden Mitgliedstaat.

Der in der Satzung bestimmte Sitz der SE (Satzungssitz) muss dem Ort ihrer Hauptverwaltung entsprechen, d. h. ihrem tatsächlichen Sitz. Hier liegt ein zentraler Vorteil der SE: Sie kann ihren Sitz innerhalb der Gemeinschaft leicht verlegen, ohne – wie derzeit üblich – das Unternehmen in einem Mitgliedstaat auflösen zu müssen, um dann in einem anderen Mitgliedstaat ein neues zu gründen.

Als erste deutsche große Aktiengesellschaft hat sich die Allianz AG Anfang 2006 in eine SE umgewandelt.

Europäische Union

Zusammenschluss von mittlerweile 27 europäischen Staaten mit zusammen 455 Millionen Einwohnern. Die bisher umfangreichste Erweiterung der Europäischen Union (EU) fand zum 1. Mai 2004 statt, als acht osteuropäische Staaten der EU beitraten. Anfang 2007 sind dann Bulgarien und rumänien der EU beigetreten.

Vorläufer der EU war die 1951 gegründete Montanunion, die dann 1957 durch die Europäische Wirtschaftsgemeinschaft (EWG) abgelöst wurde. Ihr gehörten die Länder Belgien, Bundesrepublik Deutschland, Frankreich, Italien, Luxemburg und die Niederlande an.

Ziel war zunächst die Verwirklichung einer Zollunion, die später zu einem europäischen Binnenmarkt weiterentwickelt wurde. Die Bemühungen um Vereinheitlichung und Koordinierung griffen aber in der weiteren Entwicklung immer stärker auch auf andere Politikbereiche über. Mit dem 1992 geschlossenen Vertrag von Maastricht wurden die Zuständigkeiten auf eine gemeinsame Außen- und Sicherheitspolitik erweitert. 2002 schließlich wurde in etlichen Mitgliedsstaaten der Euro als gemeinschaftliche Währung eingeführt.

Auch im Bereich des → *Gesundheitswesens* hat die EU bestimmte Kompetenzen, so insbesondere bei der Koordinierung von Seuchenschutzmaßnahmen und vorbeugendem Gesundheitsschutz. Über die „offene Methode der Koordinierung" und auf der Grundlage verschiedener Entscheidungen des → *Europäischen Gerichtshofes* wächst der Einfluss der EU im Gesundheitswesen.

Europäischer Gerichtshof

Höchste gerichtliche Instanz der → *Europäischen Union*. Der Gerichtshof der Europäischen Gemeinschaft (Europäischer Gerichtshof; Abkürzung EuGH) hat seinen Sitz in Luxemburg.

Der EuGH hat mittlerweile eine ganze Reihe von wichtigen Entscheidungen für das → *Gesundheitswesen* getroffen, die auch Auswirkungen auf die Systeme der einzelnen Mitgliedsstaaten bzw. das Recht der einzelnen Bürger zur grenzüberschreitenden Inanspruchnahme von Gesundheitsleistungen haben. So hat der EuGH am 13. Mai 2003 entschieden, dass auch bei Anwendung des → *Sachleistungs*prinzips der Grundsatz des freien Dienstleistungsverkehrs gilt. Konkrete Auswirkungen dieses Urteils sind u. a., dass nunmehr auch Pflichtversicherte in Sachleistungssystemen ohne vorherige Genehmigung ambulante ärztliche und zahnärztliche Leistungen im EU-Ausland in Anspruch nehmen dürfen. Diese EuGH-Rechtsprechung ist in Deutschland mittlerweile durch das → *GKV-Modernisierungsgesetz* in nationales Recht überführt worden. Der Genehmigungsvorbehalt für stationäre Behandlung im EU-Ausland dagegen ist gemäß dieser EuGH-Entscheidung weiterhin gerechtfertigt.

Eine weitere zentrale Entscheidung des EuGH vom 9. September 2003 betrifft die ärztlichen → *Bereitschaftsdienste*. Das Urteil stellte fest, dass der ärztliche Bereitschaftsdienst grundsätzlich als Arbeitszeit zu werten ist.

Evidence Based Medicine

Evidenzbasierte Medizin (EbM) bezeichnet eine Vorgehensweise des medizinischen Handelns, individuelle → *Patienten* auf der Basis der besten zur Verfügung stehenden Daten zu versorgen. Dieses Prinzip versucht im konkreten Fall sowohl die individuelle klinische Erfahrung als auch die Werte und Wünsche des Patienten mit der systematischen Suche nach relevanter Evidenz in der medizinischen Literatur zu verknüpfen.

Nach Sackett et al. (1996) ist EbM „der gewissenhafte, ausdrückliche und vernünftige Gebrauch der gegenwärtig besten externen, wissenschaftlichen Evidenz für Entscheidungen in der medizinischen Versorgung individueller Patienten. Die Praxis der EbM bedeutet die Integration individueller klinischer Expertise mit der bestverfügbaren externen Evidenz aus systematischer Forschung."

EbM soll somit dazu beitragen, die oftmals vorhandene Lücke zwischen den Erkenntnissen der medizinischen Wissenschaft und deren Anwendung in der täglichen Praxis zu schließen.

Externe Evidenz lässt sich anhand gewisser Validitätskriterien in hierarchische Evidenzstufen einteilen. Es existieren hierzu unterschiedliche Skalen. Folgende Abstufung orientiert sich an einer Einteilung, die auf der Homepage des Deutschen Netzwerks Evidenzbasierte Medizin (DNEbM) veröffentlicht ist:

Stufe	Evidenztyp
Ia	Evidenz aufgrund einer systematischen Übersichtsarbeit randomisierter, kontrollierter Studien (evtl. mit Meta-Analyse)
Ib	Evidenz aufgrund mindestens einer hoch qualitativen randomisierten, kontrollierten Studie
II	Evidenz aufgrund mindestens einer gut angelegten, kontrollierten Studie ohne Randomisierung
III	Evidenz aufgrund gut angelegter, nicht kontrollierter Studien
IV	Evidenz aufgrund von Berichten/Meinungen von Expertenkreisen, Konsensuskonferenzen und/oder klinischer Erfahrungen anerkannter Autoritäten

Ein verwandter Begriff ist die evidenzbasierte Gesundheitsversorgung (EbGV), bei welcher die Prinzipien der EbM u. a. auf Entscheidungen zur Steuerung des → *Gesundheitssystems* angewandt werden. EbGV stellt somit die Rahmenbedingungen, innerhalb derer von den → *Ärzten* EbM im engeren Sinne noch praktiziert werden kann. Kritiker fürchten hierbei ein Missbrauchspotential der EbM-Technik durch Rationierung von bestimmten medizinischen → *Leistungen*. Befürworter hingegen erkennen die Möglichkeit, den maximalen Nutzen aus vorhandenen Ressourcen zu erzielen und sehen eine positive kreative Spannung zwischen Arzt/Patient auf der einen und gesundheitspolitischen Entscheidungsträgern auf der anderen Seite.

In Deutschland gibt das → *Institut für Qualität und Wirtschaftlichkeit im Gesundheitswesen* (IQWiG) im Auftrag des → *Gemeinsamen Bundesausschusses* (G-BA) seit 2004 Empfehlungen pro/contra bestimmter Therapien, Diagnostika und → *Leitlinien* bzgl. eines möglichen Zusatznutzens gegenüber der jeweiligen Standardtherapie ab. Das IQWiG stützt sich bei seiner Nutzenbewertung von → *Arzneimitteln* nahezu ausschließlich auf Evidenzlevel I, also RCTs bzw. Meta-Analysen (systematische Reviews) auf Basis von RCTs.

Exit

In wirtschaftlichen Zusammenhängen aus dem englischen Sprachraum stammende Bezeichnung für die geplante Beendigung eines finanziellen Engagements in einem Unternehmen durch Verkauf der Beteiligung oder Börsengang. Ziel eines Exit ist es, nach einer gewissen Zeit von meist fünf bis sieben Jahren den deutlich gesteigerten Wert einer Kapitalanlage zu realisieren. Folge solcher Exit-Strategien ist es unter anderem, dass von den Anlegern in der Zwischenzeit kein oder nur geringer Wert auf Ausschüttungen gelegt wird, sondern der Schwerpunkt des Interesses auf der

Wertsteigerung des Unternehmens liegt, um so den Verkaufswert im Zeitpunkt des Exit möglichst hoch zu gestalten.

Meist wird dieser Begriff im Zusammenhang mit der Zurverfügungstellung von Kapital durch → *Private Equity* Firmen benutzt. Jedoch wird auch im Zusammenhang mit dem Verkauf einer Beteiligung durch Banken oder institutionelle Anleger heute von Exit gesprochen.

Ein Beispiel für eine solche Strategie auf dem europäischen → *Gesundheitsmarkt* war der schwedische private Gesundheitskonzern → *Capio AB*: Das Unternehmen hatte seit seiner Gründung keine Dividenden ausgeschüttet, weil das Interesse der institutionellen Anleger darauf gerichtet war, den Wert des Unternehmens im Hinblick auf einen angestrebten Verkauf so stark wie möglich zu steigern.

F

Fachabteilung

Im Krankenhaus abgegrenzte, von Ärzten mit Gebiets- oder Schwerpunktbezeichnungen ständig verantwortlich geleitete Abteilungen bzw. organisatorische Einheit mit besonderen Behandlungseinrichtungen.[1] Dabei wird zwischen bettenführenden und nicht bettenführenden Fachabteilungen sowie zwischen Haupt- und Belegabteilungen unterschieden.

In den Krankenhausgesetzen der Bundesländer wird bestimmt, dass die Fachrichtungen der Krankenhäuser in den Krankenhausplan aufgenommen werden.

Facharzt

Synonym: → *Gebietsarzt*. → *Arzt* nach abgeschlossener Weiterbildung und erfolgreich absolvierter Facharztprüfung.

In der Muster-Weiterbildungsordnung der → *Bundesärztekammer* heißt es hierzu:

Ärztliche → Weiterbildung beinhaltet das Erlernen ärztlicher Fähigkeiten und Fertigkeiten nach abgeschlossener ärztlicher Ausbildung und Erteilung der Erlaubnis zur Ausübung der ärztlichen Tätigkeit. Kennzeichnend für die Weiterbildung ist die praktische Anwendung ärztlicher Kenntnisse in der ambulanten, stationären und rehabilitativen Versorgung der Patienten.

Die Weiterbildung erfolgt in strukturierter Form, um in Gebieten die Qualifikation als Facharzt, darauf aufbauend eine Spezialisierung in Schwerpunkten oder in einer Zusatz-Weiterbildung zu erhalten.

Die vorgeschriebenen Weiterbildungsinhalte und Weiterbildungszeiten sind Mindestanforderungen. Die Weiterbildungszeiten verlängern sich individuell, wenn Weiterbildungsinhalte in der Mindestzeit nicht erlernt werden können.

Die Weiterbildung wird in angemessen vergüteter hauptberuflicher Ausübung der ärztlichen Tätigkeit an zugelassenen Weiterbildungsstätten durchgeführt. Sie erfolgt unter Anleitung befugter Ärzte in praktischer Tätigkeit und theoretischer Unterweisung sowie teilweise durch die erfolgreiche Teilnahme an anerkannten Kursen.

Der Abschluss der zu dokumentierenden Weiterbildung wird auf Grund der von den Weiterbildungsbefugten erstellten Zeugnisse und einer Prüfung beurteilt. Der erfolgreiche Abschluss der Weiterbildung wird durch eine Anerkennungsurkunde bestätigt.

Die Weiterbildungsbezeichnung ist der Nachweis für erworbene Kompetenz. Sie dient der Qualitätssicherung der Patientenversorgung und der Bürgerorientierung.[2]

Insgesamt gibt es nach der aktuellen Muster-Weiterbildungsordnung der Bundesärztekammer die in der folgenden Tabelle aufgeführten Gebiete, Facharzt- und Schwerpunkt-Kompetenzen:

---

[1] Definition nach den Grundsätzen der Gesundheitsberichterstattung, zitiert nach http://www.gbe.saarland.de/medien/download/06_013_Def.htm.

[2] (Muster-) Weiterbildungsordnung, Stand Januar 2006, S. 4.

Facharzt

Tab. 1: Facharzt- und Schwerpunktkompetenzen

Gebiete	FA- und SP-Kompetenz
1. Anästhesiologie	FA Anästhesiologie
2. Anatomie	FA Anatomie
3. Arbeitsmedizin	FA Arbeitsmedizin
4. Augenheilkunde	FA Augenheilkunde
5. Biochemie	FA Biochemie
6. Chirurgie	6.1 FA Allgemeine Chirurgie 6.2 FA Gefäßchirurgie 6.3 FA Herzchirurgie 6.4 FA Kinderchirurgie 6.5 FA Orthopädie und Unfallchirurgie 6.6 FA Plastische und Ästhetische Chirurgie 6.7 FA Thoraxchirurgie 6.8 FA Visceralchirurgie
7. Frauenheilkunde und Geburtshilfe	FA Frauenheilkunde und Geburtshilfe *Schwerpunkte:* – Gynäkologische Endokrinologie und Reproduktionsmedizin – Gynäkologische Onkologie – Spezielle Geburtshilfe und Perinatalmedizin
8. Hals-Nasen-Ohrenheilkunde	8.1 FA Hals-Nasen-Ohrenheilkunde 8.2 FA Sprach-, Stimm- und kindliche Hörstörungen
9. Haut- und Geschlechtskrankheiten	FA Haut- und Geschlechtskrankheiten
10. Humangenetik	FA Humangenetik
11. Hygiene und Umweltmedizin	FA Hygiene und Umweltmedizin
12. Innere Medizin und Allgemeinmedizin	12.1 FA Innere und Allgemeinmedizin (Hausarzt) 12.2 FA Innere Medizin und Schwerpunkte: – Angiologie – Endokrinologie und Diabetologie – Gastroenterologie – Hämatologie und Onkologie – Kardiologie – Nephrologie – Pneumologie – Rheumatologie
13. Kinder- und Jugendmedizin	FA Kinder- und Jugendmedizin *Schwerpunkte:* – Kinder-Hämatologie und -Onkologie – Kinder-Kardiologie – Neonatologie – Neuropädiatrie
14. Kinder- und Jugendpsychiatrie und -psychotherapie	FA Kinder- und Jugendpsychiatrie und -psychotherapie
15. Laboratoriumsmedizin	FA Laboratoriumsmedizin
16. Mikrobiologie, Virologie und Infektionsepidemiologie	FA Mikrobiologie, Virologie und Infektionsepidemiologie
17. Mund-Kiefer-Gesichtschirurgie	FA Mund-Kiefer-Gesichtschirurgie
18. Neurochirurgie	FA Neurochirurgie
19. Neurologie	FA Neurologie
20. Nuklearmedizin	FA Nuklearmedizin
21. Öffentliches Gesundheitswesen	FA Öffentliches Gesundheitswesen

Tab. 1: *Fortsetzung*

Gebiete	FA- und SP-Kompetenz
22. Pathologie	22.1 FA Neuropathologie 22.2 FA Pathologie
23. Pharmakologie	23.1 FA Klinische Pharmakologie 23.2 FA Pharmakologie und Toxikologie
24. Physikalische und Rehabilitative Medizin	FA Physikalische und Rehabilitative Medizin
25. Physiologie	FA Physiologie
26. Psychiatrie und Psychotherapie	FA Psychiatrie und Psychotherapie *Schwerpunkt:* – Forensische Psychiatrie
27. Psychosomatische Medizin und Psychotherapie	FA Psychosomatische Medizin und Psychotherapie
28. Radiologie	FA Radiologie *Schwerpunkte:* – Kinderradiologie – Neuroradiologie
29. Rechtsmedizin	FA Rechtsmedizin
30. Strahlentherapie	FA Strahlentherapie
31. Transfusionsmedizin	FA Transfusionsmedizin
32. Urologie	FA Urologie

Quelle: Bundesärztekammer

Facility Management

Im → *Gesundheitswesen* alle Managementaufgaben in den Bereichen Gebäude-, Betriebs-, Medizin- und Sicherheitstechnik im Zusammenhang mit Bewirtschaftung, Wartung und Instandsetzung von Gebäuden sowie den darin existierenden betriebs- und medizintechnischen Einrichtungen sowie die Sicherstellung der ständigen Betriebsbereitschaft aller technischen Anlagen. Darüber hinaus gehört es mit zu den Aufgaben des Facility Managements, seine fachspezifischen Kenntnisse und Erfahrungen in die Planung von Neu-, Um- und Erweiterungsbauten sowie bei Beschaffung aller betriebs- und medizintechnischen Anlagen und Einrichtungen mit einzubringen.

In → *Krankenhäusern* werden die Aufgaben des Facility Managements heute von den Technischen Leitern oder von speziellen Facility Managern wahrgenommen.

Fahrtkosten

In der Krankenversicherung finanzielle Aufwendungen für Fahrten im Zusammenhang mit medizinisch notwendigen Leistungen.

→ *Sozialgesetzbuch* (SGB) V § 60 bestimmt dazu für den Bereich der → *gesetzlichen Krankenversicherung* (GKV):

(1) Die → Krankenkasse übernimmt nach den Absätzen 2 und 3 die Kosten für Fahrten einschließlich der Transporte nach § 133 (Fahrkosten), wenn sie im Zusammenhang mit einer Leistung der Krankenkasse aus zwingenden medizinischen Gründen notwendig sind. Welches Fahrzeug benutzt werden kann, richtet sich nach der medizinischen Notwendigkeit im Einzelfall. Die Krankenkasse übernimmt Fahrkosten zu einer ambulanten Behandlung unter Abzug des sich nach § 61 Satz 1 ergebenden Betrages nur nach vorheriger Ge-

nehmigung in besonderen Ausnahmefällen, die der Gemeinsame Bundesausschuss in den Richtlinien nach § 92 Abs. 1 Satz 2 Nr. 12 festgelegt hat.

...

(3) Als Fahrkosten werden anerkannt

1. *bei Benutzung eines öffentlichen Verkehrsmittels der Fahrpreis unter Ausschöpfung von Fahrpreisermäßigungen,*
2. *bei Benutzung eines Taxis oder Mietwagens, wenn ein öffentliches Verkehrsmittel nicht benutzt werden kann, der nach § 133 berechnungsfähige Betrag,*
3. *bei Benutzung eines Krankenkraftwagens oder Rettungsfahrzeugs, wenn ein öffentliches Verkehrsmittel, ein Taxi oder ein Mietwagen nicht benutzt werden kann, der nach § 133 berechnungsfähige Betrag,*
4. *bei Benutzung eines privaten Kraftfahrzeugs für jeden gefahrenen Kilometer, den jeweils aufgrund des Bundesreisekostengesetzes festgesetzten Höchstbetrag für Wegstreckenentschädigung, höchstens jedoch die Kosten, die bei Inanspruchnahme des nach Nummer 1 bis 3 erforderlichen Transportmittels entstanden wären.*

(4) Die Kosten des Rücktransports in das Inland werden nicht übernommen. § 18 bleibt unberührt.

(5) Im Zusammenhang mit Leistungen zur medizinischen Rehabilitation werden Fahr- und andere Reisekosten nach § 53 Abs. 1 bis 3 des Neunten Buches übernommen.

Die bis Ende 2003 existierende Möglichkeit der Fahrkostenübernahme auch bei ambulanter Behandlung in Härtefällen (§ 61 SGB V) wurde mit dem Anfang 2004 in Kraft getretenen → *GKV-Modernisierungsgesetz* (GMG) aufgehoben.

Der → *Gemeinsame Bundesausschuss* (G-BA) hat am 22. Januar 2004 die Richtlinien zur Verordnung von Krankenfahrten und Krankentransportleistungen (Krankentransport-Richtlinien) beschlossen. Danach sind Krankenfahrten zur ambulanten Behandlung weiterhin verordnungsfähig für solche Patienten, bei denen dies aufgrund der Krankheit oder der notwendigen Behandlung zwingend medizinisch notwendig sind. Dies gilt zum Beispiel für Dialysebehandlung, onkologische Strahlentherapie oder onkologische Chemotherapie. Fahrten zur ambulanten Behandlung können auch, für schwer in ihrer Mobilität eingeschränkte Patienten übernommen werden, wenn diese

– einen Schwerbehindertenausweis mit den Merkzeichen aG, BL und H besitzen oder
– bei denen Pflegebedürftigkeit der Stufe II oder III vorliegt oder
– wenn eine ärztliche Bescheinigung über eine vergleichbar schwere Beeinträchtigung der Mobilität vorliegt.

Fall

Fall oder Behandlungsfall ist der Aufenthalt eines Patienten zur stationären Behandlung in einem Krankenhaus (stationäre Episode) von der Aufnahme bis zur Entlassung.

Dabei kann ein Patient durchaus mehrere Behandlungsepisoden durchlaufen, die dann jedoch jeweils als einzelner Fall gewertet werden. Im deutschen DRG-System gibt es jedoch Vorschriften, nach denen zeitlich dicht zusammen liegende Behandlungsepisoden (innerhalb der oberen Grenzverweildauer) oder Behandlungsepisoden, zwischen denen eine Verlegung in ein anderes Krankenhaus liegt, bevor der Patient in das ursprünglich behandelnde Krankenhaus zurückverlegt wird (30-Tage-Frist), zu einem Fall zusammengeführt werden müssen (Fallzusammenführung).

Seit Beginn der Einführung der DRG-basierten Fallpauschalen zur Vergütung der Krankenhausleistungen ist die Bezahlung mit einer → *Fallpauschale* pro Fall zentrale Basis der → *Krankenhaus*-Vergütung.

§ 17b Abs. 1 Krankenhausfinanzierungsgesetz bestimmt hierzu:

Für die Vergütung der allgemeinen Krankenhausleistungen ist ein durchgängiges, leistungsorientiertes und pauschalierendes Vergütungssystem einzuführen; dies gilt nicht für die Leistungen der in § 1 Abs. 2 der Psychiatrie-Personalverordnung genannten Einrichtungen und der Einrichtungen für Psychosomatik und Psychotherapeutische Medizin, soweit in der Verordnung nach § 16 Satz 1 Nr. 1 nichts Abweichendes bestimmt wird. Das Vergütungssystem hat Komplexitäten und Comorbiditäten abzubilden; sein Differenzierungsgrad soll praktikabel sein. Mit den Entgelten nach Satz 1 werden die allgemeinen vollstationären und teilstationären Krankenhausleistungen für einen Behandlungsfall vergütet.

Fallmanagement

Synonym für → *Case-Management* (engl.).

Fallpauschale

Vergütungsform, bei der alle Kosten im Zusammenhang mit einem Behandlungsfall durch ein pauschaliertes Entgelt abgegolten werden.

Im durch das → *Fallpauschalengesetz* eingeführten Vergütungssystem für → *Krankenhäuser* durch DRG-basierte Fallpauschalen sind in besonderen Fällen neben Fallpauschalen teilweise jedoch noch Zusatzentgelte abrechenbar, weil die damit abgegoltenen Leistungen in den Fallpauschalen noch nicht oder nicht richtig abgebildet werden können.

Der G-DRG-Fallpauschalenkatalog für das Jahr 2010 enthält insgesamt 1.200 abrechenbare DRG-Fallgruppen und 143 Zusatzentgelte.

Für die Ermittlung der Fallpauschalen 2010 wurden die tatsächlichen Behandlungskosten in 225 Kliniken kalkuliert. Für die Berechnung der Fallgruppen (bei Hauptabteilungen) standen Daten von gut drei Millionen Krankenhausfällen zur Verfügung.

Fallpauschalengesetz

Mit dem Gesetz zur Einführung des diagnose-orientierten Fallpauschalensystems für Krankenhäuser (Fallpauschalengesetz – FPG) vom 23.04.2002 wurde die rechtliche Grundlage für das neue → *DRG*-basierte Vergütungssystem für → *Krankenhäuser* durch Fallpauschalen geschaffen.

Die bis 2009 laufende Übergangsphase des Fallpauschalensystems war durch das 2. Fallpauschalenänderungsgesetz (FPÄndG) vom 15.12.2004 normiert worden.

Bestandteile des Fallpauschalensystems sind insbesondere der → *Landesbasisfallwert*, der krankenhausindividuelle → *Basisfallwert* sowie das Verzeichnis der über Fallpauschalen abrechenbaren Leistungen (→ *Fallpauschalenkatalog*) und die dazu gehörenden → *Kodierungs-* und Abrechnungsbestimmungen.

Fallpauschalenkatalog

Verzeichnis der über Fallpauschalen abrechenbaren Leistungen auf der Basis des → *Fallpauschalengesetzes* (FPG) vom 23.04.2002 sowie des 2. Fallpauschalenänderungsgesetzes (FPÄndG) vom 15.12.2004 und der → *Fallpauschalenverordnungen*.

Der → *G-DRG*-Fallpauschalenkatalog für das Jahr 2010 enthält insgesamt 1.200 abrechenbare → *DRG*-Fallgruppen und 143 → *Zusatzentgelte*.

Fallpauschalensystem

→ *Vergütungssystem* im → *Gesundheitswesen*, bei dem Basis der Vergütung eine Pauschale pro Fall ist.

Das wohl bekannteste Fallpauschalensystem ist das DRG-System (DRG = → *Diagnosis Related Groups*). So ist das seit Anfang 2003 in Deutschland schrittweise eingeführte G-DRG-System ein Fallpauschalensystem.

Aber auch in der ambulanten Versorgung sind Fallpauschalensysteme durchaus gebräuchlich. So kann die Vergütung des Arztes zum Beispiel an einem Behandlungskomplex orientiert werden. Dies ist im Rahmen der Honorarreform als Bestandteil der → *Gesundheitsreform 2006* auch für die vertragsärztliche Versorgung in Deutschland geplant.

Fallpauschalenverordnung

Das Gesetz zur Einführung des diagnoseorientierten Fallpauschalensystems für → *Krankenhäuser* (→ *Fallpauschalengesetz* – FPG) vom 23.04.2002 sowie das 2. Fallpauschalenänderungsgesetz (FPÄndG) vom 15.12.2004 wurde durch mehrere Fallpauschalenverordnungen konkretisiert und ergänzt. Diese Fallpauschalenverordnungen sind Ersatzvornahmen für nicht zustande gekommene Regelungen durch die Selbstverwaltung.

Zu den bisher erlassenen Fallpauschalenverordnungen gehören die:

- Verordnung zur Bestimmung vorläufiger → *Landes-Basisfallwerte* im Fallpauschalensystem für Krankenhäuser für das Jahr 2005 (Fallpauschalenverordnung 2005 – KFPV 2005) vom 12. Mai 2005
- Verordnung zur Bestimmung besonderer Einrichtungen im Fallpauschalensystem für Krankenhäuser für das Jahr 2005 (Fallpauschalenverordnung besondere Einrichtungen 2005 – FPVBE 2005) vom 12. Mai 2005
- Verordnung zum Fallpauschalensystem für Krankenhäuser für das Jahr 2004 vom 13.10.2003
- Verordnung zur Bestimmung besonderer Einrichtungen im Fallpauschalensystem für Krankenhäuser für das Jahr 2004 vom 19.12.2003
- Verordnung zum Fallpauschalensystem für Krankenhäuser (KFPV) vom 19.12.2002

Fallwert

In Geldeinheiten ausgedrückter Wert eines einzelnen Krankenhausfalles. Dabei kann es sich um den tatsächlichen Wert eines einzelnen Falles handeln oder auch um den durchschnittlichen Fallwert. Er errechnet sich aus der Division des Gesamtbudgets durch die Fallzahl.

Der individuelle Fallwert ergibt sich im deutschen → *Fallpauschalensystem*, das seit 2003 stufenweise eingeführt wurde, aus der Multiplikation des → *Relativgewichtes* eines Falles mit dem krankenhausindividuellen → *Basisfallwert*.

Im deutschen Fallpauschalensystem (G-DRG-System) existiert neben den genannten Werten auch der durchschnittliche → *Landesbasisfallwert* oder landesweiter Basisfallwert.

Fallzahl

Zahl der (Behandlungs- oder → *Krankenhaus-*)→ *Fälle* in einem abgrenzbaren Zeitabschnitt.

Die Fallzahl wird vom Statistischen Bundesamt im Rahmen der Krankenhausstatistik anhand des Patientenzu- und -abgangs ermittelt. Dabei wird zwischen einrichtungs- und fachabteilungsbezogener Fallzahl unterschieden. Bei der fachabteilungsbezogenen Fallzahl werden die internen Verlegungen berücksichtigt. In die Ermittlung der Fallzahl werden auch die Sterbefälle einbezogen.

Die Formel für die einrichtungsbezogene Fallzahl lautet:

$$= \frac{Patientenzugang}{2} + \frac{Patientenabgang}{2}$$

$$= \frac{\text{Vollstationäre Aufnahmen}}{2} + \frac{\text{Vollstationäre Entlassungen + Sterbefälle}}{2}$$

Fallzusammenführung

Begriff, der eine Zusammenführung von zeitlich dicht zusammen liegenden Behandlungsepisoden bezeichnet.

Solche Fallzusammenführungen sind vorgeschrieben, wenn innerhalb der oberen → Grenzverweildauer eine Wiederaufnahme oder innerhalb einer Frist von 30 Tagen ab der Entlassung aus dem erstbehandelnden → Krankenhaus eine Rückverlegung erfolgt.

Hierzu schreibt § 2 der zwischen der → Deutschen Krankenhausgesellschaft und den Spitzenverbänden der → Krankenkassen abgeschlossenen Fallpauschalenvereinbarung 2010 vor:

Wiederaufnahmen in dasselbe Krankenhaus

(1) Das Krankenhaus hat eine Zusammenfassung der Falldaten zu einem → Fall und eine Neueinstufung in eine → Fallpauschale vorzunehmen, wenn

1. *ein → Patient oder eine Patientin innerhalb der oberen Grenzverweildauer, bemessen nach der Zahl der Kalendertage ab dem Aufnahmedatum des ersten unter diese Vorschrift zur Zusammenfassung fallenden Krankenhausaufenthalts, wieder aufgenommen wird und*

2. *für die Wiederaufnahme eine Einstufung in dieselbe Basis-DRG vorgenommen wird.*

Eine Zusammenfassung und Neueinstufung nach Satz 1 wird nicht vorgenommen, wenn die Fallpauschalen dieser Basis-DRG bei Versorgung in einer Hauptabteilung in Spalte 13 oder bei belegärztlicher Versorgung in Spalte 15 des Fallpauschalen-Katalogs gekennzeichnet sind.

(2) Eine Zusammenfassung der Falldaten zu einem Fall und eine Neueinstufung in eine Fallpauschale ist auch dann vorzunehmen, wenn

1. *ein Patient oder eine Patientin innerhalb von 30 Kalendertagen ab dem Aufnahmedatum des ersten unter diese Vorschrift zur Zusammenfassung fallenden Krankenhausaufenthalts wieder aufgenommen wird und*

2. *innerhalb der gleichen Hauptdiagnosegruppe (MDC) die zuvor abrechenbare Fallpauschale in die „medizinische Partition" oder die „andere Partition" und die anschließende Fallpauschale in die „operative Partition" einzugruppieren ist.*

Eine Zusammenfassung und Neueinstufung nach Satz 1 wird nicht vorgenommen, wenn einer der Krankenhausaufenthalte mit einer Fallpauschale abgerechnet werden kann, die bei Versorgung in einer Hauptabteilung in Spalte 13 oder bei belegärztlicher Versorgung in Spalte 15 des Fallpauschalen-Katalogs gekennzeichnet ist.

(3) Werden Patienten oder Patientinnen, für die eine Fallpauschale abrechenbar ist, wegen einer Komplikation im Zusammenhang mit der durchgeführten Leistung innerhalb der oberen Grenzverweildauer, bemessen nach der Zahl der Kalendertage ab dem Aufnahmedatum des ersten unter diese Vorschrift zur Zusammenfassung fallenden Aufenthalts, wieder aufgenommen, hat

das Krankenhaus eine Zusammenfassung der Falldaten zu einem Fall und eine Neueinstufung in eine Fallpauschale vorzunehmen. Die Absätze 1 und 2 gehen der Vorgabe nach Satz 1 vor. Satz 1 ergänzt die Vorgaben nach § 8 Abs. 5 des Krankenhausentgeltgesetzes.

(4) Bei der Anwendung der Absätze 1 bis 3 ist für jeden Krankenhausaufenthalt eine DRG-Eingruppierung vorzunehmen. Auf dieser Grundlage hat das Krankenhaus eine Neueinstufung in eine Fallpauschale mit den Falldaten aller zusammen zu führenden Krankenhausaufenthalte durchzuführen. Dabei sind zur Ermittlung der Verweildauer die Belegungstage der Aufenthalte in diesem Krankenhaus zusammenzurechnen. Die obere Grenzverweildauer, die nach Absatz 1 Satz 1 Nr. 1 für die Fallzusammenführung maßgeblich ist, ergibt sich aus dem Aufnahmedatum und der DRG-Eingruppierung des ersten unter diese Vorschrift zur Zusammenfassung fallenden Aufenthalts in diesem Krankenhaus. Hat das Krankenhaus einen der zusammen zu führenden Aufenthalte bereits abgerechnet, ist die Abrechnung zu stornieren. Maßgeblich für die zusätzliche Abrechnung von tagesbezogenen Entgelten ist die Grenzverweildauer, die sich nach der Fallzusammenführung ergibt; für die Ermittlung der Verweildauer gilt Satz 3 entsprechend. Die Sätze 1 bis 6 gelten nicht für Krankenhausaufenthalte, bei denen der Tag der Aufnahme außerhalb der Geltungsdauer dieser Vereinbarung nach § 11 liegt oder soweit tagesbezogene Entgelte nach § 6 Abs. 1 des Krankenhausentgeltgesetzes abzurechnen sind.

Familienversicherung

Bezeichnung für die kostenfreie Mitversicherung der Familienmitglieder von → GKV-Mitgliedern.

Kostenfrei ist die Mitversicherung jedoch nur, wenn das jeweilige Familienmitglied kein eigenes oder nur ein geringes eigenes Einkommen hat.

Ende 2009 betrug die Zahl der GKV-Mitglieder insgesamt knapp 51,5 Millionen, die der mitversicherten Familienangehörigen 18,6 Millionen. Die Zahl der GKV-Versicherten betrug damit knapp 70,1 Millionen.

Fehlversorgung

Versorgung innerhalb des → Gesundheitswesens, die nicht dem Versorgungsbedarf des Patienten entspricht, nicht fachgerecht erbracht, unterlassen oder nicht rechtzeitig erbracht wird.

Der → Sachverständigenrat für die Konzertierte Aktion im Gesundheitswesen hat in seinem Gutachten „Bedarfsgerechtigkeit und Wirtschaftlichkeit Band III: → Über-, → Unter– und Fehlversorgung" Fehlversorgung wie folgt definiert:

Fehlversorgung ist jede Versorgung, durch die ein vermeidbarer Schaden entsteht. Folgende Unterfälle lassen sich unterscheiden:

– *Versorgung mit Leistungen, die an sich bedarfsgerecht sind, die aber durch ihre nicht fachgerechte Erbringung einen vermeidbaren Schaden bewirken;*
– *Versorgung mit nicht bedarfsgerechten Leistungen, die zu einem vermeidbaren Schaden führen;*
– *unterlassene oder nicht rechtzeitige Durchführung an sich bedarfsgerechter, indizierter Leistungen im Rahmen einer Behandlung.*[3]

Eine Übersicht über die Definition von Über- Unter- und Fehlversorgung gibt die

---

[3] Sachverständigenrat für die Konzertierte Aktion im Gesundheitswesen, „Bedarfsgerechtigkeit und Wirtschaftlichkeit Band III: Über-, Unter- und Fehlversorgung", Gutachten 2000/2001, Ausführliche Zusammenfassung, S. 32f.

nachfolgende, dem gleichen Gutachten entstammende Tabelle des SVR Gesundheit.

Zur Definition von Über-, Unter- und Fehlversorgung[4]

Leistung[a] / Bedarf	wird fachgerecht erbracht	wird nicht fachgerecht erbracht	wird nicht erbracht[b]
nur objektiver, kein subjektiver Bedarf (latenter Bedarf)	bedarfsgerechte Versorgung	Fehlversorgung	(latente) Unterversorgung
subjektiver und objektiver Bedarf	bedarfsgerechte Versorgung	Fehlversorgung	Unterversorgung (ggf. Fehlversorgung)
nur subjektiver, kein objektiver Bedarf	Überversorgung (ggf. Fehlversorgung)	Überversorgung und Fehlversorgung	bedarfsgerechte Versorgung

a) Annahme: Leistung mit gesichertem gesundheitlichen Nettonutzen und angemessener Nutzen-Kosten-Relation
b) Annahme: es wird auch keine alternative Leistung erbracht

Festbeträge

Festbeträge sind Höchstbeträge für die Erstattung von → *Arzneimitteln* durch die gesetzlichen → *Krankenkassen*. Das bedeutet: Die Krankenkassen zahlen nicht automatisch jeden Preis, sondern nur bis zu einem maximalen Preis – dem Festbetrag. Diese Festbeträge werden für Gruppen, bestehend aus mindestens drei vergleichbaren Arzneimitteln, festgesetzt. Verordnet der → *Arzt* ein Arzneimittel, dessen Preis über dem Festbetrag liegt, muss der → *Patient* diesen Differenzbetrag zusätzlich zur gesetzlichen → *Zuzahlung* entrichten (die Zahlung dieses Differenzbetrages wird → *Aufzahlung* genannt). Das gilt auch für Patienten, die von der → *Zuzahlung* befreit sind. Der Arzt ist verpflichtet, die Patienten in diesem Fall vorher darüber zu informieren.

---
[4] Ebd., S. 33.

Festbeträge wurden in Deutschland mit dem → *Gesundheitsreformgesetz* (GRG) 1989 eingeführt. Die Umsetzung der Festbetragsregelung setzt sich aus zwei aufeinander aufbauenden Verfahrensschritten zusammen:

In einem ersten Schritt erfolgt die Festbetragsgruppenbildung durch den → *Gemeinsamen Bundesausschuss* (G-BA). Die Festbetragsgruppenbildung beinhaltet eine Aufstellung von Arzneimitteln:

- mit demselben Wirkstoff (Stufe 1), z. B. Diclofenac
- mit pharmakologisch-therapeutisch vergleichbaren Wirkstoffen, insbesondere mit chemisch verwandten Stoffen (Stufe 2), z. B. ACE-Hemmer, sowie
- mit therapeutisch vergleichbarer Wirkung, insbesondere Arzneimittelkombinationen (Stufe 3), z. B. ACE-Hemmer-Kombinationen.

Außerdem sind in den G-BA-Vorgaben die notwendigen rechnerischen mittleren Tages- oder Einzeldosen oder andere geeignete Vergleichsgrößen für die Festsetzung der Festbeträge enthalten. Die beschlossenen Festbetragsgruppen werden im Bundesanzeiger veröffentlicht.

Nachdem die Festbetragsgruppen festgelegt sind, werden in einem zweiten Schritt vom → *Spitzenverband Bund der Krankenkassen* bzw. GKV-Spitzenverband die Festbeträge festgesetzt. Beide Verfahrensschritte beinhalten Anhörungen von Sachverständigen inklusive derjenigen aus der Industrie.

Die Festbetragsregelung erfuhr im Laufe der letzten Jahre einige Änderungen, so z. B. mit dem → *GKV-Modernisierungsgesetz* (GMG 2004) und mit dem → *Arzneimittelversorgungs-Wirtschaftlichkeitsgesetz* (AVWG 2006).

Im Jahr 2004 wurde beschlossen, patentfreie und patentgeschützte Arzneimittel in gemeinsamen Festbetragsgruppen – in politischen Diskussionen auch „Jumbo-Gruppen" genannt – zusammenzufassen. Das bedeutet, es entsteht eine gemeinsame Gruppe mit einem Festbetrag in der Nähe der → *Generika*-Preise. Folge: Die mit hohem finanziellem Aufwand erforschten und entwickelten Innovationen müssen im Preis erheblich abgesenkt werden, damit sie zum Festbetrag verfügbar sind und ohne Aufzahlung für die Patienten verordnet werden können.

Zum 1.5.2006 kamen mit dem AVWG weitere Modifikationen hinzu:

- Die Festbetragsfestsetzung wird in allen Stufen (wie bislang schon bei den Festbeträgen der Stufe 1) im unteren Preisdrittel der in der Gruppe befindlichen Arzneimittel angesetzt. Voraussetzung für diese Festbetragsfestsetzung ist aber, dass je ein Fünftel der Packungen und Verordnungen zum neuen Festbetrag verfügbar sein müssen.
- Die Spitzenverbände der Krankenkassen (seit 1. Juli 2008 → *Spitzenverband Bund der Krankenkassen* bzw. GKV-Spitzenverband) können Arzneimittel, deren Apothekeneinkaufspreis einschließlich Mehrwertsteuer um mindestens 30 % niedriger als der jeweils gültige Festbetrag ist, von der Patienten-Zuzahlung freistellen, wenn hieraus insgesamt Einsparungen für die gesetzliche Krankenversicherung zu erwarten sind.

Insbesondere letztere Modifikation führte zu einer raschen Absenkung der Preise und damit zu einer beträchtlichen Zahl zuzahlungsbefreiter Arzneimittel (9.818 Arzneimittel zum 1. August 2008). Werden auf dieser Preisbasis neue Festbeträge festgelegt, resultiert daraus eine starke Absenkung der Festbeträge mit der Gefahr, dass vormals zuzahlungsbefreite Arzneimittel dann wieder zuzahlungspflichtig werden.

Nachdem in Deutschland auch innovative, patentgeschützte Arzneimittel in die Festbetragsregelung aufgenommen wurden, bleibt die freie Preisbildung für patentgeschützte Arzneimittel zwar formal bestehen. Jedoch verbleibt für die Unternehmen ein erheblicher ökonomischer Druck, die Preise auf Höhe des Festbetrags anzupassen.

Auch in anderen Ländern gibt es ähnliche Systeme zur Arzneimittel-Ausgaben-Steuerung, die auf Höchst- oder Referenzpreisen basieren.

Filialpraxis

Mit dem → *Vertragsarztrechtsänderungsgesetz* (VÄndG) geschaffene Möglichkeit für den Inhaber einer Vertragsarztpraxis, weiterer Praxen ohne Beschränkung – auch in anderen KV-übergreifenden Orten, zu errichten (so genannte Filialbildung nach § 98 Abs. 2 Nr. 13 → *SGB V*). Danach kann der Inhaber einer Vertragsarztpraxis weitere Vertragsarztsitze kaufen und Filialen auch in Bereichen anderer → *Kassenärztlicher Vereinigungen* (KVen) oder in einem Krankenhaus gründen. Auf diesen neuen Sitzen können dann Ärzte für die Filialpraxis angestellt werden. Abgerechnet wird dabei jeweils über die „Stamm"-→ *Arztpraxis*.

Finanzierung

Bereitstellung finanzieller Mittel zur Deckung eines vorhandenen Kapitalbedarfs. Dabei wird zwischen Eigen- und Fremdfinanzierung sowie zwischen Innen- und Außenfinanzierung unterschieden.

Unter Innenfinanzierung wird die Finanzierung einer Maßnahme oder Aktivität durch unternehmenseigene Mittel, etwa aus Rückstellungen, Vermögen oder Abschreibungen verstanden. Außenfinanzierung dagegen meint die Finanzierung durch Kapital des Eigentümers, durch die Aufnahme neuer Gesellschafter – Beteiligungsfinanzierung genannt – oder durch externe Mittel, etwa über den Kapitalmarkt (Gläubigerfinanzierung).

Im Krankenhausbereich spielt die duale → *Krankenhausfinanzierung* (Investitionsfinanzierung durch die Bundesländer, Finanzierung der laufenden Kosten über → *Fallpauschalen* bzw. → *Pflegesätze* durch die Benutzer bzw. die Krankenkassen) eine wichtige Rolle. Allerdings müssen Kliniken heute immer größere Anteile der erforderlichen Investitionen selbst finanzieren. In diesen Fällen sind sie meist auf die Aufnahme von Krediten zur Finanzierung angewiesen. In diesem Zusammenhang gewinnt die Kreditwürdigkeit von Krankenhäusern gemäß → *Basel II* eine wachsende Bedeutung.

Finanzinvestor

Investor, der Eigenkapital in meist nicht börsennotierte Unternehmen investiert. Für diesen Vorgang werden auch die Begriffe → *Risikokapital* („Venture Capital") und „→ *Private Equity*" verwendet. Es handelt sich in diesen Fällen um eine Beteiligungsinvestition.

In jüngster Zeit wurde vermehrt Kritik an Finanzinvestoren geübt, die sich an Unternehmen beteiligten und diese dann relativ schnell vollständig oder in Teilen wieder verkauften, um einen möglichst großen Gewinn dabei zu erzielen. Dieses Vorgehen wurde mit der Bezeichnung „Heuschrecken" charakterisiert.

Allerdings ist es üblich, dass Finanzinvestoren ihre Investition in ein Unternehmen nur für eine begrenzte Zeit halten. Nach fünf bis sieben Jahren wird die Beteiligung üblicher Weise mit möglichst hohem Gewinn verkauft oder das betreffende Unternehmen an die Börse gebracht.

Fördermittel

Zuwendungen des Staates, um bestimmte politische und wirtschaftliche Ziele zu erreichen. Dabei hat der Empfänger bestimmte vorgegebene Kriterien zu erfüllen und einen festgelegten Antragprozess einzuhalten. Fördermittel werden üblicherweise ohne unmittelbare Gegenleistung gewährt. Gewährte Mittel müssen üblicherweise nicht zurückgezahlt werden, solange die Bedingungen für die Fördermittel eingehalten werden. Als Synonym wird häufig der Begriff der Subvention verwendet.

Investitionen in den Krankenhäusern werden nach dem → *Krankenhausfinanzierungsgesetz* (KHG) und den Krankenhausgesetzen der Länder ganz oder teilweise durch öffentliche Fördermittel finanziert. Diese öffentliche Förderung soll mit zu einer bedarfsgerechten Versorgung der Bevölkerung mit leistungsfähigen, eigenverantwortlich wirtschaftenden Krankenhäusern beitragen. Krankenhäuser haben jedoch nur dann einen Anspruch auf Fördermittel, wenn sie in den → *Krankenhausplan* des Landes und bei Investitionen in das Investitionsprogramm des Landes aufgenommen sind. Neben der Einzelförderung größerer Investitionsmaßnahmen erhalten die Krankenhäuser auch pauschale Fördermittel, die für die Wiederbeschaffung kurzfristiger Anlagegüter gewährt werden. Die Höhe der Pauschalförderung richtet sich nach unterschiedlichen Kriterien, so etwa nach der Zahl der behandelten Fälle im jeweiligen → *Krankenhaus*, nach der Versorgungsstufe des Krankenhauses sowie nach der Zahl der vorgehaltenen Großgeräte und Ausbildungsplätze (Beispiel Rheinland-Pfalz).

Fortbildung

Die in der ärztlichen → *Berufsordnung* verankerte lebenslange Verpflichtung eines → *Arztes*, sein Wissen und seine Fertigkeiten jederzeit auf dem Stand des medizinischen Wissens zu halten.

Das → *GKV-Modernisierungsgesetz* (GMG) hat alle → *Vertragsärzte* dazu verpflichtet, sich regelmäßig fortzubilden. Nach § 95d → *SGB V* ist der Vertragsarzt verpflichtet, sich in dem Umfang fachlich fortzubilden, wie es zur Erhaltung und Fortentwicklung der zu seiner Berufsausübung in der vertragsärztlichen Versorgung erforderlichen Fachkenntnisse notwendig ist. Die Fortbildungsinhalte müssen nach dem Gesetzestext dem aktuellen Stand der wissenschaftlichen Erkenntnisse auf dem Gebiet der Medizin, Zahnmedizin oder Psychotherapie entsprechen und frei von wirtschaftlichen Interessen sein.

Außerhalb der ärztlichen Regelungen zur → Weiter– und Fortbildung werden die Begriffe häufig mit andersartigen Bedeutungen verwendet bzw. Weiter- und Fortbildung werden synonym benutzt.

Fortbildungspflicht

Das → GKV-Modernisierungsgesetz (GMG) hat alle → Vertragsärzte dazu verpflichtet, sich regelmäßig fortzubilden. Nach § 95d → SGB V ist der Vertragsarzt verpflichtet, sich in dem Umfang fachlich fortzubilden, wie es zur Erhaltung und Fortentwicklung der zu seiner Berufsausübung in der vertragsärztlichen Versorgung erforderlichen Fachkenntnisse notwendig ist. Die → Fortbildungsinhalte müssen nach dem Gesetzestext dem aktuellen Stand der wissenschaftlichen Erkenntnisse auf dem Gebiet der Medizin, Zahnmedizin oder Psychotherapie entsprechen und frei von wirtschaftlichen Interessen sein.

Die Fortbildungsverpflichtung gilt nach einer Richtlinie des Gemeinsamen Bundesausschusses (G-BA) auch für Fachärztinnen und Fachärzte im Krankenhaus.

Freie Arztwahl

Siehe → Arztwahl, freie.

Freie Berufe

Ausschlaggebendes Kriterium der Freiberuflichkeit und damit Kennzeichen der freien Berufe ist die geistige und schöpferische Arbeit, die bei einer freiberuflichen Tätigkeit im Vordergrund steht. Nach § 18 Einkommensteuergesetz fallen insbesondere selbstständig ausgeübte wissenschaftliche, künstlerische, schriftstellerische, unterrichtende oder erzieherische Tätigkeiten in die Freiberuflichkeit.

Konkret heißt es in § 18 Abs. 1 Nr. 1 EStG:

Freiberufliche Tätigkeiten im steuerrechtlichen Sinne werden nach § 18 Abs. 1 Nr. 1 EStG in Katalogberufe, also beispielsweise den Arzt oder Rechtsanwalt und den Katalogberufen ähnliche Berufe differenziert. Der ähnliche Beruf muss dem Katalogberuf in allen Punkten entsprechen, das heißt er muss alle Wesensmerkmale eines konkreten Katalogberufes zumindest nahezu vollständig enthalten. So müssen Ausbildungen als Voraussetzungen für die jeweilige Berufsausübung vergleichbar sein.

§ 1 Abs. 2 Partnerschaftsgesellschaftsgesetz (PartGG) definiert den freien Beruf wie folgt:

Die Freien Berufe haben im allgemeinen auf der Grundlage besonderer beruflicher Qualifikation oder schöpferischer Begabung die persönliche, eigenverantwortliche und fachlich unabhängige Erbringung von Dienstleistungen höherer Art im Interesse der Auftraggeber und der Allgemeinheit zum Inhalt.

Zu den freien Berufen zählen traditionell → Ärzte, → Zahnärzte und andere → Heilberufe wie Heilpraktiker, selbstständige Hebammen und Krankenpfleger, Tierärzte, Rechtsanwälte, Notare, Patentanwälte, Vermessungsingenieure, Ingenieure, Architekten, Handelschemiker, Wirtschaftsprüfer, Steuerberater, beratende Volks- und

Betriebswirte, vereidigte Buchprüfer (vereidigte Bücherrevisoren), Steuerbevollmächtigte, Heilpraktiker, Dentisten, Krankengymnasten, Journalisten, Bildberichterstatter, Dolmetscher, Übersetzer, Lotsen und den Katalogberufen ähnliche Berufe.

Freiberufler unterliegen nicht der Pflicht zur Anmeldung beim Gewerbeamt. Sie beantragen die Vergabe einer Steuernummer direkt beim Finanzamt. Sie unterliegen nicht der Gewerbesteuer.

In Deutschland gibt es nach Angaben des Bundesverbandes der freien Berufe[5] derzeit rund eine Million selbstständige Freiberufler in vier Berufsgruppen: Heilkundler wie etwa Ärzte, Zahnmediziner und Apotheker; rechts-, wirtschafts- und steuerberatende Freiberufler; Techniker wie beispielsweise Architekten und Ingenieure und schließlich die Angehörigen der Freien Kulturberufe. Alle gemeinsam beschäftigen sie über zweieinhalb Millionen Mitarbeiter und erwirtschaften rund neun Prozent des Bruttoinlandsproduktes.

Freigemeinnützige Krankenhausträger

Siehe → *Krankenhausträger, freigemeinnützige*.

Fremdbesitzverbot

Vorschrift des → *Apothekengesetzes*, nach der nur approbierte → *Apotheker* eine → *Apotheke* besitzen und leiten dürfen. Der approbierte Apotheker muss seine Apotheke selbstständig und eigenverantwortlich leiten.

Dazu heißt es in § 1 Satz 3 Apothekengesetz: „Die Erlaubnis gilt nur für den Apotheker, dem sie erteilt ist, und für die in der Erlaubnisurkunde bezeichneten Räume."
§ 7 Satz 1 besagt: „Die Erlaubnis verpflichtet zur persönlichen Leitung der Apotheke in eigener Verantwortung."

Im Prinzip verhindert das im Jahr 2009 durch den → *Europäischen Gerichtshof* (EuGH) bestätigte Fremdbesitzverbot insbesondere, dass Kapitalgesellschaften Apotheken oder Apothekenketten betreiben. In anderen europäischen Ländern ist dagegen Fremdbesitz von Apotheken erlaubt.

Früherkennung

Maßnahmen zur möglichst frühzeitigen Erkennung von Erkrankungen. Früherkennung wird im Allgemeinen als Teil der Prävention angesehen.

Die → *gesetzliche Krankenversicherung* (GKV) ist auch für bestimmte Maßnahmen zur Früherkennung von Krankheiten zuständig. Diese Maßnahmen werden im → *Sozialgesetzbuch* (SGB) V als Gesundheitsuntersuchungen bezeichnet. Die Ausgestaltung der Details der Regelung zu den Früherkennungen hat der Gemeinsame Bundesausschuss (G-BA) vorzunehmen.

Die §§ 25 und 26 SGB V besagen:

§ 25
Gesundheitsuntersuchungen

(1) Versicherte, die das fünfunddreißigste Lebensjahr vollendet haben, haben jedes zweite Jahr Anspruch auf eine ärztliche Gesundheitsuntersuchung zur Früherkennung von Krankheiten, insbesondere zur Früherkennung von Herz-Kreislauf- und Nierenerkrankungen sowie der Zuckerkrankheit.

(2) Versicherte haben höchstens einmal jährlich Anspruch auf eine Untersuchung zur Früherkennung von Krebserkrankungen, Frauen frühestens vom Beginn des zwanzigsten Lebensjahres an, Männer frühestens vom Beginn des fünfundvierzigsten Lebensjahres an.

---

[5] http://www.freie-berufe.de/Freie-Berufe.210.0.html.

(3) Voraussetzung für die Untersuchungen nach den Absätzen 1 und 2 ist, dass

1. *es sich um Krankheiten handelt, die wirksam behandelt werden können,*
2. *das Vor- oder Frühstadium dieser Krankheiten durch diagnostische Maßnahmen erfassbar ist,*
3. *die Krankheitszeichen medizinisch-technisch genügend eindeutig zu erfassen sind,*
4. *genügend Ärzte und Einrichtungen vorhanden sind, um die aufgefundenen Verdachtsfälle eingehend zu diagnostizieren und zu behandeln.*

...

§ 26
Kinderuntersuchung

(1) Versicherte Kinder haben bis zur Vollendung des sechsten Lebensjahres Anspruch auf Untersuchungen sowie nach Vollendung des zehnten Lebensjahres auf eine Untersuchung zur Früherkennung von Krankheiten, die ihre körperliche oder geistige Entwicklung in nicht geringfügigem Maße gefährden. Zu den Früherkennungsuntersuchungen auf Zahn-, Mund- und Kieferkrankheiten gehören insbesondere die Inspektion der Mundhöhle, die Einschätzung oder Bestimmung des Kariesrisikos, die Ernährungs- und Mundhygieneberatung sowie Maßnahmen zur Schmelzhärtung der Zähne und zur Keimzahlsenkung. Die Leistungen nach Satz 2 werden bis zur Vollendung des 6. Lebensjahres erbracht und können von Ärzten oder Zahnärzten erbracht werden.

...

Frührehabilitation

Rehabilitative Versorgung von → *Patienten* mit schweren Hirnschädigungen zu einem möglichst frühen Zeitpunkt, in der Regel schon während der stationären → *Krankenhausbehandlung*. Ziel der Frührehabilitation ist es, so früh wie möglich zentrale Fähigkeiten wie Sprechen, Essen und Bewegen zu erhalten oder wieder zu erlangen.

Eine Frührehabilitation kommt normalerweise dann in Frage, wenn beim betreffenden Patienten gleichzeitig akutstationärer Behandlungsbedarf und Rehabilitationsbedarf besteht sowie eine erheblich eingeschränkte Rehabilitationsfähigkeit vorliegt. Besteht der Bedarf an Frührehabilitation auch nach abgeschlossener stationärer Krankenhausbehandlung weiter, kann sie auch in anderen Einrichtungen fortgesetzt werden, so zum Beispiel in Reha-Einrichtungen.

Fusion

Zusammenschluss von zwei oder mehr Unternehmen. Dabei kann es sich um einen Zusammenschluss handeln, bei dem die Partner gleichberechtigt die Fusion vereinbaren, aber auch um die Übernahme eines Unternehmens durch ein anderes.

Fusionen unterliegen nach dem Kartellrecht der → *Fusionskontrolle* durch das → *Bundeskartellamt*.

Die Entwicklung auf dem → *Krankenhausmarkt* ist in den vergangenen Jahren zunehmend durch Fusionen von Krankenhausunternehmen gekennzeichnet. Nachdem zunächst ausschließlich Übernahmen von kommunalen und freigemeinnützigen → *Krankenhäusern* durch private → *Klinikketten* die Marktentwicklung beherrschten, kommt es mittlerweile zunehmend auch zu Fusionen und Kooperationen von kommunalen und freigemeinnützigen Krankenhäusern.

Fusion, kassenartenübergreifende

Durch das am 1. April 2007 in Kraft getretene → *GKV-Wettbewerbsstärkungsgesetz* (GKV-WSG) zugelassener Zusammenschluss von → *Krankenkassen* unterschiedlicher Kassenarten, also zum Beispiel von Innungskrankenkassen und Betriebskrankenkassen. Solche kassenartübergreifenden Fusionen müssen durch die jeweils zuständigen Aufsichtsbehörden genehmigt werden.

In ihrem Vereinigungs-Antrag haben die an der Vereinigung beteiligten Krankenkassen festzulegen, welchem der bisher für diese Krankenkassen zuständigen Spitzenverband die neue Krankenkasse angehören soll. Mit der Verbandszugehörigkeit wird gleichzeitig festgelegt, welcher Kassenart die neue Krankenkasse angehört und welche organisationsrechtlichen Regelungen auf die Krankenkasse Anwendung finden. Diese Regelung galt jedoch nur bis zur Gründung des neuen einheitlichen Spitzenverbandes („→ *Spitzenverband Bund der Krankenkassen*").

Liegt der Beitragssatz der neuen vereinigten Krankenkasse über dem vor der Vereinigung erhobenen Beitragssatz, haben die betroffenen Mitglieder ein Sonderkündigungsrecht, nach dem sie ihre Mitgliedschaft innerhalb von zwei Monaten kündigen können.

Fusionskontrolle

Nach dem Gesetz gegen Wettbewerbsbeschränkungen (GWB) ist für Deutschland ausschließlich das → *Bundeskartellamt* für die Kontrolle von Firmenzusammenschlüssen zuständig. Dabei wird in der Fusionskontrolle nach dem GWB zwischen kontrollpflichtigen und nicht kontrollpflichtigen Zusammenschlüssen unterschieden. Kontrollpflichtige Fälle sind stets vor dem Vollzug der → *Fusion* anzumelden (§ 39 GWB). Für nicht kontrollpflichtige Zusammenschlüsse besteht dagegen weder eine Anmeldepflicht noch eine Pflicht zur Vollzugsanzeige.

Kontrollpflichtige Zusammenschlüsse sind solche Fusionen, bei denen die beteiligten Unternehmen im letzten Geschäftsjahr vor dem Zusammenschluss insgesamt weltweit Umsatzerlöse von mehr als 500 Millionen Euro und mindestens ein beteiligtes Unternehmen im Inland Umsatzerlöse von mehr als 25 Millionen Euro erzielt haben.

Nicht kontrollpflichtige und nicht anzeigepflichtige Zusammenschlüsse sind solche Fusionen, bei denen der Zusammenschluss keine Inlandsauswirkung hat oder die für kontrollpflichtige Zusammenschlüsse geltenden Umsatzschwellen nicht erreicht werden. Darüber hinaus gibt es zwei weitere Ausnahmen, die aber für den Klinikmarkt nicht von Belang sein dürften (de minimis-Klausel sowie Bagatellmarktklausel).

Das Bundeskartellamt muss einen Zusammenschluss untersagen, wenn zu erwarten ist, dass durch die Fusion eine marktbeherrschende Stellung begründet oder verstärkt wird, es sei denn, die Unternehmen weisen nach, dass durch den Zusammenschluss auch Verbesserungen der Wettbewerbsbedingungen eintreten und dass diese Verbesserungen die Nachteile der Marktbeherrschung überwiegen (§ 36 Abs. 1 GWB). Eine Untersagungsverfügung kann vor dem örtlich zuständigen Oberlandesgericht – dem OLG Düsseldorf – angefochten werden.

Die ersten Untersagungen von Fusionen auf dem → *Krankenhausmarkt* im Zuge der Fusionskontrolle durch das Bundeskartellamt ergingen im Frühjahr 2005: die Untersagung der Übernahme der → *Krankenhäuser* Bad Neustadt/Saale und Mellrichstadt des Kreises Rhön-Grabfeld durch die → *Rhön-Klinikum AG* per Verfügung vom 11. März 2005 sowie die Untersagung der Übernahme des Krankenhauses Eisenhüttenstadt (Brandenburg) durch die Rhön-Klinikum AG am 29. März 2005.

G

Gebietsarzt

Arzt nach abgeschlossener → *Weiterbildung* und erfolgreich absolvierter Facharzt- bzw. Gebietsarztprüfung. Gebräuchliches Synonym für → *Facharzt* oder Spezialist. Offiziell wird heute jedoch wieder der Begriff des Facharztes verwendet.

G-DRG

Abkürzung für German DRG.

Damit wird das deutsche → *DRG*-System bezeichnet, das auf der Grundlage des → *Fallpauschalengesetzes* und der → *Fallpauschalenverordnungen* sowie der Vereinbarungen der → *Selbstverwaltung* als allgemein gültiges Vergütungssystem auf der Basis diagnose-orientierter → *Fallpauschalen* eingeführt worden ist. Bis 2009 galten noch Übergangsbestimmungen.

Gebührenordnung für Ärzte

Abkürzung GOÄ.

Staatliche Verordnung, die die Vergütungen für die beruflichen Leistungen der → *Ärzte* bestimmt. Sie gilt insbesondere für die Abrechnung von Leistungen, die Ärzte im Rahmen der Behandlung von Privatpatienten erbringen. Die derzeit geltende Fassung der GOÄ stammt aus dem Jahr 1983 und erfuhr geringfügige Anpassung im Jahr 1996. Nach dem Willen der CDU/CSU/FDP-Koalition soll die GOÄ aber im Laufe der Legislaturperiode 2009-2013 reformiert werden.

Gemeinsame Selbstverwaltung

→ *Selbstverwaltung* der → *gesetzlichen Krankenversicherung* (GKV). → *Leistungserbringer* und → *Krankenkassen* wirken nach den Vorschriften des → *Sozialgesetzbuches* (SGB) V zur Realisierung und Sicherstellung der Versorgung der GKV-Versicherten zusammen.

Oberstes Gremium der gemeinsamen Selbstverwaltung ist seit Inkrafttreten des → *GKV-Modernisierungsgesetzes* (GMG) Anfang 2004 der → *Gemeinsame Bundesausschuss* (G-BA). Ihm gehören Vertreter der → *Kassenärztlichen* und Kassenzahnärztlichen Bundesvereinigung, der → *Deutschen Krankenhausgesellschaft* und der Spitzenverbände der gesetzlichen Krankenkassen (heute: → *Spitzenverband Bund der Krankenkassen* oder GKV-Spitzenverband) an. Das GMG hat bestimmt, dass auch Patientenvertreter aus vier bundesweiten Organisationen ein Mitberatungs- und Anhörungsrecht im Bundesausschuss haben. Der G-BA wird von einem unparteiischen Vorsitzenden und zwei weiteren unparteiischen Mitgliedern geleitet. Abhängig davon, ob es um ärztliche, zahnärztliche oder stationäre Versorgung geht, gibt es Hauptgruppen, die in unterschiedlicher Besetzung tagen. Jeder dieser Gruppen gehören je neun Vertreter der Kassenseite, neun der Leistungserbringerseite und neun Patientenvertreter an.

Weitere Gremien der gemeinsamen Selbstverwaltung sind die Bewertungsausschüsse, die Zulassungsausschüsse, die Prüfungsausschüsse sowie die Schiedsämter.

Im Zuge der → *Gesundheitsreform 2006* sollte die gemeinsame Selbstverwaltung ebenso wie die Selbstverwaltung der gesetzlichen Krankenkassen grundlegend umgestaltet werden. Das sahen die „→ *Eckpunkte für eine Gesundheitsreform 2006*" hervor, die Anfang Juli 2006 veröffentlicht und später durch den Entwurf für das GKV-Wettbewerbsstärkungsgesetz konkretisiert wurden. Darin wurde über die geplante Reform der Selbstverwaltung u. a. gesagt:

e) Straffung der Entscheidungsstrukturen

- *Damit zeitliche und organisatorische Abläufe in den Verbänden und der gemeinsamen Selbstverwaltung deutlich gestrafft und Handlungsblockaden vermieden werden, bilden die Krankenkassen bzw. ihre Verbände zur Erfüllung bestimmter Aufgaben auf Bundesebene einen Spitzenverband. Dies kann in Form eines Vereines geschehen. Die Verbindlichkeit der Entscheidungen des Spitzenverbandes für die Krankenkassen bzw. deren Verbände ist zu gewährleisten. Der Spitzenverband erhält einige wenige wettbewerbsneutrale Aufgaben für die gesetzliche Krankenversicherung. Diese Aufgaben umfassen:*
  1. *Der Spitzenverband vertritt die Krankenkassen in der gemeinsamen Selbstverwaltung.*
  2. *Die Vertragskompetenz des Spitzenverbands beschränkt sich auf Kollektivverträge und zwingend einheitlich zu treffende Entscheidungen (z. B. Rahmenvertrag für Vergütung auf Bundesebene, Mindeststandards für Qualitätsanforderungen, Festbetragsfestsetzungen).*
  Um die Entstehung einer kartell- oder monopolähnlichen Struktur zu vermeiden, umfassen die Aufgaben des Spitzenverbandes nicht Bereiche, die über den Wettbewerb der einzelnen Krankenkassen oder deren Verbände bzw. Zusammenschlüsse geregelt werden (z. B. Hausarzttarife, Integrationsverträge, Rabattverträge mit Arzneimittelherstellern und Apotheken). Für diese Bereiche behalten die einzelnen Krankenkassen bzw. ihre Zusammenschlüsse volle Vertragsfreiheit. Auf Landesebene werden die Krankenkassen bei kollektiven Vertragsbeziehungen mit verbindlicher Wirkung für alle Krankenkassen jeweils von einem entsprechenden gemeinsamen Landesverband vertreten.
- *Kassen steht es darüber hinaus frei, Verbände oder Zusammenschlüsse zu bilden. Kassen können sich Dritter bedienen, um Aufgaben zu erledigen oder wettbewerbsfähige Verhandlungspositionen zu erlangen.*
- *Soweit die Krankenkassen bzw. ihre Verbände nicht bis zum 31.12.2007 den Spitzenverband bzw. die jeweiligen Landesverbände errichtet haben, führen die Aufsichtbehörden die Errichtung durch.*

...

g) Gemeinsame Selbstverwaltung

- *Die Entscheidungsgremien im GemBA werden von Hauptamtlichen besetzt, die von den verschiedenen Seiten (Krankenkassen, Ärzte, Zahnärzte, Krankenhäuser) vorgeschlagen werden können und in ihrem Handeln weisungsunabhängig sind. Deren Amtszeiten sind auf höchstens zwei Amtsperioden begrenzt. An der Patientenbeteiligung wird in der bisherigen Form festgehalten.*
- *Die Gremienarbeit wird gestrafft und transparenter gestaltet. Die Sitzungen haben in der Regel öffentlich zu sein. Sektorenübergreifende Entscheidungen auch zur Arzneimittelversorgung sind in einem Gremium*

Gemeinsamer Bundesausschuss (G-BA)

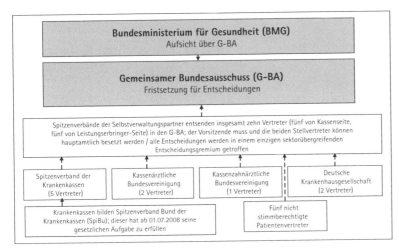

Abb. 1:
Gestaltung der Gemeinsamen Selbstverwaltung nach dem GKV-WSG vom 26. März 2007
Quelle: Uwe K. Preusker

zu fällen. Werden Entscheidungen über neue Untersuchungs- und Behandlungsmethoden nicht in angemessenen Fristen getroffen, gelten diese Methoden als zugelassen. Wird ein Antrag auf Ausschluss von Leistungen nicht in angemessener Frist beschieden, bleiben diese Leistungen im Leistungskatalog. Die Möglichkeiten zur Konfliktlösung durch die unparteiischen Mitglieder werden erweitert. Die Möglichkeiten des BMG zur Einflussnahme bis zur Ersatzvornahme werden präzisiert.

- Um Doppelstrukturen (z. B. in der Qualitätssicherung) zu vermeiden, können Institutionen und Gremien außerhalb des GemBA in dessen Aufgaben- und Arbeitsstruktur integriert werden.[1]

Das → GKV-Wettbewerbsstärkungsgesetz hat einerseits die Bildung des neuen Spitzenverbandes bestimmt, andererseits auch die Zusammensetzung und die Arbeitsweise des Gemeinsamen Bundesausschusses verändert, allerdings nicht in der vollen, zunächst vorgesehenen Form mit einer durchgängigen Besetzung mit Hauptamtlichen (siehe unter → Gemeinsamer Bundesausschuss).

Gemeinsamer Bundesausschuss (G-BA)

Mit dem → GKV-Modernisierungsgesetz (GMG) ab Anfang 2004 eingeführtes Spitzengremium der gemeinsamen → Selbstverwaltung von → Krankenkassen, → Ärzten, → Zahnärzten und → Krankenhäusern für die → gesetzliche Krankenversicherung. Er bestand zunächst (derzeitige Regelung siehe weiter unten) aus einem unparteiischen Vorsitzenden, zwei weiteren unparteiischen Mitgliedern, vier Vertretern der → Kassenärztlichen Bundesvereinigung, einem Vertreter der Kassenzahnärztlichen Bundesvereinigung, vier Vertretern der → Deutschen Krankenhausgesellschaft, drei Vertretern der Ortskrankenkassen, zwei Vertretern der → Ersatzkassen, je einem Vertreter der → Betriebskrankenkassen, der → Innungskrankenkassen, der landwirtschaftlichen Krankenkassen und der Knappschaftlichen Krankenversicherung. Außerdem konnten an den Sitzungen des Ausschusses bis zu neun Patientenvertreter, die Antrags- und Mitberatungsrecht,

---

[1] Eckpunkte für eine Gesundheitsreform 2006 vom 4. Juli 2006, Gliederungspunkt 14.

Gemeinsamer Bundesausschuss (G-BA)

jedoch kein Stimmrecht hatten, teilnehmen. Die Beteiligung von Interessenvertretungen der Patientinnen und Patienten ist in § 140 f SGB V geregelt.

Die Aufgabe des G-BA ist es zu konkretisieren, welche ambulanten oder stationären medizinischen Leistungen ausreichend, zweckmäßig und wirtschaftlich sind und somit zum Leistungskatalog der gesetzlichen Krankenversicherung gehören. Außerdem definiert er Anforderungen an Qualitätsmanagement- und Qualitätssicherungsmaßnahmen für die verschiedenen Leistungssektoren des Gesundheitswesens.

Grundlage für die Arbeit des G-BA ist das → *Sozialgesetzbuch V* (SGB V). Dort hat der Gesetzgeber den gesundheitspolitischen Rahmen vorgegeben, den der Ausschuss mit seinen Beschlüssen ausfüllt und damit für die Umsetzung der gesetzlichen Vorgaben sorgt. Die vom G-BA beschlossenen Richtlinien haben den Charakter untergesetzlicher Normen. Der G-BA unterliegt der Aufsicht des → *Bundesministeriums für Gesundheit* (BMG).

Der G-BA legt seine Beschlüsse dem BMG vor. Dieses hat das Recht, sie innerhalb von zwei Monaten zu beanstanden, wobei diese Frist bei Nachfragen seitens des BMG an den G-BA unterbrochen wird. Bei Nichtbeanstandung eines Beschlusses durch das BMG wird dieser im Bundesanzeiger veröffentlicht und tritt in der Regel einen Tag nach Veröffentlichung in Kraft.

Mit dieser Kompetenz zur Definition, aber auch zur Einschränkung oder zum Ausschluss von → *Leistungen* der gesetzlichen Krankenversicherung hat der G-BA jenseits der gesetzlichen Regelungen ein Machtmonopol zur Definition des therapeutischen und diagnostischen Nutzens, zur medizinischen Notwendigkeit und Wirtschaftlichkeit und auch zur → *Rationierung* von medizinischen Leistungen.

Die Hierarchie von Entscheidungen im Bereich Verordnungsfähigkeit von → *Arzneimitteln* sieht folgendermaßen aus:

- Ausschluss aus dem Erstattungskatalog der GKV
- Bei bereits eingestellten Patienten gilt 100%ige Erstattung, bei neu eingestellten Patienten nur mit Ausnahmen (z. B. Unverträglichkeit, zeitlich begrenzt)
- → *Verordnungsfähigkeit* auf Zeit, mit oder ohne Einschränkungen
- Verordnungsfähigkeit mit → *Therapiehinweis*
- Erstattungsfähigkeit ohne Einschränkung.

Ein weiterer Aspekt bei der Erstattungsfähigkeit liegt bei der Unterscheidung von ambulantem und stationärem Sektor:

- Im ambulanten Sektor gilt ein Erlaubnisvorbehalt, d. h. Leistungen werden erst mit entsprechendem Beschluss vom G-BA erstattet (mit Ausnahme Arzneimittel)
- Im stationären Sektor gilt ein Verbotsvorbehalt, d. h. Leistungen werden so lange erstattet, bis der G-BA einen Erstattungsausschluss hierfür ausspricht.

Zentrale Inhalte der Mitte 2008 realisierten Neugestaltung der Arbeitsweise des Gemeinsamen Bundesausschusses durch das → *GKV-Wettbewerbsstärkungsgesetz* (GKV-WSG) sind vor allem folgende Punkte (s. Abb. 1):

- Einführung eines sektorübergreifenden Beschlussgremiums mit Abschaffung aller sektorspezifischen Beschlussgremien. Das sektorübergreifende Beschlussgremium ist dabei durch folgende Merkmale gekennzeichnet:
  - Zusammensetzung des seit 1. Juli 2008 insgesamt 13 Mitglieder umfassenden G-BA: je zwei Vertreter der → *Deutschen Krankenhausgesellschaft* (DKG) und der → *Kassenärztlichen Bundesvereinigung* (KBV) und ein Vertreter der → *Kassenzahnärztlichen Bundesvereinigung* (KZBV). Auf der Kassenseite sind es fünf Vertreter des neu gebildeten → *GKV-Spitzenverbandes*. Zudem

beraten fünf nach wie vor nicht stimmberechtigte Patientenvertreter mit in den inzwischen öffentlichen Sitzungen. 1 unparteiischer Vorsitzender, 2 weitere unparteiische Mitglieder (jeweils 2 Stellvertreter).
- Sämtliche Entscheidungen werden in dieser Besetzung getroffen, unabhängig davon, ob es sich um vertragsärztliche, vertragszahnärztliche, psychotherapeutische oder stationäre Versorgung handelt.
- Mehrheitsbeschlüsse, sofern die Geschäftsordnung nichts anderes bestimmt.
- Ehrenamtliche Tätigkeit der von den Selbstverwaltungsorganisationen benannten Mitglieder.
- Für den unparteiischen Vorsitzenden ist laut Gesetz die Hauptamtlichkeit zwingend vorgeschrieben, für die zwei weiteren unparteiischen Mitglieder handelt es sich um eine Kann-Regelung.
- Benennung der Unparteiischen durch die Selbstverwaltungsorganisationen, bei fehlender Einigung Berufung durch das BMG im Benehmen mit den Selbstverwaltungsorganisationen.
- Amtszeit: 4 Jahre, eine zweite Amtszeit ist zulässig (gilt für alle Mitglieder im Beschlussgremium).
- Einführung von in der Regel sektorübergreifend gestalteten Unterausschüssen.
- Die unparteiischen Mitglieder übernehmen zusätzlich zum Vorsitz im G-BA den Vorsitz in den Unterausschüssen.
- Beschlüsse zur → *Arzneimittelversorgung* und zur Qualitätssicherung sind in der Regel sektorübergreifend zu fassen.
- Die Sitzungen des Beschlussgremiums sind in der Regel öffentlich.
- Die Entscheidungsfindung bei der Bewertung neuer Untersuchungs- und Behandlungsmethoden soll durch die Möglichkeit der Fristsetzung beschleunigt werden.

Die konstituierende Sitzung des Gemeinsamen Bundesausschusses in seiner neuen Struktur und Zusammensetzung fand am 17. Juli 2008 in Berlin statt.

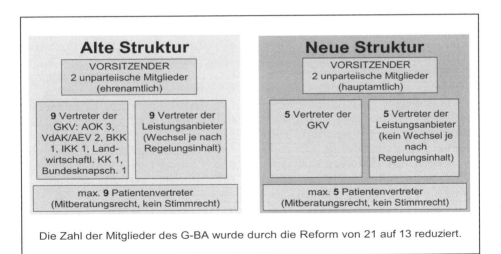

Abb. 1: Der Gemeinsame Bundesausschuss vor und nach der Reform

Gemeinschaftspraxis

Bezeichnung für eine kooperative Praxisform, in der mehrere → *Vertragsärzte* ihren Beruf gemeinschaftlich in gemeinsamen Praxisräumen ausüben.

Die Abrechnung der Leistungen von Gemeinschaftspraxen gegenüber der → *Kassenärztlichen Vereinigung* geschieht als eine wirtschaftliche Einheit. Das bedeutet, dass die Abrechnung im Gegensatz zur → *Praxisgemeinschaft* nicht getrennt nach den in der Gemeinschaftspraxis tätigen Ärzten vorgenommen wird. Die Gemeinschaftspraxis ist eine Unterform der → *Berufsausübungsgemeinschaft*.

Generika

Singular: Generikum. Als Generikum wird ein Fertigarzneimittel bezeichnet, das nach Ablauf des → *Patentschutzes* mit dem gleichen Wirkstoff und der gleichen Dosierung wie das Originalprodukt (Präparat des Erstanbieters bzw. Entwicklers) auf den Markt gebracht wird. Diese → *Arzneimittel*, auch als Nachahmerprodukte bezeichnet, werden häufig unter ihrer Wirkstoffbezeichnung (International Non-proprietary Name, INN, generic name) angeboten und können sich von Originalprodukten in der Galenik (Herstellungstechnologie), den Hilfsstoffen und der Pharmakokinetik unterscheiden. Generika sind in der Regel preisgünstiger als die Präparate der Erstanbieter (Altoriginale), da die Generika-Hersteller keine Forschungs- und Entwicklungskosten für den Wirkstoff zu tragen haben.

Der Einsatz von Generika wird in Deutschland seit einigen Jahren politisch gezielt gefördert, um mögliche Einsparungen bei den Ausgaben für Arzneimittel zu erreichen. Inzwischen haben Generika einen Verordnungsanteil von über 85 Prozent innerhalb des generikafähigen Marktes. Die seit 2007 zwischen Krankenkassen und Arzneimittelherstellern geschlossenen → *Rabattverträge* bewirkten daneben eine starke Veränderung innerhalb des Generikamarktes und einen starken Druck auf die Generikapreise.

Geplanter Behandlungsablauf

Siehe → *Behandlungsablauf, geplanter*.

Geriatrie

Lehre von den Alterskrankheiten. Fachgebiet der Medizin.

Die Geriatrie befasst sich mit den Alterungsprozessen und den diagnostischen, therapeutischen, präventiven und rehabilitativen Besonderheiten der Erkrankungen von Menschen im biologisch fortgeschrittenen Lebensalter.

Bisher gibt es in Deutschland noch kein eigenständiges ärztliches Fachgebiet Geriatrie, sondern eine 18monatige Zusatz-→ *Weiterbildung* nach einer abgeschlossenen Weiterbildung in einem anderen Fachgebiet.

Die Definition in der Muster-→ *Weiterbildungsordnung* der → *Bundesärztekammer* zur Zusatz-Weiterbildung Geriatrie lautet: „Die Zusatz-Weiterbildung Geriatrie umfasst in Ergänzung zu einer Facharztkompetenz die Vorbeugung, Erkennung, konservative und interventionelle Behandlung und Rehabilitation körperlicher und seelischer Erkrankungen im biologisch fortgeschrittenen Lebensalter mit dem Ziel der Erhaltung und Wiederherstellung größtmöglicher Selbstständigkeit."

Gesamtvergütung

Vergütung für die gesamte vertragsärztliche Versorgung der Mitglieder mit Wohnort im Bezirk der jeweiligen → *Kassenärztlichen Vereinigung* (KV) einschließlich der mitversicherten Familienangehörigen in einem Abrechnungszeitraum, die die → *Krankenkasse* mit befreiender Wirkung an diese KV entrichtet.

Nach den gesetzlichen Bestimmungen ist die Gesamtvergütung das Ausgabenvolumen für die Gesamtheit der zu vergütenden vertragsärztlichen Leistungen in einem Abrechnungszeitraum. Weiterhin wird bestimmt, dass sie als Festbetrag oder auf der Grundlage des Bewertungsmaßstabes nach → *Einzelleistungen*, nach einer → *Kopfpauschale*, nach einer → *Fallpauschale* oder nach einem System berechnet werden kann, das sich aus der Verbindung dieser oder weiterer Berechnungsarten ergibt. Nicht zulässig ist dagegen die Vereinbarung unterschiedlicher Vergütungen für die Versorgung verschiedener Gruppen von Versicherten.

Die Abrechnung der Gesamtvergütung gegenüber den → *Vertragsärzten*, die der KV angehören und Leistungen im Abrechnungszeitraum erbracht haben, ist dagegen Aufgabe der KV.

Gesamtverträge

In der → *gesetzlichen Krankenversicherung* (GKV) vertragliche Regelungen über die Details der vertragsärztlichen → *Versorgung* der in der GKV → *Versicherten* sowie auf der Basis des → *Einheitlichen Bewertungsmaßstabes* über die Höhe der → *Gesamtvergütung* der → *Vertragsärzte*. Zum Abschluss solcher Gesamtverträge sind nach dem → *Sozialgesetzbuch (SGB) V* die → *Kassenärztlichen Vereinigungen* und die Landesverbände der → *Krankenkassen* und der → *Ersatzkassen* verpflichtet (§ 83 SGB V).

Nach § 82 SGB V vereinbaren die → *Kassenärztliche Bundesvereinigung* (KBV) und der → *Spitzenverband Bund der Krankenkassen* den allgemeinen Inhalt der Gesamtverträge.

Gesamtvertragspartner

Partner der → *Gesamtverträge*, zu deren Abschluss nach den Regelungen des → *Sozialgesetzbuches (SGB) V* (§ 83 SGB V) die → *Kassenärztlichen Vereinigungen* und die Landesverbände der → *Krankenkassen* und der → *Ersatzkassen* verpflichtet sind.

Nach § 82 SGB V vereinbaren die → *Kassenärztliche Bundesvereinigung* (KBV) und der → *Spitzenverband Bund der Krankenkassen* den allgemeinen Inhalt der Gesamtverträge.

Geschäftsführer

Gerichtlicher und außergerichtlicher Vertreter einer → *Gesellschaft mit beschränkter Haftung* (GmbH oder gGmbH) sowie deren verantwortlicher Leiter. Es können ein oder mehrere Geschäftsführer bestellt werden. Bei mehreren Geschäftsführern können diese entweder Alleinvertretungsberechtigung oder nur gemeinschaftliche Vertretungsberechtigung haben.

Der Begriff des Geschäftsführers wird auch für die hauptamtliche Leitungsfunktion von Verbänden verwendet.

Geschäftsführung

Leitungsorgan von Unternehmen (→ *Gesellschaft mit beschränkter Haftung*, Gesellschaft bürgerlichen Rechts, Offene Handelsgesellschaft, → *Aktiengesellschaft*) und Organisationen. Von Geschäftsführung wird im Allgemeinen dann gesprochen, wenn es mehr als einen → *Geschäftsführer* gibt.

Nach § 35 GmbH-Gesetz vertritt die Geschäftsführung die Gesellschaft gerichtlich und außergerichtlich.

Die Geschäftsführung (auch: Geschäftsleitung) in einer Aktiengesellschaft (AG) wird vom Vorstand der AG ausgeübt. Nach § 77 Aktiengesetz sind sämtliche Vorstandsmitglieder gemeinschaftlich zur Geschäftsführung befugt, soweit die Satzung nichts anderes bestimmt.

Gesellschaft mit beschränkter Haftung

Abkürzung GmbH. Kapitalgesellschaft, deren Rechte und Pflichten im GmbH-Gesetz vom 20. April 1892 normiert sind. Die GmbH haftet nur mit ihrem Vermögen, mit diesem jedoch unbeschränkt. Das Mindestkapital der GmbH beträgt 25.000 Euro. Der Gesellschaftsvertrag bedarf der notariellen Beglaubigung.

Seit der Reform des GmbH-Rechts im Herbst 2008 ist auch eine Gründung mit einem geringeren Stammkapital möglich; in diesem Fall heißt die Gesellschaft „Unternehmergesellschaft (haftungsbeschränkt)" (vgl. § 6 GmbHG).

Organe der GmbH sind der bzw. die → Geschäftsführer sowie die → Gesellschafterversammlung. Ein → Aufsichtsrat, Beirat oder → Verwaltungsrat ist nicht vorgeschrieben, kann aber durch Satzung der GmbH eingerichtet werden.

Die GmbH oder die gGmbH (gemeinnützige Gesellschaft mit beschränkter Haftung) ist heute die wohl am weitesten verbreitete Rechtsform für den Betrieb von → Krankenhäusern.

Gesellschafterversammlung

Organ der → Gesellschaft mit beschränkter Haftung (GmbH) und der gemeinnützigen Gesellschaft mit beschränkter Haftung (gGmbH). Die Gesellschafter einer GmbH fassen ihre Beschlüsse in Gesellschafterversammlungen. Einberufen wird die Gesellschafterversammlung durch den oder die → Geschäftsführer. Die Gesellschafterversammlung besteht aus den Gesellschaftern der GmbH und fasst unter anderem Beschlüsse über die Feststellung des Jahresabschlusses sowie die Bestellung und Abberufung von Geschäftsführern.

Gesetz zur Änderung arzneimittelrechtlicher und anderer Vorschriften

Kurzbezeichnung → 15. AMG-Novelle. Mit diesem am 17. Juli 2009 im Bundesgesetzblatt veröffentlichten so genannten → Omnibusgesetz, das am 19. Juni vom Bundestag in dritter Lesung verabschiedet wurde und dem der Bundesrat am 10. Juli zustimmte, wurde das → Arzneimittelgesetz sowie mehr als 20 weitere Rechtsvorschriften aus dem Gesundheitsbereich geändert.

Neben der Anpassung des Arzneimittelgesetzes an europäische Verordnungen über Kinderarzneimittel sowie über → Arzneimittel für neuartige Therapien enthält das Gesetz eine ganze Reihe weiterer gesetzlicher Veränderungen und Anpassungen im Gesundheitsbereich. So wurden ergänzende Regelungen zur Sozialpsychiatrievereinbarung aufgenommen. In der sozialpsychiatrischen Versorgung von Kindern und Jugendlichen soll zukünftig eine „angemessene Vergütung der nichtärztlichen Leistungen von den Gesamtvertragspartnern vereinbart werden" müssen. Zur → elektronischen Gesundheitskarte wurde beschlossen, dass das Praxispersonal von → Ärzten, → Zahnärzten, → Psychotherapeuten oder → Apothekern die Befugnis erhält, die Einwilligung von Versicherten zum Erheben und Nutzen ihrer Daten mittels der elektronischen Gesundheitskarte zu dokumentieren.

Weiterhin wurde unter anderem eine Neuregelung des Zugangs zur Pflegeausbildung beschlossen. Danach erhalten künftig auch

Interessenten mit einer abgeschlossenen, zehnjährigen allgemeinen Schulbildung Zugang zur Krankenpflege- und Altenpflegeausbildung. Dafür wurde das Kranken- und Altenpflegegesetz geändert.

Vor dem Hintergrund von Manipulationsversuchen im Rahmen der Einführung des Morbi-RSA durch „up-coding" erhielt das → *Bundesversicherungsamt* (BVA) mit dem Gesetz mehr Möglichkeiten, unzulässige Veränderung von Diagnosedaten im Hinblick auf den für den → *Gesundheitsfonds* zentralen → *Risikostrukturausgleich* (RSA) festzustellen und zu sanktionieren. Das neue Prüfkonzept zur Sicherung der Datengrundlagen für den RSA besteht aus drei Stufen:

- In einer Auffälligkeitsprüfung werden mit dem Ziel, höhere Zuweisungen aus dem Gesundheitsfonds zu erzielen, die von den → *Krankenkassen* für den RSA gemeldeten Daten im Rahmen eines kassenübergreifenden Vergleichs auf auffällige Veränderungen geprüft.
- Auffällige Krankenkassen können dann einer Einzelfallprüfung unterzogen werden, die auch vor Ort erfolgen kann.
- Stellt das BVA fest, dass eine Krankenkasse unzulässige Daten gemeldet hat, werden die Zuweisungen aus dem Gesundheitsfonds für diese Krankenkasse um einen Korrekturbetrag gekürzt.

Als Konsequenz aus dem Streit um die Neuregelung der Vergütung der → *Vertragsärzte* in den ersten Monaten des Jahres 2009 wurde eine Regelung in das Gesetz aufgenommen, nach der das → *Bundesministerium für Gesundheit* (BMG) künftig vierteljährlich Daten und Berichte zur aktuellen Entwicklung der Ärztehonorare in den einzelnen Facharztgruppen sowie den verschiedenen Regionen erhält. Das BMG ist verpflichtet, die Berichte dem Deutschen Bundestag umgehend vorzulegen. Durch die Verbesserung der Datengrundlagen sollen die Entscheidungsträger außerdem in die Lage versetzt werden, die Auswirkungen der Vergütungsreform auf Basis fundierter und aktueller Daten zu analysieren.

Gesetz zur Stärkung des Wettbewerbs in der Gesetzlichen Krankenversicherung

Abkürzung GKV-WSG.
Siehe → *GKV-Wettbewerbsstärkungsgesetz*.

Gesetzliche Krankenversicherung

Abkürzung GKV.
Siehe → *Krankenversicherung, gesetzliche*.

Gesetzliche Unfallversicherung

Siehe → *Unfallversicherung, gesetzliche*.

Gesundheit Nord gGmbH Klinikverbund Bremen

Am 3. November 2003 gegründeter Zusammenschluss der vier städtischen Bremer → *Krankenhäuser* St.-Jürgen-Straße, Bremen-Ost, Bremen-Nord und Links der Weser. Insgesamt verfügt der neue Klinik-Verbund mit seinen vier Standorten über rund 5.7.00 Beschäftigte (Vollkräfte) und etwa 2.930 Betten. Der Umsatz betrug 2007 rund 494 Millionen Euro.

Gesundheit Nordhessen Holding AG

Im Juni 2002 gegründeter und damit einer der ersten kommunalen Krankenhauszusammenschlüsse in der Rechtsform einer Aktiengesellschaft. Zur Gesundheit Nordhessen gehören heute die Klinikum Kassel GmbH, die Kinderkrankenhaus Park Schönfeld GmbH, die → *Krankenhaus* Bad Arolsen GmbH, die Kreiskliniken Kassel GmbH, die Reha-Zentrum GmbH, die Seniorenwohnanlagen GmbH sowie die Ökomed GmbH. Der Umsatz betrug 2008 273 Millionen Euro.

Gesundheitsausgaben

In der Abgrenzung des Statistischen Bundesamtes umfassen die Gesundheitsausgaben „die finanziellen Aufwendungen einer Gesellschaft für den Erhalt und die Wiederherstellung der Gesundheit ihrer Mitglieder"[2].

Gesundheitsausgabenrechnung

Zusammenfassende statistische Erfassung und Auswertung aller dem → *Gesundheitswesen* zugeordneten Ausgaben. In Deutschland sind hierfür das Statistische Bundesamt bzw. die Statistischen Ämter der Bundesländer zuständig.

Gemäß der vom Statistischen Bundesamt vorgenommenen Abgrenzung des Gesundheitswesens für die Gesundheitsausgabenrechnung (GAR) werden der Pflegebereich, die betriebliche Gesundheitssicherung und gesundheitliche Maßnahmen zur Wiedereingliederung ins Berufsleben dem Gesundheitswesen zugeordnet. Ausgaben für Leistungen aus dem Gesundheits-, Sozial- oder Umweltbereich fließen in die Gesundheitsausgabenrechnung ein, wenn sie primär der Sicherung, der Vorbeugung oder der Wiederherstellung von Gesundheit dienen. Außen vor bleiben somit jene Leistungen, die die Gesundheit im weiteren Sinne fördern. Dies ist z. B. die Unterbringung in Altenwohnheimen, wo die Bewältigung oder Linderung von Gesundheitsproblemen nicht vornehmliches Ziel der Beschäftigung ist. Die Abgrenzung entspricht den Empfehlungen der OECD und des Statistischen Amtes der Europäischen Gemeinschaften (EUROSTAT) zum Aufbau einer Gesundheitsausgabenrechnung in den Industrieländern.

In der Gesundheitsausgabenrechnung (GAR) werden vom Statistischen Bundesamt nur die Ausgaben für den letzten Verbrauch sowie die Investitionen erfasst. Dementsprechend finden sich Ausgaben für Vorleistungen nicht wieder, etwa die Produktion von → *Arzneimitteln* durch die → *Pharmaindustrie* und ihr Absatz an → *Apotheken*. Auch die Ausgaben für Forschung und Entwicklung der Pharmaindustrie sind nicht enthalten. Eine Ausnahme bilden die Ausgaben der öffentlichen Haushalte für Ausbildung und Forschung im Gesundheitsbereich. Die Ausgaben für Forschung an den medizinischen Einrichtungen der Hochschulen (Hochschulkliniken) werden bei der GAR der Einrichtung → *Krankenhäuser* zugewiesen, öffentlich geförderte Forschung außerhalb von Hochschulen findet sich unter „sonstige Einrichtungen und private Haushalte".[3]

Gesundheitsberichterstattung

Die Gesundheitsberichterstattung (GBE) des Bundes informiert gemäß den Angaben auf der offiziellen GBE-Website (www.gbe-bund.de) über die gesundheitliche Lage und die gesundheitliche Versorgung der Bevölkerung in Deutschland. Sie stützt sich dabei auf daten- und indikatorengestützte Beschreibungen und Analysen.

Die Themenfelder der GBE des Bundes decken folgende Bereiche ab: Rahmenbedingungen des → *Gesundheitswesens*, Gesundheitliche Lage, Gesundheitsverhalten und Gesundheitsgefährdungen, Gesund-

---

[2] Statistisches Bundesamt: Gesundheit Ausgaben 2003; Wiesbaden 2005.

[3] Quelle: Statistisches Bundesamt, Methodisches Konzept der Gesundheitsausgabenrechnung.

heitsprobleme und Krankheiten, Leistungen und Inanspruchnahme des Gesundheitswesens, Ressourcen der Gesundheitsversorgung sowie → *Gesundheitsausgaben*, Kosten und Finanzierung des Gesundheitswesens.

Gesundheitsberufe

Beschäftigte im Gesundheitswesen: Zu den Beschäftigten rechnet das Statistische Bundesamt im Einzelnen Selbstständige, mithelfende Familienangehörige, Beamte, Angestellte, Arbeiter, Auszubildende, Zivildienstleistende sowie Praktikanten.

Dazu gehören zum Beispiel → *Ärzte*, → *Apotheker*, Arzthelfer/zahnmedizinische Fachangestellte, Gesundheits- und Krankenpfleger, medizinisch-technische Assistenten, Physiotherapeuten, Masseure, med. Bademeister, therapeutische Berufe, → *Zahnärzte*, sowie weitere soziale Berufe wie Altenpfleger und Gesundheitshandwerker.

Gesundheitsbranche

Begriff, mit dem die Gesamtheit aller auf dem → *Gesundheitsmarkt* und damit im weitesten Sinne für die Erbringung von Gesundheitsdienstleistungen sowie die dafür erforderlichen Vorprodukte tätigen Unternehmen und Selbstständigen bezeichnet wird.

Gesundheitsdienst, Öffentlicher

Siehe → *Öffentlicher Gesundheitsdienst*.

Gesundheitsfonds

Einrichtung zur Neuordnung der Finanzierung der gesetzlichen Krankenversicherung (GKV), die nach den Bestimmungen des → *GKV-Wettbewerbsstärkungsgesetzes* (GKV-WSG) zum 1. Januar 2009 eingeführt worden ist. Mit der Einführung des Gesundheitsfonds ist auch der → *Risikostrukturausgleich* neu geordnet worden: Seit Anfang 2009 wird er als → *morbiditätsorientierter Risikostrukturausgleich* (Morbi-RSA) durchgeführt. Zuständig für den Gesundheitsfonds und den morbiditätsorientierten Risikostrukturausgleich ist das → *Bundesversicherungsamt* in Bonn. Zeitgleich mit der Einführung des Gesundheitsfonds wurden die bisherigen krankenkassenindividuellen → *Beitragssätze* durch einen → *einheitlichen Beitragssatz* für die → *gesetzliche Krankenversicherung* (GKV) abgelöst. Dieser einheitliche Beitragssatz wurde erstmals zum 1. Januar 2009 auf 15,5 Prozent festgesetzt, aber Mitte 2009 auf 14,9 Prozent gesenkt. Basis der Pläne zur Einführung des Gesundheitsfonds waren zunächst die → *„Eckpunkte zu einer Gesundheitsreform 2006"*, die am 4. Juli 2006 von der großen Koalition veröffentlicht und wenige Tage später von der Bundesregierung als Basis für die Erarbeitung eines entsprechenden Gesetzentwurfes verabschiedet wurden, der dann Anfang Oktober unter der Bezeichnung GKV-Wettbewerbsstärkungsgesetz vorgelegt wurde.

Konkret sahen die Eckpunkte Folgendes vor:

15. Finanzierung der GKV über einen Gesundheitsfonds

a) Fondsmodell generell

Das Modell eines Gesundheitsfonds sorgt für eine wirtschaftliche Verwendung von Beitrags- und Steuermitteln. Die Kassen bestimmen nicht mehr über die Höhe der Beiträge der Versicherten und Arbeitgeber, und sie ziehen die Beiträge auch nicht mehr selbst ein. In das neue Modell wird mit ausreichenden Finanzreserven gestartet; bis zum Start des neuen Modells müssen sich die Kassen daher entschulden. Ab dann erhalten sie für jeden Versicherten den glei-

Gesundheitsfonds

chen Betrag aus dem Fonds. Für Kinder wird ein einheitlicher Betrag kalkuliert, der die durchschnittlichen Kosten deckt. Die je nach Kasse unterschiedlichen Risiken der Versicherten wie beispielsweise Alter, Krankheit, Geschlecht werden durch risikoadjustierte Zuweisungen aus dem Fonds ausgeglichen.

Jeder Versicherte erhält im letzten Quartal eine Mitteilung (für Kinder erfolgt die Mitteilung an das Kassenmitglied) über den einheitlichen Betrag, den seine Kasse für ihn aus dem Fonds erhält, zusammen mit Mitteilungen über einen eventuellen Zusatzbetrag oder ggf. Tarifangebote.

b) Ausgleich der Einkommensunterschiede und der Risiken

Die Kassen erhalten künftig für ihre Versicherten aus dem Gesundheitsfonds neben einer Grundpauschale einen alters- und risikoadjustierten Zuschlag. Die Einführung des Fondsmodells erlaubt dadurch einen vereinfachten und zielgenauen Risikostrukturausgleich zwischen den Kassen mit

- einem Einkommensausgleich zu 100 %,
- einem zielgenaueren Ausgleich der unterschiedlichen Risiken der Versicherten, wie beispielsweise Alter, Krankheit, Geschlecht sowie
- der Abschaffung des Ausgleichs zwischen den Kassen durch Verlagerung in den Fonds. Damit gibt es künftig keine Differenzierung mehr in Zahler- und Empfängerkassen.

c) Beiträge

Der Fonds erhebt Beiträge von den Mitgliedern und Arbeitgebern. Beide Beitragssätze werden gesetzlich fixiert. Der Arbeitnehmerbeitrag enthält den heutigen zusätzlichen Sonderbeitrag von 0,9 %. Die Verteilung der Beitragslast entspricht der heutigen Relation.

d) Beitragseinzug

Durch Verlagerung von den Einzelkassen auf regional organisierte Einzugsstellen wird der Beitragseinzug für alle Sozialversicherungsbeiträge stark vereinfacht. Die Arbeitgeber müssen den Beitrag damit in Zukunft nicht mehr an zahlreiche unterschiedliche Kassen, sondern nur noch an eine Stelle entrichten. Für die heutigen Organisationseinheiten und Mitarbeiter der Kassen in diesem Bereich werden Übergangsregelungen vorgesehen.

e) Ergänzende Steuerfinanzierung

Mit dem Einstieg in eine teilweise Finanzierung von gesamtgesellschaftlichen Aufgaben (insbesondere die beitragsfreie Mitversicherung von Kindern) aus dem Bundeshaushalt wird die GKV auf eine langfristig stabilere, gerechtere und beschäftigungsfördernde Basis gestellt. Zu diesem Zweck wird im Haushaltsjahr 2008 ein Zuschuss von 1,5 Mrd. € und im Jahr 2009 von 3 Mrd. € geleistet. Hierfür entstehen keine zusätzlichen Steuerbelastungen. Es wird in diesem Zusammenhang ausgeschlossen, Kürzungen im Leistungskatalog der GKV oder in anderen sozialen Sicherungssystemen vorzunehmen. In den Folgejahren soll der Zuschuss weiter ansteigen. Seine Finanzierung ist in der kommenden Legislaturperiode sicherzustellen.

→ Krankenkassen, die nicht mit den Fondsmitteln auskommen, müssen entsprechende Fehlbeträge ausgleichen. Dafür stehen ihnen die bereits vorhandenen und die neu geschaffenen Möglichkeiten, die Versorgung ihrer Versicherten so kostengünstig wie möglich zu organisieren, zur Verfügung. So können sie ihren Versicherten kostensparende Tarife (→ Hausarztmodelle, Wahltarife, besondere Versorgungsformen usw.) anbieten.

f) Zusatzbeitrag, Zu- und Abschläge

Führt dies nicht zum Erfolg, können sie einen prozentualen oder pauschalen Zusatzbetrag von ihren Mitgliedern erheben. Andererseits können Kassen, die Überschüsse erzielen, diese auch an ihre Versicherten ausschütten. Die Obergrenze des Zusatzbeitrags darf ein Prozent des Haushaltseinkommens (analog zur geltenden Überforderungsregelung bei den → Zuzahlungen) nicht überschreiten. Dadurch werden individuelle soziale Härten vermieden. Gestaltung und Erhebung des Zusatzbeitrags wird innerhalb dieses Rahmens der einzelnen Kasse überlassen. Sie kann den Fonds mit der Einziehung beauftragen.

Die Finanzierung der → Gesundheitsausgaben muss zu mindestens 95 Prozent aus dem Fonds erfolgen. Mit einem gesetzlich festgelegten Anpassungsprozess werden unvermeidbare Kostensteigerungen durch den medizinischen Fortschritt und die demographische Entwicklung zuerst über den vereinbarten, ansteigenden Zuschuss aus Haushaltsmitteln, soweit darüber hinausgehend, von Arbeitgebern und Versicherten gleichermaßen getragen. Damit erhalten die Versicherten klare Informationen über die Leistungsfähigkeit ihrer Krankenkasse. Das Fondsmodell zwingt damit das Management der Kassen, alle Wirtschaftlichkeitsreserven intensiv zu nutzen, wenn sie ihre Versicherten nicht verlieren wollen. Dies ist eine Voraussetzung für Wettbewerb zwischen den Kassen, der den Versicherten durch erweiterte Wahlmöglichkeiten zugute kommt.

---

[4] Eckpunkte für eine Gesundheitsreform 2006 vom 4. Juli 2006, Gliederungspunkt 15.

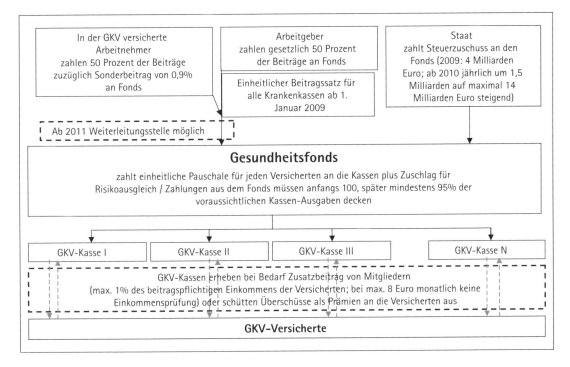

Abb. 1: Gestaltung des Gesundheitsfonds nach dem GKV-WSG vom 26. März 2007
Quelle: Uwe K. Preusker

Gesundheitsfonds

Das am 1. April 2007 in Kraft getretene GKV-WSG sah dagegen nach dem vom → *Bundesministerium für Gesundheit* veröffentlichten Glossar[5] zum GKV-WSG folgende Regelung zum Gesundheitsfonds vor:

Die Finanzierung der gesetzlichen Krankenversicherung (GKV) wird mit der Einführung des Gesundheitsfonds neu gestaltet. Ab dem 1. Januar 2009 zahlen alle Beitragszahler den gleichen Beitragssatz. Damit gelten – wie in der gesetzlichen Pflege-, Renten- und Arbeitslosenversicherung bereits heute – einheitliche Beitragssätze auch in der GKV. Der Bund leistet zur pauschalen Abgeltung der Aufwendungen der Krankenkassen für versicherungsfremde Leistungen für das Jahr 2009 vier Milliarden Euro an den Gesundheitsfonds. Ab dem Jahr 2010 erhöhen sich die Leistungen des Bundes um jährlich 1,5 Milliarden Euro bis zu einer Gesamtsumme von 14 Milliarden Euro.

Jede Krankenkasse erhält pro Versicherten eine pauschale Zuweisung sowie ergänzende Zu- und Abschläge je nach Alter, Geschlecht und Krankheit ihrer Versicherten. Durch die besondere Berücksichtigung schwerwiegender und kostenintensiver chronischer Krankheiten trägt der Risikostrukturausgleich (RSA) dem unterschiedlichen Versorgungsbedarf der Versicherten einer Krankenkasse Rechnung. Dieser weiterentwickelte, morbiditätsorientierte Risikostrukturausgleich wird – zeitgleich mit dem Gesundheitsfonds – ebenfalls zum 1. Januar 2009 eingeführt. Das Bundesversicherungsamt (BVA), das bereits den RSA zwischen den Krankenkassen durchführt, wird den Gesundheitsfonds verwalten.

Die länderbezogenen finanziellen Auswirkungen der Einführung des Gesundheitsfonds werden durch eine so genannte Konvergenzklausel begrenzt. Sie sorgt dafür, dass nicht vertretbare regionale Belastungssprünge vermieden werden.

Der Gesundheitsfonds wird in Zukunft die Finanzierung der GKV bündeln. Bis zum 31. Dezember 2010 bleibt die Organisation des Beitragseinzugs in der bisherigen Form erhalten. Die Kassen sollten allerdings die Weichen für gemeinsame Einrichtungen stellen, um die Arbeitgeber von unnötigem Verwaltungsaufwand zu entlasten. Ab dem 1. Januar 2011 erhalten Arbeitgeber, die dies wünschen, zusätzlich die Möglichkeit, ihre Beiträge, Beitragsnachweise und Meldungen gebündelt an eine Weiterleitungsstelle zu entrichten. Diese leitet die Beiträge an alle Sozialversicherungsträger weiter. Der neue Spitzenverband Bund der Krankenkassen sichert eine bundesweit einheitliche Einzugspraxis.

Das neue Finanzierungssystem des Gesundheitsfonds macht die Leistungen der Krankenkassen beim Leistungs- und Kostenmanagement transparent. Eine Krankenkasse, die besser wirtschaftet, kann ihren Versicherten finanzielle Vergünstigungen oder eine Prämienauszahlung gewähren. Eine Krankenkasse, die schlechter wirtschaftet, muss bei ihren Mitgliedern einen Zusatzbeitrag erheben. Um ihre Mitglieder nicht zu überfordern, darf der zusätzlich erhobene Beitrag maximal ein Prozent des beitragspflichtigen Einkommens ausmachen. Außerdem muss die Krankenkasse ihre Mitglieder auf die Möglichkeit des Kassenwechsels hinweisen.

Der mit dem GKV-Wettbewerbsstärkungsgesetz (GKV-WSG) intensivierte Wettbewerb gibt den Krankenkassen vielfältige Instrumente an die Hand,

---

[5] Glossar zur Gesundheitsreform 2007 – GKV-Wettbewerbsstärkungsgesetz (GKV-WSG); Stand: 8. Februar 2007; Fundstelle: www.die-gesundheitsreform.de.

womit sie den Zusatzbeitrag für ihre Mitglieder vermeiden können. So können die Krankenkassen ihren Versicherten Wahltarife und spezielle Versorgungsangebote anbieten: Neben Kostenerstattungs- und Selbstbehalttarifen muss jede Kasse ihren Versicherten auch eine Hausarztversorgung anbieten.

Gleichzeitig steigt die Vertragsfreiheit der gesetzlichen Krankenkassen, das heißt, der Spielraum der Krankenkassen für Verträge mit einzelnen Ärzten, Krankenhäusern und weiteren Leistungserbringern sowie bei der Integrierten Versorgung wird erheblich ausgeweitet. Schließlich können die Krankenkassen die neuen Möglichkeiten des Preiswettbewerbs mit den Partnern im Gesundheitssystem nutzen.

Gesundheitshandwerk

Der Begriff bezeichnet alle handwerklich tätigen → *Gesundheitsberufe*. Sie sind in der Versorgung mit → *Hilfsmitteln* tätig.

Zu den Gesundheitshandwerkern werden insbesondere gezählt:
- Augenoptiker
- Chirurgiemechaniker
- Hörgeräteakustiker
- Bandagisten / Orthopädiemechaniker
- Orthopädieschuhmacher
- Zahntechniker

Gesundheitskarte, elektronische

Siehe → *Elektronische Gesundheitskarte*.

Gesundheitskonzern

Konzern, der Produkte und Dienstleistungen für den bzw. auf dem → *Gesundheitsmarkt* produziert bzw. erstellt. Als Konzern wird ein Unternehmenszusammenschluss bezeichnet, bei dem verschiedene abhängige Unternehmen unter der Leitung eines zentralen Unternehmens stehen.

Auf dem deutschen Gesundheitsmarkt ist bisher insbesondere die Fresenius AG als Gesundheitskonzern zu bezeichnen, da sie in verschiedenen Bereichen des Gesundheitsmarktes gleichzeitig tätig ist. So hat sie u. a. mit der → *Helios Kliniken GmbH*, der Humaine Kliniken GmbH und der → *Wittgensteiner Kliniken AG* drei Krankenhausketten übernommen.

Gesundheitskosten

Die Kostenseite betonender Begriff für → *Gesundheitsausgaben*.

Gesundheitsmarkt

Markt, auf dem das → *Angebot* und die → *Nachfrage* für Güter und → *Dienstleistungen* zusammentrifft, die unmittelbar oder mittelbar der Förderung, dem Erhalt und der Wiederherstellung der Gesundheit sowie der Linderung von durch gesundheitliche Beeinträchtigungen ausgelöste Leiden und Schmerzen dienen, einschließlich der Zulieferungen und Vorleistungen, die erbracht werden, um die eigentlichen gesundheitsbezogenen Güter und Dienstleistungen produzieren zu können. Im Gegensatz zur herkömmlichen Betrachtungsweise des → *Gesundheitssystems* oder → *Gesundheitswesens* als Teil des weitgehend staatlich regulierten sozialen Sicherungssystems bezieht die Betrachtungsweise des Gesundheitsmarktes vor allem auch die Perspektive eines Wirtschaftsbereiches mit ein, der einen wesentlichen Beitrag zur Entwicklung der gesamten Volkswirtschaft leistet.

In der nachfolgenden Übersicht wird die → *Gesundheitswirtschaft* – einschließlich des → *Arbeitsmarktes* für die → *Gesund-*

heitsbranche – in fünf Teilbereiche strukturiert, die ihrerseits wiederum näher spezifiziert werden. Ziel dieser umfassenden Darstellung ist vor allem, die reale Dimension der Gesundheitswirtschaft als Teil der Volkswirtschaft mit ihren vielfältigen Verflechtungen zu anderen Branchen ins Blickfeld zu rücken.

Übersicht: Gesundheitswirtschaft: Umfang und Struktur[6]

- **Kernbereich der ambulanten und stationären Gesundheitsversorgung**
  - Krankenhäuser
  - Vorsorge- und Rehabilitationseinrichtungen
  - Arztpraxen
  - Zahnarztpraxen
  - Praxen nichtärztlicher medizinischer Berufe
  - Apotheken
  - Stationäre, teilstationäre und ambulante Pflegeeinrichtungen
- **Vorleistungs- und Zulieferindustrien:**
  - Pharmazeutische Industrie
  - Medizinprodukte und Medizintechnik
  - Gerontotechnik
  - Bio- und Gentechnologie
  - Gesundheitshandwerk
  - Groß- und Facheinzelhandel mit medizinischen und orthopädischen Produkten
- **Randbereiche des Gesundheitsmarktes**
  - Gesundheits- und gesundheitssystembezogene Forschungseinrichtungen
  - Ausbildungseinrichtungen der bzw. für die Gesundheitswirtschaft
  - Gesundheitsbezogene Beratung
  - Gesundheitsbezogene Informationsangebote
  - Organisationen und Verbände in der Gesundheitswirtschaft
  - Gesundheitstourismus
  - Wellness
- **Nachbarbranchen des Gesundheitsmarktes und direkt mit ihm verflochtene Branchen**
  - Gesundheitsbezogene Sport- und Freizeitangebote
  - Gesundheitswirtschaftsbezogene Informationsangebote
  - Herstellung und Vertrieb von funktionellen Nahrungs- und Nahrungsergänzungsmittel
  - Catering und Reinigung für bzw. in Unternehmen der Gesundheitswirtschaft
  - Beratung von Unternehmen und Einrichtungen der Gesundheitswirtschaft
  - Planungs- und Bauleistungen für die Gesundheitswirtschaft
- **Arbeitsmarkt für die Gesundheitsbranche**
  - Arbeitsmarkt für Gesundheitsberufe im engeren Sinne
  - Arbeitsmarkt für soziale Berufe
  - Arbeitsmarkt für sonstige Berufe und Tätigkeiten auf dem Gesundheitsmarkt bzw. im Umfeld des Gesundheitsmarktes

Der → *„Sachverständigenrat für die Konzertierte Aktion im Gesundheitswesen"* hat diesen Paradigmenwechsel insbesondere mit seinem 1997 erstatteten Sondergutachten „Gesundheitswesen in Deutschland: Kostenfaktor und Zukunftsbranche"[7] eingeleitet. Dort heißt es unter anderem:

Das Gesundheitswesen stellt einen erheblichen Wirtschaft- und Wachstumsfaktor in der Volkswirtschaft dar. Es dient nicht nur der Erhaltung, Wiederherstellung und Förderung von Gesundheit, sondern trägt mit den direkt und indirekt rund vier Millionen sozialver-

---

[6] Eigene Darstellung in Anlehnung an Hilbert, Josef/Fretschner, Rainer/Dülberg, Alexander: Rahmenbedingungen und Herausforderungen der Gesundheitswirtschaft; Gelsenkirchen, Juli 2002, S. 4ff.

[7] Sachverständigenrat für die Konzertierte Aktion im Gesundheitswesen: Sondergutachten „Gesundheitswesen in Deutschland: Kostenfaktor und Zukunftsbranche", Bonn 1997.

sicherungspflichtig Beschäftigten und den von ihnen erbrachten Dienstleistungen zur volkswirtschaftlichen Wertschöpfung und vor allem zu wünschenswerten Wirkungen auf den Arbeitsmärkten bei. Unter neuen Finanzierungsmodalitäten und unter wettbewerblichen Bedingungen können steigende Umsätze, Beschäftigungszahlen und Gewinne unter gesamtwirtschaftlichen Aspekten auch im Gesundheitswesen als Erfolgsmeldung angesehen werden. Das sich abzeichnende strukturelle Wachstum verbunden mit dem zunehmenden Anteil älterer Menschen lässt neue Berufe entstehen und öffnet neue Tätigkeitsfelder. Wohlfahrt, Wachstum und Beschäftigung sind die tragenden Zieldimensionen und Wirkungen des Gesundheitswesens.[8]

Der Tenor der gesundheitspolitischen Diskussion wird dagegen weiterhin überwiegend vom Gesundheitswesen als Teil des sozialen Sicherungssystems bzw. der Sozialversicherung sowie aufgrund der für das deutsche Sozialsystem typischen Finanzierung durch Arbeitnehmer- und Arbeitgeberbeiträge als Kostenfaktor und damit als belastend für die Entwicklung des Arbeitsmarktes und letztlich der Volkswirtschaft insgesamt bestimmt. So stellte etwa das Gutachten „Wirtschaftliche Aspekte der Märkte für Gesundheitsdienstleistungen" des Deutschen Instituts für Wirtschaftsforschung im Oktober 2001 fest:

Ausgaben für Gesundheit werden in der wirtschaftspolitischen Debatte vor allem als Kostenfaktor angesehen. Als besonders nachteilig wird häufig auf eine permanent ansteigende Ausgabenentwicklung verwiesen. Die rückblickende Betrachtung dieser Entwicklung in Deutschland scheint dies zu bestätigen, sind doch die Beitragssätze der gesetzlichen Krankenversicherung (GKV), aber auch die Prämien für die privaten Krankenversicherungen, in der Vergangenheit kräftig gestiegen.[9]

Doch dieser Begriff des am Sozialversicherungsrecht orientierten Gesundheitssystems oder Gesundheitswesens im engeren Sinne hat zu keiner Zeit den gesamten Markt abgedeckt, auf dem Produkte und Dienstleistungen angeboten und nachgefragt werden, die unmittelbar oder mittelbar mit der Gesundheit in Beziehung stehen. So hat es zu allen Zeiten Gesundheitsleistungen gegeben, die von Verbrauchern privat nachgefragt und aus der eigenen Tasche finanziert wurden.

Die erweiterte Sichtweise des Gesundheitsmarktes betont die wachstumsfördernden Aspekte des Gesundheitsmarktes und seine starke Verflechtung mit anderen Branchen der Volkswirtschaft:

Gesundheitsleistungen können in doppelter Weise zum Wachstum beitragen. Zum ersten kann man den Beitrag der Gesundheitsleistungen zum Wachstum anhand ihres Anteils am BIP oder am Anteil der Beschäftigten, die in dem Gesundheitsbereich tätig sind, betrachten. Zum zweiten ist zu berücksichtigen, dass das Humankapital ein wichtiger Faktor ist, der das Wachstum indirekt beeinflusst. Neben der Bildung, die im Humankapital inkorporiert ist, ist für den wirtschaftlichen Produktionsprozess die körperliche Leistungsfähigkeit bestimmend. Diese Leistungsfähigkeit wird durch Gesundheitsdienstleistungen gefördert; eine dauerhaft anhaltende Produktivität setzt neben der Wissensaufnahme und Wissensverar-

---

[8] Sachverständigenrat für die Konzertierte Aktion im Gesundheitswesen: Sondergutachten „Gesundheitswesen in Deutschland: Kostenfaktor und Zukunftsbranche", Band II „Fortschritt und Wachstumsmärkte, Finanzierung und Vergütung"(Kurzfassung), Bonn 1997, S. 77.

[9] Deutsches Institut für Wirtschaftsforschung: Gutachten „Wirtschaftliche Aspekte der Märkte für Gesundheitsdienstleistungen"; Berlin Oktober 2001; S. 11.

beitung auch die körperliche Leistungsfähigkeit voraus.[10]

Ergänzend sollte hier die psychische Leistungsfähigkeit hinzugefügt werden.

Hilbert et. al. definierten 2002 die Gesundheitswirtschaft wie folgt:

Der erweiterte Gesundheitssystembegriff betrachtet darüber hinaus die Verflechtungen der Gesundheitswirtschaft mit anderen Wirtschaftssektoren. Darüber hinaus betont das erweiterte Verständnis der Gesundheitswirtschaft den produktiven Charakter gesundheitsbezogener Dienstleistungen, der in der gesundheits- und sozialpolitischen Debatte der letzten Jahre – bis auf wenige Ausnahmen – zu wenig Berücksichtigung fand[11]

Dem entsprechend rechnen die Autoren in dem von ihnen entwickelten Zwiebelmodell „neben den personalintensiven Dienstleistungen im Bereich der ambulanten und stationären Gesundheitsversorgung auch die kapital- und technologieintensive Vorleistungs- und Zulieferindustrien sowie die Randbereiche und Nachbarbranchen mit ausgeprägten gesundheitlichen Bezügen" zur Gesundheitswirtschaft[12].

Auch das Statistische Bundesamt ist mittlerweile im Rahmen der → *Gesundheitsberichterstattung* zu einer Betrachtungsweise übergegangen, die dieser neuen Dimension des Gesundheitsmarktes Rechnung trägt, auch wenn der Gesundheitsmarkt nach wie vor nicht im eigentlichen Sinne Bestandteil der volkswirtschaftlichen Gesamtrechung des Amtes ist. In der Abgrenzung des Statistischen Bundesamtes umfassen die in der Gesundheitsberichterstattung erfassten Ausgaben für Gesundheit „die finanziellen Aufwendungen einer Gesellschaft für den Erhalt und die Wiederherstellung der Gesundheit ihrer Mitglieder"[13]. Nach der auf dieser Abgrenzung beruhenden Gesundheitsausgabenrechnung beliefen sich die Ausgaben für Gesundheitsleistungen in der Bundesrepublik Deutschland im Jahre 2007 auf insgesamt 252,8 Milliarden Euro oder 10,4 Prozent des Bruttoinlandsproduktes (BIP)[14]. Pro Kopf der Bevölkerung beliefen sich die Gesundheitsausgaben im Jahr 2007 auf 3.070 Euro[14]. Zu den Ausgaben für Gesundheitsleistungen traten noch insgesamt 60,8 Milliarden Euro Einkommensleistungen hinzu. Darunter versteht das Statistische Bundesamt Transferzahlungen wie Krankengelder, vorzeitige Rente bei Berufs- oder Erwerbsunfähigkeit sowie Entgeltfortzahlungen[14]. In der Gesundheitswirtschaft in der Abgrenzung des Statistischen Bundesamtes waren im Jahr 2007 insgesamt 4,368 Millionen Beschäftigte oder 10,9 Prozent aller Beschäftigten in Deutschland tätig[15]. Rund 53,4 Prozent dieser Beschäftigten übten einen Gesundheitsdienstberuf (insbesondere Ärzte/Ärztinnen, Arzthelfer/innen und Krankenpflegepersonal) und 7,9 Prozent einen sozialen Beruf (insbesondere Altenpfleger/innen) aus[14].

Den gleichen Begriff für die Abgrenzung des Gesundheitsmarktes wie das Statistische Bundesamt legte auch die Abteilung Economic Research der Dresdner Bank in ihrem Trendreport „Gesundheitsmarkt – ein Wachstumsfaktor?" zugrunde, wies aber ausdrücklich darauf hin, dass dies für ein umfassendes Verständnis des Gesundheitsmarktes immer noch ein relativ enger Begriff sei: „Legt man die Definition der Weltgesundheitsorganisation (WHO) für Gesundheit zugrunde, dann ergibt sich eine weitere Abgrenzung für den Gesundheitsmarkt als nach der Gesundheitsausgabenrechnung. Denn die WHO versteht unter Gesundheit „den Zustand des vollständigen körperlich, mentalen und sozialen

---

[10] DIW, a.a.O.
[11] Hilbert et. Al., a.a.O., S. 3.
[12] a.a.O., S. 4
[13] Statistisches Bundesamt: Gesundheit Ausgaben 2005; Wiesbaden 2007.
[14] a.a.O.
[15] www.gbe-bund.de 2008

Wohlbefindens und nicht alleine die Abwesenheit von Krankheit oder Gebrechen". Danach lässt sich der gesamte Wellness-Bereich mit zum Gesundheitsmarkt zählen."[16]

Einfluss auf den deutschen Gesundheitsmarkt gewinnt zunehmend auch die Verflechtung mit den Gesundheitsmärkten anderer Staaten sowie die Freizügigkeitsregelungen des europäischen Binnenmarktes. Solche Verflechtungen sind im Bereich der Vorleistungs- und Zulieferermärkte seit langem selbstverständlich, nicht aber in den Kernbereichen der medizinischen und pflegerischen Versorgung. Zum Ausdruck kommen diese Entwicklungen etwa in den verstärkten Bemühungen deutscher Krankenhäuser, ausländische Patienten zu behandeln, oder darin, dass deutsche gesetzliche Krankenkassen im EU-Ausland eigene Geschäftsstellen an solchen Stellen errichten, an denen sich normalerweise viele deutsche Urlauber aufhalten oder an denen deutsche Rentner dauerhaft ihren Wohnsitz nehmen. Auch die gesetzlichen Festlegungen der jüngsten → *Gesundheitsreform*, nach denen GKV-Versicherte ambulante medizinische Leistungen im EU-Ausland ohne die vorherige Genehmigung ihrer Krankenkasse in Anspruch nehmen können und ein Recht auf die Erstattung der Kosten bis zur Höhe der in Deutschland erstattungsfähigen Kosten haben, oder das Recht der GKV-Kassen, Verträge über Leistungserbringung im EU-Ausland für deutsche Versicherte abzuschließen, zeigen hier die Entwicklungsrichtung auf.

Gesundheitsministerkonferenz

Gremium des fachlichen und politischen Meinungsaustausches zwischen den Ministern und Senatoren für Gesundheit der Länder und des Bundes. Sie tagt regelmäßig einmal jährlich und befasst sich mit allen Themen der → *Gesundheitspolitik*.

Dabei geht es nach Informationen der GMK selbst insbesondere um Fragen der Gesundheitsvorsorge und Gesundheitssicherung, des gesundheitlichen Verbraucherschutzes und umweltbezogenen Gesundheitsschutzes, die Berufe des Gesundheitswesens, Drogen und Sucht sowie die europäische Gesundheitspolitik. Vorbereitet wird die Konferenz durch eine Sitzung der Amtschefs der Ministerien und Senatsverwaltungen.

Die fachliche Beobachtung und Bewertung gesundheitspolitischer Themen erfolgt durch die zweimal jährlich tagende Arbeitsgemeinschaft der Obersten Landesgesundheitsbehörden (AOLG), in der die Leiter der Gesundheitsabteilungen aller Länder mit Vertretern des → *Bundesministeriums für Gesundheit* (BMG) zusammenkommen.

Gesundheitsökonomie

Analyse von Gesundheitsleistungen bzw. des → *Gesundheitssystems* oder von Teilen des Systems mit den Methoden der Ökonomie. Ziel ist dabei im Allgemeinen eine Verbesserung der Effizienz bzw. Überprüfung der Effektivität der Gesundheitsleistungen bzw. des Gesundheitswesens bzw. einzelner Teile des Systems. Auch die Überprüfung der Allokation der Mittel sowie der Distribution von Gesundheitsleistungen kann Gegenstand der Gesundheitsökonomie sein.

Gesundheitspersonal

Die Gesamtheit der Mitarbeiter bzw. Arbeitnehmer im → *Gesundheitswesen*. Synonym wird der Begriff „→ *Beschäftigte*" verwendet. Zur Entwicklung des Gesundheitspersonals siehe Teil 2 Tabelle 1-5: Gesundheitspersonal 1998 bis 2007 nach Berufen und Geschlecht in Tausend.

---

[16] Economic Research Dresdner Bank: Gesundheitsmarkt – ein Wachstumsmotor?; Frankfurt/M. 2004; S. 16.

Gesundheitspersonalrechnung

Das Statistische Bundesamt führt zum Begriff Gesundheitspersonal aus:

Bei den Angaben zu den Beschäftigten handelt es sich um Beschäftigungsfälle, das heißt Personen mit mehreren Arbeitsverhältnissen in verschiedenen Einrichtungen werden unabhängig von der Dauer der geleisteten Arbeitszeit mehrfach gezählt. Zu den Beschäftigten rechnen im Einzelnen Selbstständige, mithelfende Familienangehörige, Beamte, Angestellte, Arbeiter, Auszubildende, Zivildienstleistende sowie Praktikanten. Neben den Beschäftigten werden auch die so genannten Vollzeitäquivalente (FTE = Full Time Equivalents) ausgewiesen. Sie geben die Anzahl der auf die volle tarifliche Arbeitszeit umgerechneten Beschäftigten an. Ein Vollzeitäquivalent entspricht dabei einem Vollzeitbeschäftigten.[17]

Gesundheitspersonalrechnung

Statistik über die Anzahl und Struktur der Beschäftigten im Gesundheitswesen nach Alter, Geschlecht, Beruf, Einrichtung und Art der Beschäftigung.

Die Gesundheitspersonalrechnung des Statistischen Bundesamtes ist relativ jung. Erstmals wurden solche Daten 2002 für die Jahre 1998 und 2000 veröffentlicht.

In der Gesundheitspersonalrechnung des Statistischen Bundesamtes werden sieben Einrichtungen unterschieden:

- Gesundheitsschutz
- ambulante Einrichtungen
- stationäre und teilstationäre Einrichtungen
- Rettungsdienste
- Verwaltung
- sonstige Einrichtungen
- Vorleistungsindustrien des Gesundheitswesens

---

[17] Statistisches Bundesamt, Gesundheitspersonal 2004.

Die ersten sechs Einrichtungen stimmen mit der Einrichtungsgliederung der → *Gesundheitsausgabenrechnung* des Statistischen Bundesamtes überein. In den Vorleistungsindustrien des Gesundheitswesens – hierzu zählen die pharmazeutische, medizintechnische und augenoptische Industrie sowie medizinische Laboratorien und der Großhandel mit medizinischen Produkten – werden Vorleistungen ausschließlich für das Gesundheitswesen produziert. Für Vergleiche im Rahmen der Gesundheitsausgabenrechnung wird das → *Gesundheitspersonal* einmal mit und einmal ohne das Personal der Vorleistungsindustrien ausgewiesen. Die Beschäftigten im Gesundheitswesen im engeren Sinne und in den Vorleistungsindustrien des Gesundheitswesens zusammen bilden das Gesundheitspersonal.

Zur Entwicklung des Gesundheitspersonals siehe Teil 2 Tabelle 1-6: Gesundheitspersonal 1998 bis 2007 nach Einrichtungen und Geschlecht in Tausend.

Gesundheitspolitik

Politikbereich, der sich im weitesten Sinne mit Fragen der Gesundheit befasst. Die Zuständigkeiten im deutschen politischen System sind zwischen Bund und Ländern geteilt; außerdem spielt die → *Selbstverwaltung* bei der Ausgestaltung der politischen Vorgaben eine besondere Rolle. Die zentrale Zuständigkeit für Gesundheitspolitik kommt dem → *Bundesministerium für Gesundheit* zu.

Neben der nationalen und Länder-Ebene der Gesundheitspolitik existieren noch die europäische Ebene (siehe → *Europäische Union* sowie → *Europäischer Gerichtshof*) sowie die kommunale Ebene, auf der zumindest teilweise gesundheitspolitische Aktivitäten insbesondere im Bereich des vorbeugenden Gesundheitsschutzes möglich sind.

Gesundheitspolitik, europäische

Gesundheitspolitik, die auf der Ebene der → *Europäischen Union* bzw. von den Organen der EU betrieben wird.

Die EU hat keine direkte Zuständigkeit für die → *Gesundheitspolitik*. Lediglich in wenigen Teilbereichen ist sie zuständig, so im Bereich vorbeugender Gesundheits- und Verbraucherschutz bzw. bei der Bekämpfung von Seuchen und schweren Gesundheitsrisiken. Im Übrigen ergänzt die Tätigkeit der Europäischen Gemeinschaft nach dem Subsidiaritätsprinzip die Gesundheitspolitik ihrer Mitgliedstaaten.

Der Gründungsvertrag der EU sieht jedoch vor, dass die EU die Gesundheit der Bevölkerung zu fördern und zu verbessern, Krankheiten zu verhüten und Ursachen für die Gefährdung der menschlichen Gesundheit zu beseitigen hat.

Durch die Vorschriften zum gemeinsamen Binnenmarkt (Warenverkehrsfreiheit, Dienstleistungsfreiheit, Niederlassungsfreiheit) gewinnen die EU und ihre Rechtssetzungen jedoch auch einen zunehmenden Einfluss auf die nationale Gesundheitspolitik, der meist durch die Rechtsprechung des → *Europäischen Gerichtshofes* konkretisiert wird.

Gesundheitsprämie

Von den Parteien CDU und CSU vorgeschlagenes Modell zur Reform der Finanzierung der → *gesetzlichen Krankenversicherung*.

Die solidarische Gesundheitsprämie soll nach dem Wahlprogramm der CDU/CSU insbesondere folgende Bestandteile aufweisen:

– Die Krankenkassen erhalten für jeden erwachsenen Versicherten eine Gesundheitsprämie als kostendeckenden Beitrag.
– Die Gesundheitsprämie wird erstens gespeist aus der persönlichen Prämie jedes Versicherten. Für Versicherte mit niedrigem Einkommen greift ein sozialer Ausgleich.
– Die Gesundheitsprämie wird zweitens gespeist aus der Arbeitgeberprämie. Dieser Anteil des Arbeitgebers wird festgeschrieben. Er bleibt dauerhaft begrenzt und damit von der Entwicklung der Krankheitskosten abgekoppelt. Bei Rentnern zahlen die Rentenversicherungsträger den Arbeitgeberanteil.
– Kinder werden beitragsfrei versichert; die dafür erforderlichen Beträge werden aus Steuermitteln finanziert.

Dem Reformmodell der Gesundheitsprämie steht in der politischen Diskussion das Modell der → *Bürgerversicherung* gegenüber.

Gesundheitsreform

Begriff, mit dem seit 1989 eine Kette von Reformen des Gesundheitssystems, insbesondere jedoch der gesetzlichen Krankenversicherung (GKV) gekennzeichnet wird.

Tab. 1: Wichtige Gesundheitsreformen seit 1984

Jahr	Gesundheitsreform
1989	Gesundheits-Reformgesetz (GRG)
1993	→ *Gesundheitsstrukturgesetz* (GSG)
1997	Beitragsentlastungsgesetz
1997	1. GKV-Neuordnungsgesetz
1997	2. GKV-Neuordnungsgesetz
1998	GKV-Solidaritätsstärkungsgesetz
2000	→ *GKV-Reformgesetz 2000*
2003	Beitragssatzsicherungsgesetz (BSSichG)
2004	→ *GKV-Modernisierungsgesetz* (GMG)
2006	Arzneimittelversorgungswirtschaftlichkeitsgesetz (AVWG)
2007	→ *GKV-Wettbewerbsstärkungsgesetz (GKV-WSG)* und → *Vertragsarztrechtsänderungsgesetz* (VÄndG)

Gesundheitsreform 2006

Auch als „Gesundheitsrefom 2007" bezeichnet. Reformvorhaben der großen Koalition, das bereits im Herbst 2005 im Rahmen des Koalitionsvertrages zwischen CDU, CSU und SPD vereinbart wurde.

Konkretisiert wurde es durch die am 4. Juli 2006 veröffentlichten und vom Bundeskabinett wenige Tage später als Grundlage für die Erarbeitung eines entsprechenden Gesetzentwurfs verabschiedeten „→ *Eckpunkte für eine Gesundheitsreform 2006*" sowie letztlich durch das am 1. April 2007 in Kraft getretene → *GKV-Wettbewerbsstärkungsgesetz* (GKV-WSG).

Zentrale Reform-Maßnahmen der Koalition im Rahmen der GKV-WSG sind unter anderem:

- Einführung eines → *Gesundheitsfonds*
- Reform der vertragsärztlichen Honorierung mit Einführung einer → *Euro-Gebührenordnung*
- Reform der → *gemeinsamen Selbstverwaltung* der GKV sowie der gesetzlichen Krankenkassen durch Einführung der teilweisen Hauptamtlichkeit in den Entscheidungsgremien des → *Gemeinsamen Bundesausschusses* sowie die Bildung des Spitzenverbandes Bund der Krankenkassen
- Einführung einer dritten Finanzierungssäule der GKV durch Steuerfinanzierung
- Flexibilisierung der vertragsärztlichen Tätigkeit durch das → *Vertragsarztrechtsänderungsgesetz*.

Gesundheitsreformgesetz

Mit dem Gesundheitsreformgesetz (GRG), welches im Jahr 1989 in Kraft trat, wurde das GKV-System auf eine neue Gesetzesgrundlage gestellt: Die → *Reichsversicherungsordnung* (RVO 1911) wurde größten Teils in das → *Sozialgesetzbuch V* (SGB V) überführt.

Hierbei wurde der Begriff → *Solidarität* neu formuliert. Gleichzeitig erfolgte jedoch auch eine Beschränkung der Leistungen auf das medizinisch Notwendige. Daneben standen die Stärkung der Eigenverantwortung sowie die Ausschöpfung von Wirtschaftlichkeitspotenzialen und die Modernisierung der Strukturen der Krankenversicherung im Vordergrund dieser Reform.

Die wichtigsten Regelungen des GRG:

- Einführung des Festbetragssystems für → *Arzneimittel* und → *Hilfsmittel* (→ *Festbeträge*);
- Höhere Rezeptgebühr; Ausschluss von Bagatellarzneimitteln aus dem → *Leistungskatalog* der → *gesetzlichen Krankenversicherung*; Kürzung des Kassenzuschusses für Brillen; Erweiterungen der → *Wirtschaftlichkeitsprüfungen*;
- Einführung bzw. Erhöhung von → *Zuzahlungen* bei nicht festbetragsgebundenen Arzneimitteln, → *Heilmitteln* und Hilfsmitteln, Zahnersatz, Krankenhausaufenthalten und → *Fahrtkosten*; zugleich wurden die Härtefallregelungen eingeführt;
- Einführung von Maßnahmen der → *Prävention* (Zahnprophylaxe), Gesundheitsförderung und Früherkennung;
- Neugründung des → *Medizinischen Dienstes der Krankenversicherung* (MDK).

Durch das GRG sollten die → *Krankenkassen* etwa 7,2 Milliarden Euro sparen. In den Jahren 1989 und 1990 gelang es die Ausgaben zu senken, der durchschnittliche Beitragssatz von 13 Prozent im Jahr 1988 verringerte sich auf 12,4 Prozent im Jahr 1991. Allerdings verlor die Kostenreduktion allmählich an Wirkung, bereits 1992 verzeichneten die Krankenkassen ein Minus von mehr als 4,78 Milliarden Euro. Damit erhöhte sich der Druck auf die Bundesregierung, die Ausgabenentwicklung der GKV erneut zu begrenzen (siehe → *Gesundheitsstrukturgesetz*).

Gesundheitsregion

Neuer Begriff, der vor allem für solche Regionen verwendet wird, die sich besonders um die Ansiedlung und Förderung von → *Gesundheitsunternehmen* bemühen. Mit der verstärkten Aufmerksamkeit auf dem Begriff des → *Gesundheitsmarktes* und der Gesundheitsregion wird vielerorts auch erstmals versucht, einen Gesamtüberblick über alle zum Gesundheitsmarkt gehörenden Unternehmen einer Region zu bekommen und deren Wirtschaftsleistung zusammenfassend zu beobachten und zu werten.

Gesundheitssatellitenkonto

Konto innerhalb der Volkswirtschaftlichen Gesamtrechnung (VGR), mit dem die volkswirtschaftliche Verflechtung des → *Gesundheitssektors* ermittelt und er als eigenständige → *Branche* der Volkswirtschaft in VGR-Kategorien abgebildet wird.

Ein solches Gesundheitssatellitenkonto (GSK) innerhalb der VGR existierte bisher nicht; vielmehr errechnete das Statistische Bundesamt bisher lediglich das Ausgabenvolumen und die → *Beschäftigung* innerhalb der → *Gesundheitswirtschaft*. Zur Abgrenzung des → *Gesundheitswesens* verwendet das Statistische Bundesamt dabei das „System of Health Accounts" der Organisation für wirtschaftliche Zusammenarbeit und Entwicklung (OECD). Danach zählen zum Gesundheitswesen sämtliche Institutionen und Personen des Gesundheitsschutzes (Vermeidung von Gesundheitsgefährdungen), der Gesundheitsförderung (Verbesserung der gesundheitsrelevanten Lebensbedingungen) und der Gesundheitsversorgung (medizinische Behandlungs-, Rehabilitations- und Pflegemaßnahmen).

Um zu einem Satellitenkonto für die Gesundheitswirtschaft innerhalb der Volkswirtschaftlichen Gesamtrechnung zu gelangen und die Gesundheitswirtschaft so als eigenständige Wirtschaftsbranche innerhalb der Volkswirtschaft abbilden zu können, hat das Bundesministerium für Wirtschaft und Technologie im Herbst 2007 einen entsprechenden Auftrag ausgeschrieben. Das entsprechende Gutachten ist Ende 2009 veröffentlicht worden. Dabei sollten drei aufeinander aufbauende Arbeitsschritte vollzogen werden:

- Darstellung des aktuellen Forschungsstandes mit den Schwerpunkten:
  - Darstellung möglicher Abgrenzungen des Gesundheitssektors mit Blick auf seine wachstums- und beschäftigungspolitische Bedeutung
  - Beispielhafte Darstellung des Sektors bei unterschiedlichen Abgrenzungen an Hand vorhandener statistischer Daten, Skizzierung der zu erwartenden Veränderungen im Rahmen des demografischen Wandels

- Wirtschaftspolitische Einordnung eines Gesundheitssatellitenkontos (GSK):
  - Notwendigkeit eines GSK und mögliche wirtschaftspolitische Schlussfolgerungen,
  - Bewertung der Eignung der vorhandenen amtlichen und nicht amtlichen Daten zur Bildung eines GSK,
  - Bewertung der Datenlücken hinsichtlich der Aussagekraft des GSK

- Erstellung eines Gesundheitssatellitenkontos:
  - Abbildung der deutschen Gesundheitswirtschaft gemäß der Systematik der Volkswirtschaftlichen Gesamtrechnung.

Die sich aus dem im Herbst 2009 erstatteten Gutachten ergebenden Eckwerte für das Jahr 2005:

- Das gesamte Güteraufkommen der Gesundheitswirtschaft zu Herstellungspreisen liegt nach dem GSK bei 377,5 Milliarden Euro. Hierzu werden auf die inländische Produktion von 330,8 Milliarden Euro die Importe in Höhe von 46,7 Milliarden Euro addiert. Gemessen am gesamtwirtschaftlichen Güteraufkommen von 4.815 Milliarden Euro des Jahres 2005 fallen damit nach dem GSK rund 7,8 Prozent auf die Gütergruppen der Gesundheitswirtschaft.
- Die inländische Produktion der Gesundheitswirtschaft zu Herstellungspreisen liegt im Jahr 2005 bei 248,1 Milliarden Euro in der KGW und bei 82,8 Milliarden Euro in der EGW, was zusammen einen Produktionswert von 330,8 Milliarden Euro ergibt. Das entspricht einem Anteil von 6,1 Prozent an der gesamtwirtschaftlichen inländischen Produktion für den Kernbereich und 2,0 Prozent für den erweiterten Bereich.
- Der Anteil an der Bruttowertschöpfung ist höher. Insgesamt erwirtschaftet die Gesundheitswirtschaft rund 10,2 Prozent der gesamtwirtschaftlichen Bruttowertschöpfung, wovon 7,8 Prozent auf den Kernbereich und 2,4 Prozent auf den Erweiterten Bereich der Gesundheitswirtschaft entfallen.
- Nach der vorgestellten erweiterten Abgrenzung der Gesundheitswirtschaft arbeitet fast jeder siebte Erwerbstätige (13,8 Prozent) in der Gesundheitswirtschaft, darunter jeder Zehnte (10,4 Prozent) im Kernbereich und 3,4 Prozent in der Erweiterten Gesundheitswirtschaft.

Gesundheitssektor

Synonym für → *Gesundheitsbranche* oder → *Gesundheitsmarkt*. Gesundheitssektor betont den Charakter des → *Gesundheitswesens* als Sektor der Volkswirtschaft.

Gesundheitsstadt

Neuer Begriff, der eine Stadt als Standort für eine Vielzahl von Gesundheitsunternehmen bzw. Angeboten des → *Gesundheitswesens* kennzeichnen soll. In Berlin wurde zum Beispiel der Verein „Gesundheitsstadt Berlin e. V." (www.berlin-gesundheitsstadt.de) gegründet, der diese Tendenz kennzeichnet.

In der Selbstdarstellung des Vereins heißt es:

> *Gesundheitsstadt Berlin fördert und gestaltet den Standort Berlin und die Hauptstadtregion als führendes Zentrum der Gesundheitsversorgung, der Gesundheitswissenschaft und des Gesundheitswesens insgesamt.*

Gesundheitsstandort

Stadt, Region oder Bundesland, in dem ein Cluster von Unternehmen des → *Gesundheitsmarktes* existiert oder diese verstärkt angesiedelt werden sollen. Mittlerweile gibt es einen Wettbewerb unter den Städten, Regionen und Bundesländern um → *Gesundheitsunternehmen*, weil diese als zukunftsträchtig und zukunftsfähig sowie personalintensiv gelten. Ein weiterer Grund ist, dass zumindest die direkten Gesundheitsdienstleistungen nicht an ausländische Standorte verlegt werden können und damit Arbeitsplätze im Inland sichern.

Synonym wird häufig der Begriff der → *Gesundheitsregion* verwendet, der jedoch weniger stark die Geeignetheit als Standort für die Ansiedlung oder die Arbeit von Gesundheitsunternehmen betont.

Gesundheitsstrukturgesetz

Das Gesetz zur Sicherung und Strukturverbesserung der GKV (Gesundheitsstrukturgesetz; GSG) vom 21.12.1992 verfolgte in Fortführung des → *Gesundheitsreformgesetzes* (GRG) das Ziel, in der → *gesetzlichen Krankenversicherung* Beitragssatzstabilität langfristig zu gewährleisten. Kurzfristige Einsparungen und langfristige Strukturveränderungen sollten dieses Ziel ermöglichen.

Die wichtigsten Änderungen waren:
- Einführung eines Arznei- und Heilmittelbudgets: Seit dem Januar 2002 sind Arznei- und Heilmittelbudgets für die Ärzte einer Region abgeschafft (siehe → *Arzneimittelbudget-Ablösegesetz*) und durch Ausgabenvolumen und Zielvorgaben ersetzt;
- → *Budgetierung* der Leistungsausgaben und Verwaltungskosten; Anbindung der einzelnen Budgets an die Einnahmeentwicklung der → *Krankenkassen*;
- Steigende → *Zuzahlungen* der → *Versicherten* bei Zahnersatz, → *Arzneimitteln* und → *Heilmitteln*;
- Steuerung der Arztzahlen durch → *Bedarfsplanung* und Zulassungsbeschränkungen;
- Ein → *Risikostrukturausgleich* zwischen den einzelnen Krankenkassen bzw. Kassenarten unter anderem nach Alter, Geschlecht, Familien- und Einkommensstruktur;
- Geplante Einführung einer → *Positivliste* für Arzneimittel, welche aber nach Inkrafttreten der Reform aufgegeben wurde;
- Ambulante Operationen sollten gefördert werden, um eine bessere Verzahnung des ambulanten und des stationären Sektors zu ermöglichen;
- Einführung eines neuen → *Entgeltsystems* für → *Krankenhäuser* (Aufhebung des → *Selbstkostendeckungsprinzips* im Krankenhaus und Einführung eines neuen Entgeltsystems mit → *Fallpauschalen* (DRGs) und → *Sonderentgelten*);
- Einführung der → *Kassenwahlfreiheit* und neue Entscheidungsstrukturen in der gemeinsamen → *Selbstverwaltung*.

Im Gegensatz zu den bisherigen → *Kostendämpfungs*-Gesetzen setzte das GSG nicht nur mit Neuregelungen auf der Nachfrageseite an, sondern versuchte auch mit neuen Vergütungsformen auf der Seite der Leistungsanbieter die Ausgaben zu begrenzen. Als Sofortmaßnahme zur Kostendämpfung wurden alle Ausgabenblöcke für die Jahre 1993 bis 1995 budgetiert. Die strukturellen Reformen konnten die Beitragssätze nach dem Ende der Budgetierung 1995 nicht stabil halten. Bereits 1997 traten mit den GKV-Neuordnungsgesetzen weitere Reformen in Kraft, da die Ziele des Gesundheitsstrukturgesetzes nicht erreicht wurden. Als nachhaltigster Reformteil erweist sich die Öffnung des Kassenwettbewerbs, die mit der Einführung des Gesundheitsfonds 2009 weiterentwickelt wird und mit einer weiteren Konsolidierung der Kassenlandschaft einhergehen wird (1993: 1.221 Krankenkassen; 2010: 169).

Gesundheitssystem

Gesamtheit der Organisationen, Institutionen, Unternehmen, Personen, Regelungen und Beziehungen untereinander, die im Rahmen der Erhaltung sowie Wiederherstellung der Gesundheit, der Linderung von Leiden sowie der Verhütung von Krankheiten für die Bevölkerung tätig sind. Solche Systeme sind meist innerhalb der politischen Grenzen eines Staates in gleicher oder zumindest ähnlicher Weise organisiert, so dass man diese als Gesundheitssystem des jeweiligen Landes bezeichnen kann.

Gesundheitstourismus

Weitgehend synonym gebrauchter Begriff für → *Patiententourismus*.

Gesundheitsunternehmen

Auf dem → *Gesundheitsmarkt* tätiges Unternehmen, das Produkte und/oder Dienstleistungen für diesen Markt erstellt oder anbietet.

Gesundheitswesen

Alle Organisationen, Personen, Unternehmen, Verfahrensweisen und Vorschriften, die dazu dienen, die Gesundheit zu erhalten, wiederherzustellen, Krankheiten und Verletzungen zu behandeln und der Entstehung von Krankheiten und Verletzungen vorzubeugen.

Synonym wird häufig auch der Begriff des Gesundheitssystems gebraucht, mit dem stärker auf die selbstregulierenden Organisationsprinzipien des Gesundheitswesens abgehoben wird.

Gesundheitswirtschaft

Siehe → *Gesundheitsmarkt*.

Gesundheitszentrum

Bezeichnung, die in zwei Bedeutungen verwendet wird. Zum einen bezeichnet der Begriff die räumliche und möglicherweise auch organisatorische Zusammenfassung verschiedener gesundheitlicher Versorgungsangebote unter einem Dach. Vor allem → *Krankenhäuser* streben danach, durch die Zusammenführung von medizinischen und häufig auch ambulanten sowie voll- und teilstationären pflegerischen Behandlungsangeboten den Patienten ein möglichst breites Spektrum anzubieten. Dies ist aber ebenso durch die Zusammenfassung von ambulanten ärztlichen Behandlungsangeboten etwa in einem Ärztehaus denkbar.

Zum anderen wird der Begriff auch für das mit dem → *GKV-Modernisierungsgesetz* (GMG) eingeführte → *Medizinische Versorgungszentrum* verwendet.

Gewinnkennzahlen

Siehe → *Ertragskennzahlen*.

Gewinnorientierung

Kennzeichnung von Unternehmen oder auch Organisationen nach der Ausrichtung ihrer Ziele auf die Erzielung von Gewinn im Rahmen ihrer Tätigkeit.

Häufig wird bei → *Krankenhausunternehmen* zwischen gewinnorientierten und nicht gewinnorientierten Unternehmen unterschieden, wobei sowohl kommunale als auch freigemeinnützige → *Krankenhäuser* vielfach als nicht gewinnorientiert betrachtet werden.

Das → *Krankenhausfinanzierungsgesetz* bestimmt in § 1 Abs. 1:

Zweck dieses Gesetzes ist die wirtschaftliche Sicherung der Krankenhäuser, um eine bedarfsgerechte Versorgung der Bevölkerung mit leistungsfähigen, eigenverantwortlich wirtschaftenden Krankenhäusern zu gewährleisten und zu sozial tragbaren Pflegesätzen beizutragen.

Konkret bedeutet dies, dass Krankenhäuser unter wirtschaftlichen Gesichtspunkten und Zielsetzungen zu betreiben sind. Angesichts abnehmender und schon lange nicht mehr ausreichender → *Investitionsfinanzierung* durch die Bundesländer heißt dies auch, dass kommunale ebenso wie freigemeinnützige Krankenhäuser einen nennenswerten und sicher noch wachsenden Teil der erforderlichen Investitionen selbst verdienen müssen, um konkurrenzfähig zu bleiben. Sie sind also auf Gewinne angewiesen, um überhaupt am Markt zu bleiben. Damit relativiert sich die Unterscheidung in gewinnorientierte und nicht gewinnorientierte Unternehmen.

GKV

Abkürzung für → *gesetzliche Krankenversicherung*.

GKV-Mitglieder

Bei den in der → *gesetzlichen Krankenversicherung* versicherten Personen wird zwischen Mitgliedern und mitversicherten Familienangehörigen (siehe → *Familienversicherung*) unterschieden. Mitglieder sind pflichtversicherte und freiwillig versicherte Mitglieder.

Ende 2009 betrug die Zahl der GKV-Mitglieder insgesamt rund 51,97 Millionen, die der mitversicherten Familienangehörigen 18,6 Millionen. Die Zahl der GKV-Versicherten betrug damit knapp 70,1 Millionen.

GKV-Modernisierungsgesetz (GMG)

Am 14. November 2003 wurde das Gesetz zur Modernisierung der gesetzlichen Krankenversicherung (GKV-Modernisierungsgesetz – GMG) beschlossen, und am 1. Januar 2004 trat es in Kraft. Mit dem GKV-Modernisierungsgesetz wurden die Weichen für eine Neuorientierung der medizinischen Versorgung gestellt. Durch strukturelle Reformen sollte der Wettbewerb im Gesundheitswesen erhöht und damit die Qualität der medizinischen Versorgung verbessert werden. Man erhoffte sich Einsparungen in Milliardenhöhe und eine Absenkung des Beitragssatzes.

Die Reform setzte dabei auf folgende Schwerpunkte:

– Die Verbesserung der Versorgungsstrukturen wie der → *Integrierten Versorgung (IV)*, die Einführung → *Medizinischer Versorgungszentren* (MVZ), die Förderung von Gesundheitszentren und der Hausarztzentrierten Versorgung sowie die Einführung der Anschubfinanzierung.
– Die Möglichkeit zur erweiterten ambulanten Behandlung im Krankenhaus.
– Die Gründung des → *Institutes für Qualität und Wirtschaftlichkeit im Gesundheitswesen* (IQWiG), als fachlich unabhängiges wissenschaftliches Institut zur unabhängigen wissenschaftlichen Bewertung des medizinischen Nutzens, der Qualität und der Wirtschaftlichkeit von Leistungen.
– Die Zusammenfassung der Selbstverwaltung der gesetzlichen Krankenversicherung im → *Gemeinsamen Bundesausschuss* (G-BA).
– Die Neuordnung der Finanzierung, u. a. durch höhere → *Zuzahlungen* bei Arznei-, Verband- und Hilfsmitteln, durch die Einführung der Praxisgebühr von zehn Euro im Quartal sowie durch Zuzahlungen im Krankenhaus, bei Heilmitteln und häuslicher Krankenpflege.
– Die Stärkung der Patienten- und Mitspracherechte, beispielsweise durch einen Patientenbeauftragten der Bundesregierung und Patientenvertreter im neuen Gemeinsamen Bundesausschuss.
– Die Änderung der Versicherungskonditionen, wie z. B. die Möglichkeit für Krankenkassen, Selbstbehalttarife einzuführen oder Zusatzversicherungen anzubieten.
– Seit 2006 müssen gesetzlich versicherte Arbeitnehmer das Krankengeld und den Zahnersatz alleine über einen 0,9 %igen Anteil am Beitragssatz finanzieren.
– Die Arzneimittelhersteller wurden ebenfalls zu Sparmaßnahmen verpflichtet: Einführung von → *Festbetragsgruppen*, in die patentierte Medikamente und → *Generika* zusammengefasst werden (so genannte Jumbo-Gruppen) sowie Erhöhung des Zwangsrabattes für nicht festbetragsgeregelte → *Arzneimittel* von 6 % auf 16 % für das Jahr 2004.

GKV-Reformgesetz 2000

Allgemein gebräuchliche Abkürzung für das Gesetz zur Reform der gesetzlichen Krankenversicherung ab dem Jahr 2000 (GKV-Gesundheitsreformgesetz 2000) vom 22. Dezember 1999, das am 1. Januar 2000 in Kraft getreten ist.

Es hat unter anderem die Einführung eines durchgängigen, leistungsorientierten und pauschalierenden Entgeltsystems auf der Basis von → Diagnosis Related Groups (DRGs) ab dem 1. Januar 2003 bestimmt. Mit dem GKV-Reformgesetz 2000 wurden auch erstmals die Voraussetzungen für einen bundesweiten Vergleich von → Krankenhausleistungen geschaffen. Weitere Neuerungen waren die Einführung des Bundesausschusses Krankenhaus sowie des Koordinierungsausschusses – beide mit dem → GKV-Modernisierungsgesetz (GMG) dann ab Anfang 2004 mit weiteren Gremien der → Selbstverwaltung im → Gemeinsamen Bundesausschuss zusammengefasst – und eines Informationssystems zur Bewertung medizinischer Technologien (→ Health Technology Assessment).

- Entscheidungen zur einheitlichen Erhebung der Beiträge (→ Beitragseinzug für den → Gesundheitsfonds)
- Gestaltung und Weiterentwicklung des Vergütungssystems für die stationäre und ambulante Versorgung
- Entscheidungen zur Organisation des Qualitäts- und Wirtschaftlichkeitswettbewerbs der Krankenkassen
- Ausgestaltung der → Telematik im → Gesundheitswesen

Insgesamt sind über 160 wettbewerbsneutrale Aufgaben für die → gesetzliche Krankenversicherung und die soziale → Pflegeversicherung auf den GKV-Spitzenverband übergegangen, die früher von den sieben → Spitzenverbänden der Krankenkassen erledigt wurden.

Zum 1. Januar 2009 hat der GKV-Spitzenverband weitere Aufgaben übertragen bekommen, die neu aus dem „Gesetz zur Weiterentwicklung der Organisationsstrukturen in der GKV" (GKV-OrgWG) erwachsen sind. Dazu gehört unter anderem das neu aufzubauende Frühwarnsystem zur Vermeidung der Schließung oder der Insolvenz von Krankenkassen.

GKV-Spitzenverband

Bezeichnung für den mit dem → GKV-Wettbewerbsstärkungsgesetz zum 1. Juli 2007 eingeführten → Spitzenverband Bund der Krankenkassen gemäß § 217a SGB V. Der GKV-Spitzenverband ist eine Körperschaft öffentlichen Rechts und hat seinen Sitz in Berlin.

Zu seinen wichtigsten Aufgaben (§ 217f SGB V) zählen:

- Unterstützung der Krankenkassen und Landesverbände bei der Erfüllung ihrer Aufgaben und Wahrnehmung ihrer Interessen
- Fachliche und rechtliche Entscheidungen zum Beitrags- und Meldeverfahren

GKV-Wettbewerbsstärkungsgesetz (GKV-WSG)

Am 16. Februar 2007 hat nach dem Bundestag auch der Bundesrat das „Gesetz zur Stärkung des Wettbewerbs in der gesetzlichen Krankenversicherung" (GKV-Wettbewerbsstärkungsgesetz, kurz GKV-WSG) endgültig verabschiedet.

Das → Bundesministerium für Gesundheit (BMG) hatte am 12. Oktober 2006 den Referentenentwurf für das GKV-WSG vorgelegt. Grundlage waren die von der großen Koalition am 2./3. Juli 2006 verabschiedeten → Eckpunkte für eine Gesundheitsreform 2006 sowie die am 4. Oktober 2006 von den Koalitionsspitzen beschlossenen Änderungen. Das Reformgesetz sollte ursprünglich bereits zum 1. Januar 2007 in Kraft treten. Dieser Termin ließ sich wegen der zahlreichen offenen Fragen jedoch nicht halten. Die reformwirksamen Maßnahmen traten zu unterschiedlichen Zeitpunkten in Kraft, beginnend mit dem 1. April 2007.

Vertragspolitisch relevante Regelungen

- → *Rabattverträge*: Gesetzliche → *Krankenkassen* (und in Zukunft jedoch auch private Krankenversicherungen) sollen vermehrt mit pharmazeutischen → *Unternehmen* → *Rabattverträge* durch Verhandlung oder Ausschreibung schließen. Hierfür werden neue Anreize im Rahmen der → *integrierten Versorgung*, durch die Möglichkeit einer Zuzahlungsbefreiung für → *Patienten* sowie durch die Berücksichtigung bei → *Wirtschaftlichkeitsprüfungen* von Ärzten gesetzt.
- → *Einzelverträge* (haus- und fachärztliche Versorgung): Ärzte und Krankenkassen können (auch unter Hinzuziehung der → *Kassenärztlichen Vereinigungen*) Einzelverträge schließen. In den Verträgen sind Ausgestaltung, Durchführung, Leistung und Vergütung zu regeln. Die Teilnahme für Ärzte und Versicherte ist freiwillig.

1.4.2007

- → *Wahltarife*: Krankenkassen müssen ihren Versicherten Tarife für besondere Versorgungsformen anbieten (integrierte Versorgung, besondere ambulante ärztliche Versorgung, strukturierte Behandlungsprogramme, hausarztzentrierte Versorgung, Modellvorhaben). Sie können zusätzlich Selbstbehalttarife, Tarife für die Nichtinanspruchnahme von Leistungen, variable Kostenerstattungstarife und Tarife, die die Übernahme der Kosten für von der Regelversorgung ausgeschlossene → *Arzneimittel* der besonderen Therapierichtungen beinhalten (z. B. Homöopathie), anbieten. Für diese freiwilligen Tarife gilt eine Mindestbindungsfrist von drei Jahren.
- Einzelverträge (Impfleistungen): Die Krankenkassen oder ihre Verbände schließen mit KVen, geeigneten Ärzten, deren Gemeinschaften, ärztlich geleiteten Einrichtungen oder dem öffentlichen Gesundheitsdienst Verträge über die Durchführung von Schutzimpfungen.
- Impfleistungen (gilt ab 1.4.2007, wirksam spätestens ab 30.6.2007): Versicherte in der GKV haben Anspruch auf Leistungen für Schutzimpfungen (Impfungen werden von → *Satzungs- zu Pflichtleistungen*). Einzelheiten zu Voraussetzungen, Art und Umfang der Leistungen bestimmt der → *Gemeinsame Bundesausschuss* (G-BA) auf der Grundlage der Empfehlungen der Ständigen Impfkommission (STIKO). Darüber hinaus kann eine Krankenkasse weiterhin Impfungen als Satzungsleistung anbieten.
- Ambulante Öffnung der Krankenhäuser: Ein zugelassenes → *Krankenhaus* ist zur ambulanten Behandlung von hochspezialisierten Leistungen, seltenen Erkrankungen und Erkrankungen mit besonderen Krankheitsverläufen berechtigt, wenn und soweit es im Rahmen der → *Krankenhausplanung* unter Berücksichtigung der vertragsärztlichen Versorgungssituation dazu bestimmt worden ist. Alternativ dazu können die Krankenkassen die ambulante Leistungserbringung eines Krankenhauses in einem Vertrag zur Integrierten Versorgung selbst regeln.
- Integrierte Versorgung: Verträge zur Integrierten Versorgung sollen eine bevölkerungsbezogene Flächendeckung der Versorgung ermöglichen (bisher eher indikationsbezogener Charakter). Die Versorgung mit Arzneimitteln im ambulanten Bereich soll durch Rabattverträge erfolgen. Die Anschubfinanzierung mit einem Volumen von 1 Prozent der Gesamtvergütung für Ärzte und

Krankenhäuser, die bis Ende 2008 gilt, wurde nicht verlängert.

1.1.2008

- „→ *Chroniker-Regelung*": Anhebung der Belastungsgrenze bei Zuzahlungen von 1 auf 2 von Hundert der jährlichen Bruttoeinkommen zum Lebensunterhalt bei chronisch kranken Versicherten (Geburt nach 1.4.1972), die Gesundheitsuntersuchungen nicht regelmäßig in Anspruch nehmen sowie für Versicherte (männlich nach 1.4.1962 und weiblich nach 1.4.1987 geboren), die an einer Krebsart erkranken, für die eine Früherkennungsuntersuchung besteht und diese Untersuchung ab dem 1. Januar 2008 vor ihrer Erkrankung ebenfalls nicht regelmäßig in Anspruch genommen haben.

1.7.2008

- Spitzenverband Bund: Die Aufgaben der → *Spitzenverbände der Krankenkassen* werden weitgehend an einen gemeinsamen → *Spitzenverband Bund der Krankenkassen* überführt. Er entsendet Vertreter in den G-BA und handelt Kollektivverträge („gemeinsam und einheitlich") mit den Leistungserbringern aus. Ein zum 1.4.2007 bestellter Errichtungsbeauftragter unterstützt den Spitzenverband in der Errichtungsphase (Organisation der Mitgliederversammlung, Ausarbeitung der Satzung, Wahlen des Verwaltungsrates und des Vorstands). Der Vorstand, bestehend aus höchstens drei Mitgliedern, soll bis spätestens 1.7.2008 gewählt sein.

1.10.2008

- → *Gemeinsamer Bundesausschuss* (institutionell): Der G-BA arbeitet ab September 2008 mit einer neuen Struktur. Demnach werden alle Entscheidungen in einem einzigen sektorenübergreifend besetzten Beschlussgremium getroffen. → *Leistungserbringer* und → *Krankenkassen* stellen je 5 Mitglieder, dazu kommen der unparteiische Vorsitzende und zwei weitere unparteiische Mitglieder sowie 5 nicht stimmberechtigte Patientenvertreter. Die Sitzungen sind ab 1.8.2008 öffentlich.

1.1.2009

- Honorarreform → *Vertragsärzte*: Das von Budgets geprägte Honorarsystem wird in eine → *Euro-Gebührenordnung* überführt. Sie enthält sowohl Pauschalvergütungen als auch Einzelvergütungen für besonders förderungswürdige Leistungen (Hausbesuche). Das Morbiditätsrisiko geht auf die Kassen über (für zusätzlichen Behandlungsbedarf der Versicherten müssen die Kassen mehr Honorar zur Verfügung stellen). Fach- und Hausärzte werden unterschiedlich vergütet.

Systemrelevante Regelungen 2.2.2007 bis 30.6.2009

- Neuregelungen für die → *private Krankenversicherung* (PKV): Seit 2.2.2007 besteht eine eingeschränkte Wechselmöglichkeit von freiwillig gesetzlich Krankenversicherten in die PKV (neue Bedingung: drei Jahre ununterbrochene Einkommen oberhalb der Versicherungspflichtgrenze). Ab 1.7.2007 können Nichtversicherte in den Standardtarif der PKV wechseln (entspricht dem GKV-Leistungskatalog). Zum 1.1.2009 Einführung eines → *Basistarifs*, bis zum 30.6.2009 Wechselmöglichkeit von PKV-Versicherten in den Basistarif. Wechselmöglichkeit von PKV-Versicherten zwischen einzelnen Versicherungen unter Mitnahme der Altersrückstellungen (bezogen auf den Basistarif).

1.4.2007

- Krankenkassen-Organisation: Kassenarten übergreifende Fusionen sind möglich. Ab 1.1.2009 verlieren die Spitzenverbände der Krankenkassen ihren öffentlich-rechtlichen Status.

1.1.2009

- → *Gesundheitsfonds*: Ab 1.1.2009 zahlen alle Versicherten einen einheitlichen Beitragssatz. In den Gesundheitsfonds, der vom Bundesversicherungsamt verwaltet wird, fließen die → *Beiträge* der Arbeitgeber und Arbeitnehmer sowie Steuerzuschüsse. Aus dem Fonds erhalten die Krankenkassen Zuweisungen zur Deckung ihrer Ausgaben (eine Grundpauschale sowie alters-, geschlechts- und risikoadjustierte Zuschläge zum Ausgleich der unterschiedlichen Risikostrukturen). Soweit Krankenkassen nach Ausschöpfung ihrer Wirtschaftlichkeitsreserven mit diesen Zuweisungen finanziell nicht auskommen, müssen sie einen prozentualen oder pauschalen → *Zusatzbeitrag* erheben. Dieser Zusatzbeitrag darf 1 % des beitragspflichtigen Einkommens nicht übersteigen. Feste oder prozentuale Zusatzbeiträge in einer Höhe bis zu 8 Euro werden – falls für die Kasse erforderlich – ohne Einkommensprüfung erhoben.
- Morbiditätsorientierter → *Risikostrukturausgleich* (→ *Morbi-RSA*): Bedingung für die Funktionsfähigkeit des Gesundheitsfonds ist ein Ausgleichsmechanismus, der die unterschiedliche Versichertenstruktur der Krankenkassen berücksichtigt. Neben dem Alter und Geschlecht fließen auch 50 bis 80 Indikationen in die Ausgleichsrechnung ein.
- Beitrag: Ab Anfang 2009 gilt für alle gesetzlichen Krankenkassen ein einheitlicher, per Rechtsverordnung von der Bundesregierung festgesetzter → *Beitragssatz*.
- → *Beitragseinzug*: Der Beitragseinzug bleibt entgegen den in den „Eckpunkten für eine Gesundheitsreform 2006" festgehaltenen Plänen der Koalition bei den Krankenkassen. Diese leiten die Beiträge ab Anfang 2009 an den Fonds und die zuständigen Sozialversicherungsträger weiter. Ab dem 1. Januar 2011 erhalten die Arbeitgeber die Option, ihre Beiträge, Beitragsnachweise und Meldungen gebündelt an eine Kasse oder eine von ihnen gemeinsam gebildete Einrichtung zu entrichten.

Arzneimittelrelevante Regelungen

Ab dem 1.4.2007:

- → *Kosten-Nutzen-Bewertung*: Der Gemeinsame Bundesausschuss (G-BA) kann das → *Institut für Qualität und Wirtschaftlichkeit im Gesundheitswesen* (IQWiG) beauftragen, das Kosten-Nutzen-Verhältnis von → *Arzneimitteln* zu bewerten. Die Bewertung erfolgt durch Vergleich mit anderen Arzneimitteln und Behandlungsformen unter Berücksichtigung des therapeutischen Zusatznutzens für die → *Patienten* im Verhältnis zu den Kosten. Das Institut bestimmt über die Methoden und Kriterien der Bewertung, aber auf der Grundlage der in den jeweiligen Fachkreisen anerkannten internationalen Standards der evidenzbasierten Medizin und der Gesundheitsökonomie.
- Erstattungshöchstbeträge: Der GKV-Spitzenverband setzt einen Höchstbetrag für Arzneimittel fest, bis zu dem die Krankenkassen die Kosten übernehmen. Grundlage hierfür ist eine Kosten-Nutzen-Bewertung sowie eine angemessene Berücksichtigung der Entwicklungskosten. Abweichend davon kann auch mit dem Hersteller direkt ein → *Erstattungshöchstbetrag* festgelegt werden. Ausgenommen sind Arzneimittel, die nachweislich kosteneffektiv oder ohne Therapiealternative sind.
- Arzneimittelverordnungsdaten: Weitgehende Einschränkung von Marktdaten verordneter und verordnungsfähiger Arzneimittel. Daten dürfen nur auf Ebene der Kassenärztlichen Vereinigungen (KVen) oder mindestens 300.000 Einwohnern oder 1.300 Ärzten übermittelt werden. Differenziertere Daten können

nur im Rahmen von Rabattverträgen, Integrierter Versorgung, → *Disease-Management-Programmen*, hausarztzentrierter Versorgung oder sonstigen Modellvorhaben genutzt werden.
- Verordnung besonderer Arzneimittel („→ *Zweitmeinung*"): Bei speziellen Arzneimittelverordnungen (Spezialpräparate mit hohen Jahrestherapiekosten oder mit erheblichem Risikopotenzial) muss ein fachlich besonders ausgewiesener Arzt beteiligt werden. Der G-BA bestimmt in Richtlinien das Nähere zu Wirkstoffen, Anwendungsgebieten, Patientengruppen und zur Qualifikation der Ärzte. Die KVen bestimmen im Einvernehmen mit den Landesverbänden der Krankenkassen und den Verbänden der Ersatzkassen die Ärzte für besondere Arzneimitteltherapie. Die Voraussetzungen zur flächendeckenden Umsetzung müssen bis zum 31.12.2008 geschaffen sein.
- Zulassungsüberschreitende Anwendung von Arzneimitteln in klinischen Studien: Versicherte haben einen Anspruch auf Versorgung mit zugelassenen Arzneimitteln in klinischen Studien, sofern hierdurch eine therapierelevante Verbesserung der Behandlung im Vergleich zu bestehenden Behandlungsmöglichkeiten zu erwarten ist. Leisten diese Studien für die Erweiterung der Zulassung einen entscheidenden Beitrag, hat der pharmazeutische Unternehmer den Krankenkassen die Verordnungskosten zu erstatten.
- Auseinzelung: Aus Fertigarzneimitteln entnommene Teilmengen dürfen nur mit einer Kennzeichnung und der dafür vorgesehenen Packungsbeilage abgegeben werden.

1.4.2007 bis (vorerst) 1.1.2009:

- Anhebung Apothekenrabatt: Der Apothekenrabatt wird von derzeit 2 Euro je abgegebener verordneter Packung zu Lasten der gesetzlichen Krankenversicherung auf 2,30 Euro erhöht.

Kritiker sehen in dem GKV-WSG einen weiteren Schritt in Richtung Staatsmedizin in Deutschland. Weiter wird befürchtet, dass das Prinzip der freien Preisbildung für innovative Arzneimittel gefährdet ist.

Globalbudget

Spezielle Form der Budgetierung für das → *Gesundheitswesen*, bei dem es an Stelle der sektoralen → *Budgets* nur ein globales Budget für alle Ausgaben gibt. In Deutschland wäre dies ein Globalbudget für die gesamten Ausgaben der → *gesetzlichen Krankenversicherung*. Ein solches Globalbudget ist aber bisher nicht eingeführt worden.

GmbH

Abkürzung für → *Gesellschaft mit beschränkter Haftung*.

Grenzverweildauer

Begriff im diagnose-orientierten Abrechnungssystem für Krankenhausleistungen nach → *Fallpauschalen*. Es wird für die meisten → *DRG*-Fallpauschalen eine untere und obere Grenzverweildauer festgelegt.

Untere Grenzverweildauer: Im Fallpauschalen-Katalog ist der erste Tag mit Abschlag (Wert der UGVD minus 1) ausgewiesen. Ist der Patient bis zu diesem Tag oder kürzer im Krankenhaus, so ist pro Tag ein Abschlag von der Fallpauschale vorzunehmen.

Obere Grenzverweildauer: Im Fallpauschalen-Katalog ist der erste mit einem Zuschlag abzurechnende Tag (Wert der OGVD + 1) ausgewiesen. Ist die VD des Patienten länger als die OGVD, wird für den im Fallpauschalen-Katalog ausgewiesenen Tag und jeden weiteren Belegungstag ein belegungstagbezogenes Entgelt abgerechnet.

Großhandel, pharmazeutischer

Der pharmazeutische Großhandel liefert täglich mehrmals → *Arzneimittel* und andere apothekenübliche Waren flächendeckend an die 21.500 öffentlichen → *Apotheken* sowie an krankenhausversorgende und → *Krankenhausapotheken*. Der vollversorgende Großhandel bietet ein Gesamtsortiment über alle in Deutschland zugelassenen Arzneimittel an. Dieses umfasst ca. 65.000 Handelsformen verschreibungspflichtiger und → *OTC-Arzneimittel*. Traditionell ist in Deutschland neben den chemisch-synthetischen Arzneimitteln eine Vielzahl von Phytopharmaka, Homöopathika und Anthroposophika im Handel. „Short Line" Großhändler haben nur Teilsortimente, z. B. onkologische Produkte im Programm.

In der → *Arzneimittelpreisverordnung* (AmPrV) ist für den Großhandel – im Gegensatz zum Fixzuschlag für die Apotheke – eine prozentuale Spanne pro Arzneimittel festgelegt. In Zeiten sinkender Arzneimittelpreise und Direktvertrieb vom Hersteller an den Einzelhändler beklagt der Großhandel seine Marge und stellt sich strategisch neu auf. Europaweit agierende Großhändler betreiben auch Einzelhandel (Apothekenketten) und sind Hersteller von Arzneimitteln.

Der Bundesverband der Pharmazeutischen Großhändler (PHAGRO) vertritt die ideellen, wirtschaftlichen und politischen Interessen der gesamten Branche gegenüber den Parteien, Ministerien, Behörden, Marktpartnern und der Öffentlichkeit. Die 15 Mitgliedsunternehmen beliefern die öffentlichen Apotheken aus 110 Niederlassungen. Der Bundesverband PHAGRO stellt neben diesen Funktionen auch die Mitwirkung des deutschen Großhandels an der europäischen Gesetzgebung über seine Mitgliedschaft im europäischen Verband GIRP sicher.

Mit der → *15. AMG-Novelle* wurde dem Pharmazeutischen Großhandel ein öffentlicher Sicherstellungsauftrag für die Versorgung mit Arzneimitteln zugewiesen, der einen neu geschaffenen Belieferungsanspruch des Großhandels beinhaltet (§ 52b → *AMG*).

Pharmazeutische Unternehmer und Betreiber von Arzneimittelgroßhandlungen allgemein werden verpflichtet, „eine angemessene und kontinuierliche Bereitstellung" von Arzneimitteln sicher zu stellen. Der Anspruch ist gerichtet auf die „bedarfsgerechte" Belieferung zur Erfüllung des Versorgungsauftrags vollversorgender Arzneimittelgroßhändler für den deutschen Markt. Die vorzuhaltenden Arzneimittel müssen demnach „mindestens dem durchschnittlichen Bedarf für zwei Wochen entsprechen." Ausnahmeregelungen gibt es nur für Arzneimittel, für die ein besonderer Vertriebsweg vorgeschrieben ist. Bisher oblag nur Apothekern ein solcher Versorgungsauftrag.

Grouper

Die vom → *Krankenhaus* abzurechnende → *DRG*-Fallpauschale wird auf der Grundlage der von der Klinik vorgenommenen → *Kodierung* des Behandlungsfalles mit Hilfe eines Groupers ermittelt.

Der Grouper ist ein Software-Programm, das den Fall anhand der verschiedenen kodierten Parameter (insbesondere Hauptdiagnose, Nebendiagnosen, Operationen und/oder Prozeduren sowie Alter des Patienten) einer DRG-Fallpauschale zuordnet. Zur Zuordnung des Falles zu einer DRG-Gruppe benutzt der Grouper einen Algorithmus, der vom → *Institut für das Entgeltsystem im Krankenhaus* (InEK) vorgegeben wird. Die für das G-DRG-System zugelassenen Grouper werden vom InEK zertifiziert.

Grundkapital

Synonym: Nominalkapital.

Gesetzlich vorgeschriebenes, in Aktien ausgegebenes (gezeichnetes) Kapital der → *Aktiengesellschaft* und der Kommanditgesellschaft auf Aktien. Das Grundkapital muss bei der Gründung der → *AG* bzw. der KGaA als Kapital zur Verfügung stehen und auch dauerhaft erhalten bleiben. Das Mindest-→ *Aktienkapital* oder Grundkapital einer Aktiengesellschaft (Mindestnennbetrag des Grundkapitals) beträgt nach § 7 Aktiengesetz 50.000 Euro. Das tatsächliche Grundkapital einer Aktiengesellschaft ist jedoch meist wesentlich höher.

Grundlohnsumme

Summe der beitragspflichtigen Einkommen aller Mitglieder der → *Krankenkassen* in einer Zeitperiode. Die Veränderungsrate der Grundlohnsumme ist Basis für die Obergrenze der Steigerungsrate der sektoralen → *Budgets*.

H

Hartmannbund

Verband der → *Ärzte* Deutschlands e. V. – im Jahr 1900 in Leipzig gegründeter und damit ältester deutscher Ärzteverband. Der Hartmannbund organisiert sowohl niedergelassene als auch angestellte Ärztinnen und Ärzte.

Am Ende des Jahres 2003 hatte der Hartmannbund knapp 37.000 Mitglieder (neuere Zahlen sind nicht veröffentlicht).

Hauptdiagnose

Zusammen mit der → *Nebendiagnose* sowie den Prozeduren und eventuellen Operationen gemäß Operationen- und Prozedurenschlüssel (→ *OPS*) für die Verschlüsselung von Falldaten im → *DRG*-basierten Patientenklassifikationssystem bzw. → *Vergütungssystem* nach → *Fallpauschalen* wichtig.

Die Hauptdiagnose ist nach den für das deutsche G-DRG-System existierenden Kodierrichtlinien definiert als:

> *Die Diagnose, die nach Analyse als diejenige festgestellt wurde, die hauptsächlich für die Veranlassung des stationären Krankenhausaufenthaltes des Patienten verantwortlich ist.*[1]

Zur Erläuterung heißt es weiter:

> *Der Begriff „nach Analyse" bezeichnet die Evaluation der Befunde am Ende des stationären Aufenthaltes, um diejenige Krankheit festzustellen, die hauptsächlich verantwortlich für die Veranlassung des stationären Krankenhausaufenthaltes war. Die dabei evaluierten Befunde können Informationen enthalten, die aus der medizinischen und pflegerischen Anamnese, einer psychiatrischen Untersuchung, Konsultationen von Spezialisten, einer körperlicher Untersuchung, diagnostischen Tests oder Prozeduren, chirurgischen Eingriffen und pathologischen oder radiologischen Untersuchungen gewonnen wurden. Für die Abrechnung relevante Befunde, die nach der Entlassung eingehen, sind für die Kodierung heranzuziehen. Die nach Analyse festgestellte Hauptdiagnose muss nicht der Aufnahmediagnose oder Einweisungsdiagnose entsprechen.*[2]

Hauptversammlung

Begriff, den viele Organisationen für ihre zentrale, meist jährliche Mitglieder- oder Delegiertenversammlung benutzen. Die Hauptversammlung ist nach dem Aktiengesetz (AktG) neben dem → *Aufsichtsrat* und dem → *Vorstand* auch eines der Organe der → *Aktiengesellschaft* und der Kommanditgesellschaft auf Aktien (KGaA).

Nach dem AktG üben die Aktionäre ihre Rechte in der Hauptversammlung aus. Die Hauptversammlung beschließt u. a. über die Bestellung der Mitglieder des Aufsichtsrates, soweit sie nicht Aufsichtsratsmitglieder der Arbeitnehmer nach dem Mitbestimmungsgesetz sind, über die Verwendung des Bilanzgewinns, die Entlastung der

---

[1] Deutsche Krankenhausgesellschaft, Spitzenverbände der Krankenkassen, Verband der privaten Krankenversicherung, Institut für das Entgeltsystem im Krankenhaus, Deutsche Kodierrichtlinien, Version 2005, S. 4.

[2] Ebd.

Hausarzt

Mitglieder des Vorstandes und des Aufsichtsrates oder auch über Maßnahmen der Kapitalbeschaffung und Kapitalherabsetzung.

Hausarzt

Niedergelassene → *Ärzte*, die die breite Grundversorgung und häufig auch dauerhafte Begleitung von Patienten übernehmen. Sie sollen erste Anlaufstelle für die Patienten sein und sie bei Bedarf zu weiterführenden Versorgungsangeboten überweisen. Als Hausärzte bezeichnet man zusammenfassend die Ärzte für Allgemeinmedizin, hausärztlich tätige Internisten, Kinderärzte und Praktische Ärzte. Abgegrenzt von den Hausärzten wird die Gruppe der Fachärzte, die alle anderen als die zur Gruppe der Hausärzte gehörenden Spezialitäten umfasst. Hausärzte und Fachärzte haben seit dem Jahr 2000 innerhalb der → *Kassenärztlichen Vereinigungen* eigenständige Honorartöpfe, aus denen ihre Tätigkeit bezahlt wird.

Um die Lotsen-Tätigkeit der Hausärzte im deutschen Versorgungssystem zu fördern, hat der Gesetzgeber mit dem → *GKV-Modernisierungsgesetz* (GMG) Vorschriften zur „hausarztzentrierten Versorgung" erlassen, die häufig auch mit dem Begriff → *Hausarztmodell* bezeichnet wird. Danach müssen die gesetzlichen → *Krankenkassen* ihren Versicherten hausarztzentrierte Versorgungsmöglichkeiten anbieten und dazu mit besonders qualifizierten Hausärzten Verträge über eine hausarztzentrierte Versorgung abschließen.

Hausarztmodell

Um die Lotsen-Tätigkeit der → *Hausärzte* im deutschen Versorgungssystem zu fördern, hat der Gesetzgeber mit dem → *GKV-Modernisierungsgesetz* (GMG) Vorschriften zur „hausarztzentrierten Versorgung" erlassen, die häufig auch mit dem Begriff Hausarztmodell bezeichnet wird. Danach müssen die gesetzlichen → *Krankenkassen* ihren → *Versicherten* hausarztzentrierte Versorgungsmöglichkeiten anbieten und dazu mit besonders qualifizierten Hausärzten Verträge über eine hausarztzentrierte Versorgung abschließen.

Der Beitritt zu solchen Hausarzt-Verträgen ist für die Hausärzte freiwillig. Das gleiche gilt für die Teilnahme der Versicherten an hausarztzentrierten Versorgungsangeboten. Wenn ein Versicherter sich dazu entschließt, muss er sich gegenüber seiner Krankenkasse schriftlich verpflichten, ambulante fachärztliche Leistungen nur auf → *Überweisung* des von ihm gewählten Hausarztes in Anspruch zu nehmen. Konkret bedeutet dies also eine Einschränkung der → *Wahlfreiheit* der Versicherten in solchen Hausarztmodellen, denn er kann dann → *Fachärzte* nicht mehr direkt aufsuchen. Der Versicherte ist nach den gesetzlichen Bestimmungen an diese Verpflichtung und an die Wahl seines Hausarztes mindestens ein Jahr gebunden.

Hausärzte müssen sich in Hausarzt-Verträgen meist auch weiteren vertraglichen Bedingungen unterwerfen, die Einschränkungen für den Bereich der veranlassten Leistungen bedeuten. Häufig betroffen ist etwa die Verschreibung von → *Arzneimitteln*: Hier gibt es Hausarztverträge, die einerseits einen bestimmten Anteil an Generika im Verordnungsvolumen als Zielgrößen festlegen und andererseits die Versorgung der Patienten mit generischen Arzneimitteln auf bestimmte Lieferanten beschränkt, die ihrerseits wiederum Liefer- bzw. → *Rabattverträge* mit den Krankenkassen abgeschlossen haben.

Der Beitritt von Versicherten zu solchen Hausarztverträgen wird unter anderem dadurch gefördert, dass die Versicherten, die sich in ein solches Hausarzt-System einschreiben, einen besonderen Bonus von ihrer Krankenkasse erhalten, beispielsweise reduzierte → *Zuzahlungen* in der → *Apotheke*, Wegfall der → *Praxisgebühr* oder niedrigere Versicherungsbeiträge.

Hausarztzentrierte Versorgung

Offizielle, im Sozialgesetzbuch verwendete Bezeichnung für → *Hausarztmodell*.

Health Maintenance Organisations

Abkürzung HMO. In den USA entwickelte spezifische Form einer → *Krankenversicherung*, die einerseits Krankenversorgung gegen eine fixe Krankenversicherungsprämie bietet, andererseits die Inanspruchnahme von → *Leistungen* möglichst intensiv steuert und normalerweise auf die bei ihr unter Vertrag stehenden → *Leistungserbringer* beschränkt und diese nach dem Capitation-Modell mit einer fixen Bezahlung pro → *Versichertem* und Zeiteinheit bezahlt. Ist die Inanspruchnahme von Nicht-Vertragspartnern erlaubt, ist dies mit vorheriger Genehmigung, hohen → *Zuzahlungen* oder → *Selbstbehalten* verbunden.

Die vertraglich verbundenen Leistungserbringer formen ein Versorgungsnetzwerk, in dem der Versicherte einen Primärversorgungsarzt ("gatekeeper") auswählt, den er im Normalfall zunächst aufsuchen muss. Die Konsultation eines Spezialisten ist an eine → *Überweisung* des Gatekeepers gebunden. Sucht der Versicherte einen Spezialisten ohne Überweisung durch den Gatekeeper auf, werden die Kosten hierfür nicht von der HMO übernommen.

HMOs sind die restriktivste Form eines Krankenversicherungsangebotes (health plan) im Hinblick auf die Beschränkung der → *Wahlfreiheit* des Versicherten. Ziel einer HMO ist es, die Versicherten zu möglichst geringen Kosten zu versorgen und dabei die Versorgung innerhalb des Versorgungsnetzwerkes intensiv zu steuern.

Teilaspekte von HMO-Modellen werden zunehmend auch in die Versorgung in Deutschland eingeführt, so etwa im Rahmen von → *Hausarztmodellen* oder bei → *Integrierter Versorgung*.

Health Technology Assessment

Abkürzung HTA; deutscher Begriff: Gesundheitstechnologiefolgenabschätzung.

Bezeichnet die planmäßige, systematische und organisierte Bewertung medizinischer Technologien hinsichtlich ihrer Effektivität, Sicherheit und Kosten im Vergleich zu Alternativtherapien unter Berücksichtigung sozialer, rechtlicher und ethischer Implikationen.

Der Begriff medizinische Technologie ist sehr breit gefasst: Er umfasst alle Maßnahmen, die auf die Gesundheitsverbesserung und -vorsorge sowie auf die Behandlung und Vermeidung von Krankheiten abzielen, also sowohl → *Arzneimittel*, → *Heilmittel* und → *Hilfsmittel* als auch Instrumente, Geräte, Prozeduren und Verfahren sowie Interventions- und Vorsorgeprogramme (Impfungen, Krebsfrüherkennungsprogramme etc.) und Organisationsstrukturen (Versicherungssystem etc.).

Das Ziel der HTA ist die Schaffung eines wissenschaftlich fundierten Berichts bzgl. der Konsequenzen des Einsatzes der untersuchten Technologie zum jetzigen oder einem zukünftigen Zeitpunkt sowie die Generierung von Handlungsempfehlungen. Für seine Erstellung werden alle relevanten Forschungserkenntnisse und Informationen systematisch gesammelt und bewertet. Ein HTA-Bericht kann als Informationsgrundlage für Entscheidungen von Institutionen wie dem → *Gemeinsamen Bundesausschuss*, von → *Krankenversicherungen* oder Gesundheitsdiensten dienen.

Die Geschichte der HTA reicht bis in die sechziger Jahre zurück. 1973 wurde die Technologiefolgenabschätzung in den USA mit der Gründung des Office for Technology Assessment (OTA) institutionalisiert. Seit den 80er Jahren wird HTA auch in Europa zunehmend eingesetzt und es entstanden staatliche oder öffentlich geförderte HTA-Institutionen und -Programme. So setzte bereits in der Mitte der 80er Jahre der niederländische Krankenversicherungsrat HTA ein. Heutzutage gibt es in vielen europäischen Ländern Institutionen, die HTAs durchführen, z. B. das National Institute for Clinical Excellence, (www.nice.org.uk) oder das National Institute for Health Research (www.hta.nhsweb.nhs.uk/) im Vereinigten Königreich.

In Deutschland spielt HTA seit Mitte der 90er Jahre eine zunehmende Rolle. Die deutsche Agentur für HTA des DIMDI (→ *Deutsches Institut für Medizinische Dokumentation und Information*), DAHTA@DIMDI, wurde im Jahr 2000 gegründet. Sie veranstaltet regelmäßig Symposien zu HTA, betreibt ein Informationssystem HTA und führt ein Programm zur Erstellung von HTA-Berichten durch (www.dimdi.de). Seit 2007 steht die → *Kosten-Nutzen-Analyse/-Bewertung*, die eine Teildisziplin der HTA darstellt, im → *SGB V*.

Heilberufe

Sammelbezeichnung für Berufe, die als Aufgabe die Diagnostik und Behandlung von Krankheiten und Behinderungen haben. Im engeren Sinne rechnet man zu den Heilberufen die akademischen oder verkammerten Heilberufe: den → *Arzt*, den → *Zahnarzt*, den → *Apotheker*, den Tierarzt und den Psychologischen Psychotherapeuten. Aber auch der Heilpraktiker wird als Heilberuf angesehen. Darüber hinaus gibt es eine größere Zahl an weiteren Heilberufen wie zum Beispiel Hebammen, Masseure oder auch alle Pflegeberufe.

Heilmittel

Heilmittel sind nach den Richtlinien des → *Gemeinsamen Bundesausschusses* über die Verordnung von Heilmitteln in der vertragsärztlichen Versorgung (Heilmittel-Richtlinien) persönlich zu erbringende medizinische Leistungen.

Dazu gehören Maßnahmen der Physikalischen Therapie, der Podologischen Therapie, der Stimm-, Sprech- und Sprachtherapie sowie der Ergotherapie.

Heilmittelwerbegesetz

Das Heilmittelwerbegesetz (HWG) trat am 18. Oktober 1978 in Kraft. Es gilt für Angehörige der Fachkreise im → *Gesundheitswesen* wie z. B. → *Krankenhäuser*, → *Apotheken* und → *Ärzte*. Das HWG betrifft auch die → *Unternehmen* der pharmazeutischen Industrie, da dieses Gesetz Anwendung bei der Werbung für verschreibungspflichtige → *Arzneimittel* und → *Medizinprodukte* findet.

Nach dem HWG gilt ein

- Publikumswerbeverbot für verschreibungspflichtige Arzneimittel;
- Publikumswerbeverbot für Arzneimittel gegen Schlaflosigkeit, psychische Störungen bzw. zur Beeinflussung der Stimmungslage;
- Publikumswerbeverbot für rezeptfreie Arzneimittel (→ *OTC-Arzneimittel*) gegen bestimmte Krankheiten wie Infektionskrankheiten, Geschwulstkrankheiten oder bestimmte organische Krankheiten.

Weiter ist geregelt, dass Irreführung, wie beispielsweise das Versprechen, Heilung trete auf jeden Fall ein, oder es gebe keine Nebenwirkungen, verboten ist. Geregelt wird auch, welche Angaben in der Werbung gemacht werden müssen und welche Zugaben und Werbegeschenke z. B. durch einen

Pharmareferenten an einen Arzt zulässig sind.

Seit der Verabschiedung des → *Arzneimittelversorgungs-Wirtschaftlichkeitsgesetzes* (AVWG) sind in diesem Zusammenhang Naturalrabatte von Großhändlern und Herstellern von Arzneimitteln an Apotheken verboten. Für Barrabatte gelten Einschränkungen, ihre Höhe muss sich an der → *Arzneimittelpreisverordnung* orientieren.

Für verschreibungspflichtige Arzneimittel darf außerhalb der Fachkreise überhaupt nicht geworben werden. Des Weiteren ist die Werbung für Behandlungen verboten, die sich auf die Linderung bzw. Beseitigung von bestimmten Krankheiten bei Menschen bezieht.

Nach einer europäischen Direktive aus dem Jahr 1992 sind Werbemaßnahmen für verschreibungspflichtige Arzneimittel in der gesamten → *Europäischen Union* verboten. Lediglich in den USA und in Neuseeland sind Publikumswerbungen für verschreibungspflichtige Medikamente erlaubt.

Helios Kliniken GmbH

Eine der größten privaten → *Klinikketten* Deutschlands. Entstanden 1994 aus der Trennung von der Asklepios Kliniken GmbH.

Mitte Oktober 2005 gaben die Fresenius AG und die Helios Kliniken GmbH bekannt, dass Fresenius 94 Prozent der Anteile an der Helios Kliniken GmbH übernehmen wird. Anschließend wurde die zu Fresenius gehörende → *Wittgensteiner Kliniken AG* mit Helios zu einem Unternehmen unter der Führung des bisherigen Helios-Managements verschmolzen.

Im Herbst 2006 erhielt Helios dann die Freigabe des Bundeskartellamtes für die Übernahme der → *Humaine Kliniken GmbH*. Humaine betrieb sechs Akut- und Fachkrankenhäuser mit insgesamt 1.850 Betten.

Helios betrieb 2008 57 Krankenhäuser. Das Unternehmen beschäftigte 23.533 Vollkräfte. Im Geschäftsjahr 2008 betrug der Umsatz der Helios Kliniken Gruppe 2,123 Milliarden Euro.

Hersteller(zwangs)rabatt inkl. Generikarabatt

Die pharmazeutischen Unternehmen sind gesetzlich zur Abgabe eines Rabattes an die → *gesetzliche Krankenversicherung* verpflichtet (sog. **Herstellerrabatt**). Der Abschlag in Höhe von sechs Prozent für → *Arzneimittel*, für die kein → *Festbetrag* festgesetzt ist, gilt nur in der gesetzlichen Krankenversicherung und wird auf den Herstellerabgabepreis ohne Mehrwertsteuer erhoben. Preissenkungen kann der Hersteller mit dem Abschlag verrechnen, sofern der Hersteller den abgesenkten → *Preis* mindestens drei Jahre stabil hält. Mit dem → *Arzneimittelversorgungs-Wirtschaftlichkeitsgesetz (AVWG)* trat zum 1.4.2006 ein auf zwei Jahre befristeter Preisstopp, das sog. Preismoratorium, für Arzneimittel in Kraft (§ 130a Abs. 3a → *SGB V*).

Der **Generikarabatt** ist im § 130a Abs. 3b n. F. SGB V festgelegt. Für patentfreie, wirkstoffgleiche Arzneimittel erhalten die → *Krankenkassen* ab dem 1. April 2006 einen Abschlag von 10 Prozent. Der Abschlag in Höhe von zehn Prozent gilt nur in der gesetzlichen Krankenversicherung und wird auf den Herstellerabgabepreis ohne Mehrwertsteuer erhoben. Preissenkungen, welche ab dem 1. Januar 2007 vorgenommen worden sind, kann der Hersteller mit dem Abschlag verrechnen, sofern der Hersteller den abgesenkten Preis mindestens drei Jahre stabil hält. Die Absenkung des Herstellerabgabepreises ver-

Hilfsmittel

mindert den Abschlag nach § 130a Abs. 3b Satz 1 n. F. SGB V in Höhe des Betrages der Preissenkung. Bei einer Preissenkung um zehn Prozent und mehr fällt der Abschlag ganz weg. Durch diese Stichtagsregelung wird ausgeschlossen, dass Preisanpassungen an Änderungen des → Festbetrags im Jahre 2006 auf den Abschlag von zehn Prozent angerechnet werden können.

Wird der Preis innerhalb der folgenden 36 Monate erhöht, erhöht sich der Abschlag nach Satz 1 um den Betrag der Preiserhöhung ab der Wirksamkeit der Preiserhöhung bei der Abrechnung mit der Krankenkasse. Mit sofortiger Wirkung befreit wurden allerdings → Generika, deren Preise mindestens 30 Prozent niedriger als der Festbetrag sind. Es gelten die jeweils bei der Abrechnung mit den Krankenkassen gültigen Preise und Festbeträge auf Basis des Apothekeneinkaufspreises einschließlich Mehrwertsteuer. Hersteller konnten somit den Abschlag von zehn Prozent bereits im Jahre 2006 ablösen, sobald sie ihren Preis mindestens auf 30 Prozent unter Festbetrag festlegten.

Der Herstellerrabatt von 6 Prozent für nicht festbetragsgeregelte Arzneimittel sowie der Generikarabatt von 10 Prozent führen dazu, dass durch die additiven Belastungen generikafähige, nicht festbetragsgeregelte Arzneimittel insgesamt mit einem Rabatt von 16 Prozent veranschlagt werden können. Im Jahr 2007 summierten sich die gesetzpflichtigen Rabatte auf über 1,2 Mrd. Euro. Nicht zu verwechseln sind diese Rabatte mit freiwillig vereinbarten Rabatten zwischen Herstellern und Krankenkassen im Zuge von Einzelverträgen.

Hilfsmittel

Nach den Richtlinien des → *Gemeinsamen Bundesausschusses* (sie wurden noch von dem Vorgängergremium, dem Bundesausschusses der → *Ärzte* und → *Kranken-*

kassen, erlassen) über die Verordnung von Hilfsmitteln in der vertragsärztlichen Versorgung („Hilfsmittel-Richtlinien") sind Hilfsmittel sächliche medizinische Leistungen.

Zu ihnen gehören: Körperersatzstücke, orthopädische und andere Hilfsmittel, Sehhilfen, Hörhilfen, sächliche Mittel oder technische Produkte, die dazu dienen, Arzneimittel oder andere Therapeutika, die zur inneren Anwendung bestimmt sind, in den Körper zu bringen (z. B. Spritzen, Inhalationsgeräte und ähnliche Applikationshilfen), Änderungen, Instandsetzungen und Ersatzbeschaffungen von Hilfsmitteln sowie die Ausbildung in ihrem Gebrauch.

Homecare

Versorgung von Patienten mit beratungsintensiven und erklärungsbedürftigen Hilfsmitteln bzw. Medizinprodukten, Verbandmitteln und Arzneimitteln durch geschultes, speziell ausgebildetes Fachpersonal mit nachgewiesenen Ausbildungsqualifikationen und medizinischen Kenntnissen im Rahmen einer ärztlichen ambulanten Therapie in ihrer häuslichen Umgebung oder im Pflegeheim. Homecare steht damit für eine sektorenverbindende Versorgungsform, die nach dem Grundsatz ambulant vor stationär arbeitet.

Typische Homecare-Versorgungen sind u. a.:

- Enterale und parenterale Ernährungstherapien
- Onkologische Therapien
- Infusionstherapien
- Stoma- und Inkontinenzversorgung
- Moderne Wundversorgung
- Dekubitusprophylaxe
- Tracheostoma- und Laryngektomietherapie
- Sauerstofflangzeittherapie
- Beatmung
- Kompressionstherapie

- Hilfsmittel, die die Mobilität des Patienten unterstützen (Mobilitätstherapien)

Honorararzt

Auch Miet- oder Leiharzt genannt. → *Ärzte*, die gegen ein vereinbartes Honorar in der stationären und/oder ambulanten Versorgung tätig sind. Von Honorarärzten im engeren Sinne spricht man, wenn diese Ärztinnen oder Ärzte weder eine → *Zulassung* als → *Vertragsarzt* noch eine eigene → *Praxis* haben und auch nicht in einem Angestelltenverhältnis stehen.

Von honorarärztlich tätigen Ärztinnen und Ärzten spricht man dagegen, wenn es sich um Ärztinnen und Ärzte handelt, die neben einer vertragsärztlichen Zulassung, einer eigenen Praxis oder einem Angestelltenverhältnis einer honorarärztlichen Tätigkeit nachgehen.

Während diese Art der ärztlichen Tätigkeit in Nordeuropa und auch in Großbritannien durchaus üblich ist, hat sie sich in Deutschland in den letzten Jahren erst langsam entwickelt. Es werden jedoch immer mehr Fälle bekannt, in denen zum Beispiel bisher in einem Angestelltenverhältnis tätige Ärzte kündigen und ihrem bisherigen Arbeitgeber anbieten, die bisherigen Aufgaben zukünftig als Honorararzt zu erfüllen. Neueste Schätzungen gehen für Deutschland von rund 3.000 bis 4.000 Honorarärzten aus.

Mittlerweile hat sich in Deutschland als Interessenvertretung der Honorarärzte der Bundesverband der Honorarärzte e. V. gegründet.

Honorarverteilungsmaßstab

Abkürzung HVM. Regelung für die Verteilung der von den → *gesetzlichen Krankenkassen* an die → *Kassenärztlichen Vereinigungen* mit befreiender Wirkung gezahlten → *Gesamtvergütung* auf die einzelnen Vertragsärzte. Seit dem Inkrafttreten des → *GKV-Modernisierungsgesetzes* (GMG) am 1. Januar 2004 muss der Honorarverteilungsmaßstab zwischen den Landesverbänden der Krankenkassen und den Kassenärztlichen Vereinigungen vereinbart werden. Bis zu diesem Zeitpunkt bestimmten die Kassenärztlichen Vereinigungen den Inhalt der jeweiligen Honorarverteilungsmaßstäbe selbst.

In § 85 Abs. 4 Satz 3ff. SGB V heißt es zum Honorarverteilungsmaßstab unter anderem: „Bei der Verteilung der Gesamtvergütungen sind Art und Umfang der Leistungen der → *Vertragsärzte* zu Grunde zu legen; dabei ist jeweils für die von den Krankenkassen einer Kassenart gezahlten Vergütungsbeträge ein → *Punktwert* in gleicher Höhe zu Grunde zu legen. Im Verteilungsmaßstab sind Regelungen zur Vergütung der psychotherapeutischen Leistungen der → *Psychotherapeuten*, der Fachärzte für Kinder- und Jugendpsychiatrie und -psychotherapie, der Fachärzte für Psychiatrie und Psychotherapie, der Fachärzte für Nervenheilkunde, der Fachärzte für psychotherapeutische Medizin sowie der ausschließlich psychotherapeutisch tätigen Ärzte zu treffen, die eine angemessene Höhe der Vergütung je Zeiteinheit gewährleisten. Der Verteilungsmaßstab hat sicherzustellen, dass die Gesamtvergütungen gleichmäßig auf das gesamte Jahr verteilt werden. Der Verteilungsmaßstab hat Regelungen zur Verhinderung einer übermäßigen Ausdehnung der Tätigkeit des Vertragsarztes entsprechend seinem Versorgungsauftrag nach § 95 Abs. 3 Satz 1 vorzusehen. Insbesondere sind arztgruppenspezifische Grenzwerte festzulegen, bis zu denen die von einer Arztpraxis erbrachten Leistungen mit festen Punktwerten zu vergüten sind (→ *Regelleistungsvolumina*). Für den Fall der Überschreitung der Grenzwerte ist vorzusehen, dass die den Grenzwert überschreitende Leistungsmenge mit abgestaf-

Hospiz

felten Punktwerten vergütet wird. (...) Der Verteilungsmaßstab kann eine nach Versorgungsgraden unterschiedliche Verteilung vorsehen."

Hospiz

Einrichtung zur Begleitung von unheilbar Kranken in ihrer letzten Lebensphase und beim Sterben. Ein nennenswerter Teil der Betreuung erfolgt dabei durch ehrenamtliche Helfer.

Seinen Ursprung hat der Begriff des Hospizes im Mittelalter. Damit wurden Einrichtungen bezeichnet, die insbesondere Bedürftige und auch Kranke aufnahmen. Daraus entstand die Bezeichnung Hospital für solche Einrichtungen, die insbesondere für die Aufnahme von Kranken gedacht waren.

Nach § 39a Abs. 1 → *Sozialgesetzbuch* (SGB) V haben Versicherte, die keiner → *Krankenhaus*behandlung bedürfen, Anspruch auf einen Zuschuss zu stationärer oder teilstationärer Versorgung in Hospizen, in denen palliativ-medizinische Behandlung erbracht wird, wenn eine ambulante Versorgung im Haushalt oder der Familie des Versicherten nicht erbracht werden kann.

Humaine Kliniken GmbH

Privaten → *Klinikkette* mit Einrichtungen in Deutschland und der Schweiz. Die Humaine Kliniken GmbH mit Sitz in Ascheim-Dornach (bei München) wurde 1984 gegründet und 2006 von der zur Fresenius AG gehörenden → *Helios Kliniken GmbH* übernommen.

Im Jahr 2004 betrug der Gesamtumsatz der Humaine Gruppe 221,5 Millionen Euro.

ICD

Abkürzung für International Classification of Diseases.

Eine von der Weltgesundheitsorganisation (WHO) herausgegebene internationale Klassifikation der Krankheiten und verwandter Gesundheitsprobleme. Notiert werden die Diagnosen nach ICD-10 in verschiedenen Klassen, denen ein bis zu fünfstelliger Schlüssel aus einem Buchstaben und Zahlen zugeordnet ist. Aktuelle Ausgabe ist die ICD-10, die zehnte Revision der ICD. Es gibt jährlich eine aktualisierte Version. Ursprung der ICD ist das 1893 eingeführte Internationale Todesursachenverzeichnis.

Die ICD-10 ist seit dem 1. Januar 2000 in einer modifizierten Version unter dem Namen ICD-10-GM 20XX (Jahreszahl der aktuellen Version) der verbindliche Diagnoseschlüssel für die ambulante und stationäre Versorgung in der gesetzlichen Krankenversicherung der Bundesrepublik Deutschland. → *Ärzte* und → *Krankenhäuser* sind nach §§ 295 und 301 → *SGB V* verpflichtet, Diagnosen nach ICD-10-GM zu verschlüsseln.

IGeL

Abkürzung für Individuelle Gesundheits-Leistungen.

Gesundheitsleistungen, die nicht zum → *Leistungskatalog* der → *gesetzlichen Krankenversicherung* (GKV) gehören, von den → *Vertragsärzten* also nicht zu Lasten der → *Krankenkassen* abgerechnet werden können.

Diese Leistungen sind in der 1998 von der → *Kassenärztlichen Bundesvereinigung* (KBV) und den freien ärztlichen Berufsverbänden vorgestellten IGeL-Liste festgehalten und müssen, sofern sie in Anspruch genommen werden, von den Versicherten privat bezahlt werden. Die IGeL-Liste wird ständig erweitert. Es gibt inzwischen einige private Zusatzkrankenversicherungen, die Leistungen aus der IGeL-Liste erstatten.

Importarzneimittel

→ *Arzneimittel* werden weltweit zu unterschiedlichen Preisen gehandelt und ex- bzw. importiert. Die Preisunterschiede resultieren dabei vor allem aus unterschiedlichen Preisreglementierungen (unterschiedliche Mehrwertsteuersätze, unterschiedliche Vertriebsstrukturen, staatliche Preisfestsetzung). Arzneimittelimporteure kaufen innerhalb der → *Europäischen Union* (EU) dort Ware auf, wo das gewünschte Präparat preisgünstig verfügbar ist und bringen es in Deutschland in Verkehr. Importprodukte werden nach dem → *Arzneimittelgesetz* (AMG) unter Bezugnahme auf ein deutsches Referenzprodukt (Bezugsarzneimittel) durch das → *Bundesinstitut für Arzneimittel und Medizinprodukte* (BfArM) zugelassen.

Mit dem → *GKV-Reformgesetz 2000* ist wieder eine Förderklausel mit einer Quotenregelung für die Abgabe von Importen in → *Apotheken* eingeführt worden. Die Umsetzung der Importförderklausel in die Praxis ist im Rahmenvertrag über die Arzneimittelversorgung nach § 129 Absatz 2 → *SGB V* festgelegt worden, der zwischen den → *Spitzenverbänden der Krankenkassen* und dem Deutschen Apothekerverband (DAV) geschlossen worden ist. Importe fallen nur unter die Quote, wenn ihr Preis mindestens 15 % oder 15 Euro niedriger liegt als der Preis des Bezugsarzneimittels.

Initiative Gesundheitswirtschaft

Branchenvertretung von Industrieunternehmen, Servicedienstleistern, Medizinanbietern, Versicherungen und weiteren Unternehmen der → *Gesundheitswirtschaft*. Gegründet wurde die "Initiative Gesundheitswirtschaft e. V." von insgesamt 13 Gründungsmitgliedern am 25. September 2006 in Kassel. Ziel der Initiative ist es, einen qualitativen Beitrag zur Weiterentwicklung der Gesundheitswirtschaft und → *-politik* zu leisten. Mit der offiziellen Vereinsgründung wurde eine bis dahin punktuelle Zusammenarbeit der Akteure, die im Herbst 2004 mit einem ersten Treffen begann, in eine feste Struktur überführt.

Erster Vorsitzender der Initiative Gesundheitswirtschaft wurde Prof. Heinz Lohmann, → *Geschäftsführer* des Beratungsunternehmens Lohmann Konzept und früherer Vorstandsvorsitzender des → *LBK Hamburg*. Stellvertretender Vorsitzender wurde Prof. Dr. h.c. Ludwig-Georg Braun, Vorstandsvorsitzender der B. Braun Melsungen AG und amtierender DIHK-Präsident.

Die Grundsätze und Ziele der Initiative Gesundheitswirtschaft e. V. wurden in folgender Erklärung festgehalten:

– *Moderne Medizin für alle ist machbar!*

Der soziale Konsens, kranke Menschen – unabhängig von ihren eigenen finanziellen Möglichkeiten – mit moderner Medizin zu behandeln, ist es wert, zu einem der bedeutenden Werte des künftigen gemeinsamen Europas zu werden. Dazu ist angesichts der gesellschaftlichen Herausforderungen eine große Anstrengung vieler engagierter Kräfte notwendig. Die in der „Initiative Gesundheitswirtschaft" vereinten Unternehmer sind bereit, für eine gute Medizin für alle einzutreten. Sie sind davon überzeugt, dass die aktiven Unternehmen der Gesundheitswirtschaft durch Leistung, Qualität und Produktivität einen entscheidenden Beitrag zur Erreichung dieses Ziels erbringen können.

– *Die Gesundheitswirtschaft: Eine Branche im Aufbruch!*

Die Gesundheitsbranche ist in Bewegung. Der Fortschritt macht nicht Halt, die Zahl alter Menschen wächst, die der jungen sinkt. Die Frage nach einem gerechten System der Finanzierung der Sozialen Sicherung wird immer eindrücklicher gestellt. Zugleich weichen die traditionellen Sektorengrenzen übergreifenden Netzwerken, wächst die Bildung von Allianzen in der Gesundheitswirtschaft. Nur gemeinsam sind die kommenden Jahre steuer- und gestaltbar. Wichtig ist bei all dem, den Patienten, den Menschen im Focus zu sehen. Was dient dem Einzelnen, ohne die Gesellschaft zu überfordern.

– *Was ist die Gesundheitswirtschaft? Eine Definition*

Die Gesundheitswirtschaft ist eine neue Branche mit rund fünf Millionen Beschäftigten in Deutschland, das sind 13 Prozent der Gesamtbeschäftigten.. Ihr Umsatz wird auf 260 Milliarden Euro geschätzt und macht damit ein Zehntel des Bruttoinlandsproduktes aus. Sie besteht aus der Summe aller Unternehmen und Institutionen, die direkt und indirekt an Lösungen für erkrankte Menschen wirken bzw. zur Vorsorge beitragen. Zur Gesundheitswirtschaft gehören die Gesundheitsdienstleister, ambulant tätige Ärzte und Krankenhäuser, Apotheken, Rehabilitationseinrichtungen, Pflegedienste und -heime, Medikalproduktehersteller, Pharmaunternehmen, Medizingerä-

teproduzenten, Krankenversicherer, nicht medizinische Forschungseinrichtungen u. a.

– *Was sind die Ziele aktiver Unternehmen der Gesundheitswirtschaft? Zentrale Antworten*

„Gute Medizin zu bezahlbaren Preisen" ist die unternehmerische Antwort auf die Herausforderungen des beginnenden 21. Jahrhunderts. Mangelnde Qualität und andauernde Unwirtschaftlichkeit im Gesundheitssystem sind unethisch. Deshalb ist Wettbewerb auch in der Gesundheitsbranche wichtig. Es geht darum, kollektive Zugangsregelungen und kleinteilige bürokratische Beschränkungen durch unternehmerische Kreativität zu ersetzen. Die Gesundheitswirtschaft dient vor allem den Patienten. Der Staat muss seine Rolle und seine Aufgaben neu bestimmen. Es geht nicht um De-, sondern um Umregulierung. Es öffnet Rahmen für eine qualitätsgesicherte und flächendeckende Versorgung.

Aktive Unternehmen der Gesundheitswirtschaft unterstützen nachhaltig den begonnenen Umstieg vom Budget- zum Vertragssystem als wesentliche Voraussetzung zur Überwindung der leistungs- und wirtschaftlichkeitsfeindlichen Sektorisierung des tradierten Systems. Innovative marktwirtschaftliche Steuerungsmechanismen mit flexibler Leistungs- und Preisgestaltung führen zu intelligenten Lösungen im Umgang mit knappen Ressourcen. Die Standardisierung der Prozesse bei gleichzeitiger Individualisierung der patientenbezogenen Leistung öffnet Chancen.

Zukunftsorientierte Akteure der Gesundheitswirtschaft entwickeln gemeinsam „Lösungen für Patienten" und bieten sie modernen Krankenkassen und deren Versicherten an. Die Partner der Gesundheitswirtschaft wirken in neuen Formen der Kooperation zur Nutzung von Synergien und Optimierungspotenzialen zusammen. Sie nutzen dabei die vielfältigen Innovationschancen aller beteiligten Akteure.

Aktive Unternehmen der Gesundheitswirtschaft wollen ihren Betrieb für Kapitalanleger interessant machen, um die Finanzierung der modernen Medizin im Interesse künftiger Patienten zu sichern. Sie arbeiten deshalb in Regionen in Deutschland eng zusammen und wollen zugleich ihre Potenziale auf den europäischen und internationalen Märkten gemeinsam stärker nutzen.

– *Was will die „Initiative Gesundheitswirtschaft"? Der Start*

Die in der „Initiative Gesundheitswirtschaft" vereinten Unternehmer fördern die Entwicklung einer zukunftsträchtigen Marktordnung zur nachhaltigen Belebung des Wettbewerbs in der Gesundheitsbranche. Sie sind bereit, politische Initiativen, die diesem Ziel dienen, öffentlich zu begleiten und zu unterstützen. Sie bieten sich deshalb als Partner einer reformorientierten Politik an. Es geht darum, einer bedeutenden Zukunftsbranche und dem Motor künftigen Wachstums der Volkswirtschaft einen gesetzlichen Rahmen zu gestalten, der die Kreativität der Akteure im Interesse der Patienten herausfordert. Nicht jammern und Resignation angesichts großer Herausforderungen sind gefragt, sondern Mut und Zuversicht. Wir werden diesen Weg tatkräftig beschreiten.

Allen Menschen die moderne Medizin auch in Zukunft verfügbar zu machen und gleichzeitig die Qualität der Leistung zu garantieren, ist ein hohes ethisches Ziel. Dafür steht die „Initiative Gesundheitswirtschaft".

Innungskrankenkassen

Zu den so genannten Primärkassen (→ *Allgemeine Ortskrankenkassen*, Innungskrankenkassen, → *Betriebskrankenkassen*) gehörende Kassenart der → *gesetzlichen Krankenversicherung*.

Nach den Regelungen des → *Sozialgesetzbuches* (§§ 157 ff. SGB V) können eine oder mehrere Handwerksinnungen für die Handwerksbetriebe ihrer Mitglieder, die in die Handwerksrolle eingetragen sind, eine Innungskrankenkasse errichten, wenn in den Handwerksbetrieben der Mitglieder der Handwerksinnung regelmäßig mindestens 1000 Versicherungspflichtige beschäftigt werden und ihre Leistungsfähigkeit auf Dauer gesichert ist.

Durch das → *GKV-Modernisierungsgesetz* (GMG) ist es Handwerksbetrieben, die als Leistungserbringer zugelassen sind, untersagt worden, Innungskrankenkassen zu gründen, wenn sie nach dem SGB V Verträge mit den Krankenkassen oder deren Verbänden zu schließen haben. Damit soll der Grundsatz der Gegnerfreiheit auch für die Innungskrankenkassen sichergestellt werden. Denn anderenfalls könnten Vertragspartner der Krankenkassen gleichzeitig als Arbeitgebervertreter in den Selbstverwaltungsorganen der Innungskrankenkassen sitzen.

Spitzenorganisation der Innungskrankenkassen ist der Bundesverband der Innungskrankenkassen mit Sitz in Bergisch-Gladbach, der nach den rechtlichen Veränderungen im Laufe des Jahres 2008 aus der Körperschaft öffentlichen rechts zu einer Gesellschaft bürgerlichen rechts (GbR) umgewandelt wurde. Die Innungskrankenkassen hatten am 1. Juni 2008 insgesamt knapp 4 Millionen Mitglieder und 1,6 Millionen beitragsfrei mitversicherte Familienangehörige. Damit waren sie mit einem Marktanteil von etwa 7,9 Prozent die viertgrößte Kassenart der GKV-Kassen. Die Zahl der Innungskrankenkassen ist zwischen 1980 und 2009 von 156 auf 13 zurückgegangen.

Insolvenz

Zahlungsunfähigkeit. Diese besteht, wenn ein Schuldner seine fälligen Verbindlichkeiten ganz oder einen wesentlichen Teil davon voraussichtlich andauernd nicht mehr erfüllen kann.

Der Schuldner muss dann einen Insolvenzantrag stellen, es kommt zu einem Insolvenzverfahren, wenn die Insolvenz zulässig und die Insolvenzmasse ausreichend groß ist. Wird das Insolvenzverfahren eröffnet, wird ein Insolvenzverwalter bestellt. Im Insolvenzverfahren wird die persönliche Haftung des zahlungsunfähigen Schuldners zwangsvollstreckt, um die Gläubiger zu befriedigen. Das gesamte der Zwangsvollstreckung unterliegende Vermögen des Gemeinschuldners ist Teil des Insolvenzverfahrens, diese so genannte Insolvenzmasse dient der gemeinschaftlichen Befriedigung aller persönlichen Gläubiger.

Die Insolvenz von → *Krankenhäusern* ist keine Seltenheit mehr. So ist es in den vergangenen Jahren wegen der besonderen wirtschaftlichen Probleme auf dem Rehabilitationsmarkt insbesondere bei → *Rehabilitationskliniken* häufiger zu Insolvenzfällen gekommen. Ein weiteres Beispiel für Insolvenzen auf dem → *Krankenhausmarkt* ist die Insolvenz der Euromed AG im Sommer 2005.

Institut für das Entgeltsystem im Krankenhaus (InEK)

Ein von den Spitzenverbänden der → *Krankenkassen*, dem Verband der → *privaten Krankenversicherung* und der → *Deutschen Krankenhausgesellschaft* im Jahr 2001 gegründetes Institut, welches die Vertragspartner der → *Selbstverwaltung* bei der Einführung und Weiterentwicklung des auf → *Diagnosis Related Groups (DRG)* aufbauenden Fallpauschalensystems unterstützt. Das InEK erarbeitet jährlich einen

Entwurf für den DRG-Fallpauschalenkatalog, der von den Vertragspartner daraufhin überprüft, beraten und gegebenenfalls verabschiedet wird. Einigen sich die Vertragspartner nicht, hat das → *Bundesministerium für Gesundheit* (BMG) das Recht zur → *Ersatzvornahme*.

Das InEK erarbeitet auch die Vorgaben für die zur DRG-Abrechnung erforderliche → *Grouper*-Software und zertifiziert diese nach der Erstellung durch entsprechende Firmen.

Institut für Qualität und Wirtschaftlichkeit im Gesundheitswesen (IQWiG)

Das IQWiG ist ein unabhängiges wissenschaftliches Institut, das den Nutzen medizinischer Leistungen für den Patienten untersucht.

Das IQWiG wurde im Zuge der Gesundheitsreform am 1. Juni 2004 als eine Einrichtung der Stiftung für Qualität und Wirtschaftlichkeit im Gesundheitswesen durch den → *Gemeinsamen Bundesausschuss* (G-BA) gegründet. Dieses höchste Gremium der → *gemeinsamen Selbstverwaltung* von → *Ärzten*, → *Krankenkassen* und → *Krankenhäusern* entscheidet darüber, welche → *Leistungen* von der → *gesetzlichen Krankenversicherung* übernommen werden. Bei seiner Arbeit wird der G-BA durch die Empfehlungen des IQWiG unterstützt. Neben dem G-BA kann auch das → *Bundesministerium für Gesundheit* (BMG) Aufträge an das Institut vergeben. Ein eigenes Antragsrecht für die Beauftragung des Instituts haben darüber hinaus insbesondere → *Patientinnen*- und Patientenorganisationen, Behindertenverbände einschließlich der Selbsthilfe sowie die → *Patientenbeauftragte* der Bundesregierung. Die Aufträge werden von den Mitarbeitern und einem erweiterten Kreis unabhängiger Experten bearbeitet. Sowohl die Beschäftigten des IQWiG als auch die externen Sachverständigen sind per Gesetz verpflichtet, alle Beziehungen zu Interessenverbänden offen zu legen. Erst dann dürfen sie für das IQWiG tätig werden, und das heißt: medizinische Studien aus aller Welt zusammentragen, sichten und bewerten und dabei regelmäßig über den Fortgang der Arbeiten informieren.

Finanziert wird das IQWiG aus Mitteln der gesetzlichen Krankenversicherung (GKV).

Die Aufgaben des in Köln ansässigen Instituts regelt der § 139 SGB V.

Gesetzliche Grundlagen des Instituts SGB V:

§ 139a – Allgemeines (Gründung, Rechtsform, Gremien, Aufgaben u. a.)
§ 139b – Aufgabendurchführung
§ 139c – Finanzierung
§ 35b – Bewertung des Nutzens von → *Arzneimitteln*

Der Schwerpunkt liegt auf der Nutzenbewertung von Arzneimitteln, aber auch diagnostische und therapeutische Verfahren und Empfehlungen zur Vorsorge und Früherkennung stehen auf dem Prüfstand des IQWiG. Künftig soll das Institut auch Kosten-Nutzen-Bewertungen vornehmen. So soll das IQWiG basierend auf international verfügbaren wissenschaftlichen Daten den Nutzen von Arzneimitteln bewerten und für Verbraucher – für das medizinische Fachpublikum und für den Laien – transparente Informationen zur Qualität und Effizienz der Gesundheitsversorgung erstellen. Auf der Basis der → *evidenzbasierten Medizin* erarbeitet das IQWiG außerdem die Grundlagen für neue → *Disease Management Programme* (DMP) – strukturierte Behandlungsprogramme für chronisch Kranke. Damit nimmt das IQWiG die Rolle einer „Stiftung Medizintest" im Gesundheitswesen ein. Für die → *Patienteninformationen* hat das IQWiG eine eigene Abteilung eingerichtet. Die hier erarbeiteten Informationen werden seit Februar 2006 auf dem Portal www.gesundheitsinformation.de bereitgehalten, das nach und nach ausgebaut wird. Hier können sich Patientinnen und Patienten gezielt über Krankheiten, Arzneimittel und Therapien informieren und damit beispielsweise auf ein Arztgespräch oder eine Behandlungsentscheidung vorbereiten.

Solche medizinischen Informationen sind eine zentrale Voraussetzung für die Stärkung der Patientensouveränität, ein erklärtes Ziel von Bundesgesundheitsministerin Ulla Schmidt. Das Arzt-Patienten-Verhältnis soll sich wandeln zu einem partnerschaftlichen Verhältnis hin zu einer gemeinsamen Arbeit am Heilungserfolg. Die Patienteninformationen des IQWiG sind ein Schritt in diese Richtung.

Aktuelle Studien des IQWiG

Rund zwei Drittel der an das IQWiG vergebenen oder vom Institut selbst angestoßenen Untersuchungen befassen sich mit der → *Arzneimittelversorgung* in Deutschland. Eine der jüngsten Untersuchungen befasste sich zum Beispiel mit der Nutzenbewertung bestimmter → *Medikamente* zur Cholesterinsenkung, den sog. Statinen.

Für die Analyse hat das IQWiG weltweit klinische Studien zu diesem Thema recherchiert und bewertet. Im Mittelpunkt stand dabei die Verbesserung der medikamentösen Behandlung für Patientinnen und Patienten bei Herzinfarkt und Schlaganfällen.

Um mehr Qualität bei der Behandlung der großen Volkskrankheiten zu ermöglichen, wurde das IQWiG außerdem vom G-BA beauftragt, für sieben weit verbreitete Krankheiten die Therapiemöglichkeiten zu vergleichen. Bei Diabetes mellitus Typ 1 und Typ 2 („Altersdiabetes"), Bluthochdruck, Asthma bronchiale, chronisch obstruktiver Lungenerkrankung, Demenz und Depression untersuchen das IQWiG und die von ihm beauftragten Sachverständigen jeweils die Arzneimitteltherapien und die sonstigen Behandlungen. Dabei wird verglichen, welche Therapien den besten Einfluss auf die Lebensqualität, die Lebensverlängerung und die Vermeidung von Komplikationen haben.

Insuffizienz

Medizinischer Begriff, mit dem die nicht ausreichende → *Leistung* bzw. Leistungsfähigkeit oder Funktionsfähigkeit eines Organs oder eines Organsystems bezeichnet wird. Beispiele sind etwa die Herzinsuffizienz oder Niereninsuffizienz.

Integrierte Versorgung IV

Systematische Versorgung von Patienten über die Sektorengrenzen (z. B. zwischen ambulanter und stationärer oder stationärer und Reha-Versorgung) hinweg – meist nach zwischen den verschiedenen Leistungserbringern festgelegten Behandlungspfaden.

Ein Problem des deutschen Gesundheitswesens ist die rechtlich vorgegebene Aufteilung in Sektoren. So ist die Finanzierung der medizinischen Behandlung auf → *Budgets* für die jeweiligen Sektoren konzentriert. Somit folgt das Geld nicht der Leistung oder dem Patienten beim Wechsel von einem Versorgungssektor in einen anderen. Das bisherige System hält damit keine – zumindest keine einfachen – Lösungen für den Übergang von einem zum anderen Sektor bereit. Dies führt häufig zu Problemen bei der Zusammenarbeit etwa zwischen ambulanter und stationärer Behandlung oder beim Übergang in Rehabilitationsmaßnahmen. Vor allem hapert es dabei an der Koordination solcher sektorenübergreifenden Behandlungen. Besonders → *chronisch Kranke* sowie Schwerkranke müssen jedoch häufig mehrere oder gar alle Sektoren im Gesundheitswesen in Anspruch nehmen und benötigen dabei Hilfe und Un-

Integrierte Versorgung IV

terstützung bei der Koordination der verschiedenen Behandlungsschritte.

Hier soll die im Jahr 2000 eingeführte und Anfang 2004 weiterentwickelte Integrierte Versorgung (IV) Abhilfe schaffen: Vorrangige Ziele dabei sind:

- Veränderung der Versorgungsstruktur (koordiniert und sektorenübergreifend)
- Vermeidung von Doppeluntersuchungen
- Verbesserung der Qualität der medizinischen Versorgung
- Verbesserung der → Wirtschaftlichkeit.

Mit dem → GKV-Modernisierungsgesetz wurden vor allem rechtliche Hemmnisse abgebaut und finanzielle Anreize gesetzt, um den Ausbau der Integrierten Versorgung zu fördern. So standen zwischen 2004 und 2008 jährlich bis zu ein Prozent der jeweiligen → Gesamtvergütung der → Kassenärztlichen Vereinigungen und der Krankenhausvergütungen als Anschubfinanzierung für Integrierte Versorgung zur Verfügung.

→ Krankenkassen haben damit die Möglichkeit, ihren → Versicherten eine abgestimmte Versorgung durch direkt mit Vertragspartnern abgeschlossene IV-Verträge anzubieten, bei der → Haus– und → Fachärzte, ärztliche und nichtärztliche → Leistungserbringer, ambulanter und stationärer Bereich sowie gegebenenfalls → Apotheken koordiniert zusammenwirken. In § 140b SGB V sind die möglichen Vertragspartner abschließend wie folgt aufgelistet:

- einzelne, zur vertragsärztlichen Versorgung zugelassene Ärzte und Zahnärzte und einzelne sonstige, nach dem SGB V zur Versorgung der Versicherten berechtigte Leistungserbringer oder deren Gemeinschaften,
- Träger zugelassener Krankenhäuser, soweit sie zur Versorgung der Versicherten berechtigt sind,
- Träger von stationären Vorsorge- und Rehabilitationseinrichtungen, soweit mit ihnen ein Versorgungsvertrag nach § 111 Abs. 2 besteht,
- Träger von ambulanten Rehabilitationseinrichtungen oder deren Gemeinschaften,
- Träger von Einrichtungen nach § 95 Abs. 1 Satz 2 (Medizinische Versorgungszentren) oder deren Gemeinschaften,
- Träger von Einrichtungen, die eine integrierte Versorgung nach § 140a durch zur Versorgung der Versicherten nach dem Vierten Kapitel berechtigte Leistungserbringer anbieten,
- Gemeinschaften der vorgenannten Leistungserbringer und deren Gemeinschaften

Die Partner der Integrierten Versorgung (IV) sind dabei weitgehend frei in der Ausgestaltung der Verträge. IV-Verträge müssen – anders als etwa Verträge zu Disease-Management-Programmen – nicht gesondert genehmigt werden. Die Verantwortung für die Abfassung der vertraglichen Rechte und Pflichten liegt allein bei den Vertragspartnern. Krankenkassen können solche IV-Verträge auch mit Trägern von Medizinischen Versorgungszentren abschließen sowie mit solchen Trägern von Integrierter Versorgung, die selbst gar nicht zum Kreis der Versorger zählen, sondern eine Versorgung durch dazu berechtigte Leistungserbringer anbieten (zum Beispiel Managementgesellschaften). Damit können sich auch ganz neue integrierte Strukturen von Anbietern von Gesundheitsdienstleistungen etablieren.

Grundvoraussetzung für einen IV-Vertrag ist, dass er mindestens zwei Sektoren umfasst (Verträge über eine verschiedene Leistungssektoren übergreifende Versorgung der Versicherten), also zum Beispiel haus- und fachärztliche ambulante Versorgung, ärztliche und nicht-ärztliche Versorgung, ambulante und stationäre Behandlung oder aber die stationäre Behandlung und nachfolgende Rehabilitation. Die zweite Möglichkeit für den Abschluss von IV-Verträgen stellen solche Verträge dar, bei denen eine interdisziplinär-fachübergreifende

Versorgung der Versicherten vorgesehen ist.

Für die Versicherten bzw. Patienten ist die Teilnahme an der Integrierten Versorgung freiwillig. Die Krankenkassen haben jedoch die Möglichkeit, ihren Versicherten Bonusprogramme anzubieten, mit denen die Teilnahme an der Integrierten Versorgung finanziell gefördert wird, etwa durch verringerte Zuzahlungen oder Beitragsermäßigungen.

Ausdrücklich hat der Gesetzgeber bestimmt, dass der → *Sicherstellungsauftrag* der Kassenärztlichen Vereinigungen für die vertragsärztliche Versorgung im Rahmen von IV-Verträgen eingeschränkt ist. KVen sind auch nicht Vertragspartner im Rahmen von IV-Verträgen. Weiter können die Vertragspartner der integrierten Versorgung sich auf der Grundlage ihres jeweiligen Zulassungsstatus für die Durchführung der integrierten Versorgung darauf verständigen, dass Leistungen auch dann erbracht werden können, wenn die Erbringung dieser Leistungen vom Zulassungs- oder Ermächtigungsstatus des jeweiligen Leistungserbringers nicht gedeckt ist.

Mit dem → *Vertragsarztrechtsänderungsgesetz* (VÄndG) und dem → *GKV-Wettbewerbsstärkungsgesetz* wurden die Vorschriften zur Integrierten Versorgung wie folgt verändert:

- Verlängerung der Abschubfinanzierung für IV bis Ende 2008
- IV-Verträge sollen eine bevölkerungsbezogene Flächendeckung der Versorgung der Versicherten ermöglichen
- Krankenhäuser erhalten die Möglichkeit, auch im Rahmen von Integrationsverträgen Leistungen nach § 116b Abs. 3 SGB V (siehe auch: → *Ambulante Behandlung im Krankenhaus*) zu erbringen.
- Einbindung der → *Pflegeversicherung* in die Integrierte Versorgung
- Streichung der Rückzahlungsverpflichtung im Rahmen der integrierten Versorgung. Für die Anschubfinanzierung der integrierten Versorgung werden von den → *Krankenkassen* u. a. bei Krankenhäusern finanzielle Mittel einbehalten. Für nicht verwendete Beträge aus dieser Anschubfinanzierung bestand bislang eine Rückzahlungspflicht, diese wird für die Vergangenheit gestrichen, sodass nicht verwendete Mittel für die Jahre 2004 bis 2006 bei den Krankenkassen verbleiben.

Übersicht über die Entwicklung der Integrierten Versorgung

Die Zahl der Verträge zur Integrierten Versorgung (IV) hat seit Existenz der rechtlichen Voraussetzungen ständig zugenommen. Ende 2008 gab es insgesamt 6.407 Verträge zur Integrierten Versorgung, während es Ende 2004 erst 1.477 waren.

Die Zahl der in IV-Verträgen eingeschriebenen Versicherten betrug Ende 2008 4,036 Millionen.

Das Vergütungsvolumen für IV-Verträge belief sich Ende 2008 auf 811 Millionen Euro.

Internet-Apotheke

Vertrieb von → *Arzneimittel* über → *Apotheken*, die Arzneimittel ausschließlich oder auch über das Internet verkaufen und die vom Kunden bestellte Arzneimittel per Versand zustellen. Rezeptpflichtige Arzneimittel dürfen von den Internet-Apotheken nicht ohne Nachweis des Vorliegens einer ärztlichen Verschreibung abgegeben werden.

Mit dem → *GMG* wurde neben dem → *Versandhandel mit Arzneimitteln* auch die Versorgung der Bevölkerung über Internet-Apotheken erlaubt. Dabei sind nach den gesetzlichen Regelungen weitere besondere Voraussetzungen zu erfüllen, etwa ein funktionierendes Qualitätsmanagementsystem.

Investitionsfinanzierung

Teil des mit dem Krankenhausfinanzierungsgesetz von 1972 eingeführten Prinzips der dualen → *Krankenhausfinanzierung*: Dabei sind die → *Krankenkassen* für die Tragung der Betriebskosten und die Bundesländer für die Investitionsfinanzierung zuständig.

Allerdings kommen die Bundesländer ihrer Verpflichtung auf Grund ihrer Finanzsituation immer weniger nach. Dies führt zu einem erheblichen → *Investitionsstau* bei den → *Krankenhäusern* und zu der Notwendigkeit, immer häufiger unabweisbare Rationalisierungsinvestitionen selbst zu finanzieren.

Ein schrittweiser Übergang der Krankenhausfinanzierung zum monistischen System ist zwar bereits politisch mehrfach diskutiert, gesetzlich bisher jedoch nicht umgesetzt worden, weil es insbesondere keine Lösung für einen finanziellen Ausgleich für die → *gesetzliche Krankenversicherung* für die ihr dadurch entstehenden Mehrbelastungen gab.

Investitionspauschale

Das Gesetz zum ordnungspolitischen Rahmen der → *Krankenhausfinanzierung* ab dem Jahr 2009 (→ *Krankenhausfinanzierungsreformgesetz*; Abkürzung KHRG) enthält Regelungen zur Umstellung der bisherigen → *Investitionsfinanzierung* der → *Krankenhäuser* auf Investitionspauschalen. Die bisherige, auf Einzelzuweisungen und Pauschalzuweisungen beruhende Investitionsfinanzierung der Krankenhäuser soll nach den Regelungen des KHRG ab 2012 grundsätzlich auf Investitionspauschalen umgestellt werden, wenn sich die Länder hierzu entscheiden.

Dazu enthält das KHRG einen gesetzlicher Auftrag zur Entwicklung einer Reform der Investitionsfinanzierung der Krankenhäuser durch leistungsorientierte Investitionspauschalen bis Ende 2009. Die näheren Einzelheiten des Verfahrens hierzu müssen Länder und Bund festlegen. Die Selbstverwaltungspartner auf der Bundesebene und das → *Institut für das Entgeltsystem im Krankenhaus (InEK)* werden mit der Kalkulation von Investitionsbewertungsrelationen beauftragt.

Bereits ab dem Jahr 2008 hat das Land Nordrhein-Westfalen seine Krankenhausinvestitionsfinanzierung mit dem Krankenhausgestaltungsgesetz auf Investitionspauschalen umgestellt, die in NRW Baupauschalen heißen. Nach Abschluss einer Übergangsphase bis 2011 sollen alle Plan-Krankenhäuser in NRW einen jährlichen Anspruch auf die Bau-Investitionspauschale haben. Die zukünftige durchschnittliche Baupauschale soll bei rund 410.000 Euro liegen. Für die Übergangsjahre bis einschließlich 2011 sollen die Krankenhäuser schrittweise in die neue Förderung aufgenommen werden, wobei die Reihenfolge sich nach den Förderungen der Vergangenheit richten soll.

Investitionsstau

Ein Investitionsstau liegt vor, wenn durch das langfristige Ausbleiben von Kapitaleinsatz zur Erhaltung oder Ausweitung von Gebäuden, Anlagen und anderen Sachgüterbeständen, zum Beispiel technischen Geräten, eine größere Menge Kapital investiert werden müsste, um technologische und andere Rückstände aufzuholen.

Auf dem → *Krankenhausmarkt* hat sich ein erheblicher Investitionsstau aufgebaut, weil die Bundesländer ihren Verpflichtungen aus der → *Krankenhausfinanzierung* zur Finanzierung der Investitionskosten von → *Krankenhäusern* nicht mehr in ausreichendem Umfang nachkommen. Der Investitionsstau wird von der → *Deutschen Krankenhausgesellschaft* auf 25 bis 50 Milliarden Euro geschätzt. Die Investitionsmittel der Bundesländer machen mittlerweile nur noch rund die Hälfte der von den → *Kliniken* insgesamt pro Jahr eingesetzten Investitionsmittel aus.

Inzidenz

Begriff der → *Epidemiologie* für die Neuerkrankungsrate. Inzidenz bezeichnet die Anzahl der innerhalb einer definierten Zeitperiode neu an einer Krankheit oder einem Symptom Erkrankten in einer definierten Population.

→ *Prävalenz* und Inzidenz stehen in einem engen Zusammenhang zueinander: Mit steigender Inzidenz und/oder steigender Krankheitsdauer steigt auch die Prävalenz.

IQWiG

Abkürzung für: → *Institut für Qualität und Wirtschaftlichkeit im Gesundheitswesen.*

Joint Commission

Vollständiger Name: Joint Commission on Accreditation of Healthcare Organizations (JCAHO) beziehungsweise Joint Commission International (JCI). Eine unabhängige, nicht profitorientierte amerikanische Organisation und ihr internationaler Ableger, welche Standards festlegen, nach denen die Qualität von Gesundheitseinrichtungen bewertet wird und die hierzu → *Zertifizierung*en durchführen.

Die Joint Commission entstand 1951 durch den Zusammenschluss mehrerer amerikanischer Ärzte- und Krankenhausvereinigungen, ihren aktuellen Namen trägt sie seit 1987. Die Joint Commission International (JCI) existiert seit 1997 und setzt die Ziele der JCAHO auf internationaler Ebene um.

Die JCAHO/ JCI bieten ein speziell auf das → *Gesundheitswesen* zugeschnittenes System zur → *Qualitätssicherung* an, wobei immer ganze → *Krankenhäuser* und nicht nur einzelne Abteilungen bewertet werden. Sämtliche Abläufe, von der Patientenaufnahme über Untersuchungen und Behandlungen bis hin zur Verlegung und Entlassung eines Patienten, werden bei der Überprüfung durch die JCAHO/ JCI bewertet.

Das deutsche → *KTQ*-Zertifizierungssystem hat sich in seinen Ursprüngen an das von der Joint Commission verwendete Zertifizierungssystem angelehnt und dies nach den deutschen Besonderheiten und Bedürfnissen weiterentwickelt.

Joint Venture

Englisch für Gemeinschaftsunternehmen, Interessengemeinschaft. Vereinbarung über die Kooperation von Gesellschaften, meistens durch die Gründung einer neuen, gemeinsam getragenen Gesellschaft. Es bestehen also Vertrags- oder Kapitalverflechtungen zwischen den Unternehmen. Neben ihrem Kapital bringen die Gesellschaften, welche die Kooperation vereinbaren, meist vor allem Ressourcen in Form von Technologie, Schutzrechten oder Know-how ein.

Oft werden Joint Ventures vereinbart, um auf einem für ein Unternehmen sonst nicht zugänglichen Markt Fuß zu fassen. Auf dem → *Krankenhausmarkt* sind Joint Ventures noch nicht üblich.

K

Kapazität

Von lateinisch: capacitas – das Fassungs- oder Leistungsvermögen. Wirtschaftswissenschaftlich die Leistungsfähigkeit, das Nutzungspotenzial bzw. die Produktionsmöglichkeiten einer Volkswirtschaft, eines Wirtschaftszweiges oder eines einzelnen Betriebes in einer bestimmten Zeitperiode. Dabei hängt die Gesamtkapazität von den Teilkapazitäten ab, Kapazitätsengpässe begrenzen die Gesamtkapazität.

Auf dem → *Krankenhausmarkt* gibt es verbreitete Maße für die Nutzung der vorhandenen Kapazitäten. Ein solches Maß ist zum Beispiel in Deutschland die Bettenauslastung, die im Allgemeinen angibt, zu welchem Prozentsatz die Bettenkapazität eines → *Krankenhauses* oder der Krankenhäuser in einem Bundesland bzw. in Deutschland insgesamt in einer Zeitperiode genutzt wurden.

Für die Beschreibung der Kapazität eines → *Gesundheitssystems* werden häufig allgemeine Kennziffern wie die Bettenzahl, die Krankenhaus-Anzahl, die Zahl der berufsausübenden → *Ärzte*, → *Zahnärzte*, → *Apotheker* und Krankenpflegekräfte, aber auch die Zahl der ambulant und stationär behandelten Patienten herangezogen.

Kapitaldeckung

Ein Verfahren zur Finanzierung von Versicherungen. Beim Kapitaldeckungsverfahren werden im Gegensatz zur → *Umlagefinanzierung* Versicherungsbeiträge in dem Umfang, in dem sie nicht zur Schadensabdeckung verwendet werden, regelmäßig angelegt, so dass später die jeweils fällig werdenden Ansprüche der Versicherten durch die Erträge der angelegten → *Beiträge* und die angelegten Beiträge selbst abgedeckt sind.

Das Kapitaldeckungsverfahren ist Grundprinzip fast aller Kapitallebensversicherungen, auch die so genannte „Riester-Rente", eine staatlich geförderte freiwillige Ergänzung zur gesetzlichen Rente, ist kapitalgedeckt. Die private Krankenversicherung arbeitet ebenfalls nach dem Kapitaldeckungsverfahren. In Zeiten eines geringeren Schadensanfalls werden damit für eine Versichertenkohorte Mittel angesammelt, die später sowohl für die Minderung von Beitragsanpassungen als auch für die Abdeckung höherer Schäden verwendet werden können.

Die von Otto von Bismarck eingeführten Sozialversicherungen waren bis nach dem zweiten Weltkrieg teilweise kapitalgedeckt, dieses Prinzip wurde jedoch wegen der kriegsbedingten demografischen Effekten und der Inflation durch die Umlagefinanzierung ersetzt.

Gegenwärtig wird dagegen darüber diskutiert, ob wegen der absehbaren → *demografischen Entwicklung* in Deutschland und dadurch voraussichtlich ausgelösten langfristigen Steigerungen der Beitragssätze in bestimmten Sozialversicherungszweigen das Umlageverfahren durch kapitalgedeckte Anteile ergänzt werden sollte. Ein vollständiger Umstieg auf das Kapitaldeckungsverfahren gilt wegen der höheren Belastung der ersten Altersgruppen zur Ansammlung von Deckungskapital und der deshalb erforderlichen langen Übergangszeiten für schwer realisierbar. Im jüngsten Sozialversicherungszweig, der Pflegeversicherung, gilt ein vollständiger Umstieg dagegen als denkbar.

Kapitaleinlage

Kapitaleinlage

Eine Einlage in Form von Geld, die ein Gesellschafter in ein Unternehmen/ eine Gesellschaft als Beteiligung einbringt.

Im Gegensatz dazu werden bei einer Sacheinlage Sachwerte als Beteiligung in eine Gesellschaft eingebracht.

Bei den heute noch am stärksten verbreiteten Rechtsformen für → *Krankenhäuser* benötigen die Kapitalgesellschaften (→ *Gesellschaft mit beschränkter Haftung* bzw. gGmbH, Kommanditgesellschaft auf Aktien KGaA, → *Aktiengesellschaft*) Kapitaleinlagen.

Anderes gilt für den Regie- und Eigenbetrieb als die immer noch recht häufigen Rechtsformen für kommunale Krankenhäuser. Beim → *Regiebetrieb* handelt es sich um einen in personeller, organisatorischer und rechtlicher Hinsicht und damit auch haushaltsrechtlich vollständig in die Kommunalverwaltung integrierten Betrieb. Auch der → *Eigenbetrieb* hat keine eigene Rechtspersönlichkeit, es handelt sich vielmehr um ein ausgegliedertes Sondervermögen des eigentlichen Rechtsträgers mit eigenem Wirtschaftsplan.

Kapitalmarkt

Der Markt für mittel- und langfristige Kredite und für Beteiligungskapital. Der Kapitalmarkt dient Unternehmen und auch staatlichen Einrichtungen zur Finanzierung ihrer Investitionen. Unterschieden wird zwischen dem organisierten, also dem Kapitalmarkt der Banken und Börsen, und dem nicht organisierten Kapitalmarkt, auf dem Kapitaltransaktionen ohne die Mitwirkung von Börsen oder Kreditinstituten stattfinden.

Wichtige Teilmärkte des Kapitalmarkts sind zum Beispiel der Renten- und der Aktienmarkt.

Der Kapitalmarkt gewinnt zunehmend auch für Unternehmen des → *Gesundheitsmarktes* an Bedeutung. Grund hierfür ist, dass immer häufiger nicht nur kurzfristig Kapital, etwa zur Überbrückung von Liquiditäts-Problemen, benötigt wird, sondern auch langfristig Kapital für Investitionen erforderlich ist. Der zunehmende Rückzug der Bundesländer aus der → *Krankenhausfinanzierung*, die langen Wartezeiten auf Investitionsmittel und die Art der Finanzierung von Krankenhaus-Investitionen durch zeitliche Streckung der Auszahlung der bewilligten staatlichen Investitionsmittel zwingen vor allem → *Krankenhäuser* verstärkt zur Kreditfinanzierung über den Kapitalmarkt.

Kappungsgrenze

Durch das 2. Fallpauschalenänderungsgesetz (2. FPÄndG) eingeführte Begrenzung der Budgetminderungen durch die vorgeschriebene Anpassung von krankenhausindividuellen → *Basisfallwerten* an den → *Landesbasisfallwert* in der → *Konvergenzphase* vom 1. Januar 2005 bis zum 1. Januar 2009.

Die Einführung der Kappungsgrenze bewirkte, dass der maximale Betrag, den ein → *Krankenhaus* durch die Budgetminderung verliert, auf 1 Prozent (2005), 1,5 Prozent (2006), 2 Prozent (2007), 2,5 Prozent (2008) und 3 Prozent (2009) des jeweiligen Krankenhausbudgets begrenzt wurde. Dies schützte solche Krankenhäuser, deren Kosten deutlich höher lagen als im Landesdurchschnitt, vor hohen Budgetverlusten.

Die Kappungsgrenze bewirkte aber auch, dass entgegen der ursprünglichen Absicht am Ende der Konvergenzphase Anfang 2009 die Basisfallwerte der Krankenhäuser in einem Land nicht auf dem gleichen Niveau lagen, sondern bei den Kliniken, bei denen die Kappungsgrenze gegriffen hatte, noch höhere Basisfallwerte galten. Mit dem Krankenhausfinanzierungsreformgesetz (KHRG) wurde die Konvergenzphase um ein Jahr bis Ende 2009 verlängert.

Kassenarzt

Gängiger, früher auch offiziell gültiger Begriff für den heute im → *Sozialgesetzbuch* (SGB) V benutzten Begriff → *Vertragsarzt*.

Kassenärztliche Bundesvereinigung

Abkürzung KBV.

Körperschaft des öffentlichen Rechts, die nach den Vorschriften des → *Sozialgesetzbuches* (SGB) V von den 17 → *Kassenärztlichen Vereinigungen* (KVen) gebildet wird. Die KBV hat einen hauptamtlichen → *Vorstand* (die Hauptamtlichkeit der Vorstandstätigkeit wurde durch das am 1. Januar 2004 in Kraft getretene → *GKV-Modernisierungsgesetz* – GMG – eingeführt) mit einer Amtszeit von sechs Jahren und eine Vertreterversammlung mit maximal 60 Mitgliedern. Sie steht unter der Aufsicht des → *Bundesministeriums für Gesundheit* (BMG).

Grundsätzliche Aufgabe der KBV ist die Erfüllung der ihr durch das SGB V übertragenen Aufgaben der vertragsärztlichen Versorgung, insbesondere der Abschluss der Gesamtverträge mit dem GKV-Spitzenverband. Darüber hinaus ist die KBV auch gesundheits- und berufspolitische Spitzenvertretung der Vertragsärzte in Deutschland. Mit dem GKV-Modernisierungsgesetz wurde die KBV – ebenso wie die einzelnen KVen – auch dazu verpflichtet, eine Stelle zur Bekämpfung von Fehlverhalten im Gesundheitswesen einzurichten, die Fällen und Sachverhalten nachzugehen hat, die auf Unregelmäßigkeiten oder auf rechtswidrige oder zweckwidrige Nutzung von Finanzmitteln im Zusammenhang mit den Aufgaben der Kassenärztlichen Bundesvereinigung hindeuten.

Gegründet wurde die Kassenärztliche Bundesvereinigung (KBV) 1955 als Rechtsnachfolgerin der Kassenärztlichen Vereinigung Deutschlands.

Kassenärztliche Vereinigung

Abkürzung KV.

Körperschaft des öffentlichen Rechts, deren Mitglieder per Gesetz alle zugelassenen → *Vertragsärzte* sind, die im Geltungsbereich der jeweiligen Kassenärztlichen Vereinigung praktizieren. Die KVen sind Bestandteil der gemeinsamen Selbstverwaltung in der → *gesetzlichen Krankenversicherung* und Vertragspartner der gesetzlichen → *Krankenkassen*. KVen haben einen hauptamtlichen → *Vorstand* (die Hauptamtlichkeit der Vorstandstätigkeit wurde durch das am 1. Januar 2004 in Kraft getretene → *GKV-Modernisierungsgesetz* – GMG – eingeführt) und eine Vertreterversammlung. Sie stehen unter der Aufsicht der Länder. Insgesamt gibt es heute in Deutschland 17 KVen, in jedem Bundesland eine, in Nordrhein-Westfalen zwei.

Grundsätzliche Aufgabe der KVen ist die Erfüllung der ihnen durch das → *Sozialgesetzbuch* (SGB) V übertragenen Aufgaben der vertragsärztlichen Versorgung. Dazu gehören insbesondere die Erfüllung des → *Sicherstellungsauftrags*, die Bereitstellung eines ärztlichen Notdienstes, der Abschluss der Gesamtverträge mit den Landesverbänden der Krankenkassen und den Verbänden der Ersatzkassen, die Verteilung der → *Gesamtvergütung* unter den zugelassenen niedergelassenen Ärzten sowie die Prüfung vertragsärztlicher Abrechnungen. Außerdem nehmen die KVen Aufgaben des → *Qualitätsmanagements* war und bieten ihren Mitgliedern entsprechende Systeme an. Mit der Einführung eines → *Zweitmeinungsverfahrens* haben die KVen zusätzlich die Aufgabe, Zweitmeinungsärzte im Einvernehmen mit den Landesverbänden der Krankenkassen und den Verbänden der Ersatzkassen zu bestimmen.

Die KVen bilden gemeinsam die → *Kassenärztliche Bundesvereinigung*.

Kassenfusionen

Begriff, der gemeinhin für die Fusion von → *Krankenkassen*, insbesondere von → *gesetzlichen Krankenkassen* verwendet wird.

Durch die Einführung des → *Gesundheitsfonds*, des → *einheitlichen Beitragssatzes* und des → *morbiditätsorientierten Risikostrukturausgleichs* Anfang 2009 hat die Zahl der → *Fusionen* unter gesetzlichen Krankenkassen stark zugenommen. So hat das → *Bundesversicherungsamt* zwischen Anfang Januar und Anfang August 2009 insgesamt 22 Fusionen genehmigt, darunter unter anderem die Fusion der Techniker Krankenkasse mit der IKK-Direkt zum 1. Januar 2009 sowie die Fusion der KKH mit der Allianz BKK zum 1. April 2009. Außerdem hat die neue KKH/Allianz zum 1. Juli 2009 noch mit der Metro AG Kaufhof BKK in Köln fusioniert. Für Anfang 2010 ist darüber hinaus eine Fusion zwischen der Barmer Ersatzkasse (BEK) und der Gmünder Ersatzkasse zur dann größten deutschen gesetzlichen Krankenkasse mit 8,6 Millionen Versicherten angekündigt worden.

Zwischen Januar 2008 und Januar 2010 hat die Zahl der GKV-Kassen nach der Statistik des → *Bundesgesundheitsministeriums (BMG)* von 221 auf 169 abgenommen.

Kassenwahlfreiheit

Zum 1. Januar 1996 mit dem → *Gesundheitsstrukturgesetz (GSG)* eingeführte Wahlfreiheit der Kasse in der → *gesetzlichen Krankenversicherung (GKV)*. Mitglieder der GKV können seitdem ihre → *Krankenkasse* grundsätzlich frei wählen. Nur noch die See-Krankenkasse, die → *Bundesknappschaft* und die Landwirtschaftlichen Krankenkassen bekommen Mitglieder zugewiesen, um ihre Existenz zu sichern. Seit dem 1.1.2002 können Mitglieder in der GKV die Mitgliedschaft zum Ablauf des übernächsten Kalendermonats kündigen, um eine andere Krankenkasse zu wählen. Dies war vorher nur anlassbezogen, zum Beispiel bei einem Arbeitgeberwechsel, möglich. Die Kassenwahl ist grundsätzlich für 18 Monate bindend, bei → *Beitragssatzerhöhungen* bzw. der Erhebung eines Zusatzbeitrages besteht allerdings ein Sonderkündigungsrecht.

Das Kassenwahlrecht gilt nur für die Mitglieder der gesetzlichen Krankenversicherung; im Rahmen der → *Familienversicherung* beitragsfrei mitversicherte Familienangehörige sind dagegen an die Wahl der Krankenkasse des jeweiligen Mitgliedes gebunden.

Kassenzahnärztliche Bundesvereinigung

Abkürzung KZBV.

Körperschaft des öffentlichen Rechts mit Sitz in Köln, die nach Paragraph 77 → *Sozialgesetzbuches* (SGB) V von den 17 → *Kassenzahnärztlichen Vereinigungen* (KZVen) gebildet wird. Die KZBV hat einen hauptamtlichen → *Vorstand* mit einer Amtszeit von sechs Jahren und eine Vertreterversammlung mit maximal 60 Mitgliedern, sie steht unter der Aufsicht des → *Bundesministeriums für Gesundheit* (BMG).

Grundsätzliche Aufgabe der KZBV ist die Erfüllung der ihr durch das Sozialgesetzbuch (SGB) V übertragenen Aufgaben der vertragszahnärztlichen Versorgung, insbesondere der Abschluss der Gesamtverträge mit den Spitzenverbänden der gesetzlichen → *Krankenkassen* sowie die Sicherstellung der vertragszahnärztlichen Versorgung. Darüber hinaus ist die KZBV auch gesundheits- und berufspolitische Spitzenvertretung der Vertragszahnärzte in Deutschland.

Gegründet wurde die KZBV 1955 als Rechtsnachfolgerin der Kassenzahnärztlichen Vereinigung Deutschlands.

Kassenzahnärztliche Vereinigung

Abkürzung KZV.

Körperschaft des öffentlichen Rechts, deren Mitglieder per Gesetz alle zugelassenen Vertragszahnärzte sind, welche im Geltungsbereich der jeweiligen Kassenzahnärztlichen Vereinigung praktizieren. Die KZVen sind Bestandteil der Selbstverwaltung der → *Gesetzlichen Krankenversicherung* (GKV) und Vertragspartner der gesetzlichen → *Krankenkassen*. KZVen haben einen hauptamtlichen → *Vorstand* mit bis zu drei Mitgliedern (die Hauptamtlichkeit der Vorstandstätigkeit wurde durch das am 1. Januar 2004 in Kraft getretene → *GKV-Modernisierungsgesetz – GMG –* eingeführt) und eine Vertreterversammlung. Die Aufsicht über die Kassenärztlichen Vereinigungen führen die für die Sozialversicherung zuständigen obersten Verwaltungsbehörden der Länder. Insgesamt gibt es heute in Deutschland 17 KZVen, in jedem Bundesland eine, in Nordrhein-Westfalen aus der historischen Entwicklung heraus zwei.

Grundsätzliche Aufgabe der KZVen ist die Erfüllung der ihnen durch das → *Sozialgesetzbuch* (SGB) V übertragenen Aufgaben der vertragsärztlichen Versorgung. Dazu gehören insbesondere die Erfüllung des → *Sicherstellungsauftrags*, die Bereitstellung eines zahnärztlichen Notdienstes, der Abschluss der Gesamtverträge mit den Landesverbänden der Krankenkassen und den Verbänden der Ersatzkassen, die Verteilung der → *Gesamtvergütung* unter den zugelassenen niedergelassenen Zahnärzten sowie die Prüfung vertragszahnärztlicher Abrechnungen. Außerdem nehmen die KZVen Aufgaben des → *Qualitätsmanagements* wahr und bieten ihren Mitgliedern entsprechende Systeme an.

Die KZVen bilden gemeinsam die → *Kassenzahnärztliche Bundesvereinigung*.

Käufermarkt

Der Begriff Käufermarkt beschreibt eine Marktsituation, in der die Marktbedingungen überwiegend durch die Käufer bzw. Nachfrager bestimmt werden. Dies kann beispielsweise dadurch zustande kommen, dass es einer Leistung an Dringlichkeit fehlt (die Leistung ist zeitlich verschiebbar) oder das Angebot größer als die Nachfrage ist, also ein Angebotsüberhang besteht. Ebenso kann das Fehlen von Konkurrenz unter den Käufern (Einkaufskartelle) eine Ursache sein.

Das gegenteilige Extrem stellt der Verkäufermarkt dar, in dem die Verkäufer die Marktbedingungen bestimmen.

Auf dem → *Gesundheitsmarkt* existieren aufgrund der staatlichen Rahmengesetzgebung und Steuerung des Marktgeschehens überwiegend andere Bedingungen. Dort gibt es die Situation des Käufermarktes bezogen auf einzelne Versicherte/Patienten als Käufer eher selten. Hier ist die Nachfrage meist größer als das Angebot, außerdem verhindert die Informations-Asymmetrie eine ausreichende Übersicht der Käufer über die tatsächliche Angebotssituation. Im Allgemeinen können die Leistungen zeitlich auch nicht oder nur wenig aufgeschoben werden. Eine Ausnahme stellen nicht dringliche (elektive) Eingriffe dar, bei denen Patienten zunehmend verschiedene, zum Teil auch räumlich weit entfernte Angebote prüfen, bevor sie sich entschließen, wo und von wem sie den Eingriff vornehmen lassen.

Anders sieht es im Hinblick auf die → *Krankenkassen* als Käufer für die Bereiche aus, in denen sie ohne Einschränkungen als solche auftreten können. Durch die Bündelung von Einkaufsmacht entsteht hier leicht die Situation eines Käufermarktes. Eine solche Entwicklung wird zum Beispiel befürchtet, wenn die → *Kollektivverträge* für die ambulante Versorgung durch → *Vertragsärzte* wegfallen sollten und stattdessen → *Einzelverträge* zwischen den Vertragsärzten und den Krankenkassen treten sollten.

Kennzahlen

Auch: Richtzahlen, Kennziffern.

Kennzahlen dienen der Veranschaulichung wirtschaftlicher Tatbestände und damit der Unternehmens- und Haushaltsanalyse, aber auch dem inner- bzw. zwischenbetrieblichen Vergleich. Mit Kennzahlen können Größen, welche Auskunft über die Leistungsfähigkeit eines Systems geben, objektiv und wiederholbar ermittelt und in einer einzigen Zahl ausgedrückt werden. Kennzahlen sind dabei Verhältniszahlen, deren Wert (Kennzahlenwert) zu einem bestimmten Stichtag ermittelt wird. Dieser Wert kann daraufhin zum Beispiel mit einem zu erreichenden Zielwert oder mit entsprechenden Vorjahreswerten verglichen werden. Ebenso kann (bei gleichen Regeln für die Ermittlung) ein Vergleich mit anderen Systemen stattfinden (→ *Benchmarking*).

Das Management mit Hilfe von Kennzahlen gewinnt auch auf dem Gesundheitsmarkt zunehmend an Bedeutung. Insbesondere das → *Krankenhausmanagement* nutzt heute Kennzahlen zur Steuerung des Unternehmens, wobei es sich hier sowohl um ökonomische wie medizinische Kennzahlen handelt. Eine solche Kennzahl ist zum Beispiel der → *Case Mix Index* (CMI), der den durchschnittlichen → *Schweregrad* der in der betreffenden Einrichtung im Laufe eines Zeitraumes behandelten Fälle angibt. Der CMI ergibt sich dabei als Summe der → *Relativgewichte* aller Behandlungsfälle, dividiert durch die Anzahl der Behandlungsfälle. Dabei kann der CMI sowohl auf eine Krankenhaus-Gruppe, ein Krankenhaus oder eine Abteilung eines Krankenhauses bezogen sein. Der CMI eignet sich auch zum Benchmarking zwischen Krankenhäusern oder gleichen Fachabteilungen unterschiedlicher Krankenhäuser.

Kernkompetenz

Synonym für Core Competence (engl.).

Erstmals 1990 von C.K Prahalad, Gary Hamel[1] in die Management-Theorie eingeführter Begriff, der die zentralen Fähigkeiten und Fertigkeiten und das dazu gehörige Wissen eines Unternehmens oder einer Organisation beschreiben soll. In der heutigen Nutzung des Begriffes werden damit vor allem die Kompetenzen bezeichnet, die ein Unternehmen befähigen, seine Produkte bzw. Dienstleistungen besonders gut zu erstellen. „Gut" meint dabei sowohl hohe Qualität als auch Preisgünstigkeit. In der Kernkompetenz wird auch der zentrale differenzierende Faktor im Wettbewerb zu anderen Unternehmen und Organisationen gesehen.

In der Diskussion um Wirtschaftlichkeit auf dem → *Gesundheitsmarkt* wird Kernkompetenz aber auch dazu benutzt, um solche Fähigkeiten, Fertigkeiten und Wissensbestandteile zu identifizieren, die notwendigerweise direkt im Unternehmen selbst vorgehalten werden müssen, um das Produkt oder die Dienstleistung erstellen zu können. Alle nicht zur Kernkompetenz eines Unternehmens gehörenden Bereiche können demgemäß prinzipiell auch ausge-

---

[1] C. K. Prahalad/Gary Hamel, The Core Competence of the Corporation, in: Harvard Business Review, May-June 1990, S. 79 ff.

gliedert und von Zulieferern bzw. Subunternehmen erbracht werden.

Gemäß dieser Einschätzung gehören das ärztliche und pflegerische sowie das Management-Know How zu den Kernkompetenzen eines → *Krankenhauses*. Andere Bereiche wie Reinigung, Catering etc. können demgemäß ausgegliedert werden. Allerdings ist diese Auffassung nicht unumstritten. Wie das Beispiel vieler US-amerikanischer Krankenhäuser zeigt, kann auch das medizinische Know How durchaus durch Verträge mit niedergelassenen → *Ärzten* zugekauft werden und muss nicht unbedingt in eigenem Personal vorgehalten werden.

Bei der → *Integrierten Versorgung* wird außerdem die Koordination verschiedener Leistungsangebote und Leistungserbringer zu einer Kern-Fähigkeit der IV-Organisation. Manche Fachleute gehen so weit, dass sie in der Koordinationsfunktion die Kernkompetenz von spezialisierten IV-Anbietern sehen. Dabei hat der IV-Anbieter die Klammer-Funktion zwischen Kostenträgern einerseits, Leistungserbringern andererseits und schließlich den Versicherten bzw. → *Patienten* auf der dritten Seite.

Key Account

Deutscher Begriff: Schlüsselkunden. Kunden eines Unternehmens, die aufgrund ihrer Bedeutung für den Geschäftserfolg anderen Kunden gegenüber eine bevorzugte Behandlung erhalten.

Ein Key-Account-Manager betreut explizit die Schlüsselkunden und koordiniert für sie wichtige Funktionen.

Auch auf dem → *Gesundheitsmarkt* setzt sich vermehrt die Erkenntnis durch, dass es Schlüsselkunden gibt. So stellen zum Beispiel die → *Einweiser* mit höheren Einweisungsquoten, aber auch die → *Krankenkassen* Key Accounts für → *Krankenhäuser* dar, die einer besonderen Beachtung und Betreuung bedürfen. Immer mehr Krankenhäuser gehen auch dazu über, ein spezielles Einweiser-Management einzurichten, mit dessen Hilfe die Kontakte zu den Einweisern gepflegt und deren Bedürfnisse stärker berücksichtigt werden sollen.

Klinik

Häufig als Synonym für → *Krankenhaus* oder Klinikum verwendeter Begriff.

In der Grundbedeutung wird mit Klinik jedoch ein abgeschlossener Teil eines Krankenhauses bezeichnet, der im Allgemeinen eine Fachabteilung umfasst.

In einer weiteren Bedeutung bezeichnet man mit Klinik den klinischen Teil der Ausbildung zum → *Arzt*, der auf den vorklinischen Teil der Ausbildung folgt.

Schließlich bedeutet Klinik in der medizinischen Fachsprache auch das klinische (Erscheinungs-) Bild eines Patienten bzw. einer Erkrankung.

Klinikbetreiber

Synonym verwendeter Begriff für Krankenhausbetreiber oder → *Krankenhausträger*.

Klinikgruppe

Synonym verwendeter Begriff für Krankenhausgruppe oder → *Krankenhauskette*.

Klinikhotel

Synonym verwendeter Begriff für → *Patientenhotel*.

Teilweise werden inhaltlich allerdings andere Schwerpunkte gesetzt, etwa dadurch, dass ein Klinikhotel vorrangig für die Unterbringung von Begleitpersonen und

Selbstzahlern, nicht oder nur eingeschränkt aber für die Unterbringung von Patienten vorgesehen ist.

Klinikkette

Synonym verwendeter Begriff für Klinik(en)gruppe, → *Krankenhauskette*, Krankenhausgruppe oder Klinikkonzern.

Alle diese Begriffe bezeichnen einen → *Krankenhausträger*, der mehrere bzw. viele → *Krankenhäuser* betreibt. Dabei kann es sich um → *Akutkrankenhäuser* und/oder → *Rehabilitationskliniken* handeln.

Kliniksektor

Siehe → *Krankenhaussektor*.

Klinikträger

Synonym verwendeter Begriff für Klinikbetreiber, Krankenhausbetreiber oder → *Krankenhausträger*.

Klinikum Region Hannover GmbH

Rückwirkend zum Beginn des Jahres 2005 gegründete kommunale → *Krankenhauskette*, unter deren Dach alle sieben → *Krankenhäuser* der Stadt Hannover und sechs → *Kliniken* der Region Hannover zusammengefasst wurden. Die endgültige Eintragung ins Handelsregister erfolgte im September 2005. Die Klinikum Region Hannover GmbH umfasst 13 Krankenhäuser mit 3.400 Betten, 8.500 Mitarbeitern, 130.000 stationäre Fälle, rund 180.000 ambulanten Behandlungen, knapp 9.000 ambulanten Operationen und weist einen Jahresumsatz von rund 470 Millionen Euro (2008) aus.

Die Klinikum Region Hannover GmbH ist in ihrer Form bisher in Deutschland einmalig, denn sie fasst erstmals die im städtischen Gebiet sowie die im Umland gelegenen Krankenhäuser in einer Trägerschaft zusammen. Sie zählt zusammen mit Berlin, Dortmund, Nürnberg, Stuttgart und München zu den größten kommunalen → *Krankenhausträgern* Deutschlands.

Klinikunternehmen

Siehe → *Krankenhausunternehmen*.

Klinischer Pfad

Synonym für Clinical Pathway, Behandlungspfad oder → *geplanter Behandlungsablauf*.

KLINOVA

Begriff, der ein im → *LBK Hamburg* neu entwickeltes Klinikkonzept bezeichnet, mit dem die betrieblichen Strukturen und Prozesse für eine qualitativ bessere Patientenversorgung effizienter gestaltet werden sollen.

KLINOVA wurde ursprünglich für den damals noch im Planungsstadium befindlichen Neubau des Allgemeinen → *Krankenhauses* (AK) Barmbek entwickelt, wurde aber in vielen anderen patientennahen Bereichen des LBK Hamburg auch umgesetzt. Ziel ist dabei insbesondere die Verbesserung der klinischen Abläufe und Prozesse.

Im LBK Hamburg bestand das KLINOVA-Projekt aus insgesamt sieben Teilen:
- Reorganisation OP mit Neuorganisation aller Abläufe im OP-Bereich
- Interdisziplinär geführte → *Zentrale Notfallaufnahme* als Hauptanlaufstelle für alle Notfallpatienten und ungeplan-

ten Aufnahmen; einzige Ausnahme: geburtshilfliche Patientinnen, die direkt im Kreißsaal aufgenommen werden
- Diagnosebezogene → *geplante Behandlungsabläufe*, also die geplante Behandlung des Patienten durch ein berufsgruppenübergreifendes Behandlungsteam
- Belegungsmanagement mit Einführung von Poolbetten und interdisziplinärer Belegung, Echtzeiterfassung von freien Betten, zentrale Koordination der Aufnahme geplanter → *Patienten*; Entlassungsplanung
- Einführung von Behandlungsstufen, also von Bereichen, in denen Patienten mit gleicher Behandlungs-, Überwachungs- und Pflegeintensität behandelt werden (Intensiv, Intermediär, Stationär 2 und Stationär 1)
- Berufsübergreifende Behandlungsteams, die jeweils für die gesamte klinische und pflegerische Behandlung des Patienten zuständig sind und aus Kernmitarbeitern wie Ärzten, Pflegekräften und Servicepartnern Administration sowie assoziierten Mitarbeitern wie Physiotherapeuten, MTA oder dem Sozialdienst zusammengesetzt werden; dabei werden Patienten dem Behandlungsteam fest zugeordnet
- Umstellung auf eine → *Zentrumsorganisation* durch die Zusammenlegung verschiedener Fachabteilungen zu größeren bettenführenden Einheiten

Die Grundideen zu KLINOVA sind erstmals von Heinz Lohmann und Martin Kerres in dem Buch „Der Gesundheitssektor: Chancen zur Erneuerung. Vom regulierten Krankenhaus zum wettbewerbsfähigen Gesundheitszentrum" (Wien/Frankfurt, 2000) festgehalten worden.

Knappschaft

Aus der → *Bundesknappschaft* hervorgegangene und seit April 2007 bundesweit geöffnete → *Krankenversicherung* im Verbund des Sozialversicherungsträgers → *Deutsche Rentenversicherung Knappschaft-Bahn-See*.

Koalitionsvertrag

Auch Koalitionsvereinbarung genannt. Vertrag, der die wesentlichen politischen Inhalte und Ziele für die Zusammenarbeit in einer Koalition für normalerweise eine Legislaturperiode beinhaltet. Der Koalitionsvertrag wird üblicherweise vor der Regierungsbildung von den Parteien abgeschlossen, die sich zu einer Koalition zusammenschließen.

Einen solchen Vertrag haben die Parteien CDU, CSU und FDP im Oktober 2009 nach der Bundestagswahl 2009 abgeschlossen, um die wesentlichen Inhalte der Regierungskoalition dieser drei Parteien für die 17. Legislaturperiode des Deutschen Bundestages von 2009 bis 2013 festzulegen.

Die wesentlichen Festlegungen für das Themengebiet Gesundheit im Koalitionsvertrag sind nachfolgend im Wortlaut wiedergegeben:

9.1 Gesundheit

Finanzierung des Krankenversicherungsschutzes

Wir wollen, dass auch in Zukunft alle Menschen in Deutschland unabhängig von Einkommen, Alter, sozialer Herkunft und gesundheitlichem Risiko weiterhin die notwendige medizinische Versorgung qualitativ hochwertig und wohnortnah erhalten und alle am medizinischen Fortschritt teilhaben können. Aufgrund des medizinischen und medizinisch-technischen Fortschritts und des → demographischen Wandels müssen Struktur, Organisation und → Finanzierung der → gesetzlichen Krankenversicherung angepasst werden. Dabei darf keine Generation über Gebühr belastet werden.

→ Wettbewerb der Krankenversicherungen wirkt als ordnendes Prinzip mit den Zielen der Vielfalt, der Effizienz und der → Qualität der Versorgung. Wir wollen, dass die Krankenversicherungen genügend Spielraum erhalten, um im Wettbewerb gute Verträge gestalten zu können und regionalen Besonderheiten gerecht zu werden.

Der Weg in die Einheitskasse und ein staatlich zentralistisches → Gesundheitssystem sind der falsche Weg, um die zukünftigen Herausforderungen bürgernah zu bewältigen. Die Finanzierbarkeit muss auch mittel- und langfristig gewährleistet sein. Der → Gesundheitsmarkt ist der wichtigste Wachstums- und Beschäftigungssektor in Deutschland. → Beitrag und → Leistung müssen in einem adäquaten Verhältnis stehen. Es braucht zudem Anreize für kosten- und gesundheitsbewusstes Verhalten. Die → Versicherten sollen auf der Basis des bestehenden → Leistungskatalogs soweit wie möglich ihren Krankenversicherungsschutz selbst gestalten können.

Wir wollen einen Einstieg in ein gerechteres, transparenteres Finanzierungssystem. Der → Morbi-RSA wird auf das notwendige Maß reduziert, vereinfacht sowie unbürokratisch und unanfällig für Manipulationen gestaltet. Die derzeitige Situation ist gekennzeichnet durch ein prognostiziertes Defizit, das sich sowohl aus krisenbedingten Beitragsausfällen als auch gesundheitssystemimmanenten Ausgabensteigerungen (Demographie, Innovationskosten, Fehlwirkungen) zusammensetzt. Kurzfristige Maßnahmen umfassen 2 Komponenten:

1. Krisenbedingte Einnahmeausfälle dürfen nicht alleine den Versicherten aufgebürdet werden, deshalb werden gesamtstaatliche flankierende Maßnahmen zur Überbrückung der Krise erfolgen.

2. Unnötige Ausgaben sind zu vermeiden.

Langfristig wird das bestehende Ausgleichssystem überführt in eine Ordnung mit mehr → Beitragsautonomie, regionalen Differenzierungsmöglichkeiten und einkommensunabhängigen Arbeitnehmerbeiträgen, die sozial ausgeglichen werden. Weil wir eine weitgehende Entkoppelung der → Gesundheitskosten von den → Lohnzusatzkosten wollen, bleibt der → Arbeitgeberanteil fest. Zu Beginn der Legislaturperiode wird eine Regierungskommission eingesetzt, die die notwendigen Schritte dazu festlegt.

Wettbewerb im Krankenversicherungswesen

Neben der gesetzlichen Krankenversicherung sind für uns die → privaten Krankenversicherungen als → Voll- und → Zusatzversicherung ein konstitutives Element in einem freiheitlichen Gesundheitswesen. Wir werden bei den → Wahltarifen der gesetzlichen Krankenversicherung die Abgrenzung zwischen diesen beiden Versicherungssäulen klarer ausgestalten und die Möglichkeiten ihrer Zusammenarbeit beim Angebot von Wahl- und Zusatzleistungen erweitern. Wir werden die Entwicklung im → Basistarif der privaten Krankenversicherung beobachten. Das Verhältnis von reduzierten Beiträgen im Basistarif aufgrund von Hilfebedürftigkeit und dem Abschluss privater Zusatzversicherungen wird überprüft. Ein Wechsel in die private Krankenversicherung wird zukünftig wieder nach einmaligem Überschreiten der Jahresarbeitsentgeltgrenze möglich sein.

Hochwertige und innovative Arzneimittelversorgung für Deutschland

Die flächendeckende und sichere Versorgung der Bevölkerung mit → Arzneimitteln hat für uns hohe Priorität. Die freiberuflichen Apothekerinnen und → Apotheker spielen für eine gute → Arzneimittelversorgung eine zentrale und wichtige Rolle. Eine Änderung des bestehenden Mehr- und → Fremdbesitzverbotes lehnen wir deshalb ab. Wir werden die Auswüchse beim → Versandhandel bekämpfen, indem wir die Abgabe von Arzneimitteln in den sogenannten Pick-up-Stellen verbieten.

Die Vielzahl der sich zum Teil widersprechenden Instrumente, die den Arzneimittelmarkt regeln, werden wir überprüfen. Die Überregulierung wird abgebaut. Der Arzneimittelmarkt wird unter patienten-, mittelstandsfreundlichen und wettbewerblichen Kriterien effizient neu geordnet.

Wir wollen, dass den → Patientinnen und Patienten in Deutschland auch künftig innovative Arzneimittel zur Verfügung stehen. Die Chancen innovativer Arzneimittel für Patientinnen und Patienten, Wachstum und Beschäftigung wollen wir künftig besser nutzen, ohne dabei die Finanzierung der Krankenversicherung zu gefährden. Vereinbarungen zwischen Krankenversicherung und pharmazeutischen Herstellern können ein Weg sein, um dieses Ziel zu erreichen.

→ Kosten-Nutzen-Bewertungen müssen praktikabel nach klaren, eindeutigen Kriterien erfolgen. Die Arbeit des → Instituts für Qualität und Wirtschaftlichkeit im Gesundheitswesen (IQWiG) werden wir auch unter dem Gesichtspunkt stringenter, transparenter Verfahren überprüfen und damit die Akzeptanz von Entscheidungen für Patientinnen und Patienten, → Leistungserbringer und Hersteller verbessern. Dabei werden wir die Betroffenen frühzeitig beteiligen.

Vielfalt und Wettbewerb in der Versorgung

→ Wettbewerb um Leistungen, → Preise und Qualität ermöglicht eine an den Bedürfnissen der Versicherten ausgerichtete Krankenversicherung sowie eine gute medizinische → Versorgung. Auf der Versicherungs-, Nachfrage- und Angebotsseite werden die Voraussetzungen für einen funktionsfähigen Wettbewerb um innovative und effiziente Lösungen geschaffen, der den Versicherten und Patienten zugute kommt, sie in den Mittelpunkt stellt und ihnen Entscheidungsspielräume ermöglicht.

Wir wollen, dass das allgemeine Wettbewerbsrecht als Ordnungsrahmen grundsätzlich auch im Bereich der gesetzlichen Krankenversicherung Anwendung findet. Insbesondere bei → Rabattverträgen, → Fusionen von → Krankenhäusern und → Krankenkassen sehen wir Überprüfungsbedarf. Dazu gehört auch die Überprüfung des Rechtswegs.

Ärztliche Versorgung und freier Arztberuf

Die Freiberuflichkeit der ärztlichen Tätigkeit ist ein tragendes Prinzip unsere Gesundheitsversorgung und sichert die → Therapiefreiheit. Die → freie Arztwahl durch die Patientinnen und Patienten ist dabei Ausdruck eines freiheitlichen → Gesundheitswesens und die Basis für das notwendige Vertrauensverhältnis zwischen Ärztin und → Arzt und Patientin und Patient. Diese Struktur der → ambulanten Versorgung wollen wir aufrechterhalten. Die Besonderheiten einer wohnortnahen Versorgung in ländlichen Bereichen werden dabei Berücksichtigung finden.

→ Medizinische Versorgungszentren (MVZ) sollen nur unter bestimmten Voraussetzungen zugelassen werden. Geschäftsanteile können nur von zugelassenen Ärztinnen und Ärzten sowie Krankenhäusern gehalten werden. Wesentlich ist dabei vor allem, dass die Mehrheit der Geschäftsanteile und Stimmrechte Ärztinnen und Ärzten zusteht und das MVZ von Ärztinnen und Ärzten verantwortlich geführt wird. Für den Bereich unterversorgter Gebiete soll eine Öffnungsklausel für Krankenhäuser vorgesehen werden, wenn keine Interessenten aus dem Bereich der Ärztinnen und Ärzte zur Verfügung stehen.

Die Ärztinnen und Ärzte brauchen einen gesicherten Rahmen für ihre Arbeit. Eine Grundvoraussetzung ist ein einfaches, verständliches → Vergütungssystem, das die Leistungen adäquat abbildet. Dabei werden regionale Besonderheiten Berücksichtigung finden. Nach kritischer Überprüfung wird die Honorarreform unter dieser Zielsetzung zusammen mit den Beteiligten den erforderlichen Kurskorrekturen unterzogen.

Wir wollen die → Transparenz für Ärztinnen und Ärzte sowie Versicherte erhöhen. Deshalb wollen wir die Möglichkeiten der → Kostenerstattung ausweiten. Es dürfen dem Versicherten durch die Wahl der Kostenerstattung keine zusätzlichen Kosten entstehen.

Die → Gebührenordnung für Ärzte (GOÄ) wird an den aktuellen Stand der Wissenschaft angepasst. Dabei sind Kostenentwicklungen zu berücksichtigen.

Angesichts der vielfältigen Steuerungsinstrumente werden wir überprüfen, ob weiterhin eine Notwendigkeit für → Richtgrößen für ärztliche Verordnungen besteht. Wir wollen die Zahlung der → Praxisgebühr in ein unbürokratisches Erhebungsverfahren überführen.

Wir werden nach drei Jahren feststellen, wie viele Hausarztverträge deutschlandweit abgeschlossen worden sind.

Flächendeckende und bedarfsgerechte Versorgung

Die Sicherstellung der flächendeckenden und bedarfsgerechten medizinischen Versorgung ist uns ein zentrales gesundheitspolitisches Anliegen, das im Hinblick auf die demographische und gesellschaftliche Entwicklung noch an Bedeutung gewinnt. Der in manchen Regionen sich abzeichnenden → Unterversorgung durch Ärztemangel und zunehmend längeren Wartezeiten muss wirksam begegnet werden. Dazu werden wir die Voraussetzungen schaffen, damit die → Gemeinsame Selbstverwaltung die → Bedarfsplanung zielgerichtet weiter entwickeln kann. Um der gemeinsamen Verantwortung für regionale → Bedürfnisse und Strukturen besser gerecht zu werden, wollen wir fachliche Einwirkungsmöglichkeiten für die Länder prüfen. Dem in den nächsten Jahren drohenden Ärztemangel ist durch Abbau von Bürokratie und eine leistungsgerechte Vergütung wirksam auch durch folgende Maßnahmen zu begegnen:

- gezielte Nachwuchsgewinnung und Förderung von Medizinstudierenden und Stärkung der Allgemeinmedizin in der Ausbildung,
- Ausbau der Anreize und Mobilitätshilfen bei der → Niederlassung von Ärztinnen und Ärzten in unterversorgten Gebieten und
- Erweiterung der Delegationsmöglichkeiten ärztlicher und anderer Tätigkeiten zur Entlastung von Ärztinnen und Ärzten.

Krankenhausversorgung

Deutschland braucht leistungsfähige Krankenhäuser für eine hochwertige, innovative, flächendeckende und wohnortnahe → Patientenversorgung. Dafür wollen wir die Grundlagen sichern und dazu beitragen, dass die Arbeit im Krankenhaus attraktiv bleibt. Dafür bedarf es effizienter Strukturen. Der Prozess einer besseren Verzahnung der Sektoren wird fortgesetzt. Dabei ist es unser Ziel das bestehende → Belegarztsystem beizubehalten und zu stärken. Das Verfahren, das die Zulassung von Krankenhäusern zur ambulanten Versorgung bei hochspezialisierten Leistungen, seltenen Erkrankungen und Erkrankungen mit besonderen Krankheitsverläufen regelt, wird kritisch überprüft und gegebenenfalls präzisiert. Die Leistungsfähigkeit der Krankenhäuser in den Regionen muss bei verlässlicher Investitionsfinanzierung gewahrt bleiben. Das → DRG-System begreifen wir als lernendes System. Es soll in seinen Auswirkungen weiter beobachtet und, wo notwendig, weiterentwickelt werden. Ein Augenmerk gilt dabei auch der Notfallversorgung. Bundeseinheitliche Preise werden abgelehnt.

Menschenwürdige Hospiz- und Palliativversorgung

Die bestehenden Regelungen zur → Hospiz- und Palliativversorgung müssen ohne überzogene Anforderungen zügig umgesetzt, gelebt und wo notwendig verbessert werden. Die ehrenamtlich Tätigen, ihre Anerkennung und geeignete Rahmenbedingungen spielen hierbei eine wichtige Rolle.

Patientensouveränität und Patientenrechte

Im Mittelpunkt der medizinischen Versorgung steht das Wohl der Patientinnen und Patienten. Die Versicherten sollen in die Lage versetzt werden, möglichst selbstständig ihre Rechte gegenüber den Krankenkassen und Leistungserbringern wahrzunehmen. Aus diesem Grund soll eine unabhängige Beratung von Patientinnen und Patienten ausgebaut werden. Die Patientinnen und Patienten sollen bei der Wahrnehmung ihrer Interessen unterstützt werden. Wir wollen mehr Transparenz und Orientierung für Patientinnen und Patienten sowie Versicherte im Gesundheitswesen über Qualität, Leistung und Preis. Die erforderliche Transparenz umfasst auch die Versichertentarife in besonderen Versorgungsformen und -verträgen. Die Patientenrechte wollen wir in einem eigenen → Patientenschutzgesetz bündeln, das wir in Zusammenarbeit mit allen Beteiligten am Gesundheitswesen erarbeiten werden.

Individuelle Wahl- und Entscheidungsspielräume

Wir wollen die individuellen Wahlmöglichkeiten und Entscheidungsspielräume der Patientinnen und Patienten sowie der Versicherten erweitern. Bei Leistungen des Zahnersatzes, bei Arzneimitteln und bei Leistungen zur medizinischen → Rehabilitation sind die Erfahrungen mit Festzuschüssen, Festbeträgen und → Mehrkostenregelungen überwiegend positiv. Daher werden wir prüfen, wo darüber hinaus Mehrkostenregelungen sinnvoll und geeignet zum Tragen kommen können, ohne Patientinnen und Patienten vom medizinischen Fortschritt auszuschließen oder sie zu überfordern.

Qualifizierte Rehabilitation

Qualifizierte medizinische Rehabilitation ist eine wichtige Voraussetzung zur Integration von Kranken in Beruf und Gesellschaft und nimmt im Gesundheitswesen einen immer höheren Stellenwert ein. → Prävention, Rehabilitation und → Pflege sind besser aufeinander abzustimmen. Prävention hat Vorrang vor Rehabilitation. Dem bisher nicht ausreichend umgesetzten Grundsatz Rehabilitation vor Pflege muss besser Rechnung getragen werden. Abstimmungs- und Schnittstellenprobleme zwischen den Trägern müssen behoben werden. Wir wollen die Transparenz und Orientierung über das Leistungsangebot der verschiedenen Träger erhöhen, die Beratung der Versicherten durch die Rehabilitationsträger verbessern und die Wahlmöglichkeiten der Versicherten stärken. Bei Vertragsvereinbarungen zwischen Krankenkassen und Rehabilitationseinrichtungen sollen → Schiedsstellen eingerichtet werden.

Telematikinfrastruktur

Deutschland braucht eine → Telematikinfrastruktur, die die technischen Voraussetzungen dafür schafft, dass medizinische Daten im Bedarfsfall sicher und unproblematisch ausgetauscht werden können. Die Arzt-Patientenbeziehung ist ein besonders sensibles Verhältnis und daher ausdrücklich zu schützen. Datensicherheit und informationelle Selbstbestimmung der Patientinnen und Patienten sowie der Versicherten haben für uns auch bei Einführung einer → elektronischen Gesundheitskarte höchste Priorität. Vor einer weitergehenden Umsetzung werden wir eine Bestandsaufnahme vornehmen, bei der Geschäftsmodell und Organisationsstrukturen der Gematik und ihr Zusammenwirken mit der Selbstverwaltung und dem → Bundesministerium für Gesundheit, sowie die bisherigen Erfahrungen in den Testregionen überprüft und bewertet werden. Danach werden wir entscheiden, ob eine Weiterarbeit auf Grundlage der Strukturen möglich und sinnvoll ist.

Organspendebereitschaft

Mit der Bereitschaft zur Organspende zeigen viele Menschen in Deutschland Verantwortung für ihre Mitmenschen – auch über den Tod hinaus. Organspende und Organtransplantation sind Themen, die uns alle angehen. Wir sehen dringenden Handlungsbedarf, die Zahl der freiwillig zur Verfügung gestellten Spenderorgane zu erhöhen. Wir werden eine kritische Bestandsaufnahme der Situation der Transplantationsmedizin in Deutschland seit dem Inkrafttreten des Transplantationsgesetzes 1997 vornehmen. Wir werden überprüfen, wie die organisatorischen und strukturellen Rahmenbedingungen im Krankenhaus gestaltet werden können, damit die Organspende und Organtransplantation gestärkt wird. Wir werden mit einer umfassenden Kampagne in der Bevölkerung dafür werben, durch Organspende Leben zu retten.

Moderne Selbstverwaltung

Die Selbstverwaltung im deutschen Gesundheitswesen ist ein tragendes Ordnungsprinzip, das die eigenverantwortliche und partnerschaftliche Gestaltung der Gesundheitsversorgung durch die Leistungserbringer und die Krankenkassen ermöglicht. Dieses Prinzip gilt es zu bewahren und modernen Verhältnissen anzupassen. Legitimation, Akzeptanz und Effektivität sind dabei zentrale Kriterien, die es zu stärken gilt. Die → Kassenärztlichen Vereinigungen müssen künftig mehr Flexibilität bei der Gestaltung der Vergütung erhalten, um dem Versorgungsauftrag vor Ort besser Rechnung tragen zu können. Transparenz und gelebte Demokratie sind eine unerlässliche Voraussetzung für eine funktionierende Körperschaft. Wir streben in den Verwaltungsräten aller Krankenkassen gemäß der gemeinsamen Finanzierung auch die Vertretung der Arbeitgeberseite an. Die Aufgaben des → Spitzenverbandes Bund der Krankenkassen sollen sich auf die Bereiche konzentrieren, die gemeinsam und einheitlich durchgeführt werden müssen.

Mehr Forschung in der Versorgung

Die Gesundheitsforschung trägt dazu bei, mit Innovationen die Lebensqualität von Menschen aller Lebenslagen zu *erhöhen und gleichzeitig die Finanzierbarkeit des Gesundheitssystems zu sichern. Erkenntnisse über das Versorgungsgeschehen unter Alltagsbedingungen sind dabei besonders wichtig, damit die Qualität und Effizienz der Gesundheitsversorgung bei begrenzten Ressourcen weiter steigt. Daher werden wir die → Versorgungsforschung systematisch ausbauen.*

Kodierung

Deutscher Begriff Verschlüsselung.

Die Kodierung von Behandlungsfällen ist in → *Fallpauschalen*-Systemen, die auf → *Diagnosis Related Groups* (DRG) basieren, erforderlich, um die einzelnen stationären Behandlungsfälle anhand bestimmter Kriterien (insbesondere die Hauptdiagnose, die nach dem international verwendeten Diagnoseschlüssel → *ICD* 10 verschlüsselt werden muss, das Alter des Patienten, eventuelle Komplikationen bzw. → *Nebendiagnosen*, Entlassungsgrund etc.) zu Fallgruppen zusammenfassen zu können.

Basis der Kodierung im in Deutschland verwendeten G-DRG-System sind die von der → *Deutsche Krankenhausgesellschaft* (DKG), den Spitzenverbänden der → *Krankenkassen* (GKV) bzw. dem → *GKV-Spitzenverband*, dem Verband der → *privaten Krankenversicherung* (PKV) sowie dem → *„Institut für das Entgeltsystem im Krankenhaus"* (InEK) entwickelten und jeweils aktualisierten „Deutschen Kodierrichtlinien" (DKR – Allgemeine und Spezielle Kodierrichtlinien für die Verschlüsselung von Krankheiten und Prozeduren). Diese sind bei der Verschlüsselung von Krankenhausfällen zu beachten.

Der erste Teil der DKR enthält die Allgemeinen Kodierrichtlinien – allgemeine Richtlinien zur Kodierung von Diagnosen und Prozeduren. Im zweiten Teil, den Speziellen Kodierrichtlinien, werden besondere Fallkonstellationen beschrieben, die entweder der konkreten Festlegung dienen oder bei denen aus Gründen der DRG-Logik von den Allgemeinen Kodierrichtlinien abgewichen werden muss.

Ziel dieser Kodierrichtlinien ist es, vergleichbare Krankenhausfälle derselben DRG zuzuordnen. Die Kodierrichtlinien regeln und unterstützen hierbei die einheitliche Anwendung der Diagnosen- und Prozedurenklassifikationen, um eine eindeutige Verschlüsselung zu ermöglichen.

Kollektivvertrag

Sowohl im Tarifrecht als auch im → *Gesundheitssystem* verwandte Form von Verträgen, die nicht zwischen einzelnen Vertragspartnern, sondern bindend für ein Kollektiv abgeschlossen werden. Tarifverträge sind dabei grundsätzlich Kollektivverträge.

Im deutschen Gesundheitssystem waren Kollektivverträge lange die vorherrschende Form der vertraglichen Vereinbarungen, bei denen Körperschaften öffentlichen Rechts – → *Krankenkassen* und → *Kassenärztliche* bzw. → *Kassenzahnärztliche Vereinigungen* – gemäß gesetzlichen Vorgaben Vereinbarungen trafen. Typisch für diese Vertragsform ist die gesetzliche Vorgabe für die Krankenkassen, Vereinbarungen „→ *einheitlich und gemeinsam*" zu treffen. Beispiele für solche Kollektivverträge sind etwa die auf Bundesebene abzuschließenden Bundesmantelverträge, in denen Einzelheiten der Organisation der vertragsärztlichen Versorgung festgelegt sind.

Der Kollektivvertrag steht dabei im Gegensatz zum Einzelvertrag. Typische Einzelverträge sind zum Beispiel die Verträge zur Integrierten Versorgung oder zur → *hausarztzentrierten Versorgung*. Die Möglichkeit zum Abschluss von solchen Einzelverträgen wurde mit dem Anfang 2004 in Kraft getretenen → *GKV-Modernisierungsgesetz* (GMG) deutlich ausgeweitet.

Kommunikation

Von lateinisch „communicare" für mitteilen, teilen, gemeinsam machen. In der Kommunikationswissenschaft die Nachrichtenübermittlung zwischen Sender und Empfänger(n) bzw. generell das Austauschen von Botschaften. Dabei kann man zwischen persönlicher Kommunikation und Massenkommunikation unterscheiden, also der direkten Kommunikation zwischen Individuen und der Kommunikation über ein (Massen-)medium, die viele Individuen erreichen soll.

Bezogen auf ein Unternehmen oder eine Organisation wird der Begriff der Kommunikation auch für alle gezielten Aktivitäten verwendet, mit der diese/s seine Umwelt informiert und damit auch beeinflusst. Solche zielgerichteten Aktivitäten werden vielfach mit dem Begriff → *Public Relations* bezeichnet. Im weiteren Sinne handelt es sich jedoch nicht nur bei gezielten, sondern bei allen Informationen, die aus einem Unternehmen oder einer Organisation in die Umwelt gelangen, um Kommunikation.

Insofern ist der Verzicht eines Unternehmens oder einer Organisation auf gezielte Kommunikation gleichzusetzen mit dem Akzeptieren, dass Information ungezielt und damit auch ungesteuert stattfindet. So stellt zum Beispiel jede Äußerung von Mitarbeitern über das Unternehmen in ihrem sozialen Umfeld außerhalb des Unternehmens eine solche Art der Kommunikation dar, die unter anderem durch gute interne Kommunikation beeinflusst werden kann.

Kompetenzzentrum

Einrichtung oder auch Region, in der ein hohes Maß an Kompetenz in einem bestimmten Betätigungsfeld oder Wissensgebiet zusammengefasst vorzufinden ist.

Bei diesem Begriff handelt es sich nicht um eine geschützte Bezeichnung, sondern um einen frei zu verwendenden Begriff.

Auf dem → *Gesundheitsmarkt* wird zunehmend über die Bildung von Kompetenzzentren gesprochen. Dabei gibt es zwei Grundverständnisse des Begriffes: Zum einen bezeichnet er einzelne Einrichtungen oder Netzwerke von Einrichtungen, die in einem Spezialbereich der Medizin nationale oder internationale Höchstleistungen in Forschung und/oder Krankenversorgung erbringen. Zum anderen wird der Begriff aber auch zunehmend benutzt, um eine politische Zielvorstellung zu kennzeichnen, bei der in einer Region oder einem Bundesland gezielt die Zusammenführung von Kompetenzen in den Bereichen Wissenschaft, → *Medizintechnik*, Biotechnologie, der Krankenversorgung und der Aus- und Weiterbildung gefördert werden soll, um auf diese Weise ein „Kompetenzzentrum Gesundheit" zu bilden, das Arbeitsplätze schafft und die Gesundheitswirtschaft als Motor einer regionalen Entwicklung nutzt.

Komplettanbieter

Anbieter von möglichst umfassenden, zumindest aber umfangreichen Leistungspaketen, die eine umfassende Versorgung zum Beispiel eines Krankheitsbildes oder aber auch der Bevölkerung einer ganzen Region möglich machen. Im zweiten Fall spricht man auch von Vollversorgern.

Ansätze zu solchen Modellen von Komplettanbietern oder Vollversorgern sind in Deutschland derzeit insbesondere im Bereich der Integrierten Versorgung (IV) zu finden.

Dabei werden vielfach ambulante, stationäre, rehabilitative und/oder pflegerische medizinische Leistungen sowie Medikamente und die Versorgung mit sonstigen Medizinprodukten in → *Komplexleistungen* zusammengefasst und mit → *Komplexpauschalen* vergütet.

Komplexleistungen

Zusammenfassungen von mehreren einzelnen Leistungen, die in einem sachlich-inhaltlichen Zusammenhang stehen, zu einem Leistungskomplex, der dann meist auch als Komplex abrechenbar ist. So werden Komplexleistungen im neuen Einheitlichen Bewertungsmaßstab (→ *EBM 2000 plus*) verstärkt genutzt.

Im stationären Bereich stellt die Bezahlung der Kliniken über → *Fallpauschalen* ebenfalls eine Art der Vergütung von Komplexleistungen dar.

Darüber hinaus vereinbaren → *Krankenkassen* und → *Leistungserbringer* vor allem in der Integrierten Versorgung vielfach Komplexleistungen und deren Vergütung über → *Komplexpauschalen*, wobei hier die Komplexleistungen einzelne Leistungen aus verschiedenen Sektoren umfassen, so etwa akutstationäre und rehabilitative Leistungen oder ambulante und akutstationäre Leistungen.

Komplexpauschale

Vergütungsform, bei der von der Krankenkasse mit einer Pauschalvergütung mehrere Behandlungs-Abschnitte vergütet werden.

So wird etwa eine Pauschalvergütung für die Akut- und anschließende Rehabilitationsbehandlung im Rahmen von Verträgen der → *Integrierten Versorgung* als Komplexpauschale bezeichnet. Ebenso können ambulante und stationäre oder haus- und fachärztliche Behandlungsabschnitte durch Komplexpauschalen vergütet werden.

Die Verteilung der zu zahlenden Komplexpauschale auf die verschiedenen an der Komplexleistung beteiligten → *Leistungserbringer* erfolgt meist durch eine Regelung im Innenverhältnis der Leistungserbringer.

Komplexpreise

Häufig synonym benutzter Begriff für → *Komplexpauschalen*.

Kondratieff

Auch → *Kontratieff*. Nikolai Dimitrijewitsch Kondratieff (1892-1938) war ein russischer Ökonom, der in den zwanziger Jahren des zwanzigsten Jahrhunderts eine Theorie langer Konjunkturwellen in der Weltwirtschaft entwickelte.

Die nach ihm benannten Kondratieff-Zyklen sind lang andauernde, aufeinander folgende Zyklen von Expansion und Kontraktion der Weltwirtschaft. Diese Zyklen dauern jeweils für 50 bis 60 Jahre an, danach gibt es eine Übergangsphase zum nächsten Zyklus. Ein Kennzeichen der Kondratieff-Zyklen ist, dass bereits vorhandene, aber bislang ungenutzte Ressourcen ins allgemeine Bewusstsein treten und plötzlich eine breite Bedeutung erlangen. Nach dieser Theorie befinden wir uns am Ende des fünften Kondratieff-Zyklus (die Zyklen beginnen um 1789, als die industrielle Revolution ihren Anfang nahm), der kommende „sechste Kondratieff" wird nach Expertenmeinung beherrscht von den Themen Gesundheit, Wellness und Bildung, die zu Schlüsselfaktoren der Wirtschaft werden. Damit wird der → *Gesundheitsmarkt* zu einem wichtigen Schlüsselmarkt der wirtschaftlichen Entwicklung.

Die bisherigen Basisinnovationen, die die fünf vergangenen Kondratieff-Zyklen (K1 bis K5) beherrschten, waren: Dampfmaschine und Baumwolle (K1); Stahl und Eisenbahn (K2); Elektrotechnik und Chemie (K3); Petrochemie und Automobil (K4); Informationstechnik und Computer (K5).

Kondratieff-Zyklen

Benannt nach Nikolai Dimitrijewitsch → *Kondratieff* (1892-1938), russischer Ökonom. Kondratieff-Zyklen sind Konjunkturbewegungen in langen Wellen von circa 40 bis 60 Jahren Dauer mit einer darauf folgenden Übergangsphase zum nächsten Zyklus. Die Bezeichnung „Kondratieff-Zyklus" wurde 1939 von Joseph Schumpeter in seinem Werk über Konjunkturzyklen geprägt. Ein Kennzeichen der Kondratieff-Zyklen ist, dass bereits vorhandene, aber bislang wenig oder nicht genutzte Ressourcen ins allgemeine Bewusstsein treten und plötzlich eine breite Bedeutung erlangen. Laut dem Wissenschaftler Leo A. Nefiodow, einem der bekanntesten Vertreter der Theorie der langen Wellen, sind Kondratieff-Zyklen „Innovationsschübe, die von bestimmten Erfindungen ausgelöst werden, welche die ganze Gesellschaft für einen Zeitraum verändern, bis sich ihr Innovationspotential erschöpft hat." Mit dem Übergang zum nächsten Zyklus finde immer auch eine tief greifende Veränderung der Gesellschaft statt, die Kondratieff-Zyklen seien somit nicht nur Konjunkturbewegungen, sondern gesellschaftliche Reorganisationsprozesse. Der kommende „sechste Kondratieff" wird nach Expertenmeinung beherrscht werden von den Themen Gesundheit, Wellness und Bildung, die damit zu Schlüsselfaktoren der Wirtschaft werden. Damit wird der → *Gesundheitsmarkt* zu einem wichtigen Schlüsselmarkt der wirtschaftlichen Entwicklung.

Die bisherigen Kondratieff-Zyklen lassen sich wie folgt zusammenfassen, wobei die Zeitangaben nur eine grobe Einteilung darstellen und auch die Übergangsphasen zwischen den Zyklen umfassen:

1. Zyklus: ca. 1780–1850 (Dampfmaschine, Baumwolle, Textilindustrie)
2. Zyklus: ca. 1850–1890 (Stahlerzeugung, Eisenbahn)
3. Zyklus: ca. 1890–1940 (Elektrotechnik, Stromerzeugung, Chemie)
4. Zyklus: ca. 1940–1975 (Petrochemie, individuelle Mobilität, gekennzeichnet durch Automobil und Flugzeug)
5. Zyklus: ca. 1975–2010 (Informationstechnologie, Computernetze, Gentechnologie)
6. Zyklus: ab ca. 2010–20XX (Psychosoziale Gesundheit, Biotechnologie, wahrscheinlich Gesundheitsmarkt insgesamt)

Konkurs

Mit dem Inkrafttreten der Insolvenzordnung Anfang 1999 wird an Stelle des Begriffs Konkurs der Begriff des Insolvenzverfahrens benutzt, siehe → *Insolvenz*.

Kontrahierungszwang

Gesetzlich verankerte Pflicht zur Annahme eines Vertragsangebots, welche besonders dann besteht, wenn an der Leistung ein öffentliches Interesse vorliegt.

Die → *Krankenkassen* in der → *gesetzlichen Krankenversicherung (GKV)* unterliegen dem Kontrahierungszwang. Sie müssen neue Mitglieder unabhängig von deren Gesundheitszustand und ihrer finanziellen Leistungsfähigkeit aufnehmen. In der → *privaten Krankenversicherung* dagegen gilt der Kontrahierungszwang nicht. Ausnahmen bilden bestimmte Gruppenversicherungsverträge, bei denen es unter vertraglich definierten Rahmenbedingungen teilweise Kontrahierungszwang für die Mitglieder der definierten Gruppe gibt.

Im direkten Zusammenhang mit dem Kontrahierungszwang steht die Einführung eines → *Risikostrukturausgleichs*. Denn durch den Kontrahierungszwang können die betroffenen Krankenkassen bei → *Kassenwahlfreiheit* die bei ihnen versicherten Risiken nicht steuern. Dies führt bei der einkommensbasierten und risikounabhängigen Beitragsbemessung in der GKV zu ungleichen Belastungen gemäß der sich entwickelnden ungleichen Risikostruktur. Diese muss dann durch einen Risikostrukturausgleich ausgeglichen werden, wenn man vergleichbare Wettbewerbsbedingungen für die einzelnen Kassen als Ziel hat.

Im Zusammenhang mit Reformüberlegungen für die Finanzierung der GKV werden auch Modelle erwogen, bei denen die private Krankenversicherung zumindest im Bereich einer Grundabsicherung ebenfalls dem Kontrahierungszwang unterworfen werden soll.

Kontratieff

Häufig verwendete, aber wohl falsche Schreibweise des Namens → *Kondratieff*. Nikolai Dimitrijewitsch Kondratieff (1892-1938) war ein russischer Ökonom, der in den zwanziger Jahren des zwanzigsten Jahrhunderts eine Theorie langer Konjunkturwellen in der Weltwirtschaft entwickelte.

Konvergenzphase

Durch das 2. Fallpauschalenänderungsgesetz (2. FPÄndG) verlängerte Anpassungsphase an das neue Vergütungssystem der auf → *Diagnosis Related Groups* basierenden → *Fallpauschalen*. In dieser Zeit wird die krankenhausspezifische Vergütungshöhe, also der krankenhausindividuelle → *Basisfallwert*, in insgesamt fünf Schritten schrittweise an den jeweiligen → *Landesbasisfallwert* (einheitlicher Basisfallwert je Bundesland) angepasst.

Die Dauer der Konvergenzphase wurde auf die Zeit vom 1. Januar 2005 bis 1. Januar 2009 verlängert. Als Konvergenzstufen wurden festgelegt: 15 Prozent im Jahr 2005; jeweils 20 Prozent in den Jahren 2006, 2007 und 2008 sowie 25 Prozent für die letzte Anpassungsstufe (2009). Zusätzlich wurde für die Absenkung bei teureren → *Krankenhäusern* auch eine → *Kappungsgrenze* eingeführt, die die Absenkung der Krankenhaus-Budgets in diesen Fällen begrenzt. Mit dem Krankenhausfinanzierungsreformgesetz (KHRG) wurde die Konvergenzphase nochmals um ein Jahr bis Ende 2009 verlängert.

Konzentration

In der Wirtschaft die Zusammenballung von ökonomischer Größe. Häufig wird mit Konzentrationsprozess das Aufkaufen eines Unternehmens durch ein anderes Unternehmen bezeichnet. Mit dem Prozess der Konzentration geht vielfach eine Einschränkung des Wettbewerbs einher.

Solche Wettbewerbsbeschränkungen durch → *Konzentrationsprozesse* sind nach der Rechtsordnung nur bis zu einem gewissen Grade zulässig. Das Gesetz gegen Wettbewerbsbeschränkungen (GWB) untersagt die missbräuchliche Ausnutzung einer marktbeherrschenden Stellung durch ein oder mehrere Unternehmen. § 19 Abs. 3 des GWB besagt zur Feststellung der Marktbeherrschung:

Es wird vermutet, dass ein Unternehmen marktbeherrschend ist, wenn es einen Marktanteil von mindestens einem Drittel hat. Eine Gesamtheit von Unternehmen gilt als marktbeherrschend, wenn sie 1. aus drei oder weniger Unternehmen besteht, die zusammen einen Marktanteil von 50 vom Hundert erreichen, oder 2. aus fünf oder weniger Unternehmen besteht, die zusammen einen Marktanteil von zwei Dritteln erreichen, es sei denn, die Unternehmen weisen nach, dass die Wettbewerbsbedingungen zwischen ihnen wesentlichen Wettbewerb erwarten lassen oder die Gesamtheit der Unternehmen im Verhältnis zu den übrigen Wettbewerbern keine überragende Marktstellung hat.

Konzentrationsprozess

Zuständig für die Überwachung der Konzentration und die Verhinderung von Wettbewerbsbeschränkungen ist das → *Bundeskartellamt*, das seit einiger Zeit im Rahmen der → *Fusionskontrolle* auch den Konzentrationsprozess auf dem Krankenhausmarkt kritisch überprüft.

Konzentrationsprozess

Die Verminderung der Anzahl von Unternehmen auf einem bestimmten Markt durch → *Konzentration*, wobei die Kartellbehörden diesen Prozess kontrollieren und gegebenenfalls begrenzen. Durch Konzentrationsprozesse können Wirtschaftlichkeitsreserven in Systemen beziehungsweise Unternehmen mobilisiert werden, allerdings besteht auch die Gefahr der Kostensteigerung durch die entstehende Schwerfälligkeit des Apparates. Die Bildung von Monopolen stellt eine weitere Gefahr von unkontrollierten Konzentrationsprozessen dar.

Konzertierte Aktion im Gesundheitswesen

Abkürzung KAiG.

Früheres Spitzengremium der im Rahmen der Gesetzlichen → *Krankenversicherung* an der gesundheitlichen Versorgung der Bevölkerung Beteiligten. Wurde 1977 im Rahmen des Krankenversicherungs-Kostendämpfungsgesetzes eingeführt. Der KAiG war der Sachverständigenrat für die Konzertierte Aktion im Gesundheitswesen zugeordnet, der mit Inkrafttreten des → *GKV-Modernisierungsgesetzes* (GMG) in → *Sachverständigenrat zur Begutachtung der Entwicklung im Gesundheitswesen* umbenannt wurde. Die KAiG wurde gleichzeitig offiziell abgeschafft, indem die entsprechenden gesetzlichen Vorschriften gestrichen wurden.

Aufgabe der KAiG war es, medizinische und wirtschaftliche Orientierungsdaten sowie Vorschläge zur Rationalisierung, Erhöhung der → *Effektivität* und → *Effizienz* im → *Gesundheitswesen* zu entwickeln und diese miteinander abzustimmen. Dazu hatte die KaiG einmal jährlich bis zum 31. März Empfehlungen abzugeben, die insbesondere die angemessene Veränderung der → *Gesamtvergütung* und der Arzneimittelhöchstbeträge betrafen.

Tatsächlich hörte die KaiG bereits im Jahre 1992 auf zu existieren. Nach dem Beginn der Arbeiten am → *Gesundheitsstrukturgesetz* (GSG) berief der damalige Bundesgesundheitsminister Horst Seehofer die KAiG nicht mehr ein, obwohl ihre Existenz und ihre Aufgaben nach wie vor gesetzlich verankert waren. Auch die nachfolgenden Bundesgesundheitsminister beriefen die KAiG nicht mehr ein. Hinter dieser Verfahrensweise stand die Überzeugung, dass es nicht mehr länger möglich war, den an der gesundheitlichen Versorgung der Bevölkerung Beteiligten selbst die Aufgabe zu übertragen, sich auf Steigerungsraten der GKV-Ausgaben insgesamt und in den einzelnen Sektoren zu einigen. An die Stelle der Empfehlungen der KAiG traten mit dem GSG sektorale Budgets und das Prinzip der Festlegung von maximalen Steigerungsraten dieser Budgets gemäß den Steigerungsraten der beitragspflichtigen Einkommen durch das Bundesgesundheitsministerium.

Kooperation

Zusammenarbeit zwischen zwei oder mehr selbstständigen Unternehmen bzw. Einrichtungen. Ziel einer Kooperation ist die Verbesserung der Wettbewerbsfähigkeit bzw. der Wettbewerbsposition der Kooperationspartner auf dem einschlägigen Markt. Kooperationen gewinnen vor allem auf dem → *Krankenhausmarkt* an Bedeutung, nachdem der Übergang zum → *DRG*-basierten → *Fallpauschalen*-Vergütungssystem eingeleitet wurde.

Kooperationen werden von den Beteiligten als Alternative zu → *Übernahme* oder → *Fusion* gesehen, bei der die rechtliche und wirtschaftliche Selbstständigkeit der Partner gewahrt bleibt.

Ziel von Kooperationen ist es vor allem, das Leistungsportfolio der kooperierenden Partner aufeinander abzustimmen. Dies schafft die Möglichkeit der Spezialisierung auf die jeweiligen Schwerpunkte; gleichzeitig ist eine Konkurrenz auf gleichen Leistungsgebieten damit weitgehend ausgeschlossen. Weil dies zu einer Einschränkung des Wettbewerbs führt, unterliegen Kooperationen auch den Regelungen des Kartellrechtes und damit der Überwachung durch das → *Bundeskartellamt*.

Kooperationen können auch sektorübergreifend realisiert werden. So setzen Verträge der → *Integrierten Versorgung* definitionsgemäß Kooperationen zwischen Partnern von mindestens zwei Versorgungssektoren voraus. Aber auch die Zusammenarbeit zwischen niedergelassenen Ärzten und → *Krankenhäusern* oder zwischen → *Kliniken* und ambulanten Pflegediensten sind Kooperationen.

Kopfpauschale

Begriff, der in der gegenwärtigen Diskussion im Gesundheitswesen in doppelter Bedeutung benutzt wird. Einerseits meint Kopfpauschale eine bestimmte Art der Prämienberechnung zur Finanzierung von Versicherungen. Dabei werden die Prämien weder nach dem bisherigen Prinzip der → *gesetzlichen Krankenversicherung*, also risiko- und altersunabhängig als Prozentsatz des sozialversicherungspflichtigen Einkommens, noch nach dem bisherigen Prinzip der → *privaten Krankenversicherung*, also risiko- und altersabhängig, berechnet und erhoben. Vielmehr wird pro Kopf, also pro Versichertem, eine gleiche Pauschale (die Kopfpauschale) gezahlt. Die Kopfpauschale in diesem Sinne ist ein Begriff, der in der politischen Auseinandersetzung um → *Bürgerversicherung* oder → *Gesundheitsprämie* eine Rolle spielt.

Die zweite Bedeutung des Begriffs Kopfpauschale meint ein pauschalierendes → *Vergütungssystem* für Leistungen in der Krankenversicherung. Dabei wird dem → *Leistungserbringer* oder der die Versorgung übernehmenden Gruppe von Leistungserbringern für alle Leistungen, die in einer Periode anfallen, für jeden Versicherten eine von der Leistungsmenge unabhängige feste Vergütung – die Kopfpauschale – gezahlt.

Der Kopfpauschale wird wie allen pauschalierenden Vergütungssystemen eine Anreizwirkung in Richtung auf die Erbringung von möglichst wenigen Leistungen, eventuell auch zu wenigen Leistungen zugeschrieben. Diesem Effekt wird in solchen pauschalierenden Vergütungssystemen mit einer intensivierten → *Qualitätssicherung* versucht entgegen zu wirken.

Korporatismus

Bezeichnung für die teilweise oder weitgehende Selbststeuerung bestimmter gesellschaftlicher Bereiche durch die dort tätigen Verbände und Interessenvertretungen. Im deutschen Sozial- und → *Gesundheitswesen* gilt die Selbstverwaltung durch Verbände, Kammern und Organe der Sozialversicherung als ein Beispiel für Korporatismus. Im Rahmen des Korporatismus überträgt der Staat den Korporationen bestimmte staatliche Aufgaben zur Erfüllung und stattet die Korporationen mit den entsprechenden Befugnissen aus, die diese zur Erfüllung ihrer Aufgaben benötigen.

Die Steuerung der → *gesetzlichen Krankenversicherung* durch die Selbstverwaltung mit dem → *Gemeinsamen Bundesausschuss* als gemeinsamem Spitzengremium dieser Selbstverwaltung ist konkreter Ausdruck solcher korporatistischen Steuerungsmechanismen, derer sich der Staat bedient. Wegen der Problemnähe der Korporationen sollen diese viele Detailregelungen besser und wegen der Bindung der Mitglieder an die Korporationen auch konfliktärmer lösen können als der Staat selbst. Dass aber solche korporatistischen Steuerungsmechanismen vor allem dort, wo die Kooperation verschiedener Korporationen wie zum Beispiel der → *Krankenkassen* und der → *Kassenärztlichen Vereinigungen* erforderlich ist, nicht immer wie gewünscht funktioniert, zeigt sich im Jahr 2005 deutlich an der Steuerung der Arzneimittelausgaben der GKV, deren Anstieg eigentlich deutlich unter zehn Prozent bleiben sollte, aber im Jahresverlauf bei bis zu 20 Prozent Steigerungsrate lag.

Gerade bei vom Gesetzgeber vorgeschriebenen dreiseitigen Vereinbarungen zwischen Krankenkassen, KVen und der Deutschen Krankenhausgesellschaft ist es in der Vergangenheit immer wieder zu nicht auflösbaren Konfliktsituationen gekommen, die das Zustandekommen der Regelungen verhindert hat. Zunehmend ist der Staat hier, aber auch bei anderen Regelungsmaterien wie etwa dem neuen Fallpauschalen-Vergütungssystem für Krankenhäuser, dazu übergegangen, sich für den Fall der Nichteinigung eine Ersatzvornahme vorzubehalten. Andere Konfliktlösungsmechanismen sind die in vielen Fällen vorgesehenen Schiedsstellen.

Als Musterbeispiel für korporatistische Steuerungselemente galt die → *Konzertierte Aktion im Gesundheitswesen* (KaiG). Aufgabe dieses früheres Spitzengremium der an der gesundheitlichen Versorgung der Bevölkerung Beteiligten war es, medizinische und wirtschaftliche Orientierungsdaten sowie Vorschläge zur Rationalisierung, Erhöhung der → *Effektivität* und → *Effizienz* im Gesundheitswesen zu entwickeln und diese miteinander abzustimmen. Dazu hatte die KaiG einmal jährlich bis zum 31. März Empfehlungen abzugeben, die insbesondere die angemessene Veränderung der → *Gesamtvergütung* und der Arzneimittelhöchstbeträge betrafen. In der Realität konnte das Gremium diese Funktionen jedoch immer weniger ausfüllen und wurde schließlich abgeschafft.

Kosten

Der in Geld bewertete Verbrauch von → *Produktionsfaktoren*, welche für die Erstellung und den Absatz von Gütern und Dienstleistungen benötigt werden. Der Kostenbegriff erfasst tatsächliche Wertveränderungen und stellt somit einen zentralen Begriff für die Wirtschaftlichkeit dar.

Kosten spielen in der gesundheitspolitischen Diskussion eine große Rolle. Hierbei geht es meist um die relativen Kostensteigerungen für bestimmte Ausgabenbereiche bzw. um deren Anteile an den gesamten → *Gesundheitsausgaben*, also den finanziellen Aufwendungen einer Gesellschaft für den Erhalt und die Wiederherstellung der Gesundheit ihrer Mitglieder, wie das Statistische Bundesamt definiert.

Kostenartenrechnung

Teilbereich der → *Kostenrechnung*, dessen Aufgabe die Erfassung der Kosten nach so genannten primären Kostenarten ist. Weitere Teile der Kostenrechnung sind die → *Kostenstellen-* und → *Kostenträgerrechnung*.

Die nachfolgende Tabelle 1 stellt beispielhaft die Kostenarten der Krankenhäuser in Nordrhein-Westfalen im Jahr 2002 dar.

Tab. 1: Kosten der allgemeinen Krankenhäuser nach Kostenarten und Krankenhausgrößenklassen, Nordrhein-Westfalen, 2002

Kostenart	Kosten der allgemeinen Krankenhäuser nach Bettenzahl				
	unter 100	100 – 249	250 – 499	500 und mehr	insgesamt
	in 1000 €				
Personalkosten zusammen davon:	66 506	1 349 513	3 333 090	3 729 644	8 478 753
Ärztlicher Dienst	13 773	308 883	812 788	920 325	2 055 768
Pflegedienst	26 223	532 504	1 253 897	1 146 308	2 958 932
med.-techn. Dienst	6 487	152 942	378 423	603 294	1 141 145
sonstiges Personal	20 023	355 183	887 984	1 059 716	2 322 908
Sachkosten zusammen davon:	44 479	666 662	1 746 386	2 083 559	4 541 086
Lebensmittel	4 001	51 795	118 529	96 886	271 210
medizinischer Bedarf	19 102	290 332	827 692	1 066 406	2 203 532
sonstige Sachkosten	21 376	324 535	800 164	920 267	2 066 342
Zinsen u. ähnliche Aufwendungen	1 436	4 906	10 949	17 566	34 858
Steuern	1 954	415	2 173	1 449	5 991
Kosten des Krankenhauses zusammen	114 375	2 021 495	5 092 598	5 832 219	13 060 687
Kosten der Ausbildungsstätten	199	11 610	34 881	43 147	89 837
Gesamtkosten	114 574	2 033 105	5 127 479	5 875 366	13 150 524
Abzüge insgesamt	2 094	103 580	323 001	1 085 108	1 513 783
Bereinigte Kosten: insgesamt	112 481	1 929 525	4 804 478	4 790 258	11 636 741
je Berechnungs-/Belegungstag	0,30	0,28	0,31	0,40	0,33
je Fall	2,34	2,59	2,71	3,42	2,93
je Bett	75,19	79,23	88,63	116,69	96,08

Quelle: Landesamt für Datenverarbeitung und Statistik NRW

Kostendämpfung

Bezeichnung für eine Form der Politik, die die Ausgabenentwicklung der → gesetzlichen Krankenversicherung begrenzen soll. Ziel der Kostendämpfungspolitik war die → Beitragssatzstabilität bzw. die → einnahmenorientierte Ausgabenpolitik.

Als Instrumente wurden zunächst Selbstbindungen der → Selbstverwaltung im Rahmen der → Konzertierten Aktion im Gesundheitswesen, ab 1993 dann die sektorale → Budgetierung eingesetzt.

Der Beginn der Kostendämpfung im deutschen → Gesundheitswesen kann auf das Jahr 1997 mit dem Krankenversicherungskostendämpfungsgesetz datiert werden. Mittlerweile ist man der Überzeugung, dass reine Kostendämpfung oder Leistungsausgrenzung und → Zuzahlungs-Erhöhung nicht das gewünschte Ziel erreicht, sondern solche Maßnahmen mit strukturellen Reformen verbunden werden müssen, die zu einer verstärkten Gleichrichtung der Interessen der einzelnen Leistungserbringer und des Gesamtsystems führen, um so die Selbststeuerungsfähigkeit des Gesundheitswesens zu erhöhen.

Kostenerstattung

Versicherte in der → *privaten Krankenversicherung (PKV)* bezahlen in Anspruch genommene medizinische Leistungen selbst, diese werden dann gegen Vorlage der Rechnung von der Versicherung ganz oder teilweise erstattet. Dieses System nennt sich Kostenerstattungsprinzip.

In der → *gesetzlichen Krankenversicherung (GKV)* werden Leistungen nach dem → *Sachleistungsprinzip* gewährt, Versicherte haben aber seit Anfang 2004 die Möglichkeit, Kostenerstattung zu wählen. Diese Wahl ist für ein Jahr bindend. Außerdem ist eine Beschränkung der Wahl auf den Bereich der ambulanten Behandlung möglich. Es werden allerdings nur Kosten bis zu einem Betrag erstattet, welcher der Krankenkasse bei Erbringung der entsprechenden Sachleistung entstanden wäre. Darüber hinaus wird ein Abschlag vorgenommen, der die beim Kostenerstattungsprinzip fehlende → *Wirtschaftlichkeitsprüfung* und zusätzlich entstehende → *Verwaltungsausgaben* ausgleichen soll. Außerdem müssen vorgesehene → *Zuzahlungen* abgezogen werden.

Dem Kostenerstattungsprinzip werden wegen der damit verbundenen Kenntnis beim Patienten über die durch seine Behandlung entstehenden Kosten ein höheres Kostenbewusstsein bei den Versicherten zugeschrieben.

Kostenfaktor

Begriff der politischen und insbesondere der gesundheitspolitischen Diskussion, in der das → *Gesundheitswesen* insgesamt oder Teilbereiche des → *Gesundheitssystems* vor allem im Hinblick auf die durch sie verursachten Kosten betrachtet werden. Folge dieser auf die Kostenverursachung verkürzte Betrachtungsweise war und ist die → *Kostendämpfung*.

Dabei hat der Sachverständigenrat für die Konzertierte Aktion im Gesundheitswesen (heute: → *Sachverständigenrat zur Begutachtung der Entwicklung im Gesundheitswesen*) bereits 1996 auf die verkürzende Betrachtung des Gesundheitswesens als Kostenfaktor hingewiesen:

> *Fragen der Beschäftigung und des Wachstums im und durch das Gesundheitswesen treten in den Vordergrund. Zusammen mit den Perspektiven einer Flexibilisierung des Vertrags- und des Versicherungsrechts erscheint das Gesundheitswesen in einem anderen Licht. Neben das Gesundheitswesen als Kostenfaktor tritt das Gesundheitswesen als → Wirtschaftsfaktor mit seinen Wachstums- und Produktivitätseffekten wieder stärker in den Mittelpunkt. Diese Gratwanderung zwischen Kostendämpfung und Wachstum gehört auch zu den Herausforderungen im Gesundheitswesen.*[2]

Kosten-Nutzen-Bewertung

Die Kosten-Nutzen-Bewertung (auch: Kosten-Nutzen-Analyse) wird häufig als Oberbegriff für die ökonomische Bewertung von medizinischen Maßnahmen verstanden.

Wesentlicher Aspekt der Kosten-Nutzen-Analyse ist, dass zwei medizinische Maßnahmen, z. B. ein neues → *Arzneimittel* und der bisherige Goldstandard der Therapie, miteinander verglichen werden. Um die Wirtschaftlichkeit einer Maßnahme im Vergleich zu anderen Maßnahmen zu beurteilen, werden Auswirkungen auf Versor-

---

[2] Sachverständigenrat für die Konzertierte Aktion im Gesundheitswesen Gesundheitswesen in Deutschland, Kostenfaktor und Zukunftsbranche, Sondergutachten 1996, Kurzfassung, S. 8.

gungskosten und Produktivität einerseits (→ *Kosten*) sowie die gesundheitlichen, psychischen oder sozialen Auswirkungen auf den betroffenen → *Patienten* und sein Umfeld, z. B. pflegende Angehörige, andererseits (Nutzen) miteinander in Beziehung gesetzt. Die Wirtschaftlichkeit wird in Maßzahlen wie „zusätzliche Kosten je gewonnenem (qualitätsgleichem) Lebensjahr" ausgedrückt, wobei ein qualitätsgleiches Lebensjahr einem Jahr bei bester Gesundheit entspricht. Vielfach werden medizinische Maßnahmen mit Kosten von unter 50.000 Euro pro qualitätsgleichem Lebensjahr als „kosteneffektiv", also als wirtschaftlich bezeichnet, wenngleich ein solcher Schwellenwert willkürlich ist[3].

In Deutschland kann in Folge des → *GKV-Wettbewerbsstärkungsgesetzes* zum 1.4.2007 nach § 35b des → *SGB V* das → *Institut für Qualität und Wirtschaftlichkeit im Gesundheitswesen* (IQWiG) beauftragt werden, das Kosten-Nutzen-Verhältnis von Arzneimitteln zu bewerten. Bewertungen können für jedes erstmals verordnungsfähige Arzneimittel mit patentgeschützten Wirkstoffen sowie für andere Arzneimittel, die von Bedeutung sind, erstellt werden. Die Bewertung erfolgt durch Vergleich mit anderen Arzneimitteln und Behandlungsformen unter Berücksichtigung des therapeutischen Zusatznutzens für die Patienten im Verhältnis zu den Kosten. Beim Patienten-Nutzen sollen insbesondere die Verbesserung des Gesundheitszustandes, eine Verkürzung der Krankheitsdauer, eine Verlängerung der Lebensdauer, eine Verringerung der Nebenwirkungen sowie eine Verbesserung der Lebensqualität, bei der wirtschaftlichen Bewertung auch die Angemessenheit und Zumutbarkeit einer Kostenübernahme durch die Versichertengemeinschaft, angemessen berücksichtigt werden. Entgegen bisheriger internationaler Standards verfolgt das IQWiG einen neuen Ansatz („Effizienzgrenzen"), der bei Gesundheitsökonomen und in der Industrie auf massive methodische Kritik stößt.

Das GKV-Wettbewerbsstärkungsgesetz regelt für § 31 SGB V neu, dass für Arzneimittel, die nicht in eine Festbetragsgruppe einzubeziehen sind, der GKV-Spitzenverband einen Höchstbetrag festsetzen kann, bis zu dem die → *Krankenkassen* die Kosten tragen. Der → *Erstattungs-Höchstbetrag* ist auf Grund einer Kosten-Nutzen-Bewertung festzusetzen. Arzneimittel, deren Kosteneffektivität erwiesen ist oder für die eine Kosten-Nutzen-Bewertung nur im Vergleich zur Nichtbehandlung erstellt werden kann, weil eine zweckmäßige Therapiealternative fehlt, sind von der Festsetzung eines Höchstbetrags auszunehmen.

Viele andere Länder haben Kosten-Nutzen-Bewertungen für die Erstattungsfähigkeit eines neuen Medikamentes schon lange vor Deutschland genutzt, z. B. Großbritannien, Frankreich, Niederlande, Schweden, Kanada und Australien.

Kostenrechnung

Teilbereich des betrieblichen Rechnungswesens, dessen Aufgabe die Erfassung, Kontrolle, Zurechnung und kalkulatorischen Auswertung der Kosten eines Unternehmens oder Unternehmensbereiches ist. Sie wird in die Betriebsabrechnung für einzelne Zeitperioden einerseits und die Kalkulation oder Selbstkostenrechnung andererseits unterteilt, bei der die Kosten für einzelne Leistungen oder Leistungsbereiche durch Zuordnung ermittelt werden.

Die Betriebsabrechnung ihrerseits besteht aus → *Kostenarten*-, → *Kostenstellen*– und → *Kostenträgerrechnung*.

Die Kostenrechnung dient in erster Linie der Unterrichtung des Managements und

---

[3] A. Schumann, O. Schöffski. Ressourcenallokation im Spannungsverhältnis zwischen optimalem Schwellenwert und optimalem Budget: Ansätze zur Sichtbarmachung und Herleitung eines Kosteneffektivitätsschwellenwerts. Gesundh ökon Qual manag 2006; 11: 302-310

stellt diesem Informationen für die Steuerung des Unternehmens insgesamt bzw. von Unternehmensteilen zu Verfügung.

Kostenstellenrechnung

Teilbereich der → *Kostenrechnung*, dessen Aufgabe die Erfassung der Kosten und ihre Verteilung auf die verschiedenen Funktionsbereiche eines Betriebes ist. Auf diese Weise wird die Verrechnung von Kosten zwischen Kostenstellen ermöglicht.

Kostenstellen im → *Krankenhaus* sind dabei klar definierte und/oder funktionell abgrenzbare Teilbereiche des Krankenhauses wie Abteilungen oder Stationen. Dazu gehören auch Funktionseinheiten des Krankenhauses wie Labor oder Radiologie, aber auch die Verwaltung. Auch Projekte können als Kostenstelle definiert werden.

Weitere Teilbereiche der Kostenrechnung sind die → *Kostenarten–* und → *Kostenträgerrechnung*.

Kostenträger

Begriff der → *Kostenrechnung*. Kostenträger werden in der → *Kostenträgerrechnung* verwendet.

Unter Kostenträgern werden allgemein Erzeugnisse oder Aufträge verstanden. Im → *Krankenhaus* sind Kostenträger die einzelnen Behandlungsfälle, Patienten oder die für die Behandlung eines Patienten abzurechnende DRG, der auf diese Weise die Kosten zugewiesen werden können, die bei der Erstellung der mit der → *DRG* im Zusammenhang stehenden Leistungen entstehen. Auch → *geplante Behandlungsabläufe* (klinische Behandlungspfade) können Kostenträger im Krankenhaus sein.

Die Kostenträgerrechnung gibt damit eine Antwort auf die Frage, wofür die Kosten im Krankenhaus entstanden sind.

Im allgemeinen Sprachgebrauch wird Kostenträger auch als Synonym für Zahler verwendet.

Kostenträgerrechnung

Teilbereich der → *Kostenrechnung*, dessen Aufgabe die Ausweisung der in der Kostenartenrechnung erfassten und in der Kostenstellenrechnung den einzelnen Kostenstellen zugewiesenen Kosten für die einzelnen Kostenträger ist. Solche Kostenträger sind ganz allgemein Erzeugnisse oder Aufträge, im → *Krankenhaus* die einzelnen Behandlungsfälle, Patienten oder die für die Behandlung eines Patienten abzurechnende DRG, der auf diese Weise die Kosten zugewiesen werden können, die bei der Erstellung der mit der → *DRG* im Zusammenhang stehenden Leistungen entstehen. Die Kostenträgerrechnung gibt damit eine Antwort auf die Frage, wofür die jeweiligen Kosten entstanden sind.

Weitere Teilbereiche der Kostenrechnung sind die → *Kostenarten–* und → *Kostenstellenrechnung*.

Krankengeld

Eine Geldleistung in der → *gesetzlichen Krankenversicherung (GKV)*, die Lohnersatzfunktion hat. Versicherte in der GKV haben Anspruch auf Krankengeld, wenn sie durch Krankheit arbeitsunfähig sind oder stationär in einem → *Krankenhaus*, einer Vorsorge- oder → *Rehabilitation*seinrichtung behandelt werden. Der Anspruch auf Krankengeld beginnt mit Ablauf der Lohnfortzahlung und endet mit dem Wegfall der Arbeitsunfähigkeit.

Die Höhe des Krankengeldes ist gesetzlich einheitlich auf 70 Prozent des beitragspflichtigen Bruttoarbeitsentgelts festgelegt, es darf 90 Prozent des Nettoarbeitsentgelts nicht überschreiten. Beitragspflichtige Einmalzahlungen wie zum Beispiel Weihnachtsgeld müssen hierbei berücksichtigt werden. Das Krankengeld wird bei Arbeitsunfähigkeit wegen derselben Erkrankung für maximal 78 Wochen innerhalb von drei Jahren gezahlt.

Krankenhaus

Nach der Definition des → *Sozialgesetzbuches* (vgl. SGB V § 107 Abs. 1) Einrichtungen, die der Krankenhausbehandlung oder Geburtshilfe dienen, fachlich-medizinisch unter ständiger ärztlicher Leitung stehen, über ausreichende, ihrem Versorgungsauftrag entsprechende diagnostische und therapeutische Möglichkeiten verfügen und nach wissenschaftlich anerkannten Methoden arbeiten, mit Hilfe von jederzeit verfügbarem ärztlichem, Pflege-, Funktions- und medizinisch-technischem Personal darauf eingerichtet sind, vorwiegend durch ärztliche und pflegerische Hilfeleistung Krankheiten der Patienten zu erkennen, zu heilen, ihre Verschlimmerung zu verhüten, Krankheitsbeschwerden zu lindern oder Geburtshilfe zu leisten, und in denen die Patienten untergebracht und verpflegt werden können.

Dabei werden → *Akutkrankenhäuser* und → *Rehabilitationskliniken* unterschieden. Akutkrankenhäuser sind dabei stationäre Einrichtungen unter ständiger ärztlicher Leitung zur Akutversorgung bzw. zur jederzeitigen Versorgung von Patienten mit akuten Zuständen (Krankheit oder Unfall) sowie für die Geburtshilfe. Häufig wird auch das Vorhandensein eines Operationssaales und der Möglichkeit der intensivmedizinischen Versorgung als Kennzeichen von Akutkrankenhäusern gesehen.

Rehabilitations- und Vorsorgeeinrichtungen werden im allgemeinen Sprachgebrauch ebenfalls als Krankenhäuser oder Kliniken (Rehabilitationskrankenhaus, Reha-Klinik; Vorsorge-Krankenhaus oder -Klinik) bezeichnet, dienen aber nicht der medizinisch-pflegerischen Versorgung von Patienten mit akuten Gesundheitsstörungen bzw. Unfallverletzungen. Solche Rehabilitationskliniken werden seit einigen Jahren von den Betreibern selbst zunehmend als Fachkliniken bezeichnet, um den Begriff der Rehabilitation zu vermeiden, weil dieser angeblich durch das negative Image der Kur belastet sei.

Dagegen abzugrenzen sind solche Fachkrankenhäuser, die sich auf ein Gebiet oder auf bestimmte Eingriffe spezialisiert haben. Diese sind durchaus als Akutkrankenhäuser zu verstehen, bieten aber nicht das gesamte Spektrum der akutmedizinischen Versorgung an, auch wenn sie in ihrem Spezialgebiet durchaus auch Notfallversorgung bereithalten.

Krankenhausapotheke

Nach der Definition der Apothekenbetriebsordnung (§ 26 ApBetrO) handelt es sich bei der Krankenhausapotheke um die Funktionseinheit eines → *Krankenhauses*, der die Sicherstellung der ordnungsgemäßen Versorgung von einem oder mehreren Krankenhäusern mit → *Arzneimitteln* obliegt.

Der Träger eines Krankenhauses darf eine Krankenhausapotheke nur betreiben, wenn er eine Erlaubnis hierzu hat. Diese ist ihm auf Antrag zu erteilen, wenn er die Anstellung eines Apothekers, der die entsprechenden Voraussetzungen des → *Apothekengesetzes* erfüllt und die für Krankenhausapotheken nach der Apothekenbetriebsordnung vorgeschriebenen Räume nachweist.

Nach der neuesten Gesetzesänderung darf eine Krankenhausapotheke nicht mehr nur andere Krankenhäuser im gleichen oder in benachbarten Kreisen beliefern, sondern auch Krankenhäuser innerhalb der → *Europäischen Union*, wenn bestimmte weitere Voraussetzungen erfüllt sind. Umgekehrt dürfen auch → *Apotheken* aus dem

Krankenhausbehandlung

EU-Ausland Krankenhäuser in Deutschland mit Arzneimitteln versorgen, wenn bestimmte weitere Voraussetzungen erfüllt sind. Dies sind eine vertragliche Regelung sowie die Genehmigung der zuständigen Behörde, die zu erteilen ist, wenn der Vertrag die folgenden weiteren Voraussetzungen erfüllt (§ 14 Abs. 5 ApoG):

1. Die ordnungsgemäße Arzneimittelversorgung ist gewährleistet, insbesondere sind die nach der Apothekenbetriebsordnung oder bei Apotheken, die ihren Sitz in einem anderen Mitgliedstaat der Europäischen Union oder einem anderen Vertragsstaat des Abkommens über den Europäischen Wirtschaftsraum haben, nach den in diesem Staat geltenden Vorschriften erforderlichen Räume und Einrichtungen sowie das erforderliche Personal vorhanden.
2. Die Apotheke liefert dem Krankenhaus die von diesem bestellten Arzneimittel direkt oder im Falle des Versandes im Einklang mit den entsprechenden gesetzlichen Anforderungen.
3. Die Apotheke stellt Arzneimittel, die das Krankenhaus zur akuten medizinischen Versorgung besonders dringlich benötigt, unverzüglich und bedarfsgerecht zur Verfügung.
4. Eine persönliche Beratung des Personals des Krankenhauses durch den Leiter der Apotheke oder den von ihm beauftragten Apotheker der versorgenden Apotheke erfolgt bedarfsgerecht und im Notfall unverzüglich.
5. Die versorgende Apotheke gewährleistet, dass das Personal des Krankenhauses im Hinblick auf eine zweckmäßige und wirtschaftliche Arzneimitteltherapie von ihr kontinuierlich beraten wird.
6. Der Leiter der versorgenden Apotheke nach Absatz 3 oder 4 oder der von ihm beauftragte Apotheker ist Mitglied der Arzneimittelkommission des Krankenhauses.

Eine Genehmigung der zuständigen Behörde ist auch für die Versorgung eines anderen Krankenhauses durch eine unter derselben Trägerschaft stehende Krankenhausapotheke erforderlich.

Krankenhausbehandlung

Krankenhausbehandlung im Sinne der Krankenhausbehandlungs-Richtlinien des → *Gemeinsamen Bundesausschusses* (ehemals Bundesausschuss der Ärzte und → *Krankenkassen*) wird in zugelassenen → *Krankenhäusern* durchgeführt, in denen vorwiegend durch ärztliche und pflegerische Hilfeleistung Krankheiten, Leiden oder Körperschäden festgestellt, geheilt oder gelindert werden sollen oder Geburtshilfe geleistet wird und in denen die zu versorgenden Personen untergebracht und verpflegt werden können.

Krankenhausbehandlung wird danach vollstationär, teilstationär, vor- und nachstationär sowie ambulant erbracht und umfasst im Rahmen des Versorgungsauftrages des Krankenhauses alle Leistungen, die im Einzelfall nach Art und Schwere der Krankheit für die medizinische Versorgung der Patienten im Krankenhaus notwendig sind. Dies sind insbesondere ärztliche Behandlung, Krankenpflege, Versorgung mit → *Arznei-*, → *Heil-* und → *Hilfsmitteln*, Unterkunft und Verpflegung.

Krankenhausbehandlung, vor- und nachstationäre

Zeitlich befristete Behandlung im → *Krankenhaus* ohne Unterkunft und Verpflegung vor bzw. nach einem stationären Krankenhausaufenthalt, die weder ambulante noch stationäre Behandlung darstellt. Vor- und nachstationäre Behandlung haben dabei Vorrang vor der vollstationären Behandlung eines Patienten. Voraussetzung für eine vorstationäre Behandlung ist dabei, dass der Patient durch einen → *Vertragsarzt* zur vollstationären Behandlung eingewiesen worden ist. Die Entscheidung trifft der Krankenhausarzt. Die maximale Dauer der vorstationären Behandlung beträgt höchstens drei Behandlungstage innerhalb von fünf Tagen vor Beginn der stationären Behandlung, die der nachstationären Behandlung sieben Behandlungstage innerhalb von 14 Tagen, bei Organübertragungen allerdings drei Monate nach Beendigung der stationären Krankenhausbehandlung. In medizinisch begründeten Einzelfällen kann die Frist von 14 Tagen oder drei Monaten im Einvernehmen mit dem einweisenden Arzt aber auch verlängert werden.

Ziel der vorstationären Behandlung ist es, die Erforderlichkeit einer vollstationären Krankenhausbehandlung zu klären oder die vollstationäre Krankenhausbehandlung vorzubereiten. Ziel der nachstationären Behandlung ist es, den Behandlungserfolg im Anschluss an eine vollstationäre Krankenhausbehandlung zu sichern oder zu festigen.

Vor- und nachstationäre Behandlung darf nur gesondert vergütet werden, wenn die Leistungen nicht schon durch die Vergütung der vollstationären Leistung abgegolten sind. Über die Vergütung der vor- und nachstationären Leistung müssen die Spitzenverbände der Krankenkassen mit der Vertretung der Krankenhäuser im Benehmen mit der Kassenärztlichen Vereinigung vertraglich eine pauschalierte Vergütung vereinbaren. Die Spitzenverbände der → *Krankenkassen* (heute: → *GKV-Spitzenverband*) und die → *Deutsche Krankenhausgesellschaft* wurden außerdem verpflichtet, im Benehmen mit der → *Kassenärztlichen Bundesvereinigung* Empfehlungen zur Vergütung abzugeben, die bis zu einer Vereinbarung auf Landesebene Gültigkeit hatte. Diese Empfehlung kam am 30.12.1996 zustande.

Die Regelung zur vor- und nachstationären Behandlung im Krankenhaus wurde mit dem → *Gesundheitsstrukturgesetz* (GSG) vom 21.12.1992, in Kraft getreten am 1.1.1993, in das SGB V aufgenommen. Vorläufer für diese Regelung war die 1989 mit dem Gesundheits-Reformgesetz (GRG) in Paragraph 115 Abs. 2 Satz 1 Nr. 4 eingeführte Vorschrift, nach der die Spitzenverbände der Krankenkassen, Krankenhäuser und → *Kassenärzte* dreiseitige Verträge über die Durchführung und Vergütung einer zeitlich begrenzten vor- und nachstationären Behandlung abschließen. Diese Verträge sind jedoch bis zur Neuregelung durch das GSG wegen der grundsätzlich unterschiedlichen Interessenlage der drei zum Abschluss dieser Verträge verpflichteten Organisationen nicht zustande gekommen.

Krankenhausbetreiber

Synonym verwendeter Begriff für → *Krankenhausträger* oder Klinikträger.

Krankenhausbett

Bett im → *Krankenhaus*, das dafür geeignet ist, → *Patienten* stationär zu versorgen. In den Begriffsbestimmungen von Krankenhäusern durch die Landeskrankenhausgesetze wird im Allgemeinen die Möglichkeit der Unterkunft und Verpflegung als konstituierend für stationäre Versorgung dargestellt. Beispielhaft sei hier § 3 LKH Berlin in der Fassung vom 1. März 2001 zitiert:

Krankenhäuser sind Einrichtungen, in denen durch ärztliche und pflegerische Hilfeleistungen Krankheiten, Leiden oder Körperschäden festgestellt, geheilt oder gelindert werden sollen, Geburtshilfe geleistet wird oder weitere medizinische Leistungen für Personen, die der stationären Behandlung bedürfen, erbracht werden und in denen die zu versorgenden Personen untergebracht und verpflegt werden können.

Krankenhausbudget

Das Krankenhausbett hat als Plangröße für Krankenhäuser nach wie vor eine hervorragende Bedeutung. So heißt es etwa im → *Krankenhausplan* 2003 Rheinland-Pfalz:

> Der Feststellungsbescheid (Planbettenbescheid) entfaltet Rechtswirkung nach außen. Er beschreibt den Versorgungsauftrag, mit dem ein Krankenhaus in den Landeskrankenhausplan aufgenommen ist. Er gibt die Aufgabenstellung der einzelnen Krankenhäuser, die Art und die Anzahl der Fachabteilungen und Versorgungsschwerpunkte sowie die Zahl der Krankenhausbetten (Planbetten) und ihre Aufteilung auf die einzelnen Fachrichtungen an.

Die Anzahl der Planbetten bzw. der geförderten Betten ist damit auch nach wie vor mit maßgebend für den Förderungsanspruch von Krankenhäusern.

Krankenhausbudget

Budget eines → *Krankenhauses*, das mit den zuständigen → *Krankenkassen* für ein Jahr vereinbart wird. Siehe auch → *Budgetierung*. Das vereinbarte Jahresbudget kann unter- und überschritten werden und ist insofern flexibel. Bei Unter- oder Überschreitungen werden die nicht oder die zusätzlich erbrachten Leistungen jedoch nur mit festgelegten, bei Unter- und Überschreitung unterschiedlichen Abschlägen vergütet.

Krankenhausentgeltgesetz

Kurzfassung von „Gesetz über die Entgelte für voll- und teilstationäre Krankenhausleistungen" vom 23. April 2002. Abkürzung KHEntgG. Das Gesetz war bei seiner Verabschiedung Bestandteil des Fallpauschalengesetzes (FPG) und bestimmt die Regeln des Zustandekommens der → *Fallpauschalen* des Abrechungssystems der → *Krankenkassen* für Entgelte für voll- und teilstationäre Krankenhausleistungen.. Durch das „Gesetz zur Einführung des diagnose-orientierten Fallpauschalensystems für Krankenhäuser" (→ *Fallpauschalengesetz* – FPG) vom 23. April 2002 wurde für deutsche Krankenhäuser die Abrechnung nach → *Diagnosis Related Groups (DRG)* stufenweise verbindlich eingeführt.

Krankenhausfinanzierung

Derzeit gilt nach dem Krankenhausfinanzierungsgesetz (KHG) offiziell für die Finanzierung der → *Krankenhäuser* in Deutschland noch das Prinzip der dualen Finanzierung. Danach werden die Investionskosten der Krankenhäuser von den Bundesländern gemäß dem jeweiligen Krankenhausplan und Investitionsprogramm finanziert, die laufenden Kosten jedoch von den Krankenkassen durch die Zahlung von → *DRG*-basierten → *Fallpauschalen* für Behandlungsfälle. Dabei enthalten die Fallpauschalen grundsätzlich keine Investitionskosten, weil diese nach den gesetzlichen Vorschriften über die → *Investitionsfinanzierung* der Länder sichergestellt wird.

Die Realität der Finanzierung der Investitionskosten der Krankenhäuser entspricht jedoch bereits seit längerem nicht mehr dem Idealbild der dualen Finanzierung. In der Realität der Investitionskostenfinanzierung durch die Länder sind Wartezeiten von bis zu zehn Jahren einzukalkulieren, bevor eine Bau- oder andere Investitionsmaßnahmen vom jeweiligen Bundesland finanziert wird. Darüber hinaus wird die Finanzierung in nahezu allen Fällen nicht bei Bau- bzw. Investitionsbeginn, sondern erst später und in Raten gewährt. Dies führt dazu, dass die Krankenhäuser wichtige Bau- und Investitionsmaßnahmen zunehmend selbst finanzieren und in jedem Fall Vor- bzw. Zwischenfinanzierung von Bau- und Investitionsmaßnahmen sicherstellen müssen.

Dieses auf der Finanzknappheit der Länder beruhende Vorgehen hat zu einem erheblichen → *Investitionsstau* geführt, der die Krankenhäuser in unterschiedlicher Intensität trifft. Die Folge unterbliebener oder aufgeschobener Investitionen ist häufig eine nicht optimale Anpassung an veränderte Rahmenbedingungen, etwa durch das neue DRG-basierte Fallpauschalen-System. Damit ist es nicht möglich, Rationalisierungspotentiale wirklich auszuschöpfen.

Krankenhausfinanzierungsgesetz

Gesetz zur wirtschaftlichen Sicherung der Krankenhäuser und zur Regelung der Krankenhauspflegesätze vom 29. Juni 1972. Abkürzung KHG. Gesetz, mit dem 1972 die Regelungen zur dualen → *Krankenhausfinanzierung* in Deutschland eingeführt wurden.

Krankenhausfinanzierungsreformgesetz

Gesetz zum ordnungspolitischen Rahmen der → *Krankenhausfinanzierung* ab dem Jahr 2009 (Krankenhausfinanzierungsreformgesetz; Abkürzung KHRG). Das Gesetz, das die endgültige Einführung der → *Fallpauschalen* für den Akutkrankenhausbereich regelt und den ordnungspolitischen Rahmen für die → *Krankenhäuser* für die nächsten Jahre regelt, wurde vom Bundestag am 18. Dezember 2008 verabschiedet. Der Bundesrat hat dem Gesetz am 13. Februar 2009 zugestimmt. Es wurde am 24. März 2009 im Bundesgesetzblatt veröffentlicht und trat am nächsten Tag in Kraft. Die Regelungen zum Sanierungsabschlag und der Spezialambulanzen in Kinderkliniken traten rückwirkend zum 1. Januar 2009 in Kraft.

Das KHRG enthält die folgenden wesentlichen Neuregelungen:

- Ab dem Jahr 2009 werden die für die Jahre 2008 und 2009 tarifvertraglich vereinbarten Lohn- und Gehaltssteigerungen zu 50 Prozent durch die → *Krankenkassen* refinanziert, soweit diese Tariferhöhungen nicht bereits durch die Veränderungsrate der beitragspflichtigen Einnahmen der Krankenkassen gedeckt sind, und auch tatsächlich gezahlt werden.
- Das Statistische Bundesamt muss bis Mitte 2010 einen → *Orientierungswert* ermitteln, der zeitnah die Kostenentwicklung im Krankenhausbereich erfasst und voraussichtlich ab dem Jahr 2011 als Alternative zur bisherigen strikten Grundlohnanbindung der Krankenhauspreise dienen kann.
- Es wird ein Förderprogramm zur Verbesserung der Situation des Pflegepersonals in Krankenhäusern eingeführt, wodurch in drei Jahren bis zu 17.000 neue Stellen im Pflegedienst zu 90 Prozent durch die Krankenkassen zusätzlich finanziert werden.
- Der GKV-Rechnungsabschlag in Höhe von 0,5 Prozent wurde – wie bei seiner Einführung geplant – nach zwei Jahren rückwirkend zum Jahresbeginn 2009 abgeschafft.
- Die Konvergenzphase zur endgültigen Einführung der Fallpauschalen wurde um ein Jahr verlängert.
- Begrenzt auf das Jahr 2009 mussten in den einzelnen Krankenhäusern für gegenüber dem Vorjahr vereinbarte Mehrleistungen Preisnachlässe vereinbart werden. Eine Anrufung der → *Schiedsstelle* war weiterhin möglich.
- Wenn die Tariferhöhungsrate bei einzelnen Krankenhäusern im Jahr 2009 zu einer mehr als hälftigen Refinanzierung der oberhalb der Grundlohnrate liegenden Personalkostenrefinanzierung führen würde, war im Jahr 2009 der höhere Finanzierungsanteil durch Preisabschläge mindernd zu berücksichtigen. Von der Abschlagsregelung ausgenommen waren niedrigere Vergütungen aufgrund von Notlagentarifverträgen.

Die → *Investitionsfinanzierung* der Krankenhäuser soll nach den Regelungen des KHRG ab 2012 grundsätzlich auf Investitionspauschalen umgestellt werden, wenn sich die Länder hierzu entscheiden. Dazu enthält das KHRG einen gesetzlichen Auftrag zur Entwicklung einer Reform der Investitionsfinanzierung der Krankenhäuser durch leistungsorientierte Investitionspauschalen bis Ende 2009. Die näheren Einzelheiten des Verfahrens hierzu müssen Länder und Bund festlegen. Die Selbstverwaltungspartner auf der Bundesebene und das → *Institut für das Entgeltsystem im Krankenhaus (InEK)* werden mit der Kalkulation von Investitionsbewertungsrelationen beauftragt.

Das KHRG beinhaltet auch die grundsätzliche Entscheidung, für Leistungen der Psychiatrie und Psychosomatik ein pauschaliertes und tagesbezogenes → *Vergütungssystem* zu entwickeln und einzuführen. Eine erstmalige Abrechnung nach diesem neuen Entgeltsystem ist für das Jahr 2013 vorgesehen. Zudem soll die Finanzierung der Personalstellen nach der Psychiatrie-Personalverordnung verbessert werden, um die Personalbesetzung in psychiatrischen Einrichtungen zu optimieren.

Die unterschiedlichen → *Landesbasisfallwerte* werden in einem Zeitraum von fünf Jahren, beginnend im Jahr 2010, schrittweise in Richtung auf einen einheitlichen Basisfallwertkorridor um einen → *bundeseinheitlichen Basisfallwert* angenähert. Von dieser → *Konvergenz* wird eine Bandbreite (Korridor) in Höhe von +2,5 Prozent bis -1,25 Prozent um einen rechnerisch ermittelten einheitlichen → *Basisfallwert* ausgenommen. Für die jährliche Absenkung des Landesbasisfallwerts an den einheitlichen Basisfallwertkorridor wird zudem eine Obergrenze vorgegeben, die die entstehende Belastung für die Krankenhäuser in den betroffenen Ländern begrenzt und zugleich den Konvergenzzeitraum entsprechend verlängert.

Krankenhausführung

Begriff, mit dem die Unternehmensleitung eines → *Krankenhauses* beschrieben wird (siehe hierzu auch → *Krankenhausmanagement*). Außerdem wird mit Krankenhausführung auch der Prozess der Unternehmensführung im Krankenhaus beschrieben.

Allgemein wird unter Führung (Synonym: Management) die Ausrichtung bzw. Steuerung eines Unternehmens oder einer Organisation sowie der darin tätigen Menschen auf die Umsetzung von im Rahmen der Führung vorgegebenen Zielen verstanden. Teil der Führungsfunktion ist auch die Motivation der zu Führenden zu einem Verhalten, das der Zielerreichung dient.

Krankenhausgruppe

Synonym benutzter Begriff für → *Krankenhauskette*.

Krankenhausinformationssystem

Abkürzung KIS.

Gesamtheit aller informationsverarbeitenden Prozesse bzw. der an ihr beteiligten Einheiten zur Bearbeitung medizinischer und verwaltungstechnischer Daten im → *Krankenhaus*.

Im täglichen Sprachgebrauch werden als KIS-Systeme allerdings computerbasierte Programmpakete verstanden, mit denen Datenverarbeitung im Krankenhaus möglichst integriert und umfassend realisiert wird. Es besteht aus Subsystemen, die auf einzelne Krankenhausfunktionen ausgerichtet sind (Labor, Radiologie, Finanzbuchhaltung, Warenbestellung und -lagerung etc.), sowie aus Dokumentations-, Managementinformationssystemen und Knowledge Management Systemen. Tatsächlich gibt es dabei sowohl den Ansatz, ein KIS-System aus Komponenten verschiedener Anbieter zusammenzustellen oder alle Aufgaben von einem umfassenden KIS-System eines Anbieters realisieren zu lassen.

Die KIS-Hersteller in Deutschland sind heute mit anderen Herstellern von IT-Lösungen im Gesundheitswesen in einem Verband (Verband der Hersteller von IT-Lösungen für das Gesundheitswesen – VHitG) zusammengeschlossen. Der Zweck des Vereins ist die Wahrnehmung, Pflege und Förderung aller gemeinsamen Interessen der Hersteller von Informations- und Kommunikationssystemen für das Gesundheitswesen gegenüber Regierung, Parlamenten, Behörden sowie anderen für den Gesundheitsbereich relevanten Institutionen und Einrichtungen.

Krankenhauskette

Synonym verwendeter Begriff für Klinik(en)gruppe, → *Klinikkette*, Krankenhausgruppe oder Klinikkonzern.

Alle diese Begriffe bezeichnen einen → *Krankenhausträger*, der mehrere bzw. viele → *Krankenhäuser* betreibt. Dabei kann es sich um → *Akutkrankenhäuser* und/oder → *Rehabilitationskliniken* handeln.

Nachdem zunächst nur private Krankenhausträger die Bildung von Krankenhausketten anstrebten und auch realisierten – Beispiele sind die → *Rhön-Klinikum AG*, die → *Sana Kliniken AG*, die → *Helios Kliniken GmbH*, die → *Asklepios Kliniken GmbH* oder auch die → *Paracelsus-Kliniken Deutschland GmbH* –, realisieren heute auch freigemeinnützige und kommunale Klinikträger die Idee der Krankenhauskette und die damit verbundenen Vorteile. Beispiele hierfür sind etwa die → *Klinikum Region Hannover GmbH*, die → *Vivantes Netzwerk Gesundheit GmbH* oder die → *Städtisches Klinikum München*

GmbH, aber auch die St. Franziskus-Stiftung Münster, die nach eigenen Angaben größte konfessionellen Krankenhausgruppe Nordwestdeutschlands, oder der Verbund Evangelischer Krankenhäuser in Westfalen gGmbH (→ *Valeo*).

Krankenhausmanagement

Begriff, mit dem die Unternehmensleitung eines → *Krankenhauses* beschrieben wird (siehe hierzu auch → *Krankenhausführung*). Außerdem wird mit Krankenhausmanagement auch der Prozess der Unternehmensführung im Krankenhaus beschrieben.

Der Begriff → *Management* bezeichnet allgemein alle mit der Führung eines Unternehmens verbundenen Tätigkeiten (funktional) bzw. die Teile der Organisation eines Unternehmens, welche mit der Führung des Unternehmens betraut sind (institutionell).

Die Leitung von Krankenhäusern wird erst seit relativ kurzer Zeit auch als Management bezeichnet, weil Krankenhäuser lange Zeit vor allem als Teil der öffentlichen Fürsorge betrachtet wurden und daher auch in großem Umfang Teil der öffentlichen Verwaltung oder Teil karitativer Angebote waren und vielfach noch sind. Dementsprechend waren und sind die Dienstbezeichnungen auch häufig an Verwaltungsaufgaben angelehnt (Verwaltungsleiter bzw. Verwaltungsdirektor; analog zum → *Ärztlichen Direktor* und Pflegedirektor bzw. → *Pflegedienstleiter*).

Krankenhäuser bzw. Krankenhausgruppen müssen sich heute jedoch bestimmter Managementtechniken bedienen, da sie unabhängig von ihrer jeweiligen Rechtsform und Besitzstruktur in einem direkten Wettbewerb zueinander sowie zunehmend auch zu anderen Leistungsanbietern stehen, die in Teilbereichen vergleichbare Leistungen anbieten. Hier dürfen Management und

Verwaltung nicht länger Gegensätze darstellen, sondern die Verwaltung muss sich der Erfahrungen und Techniken bedienen, die im Zusammenhang mit der Führung von Unternehmen erfolgreich entwickelt und getestet wurden.

Dass dies mittlerweile weithin anerkannt wird, zeigt auch das wachsende Angebot an Aus- und Weiterbildungsangeboten für Managementaufgaben im Krankenhaus und Gesundheitswesen.

Krankenhausmarkt

Markt für Krankenhaus-Leistungen (auch Markt für stationäre Versorgung), aber auch Markt für den Kauf und Verkauf von → Krankenhäusern.

Der Krankenhausmarkt im Sinne des Marktes für stationäre (Krankenhaus-) Versorgung umfasst heute alle Dienstleistungen, die von Krankenhäusern für Patienten sowie für Kunden etwa im Wellness- und Kurbereich angeboten werden. Dabei sind Krankenhausleistungen heute durchaus nicht nur stationäre, sondern werden auch teilstationär, vor- und nachstationär sowie ambulant erbracht. Als Finanzierer von Leistungen auf dem Krankenhausmarkt treten insbesondere die → gesetzliche und → private Krankenversicherung auf, aber auch Selbstzahler oder die → gesetzliche Unfallversicherung, bei Rehabilitationsleistungen auch die Rentenversicherung und eingeschränkt Arbeitgeber.

Der Krankenhausmarkt im Sinne des Kaufs und Verkaufs von Krankenhäusern ist dadurch gekennzeichnet, dass auf dem deutschen Krankenhausmarkt ein Wachstum nur durch den Erwerb von vorhandenen Kapazitäten (externes Wachstum) oder die Ausweitung der Fallzahlen möglich ist (organisches Wachstum), nicht aber durch die Neugründung von Krankenhäusern. Dies führt dazu, dass es eine nennenswerte Zahl von Kaufinteressenten gibt, die zum Verkauf stehende Krankenhäuser erwerben wollen. Auf der anderen Seite ist das Angebot an zu veräußernden Krankenhäusern durch die Einführung des DRG-basierten Fallpauschalen-Systems und die damit einhergehenden erheblich gestiegenen Anforderungen an Management und Rationalisierungsmaßnahmen nachhaltig gestiegen. Ob es sich beim Krankenhausmarkt um einen Käufer- oder Verkäufermarkt handelt, ist umstritten. Nach wie vor sind Verkäufer von Krankenhäusern in der Lage, nennenswerte Preise für die zu veräußernden Krankenhäuser zu erzielen, wenn diese Einrichtungen nicht bereits zu stark wirtschaftlich gefährdet sind oder wenn sie in einer attraktiven Region liegen. Auch die Nähe zu anderen Standorten möglicher Käufer oder die Konkurrenz mehrerer Kaufinteressenten sind häufig Gründe für erzielbare Preisaufschläge.

Nachdem zunächst nur private → Krankenhausträger als Käufer auf dem Krankenhausmarkt auftraten, nehmen mittlerweile die Fälle zu, in denen kommunale Kliniken oder → Krankenhausketten oder freigemeinnützige Krankenhausgruppen zum Verkauf stehende Krankenhäuser erwerben.

Krankenhausplan

Von den Bundesländern im Rahmen der → Krankenhausplanung aufzustellende (Rahmen-) Pläne für die Vorhaltung von Krankenhausleistungen bzw. von → Krankenhäusern in ihrem jeweiligen Zuständigkeitsbereich. Dabei werden die Krankenhäuser in → Versorgungsstufen eingeteilt. Die Versorgungsangebote werden nach ihrer regionalen Verteilung, Art, Zahl und Qualität erfasst. Darauf aufbauend werden dann Leistungsstrukturen, Planbettenzahlen und Behandlungsplätze festgelegt. Mit Hilfe des Krankenhausplanes bzw. der Krankenhausplanung verwirklichen die Bundesländer ihren Sicherstellungsauftrag für die stationäre Versorgung der Bevölkerung.

Rechtliche Grundlagen des Krankenhausplanes sind das Krankenhausfinanzierungsgesetz sowie die Krankenhausgesetze der Länder. Grundsätzliches Ziel der Planung ist eine bedarfsgerechte Versorgung der Bevölkerung mit leistungsfähigen und wirtschaftlich selbstständigen Krankenhäusern.

An der Aufstellung der Krankenhauspläne im Rahmen des Prozesses der Krankenhausplanung wirkt der Landesausschuss bzw. die Landeskonferenz für Krankenhausplanung (Bezeichnungen variieren von Bundesland zu Bundesland) mit. Daran sind unter anderem die jeweilige → *Landeskrankenhausgesellschaft*, die Landesverbände der → *Krankenkassen*, aber häufig auch die → *Ärztekammer* beteiligt.

Krankenhausplanung

Prozess der Aufstellung bzw. Fortschreibung des → *Krankenhausplanes* durch die Bundesländer.

Krankenhaussektor

Größter Teilbereich des → *Gesundheitsmarktes*, der die gesamte stationäre Versorgung umfasst. Siehe auch → *Krankenhausmarkt* sowie die Ausführungen zum Krankenhausmarkt in Teil 2, Kapitel 3 Kenndaten des Akut-Krankenhauses.

Krankenhausträger

Träger im Sinne von Betreiber und meist auch Besitzer eines oder mehrerer → *Krankenhäuser*. Krankenhausträger können juristische oder natürliche Personen sein. Dabei wird in Deutschland traditionell zwischen öffentlichen, freigemeinnützigen und privaten Krankenhausträgern unterschieden. Bei den öffentlichen Krankenhausträgern unterscheidet man wieder zwischen kommunalen Trägern, den Ländern als den Trägern der Universitätskliniken und dem Bund als Träger der Bundeswehrkrankenhäuser. Weitere öffentliche Krankenhausträger sind die Träger der → *gesetzlichen Unfallversicherung*, die die berufsgenossenschaftlichen Unfallkrankenhäuser tragen.

Der Krankenhausträger bzw. sein gesetzlicher Vertreter ist der offizielle Partner der → *Krankenkassen* im Hinblick auf die Vereinbarung von → *Budgets*, Pflegesätzen bzw. → *Basisfallwerten*. Er ist auch Adressat des Versorgungsvertrages für ein Krankenhaus.

Die Trägerschaft von Krankenhäusern sagt heute meist nichts mehr über die Rechtsform aus, in der das Krankenhaus betrieben wird. So gibt es durchaus kommunale → *GmbHs* und → *Aktiengesellschaften* ebenso wie gemeinnützige Aktiengesellschaften bei freigemeinnützigen Trägern.

Synonym verwendete Begriffe sind → *Krankenhausbetreiber* oder → *Klinikbetreiber*.

Krankenhausträger, freigemeinnützige

Krankenhausbetreiber, die dem Bereich der kirchlichen und freien Wohlfahrtspflege, Kirchengemeinden, Stiftungen oder Vereinen zugeordnet werden. Siehe auch → *Krankenhausträger*.

Krankenhausträger, öffentliche

Krankenhausbetreiber, die Gebietskörperschaften (Bund, Land, Kreis, Gemeinde) oder Zusammenschlüsse solcher Körperschaften wie Arbeitsgemeinschaften oder

Zweckverbänden oder Sozialversicherungsträger wie Landesversicherungsanstalten und Berufsgenossenschaften sind. Siehe auch → *Krankenhausträger*.

Krankenhausträger, private

Krankenhausbetreiber, die für ihre Einrichtungen als gewerbliches Unternehmen einer Konzession nach § 30 Gewerbeordnung bedürfen sind. Siehe auch → *Krankenhausträger*.

Krankenhausunternehmen

Bezeichnung für → *Krankenhäuser*, bei der der Schwerpunkt auf die Unternehmens-Eigenschaft, also auf den langfristig ausgerichteten, nachhaltigen und auf ertragbringenden wirtschaftlichen Betrieb gelegt wird. Ein Krankenhausunternehmen kann dabei aus zwei oder mehreren Betriebsteilen bestehen.

Während sich früher nur private Krankenhäuser als Unternehmen bezeichneten, findet man diese Bezeichnung heute zunehmend auch bei → *freigemeinnützigen* und → *öffentlichen Krankenhausträgern*.

Krankenhausvergleich

Vergleich von → *Krankenhäusern* nach vorgegebenen Vergleichs-Maßstäben bzw. Messgrößen und → *Kennzahlen*. Dabei kann es sich um freiwillige Krankenhausvergleiche (siehe → *Benchmarking*) handeln oder um durch rechtliche Vorgaben bestimmte.

Paragraph 5 der → *Bundespflegesatzverordnung* (BPflVO) schreibt einen Krankenhausvergleich vor. Dort heißt es in Absatz 1:

Zur Unterstützung der Vertragsparteien bei der Ermittlung vergleichbarer Krankenhäuser oder Abteilungen und der Bemessung von medizinisch leistungsgerechten Budgets und tagesgleichen Pflegesätzen erstellen die → Deutsche Krankenhausgesellschaft oder die Bundesverbände der Krankenhausträger gemeinsam und die Spitzenverbände der → Krankenkassen gemeinsam einen Krankenhausvergleich. Die Krankenhäuser sollen länderbezogen verglichen werden, soweit dies ausreichend ist, um die in Satz 1 genannten Zwecke zu erreichen.

§ 5 Abs. 2 BPflVO bestimmt die in den Krankenhausvergleich einzubeziehenden Größen. Dabei handelt es sich um die Leistungen, die der letzten Budgetvereinbarung zugrunde liegenden Beträge und die → *Pflegesätze*.

Krankenhausversorgung

Synonym für stationäre Behandlung (Krankenhausbehandlung) von → *Patienten*, aber auch für den Gesamtumfang der zur Verfügung stehenden stationären Behandlungskapazität zur stationären Versorgung von Patienten in einer abgegrenzten Region zu einem Stichtag.

Der → *Gemeinsame Bundesausschuss* definiert Krankenhausbehandlung in Paragraph 2 Abs. 1 der Krankenhausbehandlungs-Richtlinien wie folgt:

Krankenhausbehandlung im Sinne dieser Richtlinie wird in zugelassenen → Krankenhäusern nach § 107 SGB V durchgeführt, in denen vorwiegend durch ärztliche und pflegerische Hilfeleistung Krankheiten, Leiden oder Körperschäden festgestellt, geheilt oder gelindert werden sollen oder Geburtshilfe geleistet wird und in denen die zu versorgenden Personen untergebracht und verpflegt werden können.

Krankenhilfe

Leistung der Sozialämter für nicht krankenversicherte Personen, die die Kosten für die → *Behandlung* durch den niedergelassenen → *Arzt* oder im → *Krankenhaus* nicht bezahlen können und diese Kosten auch nicht von anderer Seite erstattet bekommen. Für die Behandlung ist ein so genannter → *Berechtigungsschein für ärztliche Behandlung* erforderlich, der beim Sozialamt erhältlich ist. Behandlungen ohne diesen Berechtigungsschein sind nur bei Notfällen und an Sonn- und Feiertagen zugelassen. Der Arzt bzw. das Krankenhaus rechnen ihre Leistungen aufgrund des Berechtigungsscheines direkt mit dem Sozialamt ab. Die Leistungen der Krankenhilfe entsprechen weitgehend denen der → *gesetzlichen Krankenversicherung*.

Nach der Einführung der generellen → *Versicherungspflicht* in der → *Krankenversicherung* für Inländer zum 1. Januar 2009 durch das am 1. April 2007 in Kraft getretene → *GKV-Wettbewerbsstärkungsgesetz* sollte die Zahl der Personen, die Krankenhilfe in Anspruch nehmen müssen, stark zurückgehen.

Krankenkasse

Begriff, der häufig synonym für → *Krankenversicherung* benutzt wird. Im Gegensatz zu den Unternehmen der privaten Krankenversicherung handelt es sich bei Krankenkassen jedoch um rechtsfähige Körperschaften öffentlichen Rechts mit Selbstverwaltung, welche Träger der → *gesetzlichen Krankenversicherung* (GKV) sind. Die Krankenkassen haben einen hauptamtlichen → *Vorstand* und einen ehrenamtlichen → *Verwaltungsrat*.

Im Rahmen der GKV existieren in Deutschland die folgenden Kassenarten: → *Allgemeine Ortskrankenkassen (AOK)*, → *Betriebskrankenkassen*, → *Innungskrankenkassen*, Landwirtschaftliche Krankenkassen, die → *Bundesknappschaft* und die → *Ersatzkassen*. Insgesamt gibt es 169 gesetzliche Krankenkassen (Stand Januar 2010), Anfang der 90er Jahre des vergangenen Jahrhunderts waren es noch mehr als 1.200. Betriebs- und Innungskrankenkassen können sich heute für alle gesetzlich Krankenversicherten öffnen. Die Krankenkassen sind finanziell und organisatorisch unabhängig, sie stehen aber unter der Aufsicht von Bund bzw. Ländern.

Die gesetzlich Krankenversicherten haben → *Kassenwahlfreiheit*. Die Kassen unterliegen dem → *Kontrahierungszwang*.

Die Krankenkassen stehen mit Ausnahme der Landwirtschaftlichen Krankenkassen und der nicht geöffneten Betriebs- und Innungskrankenkassen im Wettbewerb zueinander. Alle Krankenkassen, ausgenommen die Landwirtschaftlichen Krankenkassen, nehmen daher am → *Risikostrukturausgleich* teil, der Chancengleichheit im Wettbewerb garantieren soll.

Krankenkasse, gesetzliche

Rechtsfähige Körperschaft öffentlichen Rechts mit Selbstverwaltung, welche gemeinsam mit den übrigen gesetzlichen Krankenkassen Träger der → *gesetzlichen Krankenversicherung* (GKV) ist. Weitere Details siehe → *Krankenkasse*.

Krankenpflege

Umfassende pflegerische Betreuung bzw. Versorgung von Kranken.

Nach dem Krankenpflegegesetz (§ 3) soll die Ausbildung in der Krankenpflege „entsprechend dem allgemein anerkannten Stand pflegewissenschaftlicher, medizinischer und weiterer bezugswissenschaftlicher Erkenntnisse fachliche, personale, soziale und methodische Kompetenzen zur verantwortlichen Mitwirkung insbesondere bei der Heilung, Erkennung und Verhütung von Krankheiten vermitteln" und sich auf die heilende Pflege beziehen, „die unter Einbeziehung präventiver, rehabilitativer und palliativer Maßnahmen auf die Wiedererlangung, Verbesserung, Erhaltung und Förderung der physischen und psychischen Gesundheit der Patientinnen und → *Patienten* auszurichten" sei.

Ausgebildete Krankenpflegekräfte sollen nach den gesetzlichen Vorgaben folgende Aufgaben eigenständig ausführen können:

- Erhebung und Feststellung des Pflegebedarfs, Planung, Organisation, Durchführung und Dokumentation der Pflege,
- Evaluation der Pflege, Sicherung und Entwicklung der Qualität der Pflege,
- Beratung, Anleitung und Unterstützung von Patientinnen und Patienten und ihrer Bezugspersonen in der individuellen Auseinandersetzung mit Gesundheit und Krankheit,
- Einleitung lebenserhaltender Sofortmaßnahmen bis zum Eintreffen der Ärztin oder des → *Arztes*.

Mitwirken sollen ausgebildete Krankenpflegekräfte bei den folgenden Aufgaben:

eigenständige Durchführung ärztlich veranlasster Maßnahmen,

Maßnahmen der medizinischen Diagnostik, Therapie oder Rehabilitation,

Maßnahmen in Krisen- und Katastrophensituationen.

Krankenversichertenkarte

Auch Chipkarte, seit 1995 Ersatz für den Krankenschein. Auf dem Chip der Karte sind in elektronischer Form Verwaltungsdaten gespeichert, zum Beispiel Name, Geburtsdatum und Adresse des Versicherten, Name der Krankenkasse, Krankenversichertennummer und Status des Versicherten.

Die Krankenversichertenkarte dient der Abrechnung mit den → *Leistungserbringern*, sie wird vor der Behandlung in der → *Vertragsarzt*praxis vorgelegt, um die Mitgliedschaft in der → *gesetzlichen Krankenversicherung (GKV)* nachzuweisen.

Bis Anfang 2006 sollte die Krankenversichertenkarte durch die → *elektronische Gesundheitskarte* ersetzt werden, auf der dann auch weitere, die Behandlung betreffende Daten gespeichert beziehungsweise diese Daten über die Karte abrufbar gemacht werden sollten. Die Einführung der elektronischen Gesundheitskarte hat sich jedoch erheblich verzögert. Wann sie endgültig eingeführt werden wird, ist derzeit (Anfang 2010) unklar.

Krankenversicherung

Versicherungsart, die die im Krankheitsfall entstehenden finanziellen Risiken abdeckt. Gleichzeitig auch der Begriff, der die Versicherungen gegen Krankheit sowie die Gruppe der Versicherungen, die solche Krankenversicherungen anbieten, bezeichnet.

In Deutschland gibt es zwei Systeme, die Krankenversicherungsschutz gewähren: die → *gesetzliche Krankenversicherung (GKV)* (siehe auch → *Krankenkasse*) und die → *private Krankenversicherung (PKV)*. Diese unterscheiden sich grundlegend in der Art der Beitragserhebung und -berechnung, der Leistungsgewährung und der Organisation. Für einen großen Teil der Bevölkerung bestand bis 2007 → *Krankenversicherungspflicht* nur in der gesetzlichen Krankenversicherung. Mit dem GKV-WSG wurde eine generelle Krankenversicherungspflicht eingeführt. Danach müssen sich ab dem 1. April 2007 Personen ohne Versicherungsschutz, die früher in der GKV versichert waren, in der GKV versichern. Seit dem 1. Januar 2009 besteht für alle Inländer Krankenversicherungspflicht. Personen ohne Versicherungsschutz, die dem System der PKV zuzuordnen sind, müssen sich dort versichern. Die privaten Versicherungen müssen diese Personen zu einem Basistarif ohne Risikozuschläge oder Leistungsausschlüsse aufnehmen.

In der GKV sind etwa 86 Prozent der Bevölkerung versichert, in der PKV rund neun Prozent. Man ging bis zur Einführung der erweiterten Krankenversicherungspflicht 2007 davon aus, dass in Deutschland circa 200.000 Menschen keinen Krankenversicherungsschutz besaßen

Krankenversicherung der Rentner

Abkürzung KVdR. Teil der → *gesetzlichen Krankenversicherung* (GKV).

Die KVdR umfasst nach den Regelungen des → *Sozialgesetzbuches* (SGB) V § 5 Abs. 1 Ziffer 11 als Pflichtversicherte die Personen, die die Voraussetzungen für den Anspruch auf eine Rente aus der gesetzlichen Rentenversicherung erfüllen und diese Rente beantragt haben, wenn sie seit der erstmaligen Aufnahme einer Erwerbstätigkeit bis zur Stellung des Rentenantrags mindestens neun Zehntel der zweiten Hälfte des Zeitraums auf Grund einer Pflichtversicherung Mitglied oder auf Grund einer → *Pflichtversicherung* nach § 10 SGB V (→ *Familienversicherung*) versichert waren. Im Jahr 2005 hatte die KVdR im Durchschnitt 18,4 Millionen Versicherte.

Der Beitrag in der KVdR richtet sich nach § 247 SGB V nach dem allgemeinen Beitragssatz der Kasse, in dem der Rentner versichert ist bzw. seit Anfang 2009 nach dem bundesweiten einheitlichen Beitragssatz. Beitragssatzanpassungen werden für diesen Personenkreis erst mit einer dreimonatigen Verzögerung wirksam.

Krankenversicherung, gesetzliche

Abkürzung GKV.

Durch das → *Sozialgesetzbuch* (SGB) V normierte → *Pflichtversicherung* gegen das Krankheitsrisiko für den größten Teil der Bevölkerung. Danach hat die Krankenversicherung als Solidargemeinschaft die Aufgabe, die Gesundheit der Versicherten zu erhalten, wiederherzustellen oder ihren Gesundheitszustand zu bessern.

Träger der gesetzlichen Krankenversicherung sind die → *Krankenkassen*. Sie schließen zur Versorgung der Versicherten mit den Leistungserbringern entsprechende Verträge ab. Die GKV arbeitet insgesamt nach dem Prinzip der → *Selbstverwaltung*.

Ein Arbeiter oder Angestellter ist in der GKV versicherungspflichtig, wenn sein regelmäßiges Jahresarbeitsentgelt die → *Versicherungspflichtgrenze* (auch: Jahresarbeitsentgeltgrenze) nicht übersteigt.

Die Leistungen und sonstigen Ausgaben der Krankenkassen werden durch Beiträge finanziert. Dazu entrichten die Mitglieder und die Arbeitgeber Beiträge, die sich in der Regel nach den beitragspflichtigen Einnahmen der Mitglieder richten. Für versicherte Familienangehörige werden keine Beiträge erhoben (→ *Familienversicherung*). In der GKV sind etwa 86 Prozent der Bevölkerung versichert.

Krankenversicherung, private

Abkürzung PKV.

Teil der privatwirtschaftlich organisierten Versicherungswirtschaft. Die private Krankenversicherung bietet in Deutschland sowohl die substitutive private Krankenvollversicherung als auch Zusatzversicherungen an.

Träger der privaten Krankenversicherung sind privatwirtschaftlich organisierte Versicherungen oder Versicherungsvereine auf

Gegenseitigkeit. Die Unternehmen der privaten Krankenversicherung sind im → *„Verband der privaten Krankenversicherung e. V."* (PKV-Verband) organisiert. Die private Krankenversicherung unterliegt der Aufsicht durch die Bundesanstalt für Finanzdienstleistungs-Aufsicht.

Arbeitnehmer mit einem Arbeitsentgelt oberhalb der → *Versicherungspflichtgrenze* sowie Selbstständige und Beamte (einkommensunabhängig) können sich in der PKV vollversichern. Zusatzversicherungen stehen dagegen jedem Bürger offen.

Die Beiträge zur privaten Krankenversicherung werden individuell kalkuliert und richten sich nach Gesundheitszustand und Lebensalter bei Eintritt in die Versicherung, nach dem Geschlecht und dem Umfang der abgesicherten Leistungen. Für die mit dem Alter steigende Inanspruchnahme von Gesundheitsleistungen wird eine → *Alterungsrückstellung* gebildet.

Tab. 1: Kennzahlen 2008 der PKV

Krankheitsvollversicherung	8,64 Mio. Personen
Pflegepflichtversicherung	9,35 Mio. Personen
Zusatzversicherung	20,98 Mio. Personen
Beitragseinnahmen	30,33 Mrd. Euro
Leistungsausgaben	20,17 Mrd. Euro
Alterungsrückstellungen Bestand 2007	134,38 Mrd. Euro

Krankenversicherungsbeitrag

→ *Beitrag*, der nach den gesetzlichen Bestimmungen in der → *gesetzlichen Krankenversicherung* als prozentualer Anteil des Arbeitsentgeltes des Mitgliedes berechnet werden. Dabei wird das Arbeitsentgelt nur bis zur → *Beitragsbemessungsgrenze* für die Berechnung des Beitrages herangezogen.

Für den Krankenversicherungsbeitrag gilt seit Anfang 2009 für alle → *gesetzlichen Krankenkassen* in Deutschland ein → *einheitlicher Beitragssatz*. Die Krankenkassen können darüber hinaus Zusatzbeiträge (siehe Zusatzbeitrag) erheben. Vorher galt für die gesetzlichen Krankenkassen → *Beitragssatzautonomie*.

Krankenversicherungsschutz

Der durch eine → *Krankenversicherung* gewährleistete Schutz und der Umfang dieses Schutzes für die Versicherten. Dabei kann der Umfang des durch die Krankenversicherung abgedeckten Schutzes rechtlich vorgegeben sein wie weitgehend in der Gesetzlichen Krankenversicherung oder durch einen Vertrag zwischen Versichertem und Versicherung bestimmt werden, wie dies der Normalfall in der Privaten Krankenversicherung ist. Der Umfang des gewährleisteten Versicherungsschutzes begrenzt andererseits auch die Leistungspflicht des Versicherungsunternehmens.

Synonym wird auch vom Leistungsumfang der Krankenversicherung gesprochen.

Krankenversicherungssystem

Gesamtheit der Regelungen zur → *Krankenversicherung* in einem Land. Dabei wird allgemein davon ausgegangen, dass ein System über ein gewisses Mindestmaß an Selbststeuerung und Selbstregulierung verfügt.

Im Rahmen der → *Europäischen Union* muss über die Regelungen der einzelnen Nationalstaaten hinaus auch der Regelungskreis der EU mit berücksichtigt werden, weil auch er unmittelbare und mittelbare Auswirkungen auf die ansonsten autonomen Regelungen der nationalstaatlichen Krankenversicherungssysteme hat.

Krankenversicherungspflicht

Gesetzlich normierte Verpflichtung zum Abschluss einer → *Krankenversicherung*. In Deutschland gibt es zwar immer schon eine → *Versicherungspflicht* in der Krankenversicherung, die jedoch nicht als generelle Versicherungspflicht für Jedermann ausgelegt war. In der Krankenversicherung und damit auch in der → *Pflegeversicherung* galt vielmehr bis zum Inkrafttreten des → *GKV-Wettbewerbsstärkungsgesetzes* (GKV-WSG) am 1. April 2007: Ein Arbeiter oder Angestellter ist nur dann in der → *gesetzlichen Krankenversicherung* (GKV) versicherungspflichtig, wenn sein regelmäßiges Jahresarbeitsentgelt die → *Versicherungspflichtgrenze* (auch: Jahresarbeitsentgeltgrenze) nicht übersteigt. Wenn das regelmäßige Jahresarbeitsentgelt diese Grenze überschreitet, ist der Arbeiter oder Angestellte in der Krankenversicherung versicherungsfrei. Dies bedeutet, dass der Arbeitnehmer selbst entscheiden kann, ob er in der GKV bleibt oder in die private Krankenversicherung (PKV) wechselt. Oberhalb der Versicherungspflichtgrenze gab es keine Versicherungspflicht.

Mit dem GKV-WSG wurde eine generelle Krankenversicherungspflicht eingeführt. Danach müssen sich seit dem 1. April 2007 Personen ohne Versicherungsschutz, die früher in der GKV versichert waren, in der GKV versichern.

Seit dem 1. Januar 2009 besteht für alle Inländer Krankenversicherungspflicht. Personen ohne Versicherungsschutz, die dem System der PKV zuzuordnen sind, müssen sich dort versichern. Die privaten Versicherungen müssen diese Personen zu einem → *Basistarif* ohne Risikozuschläge oder Leistungsausschlüsse aufnehmen.

KTQ®

Abkürzung für: Kooperation für Qualität und Transparenz.

Eine von verschiedenen Organisationen der → *Selbstverwaltung* des Gesundheitswesens gegründete Initiative, die als Ziel die Entwicklung von Zertifizierungsverfahren für Gesundheitseinrichtungen hat. Das Projekt „Kooperation für Transparenz und Qualität im Gesundheitswesen" (KTQ®) startete 1997 als Machbarkeitsstudie mit einem Rahmenvertrag zwischen dem → *Verband der Angestellten-Krankenkassen*, dem Verband der Arbeiter-Ersatzkassen und der → *Bundesärztekammer*. Nach einer erfolgreich abgeschlossenen Machbarkeitsstudie traten weitere Vertragspartner der Kooperation bei. Die KTQ-GmbH wurde Ende 2001 gegründet.

Die Aufgaben der KTQ-GmbH als dem alleinigen Träger des KTQ-Zertifizierungsverfahrens bestehen in der

- Pflege und Weiterentwicklung des KTQ-Zertifizierungsverfahrens,
- Akkreditierung der KTQ-Zertifizierungsstellen,
- Vergabe der Nutzungsrechte an der Marke KTQ®,
- Schulung und Akkreditierung der KTQ-Visitoren,
- Training für Berater.

Die KTQ-Zertifizierung wurde in vierjähriger Entwicklungsarbeit von Experten aus der Krankenhauspraxis entwickelt. Seit 2002 wird es zur Bewertung des Qualitätsmanagements in Krankenhäusern eingesetzt. Ziel der KTQ-Zertifizierung ist die Optimierung von Prozessen und Ergebnissen innerhalb der Patientenversorgung.

Zentrales Ergebnis der Entwicklungsarbeit ist der so genannte KTQ-Katalog. Darin wurden Kategorien zusammengestellt, die im Rahmen der Zertifizierung von → *Akutkrankenhäusern* abgefragt werden, um Aussagen über die Qualität der Prozessabläufe in der medizinischen Versorgung treffen zu können. Die gegenwärtig 70 Kriterien gliedern sich in folgenden Kategorien:

- Patientenorientierung,
- Mitarbeiterorientierung,

- Sicherheit im Krankenhaus,
- Informationswesen,
- Krankenhausführung und
- → *Qualitätsmanagement*.

Kunde

Interessent an oder Erwerber/Nutzer von Produkten/Dienstleistungen eines Unternehmens bzw. einer Organisation. Dabei muss ein Kunde nicht unbedingt eine Einzelperson sein. Vielmehr kann es sich hierbei auch um eine Gruppe, ein Unternehmen, eine Organisation oder Institution handeln. Im Normalfall ist der Kunde als Käufer aber direkter Vertragspartner des Verkäufers und Zahler der Ware bzw. der Dienstleistung.

Auf dem → *Gesundheitsmarkt* gilt dies nur eingeschränkt. Hier ist der Kunde zwar der Interessent oder Abnehmer bzw. Nutzer einer Ware oder Dienstleistung, nicht aber derjenige, der die Ware oder Dienstleistung auch direkt bezahlt. Vielmehr existiert hier für den Bereich der → *Sachleistung* in der → *Gesetzlichen Krankenversicherung* (GKV) ein Dreiecks-Verhältnis zwischen → *Krankenkasse*, Versichertem und Leistungserbringer oder Verkäufer einer Ware des Gesundheitsmarktes (→ *Arzneimittel*, → *Hilfsmittel*). Als Zahler (Kostenträger) tritt dabei gegenüber dem Verkäufer bzw. Erbringer einer Dienstleistung die Krankenkasse auf, bei der der → *Patient* versichert ist.

Insofern sind sowohl Versicherte bzw. Patienten als auch Krankenkassen in ihrer Funktion als Vertragspartner und Kostenträger Kunden der Leistungserbringer des Gesundheitsmarktes.

Kundenbeziehungsmanagement

Begriff aus dem Englischen (Customer Relationship Management – CRM). Er bezeichnet systematische Aktivitäten eines Unternehmens zur Erzielung einer verbesserten Kundenzufriedenheit und Kundenorientierung. Mit CRM versuchen Unternehmen und Dienstleistungsanbieter, ihre Position im Wettbewerb zu verbessern, Kunden an sich zu binden und neue Kunden zu gewinnen und so den Marktanteil zu erhöhen.

Der Deutsche Direktmarketing Verband definiert Kundebeziehungsmanagement noch umfassender wie folgt:

CRM ist ein ganzheitlicher Ansatz zur Unternehmensführung. Er integriert und optimiert abteilungsübergreifend alle kundenbezogenen Prozesse in Marketing, Vertrieb, Kundendienst sowie Forschung und Entwicklung. Dies geschieht auf der Grundlage einer Datenbank mit einer entsprechenden Software zur Marktbearbeitung und anhand eines vorher definierten Verkaufsprozesses. Zielsetzung von CRM ist dabei die Schaffung von Mehrwerten auf Kunden- und Lieferantenseite im Rahmen von Geschäftsbeziehungen.

In das → *Gesundheitssystem* ist Kundenbeziehungsmanagement erst eingezogen, als konkreter Wettbewerb um den Versicherten oder den → *Patienten* begann. Mit zunehmendem Wettbewerb rückt auch die Notwendigkeit stärker in den Mittelpunkt, seine Kunden (Patienten, Versicherte) stärker an sich zu binden bzw. neue Patienten bzw. Versicherte zu gewinnen.

Für → *Krankenhäuser* stellen dabei keineswegs nur aktuelle oder potentielle Patienten Kunden dar, die mit Hilfe von CRM gepflegt bzw. gewonnen werden müssen. Zum Kundenkreis gehören hier vielmehr auch die → *Krankenkassen* als Vertragspartner und die niedergelassenen Ärztinnen und → *Ärzte* als → *Einweiser* der → *Kliniken*. Beide Gruppen stellen insofern → *Key Accounts* (Schlüsselkunden) für die Kliniken dar.

Kundenorientierung

Ausrichtung aller Aktivitäten eines Unternehmens, die im weitesten Sinne auf die Entwicklung, Erstellung und den Absatz von Produkten bzw. Dienstleistungen gerichtet sind, an den → *Bedürfnissen* und Wünschen der → *Kunden* für diese Produkte bzw. Dienstleistungen. Kundenorientierung stellt damit die Bewertung von Produkten bzw. Dienstleistungen, aber auch von Prozessen und Strategien eines Unternehmens im Hinblick darauf dar, welchen Nutzen die Kunden des Unternehmens daraus ziehen.

Für den → *Gesundheitsmarkt* ist Kundenorientierung in weiten Bereichen noch ein Fremdwort. Vielfach wird bestritten, dass der → *Patient*, der sich mit dem Wunsch oder der Notwendigkeit einer medizinischen Behandlung in eine Gesundheitseinrichtung begibt, überhaupt als Kunde angesehen werden kann. An die Stelle der Kundenorientierung wird deshalb im → *Gesundheitswesen* häufig der Begriff der Patientenorientierung gesetzt, der zudem der Forderung nach Wirtschaftlichkeit und Wettbewerb gegenüber gestellt wird.

Die Forderung nach Kunden- oder Patientenorientierung im Gesundheitswesen wird weiterhin als Forderung nach verstärkter Einbindung von Patienten in die Behandlungsentscheidungen und verbesserter → *Patientenbeteiligung* verstanden. Sie richtet sich damit gegen die vielfach stark paternalistischen Strukturen des Gesundheitswesens, in denen die Angehörigen der Heilberufe aufgrund ihres Expertenwissens an Stelle der Patienten über die Wahl zwischen Behandlungsalternativen entscheiden und auch die Information des Patienten nicht ausreichend erfolgt.

Kunden- bzw. Patientenorientierung wird schließlich als wichtiger Aspekt in der Weiterentwicklung vor allem von → *Krankenhäusern* gesehen. Dabei geht es um die Neuordnung der Behandlungsprozesse im Hinblick auf die Bedürfnisse der Patienten bzw. Patientengruppen und damit abweichend von den vielfach vorherrschenden Bedürfnissen der organisatorischen Strukturen eines Krankenhauses, etwa der Fachabteilungsstruktur. Neben der Umorganisation des Krankenhauses nach Patientenprozessen spielt die Forderung nach verstärkter Patientenorientierung aber auch im → *Marketing* von Krankenhäusern eine Rolle.

Kunstfehler

Synonym für → *Behandlungsfehler*.

Kur

Geplante und auf Erfahrung gestützte Anwendung natürlicher und ortsgebundener Heilfaktoren wie Wasser, Luft, Wärme oder Klima unter ärztlicher Aufsicht und Anleitung, üblicherweise in einem Kurort. Die Bezeichnung Kurort wird nach festgelegten behördlichen Regeln an Orte oder Ortsteile verliehen, in denen durch natürliche Gegebenheiten und entsprechende therapeutische Einrichtungen bestimmte Krankheiten behandelt werden können oder deren Entstehung vorgebeugt wird. So müssen zum Beispiel nach der niedersächsischen Verordnung über die staatliche Anerkennung von Kur- und Erholungsorten (Kurort-VO) vom 22. April 2005 für die Anerkennung als Kurort folgende Voraussetzungen vorhanden sein:

1. *natürliche, wissenschaftlich begutachtete und der jeweiligen Artbezeichnung entsprechende Heilmittel,*
2. *leistungsfähige Einrichtungen zur Anwendung eines Heilmittels oder eines Therapiekonzeptes,*
3. *ein bewährtes, artbezeichnungsspezifisches Bioklima,*
4. *eine die Gesundungs- und Erholungsmöglichkeiten nicht beeinträchti-*

gende, artbezeichnungsspezifische Luftqualität,
5. eine dem artbezeichnungsspezifischen Kurortcharakter dienende Infrastruktur und Freizeitangebote in entsprechender Qualität sowie
6. ein Angebot an artbezeichnungsspezifischen Gesundheitsdienstleistungen, die dem Kurbetrieb dienen.

Kuratorium zur Förderung Deutscher Medizin im Ausland e. V.

Das „Kuratorium zur Förderung deutscher Medizin im Ausland e. V." wurde 1998 auf Initiative des FDP-Gesundheitspolitikers Dr. Dieter Thomae gegründet. Es ist ein eingetragener Verein im deutschen → Gesundheitswesen, der sich dafür einsetzt, mit gezielten Informationen zum Ansprechpartner für alle Fragen rund um die Behandlung internationaler Patienten und internationaler Kooperationsprojekte zu werden.

Die Mitglieder des Vereins sind: → Krankenhäuser aus dem Bereich der Akut- und der Rehabilitationsmedizin, Vertreter der Politik, Fördermitglieder aus den Bereichen Medical-Industrie, → Medizintechnik und → Pharmaindustrie.

Landesbasisfallwert

Auch landesweiter → *Basisfallwert*.

Erstmals für das Jahr 2005 vereinbarter, bewerteter durchschnittlicher Fallerlös aller stationären Fälle in einem Bundesland. Er wird durch Berechnungen auf der Grundlage der Budgets der einzelnen → *Krankenhäuser* gebildet. Laut Gesetz wird der Landesbasisfallwert durch die → *Landeskrankenhausgesellschaften* und die → *Krankenkassen* vereinbart oder bei Nichteinigung durch die → *Schiedsstellen* festgelegt.

Am Landesbasisfallwert orientieren sich die Basisfallwerte der einzelnen Krankenhäuser, die in der → *Konvergenzphase* bis 2009 schrittweise an ihn angepasst wurden. Seit 2010 gibt es für alle Krankenhäuser pro Bundesland einheitliche Preise auf Grundlage des Landesbasisfallwertes. Multipliziert mit dem → *Relativgewicht* für die jeweilige medizinische Leistung ergibt sich aus dem Landesbasisfallwert der durchschnittliche Preis, den die Krankenkasse den Krankenhäusern im Lande erstattet.

Landeskrankenhausgesellschaft

Privatrechtliche Vereine der → *Krankenhäuser* in den Bundesländern, denen die Krankenhäuser als Mitglieder angehören. Es besteht kein Zwang zur Mitgliedschaft. Alle 16 Landeskrankenhausgesellschaften sind Mitglieder der → *Deutschen Krankenhausgesellschaft*.

Trotz ihrer Rechtsnatur schließen die Landeskrankenhausgesellschaften auf Grund gesetzlicher Vorgaben verbindlich für alle Krankenhäuser des Bundeslandes Verträge über die → *Krankenhausbehandlung* und zur → *Wirtschaftlichkeitsprüfung* mit den Landesverbänden der → *Krankenkassen* ab. Außerdem schließen sie mit den → *Kassenärztlichen Vereinigungen* Verträge zum → *Belegarzt*wesen in den Krankenhäusern und zum Notdienst ab. Seit dem Jahr 2005 handeln sie gemeinsam mit den Krankenkassen im Lande auch den Landesbasisfallwert aus.

Landesärztekammer

Landesärztekammern sind Körperschaften öffentlichen Rechtes, in denen alle Ärztinnen und → *Ärzte*, die ihren Beruf als Arzt ausüben, per Gesetz Pflichtmitglieder sind. Die Pflicht zur Mitgliedschaft entsteht jeweils in der (Landes-) → *Ärztekammer*, in deren Gebiet der Arzt seinen Beruf ausübt.

Insgesamt gibt es in der Bundesrepublik Deutschland 15 Landesärztekammern sowie in Nordrhein-Westfalen auf Grund der historischen Entwicklung die beiden Ärztekammern Nordrhein und Westfalen-Lippe.

Die (Landes-) Ärztekammern der Bundesrepublik Deutschland bilden gemeinsam die → *Bundesärztekammer*, die selbst aber keine Körperschaft öffentlichen Rechts ist, sondern die Arbeitsgemeinschaft der (Landes-) Ärztekammern. Als höchstes Gremium der deutschen Ärzteschaft gilt der jährlich stattfindende → *Deutsche Ärztetag*.

LBK Hamburg

Abkürzung für Landesbetrieb Krankenhäuser Hamburg.

1995 aus dem Zusammenschluss der städtischen Hamburger → *Krankenhäuser* entstandenes, zunächst kommunales Krankenhausunternehmen mit sechs Krankenhäusern, rund 12.000 Mitarbeitern und jährlich rund 405.000 ambulant und stationär behandelten Patienten.

Seit dem 1. Januar 2005 besitzt die → *Asklepios Kliniken GmbH* 49,9 Prozent der Anteile an der Betriebsgesellschaft LBK Hamburg und stellt die Geschäftsführung. Am 1. Januar 2007 hat die Asklepios Kliniken GmbH laut vertraglicher Vereinbarung weitere 25 Prozent des LBK Hamburg übernommen und besitzt damit 74,9 Prozent der Anteile. Der LBK Hamburg wurde in diesem Zusammenhang in Asklepios Kliniken Hamburg GmbH umbenannt.

Leistung

Das Ergebnis des Einsatzes von Produktionsfaktoren im Rahmen eines Produktionsprozesses, gemessen als Erlös oder als Menge und Qualität von durch den Einsatz der Produktionsfaktoren erzeugten Produkten oder erbrachten → *Dienstleistungen*.

Im → *Gesundheitswesen* bezeichnet der Begriff Dienstleistungen und Produkte, die insbesondere zur Vorbeugung, Verhütung und Behandlung von Krankheiten bestimmt sind. Hierzu zählen vor allem die ärztliche, zahnärztliche und psychotherapeutische Behandlung, die → *Versorgung* mit Arznei-, Verbands-, Heil- und → *Hilfsmitteln*, die häusliche Krankenpflege, die Krankenhausbehandlung sowie die Leistungen zur medizinischen → *Rehabilitation* und sonstige → *Leistungen*.

Der Begriff der Leistung selbst wird jedoch nicht definiert. So wird im → *Sozialgesetzbuch V* (SGB V) von den Leistungen bzw. dem → *Leistungskatalog* der → *gesetzlichen Krankenversicherung* gesprochen. Erbracht werden diese Leistungen von den Leistungserbringern, also den Vertragsärzten, den zugelassenen Krankenhäusern und so weiter, mit denen die GKV entsprechende Vereinbarungen abschließt, die die → *Leistungserbringer* zur Erbringung der jeweiligen Leistungen verpflichtet.

In § 2 Abs. 1 Satz 1 SGB V heißt es unter der Überschrift „Leistungen":

(1) Die Krankenkassen stellen den Versicherten die im Dritten Kapitel genannten Leistungen unter Beachtung des Wirtschaftlichkeitsgebots (§ 12) zur Verfügung, soweit diese Leistungen nicht der Eigenverantwortung der Versicherten zugerechnet werden.

In § 11 SGB V werden die von der GKV zu gewährenden Leistungsarten näher beschrieben. Dort heißt es:

(1) Versicherte haben nach den folgenden Vorschriften Anspruch auf Leistungen

1. *(weggefallen)*
2. *zur Verhütung von Krankheiten und von deren Verschlimmerung sowie zur Empfängnisverhütung, bei Sterilisation und bei Schwangerschaftsabbruch (§§ 20 bis 24b),*
3. *zur Früherkennung von Krankheiten (§§ 25 und 26),*
4. *zur Behandlung einer Krankheit (§§ 27 bis 52),*
5. *des Persönlichen Budgets nach § 17 Abs. 2 bis 4 des Neunten Buches.*

(2) Versicherte haben auch Anspruch auf Leistungen zur medizinischen Rehabilitation sowie auf unterhaltssichernde und andere ergänzende Leistungen, die notwendig sind, um eine Behinderung oder Pflegebedürftigkeit abzuwenden, zu beseitigen, zu mindern, auszugleichen, ihre Verschlimmerung zu verhüten oder ihre Folgen zu mildern. Leistungen der aktivierenden Pflege nach Eintritt von Pflegebedürftigkeit werden von den Pflegekassen erbracht. Die Leistungen nach Satz 1 werden unter Beachtung des Neunten Buches erbracht, soweit in diesem Buch nichts anderes bestimmt ist.

(3) Bei stationärer Behandlung umfassen die Leistungen auch die aus medizinischen Gründen notwendige Mitaufnahme einer Begleitperson des Versicherten.

Leistungen, genehmigungspflichtige

Vertragsärztliche → *Leistungen*, die erst nach einer entsprechenden Genehmigung durch die → *Kassenärztliche Vereinigung* gegenüber der → *gesetzlichen Krankenversicherung* abrechenbar werden. Um diese Leistungen gegenüber der Kassenärztlichen Vereinigung abrechnen zu können, reicht die → *Zulassung* als → *Vertragsarzt* also nicht aus.

Dabei handelt es sich nach den Regelungen des → *Bundesmantelvertrages* um solche ärztlichen Untersuchungs- und Behandlungsmethoden, welche wegen der Anforderungen an ihre Ausführung oder wegen der Neuheit des Verfahrens besonderer Kenntnisse und Erfahrungen (Fachkunde) sowie einer besonderen Praxisausstattung oder weiterer Anforderungen an die Strukturqualität bedürfen.

Leistungen, versicherungsfremde

Leistungen, die im allgemeinen Interesse des Staats liegen, aber von der → *Sozialversicherung* getragen und nicht oder nur teilweise durch staatliche Ausgleichszahlungen finanziert werden. Schätzungen zufolge könnten die lohnbezogenen → *Beitragssätze* in der Sozialversicherung deutlich niedriger sein, wenn die → *Beiträge* vollständig sozialversicherungsbezogen verwendet würden.
Versicherungsfremde Leistungen sind zum Beispiel:

- in der → **gesetzlichen Krankenversicherung**:
  Mutterschaftsgeld, Sterbegeld, beitragsfreie Mitversicherung von Kindern und Ehegatten
- in der Rentenversicherung:
  Anrechnungszeiten für Ausbildung, Kriegsfolgelasten, Kindererziehungszeiten, rentenrechtliche Absicherung der Arbeitslosigkeit, von der Rentenversicherung gezahlte Auffüllbeträge sowie Renten- und Übergangszuschläge zu Renten in den neuen Bundesländern
- in der Arbeitslosenversicherung:
  die Finanzierung aktiver Arbeitsmarktpolitik aus Beiträgen zur Arbeitslosenversicherung, beitragsfreie Versicherung während des Erziehungsurlaubs
- in der → **gesetzlichen Unfallversicherung**:
  Versicherungsschutz bei Wegeunfällen, Unfallschutz in der Mittagspause.

Leistungsanbieter

Synonym für → *Leistungserbringer*.

Da der Begriff „Leistungsanbieter" jedoch stärker auf die Marktbegriffe Angebot und Nachfrage abhebt, wird er insbesondere von der Ärzteschaft abgelehnt.

Leistungsausgaben

Alle Ausgaben der Träger der → *gesetzlichen Krankenversicherung (GKV)*, ausgenommen der Netto-Verwaltungskosten und so genannter sonstiger Aufwendungen.

Standardisierte Leistungsausgaben nennt man die im Durchschnitt dem Risiko der Versicherten mit gleichen Risikofaktoren entsprechenden theoretischen Ausgaben einer → *Krankenkasse*, welche im Beitragsbedarf abgebildet werden. Auf der Grundlage dieses Beitragsbedarfs, welcher mit der Finanzkraft der Kasse verglichen wird, wurden bis zum Inkrafttreten des → *morbiditätsorientierten Risikostrukturausgleichs* Anfang 2009 die Ausgleichszahlungen des → *Risikostrukturausgleichs* berechnet.

Leistungserbringer

Die Personen- und Berufsgruppen, welche Leistungen zur Versorgung der gesetzlich Krankenversicherten erbringen. Die → *Krankenkassen* schließen Verträge mit den Leistungserbringern ab, in denen die Leistungserbringung – meist nach dem → *Sachleistungsprinzip* – und die entsprechende Vergütung vereinbart werden. Hierbei sind die Vertragspartner an die Regelungen des → *Sozialgesetzbuches* gebunden. Alle Leistungserbringer sind dem → *Wirtschaftlichkeitsgebot* verpflichtet und müssen im Sinne von Humanität und Qualität handeln.

Leistungserbringer sind beispielsweise → *Krankenhäuser*, → *Apotheken*, Dienstleister der häuslichen Krankenpflege, → *Vertrags(zahn)ärzte*, Psychotherapeuten und Hebammen.

Leistungskatalog

Alle Leistungen, auf die Versicherte der → *gesetzlichen Krankenversicherung (GKV)* Anspruch haben, sind Bestandteil des Leistungskatalogs. Der Leistungskatalog beinhaltet also das rechtlich festgelegte Angebot einer → *Krankenkasse*, auf das ein Versicherter Anspruch hat. Alle darüber hinaus gehenden Leistungsangebote sind so genannte → *Satzungsleistungen* und liegen im Ermessen der Krankenkasse. Die Möglichkeiten zur Aufnahme von Satzungsleistungen sind allerdings sehr eng begrenzt. Einen wirklichen Leistungskatalog im Sinne einer Liste gibt es jedoch nicht. Der Leistungskatalog ist im → *Sozialgesetzbuch V* (SGB V) vielmehr nur als Rahmenrecht vorgegeben.

Es ist Aufgabe des → *Gemeinsamen Bundesausschusses*, diese Rahmenvorgabe zu konkretisieren. Er prüft den Leistungskatalog auch fortlaufend auf den therapeutischen und diagnostischen Nutzen der verzeichneten Leistungen.

Insbesondere im Arzneimittelbereich erfuhr der Leistungskatalog in den letzten Jahren signifikante Veränderungen, z. B. die Herausnahme der nicht verschreibungspflichtigen Arzneimittel (OTC-Produkte) aus der Erstattung oder die Aufnahme von Impfleistungen in den Leistungskatalog.

Leitbild

Wesentlicher Bestandteil der Unternehmensphilosophie eines → *Krankenhauses* bzw. → *Gesundheitsunternehmens*. Das Leitbild soll Orientierungsfunktion für Mitarbeiter und Patienten haben und wesentliche Grundzüge der Haltung widerspiegeln, die die Mitarbeiter als zentral für ihre Tätigkeit bei diesem Arbeitgeber und für den Arbeitgeber insgesamt ansehen.

Das Leitbild sollte in einem Diskurs mit der gesamten Belegschaft eines Krankenhauses oder zumindest mit wesentlichen Vertretern aller Berufsgruppen im Haus gemeinsam erarbeitet werden. Das aus diesem Diskurs entstehende Leitbild ist eine Selbstbindung der Mitarbeiter und damit auch ein Versprechen gegenüber den Patienten, die anhand des publizierten Leitbildes Übereinstimmung von Zusagen und Realität überprüfen können.

Leitlinien

Mit verschiedenen Verfahren systematisch entwickelte Entscheidungshilfen für die medizinische Versorgung, welche die Diagnostik, Indikation, Gegenindikation, Therapie einschließlich adjuvanter Maßnahmen und Nachbehandlung enthalten und unter Berücksichtigung der aktuellen wissenschaftlich-medizinischen Erkenntnisse eine individuell zugeschnittene und angemessene gesundheitliche Versorgung ermöglichen sollen.

Verfahren zur Entwicklung von Leitlinien sind zum Beispiel das rein evidenzbasierte

Verfahren, das dezentrale bottom-up-Verfahren, das zentrale top-down-Verfahren und das formale Konsensverfahren. Die → *Bundesärztekammer*, die → *Kassenärztliche Bundesvereinigung (KBV)*, die → *Deutsche Krankenhausgesellschaft (DKG)* sowie die Spitzenverbände der → *Krankenkassen* haben zur kritischen Bewertung der Leitlinien ein Clearing-Verfahren für Leitlinien vereinbart.

Bei der Arbeitsgemeinschaft Wissenschaftlich-Medizinischer Fachgesellschaften (AWMF) werden die abgestimmten Leitlinien jeweils in einer für Fachkreise und einer für Patienten verfassten Version gesammelt und im Internet unter http://leitlinien.net zur Verfügung gestellt.

Leitlinien spielen eine wichtige Rolle im Zusammenhang mit den → *Disease Management Programmen*: DMP-Programme sollen nach den gesetzlichen Vorgaben eine Behandlung nach dem aktuellen Stand der medizinischen Wissenschaft unter Berücksichtigung von evidenzbasierten Leitlinien oder nach der jeweils besten, verfügbaren Evidenz ermöglichen.

Leitsubstanz

Zur → *Arzneimittel-Substitution* von Analogpräparaten wird für jede Analogpräparategruppe eine pharmakologisch-therapeutisch geeignete Leitsubstanz definiert, die für die Substitution der übrigen pharmakologisch-therapeutisch vergleichbaren Wirkstoffe vorgeschlagen wird.

In der Regel kommen für die Substitution von Analogpräparaten die → *Generika* des Innovationsproduktes einer Arzneimittelgruppe in Frage. Eine weitergehende Forderung der therapeutischen Äquivalenz bezieht sich auf die Beleglage durch Langzeitstudien. Mit dem Innovationsprodukt sind häufig die besten Belege für Langzeitwirkungen eines neuen Wirkprinzips erarbeitet worden.

Sind Analogpräparate oder ihre Generika innerhalb einer Arzneimittelgruppe preisgünstiger als das Originalpräparat, ist die Verwendung der Leitsubstanz nur vertretbar, wenn ein vergleichbares wissenschaftliches Evidenzniveau für harte Endpunkte vorliegt, wie z. B. die Senkung der → *Morbidität* oder → *Mortalität*.

Im → *Arzneiverordnungsreport* (AVR) 2003 definierten die Autoren Schwabe & Paffrath für 30 Arzneimittelgruppen sog. Leitsubstanzen.

Arzneimittelgruppe	Leitsubstanz
ACE-Hemmer, lang wirkend	Enalapril, DDD 10 mg
ACE-Hemmer-Hydrochlorothiazid-Kombination, lang-wirkend	Enalapril und Diuretika, DDD 10+25 mg
Alpharezeptorenblocker, Urologika	Doxazosin, DDD 4 mg
Antidepressiva, SSRI	Fluoxetin, DDD 20 mg
Antidepressiva, trizyklisch	Amitriptylin, DDD 75 mg
Antidiabetika	Glibenclamid, DDD 7 mg
Antihistaminika, wenig sedierend	Loratadin, DDD 10 mg
Antimykotika, topische	Clotrimazol, DDD 20 mg
Benzodiazepinhypnotika, lang wirkend	Nitrazepam, DDD 5 mg
Betarezeptorenblocker, Herzinsuffizienz/Hypertonie	Bisoprolol, DDD 10 mg
Betarezeptorenblocker, Hypertonie	Atenolol, DDD 75 mg
Calciumantagonisten, Dihydropyridine	Nitrendipin, DDD 20 mg
Calciumantagonisten, Verapamil- und Diltiazemtyp	Verapamil, DDD 240 mg

Leitsubstanz

Arzneimittelgruppe	Leitsubstanz
Digoxinderivate	Digoxin, DDD 0,25 mg
Glaukommittel, Betarezeptorenblocker	Timolol, DDD 0,2 ml
Glaukommittel, Prostaglandinanaloga	Bimatoprost, DDD 0,1 ml
Glucocorticoide, inhalativ	Budesonid, DDD 0,8 mg
Glucocorticoide, systemisch	Prednisolon, DDD 10 mg
H_2-Rezeptorantagonisten	Ranitidin, DDD 30 mg
Nichtsteroidale Antiphlogistika, systemisch	Diclofenac, DDD 100 mg
Nitrate	Isosorbiddinitrat, DDD 60 mg
Oralpenicilline	Phenoxymethylpenicillin, DDD 2000 mg
Protonenpumpenhemmer	Omeprazol, DDD 20 mg
Rhinologika	Flunisolid, DDD 0,15 mg
Schleifendiuretika	Furosemid, DDD 40 mg
Thiaziddiuretika	Hydrochlorothiazid, DDD 25 mg
Thyreostatika	Thiamazol, DDD 10 mg
Tranquillantien, mittellang wirkend	Oxazepam, DDD 10 mg
Tranquillantien, lang wirkend	Diazepam, DDD 10 mg
Triptane	Sumatriptan, DDD 50 mg

Glucocorticoide (inhalativ): Die beim Asthma bronchiale verwendeten inhalativen Glucocorticoide werden weitgehend als therapeutisch äquivalent angesehen. Aus diesem Grunde wird Budesonid mit besonders preiswerten Generikapräparaten als Substitution für die übrigen inhalativen Glucocorticoiden vorgeschlagen.

Rhinologika: Bei allergischer Rhinitis haben lokal applizierte Glucocorticoide eine entzündungshemmende Wirkung gegen die Symptome Juckreiz, Niesreiz, Sekretion und Kongestion. Mit Ausnahme von Dexamethason haben alle Wirkstoffe eine zuverlässige lokale Wirkung ohne systemische Nebenwirkungen. Flunisolid ist der preiswerteste Wirkstoff und wurde daher als Leitsubstanz ausgewählt.

Triptane: Als erster Vertreter der Triptane wurde 1993 Sumatriptan eingeführt. Alle Triptane haben ein ähnliches Wirkungsprofil, unterscheiden sich aber in der Pharmakokinetik und damit vor allem in der Wirkungsdauer und der Häufigkeit des Wiederauftretens von Migräneanfällen. Am besten untersucht ist Sumatriptan. Aus diesem Grunde wurde das Innovationspräparat Sumatriptan für die Substitution der Analogpräparate in der Gruppe der Triptane gewählt.

Im AVR 2004 wurden für 3 neue Arzneimittelgruppen Leitsubstanzen definiert. Diese sind:

Arzneimittelgruppe	Leitsubstanz
Statine	Simvastatin, DDD 15 mg
Tetracycline	Doxycyclin, DDD 100 mg
Follitropinpräparate	Menotropin, DDD 75 E.

Im AVR 2005 wurden keine Leitsubstanzen definiert.

Im AVR 2006 sind inzwischen 36 Leitsubstanzen definiert. Folgende neue Arzneimittelgruppen kamen dazu:

Arzneimittelgruppe	Leitsubstanz
Bisphosphonate	Alendronsäure, 10 mg
Dermatika, mittelstarke Corticoide	Prednicarbat, DDD 1g
Heparine, niedermolekular	Enoxaparin, DDD 2000 E.

Arzneimittelgruppe	Leitsubstanz
Insulinanaloga, kurz wirkend	Insulin (human), DDD 40 E.
Insulinanaloga, Mischinsuline	Insulin (human), DDD 40 E.
Opioidanalgetika, stark wirkend	Morphin, oral, DDD 100 mg

In der Ausgabe des AVR 2006 sind folgende Arzneimittelgruppen nicht mehr gelistet: Alpharezeptorenblocker (Urologika), Antimykotika (topisch) und die Betarezeptorenblocker (Hypertonie).

Die im AVR definierten Leitsubstanzen finden inzwischen Niederschlag in aktuellen Arzneimittelsteuerungsinstrumenten wie den Analogpräparatelisten und der Leitsubstanzregelung im Zuge der → *Bonus-Malus-Regelung*, die auf Länderebene zwischen den Vertragsparteien → *Kassenärztliche Vereinigung* und Landesverbände der → *Krankenkassen* im Rahmen der → *Arzneimittelvereinbarung* geschlossen werden.

Letalität

Begriff der → *Epidemiologie*, der zur Beschreibung des Mortalitätsrisikos oder des Risikos des Versterbens an einer bestimmten Erkrankung dient.

Letalität bezeichnet den Anteil derjenigen, die innerhalb eines bestimmten Zeitraumes an einer bestimmten Erkrankung versterben, im Bezug zur Zahl der im gleichen Zeitraum an dieser Erkrankung neu Erkrankten.

Lifestyle-Arzneimittel

Jede Person, die in Deutschland gesetzlich krankenversichert ist, hat grundsätzlich Anspruch auf eine Versorgung mit zugelassenen und verschreibungspflichtigen → *Arzneimitteln* (Nahrungsergänzungsmittel oder frei verkäufliche Vitamine sind davon ausgeschlossen). Im Bereich der rezeptpflichtigen Arzneimittel gibt es jedoch auch Ausnahmen, die nicht von den Krankenkassen erstattet werden. Hierzu gehören Arzneimittel zur Behandlung geringfügiger Gesundheitsstörungen bei Volljährigen wie gegen grippale Infekte oder Hustenmittel.

Von dieser Ausnahmeregelung sind auch sog. „Lifestyle-Arzneimittel" betroffen, die vornehmlich auf eine Verbesserung der Lebensqualität abzielen. Darunter fallen Arzneimittel, deren Einsatz im Wesentlichen durch die private Lebensführung bedingt ist oder die aufgrund ihrer Zweckbestimmung insbesondere

– nicht oder nicht ausschließlich Krankheiten behandeln,
– zur individuellen Bedürfnisbefriedigung oder zur Aufwertung des Selbstwertgefühls dienen,
– zur Behandlung von Befunden angewandt werden, die lediglich Folge natürlicher Alterungsprozesse sind und deren Behandlung medizinisch nicht notwendig ist oder
– zur Anwendung bei kosmetischen Befunden angewandt werden, deren Behandlung in der Regel medizinisch nicht notwendig ist (vgl. Entscheidungsgrundlagen des G-BA zum Ausschluss sog. Lifestyle Arzneimittel).

Ausgeschlossen sind insbesondere Arzneimittel, die überwiegend zur Behandlung der erektilen Dysfunktion (z. B. Viagra®), der Anreizung sowie Steigerung der sexuellen Potenz, zur Raucherentwöhnung, zur Abmagerung oder zur Zügelung des Appetits (z. B. Xenical®), zur Regulierung des Körpergewichts oder zur Verbesserung des Haarwuchses oder des Aussehens (z. B. Botox) dienen (§ 34 Abs. 1 Satz 8 SGB V).

Die Prüfung, ob ein Arzneimittel als Lifestyle-Arzneimittel im Sinne des § 34 Abs. 1 Satz 7 SGB V einzuordnen ist, obliegt dem

→ *Gemeinsamen Bundesausschuss* (G-BA) im Rahmen seiner Richtlinienkompetenz nach § 92 SGB V.

Lohnzusatzkosten

Auch Personalzusatzkosten oder Lohnnebenkosten. Bezeichnet die Summe aller vom Arbeitgeber zusätzlich zum eigentlichen Lohn oder Gehalt zu zahlenden Kosten. Dabei wird zwischen freiwilligen zusätzlichen Leistungen des Arbeitgebers, tariflichen Lohnzusatzkosten (zwischen den Tarifparteien ausgehandelte zusätzliche Kosten; unter anderem Urlaubsgeld, Weihnachtsgeld, Zuschläge für Arbeiten zu besonderen Zeiten oder an besonderen Tagen) und den Sozialversicherungsbeiträgen unterschieden. Strittig ist, ob die Sozialversicherungsbeiträge insgesamt oder nur die Arbeitgeberbeiträge zu den → *Sozialversicherungen* den Lohnzusatzkosten zugerechnet werden.

M

Managed Care

In den USA entwickeltes Strukturprinzip zur Gestaltung von Gesundheitsversorgung. Die Qualität und Effizienz der Versorgung soll durch die systematische Steuerung von Versorgungsprozessen gesteigert werden, wobei Prinzipien und Instrumente des betrieblichen Managements auf die medizinische Versorgung angewandt werden. Steuernde Kraft sind meist die → *Krankenversicherungen*, welche die Gesundheitsversorgung finanzieren. In den ursprünglichen Managed-Care-Strukturen der Health Maintainance Organisations (HMO) kommt hinzu, dass diese HMOs neben der Aufgabe der Versicherung auch die Versorgung der Versicherten in eigenen Einrichtungen realisierten. In der Weiterentwicklung wurden jedoch auch Vertrags-Lösungen zur Versorgung der Versicherten mit eingebunden.

Verträge zur → *Integrierten Versorgung (IV)* sowie → *Disease-Management-Programme* setzen teilweise Methoden von Managed Care um.

Management

Aus dem angloamerikanischen Sprachraum übernommene Bezeichnung. Aus dem Lateinischen abzuleiten von „manum agere", „an der Hand führen". Bedeutung im betriebswirtschaftlichen Zusammenhang: Unternehmensführung.

Der Begriff bezeichnet alle mit der Führung eines Unternehmens verbundenen Tätigkeiten (funktional) bzw. die Teile der Organisation eines Unternehmens, welche mit der Führung des Unternehmens betraut sind (institutionell). Dabei üben nicht nur das oberste Management, sondern alle Führungskräfte des Unternehmens der verschiedenen Teile (Abteilungen) der Unternehmensorganisation Führungsaufgaben aus.

Funktional kann man Management in strategisches und operatives Management unterteilen, institutionell findet je nach Struktur des Unternehmens oft eine Einteilung in Top-, Middle- und Lower-Management statt. Diese Stufen stellen die Leitungsebenen eines Unternehmens dar.

Auf dem → *Gesundheitsmarkt* wird die Leitung von Gesundheitseinrichtungen erst seit relativ kurzer Zeit auch als Management bezeichnet, weil Gesundheitseinrichtungen lange Zeit vor allem als Teil der öffentlichen Fürsorge betrachtet wurden und daher auch in großem Umfang Teil der öffentlichen Verwaltung oder Teil karitativer Angebote waren. Dementsprechend waren die Dienstbezeichnungen auch vielfach an Verwaltungsaufgaben angelehnt (Verwaltungsleiter bzw. Verwaltungsdirektor; analog zum → *Ärztlichen Direktor* und Pflegedirektor bzw. → *Pflegedienstleiter*).

Letztlich ist mittlerweile anerkannt, dass auch die öffentliche Verwaltung sich bestimmter Managementtechniken bedienen muss, um wirtschaftlicher und effektiver zu arbeiten. Dies bedeutet also, dass Management und Verwaltung nicht länger Gegensätze darstellen, sondern die Verwaltung sich der Erfahrungen und Techniken bedient, die im Zusammenhang mit der Führung von Unternehmen erfolgreich entwickelt und getestet wurden.

Erst recht gilt dies für das Gesundheitssystem, dem politisch zunehmend Wettbewerbselemente verordnet werden, um wirtschaftlicher mit den Pflichtbeiträgen der Mitglieder der → *Gesetzlichen Krankenversicherung* (GKV) umzugehen. Damit wird nicht nur die Führung solcher Organisationen wie beispielsweise gesetzlicher → *Krankenkassen* der Führung von Unternehmen immer ähnlicher, sondern gleichzeitig die Nutzung moderner Management-Techniken unabdingbar. In noch stärkerem Maße gilt dies für → *Krankenhäuser* bzw. Krankenhausgruppen, da diese unabhängig von ihrer jeweiligen Rechtsform und Besitzstruktur in einem direkten Wettbewerb zueinander sowie zunehmend auch zu anderen Leistungsanbietern stehen, die in Teilbereichen vergleichbare Leistungen anbieten.

Entsprechend den sich ändernden Anforderungen an das Management von Krankenhäusern bzw. Gesundheitseinrichtungen insgesamt wächst auch das Angebot an Aus- und Weiterbildungsangeboten für die Managementaufgaben im Krankenhaus und Gesundheitswesen. Neben spezialisierten Studiengängen für die Heranbildung von Krankenhausmanagern bzw. Managern von Gesundheitseinrichtungen gibt es mittlerweile eine große Zahl an Weiterbildungsangeboten speziell für Ärzte und Angehörige der Pflegeberufe. Vielfach werden die Personen, die sich ergänzend zu ihrer beruflichen Qualifikation als Arzt oder Pflegekraft zusätzliche Qualifikationen in Ökonomie und Führungsaufgaben erwerben, als besonders gut für die Besetzung von Managementpositionen im Gesundheitswesen geeignet angesehen.

Ausgesprochen gering ist dagegen nach wie vor der Anteil von Managern, die aus anderen Wirtschaftszweigen in das Gesundheitswesen wechseln und hier Führungsaufgaben übernehmen.

Managementinformationssystem

Abkürzung MIS.

Häufig wird auch die Bezeichnung Führungsinformationssystem verwendet. Auf dem → *Krankenhaus*-Sektor dagegen wird häufiger die spezifischere Bezeichnung Krankenhausinformationssystem (KIS) verwendet. Unter einem Managementinformationssystem wird im Allgemeinen ein Instrument verstanden, das dem Management eines Unternehmens führungsrelevante Informationen zuverlässig und systematisch zeitnah aufbereitet bzw. aggregiert zur Verfügung stellt. Hinzu tritt heute, dass es sich bei solchen MIS nahezu immer um computergestützte Systeme handelt. Management- bzw. Führungsinformationssysteme werden insbesondere im Hinblick auf die Vorbereitung von taktischen und vor allem strategischen Entscheidungen als zentrales Hilfsmittel angesehen.

Im → *Gesundheitssystem* kommt als wesentlicher Faktor von MIS-Systemen bzw. speziell KIS-Systemen die Fähigkeit hinzu, neben betriebswirtschaftlichen und Prozess-Daten auch führungsrelevante medizinische Daten aufzubereiten und mit den entsprechenden betriebswirtschaftlichen und Prozess-Daten zusammenzuführen. Dies wird vielfach als Folge der Einführung des DRG-basierten Fallpauschalen-Systems angesehen. Dabei muss das Managementinformationssystem sicherstellen, dass es auf den unterschiedlichen Führungsebenen jeweils die richtigen, also die auf der jeweiligen Führungsebene benötigten Daten zur Verfügung stellt, um das Management nicht mit unnötigen Daten zu überfordern. So ist der Detaillierungsgrad an Managementinformationen auf der Ebene einer Abteilungsleitung ein anderer als auf der Ebene der → *Geschäftsführung* eines Krankenhauses, ebenso differiert der Aggregationsgrad der Führungsinformationen zwischen der Krankenhausleitung und der übergeordneten Leitung der Krankenhausgruppe, zu dem das einzelne Krankenhaus gehört.

Als wesentlicher Bestandteil von KIS-Systemen wird heute darüber hinaus die Skalierbarkeit der Informationen auf Anforderung bzw. Abruf angesehen. Erfüllt wird diese Anforderung vielfach über so genannte Drill-Down-Funktionen, die die entsprechenden DRG-Auswertungssoftwareprogramme auf der Basis von Datawarehouse-Lösungen zur Verfügung stellen.

Managementvertrag

Vertrag, bei dem der → *Krankenhausträger* das Management eines Krankenhauses einem Außenstehenden gegen Honorar überträgt. Meist wird dabei ein fixes Honorar mit einem Erfolgsanteil gekoppelt. Solche Managementverträge können auch als Übergangslösung für einen kürzeren Zeitraum abgeschlossen werden; hierbei handelt es sich dann um ein Interimsmanagement.

Der erste Managementvertrag für ein → *Krankenhaus* in Deutschland wurde im Jahr 1991 für das Management der Kliniken der Stadt Stuttgart abgeschlossen. Vertragspartner waren die Stadt Stuttgart sowie die damalige Sana Kliniken-Gesellschaft mbH, die heute als → *Sana Kliniken AG* mit Sitz in München firmiert. Sana wird daher als Erfinder des Managementvertrages apostrophiert. Der 1991 geschlossene Managementvertrag existierte insgesamt zwölf Jahre, bevor er Ende 2003 von den Vertragspartnern aufgelöst wurde.

Managementverträge gelten als Mittel der Wahl, wenn ein Krankenhausträger zwar externen Sachverstand für das Management seiner Klinik benötigt, aber nicht zu einer echten Privatisierung bereit ist. Vielfach entsteht aber aus einem Managementvertrag später eine Beteiligung des privaten Krankenhausunternehmens oder sogar eine vollständige Privatisierung.

Als Nachteil von Managementverträgen gilt, dass zwar ein erfahrenes Management, oft mit dem Hintergrund einer großen → *Klinikkette*, das Management übernimmt und damit Neustrukturierungen eingeleitet werden können. Problematisch ist jedoch, dass der Krankenhausträger weiterhin die Grundentscheidungen zu treffen hat und damit tiefgehende Veränderungen meist nicht durchsetzbar sind.

Marburger Bund

Verband der angestellten und beamteten Ärztinnen und → *Ärzte* Deutschlands e. V., Interessenvertretung der angestellten und beamteten Ärzte, der gleichzeitig die tarifpolitische Vertretung insbesondere der Krankenhausärzte übernimmt. Daher wird der Marburger Bund auch Ärztegewerkschaft genannt.

Gegründet wurde der Verband 1948 als „Marburger Gemeinschaft", die aber schnell in Marburger Bund – Vereinigung der angestellten Ärzte umbenannt wird.

Am 10.9.2005 hat der Marburger Bund die 55 Jahre währende Tarifgemeinschaft, die er zunächst mit der Deutschen Angestellten-Gewerkschaft eingegangen und die bei der Fusion von DAG und ÖTV auf die Dienstleistungsgewerkschaft → *ver.di* übergegangen war, aufgekündigt und ver.di mit sofortiger Wirkung die Vertretungsbefugnis in Tarifverhandlungen entzogen. Anlass war das endgültige Inkrafttreten des → *Tarifvertrages öffentlicher Dienst* (TVöD) am 1. 10 2005, der aus der Sicht des Marburger Bundes für Ärztinnen und Ärzte deutliche Verschlechterungen mit sich gebracht hätte. Daher verhinderte man das Inkrafttreten für die eigenen Mitglieder dadurch, dass man aus der Tarifgemeinschaft mit ver.di austrat. Damit galt bis zum Abschluss eines neuen Tarifvertrages zwischen dem Marburger Bund und den öffentlichen Arbeitgebern der BAT für Mitglieder des Marburger Bundes weiter. Seither verhandelt der Marburger Bund als originärer

Tarifpartner der Arbeitgeber-Seite selbst die Tarife für Krankenhausärzte aus.

Mittlerweile hat der Marburger Bund in vielen Tarifbereichen eigene Tarifverträge für Ärztinnen und Ärzte abgeschlossen. Die wichtigsten Tarifverträge dieser Art sind der Tarifvertrag für Ärztinnen und Ärzte an kommunalen Krankenhäusern (TV-Ärzte/VKA) sowie der Tarifvertrag für Ärztinnen und Ärzte an Universitätskliniken (TV-Ärzte/TdL). Darüber hinaus gibt es eine Reihe von Tarifverträgen mit großen privaten Krankenhausunternehmen, so etwa mit der → *Rhön-Klinikum AG*, der → *Sana Kliniken AG* und der → *Asklepios Kliniken GmbH*.

Ende des Jahres 2009 hatte der Marburger Bund insgesamt rund 108.000 Mitglieder. Er nennt sich selbst Europas größte Ärzte-Organisation mit freiwilliger Mitgliedschaft.

Marke

Die erkennbare Kennzeichnung einer Ware oder einer Dienstleistung mit Namen, Design und Symbolen etc., um sie von gleichartigen oder ähnlichen Waren oder Dienstleistungen anderer Anbieter zu unterscheiden und eine eigene Produktpersönlichkeit zu generieren. Marken sind ein äußerst einprägsames Werbemittel und werden vom Verbraucher oft als Garant für Qualität und Zuverlässigkeit gesehen und vom Produzenten dafür genutzt.

Die Markenbildung ist auch im Dienstleistungsbereich inzwischen eines der wichtigsten → *Marketing*instrumente. Über die Herausbildung einer Marke versucht man, einen Kunden durch die assoziierten Qualitätsvorstellungen langfristig an das betreffende Produkt oder die Dienstleistung bzw. den Ersteller der Dienstleistung zu binden. In diesen Zusammenhang gehören auch die Versuche in der jüngeren Zeit, im → *Gesundheitswesen* Markenmedizin herauszubilden.

Markenbehandlung

Neuer Begriff, bei dem nicht ein Unternehmen, sondern eine Behandlung für eine bestimmte medizinische Indikation als fest umrissenes und beschreibbares bzw. beschriebenes Produkt als → *Marke* angesehen bzw. am Markt platziert werden soll.

Lohmann, der als Vorstandssprecher des → *LBK Hamburg* gemeinsam mit anderen großen → *Krankenhäusern* bundesweit einen Markenartikel-Ring ins Leben gerufen hat, beschreibt die Entstehung und Bedeutung der Markenbehandlung wie folgt: „Die Beschreibung von Produkten ist in der Gesundheitsversorgung nicht gebräuchlich. Formulierungen über die stationären Leistungen finden sich bislang zwar in Gesetzestexten. Diese stellen aber nur allgemein gehaltene Umschreibungen der Auftragsstellung von Krankenhäusern dar. Weder wird spezifisch auf Leistungsinhalte noch auf Formen der Leistungsdurchführung hingewiesen. Als Konsequenz resultiert hieraus das Erfordernis, die Leistungsbestandteile und die Leistungserbringung zu beschreiben. (...) Die Entwicklung und das Angebot von Produkten in der Gesundheitsversorgung ist ein innovatives Vorhaben. Das Instrument über den bisherigen Detaillierungsgrad hinausgehender Beschreibungen und daran geknüpfter einzuhaltender Merkmale beachtet aber in herausragender Weise, dass es sich bei medizinischen Leistungen überwiegend um Vertrauensgüter handelt, die selbst nach der Inanspruchnahme kaum zu beurteilen sind. Erstmals werden nun Beurteilungsmaßstäbe geliefert, die geeignet sind, das notwendige Vertrauen der Kunden in die Leistungserbringung stationärer Gesundheitsdienstleister herzustellen und zu stärken."[1]

Als besonders geeignet für Vereinbarungen über die Erbringung von Markenbehand-

---

[1] Lohmann, Heinz: Wettbewerb und Markenprodukte im Gesundheitswesen; in: Lohmann, Heinz: Mut zum Wandel; Melsungen 2004, S. 87 f.

lung werden von Lohmann Verträge zur → *Integrierten Versorgung* (IV) angesehen, weil hier zwischen der → *Krankenkasse* und den beteiligten → *Leistungserbringern* alle Aspekte, die zu einer Markenbehandlung gehören, eindeutig vertraglich beschrieben werden können; außerdem können Gewährleistungsklauseln und Vergütung an die Einhaltung solcher Vereinbarungen geknüpft werden. Der Vorteil der Leistungserbringer läge dann in höheren Leistungsvolumina, der Vorteil der Krankenkasse und der Versicherten bzw. Patienten in einer gleich bleibend hohen Qualität.

Die Idee des Markenartikel-Rings wiederum besteht darin, solche Markenbehandlungen von den beteiligten Krankenhäusern, die aufgrund ihrer räumlichen Entfernung zueinander nicht in direkter Konkurrenz stehen, gemeinsam entwickeln zu lassen und dann gemeinsam mit Krankenkassen Verträge über solche Markenbehandlungen abzuschließen. Damit hätten die Kassen gleich bleibend innovative und qualitativ hochwertige Behandlung an vielen Orten Deutschlands gewährleistet, und der Markenartikel-Ring könnte für alle beteiligten Häuser gemeinsam systematisches Marketing für gemeinsame Produkte (Markenbehandlungen) betreiben.

Markenbildung

Ein Instrument der → *Produktpolitik*. Das Etablieren einer → *Marke* erfolgt stets mit dem Ziel, bei vorhandenen und potentiellen Kunden eine emotionale Assoziation mit dem markierten → *Produkt* hervorzurufen. Der Kunde soll mit einer Marke Vertrauens- und Glaubwürdigkeit verbinden, ebenso wie eine gleich bleibend hohe oder stetig steigende Qualität des Produkts oder der Leistung – dies soll zur Stabilisierung und Ausweitung der Bindung zwischen Kunde und Produkt/Leistung beziehungsweise Unternehmen führen. Durch die Alleinstellung des Produktes gegenüber ähnlichen Produkten von konkurrierenden Anbietern sollen die → *Präferenzen* der Nachfrager zugunsten dieser Marke beeinflusst werden, somit kann die Marktpositionierung entscheidend verbessert werden.

Die Bildung der Marke wird erreicht durch das gezielt gestaltete, einheitliche Erscheinungsbild des Produkts beziehungsweise der Dienstleistung und durch die gezielte Kommunikation der mit dem Produkt assoziierten Emotionen. Im Falle eines Unternehmens als Marke wird also die → *Corporate Identity* des Unternehmens zur Bildung der Marke beitragen und auch das Erscheinungsbild der Marke vorgeben. Durch Kommunikation und Werbung muss die Marke fest im Denken des Konsumenten verankert werden, um so eine direkte inhaltliche und emotionale Assoziation mit dem markierten Produkt/Dienstleistung zu erreichen.

Marken sind auf dem → *Gesundheitsmarkt* noch nicht weit verbreitet. Zwar gibt es sie etwa im Bereich der Medizintechnik oder der Arzneimittel, doch insbesondere der Gesundheitsmarkt im engeren Sinne sträubt sich vielfach noch gegen die Vorstellung, dass Marken und Markenbildung etwas mit der Erbringung von Gesundheitsleistungen zu tun hätte – eine Auffassung, die sich mit zunehmendem Wettbewerb zwischen den verschiedenen → *Leistungserbringern* und der damit zunehmenden Notwendigkeit, sich vom Wettbewerb zu differenzieren, langsam ändert.

Gesundheitliche Dienstleistungen sind prinzipiell ebenso Dienstleistungen wie andere auch. Sie können damit zum Beispiel zusammen mit den verwendeten Vorprodukten in ihren einzelnen Bestandteilen bzw. den einzelnen Schritten des Gesamtprozesses, der zur Erstellung der Dienstleistung führt, exakt beschrieben werden. In diese Richtung geht etwa die Entwicklung von → *geplanten Behandlungsabläufen* oder Behandlungs- bzw. Patientenpfaden.

Steinhausen führt zum → *Krankenhaus* als Marke aus:

Krankenhaus-Marken sind als neuartige Ausprägungsform der Kundenorientierung zu verstehen. Mit der Marke verbindet man Vertrauen, Glaubwürdigkeit, eine konstant hohe bzw. stetig steigende Leistungsqualität sowie ein einzigartiges Nutzenversprechen. Die Etablierung von Marken ist als vertrauensbildende Maßnahme zu verstehen, die zur Stabilisierung und Ausweitung von Kunden- bzw. Patientenbeziehungen führt. Die Zielsetzung von Krankenhausmarken ist die aktive Beeinflussung der Auswahlentscheidung von → Patienten, → Einweisern und Kostenträgern.[2]

Markenprodukt

Ein → *Produkt*, welches durch die Mittel des → *Marketings*, vor allem durch → *Produktpolitik* und → *Markenbildung*, zu einer → *Marke* gemacht wird. Der Hersteller bzw. Anbieter des Markenprodukts verbürgt sich gleichzeitig für die Verfügbarkeit des Produkts in gleich bleibender oder steigender Qualität. Der Verbraucher soll, beeinflusst durch Werbung für das entsprechende Produkt, das Markenprodukt ähnlichen Produkten anderer Anbieter vorziehen.

Auf dem → *Gesundheitsmarkt* gibt es längst auch solche Markenprodukte. So sind bei Arzneimitteln und in der Medizintechnik die Entwicklung von Produkten zu Marken selbstverständlich. Ein für viele andere stehendes Beispiel ist etwa Aspirin®.

Auch im Bereich der medizinischen Behandlung gibt es traditionell etwas den Marken Vergleichbares: Ärzte, deren Ruf dazu führt, dass sie als so genannte Leuchttürme der Medizin eine hohe Anziehungskraft auf Patienten ausüben. Im Gegensatz zur Marke ist hier die Produktion bzw. Erstellung der Dienstleistung jedoch nicht standardisiert, sondern personenabhängig. Dementsprechend wird auch eher von „ärztlicher Kunst" als von der Erstellung einer medizinischen Dienstleistung gesprochen.

Bei der Herausbildung von Markenprodukten in der Gesundheitsversorgung geht es aber gerade darum, die Qualität eines solchen Markenproduktes im Sinne einer → *Markenbehandlung* nicht von der Kunst eines einzelnen Arztes abhängig zu machen. Vielmehr soll eine Behandlung für eine bestimmte medizinische Indikation als fest umrissenes und beschreibbares bzw. beschriebenes Produkt als Marke angesehen bzw. am Markt platziert werden. Dazu ist es erforderlich, diese Markenbehandlung mit gleich bleibender Qualität unabhängig von einzelnen Personen zu erstellen.

Marketing

Aus dem Englischen für Vermarktung, Vertrieb, Absatz. Teilweise wird auch → *Öffentlichkeitsarbeit* unter den Begriff Marketing subsumiert. Der Begriff Marketing umfasst alle marktrelevanten Entscheidungen und Maßnahmen eines Unternehmens, welche auf eine wettbewerbsorientierte Gestaltung der Unternehmensaktivitäten ausgerichtet sind. Ausschlaggebend sind dafür gegenwärtige und potentielle Kundenkreise.

Marketing umfasst also nicht nur werbliche Aktivitäten, sondern alle Maßnahmen, die darauf ausgerichtet sind, den Absatz zu fördern. Marketing beginnt schon in der Planung und Konzeption von Produkten oder Dienstleistungen und reicht über die Preis- und Kommunikationspolitik bis hin zur Distribution und Vermarktung der Produkte und Dienstleistungen.

---

[2] Medizin.de; Interview mit Prof. Dr. Detlef Steinhausen vom 19.04.2004.

Im Zuge der wettbewerblichen Weiterentwicklung des → *Gesundheitswesens* gewinnen Marketing-Aktivitäten auch für Unternehmen der → *Gesundheitswirtschaft* und hier insbesondere die → *Krankenhäuser* an Relevanz. So gehen immer mehr Krankenhäuser und Klinikketten dazu über, eigene Marketing-Abteilungen einzurichten.

In vielen Fällen wird dieser Abteilung auch die Presse- und Öffentlichkeitsarbeit zugeordnet. Doch auch wenn es zwischen Marketing und Öffentlichkeitsarbeit eine enge Koordination geben muss, ist die organisatorische Zuordnung von Presse- und Öffentlichkeitsarbeit zu Marketing nicht unbedingt sachgerecht, weil damit werbliche Aspekte in der PR-Arbeit leicht ein zu starkes Gewicht bekommen. Dies ist für die eigentlichen Aktivitäten der Presse- und Öffentlichkeitsarbeit im Hinblick auf die Kooperation mit den Medien eher abträglich.

Markt

Ort, an dem das → *Angebot* an und die → *Nachfrage* nach Waren und Dienstleistungen zusammentreffen.

Dabei kann es sich zwar auch um einen realen Ort handeln. So sind zum Beispiel die Wochenmärkte oder auch die Börse, an der das Angebot und die Nachfrage nach Wertpapieren zusammentreffen, reale Orte, die die Funktion von Märkten erfüllen. Die Funktion eines Marktes erfüllt aber auch der Markt für Stahl oder für Rohöl, obwohl es sich hierbei nicht unbedingt um reale Orte handelt, an denen Stahl oder Rohöl gehandelt werden. Auch der Arbeitsmarkt gehört in diese Kategorie, weil er die Funktion des Zusammentreffens von Angebot an und Nachfrage nach Arbeitskraft erfüllt.

Der Begriff des Marktes wird dabei vielfach mit dem Wirken der Marktkräfte im weitgehend freien Wettbewerb verbunden. So bilden etwa Angebot und Nachfrage im Wettbewerb den → *Marktpreis*. Diesem Bild des freien Marktes und davon abgeleitet der Marktwirtschaft steht die Planwirtschaft gegenüber, in der die Vorgänge auf dem Markt nicht durch den Wettbewerb, sondern durch Planung, etwa von Preis, Angebot und Nachfrage, bestimmt werden.

Auch das → *Gesundheitssystem*, das lange Zeit ausschließlich oder zumindest weit überwiegend als Teil der staatlichen Daseinsfürsorge betrachtet wurde, wird zunehmend unter dem Betrachtungswinkel des → *Gesundheitsmarktes* gesehen. Dabei soll innerhalb eines staatlich vorgegebenen Ordnungsrahmens der Wettbewerb in weiten Bereichen Steuerungsfunktionen übernehmen und Preise, Kapazitäten und die Qualität bestimmen. Dennoch bleibt der Gesundheitsmarkt ein unvollkommener Markt, da er unter anderem durch eine starke Ungleichverteilung der Informationen gekennzeichnet ist.

Markt, räumlich relevanter

Siehe unter → *Räumlich relevanter Markt*.

Marktanteil

Der wert- oder mengenmäßige Anteil eines Unternehmens an einem bestimmten, abgegrenzten Gesamtmarkt. Für die Wettbewerbssituation einer Branche ist der Marktanteil ein wichtiger Indikator.

Auch auf dem → *Krankenhausmarkt* spielt der Marktanteil mittlerweile eine Rolle. Einmal wird der Marktanteil einzelner großer privater → *Krankenhausketten* betrachtet, zum anderen spielt er im Hinblick auf Kartellverfahren auf dem → *räumlich relevanten Markt* eine Rolle. Selbst die größten privaten Krankenhausketten haben heute jedoch einen bundesweiten Marktanteil von unter drei Prozent.

Markteintritt

Häufig auch Marktzutritt. Zugang neuer Anbieter zu einem → *Markt*. Für den Markteintritt werden häufig systematische Marktein- bzw. Marktzutrittsstrategien entwickelt, mit deren Hilfe möglichst sichergestellt werden soll, dass der geplante Markteintritt auch erfolgreich umgesetzt werden kann.

Dabei kann es sich um sehr unterschiedliche Märkte handeln, zu denen der Eintritt als Anbieter von Waren oder Dienstleistungen gesucht wird. So kann es sich um ein Land handeln. Ein Beispiel hierfür wäre die Übernahme eines deutschen → *Krankenhauses* oder einer Krankenhausgruppe durch ein ausländisches Unternehmen, das auf diese Weise den Markteintritt in den deutschen Krankenhausmarkt realisiert. So wurde seit langem darüber spekuliert, wann der schwedische private Gesundheitskonzern → *Capio AB* den Markteintritt in Deutschland realisieren würde, nachdem er den Markteintritt in Norwegen, Großbritannien, Frankreich und Spanien bereits realisiert hatte.

Umgekehrt haben deutsche Krankenhausgruppen den Markteintritt in ausländische Krankenhausmärkte bisher vergeblich versucht. Ausnahme ist hier die → *Asklepios Kliniken GmbH*, die ein Tochterunternehmen in den USA hat (Pacific Health Corporation). Die erste deutsche Klinikgruppe mit systematischen Auslandsbeteiligungen war allerdings die → *Paracelsus-Kliniken*-Gruppe, die sowohl in den USA als auch in mehreren europäischen Krankenhausmärkten mit eigenen Tochtergesellschaften vertreten war, diese aber später wieder abgeben musste.

Bei einem Markteintritt kann es sich aber auch um eine neue Produktlinie eines Unternehmens handeln, mit dem es Zutritt zu einem Markt erreichen will, auf dem es bisher nicht vertreten war. Auf dem Gesundheitsmarkt könnte es sich hier etwa um neue medizintechnische Produkte, neue Arzneimittel, aber auch beispielsweise um die Eröffnung einer neuen Abteilung für geriatrische Medizin oder für Traditionelle chinesische Medizin (TCM) handeln, die bisher nur in einem konkurrierenden Krankenhaus angeboten wurde.

Zu den Voraussetzungen, die vor dem Versuch eines Markteintritts geklärt werden müssen, gehört unter anderem die Analyse eventuell vorhandener → *Markteintrittsbarrieren*.

Markteintrittsbarrieren

Nachteile, die für ein Unternehmen beim Markteintritt gegenüber etablierten Unternehmen bestehen und diesen deshalb behindern.

Markteintrittsbarrieren können sowohl durch Rahmenbedingungen im rechtlichen Sinne als auch durch Betriebs- oder Marktgegebenheiten begründet sein.

Auf dem deutschen → *Krankenhausmarkt* gelten etwa die für ausländische Unternehmen nur schwer durchschaubaren Regelungen der Krankenhausfinanzierung sowie der Vereinbarungen mit den Kostenträgern als Markteintrittsbarrieren. Umgekehrt gelten vergleichbare Markteintrittsbarrieren auch für deutsche → *Krankenhausketten* auf ausländischen Märkten.

Marktordnung

Die Regulierung von Angebot und Nachfrage durch festgelegte → *Preise* und/oder Mengen unter Mithilfe von Marktverbänden. Marktordnungen sind zum Beispiel ein zentrales Instrument der EU-Agrarpolitik, sie dienen meist der Abgrenzung und dem Schutz eines Marktes gegenüber anderen Märkten mit erheblich niedrigeren Preisen.

Unter Marktordnung wird aber auch allgemeiner der bestehende marktwirtschaftliche Ordnungsrahmen eines Marktes verstanden. Denn kein Markt entwickelt sich völlig frei von staatlich vorgegebenen Rahmenbedingungen.

Die Marktordnung des → *Gesundheitsmarktes* ist in diesem Sinne stark staatlich reguliert, weil hier vielfach sowohl der Marktzugang als auch die Preise staatlich administriert werden. Beispiele für den regulierten Marktzugang sind etwa die Zulassung von Ärzten, Zahnärzten und Apothekern bzw. → *Apotheken* sowie die → *Krankenhausplanung*. Dennoch wird zunehmend Wettbewerb als Instrument auf diesem Markt eingesetzt, mit dessen Hilfe die Qualität der Leistungen verbessert, die Transparenz des Marktes erhöht und eine ökonomischere Leistungserbringung angeregt werden soll.

Um dies zu erreichen, ist es nötig, die Marktordnung des Gesundheitswesens jeweils in Teilen neu zu gestalten bzw. umzugestalten. So stellte etwa die Zulassung und Förderung von → *Integrierter Versorgung* (IV) außerhalb der bisherigen Vorschriften zum einheitlichen und gemeinsamen Vertragsabschluss der → *Krankenkassen* eine solche Veränderung der Marktordnung für die deutsche → *Gesetzliche Krankenversicherung* (GKV) dar.

Marktpreis

Ausschließlich durch → *Angebot* und → *Nachfrage* im Wettbewerb auf dem Markt bestimmter → *Preis*. Der Marktpreis für eine Ware oder Dienstleistung wird außerdem von den Produktionskosten der Anbieter bestimmt, da im Normalfall die Kosten gedeckt sein müssen, um keine Verluste zu erwirtschaften. Der tiefstmögliche theoretische Marktpreis ist damit derjenige Preis, der die Produktionskosten des teuersten Anbieters bzw. Produzenten noch gerade eben deckt. Jeder Anbieter, der eine Ware oder eine Dienstleistung billiger produzieren kann als der teuerste Anbieter, erzielt also einen höheren Gewinn.

Sobald eine Ware oder Leistung von vielen Anbietern in großer Menge auf den Markt gebracht wird und die Nachfrage nach dieser Ware oder Leistung ähnlich hoch ist, bildet sich auf dem idealen, freien Markt bei vollkommener Konkurrenz dem Gesetz von Angebot und Nachfrage folgend ein Gleichgewichtspreis als Marktpreis für die Ware oder Dienstleistung. Sobald das Angebot die Nachfrage übersteigt, muss der Preis sinken, um mehr Nachfrager zu generieren beziehungsweise die existierenden Nachfrager zum Kauf größerer Mengen zu motivieren. Ist es umgekehrt, übersteigt also die Nachfrage das Angebot, so steigt der Preis, wodurch die Nachfrage eingeschränkt wird.

Als Marktpreis wird auch der Preis auf einem Markt bezeichnet, der sich als Ergebnis des durchschnittlichen Angebotes und der Nachfrage während der Marktzeit ergibt, so etwa an der Börse.

Auf dem → *Gesundheitsmarkt* werden meist keine Marktpreise erzielt, da es sich hier um einen unvollkommenen, stark regulierten Markt handelt, bei dem sich kein automatisches Gleichgewicht von Angebot und Nachfrage ergibt, weil etwa die Nachfrage nach Gesundheitsleistungen gegen unendlich tendiert und die Informationen über gesundheitliche Wirkungen von Behandlungen etc. ungleich verteilt sind. Auch wird die Theorie vertreten, dass sich auf dem Gesundheitsmarkt jedes Angebot seine eigene Nachfrage schafft und damit die Preisbildungstheorie keine Wirkung entfalten kann. Dementsprechend sind die meisten Preise auf dem Gesundheitsmarkt administrierte Preise.

Marsseille Kliniken AG

Im Jahr 1984 gegründetes börsennotiertes → *Gesundheitsunternehmen*, das insbesondere → *Rehabilitationskliniken* und stationäre Pflegeeinrichtungen betreibt. Der Sitz der Gesellschaft befindet sich in Berlin, die Hauptverwaltung ist in Hamburg angesiedelt.

Im Geschäftsjahr 2008/2009 belief sich der operative Umsatz des Unternehmens auf insgesamt 235,5 Millionen Euro.

Maximalversorgung

Die höchste von vier → *Versorgungsstufen* in der Krankenhausversorgung (Grund-, Regel-, Schwerpunkt- und Maximalversorgung).

→ *Krankenhäuser* der Maximalversorgung gehen in ihrem Leistungsangebot wesentlich über das Angebot von Krankenhäusern der anderen Versorgungsstufen hinaus und halten hoch differenzierte medizinisch-technische Einrichtungen sowie Großgeräte vor. Aufgaben der Maximalversorgung werden unter anderem von den Universitätskliniken wahrgenommen.

MDK

Abkürzung für → *Medizinischer Dienst der Krankenversicherung.*

Medical Wellness

Siehe → *Wellness, Medical.*

MediClin AG

Im Jahr 1999 gebildetes börsennotiertes → *Gesundheitsunternehmen*, das insbesondere Akutkrankenhäuser und → *Rehabilitationskliniken* betreibt. Seit einiger Zeit kommen stationäre Pflegeeinrichtungen hinzu. Der Sitz der Gesellschaft befindet sich in Offenburg.

Die MediClin AG betreibt derzeit 33 Kliniken, sieben Pflegeeinrichtungen und neun Medizinische Versorgungszentren (MVZ) in elf Bundesländern mit zusammen 7.900 Betten und 7.800 Mitarbeitern.

Im Geschäftsjahr 2008 belief sich der Umsatz des Unternehmens auf insgesamt 456,8 Millionen Euro. Davon entfielen rund drei Viertel auf den Pflegemarkt und ein Viertel auf den Rehabilitationsmarkt.

Medikament

Alternative Bezeichnung für → *Arzneimittel.*

Medizinischer Dienst der Krankenversicherung (MDK)

Der Medizinische Dienst der Krankenversicherung (MDK) ist der sozialmedizinische Beratungs- und Begutachtungsdienst der → *gesetzlichen Krankenversicherung* (GKV) und der → *Pflegeversicherung*. Er stellt die Nachfolgeinstitution des Vertrauensärztlichen Dienstes in der gesetzlichen Krankenversicherung dar und wurde durch das → *Gesundheitsreformgesetz* (GRG) vom 20.12.1988 mit verändertem Aufgabenspektrum neu errichtet. Der MDK ist in jedem Bundesland als eigenständige Arbeitsgemeinschaft organisiert. Ausnahmen gibt es in Nordrhein-Westfalen, dort gibt es zwei Medizinische Dienste: den MDK Nordrhein und den MDK Westfalen-Lippe; Berlin und Brandenburg haben einen landesübergreifenden MDK; die Medizinischen Dienste in Hamburg und Schleswig-Holstein haben sich zum MDK Nord zusammengeschlossen.

Um eine qualitative, wissenschaftlich gesicherte, preiswerte und gleichwertige Versorgung garantieren zu können, wurde der MDK mit verschiedenen Aufgaben beauftragt, die in § 275 des → *Sozialgesetzbuches V* (SGB V) beschrieben sind. Zu diesen gehört

- die Beratung der → *Krankenkassen* in allgemeinen Grundsatzfragen und die Durchführung von Einzelfallbegutachtungen, zum Beispiel die Beurteilung von Arbeitsunfähigkeit;
- die Beratung der Krankenkassen in grundsätzlichen Fragen zur → *Qualitätssicherung*, der → *Krankenhausplanung* oder zu neuen Untersuchungs- und Behandlungsmethoden;
- die Begutachtung der → *Pflegebedürftigkeit* im Auftrag der Pflegekassen, aber auch die Überprüfung von → *Krankenhaus*-Abrechnungen. Hier lag früher der Schwerpunkt auf der Überprüfung der Verweildauer der Patienten; seit der Einführung der → *Fallpauschalen* liegt der Schwerpunkt auf der Richtigkeit der Kodierung sowie der Überprüfung, ob ein Patient zu früh entlassen wurde.

Außerdem unterstützt der MDK die Krankenkassen bei Vertragsverhandlungen mit den Krankenhausgesellschaften, → *Kassenärztlichen Vereinigungen* sowie anderen → *Leistungserbringern*. Ziel ist eine kompetente, medizinfachlich und sozialrechtlich fundierte, von allen Anbieterinteressen unabhängige Begutachtungs- und Beratungspraxis. Auch in den Beratungen des → *Gemeinsamen Bundesausschusses* (G-BA) nehmen Experten des MDK teil und unterstützen die Seite der Sozialversicherung.

Auf Bundesebene wurde im Oktober 1989 der Medizinische Dienst der Spitzenverbände der Krankenkassen e. V. (MDS) als Arbeitsgemeinschaft nach § 282 SGB V gegründet. Mitglieder und Träger waren der AOK-, BKK-, IKK-Bundesverband, die Knappschaft, der Bundesverband der landwirtschaftlichen Krankenkassen, der VdAK und der AEV.

Seit dem 1. Juli 2008 hat der neue → *Spitzenverband Bund der Krankenkassen* die gesetzliche Aufgabe inne, einen Medizinischen Dienst des Spitzenverbandes Bund der Krankenkassen zu bilden, und zwar in der Form einer rechtsfähigen Körperschaft des öffentlichen Rechts.

Dieser berät den GKV-Spitzenverband in allen medizinischen Fragen der ihm zugewiesenen Aufgaben. Er koordiniert und fördert die Durchführung der Aufgaben und die Zusammenarbeit der Medizinischen Dienste der Krankenversicherung in medizinischen und organisatorischen Fragen, um eine einheitliche Durchführung zu gewährleisten. Die zur Finanzierung der Aufgaben des Medizinischen Dienstes erforderlichen Mittel werden, zu gleichen Teilen von Krankenkassen und Pflegekassen, mittels Umlageverfahren aufgebracht. Werden andere Gutachterdienste von den Krankenkassen in Anspruch genommen (z. B. Aufbau kassenspezifischer Versorgungsstrukturen), sind diese von dem jeweiligen Auftraggeber durch aufwandsorientierte Nutzerentgelte zu vergüten. Eine Verwendung von Umlagemitteln ist dabei auszuschließen.

Medizinischer Dienst der Spitzenverbände der Krankenkassen

Abkürzung MDS. Im Oktober 1989 auf Bundesebene als eingetragener Verein als Arbeitsgemeinschaft nach § 282 → *SGB V* gegründet. Mitglieder und Träger waren der AOK-, BKK-, IKK-Bundesverband, die Knappschaft, der Bundesverband der landwirtschaftlichen Krankenkassen, der VdAK und der AEV. Seit dem 1. Juli 2008 nimmt die Aufgabe des MDS der Medizinische Dienst des Spitzenverbandes Bund der Krankenkassen wahr.

Siehe → *Medizinischer Dienst der Krankenversicherung*.

Medizinischer Dienst des Spitzenverbandes Bund der Krankenkassen

Seit dem 1. Juli 2008 hat der neue → *Spitzenverband Bund der Krankenkassen* (MDS) die gesetzliche Aufgabe inne, einen Medizinischen Dienst des Spitzenverbandes Bund der Krankenkassen zu bilden, und zwar in der Form einer rechtsfähigen Körperschaft des öffentlichen Rechts.

Dieser berät den Spitzenverband Bund der Krankenkassen in allen medizinischen Fragen der ihm zugewiesenen Aufgaben. Er koordiniert und fördert die Durchführung der Aufgaben und die Zusammenarbeit der → *Medizinischen Dienste der Krankenversicherung* in medizinischen und organisatorischen Fragen, um eine einheitliche Durchführung zu gewährleisten. Die zur Finanzierung der Aufgaben des Medizinischen Dienstes erforderlichen Mittel werden zu gleichen Teilen von → *Krankenkassen* und Pflegekassen mittels Umlageverfahren aufgebracht. Werden andere Gutachterdienste von den Krankenkassen zu Rate gezogen (z. B. Aufbau kassenspezifischer Versorgungsstrukturen), sind diese von dem jeweiligen Auftraggeber durch aufwandsorientierte Nutzerentgelte zu vergüten. Eine Verwendung von Umlagemitteln ist dabei auszuschließen.

Medizinisches Controlling

Neben dem mehr betriebswirtschaftlich orientierten → *Controlling* hat sich in → *Gesundheitsunternehmen*, speziell in → *Krankenhäusern*, mit der Einführung des → *Fallpauschalen*-Systems die Einrichtung von medizinischen Controlling-Abteilungen eingebürgert. Hier werden neben betriebswirtschaftlichen insbesondere medizinische Daten im Hinblick auf die Erreichung von Planungsvorgaben ausgewertet. Medizin-Controller stellen auch eine Wissens- und Verständnis-Brücke zwischen dem medizinischen und betriebswirtschaftlichen Bereich des → *Managements* in Krankenhäusern dar.

Darüber hinaus spielen die Medizin-Controlling-Abteilungen in Krankenhäusern eine wichtige Rolle, wenn es um die richtige Kodierung von Behandlungsfällen und die korrekte Abrechnung gegenüber den Kostenträgern geht.

Medizinisches Versorgungszentrum

Medizinische Versorgungszentren (MVZ) werden zu den → *neuen Versorgungsformen* gezählt und stellen eine zusätzliche Form der ärztlichen Tätigkeit in der ambulanten ärztlichen → *Versorgung* dar. Diese neue Organisationsform ärztlicher Tätigkeit wurde Anfang 2004 mit dem → *GKV-Modernisierungsgesetz* (GMG) geschaffen. Das → *Sozialgesetzbuch* (§ 95 Abs. 1 SGB V) beschreibt diese neue Versorgungsform als „fachübergreifende ärztlich geleitete Einrichtungen", in denen → *Ärzte* als Angestellte oder → *Vertragsärzte* tätig sein können.

Träger und damit Gründer eines medizinischen Versorgungszentrums können zum Beispiel Vertragsärzte, Vertragspsychotherapeuten, ermächtigte Krankenhausärzte, → *Krankenhäuser* oder → *Apotheker* sein. Auch nichtärztliche Berufsgruppen können in ein MVZ eingebunden werden. Ein medizinisches Versorgungszentrum muss vom → *Zulassungs*ausschuss zugelassen werden.

In diesen neuen Einrichtungen müssen nach dem Gesetzeswortlaut Ärztinnen und Ärzte von mindestens zwei oder mehr Fachrichtungen zusammenarbeiten. Medizinische Versorgungszentren müssen von mindestens einer Ärztin oder einem Arzt geleitet sein. Dies muss bereits in den jeweiligen Verträgen zur Gründung eines MVZ festgeschrieben werden, also zum Beispiel im Gesellschaftsvertrag.

→ *Patienten* können die in einem MVZ tätigen Ärztinnen und Ärzte ebenso in Anspruch nehmen wie zum Beispiel einen in einer Einzelpraxis niedergelassenen Arzt oder die Ärzte in einer Gemeinschaftspraxis. Der Unterschied ist, dass das Medizinische Versorgungszentrum in jedem Fall mindestens zwei Fächer unter einem Dach vereint – das Behandlungsangebot ist also größer als in einer Einzelpraxis. Häufig gibt es auch eine enge Zusammenarbeit mit einem benachbarten Krankenhaus.

Übersicht über die Entwicklung bei den Medizinischen Versorgungszentren

Die Zahl der Medizinischen Versorgungszentren (MVZ) ist von 17 solchen Einrichtungen am Ende des dritten Quartals 2004 (erstmalige Bekanntgabe der Zahlen durch die Kassenärztliche Bundesvereinigung) auf 1.325 MVZ am 30. Juni 2009 angestiegen. Insgesamt waren zu diesem Zeitpunkt 6.238 Ärztinnen und Ärzte tätig, darunter 4.980 als Angestellte.

Medizinmarke

→ *Marke* in der Medizin. Eine solche Marke kann zum Beispiel ein → *Krankenhaus* darstellen, aber auch eine spezielle Abteilung innerhalb eines Krankenhauses. Verstärkt gibt es heute Bemühungen insbesondere von privaten → *Krankenhausträgern*, eine Dachmarke für alle Einrichtungen dieses Trägers zu schaffen, mit deren Hilfe man bei den potentiellen Patienten versucht, über das Vertrauen in die Dachmarke auch Vertrauen in die Qualität der einzelnen, zur Dachmarke gehörenden Einrichtungen zu schaffen.

Unter Medizinmarke kann aber auch die → *Markenbehandlung* verstanden werden, bei der nicht ein Unternehmen, sondern eine Behandlung für eine bestimmte medizinische Indikation als fest umrissenes und beschreibbares bzw. beschriebenes Produkt

als → *Marke* angesehen bzw. am Markt platziert werden soll.

Medizinprodukt

Ein Instrument, Apparat, eine Vorrichtung, ein Stoff oder eine Zubereitung aus Stoffen oder ein anderer Gegenstand, der zur Anwendung für Menschen gedacht ist mit dem Zweck, zum Beispiel eine Erkrankung, Verletzung oder Behinderung positiv zu beeinflussen oder zu vermeiden, wobei die bestimmungsgemäße Hauptwirkung hauptsächlich auf physikalischem Wege erreicht wird. Laut → *Bundesministerium für Gesundheit* (BMG) gibt es rund 400.000 verschiedene Medizinprodukte. Eine Zulassung wie für Arzneimittel ist für Medizinprodukte nicht notwendig, es findet aber eine Konformitätsbewertung statt, durch die eine CE-Kennzeichnung erlangt wird.

Medizinprodukte sind zum Beispiel so genannte Medical-Produkte, also nichtaktive, medizinische Verbrauchsartikel, elektromedizinische Geräte, aktive implantierbare medizinische Geräte, medizinisch-technische Instrumente und Produkte, Dentalprodukte, In-vitro-Diagnostika und Produkte zur Empfängnisregelung.

Das Medizinproduktegesetz (MPG) definiert in § 3, Nr. 1 als Medizinprodukt

> *alle einzeln oder miteinander verbundenen verwendeten Instrumente, Apparate, Vorrichtungen, Stoffe und Zubereitungen aus Stoffen oder andere Gegenstände einschließlich der für ein einwandfreies Funktionieren des Medizinproduktes eingesetzten Software, die vom Hersteller zur Anwendung für Menschen mittels ihrer Funktionen zum Zwecke*
>
> *a) der Erkennung, Verhütung, Überwachung, Behandlung oder Linderung von Krankheiten,*
>
> *b) der Erkennung, Überwachung, Behandlung, Linderung oder Kompen-*

sierung von Verletzungen oder Behinderungen,
c) der Untersuchung, der Ersetzung oder der Veränderung des anatomischen Aufbaus oder eines physiologischen Vorgangs oder
d) der Empfängnisregelung

zu dienen bestimmt sind und deren bestimmungsgemäße Hauptwirkung im oder am menschlichen Körper weder durch pharmakologisch oder immunologisch wirkende Mittel noch durch Metabolismus erreicht wird, deren Wirkungsweise aber durch solche Mittel unterstützt werden kann.

§ 3 Nr. 2 bis 4 bestimmt:

2. Medizinprodukte sind auch Produkte nach Nummer 1, die einen Stoff oder eine Zubereitung aus Stoffen enthalten oder auf die solche aufgetragen sind, die bei gesonderter Verwendung als Arzneimittel im Sinne des § 2 Abs. 1 des Arzneimittelgesetzes angesehen werden können und die in Ergänzung zu den Funktionen des Produktes eine Wirkung auf den menschlichen Körper entfalten können.
3. Medizinprodukte sind auch Produkte nach Nummer 1, die als Bestandteil einen Stoff enthalten, der gesondert verwendet als Bestandteil eines Arzneimittels oder Arzneimittel aus menschlichem Blut oder Blutplasma im Sinne des Artikels 1 der Richtlinie 89/381/EWG des Rates vom 14. Juni 1989 zur Erweiterung des Anwendungsbereichs der Richtlinien 65/65/EWG und 75/319/EWG zur Angleichung der Rechts- und Verwaltungsvorschriften über Arzneispezialitäten und zur Festlegung besonderer Vorschriften für Arzneimittel aus menschlichem Blut oder Blutplasma (ABl. EG Nr. L 181 S. 44) betrachtet werden und in Ergänzung zu dem Produkt eine Wirkung auf den menschlichen Körper entfalten kann.

4. In-vitro-Diagnostikum ist ein Medizinprodukt, das als Reagenz, Reagenzprodukt, Kalibriermaterial, Kontrollmaterial, Kit, Instrument, Apparat, Gerät oder System einzeln oder in Verbindung miteinander nach der vom Hersteller festgelegten Zweckbestimmung zur In-vitro-Untersuchung von aus dem menschlichen Körper stammenden Proben einschließlich Blut- und Gewebespenden bestimmt ist und ausschließlich oder hauptsächlich dazu dient, Informationen zu liefern
a) über physiologische oder pathologische Zustände oder
b) über angeborene Anomalien oder
c) zur Prüfung auf Unbedenklichkeit oder Verträglichkeit bei den potentiellen Empfängern oder
d) zur Überwachung therapeutischer Maßnahmen.

Probenbehältnisse gelten als In-vitro-Diagnostika. Probenbehältnisse sind luftleere oder sonstige Medizinprodukte, die von ihrem Hersteller speziell dafür gefertigt werden, aus dem menschlichen Körper stammende Proben unmittelbar nach ihrer Entnahme aufzunehmen und im Hinblick auf eine In-vitro-Untersuchung aufzubewahren. Erzeugnisse für den allgemeinen Laborbedarf gelten nicht als In-vitro-Diagnostika, es sei denn, sie sind auf Grund ihrer Merkmale nach der vom Hersteller festgelegten Zweckbestimmung speziell für In-vitro-Untersuchungen zu verwenden.

Medizinprodukteindustrie

Umfasst die Unternehmen, die Hersteller von → *Medizinprodukten* sind.

Medizinprodukte umfassen eine große Bandbreite von medizintechnischen Produkten und Verfahren, die Leben retten,

Medizinprodukteindustrie

heilen helfen und die Lebensqualität der Menschen verbessern. Beispiele sind Geräte für Diagnostik, Chirurgie, Intensivmedizin, Implantate, Sterilisation sowie Verbandmittel, Hilfsmittel oder OP-Material. Zu Medizinprodukten gehören nach dem Medizinproduktegesetz (MPG) darüber hinaus auch Labordiagnostika.

Arbeitsplätze in der MedTech-Branche:

Die Medizinprodukteindustrie ist auch ein bedeutender Wirtschafts- und Arbeitsmarktfaktor. Die Medizintechnikindustrie beschäftigt nach Angaben des → *Bundesverbandes Medizintechnologie e. V.* (BVMed) in knapp 1.250 Betrieben (mit mehr als 20 Beschäftigten pro Betrieb) 95.000 Menschen. Hinzu kommen annähernd 10.000 Kleinunternehmen mit rund 75.000 Beschäftigten. Die Kernbranche beschäftigt damit insgesamt in Deutschland rund 170.000 Menschen in über 11.000 Unternehmen. Weitere 29.000 Mitarbeiter sind im Einzelhandel für medizinische und orthopädische Güter tätig.

Etwa 15 Prozent der Beschäftigten sind im Bereich Forschung und Entwicklung (FuE) tätig – Tendenz steigend. Abgesehen von wenigen großen Unternehmen ist die Branche stark mittelständisch geprägt. 95 Prozent der Betriebe beschäftigen weniger als 250 Mitarbeiter.

Produktion und Export:

Der Gesamtumsatz der produzierenden Medizintechnikunternehmen legte in Deutschland 2007 um 6,9 Prozent auf 17,3 Milliarden Euro zu. Der Inlandsumsatz stieg um 7,3 Prozent auf 6,2 Milliarden Euro, der Exportumsatz um 6,7 Prozent auf 11,1 Milliarden Euro.

Beim Export liegt Deutschland mit einem Welthandelsanteil von 14,6 Prozent nach den USA (30,9 Prozent) aber deutlich vor Japan (5,5 Prozent) weltweit an der zweiten Stelle (Quelle: BMBF-Studie Medizintechnik). Rund 39 Prozent der Exporte gingen 2006 in die Länder der Europäischen Union, knapp 25 Prozent nach Nordamerika und knapp 14 Prozent nach Asien (Quelle: Spectaris, April 2007).

Ausgaben für Medizinprodukte in Deutschland:

Die → *Gesundheitsausgaben* im Bereich der Medizinprodukte (ohne Investitionsgüter) betrugen in Deutschland im Jahr 2005 insgesamt über 21 Milliarden Euro (Quelle: Gesundheitsausgabenstatistik Statistisches Bundesamt). Davon entfallen auf Hilfsmittel rund 10,5 Milliarden Euro und auf den sonstigen medizinischen Bedarf 9,5 Milliarden Euro. Hinzu kommen rund 1 Milliarde Euro für den Verbandmittelbereich, der unter → *Arzneimitteln* erfasst ist. Der Ausgabenanteil der → *Gesetzlichen Krankenversicherung* liegt bei rund 14 Milliarden Euro.

Wachstumsmarkt Medizintechnologien:

Die Medizintechnologiebranche ist ein weltweiter Wachstumsmarkt. Der Weltmarkt für Medizintechnologien betrug 2007 rund 220 Milliarden Euro. Der europäische Markt ist mit 65 Mrd. Euro nach den USA mit 90 Milliarden Euro der zweitgrößte Markt der Welt. Deutschland ist mit 21 Mrd. Euro als Einzelmarkt nach den USA und Japan (25 Milliarden Euro) weltweit der drittgrößte Markt und mit Abstand der größte Markt Europas. Er ist rund doppelt so groß wie Frankreich und rund drei Mal so groß wie Italien oder Großbritannien.

Die Medizintechnologie ist eine dynamische und hoch innovative Branche. Bei Patenten und Welthandelsanteil liegt Deutschland auf Platz Zwei hinter den USA. Rund ein Drittel ihres Umsatzes erzielen die deutschen Medizintechnikhersteller mit Produkten, die weniger als drei Jahre alt sind. Durchschnittlich investieren die forschenden MedTech-Unternehmen rund neun Prozent des Umsatzes in Forschung und Entwicklung. Der Innovations-

Medizinprodukteindustrie

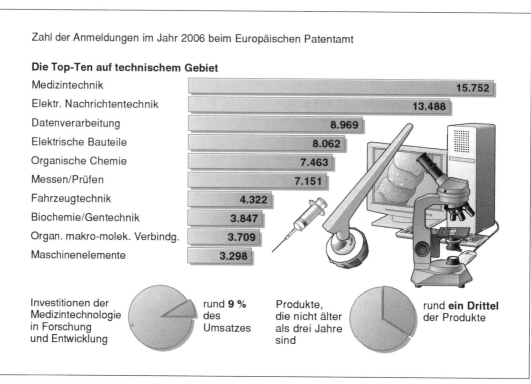

Abb. 1: MedTech – eine innovative Branche
Quelle: EPA, BVMed

und Forschungsstandort Deutschland spielt damit für die MedTech-Unternehmen eine besonders wichtige Rolle.

Zum Vergleich: Der Anteil der Ausgaben für Forschung und Entwicklung am Umsatz beträgt in der äußerst innovativen Chemieindustrie fünf Prozent, in der Verarbeitenden Industrie insgesamt 3,8 Prozent[3]. Nach Aussage der Medizintechnik-Studie vom BMBF ist der Forschungs- und Entwicklungsanteil am Produktionswert in der Medizintechnik mehr als doppelt so hoch wie bei Industriewaren insgesamt[4].

Nach Angaben des Europäischen Patentamtes in München führt die Medizintechnik die Liste der angemeldeten Erfindungen mit über 15.700 Patenten an. 11,4 Prozent

[3] FAZ vom 26.4.2005, S. 13.
[4] BMBF-Pressetext vom 29.4.2005, Nr. 099/2005.

der Patentanmeldungen kommen damit aus dem MedTech-Bereich. Danach folgen erst die elektronische Nachrichtentechnik (10 Prozent) und die EDV (6,7 Prozent).

Von besonderer Bedeutung für die Unternehmen ist der strukturierte Umgang mit den Ideen der Anwender, der → *Ärzte* und Schwestern bzw. Pfleger, für neue Produkte und Verfahren der Medizintechnologie. Denn bei 52 Prozent der Medizinprodukte kommen die Ideen für das neue Produkt ursprünglich von Anwendern.

Marktbedingungen – Vor- und Nachteile:

Deutschland hat in den Innovationsfeldern der Medizintechnologie durch die große Zahl gut ausgebildeter Ärzte, Forscher und Ingenieure und durch den hohen Standard der klinischen Forschung beste Voraussetzungen, neue Produkte und Verfahren zur Marktreife zu führen. Die Vorteile Deutschlands liegen auch in den kürzeren Zulassungszeiten und in der sehr guten und kostengünstigeren klinischen Forschung. In Deutschland kostet es durchschnittlich rund 8 bis 10 Millionen Euro, eine neue Idee zur Marktreife zu bringen. In den USA sind diese Kosten mit rund 80 Millionen Dollar wesentlich höher.

Deutschland ist der größte Binnenmarkt für Medizinprodukte in Europa. Der Standort verfügt über eine gute Infrastruktur, eine zentrale Lage mit relativ kurzen Wegen zu den wichtigsten europäischen Märkten, einer guten Verkehrsanbindung und einer hohen Versorgungssicherheit. Wichtig sind auch die Nähe zu den führenden Maschinen- und Packmittelherstellern, die hohen Qualitätsstandards, der hohe technische Standard und gutes Know-how sowie eine hohe Lieferzuverlässigkeit.

Erhebliche Defizite bestehen in Deutschland aus der Sicht des BVMed allerdings bei der Einführung von Innovationen in die Vergütungssysteme, sodass sie dann auch zeitnah beim Patienten ankommen. Als Nachteile des Standorts Deutschland werden weiter genannt: Eine starke Ökonomisierung des Gesundheitsmarktes, überzogene Anforderungen an die Erstattung, eine nicht funktionierende Innovationsklausel im stationären Bereich, eine verzögerte Innovationseinführung in die Vergütungssysteme, ein weniger dynamisches Wachstum im Vergleich zum Weltmarkt und eine stark eingeschränkte Planungssicherheit. Weitere Nachteile sind die relativ hohe Unternehmenssteuer, wesentlich höhere Energiekosten, relativ hohe Sozialkosten sowie ein hoher Urlaubs- und Freizeitanspruch.

Medizinstandort

Auch: Gesundheitsstandort oder Gesundheitscluster. Ort, an dem in relativer geografischer Nähe mehrere → *Gesundheits-unternehmen* mit medizinischen Leistungen in direktem Zusammenhang stehende Waren bzw. medizinische Dienstleistungen produzieren. Handelt es sich um eine Stadt oder Region, wird auch von Gesundheitsstadt oder → *Gesundheitsregion* gesprochen, so etwa „Gesundheitsstadt Berlin" oder „Gesundheitsregion Mecklenburg-Vorpommern". Die räumliche Nähe wird dabei idealer Weise durch eine inhaltliche Kooperation bei Forschung und Entwicklung und teilweise bei der Produktion ergänzt, um möglichst viele Synergien zu schaffen.

Mittlerweile ist vielerorts die Bedeutung solcher Gesundheitscluster für die Entwicklung einer Stadt, einer Region oder eines Bundeslandes entdeckt worden. In einigen Bundesländern gibt es auch systematische Förderprogramme für die Entwicklung der → *Gesundheitswirtschaft* auf regionaler oder Landesebene. Gesundheitscluster werden dabei nicht mehr als rein konsumtive Teile der Volkswirtschaft angesehen, sondern als selbst in erheblichem Maße wertschöpfende Branchen, die darüber hinaus im Dienstleistungssektor Arbeitsplätze schaffen, die nicht oder nur sehr schwer in andere Länder verlagert werden können, und Exportgüter und Dienstleistungen für in- wie ausländische Abnehmer produzieren. So wird teilweise etwa gezielt der Export von Gesundheitsdienstleistungen im Zusammenhang mit der Behandlung von ausländischen Patienten, aber auch mit dem Export von Know How der deutschen Gesundheitswirtschaft gefördert.

Auch die gesamte Bundesrepublik Deutschland kann natürlich aus dem Blickwinkel des Medizin- bzw. Gesundheitsstandortes betrachtet werden, der im Hinblick auf die Standortbedingungen, die Forschungsförderung und die Forschungsmöglichkeiten, die Rahmengesetzgebung und steuerlichen Voraussetzungen, die Absatzmöglichkeiten, die Qualifikation und Verfügbarkeit von Personal etc. in Konkurrenz zu anderen Medizinstandorten steht. So galt Deutschland zum Beispiel lange Zeit als die „→ *Apotheke* der Welt", weil ein Großteil neuer Arzneistoffe und → *Medikamente* in Deutschland entwickelt und produziert wurden. Diese Spitzenstellung des Pharma-Standortes Deutschland im Vergleich zu anderen Staaten ist mittlerweile verloren gegangen. Die jetzt wieder verstärkt verfolgten Bemühungen um die Förderung von Städten und Regionen als Medizin- bzw. Gesundheitsstandorte zeigt, dass die Politik zumindest teilweise erkannt hat, dass ein florierender → *Gesundheitsmarkt* verstärkt zu nachhaltigem Wachstum und steigender Beschäftigung in Deutschland führen würde.

Medizinstudium

Zentraler Bestandteil der Ausbildung zum → *Arzt* mit einer normierten Dauer von insgesamt sechs Jahren. Die Ausbildung zum Arzt umfasst nach der Approbationsordnung für Ärzte neben dem sechsjährigen Studium der Medizin an einer Universität oder gleichgestellten Hochschule eine Ausbildung in erster Hilfe, einen Krankenpflegedienst von drei Monaten, eine Famulatur von vier Monaten und die Ärztliche Prüfung, die in zwei Abschnitten abzulegen ist. Teil des Medizinstudiums ist das so genannte Praktische Jahr, eine zusammenhängende praktische Ausbildung von 48 Wochen, die am Ende des Medizinstudiums absolviert werden muss.

Auf den Internetseiten der Studienberatung der Universität Würzburg heißt es zum Thema Medizinstudium[5]:

Medizin ist die Wissenschaft von den Ursachen, der Heilung und Vorbeugung von Krankheiten. Die wesentlichen ärztlichen Tätigkeiten erstrecken sich auf Erkennung (Diagnose) und Behandlung (Therapie) von Krankheiten, Leiden oder Körperschäden beim Menschen, auf gesundheitliche Vor- und Nachsorge sowie Forschung. Ziel der ärztlichen Ausbildung ist der wissenschaftlich und praktisch in der Medizin ausgebildete Arzt, der zur eigenverantwortlichen und selbstständigen ärztlichen Berufsausübung, zur → Weiterbildung und zu ständiger Fortbildung befähigt ist. Die Ausbildung soll grundlegende Kenntnisse, Fähigkeiten und Fertigkeiten in allen Fächern vermitteln, die für eine umfassende Gesundheitsversorgung der Bevölkerung erforderlich sind. Die Ausbildung zum Arzt wird auf wissenschaftlicher Grundlage und praxis- und patientenbezogen durchgeführt.

Medizintechnik

Sammelbegriff, mit dem alle technischen Apparate, Instrumente und Systeme erfasst werden, die im → *Gesundheitswesen* insbesondere für diagnostische und therapeutische Zwecke genutzt werden, also zum Beispiel elektromedizinische Geräte wie etwa Beatmungs- oder auch Röntgengeräte sowie medizintechnische Instrumente und Produkte wie Operationsbesteck, Spritzen etc. bezeichnet werden.

Medizintourismus

Häufig gebrauchtes Synonym für → *Patiententourismus*.

Mehrbesitzverbot

Das durch das Apothekengesetz geregelte Verbot des Besitzes von mehr als einer → *Apotheke* durch einen Apotheker.

Bis zum Jahr 2003 war es Apothekern nach dem Apothekengesetz nicht gestattet, mehr als eine Apotheke zu betreiben.

---

[5] http://www.zv.uni-wuerzburg.de/studienberatung/medizin.htm.

Durch das → *GKV-Reformgesetz* wurde dieses Gesetz modifiziert. So ist es Apothekern jetzt gestattet, neben einer Hauptapotheke bis zu drei Filialapotheken zu betreiben, wenn die Apotheke und die Filialapotheken innerhalb desselben Kreises oder derselben kreisfreien Stadt oder in einander benachbarten Kreisen oder kreisfreien Städten liegen. Allerdings müssen die Filialapotheken in Ausstattung und Personal einer üblichen öffentlichen Apotheke entsprechen. Ein verantwortlicher, angestellter Apotheker muss immer anwesend sein. Der Apotheker, der die Apotheke und die Filialapotheken leitet, muss seiner Aufsichtspflicht im Sinne der Arzneimittel- und Versorgungssicherheit nachkommen.

Mehrheitsbeteiligung

Von einer Mehrheitsbeteiligung spricht man, wenn die Mehrheit der Anteile und/oder der Stimmrechte eines Unternehmens von einem anderen Unternehmen gehalten werden. Die beiden Unternehmen gelten dann im rechtlichen Sinne als verbundene Unternehmen. Dabei wird vermutet, dass das Unternehmen, das die Mehrheit der Anteile oder Stimmrechte an einem anderen Unternehmen besitzt, dieses beherrscht.

Das Aktiengesetz (AktG) spricht in diesem Zusammenhang von einem in Mehrheitsbesitz stehenden Unternehmen. In § 16 Abs. 1 AktG heißt es:

> *Gehört die Mehrheit der Anteile eines rechtlich selbstständigen Unternehmens einem anderen Unternehmen oder steht einem anderen Unternehmen die Mehrheit der Stimmrechte zu (Mehrheitsbeteiligung), so ist das Unternehmen ein in Mehrbesitz stehendes Unternehmen, das andere Unternehmen ein an ihm mit Mehrheit beteiligtes Unternehmen.*

Das an einem anderen Unternehmen mit Mehrheit beteiligte Unternehmen heißt daher herrschendes Unternehmen, das in Mehrheitsbesitz stehende Unternehmen heißt abhängiges Unternehmen.

In der allgemeinen Verwendung des Begriffes wird aber auch dann von einer Mehrheitsbeteiligung gesprochen, wenn an Stelle eines Unternehmens eine Einzelperson die Mehrheit der Anteile oder der Stimmrechte an einem Unternehmen besitzt.

Der Mehrheitsbeteiligung steht die → *Minderheitsbeteiligung* gegenüber.

Die Entwicklung auf dem → *Krankenhausmarkt* ist davon gekennzeichnet, dass es eine wachsende Zahl von Unternehmenskäufen gibt, bei denen nahezu immer die gesamten Anteile an den Käufer veräußert werden. Es gibt aber eine nennenswerte Zahl von Transaktionen, bei denen der Verkäufer aus strategischen oder politischen Gründen einen Minderheitsanteil behält. So hat das Land Hessen bei der Privatisierung des Universitätsklinikums Gießen-Marburg 95 Prozent der Anteile an der kurz vorher gebildeten GmbH an die → *Rhön-Klinikum AG* verkauft, fünf Prozent der Anteile aber im eigenen Besitz behalten. Vielfach verkaufen auch Kommunen bzw. Landkreise bei der Privatisierung eines → *Krankenhauses* lediglich die Mehrheit der Anteile und behalten einen Minderheitsanteil von zum Beispiel 25,1 Prozent, um auf diese Weise weiterhin Einfluss auf wesentliche Entscheidungen der Gesellschaft nehmen zu können, insbesondere im Hinblick auf die Aufrechterhaltung des Versorgungsauftrages für die Bevölkerung.

Wegen des mit einer Mehrheitsbeteiligung verbundenen deutlich größeren Einflusses auf die Geschäftsführung eines Unternehmens streben deutsche Krankenhausunternehmen bei Übernahmen im Allgemeinen mindestens eine Mehrheitsbeteiligung an, da die häufig erforderlichen Sanierungs-Schritte anderenfalls deutlich schwerer durchgesetzt werden können.

Mehrkostenregelung

Begriff, der sich mit den von der → *gesetzlichen Krankenversicherung* (GKV) im Rahmen der Regelversorgung nicht übernommenen Kosten medizinischer Behandlung befasst. Die Mehrkostenregelung besagt dabei, dass → *Versicherte* der GKV solche Kosten dann direkt mit dem jeweiligen → *Leistungserbringer* abrechnen können.

Bisher gibt es diese Mehrkostenregelung nach den Bestimmungen des → *Sozialgesetzbuches (SGB) V* nur im Bereich zahnärztlicher → *Leistungen* und beim Zahnersatz. Hier kann der Versicherte mit dem → *Zahnarzt* direkt die Mehrkosten von über den Leistungsumfang der GKV hinausgehenden Leistungen vereinbaren und abrechnen. So kann er auch einen qualitativ besseren als den von der GKV bezahlten Qualitätsstandard wählen.

In allen anderen Leistungsbereichen der GKV dagegen gilt diese Mehrkostenregelung bisher nicht. Vielmehr verliert der GKV-Versicherte den Anspruch auf die Regelleistung und muss dann die gesamte Leistung selbst bezahlen, wenn er eine andere Versorgung als die GKV-Regelversorgung wählt. Beispiel ist etwa ein besonderes Implantat im Rahmen einer hüftendoprothetischen Versorgung.

In ihrem → *Koalitionsvertrag* für die 17. Legislaturperiode haben CDU, CSU und FDP jedoch festgelegt, dass sie prüfen wollen, wo „Mehrkostenregelungen sinnvoll und geeignet zum Tragen kommen können, ohne → *Patientinnen* und Patienten vom medizinischen Fortschritt auszuschließen oder sie zu überfordern".

Mengensteuerung

Steuerung der Menge im Gegensatz zur Steuerung des Preises als einer der beiden Variablen Preis und Menge.

Die Mengensteuerung spielt in der → *gesetzlichen Krankenversicherung* (GKV) eine erhebliche Rolle, da die Preise vielfach direkt oder zumindest indirekt administrierte Preise sind und in diesen Fällen nur die Steuerung der von den → *Patienten* in Anspruch genommenen bzw. von den → *Leistungserbringern* erbrachten Leistungsmenge überhaupt eine Steuerung zulässt.

Würde dagegen nur der Preis für die Leistungen der Leistungserbringer festgelegt, könnten diese die Flucht in die Menge antreten und über eine Steigerung der Menge der erbrachten Leistungen dennoch zu einem höheren Honorarvolumen kommen.

So wird der → *Einzelleistungsvergütung* als Vergütungssystem unterstellt, dass ihr eine Tendenz zur Leistungsvermehrung innewohne, weil der Leistungserbringer durch die Erbringung von mehr Einzelleistungen sein Einkommen erhöhen könne. Um dem entgegen zu wirken, können zum Beispiel Mengenvereinbarungen getroffen werden oder aber Vereinbarungen mit degressiver Preiskomponente, also mit Preisabsenkungen für solche Leistungen, die über eine bestimmte Menge hinaus gehen.

Die Mengensteuerung ist auch ein fester Bestandteil des neuen, DRG-basierten → *Fallpauschalen*-Systems im stationären Bereich. Hier wurden für die Übergangszeit bis zum Jahr 2009 neben der hausindividuellen → *Baserate* eines → *Krankenhauses* auch die Zahl der vom Krankenhaus zu erbringenden DRGs festgelegt und so die Menge gesteuert. Rechnete die → *Klinik* mehr DRG-Fälle als vereinbart ab, erhielt sie eine deutlich geringere Vergütung für die über die vereinbarte Zahl hinausgehende Zahl an DRG-Fällen.

Me-too-Liste

Synonym für → *Analogpräparateliste*.

Minderheitsbeteiligung

Von einer Minderheitsbeteiligung spricht man, wenn ein Unternehmen oder eine Person die Minderheit der Anteile und/oder der Stimmrechte eines anderen Unternehmens hält. Die beiden Unternehmen gelten im Gegensatz zur → *Mehrheitsbeteiligung* im Fall der Minderheitsbeteiligung nicht als verbundene Unternehmen.

Eine Minderheitsbeteiligung garantiert ab einer bestimmten Größenordnung Minderheitenrechte, die gesetzlich bzw. durch die jeweilige Satzung des Unternehmens bestimmt werden. Dazu gehört zum Beispiel die Sperrminorität. Sie besagt, dass bei → *Aktiengesellschaften* und → *Gesellschaften mit beschränkter Haftung* (GmbH, gGmbH) mit einem Viertel der Anteile bzw. Stimmrechte plus einer Stimme eine Satzungsänderung verhindert werden kann. Weitere Minderheitenrechte sind etwa die Einberufung einer Hauptversammlung ab einem Stimmenanteil von mindestens fünf Prozent der Stimmen bei der AG (§ 122 AktG) und von zehn Prozent bei der GmbH/gGmbH (§ 50 GmbHG).

Wegen des mit einer Mehrheitsbeteiligung verbundenen deutlich größeren Einflusses auf die Geschäftsführung eines Unternehmens streben deutsche Krankenhausunternehmen bei Übernahmen im Allgemeinen mindestens eine Mehrheitsbeteiligung an. Minderheitsbeteiligungen sind auf dem deutschen → *Krankenhausmarkt* daher relativ selten.

Mindestmenge

Vom → *Gemeinsamen Bundesausschuss* (G-BA) festgelegte zahlenmäßige Menge einer planbaren Leistung, die ein → *Krankenhaus* in einem Jahr mindestens erbringen muss, um diese Leistung zu Lasten der → *gesetzlichen Krankenversicherung* abrechnen zu können.

Gesetzliche Basis für die Festlegung von Mindestmengen ist folgende durch das → *GKV-Modernisierungsgesetz* (GMG) eingeführte Regelung in § 137 Satz 3 Nummer 3 SGB V:

Die Beschlüsse nach Satz 1 regeln insbesondere (...)

3. einen Katalog planbarer Leistungen nach den §§ 17 und 17b des Krankenhausfinanzierungsgesetzes, bei denen die Qualität des Behandlungsergebnisses in besonderem Maße von der Menge der erbrachten Leistungen abhängig ist, Mindestmengen für die jeweiligen Leistungen je Arzt oder Krankenhaus und Ausnahmetatbestände (...).

Krankenhäuser, die bisher geringe Mengen dieser Leistungen erbracht haben, müssen sich entscheiden, entweder mehr Leistungen zu erbringen oder diese Leistung zukünftig nicht mehr anzubieten. Es kann auch zu Zusammenschlüssen oder Vereinbarungen zwischen Krankenhäusern kommen, die sich darauf einigen, wer welche Leistung zukünftig für die Region erbringt, wenn unterschiedliche Häuser zuvor dieselbe Leistung in geringem Umfang angeboten haben. Die für → *Krankenhausplanung* zuständigen Landesbehörden können den Beschluss einer Mindestmenge für einzelne Krankenhäuser aussetzen, wenn nach ihrer Auffassung die flächendeckende Versorgung der Bevölkerung durch die Mindestmenge gefährdet sein sollte.

Bisher hat der G-BA unter anderem für folgende Leistungen Mindestmengen beschlossen:

– Lebertransplantation (inkl. Teilleber-Lebendspende); jährliche Mindestmenge pro Krankenhaus: 20 (bisher 10)
– Nierentransplantation (inkl. Lebendspende); jährliche Mindestmenge pro Krankenhaus: 25
– Komplexe Eingriffe am Organsystem Ösophagus; jährliche Mindestmenge pro Krankenhaus: 10

- Komplexe Eingriffe am Organsystem Pankreas; jährliche Mindestmenge pro Krankenhaus: 10
- Stammzelltransplantation; jährliche Mindestmenge pro Krankenhaus: 25

Für die oben stehenden Leistungen gelten die Mindestmengen seit Anfang 2006

Seit Anfang 2006 gilt auch für die Leistung „Kniegelenk-Totalendoprothese (Knie-TEP)" eine verbindliche Mindestmenge von 50 Eingriffen pro Krankenhaus pro Jahr. Eine Übergangsregelung sah vor, dass Krankenhäuser, die knapp unter der Menge von 50 lagen (bei 40 bis 49 Eingriffen pro Jahr) und im BQS-Verfahren zur stationären Qualitätssicherung 2004 die geforderten Kriterien erfüllt hatten, die Leistung in 2006 noch erbringen konnten. Demnach darf die Knie-TEP seit 2007 nur noch in solchen Krankenhäusern durchgeführt werden, die mindestens 50 dieser Eingriffe pro Jahr vorweisen können – unabhängig davon, ob ein Patient gesetzlich oder privat versichert ist.

Mitarbeiter

Mitarbeiter sind die in einem Unternehmen bzw. einer Behörde oder Organisation für Tätigkeiten im Rahmen von Geschäftsprozessen mitwirkenden Personen. Mit dem Schwerpunkt auf ihrem Status werden Mitarbeiter auch als gegen Entgelt beschäftigte Personen definiert und werden damit gegenüber anderen, nicht gegen Entgelt beschäftigten Personen wie zum Beispiel Praktikanten abgegrenzt. Von Mitarbeitern wird aber auch dann gesprochen, wenn nach der Funktion zwischen unterschiedlichen Beschäftigtengruppen unterschieden werden soll, so zum Beispiel zwischen Mitarbeitern und dem Management.

Häufig wird der Begriff des Mitarbeiters auch synonym für → *Beschäftigter* gebraucht. Bei der Verwendung des Begriffes Mitarbeiter wird allerdings im Gegensatz zu den Beschäftigten eines Betriebes das Schwergewicht mehr auf die einzelne im Unternehmen, in der Behörde oder der Organisation tätige Person gelegt. Im Unterschied zu dem vom Statistischen Bundesamt benutzten Begriff des Beschäftigten beinhaltet der Begriff des Mitarbeiters aber keine selbstständig Tätigen, da diese nach ihrer Definition keine Mitarbeiter sind.

Unter den Mitarbeitern eines → *Krankenhauses* würde man dementsprechend alle in dem betreffenden Krankenhaus beschäftigten Personen verstehen. Dagegen würden in einem Schreiben des Managements bzw. der Geschäftsführung an die Mitarbeiter des Krankenhauses darunter diejenigen Personen verstanden werden, die nicht Teil des Managements bzw. der Geschäftsführung sind. Unter den Mitarbeitern einer Arztpraxis würden wiederum alle Personen außer dem Praxisinhaber bzw. den Praxisinhabern verstanden werden.

Mitarbeiterorientierung

Begriff, der häufig im Gegensatz zur Kundenorientierung bzw. zum Shareholder-Value verwendet wird. Er kennzeichnet die Ausrichtung eines nennenswerten Teils der Ziele eines Unternehmens, eines Betriebes oder einer Organisation auf die Mitarbeiter. Auch ein Führungsverhalten, das sich stark auf das Wohlergehen der Mitarbeiter bezieht, wird als Mitarbeiterorientierung bezeichnet.

Der Begriff der Mitarbeiterorientierung wird vielfach Synonym für Personalorientierung verwendet, wobei bei Mitarbeiterorientierung das Schwergewicht der Betrachtung mehr auf dem einzelnen → *Beschäftigten* liegt.

Letztlich muss jedes Unternehmen versuchen, zu einer Ausgewogenheit der Berücksichtigung der Interessen von Anteilseignern, Mitarbeitern und Kunden zu kommen. Eine Verletzung einer der drei Dimensionen gefährdet immer nachhaltig den Bestand des Unternehmens.

Auf dem Gesundheitsmarkt als einem Markt, auf dem stark personalabhängige Dienstleistungen erbracht werden, stand lange Zeit vor allem in Betrieben der öffentlichen Hand die Mitarbeiterorientierung gegenüber den anderen Interessen im Vordergrund. Im Zuge stärkerer Wettbewerbsorientierung ist dies nicht dauerhaft aufrechtzuerhalten.

Modellvorhaben

Vertraglich zwischen → Krankenkassen und → Leistungserbringern vereinbarte Projekte mit dem Ziel der Weiterentwicklung der Qualität und Wirtschaftlichkeit der Patientenversorgung im Rahmen der → gesetzlichen Krankenversicherung (GKV).

Dabei können die Vertragspartner von wichtigen Vorschriften des → Sozialgesetzbuches (SGB) V, des → Krankenhausfinanzierungsgesetzes und des Krankenhausentgeltgesetzes abweichen. Damit bieten Modellvorhaben die Möglichkeit, neue Versorgungs-, Vergütungs- und Strukturmodelle zu erproben, die sonst im Rahmen der Regelversorgung nicht zulässig wären.

In § 63 SGB V werden die Grundsätze für Modellvorhaben wie folgt festgelegt:

(1) Die Krankenkassen und ihre Verbände können im Rahmen ihrer gesetzlichen Aufgabenstellung zur Verbesserung der Qualität und der Wirtschaftlichkeit der Versorgung Modellvorhaben zur Weiterentwicklung der Verfahrens-, Organisations-, Finanzierungs- und Vergütungsformen der Leistungserbringung durchführen oder nach § 64 vereinbaren.

(2) Die Krankenkassen können Modellvorhaben zu Leistungen zur Verhütung und Früherkennung von Krankheiten sowie zur Krankenbehandlung, die nach den Vorschriften dieses Buches oder auf Grund hiernach getroffener Regelungen keine Leistungen der Krankenversicherung sind, durchführen oder nach § 64 vereinbaren.

Zwingend vorgeschrieben für Modellvorhaben ist nach § 65 SGB V eine wissenschaftliche Begleitung und Auswertung der Modellvorhaben nach allgemein anerkannten wissenschaftlichen Standards im Hinblick auf die Erreichung der Ziele der Modellvorhaben. Die von unabhängigen Sachverständigen zu erstellenden Berichte über die Ergebnisse der Auswertungen müssen darüber hinaus veröffentlicht werden.

Die Bedeutung der Modellvorhaben für die Weiterentwicklung der Versorgung ist allerdings durch die mittlerweile ermöglichten Verträge zur → Integrierten Versorgung IV (IV) stark eingeschränkt worden, weil auch in diesen Verträgen von vielen Vorschriften, die in der GKV-Regelversorgung gelten, abgewichen werden kann.

Monistik

Ein Modell zur → Krankenhausfinanzierung, bei dem die → Krankenkassen die alleinigen Finanzierungsträger der → Krankenhäuser darstellen.

In der dualen Finanzierung, dem derzeit bestehenden Finanzierungssystem der deutschen Krankenhäuser, teilen sich Bundesländer und Krankenkassen die Krankenhausfinanzierung, wobei die Krankenkassen die Betriebskosten tragen und die Bundesländer die Investitionskosten.

Problem dieser Finanzierungsform ist, dass die Länder ihrer Verpflichtung auf Grund ihrer Finanzsituation immer schleppender nachkommen. Dies führt zu einem erheblichen Investitionsstau bei den Krankenhäusern und zu der Notwendigkeit, immer häufiger unabweisbare Rationalisierungsinvestitionen selbst zu finanzieren.

Ein schrittweiser Übergang der Krankenhausfinanzierung zum monistischen System ist zwar bereits politisch mehrfach diskutiert, gesetzlich bisher jedoch nicht umgesetzt worden, weil es insbesondere keine Lösung für einen finanziellen Ausgleich für die → *gesetzliche Krankenversicherung* für die ihr dadurch entstehenden Mehrbelastungen gab.

Morbidität

Begriff der → *Epidemiologie*, der zur Beschreibung der Krankheitshäufigkeit bzw. des Krankheitsrisikos dient. Die Morbidität gibt an, wie hoch die Krankheitshäufigkeit in einer bestimmten Population ist.

Zur genaueren Bestimmung der Morbidität dienen die epidemiologischen Maßzahlen der → *Prävalenz* und → *Inzidenz*.

Die Morbidität spielt in der aktuellen deutschen gesundheitspolitischen Diskussion vor allem eine große Rolle im Hinblick auf den morbiditätsorientierten → *Risikostrukturausgleich* (sog. → *Morbi-RSA*).

Morbi-RSA

Der → *Risikostrukturausgleich* (RSA) zwischen den verschiedenen gesetzlichen → *Krankenkassen* ist nach dem Willen des Gesetzgebers im Zusammenhang mit der Einführung des → *Gesundheitsfonds* mit Beginn des Jahres 2009 zu einem morbiditätsorientierten Risikostrukturausgleich, dem so genannten Morbi-RSA, weiterentwickelt worden. Die entsprechende Grundlage hatte der Gesetzgeber im → *GKV-Wettbewerbsstärkungsgesetz* (GKV-WSG) gelegt.

Dazu heißt es im → *Sozialgesetzbuch (SGB) V* § 268:

(1) Die Versichertengruppen nach § 266 Abs. 1 Satz 2 und 3 und die Gewichtungsfaktoren nach § 266 Abs. 2 Satz 3 sind vom 1. Januar 2007 an abweichend von § 266 nach Klassifikationsmerkmalen zu bilden, die zugleich

1. die Morbidität der Versicherten auf der Grundlage von Diagnosen, Diagnosegruppen, Indikationen, Indikationengruppen, medizinischen Leistungen oder Kombinationen dieser Merkmale unmittelbar berücksichtigen,

2. an der Höhe der durchschnittlichen krankheitsspezifischen → Leistungsausgaben der zugeordneten Versicherten orientiert sind,

3. Anreize zu Risikoselektion verringern,

4. keine Anreize zu medizinisch nicht gerechtfertigten Leistungsausweitungen setzen und

5. bis 80 insbesondere kostenintensive chronische Krankheiten und Krankheiten mit schwerwiegendem Verlauf der Auswahl der Morbiditätsgruppen zugrunde legen.

Die Vorbereitung und Durchführung des neuen morbiditätsorientierten Risikostrukturausgleichs und des → *Gesundheitsfonds* obliegen dem → *Bundesversicherungsamt*: Es musste bis zum 1. Juli 2008 die Auswahl und Anpassung eines Versichertenklassifikationsmodells vornehmen, das unter Zuhilfenahme von Diagnosen und Arzneimittelverordnungen einzelner Versicherter eine möglichst genaue Schätzung zukünftiger Leistungsausgaben der gesetzlichen Krankenkassen für ihre Versicherten ermöglichen soll. Die Berechnung der morbiditätsorientierten Zuschläge aus dem Gesundheitsfonds muss jedoch nach der Risikostruktur-Ausgleichsverordnung (RSAV) zunächst auf 50 bis 80 kostenintensive chronische oder schwerwiegende Krankheiten begrenzt sein. Diese Begrenzung wird auch als „Morbiditätsfilter" bezeichnet. Berücksichtigt werden mussten außerdem nur solche Erkrankungen, „... bei denen die durchschnittlichen Leistungsausgaben der Betroffenen die durchschnittlichen Leistungsausgaben aller Versicherten um mindestens 50% übersteigen"[6].

Am 13. Mai 2008 hatte das Bundesversicherungsamt diese nachfolgend wiedergegebene Liste der Krankheiten bekannt gegeben, die seit Anfang Januar 2009 im neuen, morbiditätsorientierten Risikostrukturausgleich für die Berechnung der Morbiditätsbelastung der einzelnen Krankenkassen berücksichtigt wird:

1. HIV/AIDS
2. Sepsis/Schock
3. Nicht virale Meningitis/Enzephalitis
4. Infektionen durch opportunistische Erreger
5. Bösartige Neubildungen der Lippe, der Mundhöhle und des Pharynx
6. Bösartige Neubildungen der Verdauungsorgane
7. Bösartige Neubildungen der Atmungsorgane und sonstiger intrathorakaler Organe
8. Bösartige Neubildungen der Knochen, des Stütz- und Weichteilgewebes
9. Bösartige Neubildungen der Brustdrüse
10. Bösartige Neubildungen der weiblichen Genitalorgane
11. Bösartige Neubildungen der männlichen Genitalorgane
12. Bösartige Neubildungen der Niere, der Harnwege und der Nebenniere
13. Bösartige Neubildungen des Auges, Gehirns und sonstiger Teile des Zentralnervensystems einschließlich Hypo- und Epiphyse
14. Bösartige Neubildungen sekundärer, nicht näher bezeichneter oder multipler Lokalisation
15. Lymphome und Leukämien
16. Neubildungen unsicheren oder unbekannten Verhaltens
17. Diabetes mellitus
18. Schwerwiegende metabolische oder endokrine Störungen
19. Leberzirrhose (inkl. Komplikationen)
20. Chronische Hepatitis
21. Akute schwere Lebererkrankung
22. Ileus
23. Chronisch entzündliche Darmerkrankung (Morbus Crohn / Colitis ulcerosa)
24. Erkrankungen des Ösophagus (exkl. Ulkus und Blutung)
25. Entzündung / Nekrose von Knochen / Gelenken / Muskeln
26. Rheumatoide Arthritis und entzündliche Bindegewebskrankheiten
27. Spinalkanalstenose
28. Osteoarthrose der großen Gelenke
29. Osteoporose und Folgeerkrankungen
30. Schwerwiegende Erkrankungen der Blutbildung und Blutgerinnung
31. Agranulozytose, septische Granulomatose, andere näher bezeichnete Erkrankungen der weissen Blutkörperchen
32. Disseminierte intravasale Gerinnung und sonstige Koagulopathien
33. Purpura / Thrombozytenfunktionsstörungen / Blutungsneigung
34. Delir und Enzephalopathie
35. Demenz
36. Schwerwiegender Alkohol- und Drogen-Missbrauch
37. Psychotische Störungen und Persönlichkeitsstörungen
38. Depression
39. Bipolare affektive Störungen
40. Anorexia nervosa und Bulimia nervosa
41. Aufmerksamkeitsstörung / attention deficit disorder / andere hyperkinetische Störungen
42. Ausgeprägte schwere Lähmungen
43. Erkrankungen/Verletzungen des Rückenmarks
44. Muskeldystrophie
45. Periphere Neuropathie / Myopathe
46. Entzündliche / toxische Neuropathie
47. Multiple Sklerose
48. Morbus Parkinson und andere Basalganglienerkrankungen
49. Epilepsie
50. Koma, Hirnödem, hypoxischer Hirnschaden
51. Sekundärer Parkinsonismus und andere extrapyramidale Bewegungsstörungen

---
[6] § 31 Abs. 1 Satz 3 RSAV

52. Herzinsuffizienz
53. Akutes Lungenödem und respiratorische Insuffizienz
54. Hypertensive Herz- / Nierenerkrankung / Enzephalopathie
55. Ischämische Herzkrankheit
56. Erkrankungen der Herzklappen
57. Angeborene schwere Herzfehler
58. Hypertonie
59. Vorhofarrhythmie
60. Ventrikuläre Tachykardie
61. Schlaganfall und Komplikationen
62. Atherosklerose, periphere Gefäßerkrankung
63. Arterielles Aneurysma (exkl. d. Aorta)
64. Mukoviszidose
65. Emphysem / Chronische obstruktive Bronchitis
66. Asthma bronchiale
67. Postinflammatorische und interstitielle Lungenfibrose
68. Pneumonie
69. Niereninsuffizienz
70. Nephritis
71. Neurogene Blase
72. Bestehende Schwangerschaft (einschl. Komplikationen)
73. Hautulkus, exkl. Dekubitalulzera
74. Schwerwiegende bakterielle Hautinfektionen
75. Wirbelkörperfraktur (ohne Schädigung des Rückenmarks)
76. Luxation des Hüftgelenks
77. Traumatische Amputation einer Extremität
78. Schwerwiegende Komplikationen bei Patienten während chirurgischer oder medizinischer Behandlung
79. Blutung / Hämatom / Serom als Komplikation nach einem Eingriff
80. Status nach Organtransplantation (inkl. Komplikationen)

Auf der Basis dieses auf die ausgewählten Krankheiten eingeengten Klassifikationsmodells werden die Morbiditätszu- und abschläge berechnet, die die Krankenkassen seit dem 1. Januar 2009 für den erhöhten beziehungsweise verminderten Versorgungsbedarf der betreffenden Versicherten bekommen. Über diese Zu- und Abschläge werden die standardisierten Normkosten ausgeglichen. Dieser Zu- und Abschlag erhöht beziehungsweise vermindert die nach Alter und Geschlecht differenzierten Grundpauschalen, die die Krankenkassen zur Versorgung aller Versicherten aus dem Gesundheitsfonds erhalten. Die monatliche Grundpauschale je Versicherten betrug zu Beginn des Jahres 2009 185,6373 Euro. Die Zu- und Abschläge betrugen zwischen -143,2563 Euro (männlich, 25 bis 29 Jahre) und 5.064,7053 Euro (Hämophilie).

Der neue Morbi-RSA arbeitet im Gegensatz zum grundsätzlichen Modell des bisherigen RSA (interner Risikostrukturausgleich) nach dem Prinzip des externen Risikostrukturausgleichs. Hierbei werden die Zahlungen der GKV-Mitglieder ebenso wie andere Einnahmen der GKV an eine Geldsammelstelle geleitet, die gleichzeitig auch für die Durchführung des Risikostrukturausgleichs zuständig ist. Die Krankenkassen erhalten dann von dieser Geldsammelstelle (hier: Gesundheitsfonds) pro Versichertem bereits um die Ausgleichszahlungen gemäß RSA bereinigte Zahlungen überwiesen.

Mortalität

Begriff der → *Epidemiologie*, der zur Beschreibung der Sterblichkeit oder Todesrate dient.

Als Mortalität oder Todesrate wird der Anteil an Personen einer definierten Population bezeichnet, die in einem bestimmten Zeitraum versterben. Die Anzahl der verstorbenen Personen an der Gesamtbevölkerung in einer definierten Zeitperiode – meist in einem Jahr – wird als Gesamtmortalität bezeichnet, die der an einer bestimmten Krankheit Verstorbenen dagegen als ursachenspezifische Mortalität.

Darüber hinaus kann die Mortalität auch auf eine bestimmte Altersgruppe innerhalb der Bevölkerung oder einer definierten Population bezogen werden. Dann wird sie als altersspezifische Mortalität bezeichnet.

Multimorbidität

Auch: Mehrfacherkrankung. Gleichzeitige Erkrankung eines → *Patienten* an mehreren behandlungsbedürftigen Krankheiten.

Die Wahrscheinlichkeit von Multimorbidität steigt mit zunehmendem Alter an. Vor allem ältere Patienten leiden häufig an mehreren behandlungsbedürftigen Erkrankungen. Entsprechend ist Multimorbidität ein Bereich, der insbesondere in der → *Geriatrie* eine große Bedeutung hat (siehe auch → *geriatrietypische Multimorbidität*).

Multimorbidität, geriatrietypische

In der → *Geriatrie* das Vorliegen von mindestens zwei behandlungsbedürftigen Krankheiten. Nur bei Vorliegen einer geriatrietypischen Multimorbidität wird von den → *Kostenträgern* eine → *geriatrische Rehabilitation* bewilligt.

Geriatrietypische Multimorbidität liegt nach den Abgrenzungskriterien der Geriatrie, erarbeitet von der gemeinsamen Arbeitsgruppe der Bundesarbeitsgemeinschaft der Klinisch-Geriatrischen Einrichtungen e. V., der Deutschen Gesellschaft für Geriatrie e. V. und der Deutschen Gesellschaft für Gerontologie und Geriatrie e. V., dann vor, wenn mindestens zwei der nachfolgend aufgeführten Merkmalkomplexe festgestellt werden:

– Immobilität
– Sturzneigung und Schwindel
– Kognitive Defizite
– Inkontinenz
– Dekubitalulcera
– Fehl- und Mangelernährung
– Störungen im Flüssigkeits- und Elektrolythaushalt
– Depression, Angststörung
– Chronische Schmerzen
– Sensibilitätsstörungen
– Herabgesetzte Belastbarkeit, Gebrechlichkeit
– Starke Seh- oder Hörbehinderung
– Medikationsprobleme
– Akzidentelle Vergiftung
– Hohes Komplikationsrisiko

N

Nachfrage

Die Nachfrage stellt zusammen mit Angebot und Preis die konstitutiven Merkmale eines Marktes dar. Nachfrage und Preis stehen in direktem Zusammenhang. Bei den meisten Gütern oder Leistungen geht man davon aus, dass mit einem steigenden Preis die Nachfrage zurückgeht. Außerdem wird die Nachfrage insgesamt vom verfügbaren Einkommen der Nachfrager bestimmt.

Im → *Gesundheitswesen* trifft dies nur bedingt zu. So konnte zum Beispiel nach der Einführung der → *Praxisgebühr* zwar ein leichter Rückgang der Arztbesuche festgestellt werden, allerdings relativierte sich dieser Effekt bald wieder. Es wird davon ausgegangen, dass die Nachfrage nach Gesundheitsdienstleistungen durch die → *demographische Entwicklung* stetig ansteigen wird. Das regelnde Element des Preises kommt so gut wie nicht zum Zuge, da der Nachfrager, also der behandelte Patient, im Normalfall – zumindest im Bereich der → *gesetzlichen Krankenversicherung* – durch das System der → *Sachleistung* nicht mit dem Preis der erhaltenen Leistung konfrontiert wird und daher der Preis der Leistung auch keinen Effekt auf die Nachfrage nach Gesundheitsdienstleistungen hat.

Naturalrabattverbot

Seit dem 1. Mai 2006 ist pharmazeutischen Herstellern mit dem → *Arzneimittelversorgungs-Wirtschaftlichkeitsgesetz* (AVWG) die Abgabe kostenloser Arzneimittelpackungen (Naturalrabatten) an Apotheken verboten. Apotheken dürfen Barrabatte (prozentuale Preisnachlässe) gewährt werden, die allerdings den Rahmen der Handelsstufen innerhalb der → *Arzneimittelpreisverordnung* (AMPrV) nicht überschreiten dürfen. Mit dieser Regelung soll die Transparenz im Markt verbessert und der Preiswettbewerb gefördert werden. Folge der Regelung ist ein starker Anstieg des Direktvertriebes von → *Arzneimittel*n an die Apotheke. Auf diesem Wege kann der Hersteller die Großhandelsmarge der AMPrV an die Apotheke weitergeben.

Nebendiagnose

Zusammen mit der Hauptdiagnose sowie den Prozeduren und eventuellen Operationen gemäß Operationen- und Prozedurenschlüssel (→ *OPS*) für die Verschlüsselung von Falldaten im → *DRG*-basierten Patientenklassifikationssystem bzw. → *Vergütungssystem* nach → *Fallpauschalen* wichtig.

Die Nebendiagnose ist nach den für das deutsche G-DRG-System existierenden Kodierrichtlinien definiert als:

Krankheit oder Beschwerde, die entweder gleichzeitig mit der Hauptdiagnose besteht oder sich während des Krankenhausaufenthaltes entwickelt.

Gemäß Kodierrichtlinien müssen Nebendiagnosen als Krankheiten interpretiert werden, die das Patientenmanagement in der Weise beeinflussen, dass entweder therapeutische oder diagnostische Maßnahmen oder aber ein erhöhter Betreuungs-, Pflege- und/oder Überwachungsaufwand gegenüber einer Erkrankung ausschließlich gemäß Hauptdiagnose erforderlich ist.

Negativliste

Zusammenstellung von → *Arzneimitteln*, die von der Erstattung durch die → *gesetzliche Krankenversicherung* ausgeschlossen sind. Die Anwendung von Negativlisten ist auch bei Heil- und Hilfsmitteln möglich.

Die Negativliste gilt ebenso wie die → *Positivliste* als mögliches Steuerungsinstrument für die Arzneimittelausgaben der GKV. Im Gegensatz zur Positivliste, die bisher durch den Gesetzgeber trotz verschiedentlicher Planungen nicht realisiert wurde, ist der Ausschluss von Arzneimitteln von der GKV-Erstattungspflicht bereits häufiger als Kostendämpfungsinstrument genutzt worden.

Die Rechtsvorschriften zu Negativlisten für Arznei-, Heil- und Hilfsmittel finden sich im → *Sozialgesetzbuch (SGB) V* in § 34.

Neue Versorgungsformen

Den Begriff der „Neuen Versorgungsformen" gibt es in Deutschland erst seit dem Jahr 2000: In diesem Jahr wurde die → *Integrierte Versorgung* gesetzlich ermöglicht. Zu den so genannten neuen Versorgungsformen zählen heute insbesondere die Integrierte Versorgung, die → *Disease Management Programme* (DMP) für die Versorgung → *chronisch Kranker*, Medizinische Versorgungszentren (MVZ) sowie die hausarztzentrierte Versorgung oder → *Hausarztmodelle*.

Integrierte und hausarztzentrierte Versorgung beruhen auf → *Einzelverträgen*, bei denen die Teilnahme sowohl der Vertragspartner als auch der → *Versicherten* bzw. → *Patienten* freiwillig ist. Auch bei den DMP-Programmen ist die Teilnahme der chronisch Kranken freiwillig. Vertragspart-

Tab. 1: Vergleich der neuen Versorgungsformen

Was?	Integrierte Versorgung (IV)	Disease Management Programme	Medizinische Versorgungszentren	Hausarztzentrierte Versorgung
Gesetzliche Regelung	SGB V § 140a ff.	Risikostruktur-Ausgleichsverordnung; RSA-Änderungsverordnungen	SGB V § 95 Abs. 2	SGB V § 73b
Vertragspartner bzw. Träger / Gründer	Krankenkassen und: zugelassene Ärzte und Zahnärzte berechtigte Leistungserbringer oder deren Gemeinschaften, Träger zugelassener Krankenhäuser Träger von stationären Vorsorge- und Rehabilitationseinrichtungen Träger von ambulanten Rehabilitationseinrichtungen oder deren Gemeinschaften, Träger von Medizinischen Versorgungszentren oder deren Gemeinschaften, Managementgesellschaften Gemeinschaften der Leistungserbringer und deren Gemeinschaften	Krankenkassen; KVen	Insbes. Vertragsärzte, Vertragspsychotherapeuten, ermächtigte Krankenhausärzte, Krankenhäuser, Apotheker	Krankenkassen und: Hausärzte, Gemeinschaften von Hausärzten, MVZs, soweit sie hausärztliche Versorgung erbringen
Vertragsform	Einzelvertrag	Vertrag zwischen Kassen und KVen; Akkreditierung durch das Bundesversicherungsamt	Zulassung zur vertragsärztlichen Versorgung über Zulassungsausschüsse	Einzelvertrag

Tab. 1: *Fortsetzung*

Was?	Integrierte Versorgung (IV)	Disease Management Programme	Medizinische Versorgungszentren	Hausarztzentrierte Versorgung
Ziel	Überwindung der sektoralen Versorgung;	Verbesserung der Versorgung chronisch Kranker	Neue Tätigkeits- und Organisationsform für die ambulante ärztliche Behandlung	Stärkung der hausärztlichen Versorgung
Beteiligung der Leistungserbringer	freiwillig	freiwillig	freiwillig	freiwillig
Patienten bzw. Versicherte	Freiwilliges Einschreibeverfahren	Freiwilliges Einschreibeverfahren	Inanspruchnahme im Rahmen der freien Arztwahl	Freiwilliges Einschreibeverfahren
Versorgungssektoren	Sektorenübergreifend	Sektorenübergreifend	Ambulante Versorgung	Ambulante hausärztliche Versorgung
Budgetregelungen	Eigenes Budget durch Anschubfinanzierung 2004 bis 2006	Regelfinanzierung; Ausgleichszahlungen aus dem RSA für Kassen	Honorierung im Rahmen der Finanzierung des ambulanten Sektors	Regelungen in den Gesamtverträgen, soweit nicht IV-Vertrag
Rolle der KVen	Keine Beteiligung	Vertragspartner	Keine direkte Beteiligung	Beteiligung möglich
Rolle der GKV-Kassen	Vertragspartner	Vertragspartner	Keine direkte Beteiligung	Vertragspartner
Abrechnung	Direkte Abrechnung zwischen IV-Teilnehmern und Kasse	Über die jeweilig zuständige Kassenärztliche Vereinigung	Über die jeweilig zuständige Kassenärztliche Vereinigung	Über die jeweilig zuständige Kassenärztliche Vereinigung bzw. direkt zwischen den Vertragspartnern
Bonusregelungen	möglich	nein	nein	möglich

Quelle: eigene Recherchen

ner der → *Krankenkassen* auf der Seite der → *Ärzte* ist hier jedoch die → *Kassenärztliche Vereinigung*. Medizinische Versorgungszentren dagegen stellen eine neue Tätigkeits- und Organisationsform für die ambulante ärztliche Behandlung dar – zusätzlich zu den Formen der Einzelpraxis, Gruppenpraxis und → *Praxisgemeinschaft* oder → *Praxisklinik*.

Gemeinsam ist all diesen neuen Versorgungsformen, dass sie die Koordination der Versorgung von Patienten und die Zusammenarbeit der in Deutschland durch eigenständige gesetzliche Bestimmungen und eigene → *Budget*-Regelungen strikt getrennten Versorgungs-Sektoren verbessern wollen.

Nichtversicherte

Allgemein Bezeichnung für Personen oder eine Personengruppe, die keine Versicherung(en) abgeschlossen haben.

Im Gesundheitswesen Bezeichnung für eine Personengruppe, die nicht – oder nicht mehr – über eine gesetzliche oder private Krankenversicherung verfügt. Betroffen von der Nichtversicherung sind vor allem Selbstständige und ausschließlich geringfügig Beschäftigte mit geringem oder ohne Einkommen, die nicht pflichtversichert sind und keinen Anspruch auf Familienversicherung haben und sich keinen Krankenversicherungsschutz leisten können oder wollen. Die Zahlen aus dem Mikrozensus des Statistischen Bundesamtes ergaben rund 188.000 Nichtversicherte für das Jahr 2003.

Die Diskussion über Nichtversicherte hat im Ergebnis dazu geführt, dass mit dem GKV-Wettbewerbsstärkungsgesetz (GKV-WSG) eine allgemeine Versicherungspflicht für Inländer eingeführt wurde, die zum 1. Januar 2009 in Kraft getreten ist. Dabei gilt der Grundsatz, dass eine Person, die ihren Krankenversicherungsschutz verloren hat, in die Krankenversicherung zurückkehren kann, in der sie zuletzt versichert war.

Niederlassung (als Arzt)

Die → *Approbation* als → *Arzt* gibt ihrem Inhaber nach der Bundesärzteordnung das Recht, die Heilkunde am Menschen unter der Bezeichnung „Arzt" oder „Ärztin" als Angestellte/r oder in freier Niederlassung auszuüben. Die Ausübung des ärztlichen Berufes in eigener → *Praxis* ist nach den → *Berufsordnungen* der → *Landesärztekammern* und den Heilberufsgesetzen der Länder an die Niederlassung gebunden. Niederlassung bedeutet nach der Definition der Landesärztekammer Baden-Württemberg die „Errichtung einer mit den notwendigen räumlichen, sachlichen und personellen Mitteln ausgestatteten Sprechstelle zur Ausübung der ärztlichen Tätigkeit an einem bestimmten Ort". Der Ort der Niederlassung ist die Praxisanschrift.

In § 29 des Heilberufsgesetzes von Nordrhein-Westfalen heißt es zum Beispiel: „Die Ausübung ärztlicher, psychotherapeutischer und zahnärztlicher Tätigkeit außerhalb von Krankenhäusern und außerhalb von Privatkrankenanstalten nach § 30 der Gewerbeordnung ist an die Niederlassung in einer Praxis gebunden, soweit nicht gesetzliche Bestimmungen etwas anderes zulassen oder eine weisungsgebundene ärztliche, psychotherapeutische oder zahnärztliche Tätigkeit in der Praxis niedergelassener Ärztinnen und Ärzte, Psychotherapeutinnen und -therapeuten oder Zahnärztinnen und -ärzte ausgeübt wird."

Notfallaufnahme, zentrale

Siehe → *Zentrale (Notfall-)Aufnahme.*

Notfalldienst, vertragsärztlicher

Siehe → *Bereitschaftsdienst, vertragsärztlicher.*

Öffentlicher Gesundheitsdienst (ÖGD)

Unter der Bezeichnung öffentlicher Gesundheitsdienst werden alle Einrichtungen des öffentlichen Dienstes auf Bundes-, Länder- und Kommunalebene zusammengefasst, die sich mit den Aufgabenbereichen Gesundheitshilfe und Gesundheitsschutz und der Aufsicht über die Berufe und Einrichtungen des → *Gesundheitswesens* befassen. Für diese Aufgabenbereiche des Gesundheitswesens sind die Bundesländer zuständig. Sie haben die Möglichkeit, eigene Gesundheitsdienstgesetze zu erlassen, die den öffentlichen Gesundheitsdienst regeln.

Der öffentliche Gesundheitsdienst stellt die „dritte Säule" des Gesundheitswesens neben ambulanter und stationärer → *Versorgung* dar, seine vorrangigen Aufgaben liegen in der Bevölkerungsmedizin, der → *Prävention* und der Gesundheitsförderung. Der öffentliche Gesundheitsdienst soll alle Bevölkerungsgruppen erreichen, gerade auch soziale Randgruppen.

Schwerpunktmäßig werden die Aufgaben des ÖGD von den Gesundheitsämtern wahrgenommen.

Öffentlichkeitsarbeit

Deutschsprachiger Begriff für → *Public Relations*.

Off-label-use

Der → *Gemeinsame Bundesausschuss* (G-BA) definiert Off-label-use als „Anwendung eines zugelassenen → *Arzneimittels* außerhalb der von den nationalen und europäischen Zulassungsbehörden genehmigten Anwendungsgebiete (Indikationen)".

Nach dem → *Sozialgesetzbuch V* hat der → *Versicherte* Anspruch auf die Versorgung mit Arzneimitteln, soweit diese geeignet sind, eine Krankheit zu erkennen, zu heilen, ihre Verschlimmerung zu verhüten oder Krankheitsbeschwerden zu lindern.

Verordnungen von Arzneimitteln außerhalb ihrer Zulassung waren in der → *gesetzlichen Krankenversicherung* über Jahre hinweg eine nie beanstandete Praxis. Erst massive Regressanträge der → *Krankenkassen* auf sonstigen Schaden – Verordnung außerhalb der zugelassenen Indikation – drängten den Off-label-use in die Öffentlichkeit. Die Krankenkassen hatten die Überzeugung, dass sie Verordnungen außerhalb der zugelassenen Indikation nicht erstatten müssen.

Am 19. März 2002 hat das Bundessozialgericht (BSG) entschieden, bei welchen Kriterien die Krankenkassen Off-label-use erstatten müssen. Danach gilt Folgendes:

Es handelt sich um eine schwerwiegende (lebensbedrohliche oder die Lebensqualität auf Dauer nachhaltig beeinträchtigende) Erkrankung, bei der keine andere Therapie verfügbar ist und aufgrund der Datenlage die begründete Aussicht besteht, dass mit dem betreffenden Präparat ein Behandlungserfolg (kurativ oder palliativ) zu erzielen ist.

Das Letztere bedeutet: Es müssen Forschungsergebnisse vorliegen, die erwarten lassen, dass das Arzneimittel zugelassen werden kann. Das bedeutet, wenn entweder

- die Erweiterung der Zulassung bereits beantragt ist oder die Ergebnisse einer kontrollierten klinischen Prüfung der Phase III (gegenüber Standard oder Placebo) veröffentlicht sind und eine kli-

nisch relevante Wirksamkeit respektive einen klinisch relevanten Nutzen bei vertretbaren Risiken belegen oder
- außerhalb eines Zulassungsverfahrens gewonnene Erkenntnisse veröffentlicht sind, die über Qualität und Wirksamkeit des Arzneimittels in dem neuen Anwendungsgebiet zuverlässige, wissenschaftlich nachprüfbare Aussagen zulassen und aufgrund derer in den einschlägigen Fachkreisen Konsens über einen voraussichtlichen Nutzen in dem vorgenannten Sinne besteht.

Damit die Auflagen des BSG-Urteils umgesetzt werden können, wurde beim → *Bundesinstitut für Arzneimittel und Medizinprodukte* (BfArM) eine Expertengruppe „Off Label" installiert, die für ausgewählte Krebsmedikamente festzustellen hatte, in welchen Fällen für die Behandlung von schweren Krankheiten auch Arzneimittel eingesetzt werden können, die für diese Erkrankung noch keine Zulassung haben. Gemäß dem → *GKV-Modernisierungsgesetz* (GMG) werden seit dem 01. Januar 2004 die Beschlüsse der Expertengruppe Teil der Arzneimittelrichtlinien und somit die entsprechenden Arzneimittel Teil des Leistungskatalogs der Krankenkassen.

Durch Erlass vom 31. August 2005 errichtete das → *Bundesministerium für Gesundheit* (BMG) weitere Expertengruppen zur Onkologie, Infektiologie mit Schwerpunkt HIV/AIDS und Neurologie/Psychiatrie, die für weitere Wirkstoffe den Off-label-use wissenschaftlich bewerten sollen.

In einem neuen Abschnitt H der → *Arzneimittelrichtlinie* werden die Empfehlungen der Expertengruppen umgesetzt, wobei eine Unterscheidung nach „verordnungsfähig" (Anlage A) und „nicht verordnungsfähig" (Anlage B) erfolgt.

Ökonomisierung

Schlagwort in der Diskussion um die Ausrichtung des → *Gesundheitswesens* am Grundsatz der Wirtschaftlichkeit bzw. der wirtschaftlichen Leistungserbringung, generell an der Geltung von Marktmechanismen im Gesundheitswesen.

Unter Ökonomisierung verstehen die Kritiker des Wirtschaftlichkeitsgebotes die zu starke Geltung des ökonomischen Prinzips, die im Ergebnis wegen der damit verbundenen Einsparungen zu einer suboptimalen Leistung für die Patienten oder gar zu → *Rationierung* von Leistungen führe und deshalb unethisch sei. Nach Meinung der Vertreter dieser Auffassung führt jede Betrachtung des Gesundheitswesens als → *Gesundheitsmarkt* und die damit implizierte Anwendung von Markt- und Wettbewerbsprinzipien tendenziell zu einer Ökonomisierung des Gesundheitswesens. Ein Schlagwort in dieser Diskussion lautet zum Beispiel: „Gesundheit ist keine Ware."

Die Gegenposition geht dagegen davon aus, dass trotz der Grundannahme, dass es sich beim Gesundheitsmarkt um einen unvollkommenen Markt handelt, grundsätzlich die Anwendung von Marktmechanismen und von Wettbewerb zu sowohl ökonomisch besseren Ergebnissen führt als auch ethisch sei, während eine unwirtschaftliche Erbringung von Gesundheitsleistungen wegen des damit verbundenen zu hohen Ressourcenverbrauchs zu suboptimalen Ergebnissen führe und deshalb unethisch sei.

Omnibusgesetz

Auch „Artikelgesetz". Bezeichnung für ein Gesetzesvorhaben, mit dem mehrere unterschiedliche Gesetze geändert werden und die einzelnen Themen keinen direkten inhaltlichen Zusammenhang miteinander haben.

Ein Beispiel aus der jüngsten Zeit für ein Omnibus- oder Artikelgesetz ist das → *Gesetz zur Änderung arzneimittelrechtlicher und anderer Vorschriften* (→ *15. AMG-Novelle*) vom 17. Juli 2009, mit dem neben dem → *Arzneimittelgesetz* insgesamt mehr als 20 andere Gesetze bzw. Rechtsvorschriften geändert wurden.

Omnibusgesetze werden einerseits genutzt, um gleichzeitig mehrere kleinere Gesetzesänderungen zusammenfassend durch das Gesetzgebungsverfahren zu bringen oder aber, um mit einer unumstrittenen Gesetzesänderung gleichzeitig auch andere Änderungen zu verbinden, die gänzlich oder zum Teil nicht unumstritten sind. Durch die auch für solche Artikelgesetze geltende Regel, nach der nur Zustimmung oder Ablehnung zu dem gesamten Gesetzentwurf möglich ist, kann so die Zustimmung der Mehrheit des Bundestages – und bei zustimmungsbedürftigen Gesetzen des Bundesrates – erreicht werden, die bei einer Abstimmung über Teile eines Artikelgesetzes als eigener Gesetzentwurf vielleicht nicht erreichbar gewesen wäre.

OPS

Operationen- und Prozedurenschlüssel. Der OPS wird in der stationären Versorgung im System der → *Diagnosis Related Groups (DRG)* dafür benutzt, Behandlungs-

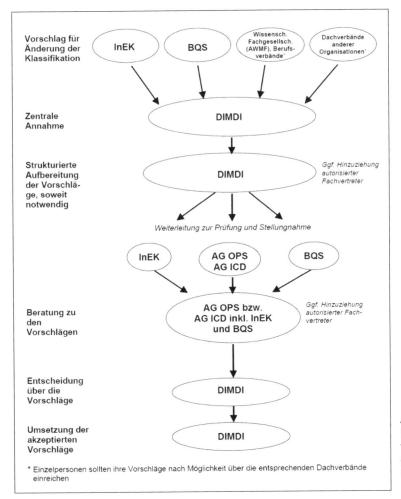

Abb. 1:
Prozessdiagramm zur Bearbeitung von Änderungsvorschlägen zu OPS-301 und ICD-10-GM
Quelle: DIMDI

Organisationsentwicklung

fälle anhand von Diagnosen und Prozeduren einer bestimmten DRG-Gruppe zuzuordnen. Die Prozeduren werden dabei nach dem OPS-Katalog verschlüsselt, der vom → *Deutschen Institut für Medizinische Dokumentation und Information* (DIMDI) im Auftrag des → *Bundesministeriums für Gesundheit* (BMG) herausgegeben und weiterentwickelt wird.

Teile des OPS werden auch in der ambulanten Versorgung für die Verschlüsselung ambulanter Operationen genutzt.

Das DIMDI hat für die Weiterentwicklung und Pflege des OPS (und des ICD-10-GM) ein Pflegeverfahren eingerichtet, mit dessen Hilfe die Einbindung des Sachverstandes der wissenschaftlichen medizinischen Fachgesellschaften und der → *Selbstverwaltung* im Gesundheitswesen sowie die Rückkoppelung mit den OPS-Anwendern garantiert werden soll. Alle Änderungsvorschläge zu den Klassifikationen werden dabei zentral über einen elektronischen Fragebogen beim DIMDI angenommen. Die Änderungsvorschläge gehen dann in einen Bearbeitungs- und Abstimmungsprozess, der alle Beteiligten am Entgeltsystem mit einschließt (siehe Abb. 1).

Organisationsentwicklung

Gezielte und systematische Anpassung bzw. Weiterentwicklung der Organisation insbesondere von Wirtschaftsunternehmen, aber auch von Verwaltungsorganisationen, an Veränderungen der Umwelt- und Marktbedingungen, unter bzw. in denen sie arbeiten, und damit ein ständiger Prozess.

Die Idee der Organisationsentwicklung kommt aus den USA und wurde dort kurz nach der Mitte des 20. Jahrhunderts erstmals vorgestellt.

Die Unternehmen des → *Gesundheitsmarktes* sind besonders stark von Veränderungen der Markt- und Umweltbedingungen betroffen. Dennoch gibt es nur in einigen wenigen Unternehmen tatsächlich eine systematisch angelegte Organisationsentwicklung. In den meisten Fällen werden Prozesse der Organisationsentwicklung dagegen von Fall zu Fall in solchen Situationen eingeleitet, in denen sie wegen des massiv gestiegenen meist ökonomischen Drucks dem Management und/oder dem → *Krankenhausträger* unumgänglich erscheinen.

Auch der Verkauf vieler kommunaler → *Krankenhäuser* kann als Antwort auf fehlende bzw. unterlassene Organisationsentwicklung interpretiert werden, die im Ergebnis wegen der nicht adäquaten Reaktion der betroffenen Organisation zu negativen wirtschaftlichen Ergebnissen geführt hat.

Orientierungswert

Mit dem Gesetz zum ordnungspolitischen Rahmen der → *Krankenhausfinanzierung* ab dem Jahr 2009 (→ *Krankenhausfinanzierungsreformgesetz*; Abkürzung KHRG) eingeführter neuer Begriff, der die bisherige → *Veränderungsrate* ablösen soll und die Entwicklung der Kostenstrukturen und Kostenentwicklungen der → *Krankenhäuser* besser abbilden soll.

Danach muss das Statistische Bundesamt eine Systematik für die Ermittlung des Orientierungswertes erarbeiten und bis Mitte 2010 erstmals einen Orientierungswert ermitteln, der zeitnah die Kostenentwicklung im Krankenhausbereich erfasst und voraussichtlich ab dem Jahr 2011 als Alternative zur bisherigen strikten Grundlohnanbindung der Krankenhauspreise über die Veränderungsrate dienen soll.

Orphan Drugs

Mit dem Begriff Orphan Drugs (Orphan: englisch für Waisenkind) werden → *Arzneimittel* für seltene Leiden bezeichnet, die lebensbedrohlich oder schwerwiegend sind und für die bisher keine oder keine zufrieden stellenden Behandlungsmöglichkeiten bestehen. Der Begriff Orphan Drug entstand mit dem amerikanischen Orphan Drug Act aus dem Jahre 1983.

In der → *Europäischen Union* (EU) kann bei der Erfüllung bestimmter Voraussetzungen eine Ausweisung als Orphan Drug beim zuständigen Ausschuss für Arzneimittel für seltene Leiden (COMP) der → *Europäischen Arzneimittelagentur* (EMEA = European Medicine Agency) in London beantragt werden. Voraussetzungen für die Gewährung dieser Ausweisung sind eine sehr kleine mögliche Patientenzahl (weniger als fünf Betroffene pro 10.000 EU-Bürger) oder die fehlende Möglichkeit, das Arzneimittel unter Marktbedingungen wirtschaftlich vertreiben zu können.

Nach einem erfolgreich abgeschlossenen Zulassungsverfahren wird bei vorher erteilter Ausweisung als Orphan Drug eine Marktexklusivität von zehn Jahren für das Arzneimittel gewährt. Die entsprechenden arzneimittelrechtlichen Rahmenbedingungen regelt die EU-Verordnung (EG) 141/2000.

Obwohl sich die technischen Möglichkeiten zur Erforschung von Medikamenten für derartige Erkrankungen (es sind bisher 5000 seltene Krankheiten identifiziert) gerade in den letzten Jahren enorm verbessert haben und deutlich mehr Forschungsaktivität in diesem wichtigen Bereich in Deutschland möglich wäre, rechnen sich diese Entwicklungen wegen der kleinen Marktvolumina unter regulären Marktbedingungen für → *Unternehmen* ökonomisch nicht. Eine Amortisierung der Ausgaben für Forschung und Entwicklung kann unter Marktbedingungen nicht erreicht werden. Von daher bedarf es für die Entwicklung von Orphan Drugs besonderer Erleichterungen (EU „Orphan medical programme" 141/2000).

Durch dieses Programm kam es im Zeitraum von 2000 bis 2005 zu 458 Anträgen auf Orphan-Drug Status, aus welchen 23 (Stand 07/2005) neue Orphan Drugs innerhalb der EU hervorgingen. Diese Arzneimittel können zur Behandlung von 20 lebensbedrohlichen Krankheiten (z. B.: Morbus Gaucher, Morbus Wilson, Hurler-Pfaundler Krankheit) herangezogen werden, für die es zuvor keine adäquaten Therapiemöglichkeiten gab.

Bei seltenen Krankheiten (Bsp. Kinderonkologie) werden Medikamente oftmals jenseits ihrer zugelassenen Indikation eingesetzt; hier spricht man vom so genannten → *Off-label-use*. Um Ärzten dafür eine wissenschaftliche Erkenntnisbasis zu schaffen, sind klinische Studien notwendig. Diese werden manchmal nicht von Arzneimittelherstellern initiiert und bezahlt. In solchen Fällen entstand bislang ein Problem, wer die Arzneimittel in Studien finanziert. Nach dem → *GKV-Wettbewerbsstärkungsgesetz* (GKV-WSG) sollen dafür in den nichtkommerziellen Studien die → *Krankenkassen* zuständig werden.

Auch in anderen Ländern bzw. Regionen, so etwa den USA, Japan, Singapur und Australien, gibt es ähnliche Regelungen zu Orphan Drugs.

OTC-Arzneimittel

OTC von englisch „over the counter", über den Ladentisch.

Nicht verschreibungspflichtige → *Arzneimittel*, die vom → *Patienten* in der → *Apotheke* oder – falls die Präparate nicht apothekenpflichtig sind – im Drogeriemarkt o. ä. erworben werden können.

Seit dem → *GKV-Modernisierungsgesetz* (GMG) 2004 werden die Kosten für OTC-Arzneimittel von der → *gesetzlichen Krankenversicherung* nicht mehr übernommen. Ausnahme sind Verordnungen von Arzneimitteln für Kinder unter 12 Jahren und Jugendliche mit Entwicklungsstörungen sowie die auf der Liste des → *Gemeinsamen*

Bundesausschusses festgelegten Ausnahmen. OTC-Arzneimittel spielen eine große Rolle in der → *Selbstmedikation* und bedürfen der Beratung durch Fachpersonal in der Apotheke.

Neben freiverkäuflichen Arzneimitteln (Verkauf auch außerhalb der Apotheke) sind in Apotheken apothekenpflichtige Arzneimittel (Abgabe nur in Apotheken), verschreibungspflichtige Arzneimittel (Abgabe nur in Apotheken auf Vorlage einer ärztlichen Verschreibung) und Betäubungsmittel (Abgabe nur in Apotheken auf Vorlage eines ärztlichen Betäubungsmittelrezeptes) erhältlich.

Output

Die von einem Betrieb bzw. Unternehmen in einer Zeiteinheit erzeugte Menge an Gütern bzw. Dienstleistungen.

Im Gesundheitswesen wird zunehmend auch nach mess- und vergleichbaren Output-Kriterien für die dort erbrachten Dienstleistungen gesucht. Die dabei auftretenden Probleme sind die der Vergleichbarkeit der erbrachten Dienstleistungen nach Qualität und Schweregrad der Behandlung. Das neue, auf → *Diagnosis Related Groups* basierende → *Fallpauschalen*-Vergütungssystem für die → *Krankenhäuser* bietet mit der damit einher gehenden Standardisierung der erbrachten medizinischen, pflegerischen und sonstigen Dienstleistungen anhand des Ressourcenverbrauchs einen Ansatzpunkt für die Outputmessung im Krankenhaus.

P

Pandemie

Aus dem Griechischen kommender Begriff (Pandemos – alles Volk betreffend) der → *Epidemiologie*, der die Ausbreitung einer ansteckenden Krankheit über einen ganzen Erdteil oder gar große Teile der bzw. die gesamte Erde bezeichnet.

Paracelsus-Kliniken Deutschland

Die erste Paracelsus-Klink der heutigen Paracelsus-Kliniken Deutschland GmbH & Co. KGaA wurde 1970 in Osnabrück eröffnet. Die Klinik wurde von ihrem Gründer, dem Arzt Prof. Dr. med. Hartmut Krukemeyer, als → *Praxisklinik* konzipiert. Sie war mit der Verbindung von ambulanter und stationärer medizinischer Versorgung unter einem Praxisklinikdach ein außerordentlich modernes Konzept. Die Paracelsus-Kliniken Deutschland haben diese ursprüngliche Idee der Praxisklinik inzwischen zum Konzept des → *Gesundheitszentrums* weiterentwickelt.

Die private Klinik-Gruppe betrieb 2008 nach eigenen Angaben insgesamt 41 Einrichtungen, darunter 18 → *Akutkrankenhäuser*, 13 → *Rehabilitationskliniken* und zehn ambulante Einrichtungen. In diesen Einrichtungen wurden knapp 4.300 Betten vorgehalten. Im Jahre 2008 wurden in den Paracelsus-Kliniken insgesamt gut 107.000 stationäre Patienten behandelt. Zusammen beschäftigte die Gruppe knapp 5.100 Mitarbeiter.

Im Jahr 2008 betrugen die Umsatzerlöse der Paracelsus-Gruppe 314,2 Millionen Euro. Das Jahresergebnis nach Steuern belief sich auf 3,3 Millionen Euro, das EBITDA betrug 19,5 Millionen Euro.

Alleingesellschafter der Kliniken-Gruppe ist Dr. med. Manfred Krukemeyer.

Patentschutz

Ein Patent ist ein von einer staatlichen oder einer supranationalen Einrichtung erteiltes gewerbliches Schutzrecht auf eine Erfindung (Invention). Ein Patent berechtigt den Patentanmelder zu einer zeitlich begrenzten (in den meisten Industrieländern 20 Jahre) Alleinnutzung einer Invention. Der Patentinhaber ist also berechtigt, als einziger sein innovatives Produkt zu vertreiben bzw. sein neuartiges (Produktions-) Verfahren anzuwenden.

Ein Patent beinhaltet aber keine staatliche bzw. behördliche Überwachung des Patentschutzes. Der Patentinhaber selbst muss sich um die Einhaltung des auf seine Erfindung erteilten Patentschutzes kümmern. Bei einem Verdacht auf Verletzung des Patentschutzes kann der Patentinhaber dies bei der jeweiligen zuständigen Behörde anzeigen. In Deutschland ist dies im Patentgesetz (PatG) festgehalten.

Patentierbar sind Produkte bzw. Prozesse, welche absolut neuartig, aber vor allem kommerziell nutzbar sind. Daraus folgt, dass eine vom Erfinder getätigte Invention erst dann zur Innovation und damit patentierfähig wird, wenn sie gewerblich vertrieben werden kann und einen ökonomischen Nutzen bringt. Die Entdeckung des Penicillins 1928 reichte also noch nicht für eine Patentanmeldung aus. Erst die Feststellung, dass dieser Stoff als Antibiotikum einsetzbar war, machte es zu einer patentierfähigen Erfindung, da es dadurch gewerblich nutzbar wurde. Für Lebewesen

Patentschutz

kann, zumindest in Deutschland, grundsätzlich kein Patent angemeldet werden.

Die Motivation eines Staates, Patentschutz zu erteilen, beruht auf zwei Anliegen: Zum einen soll der Erfinder bzw. ein → *Unternehmen* einen (ökonomischen) Anreiz haben, Forschung und Entwicklung zu betreiben. Dieser Anreiz wird durch einen Patentschutz gewahrt, denn der Patentanmelder hat für die Dauer des Patentschutzes quasi ein Monopol auf die Vermarktung seiner Erfindung und kann somit die getätigten Forschungs- und Entwicklungsausgaben wieder amortisieren und im Idealfall darüber hinaus Gewinne erwirtschaften. Neben dem Anreiz für Unternehmen ist es zum anderen für eine Volkswirtschaft wichtig, dass möglichst viele von diesem neuen Wissen profitieren können, um eine gewisse Wettbewerbsfähigkeit auf dem internationalen Markt zu erlangen bzw. zu behalten.

Darüber hinaus sollen Patentanmeldungen auch unnötige Doppel- oder Mehrfachforschungen verhindern. Darum bedeutet ein Patent nicht nur eine alleinige Vermarktung einer Erfindung, sondern auch die völlige Offenlegung dieses Wissens: Ein Patentdokument enthält alle Informationen, die für die Nachahmung dieser Erfindung nötig sind. Dies hat den Sinn, dass unmittelbar nach Ablauf des Patentschutzes auch Andere ebenfalls von dieser Erfindung profitieren können. Aufgrund dieser Offenlegung der Erfindung ist im Gegensatz zu Produktinnovationen (z. B. ein innovatives Medikament) bei Prozessinnovationen die Geheimhaltung eine sinnvollere Alternative zum Patent.

In der → *pharmazeutischen Industrie* spielen Patente eine äußerst wichtige Rolle, da → *Arzneimittel* im klassischen Sinn Produktinnovationen sind, welche leicht nachgemacht werden können und somit durch ein Patent zu schützen sind.

Patentanmeldung bzw. Patentgesetze, wie man sie heute definiert, bestehen seit dem 15. Jahrhundert und finden heutzutage zumindest in allen Industriestaaten Anwendung. Allerdings sind die Hürden bzw. die Anforderungen für eine Patentanmeldung in einzelnen Staaten höchst unterschiedlich streng und anspruchsvoll. Daraus lässt sich schlussfolgern, dass die Anzahl der angemeldeten Patente pro Jahr in einer Volkswirtschaft längst noch kein Indikator für die Innovationsfähigkeit bzw. Wettbewerbsfähigkeit einer Nation darstellen.

Deutschland zählt – nicht nur bei der → *Arzneimittel*-Forschung – trotz leichtem Rückgang der Patentanmeldungen zu den innovativsten Volkswirtschaften der Welt (vgl. Abb. 1):

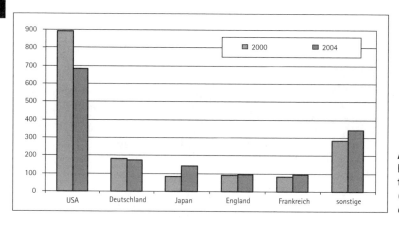

Abb. 1:
Patentanmeldungen von Biotech-Arzneimitteln
Quelle: medialine.de: Der Markt der Gesundheit

Patient

Häufig wird als Synonym auch der Begriff Kranker verwendet, so etwa im → *Sozialgesetzbuch* (SGB) V. Unter einem Patienten im engeren Sinne versteht man einen Menschen, der aufgrund von Gesundheitsbeschwerden, Krankheit oder Unfall die Hilfe von → *Heilberufen* in Anspruch nimmt.

Im SGB V § 27 wird der Begriff des Kranken (als Synonym für Patient) im Zusammenhang mit der Krankenbehandlung wie folgt abgegrenzt:

(1) Versicherte haben Anspruch auf Krankenbehandlung, wenn sie notwendig ist, um eine Krankheit zu erkennen, zu heilen, ihre Verschlimmerung zu verhüten oder Krankheitsbeschwerden zu lindern. Die Krankenbehandlung umfasst

1. *Ärztliche Behandlung einschließlich Psychotherapie als ärztliche und psychotherapeutische Behandlung,*
2. *zahnärztliche Behandlung,*
2a. *Versorgung mit Zahnersatz einschließlich Zahnkronen und Suprakonstruktionen,*
3. *Versorgung mit → Arznei-, Verband-, → Heil– und → Hilfsmitteln,*
4. *häusliche Krankenpflege und Haushaltshilfe,*
5. *Krankenhausbehandlung,*
6. *Leistungen zur medizinischen → Rehabilitation und ergänzende Leistungen.*

Bei der Krankenbehandlung ist den besonderen Bedürfnissen psychisch Kranker Rechnung zu tragen, insbesondere bei der Versorgung mit Heilmitteln und bei der medizinischen Rehabilitation. Zur Krankenbehandlung gehören auch Leistungen zur Herstellung der Zeugungs- oder Empfängnisfähigkeit, wenn diese Fähigkeit nicht vorhanden war oder durch Krankheit oder wegen einer durch Krankheit erforderlichen Sterilisation verloren gegangen war.

In der Krankenversicherung wird einerseits von → *Versicherten* gesprochen, wenn es um den Aspekt des Versicherungsschutzes geht. Wenn und solange ein Versicherter Leistungen in Anspruch nimmt, ist der Versicherte gleichzeitig auch Patient.

Zur Unterscheidung nach der Art der Versicherung wird bei Patienten, die der → *gesetzlichen Krankenversicherung* (GKV) angehören, auch von Kassenpatienten und bei solchen Patienten, die in der → *privaten Krankenversicherung* (PKV) versichert oder Selbstzahler sind, von Privatpatienten gesprochen.

Zunehmend werden Patienten vor allem in Einrichtungen der akutstationären bzw. Rehabilitations-Versorgung auch als Kunden oder Gäste bezeichnet. Diese Bezeichnung soll verstärkt das Augenmerk darauf richten, dass es sich bei den auf dem → *Gesundheitsmarkt* erbrachten Leistungen um Dienstleistungen handelt und bei im Wettbewerb miteinander stehenden Leistungserbringern auch der Aspekt der Gewinnung von Kunden an Bedeutung gewinnt.

Patientenbeauftragter

Kurzform für „Beauftragte oder Beauftragter der Bundesregierung für die Belange der Patientinnen und Patienten". Das Amt wurde mit dem → *GKV-Modernisierungsgesetz* (GMG) geschaffen. Zur ersten Patientenbeauftragten wurde am 17. Dezember 2003 durch das Bundeskabinett die Bundestagsabgeordnete Helga Kühn-Mengel berufen. Am 19. November 2009 wurde der CSU-Politiker Wolfgang Zöller zu ihrem Nachfolger bestimmt. Das Amt endet nach den gesetzlichen Vorschriften jeweils mit dem Zusammentreten eines neuen Bundestages.

Zu den gesetzlichen Aufgaben der/des Patientenbeauftragten gehört es, darauf hinzuwirken, dass die Belange von Patientinnen und Patienten besonders hinsichtlich ihrer Rechte auf umfassende und unabhängige Beratung und objektive Information durch Leistungserbringer, Kostenträger und Behörden im Gesundheitswesen und auf die Beteiligung bei Fragen der Sicherstellung der medizinischen Versorgung hin berücksichtigt werden. Die/der Patientenbeauftragte setzt sich bei der Wahrnehmung dieser Aufgabe dafür ein, dass unterschiedliche Lebensbedingungen und Bedürfnisse von Frauen und Männern beachtet und in der medizinischen Versorgung sowie in der Forschung geschlechtsspezifische Aspekte berücksichtigt werden, heißt es in den gesetzlichen Bestimmungen weiter.

Die/der Patientenbeauftragte ist von den Bundesministerien bei allen Gesetzes-, Verordnungs- und sonstigen wichtigen Vorhaben zu beteiligen, soweit diese Fragen der Rechte und des Schutzes von Patientinnen und Patienten behandeln oder berühren. Alle Bundesbehörden und sonstigen öffentlichen Stellen im Bereich des Bundes sind außerdem dazu verpflichtet, die/den Patientenbeauftragte/n bei der Erfüllung der Aufgaben zu unterstützen.

Patientenbefragung

Mündliche, schriftliche oder telefonische Befragung von → *Patienten* vor, während und/oder nach einer Behandlung bzw. einem Klinikaufenthalt. Mittlerweile werden von vielen → *Krankenhäusern*, aber auch ambulanten Einrichtungen sowie Arztpraxen punktuelle oder regelmäßige Patientenbefragungen als Instrument eingesetzt. Dabei kommen sowohl selbst entwickelte Fragebögen als auch von spezialisierten Unternehmen entwickelte professionelle Befragungssysteme zum Einsatz. Teilweise wird die Aufgabe der Patientenbefragung auch vollständig an einen spezialisierten Dienstleister outgesourced.

Bei der Patientenbefragung werden drei grundsätzlich verschiedene Ansätze verfolgt:

- auf Defizite reagierende bzw. ausgerichtete Befragungen
- marketingorientierte Befragungen
- systematische und standardisierte Befragungen zur Qualitätssicherung und -steigerung mit Benchmark-Charakter durch Einbeziehung externer Vergleiche.

Wird das System der → *Balanced Scorecard* (BSC) als strategisches Steuerungsinstrument eingesetzt, sind die Ergebnisse von systematischen, regelmäßigen Patientenbefragungen ein wichtiger Indikator, der zur Ergebnismessung in unterschiedlichen Dimensionen der BSC eingesetzt werden kann.

Systematische Kunden-(Patienten-)Befragungen sowie Mitarbeiterbefragungen können auch als Basis für die Entwicklung eines Systems von Kennzahlen für die Krankenhausführung genutzt werden, wie Pfaff et. al.[1] zeigen.

Dort wird aufgezeigt, welche befragungsbasierten Kennzahlen für die verschiedenen Anspruchsgruppen erhoben und wie diese Kennzahlen in IT-gestützte Reportingsysteme eingebunden werden können. Zudem wird demonstriert, wie man daraus über handlungsorientierte Workshops („Werkstätten") und die objektive Organisationsdiagnostik zu einer Veränderung der Versorgungsstrukturen und -prozesse im Krankenhaus gelangen kann. So werden etwa Mitarbeiterkennzahlen als strategisches Führungsinstrument im Krankenhaus vorgestellt, Kennzahlen zur Mitarbeitermotivation erörtert oder auch die Patientenzufriedenheit als Zielgröße für das strategische Krankenhausmanagement diskutiert und auf die konkreten Anwendungsmöglichkeiten hin abgeklopft. Die Veröffentlichung ist ein Ergebnis eines vom Bundesministerium für Bildung und Forschung (BMBF) geförderten Forschungs- und Ent-

---

[1] Pfaff, Holger et. al.: „Weiche" Kennzahlen für das strategische Krankenhausmanagement; Bern 2004.

wicklungsvorhabens „Unternehmensführung mit biopsychosozialen Kennzahlen" mit dem Fokus Krankenhausmanagement im Zusammenhang des Rahmenkonzeptes „Innovative Arbeitsgestaltung – Zukunft der Arbeit".

Patientenbeteiligung

Auch Patienten-Selbstbestimmung oder Patientenautonomie.

Die Spannweite der unter diesen Schlagworten diskutierten Konzepte und Forderungen ist sehr groß. Die wohl am weitesten gehende Forderung ist die nach der Patientenbeteiligung im Sinne des Patienten als Kotherapeuten oder Koproduzenten seiner Gesundheit. Unterhalb dieser Ebene wird aber auch die Forderung nach verstärkter Information und Aufklärung des Patienten erhoben, die ihn in die Lage versetzen soll, zu verstehen, welche Maßnahmen in einer Krankheitssituation für ihn sinnvoll sind und welche alternativen Behandlungsmethoden eventuell zur Verfügung stehen.

Das Modell der Patientenbeteiligung oder -autonomie steht im Gegensatz zum paternalistischen Modell der Therapeuten-Patienten-Beziehung, in dem der Therapeut als einen Heilberuf ausübender professionell Tätiger durch seinen Wissensvorsprung die Entscheidung im Sinne und im wohlverstandenen Interesse des Patienten für diesen trifft.

Zur Stärkung und Wahrung der Rechte der Patienten wurde mit dem → *GKV-Modernisierungsgesetz* das Amt des bzw. der → *Patientenbeauftragten* der Bundesregierung geschaffen. Zu den gesetzlichen Aufgaben dieses Amtes gehört es, darauf hinzuwirken, dass die Belange von Patientinnen und Patienten besonders hinsichtlich ihrer Rechte auf umfassende und unabhängige Beratung und objektive Information durch Leistungserbringer, Kostenträger und Behörden im Gesundheitswesen und auf die Beteiligung bei Fragen der Sicherstellung der medizinischen Versorgung hin berücksichtigt werden.

Eine weitere politische Maßnahme zur Stärkung der Rechte der Patienten im deutschen → *Gesundheitswesen* stellt die Einbeziehung von Patientenvertretern in den → *Gemeinsamen Bundesausschuss* dar, die ebenfalls mit dem GKV-Modernisierungsgesetz vorgeschrieben wurde.

Patientenhotel

Zusätzliche, interdisziplinär belegbare Pflegestufe mit Hotelkomfort für Akutpatienten in → *Krankenhäusern*.

In Europa wurde die Idee des Patientenhotels zuerst in Skandinavien verwirklicht. Im Gegensatz zu den aus den USA bekannten Hotels in unmittelbarer Nachbarschaft von → *Akutkrankenhäusern* steht das Patientenhotel nach skandinavischem Muster allen medizinisch-pflegerisch dafür geeigneten Krankenhauspatienten ohne zusätzliche Kosten offen. Die Finanzierung des Aufenthaltes im Patientenhotel ist vielmehr Teil des Akutaufenthaltes und wird mit der → *Fallpauschale*, die das Krankenhaus für die Behandlung des Patienten erhält, abgegolten.

Wohnen und Behandlung werden bei der Unterbringung von Akutpatienten im Patientenhotel voneinander getrennt: Patienten, die nicht ständig Pflege-, Behandlungs- und Diagnoseressourcen einer Krankenhausabteilung brauchen, können die Zeit des Krankenhausaufenthalts, die keine Behandlungszeit ist, im Patientenhotel verbringen. Sie tragen ihre eigenen Kleider, nehmen die Mahlzeiten im Hotelrestaurant ein und können eine/n Angehörige/n im Zimmer mit unterbringen. Die Verantwortung für die medizinische Behandlung verbleibt beim Krankenhaus. Für medizinische Konsultationen und Behandlungen werden feste Termine vereinbart, zu denen die Patienten dann ein Sprechzimmer im Krankenhaus aufsuchen.

Die Zimmer im Patientenhotel sind gemäß Hotelstandard ausgestattet und verfügen außerdem über Notalarm sowohl im Zimmer selbst als auch im Bad. Die Rezeption des Patientenhotels ist Tag und Nacht mit einer erfahrenen Krankenschwester besetzt. Auch das übrige Personal ist daraufhin geschult, den Gästen bei Verrichtungen des täglichen Lebens zur Seite zu stehen und eventuelle gesundheitliche Probleme zu erkennen und darauf reagieren zu können.

Bei einem Akutkrankenhaus mit normalem Fallmix sind nach skandinavischen Erfahrungen etwa 25 bis 30 Prozent aller Akutpatienten dafür geeignet, einen Teil ihres Akutaufenthaltes im Patientenhotel zu verbringen. Bei diesen Patienten verteilt sich in Skandinavien der Gesamtaufenthalt etwa zur Hälfte auf die Akutstation und zur Hälfte auf das Patientenhotel.

Die ersten Patientenhotels wurden Anfang der 90er Jahre in Schweden errichtet. Hintergrund waren die Einführung des → DRG-Systems, der massive Spardruck auf die → Kliniken, ein erheblicher Bettenabbau sowie eine starke Verkürzung der Verweildauer. Hinzu kam ein wachsendes Bedürfnis der Patienten nach einer Umgebung auch im Akutkrankenhaus, die mehr Individualität und Privatheit ermöglicht.

Derzeit existieren in Skandinavien rund 50 Patientenhotels. Sie arbeiten vor allem in Kooperation mit mittelgroßen und großen Kliniken in Schweden, Dänemark und Norwegen. Die Zahl der Patientenhotels steigt weiterhin an; neue Entwicklungen sind solche Patientenhotels, die durch Umbau von ein bis zwei Stationen entstehen und als voll integrierte Patientenhotels auch in kleineren bis mittelgroßen Krankenhäusern wirtschaftlich arbeiten können. In Dänemark gibt es mittlerweile kein größeres Krankenhaus mehr, an dem nicht auch ein Patientenhotel betrieben wird. Vor allem im Rahmen der Einführung des Konzeptes der „Fast Track Surgery" mit einer deutlichen Verweildauerverkürzung ist das Patientenhotel hier zu einem unentbehrlichen Hilfsmittel geworden.

Das skandinavische Modell des Patientenhotels stößt mittlerweile auch in Deutschland auf Interesse. So wurde im Herbst 2008 ein „Patientenhaus" genanntes Patientenhotel mit 120 Einzelzimmern am Universitätsklinikum Mannheim in Betrieb genommen. Es hat dort den Status einer eigenständigen, von verschiedenen Fachrichtungen belegbaren Station.

Patienteninformation

Für medizinische Laien aufbereitete Informationen zu präventiven Maßnahmen, Therapieoptionen oder zu Nachsorgebehandlungen.

Der Zugang von Patienten zu Arzneimittelinformationen ist in Deutschland besonders stark reglementiert. Informationen über → Arzneimittel können → Patienten durch medizinisches Fachpersonal (→ Ärzte, → Zahnärzte, → Apotheker), Packungsbeilagen oder über das Internet beziehen. Geregelt wird die Arzneimittelinformation für Patienten durch Richtlinien auf europäischer Ebene und durch das → Heilmittelwerbegesetz (HWG) auf Bundesebene. Das HWG verbietet Arzneimittelherstellern Werbemaßnahmen für verschreibungspflichtige Arzneimittel außerhalb von medizinischen Fachkreisen.

Allerdings gibt es keine offizielle Unterscheidung zwischen Information und Werbung. Die Europäische Union bezeichnet alle Maßnahmen als Werbung, die zur Information, Marktuntersuchung und zur Schaffung von Anreizen mit dem Ziel, die Verschreibung, die Abgabe, den Verkauf oder den Verbrauch von Arzneimitteln zu fördern, beitragen. Somit ist eine auf Absatzförderung ausgerichtete Information für verschreibungspflichtige Arzneimittel sowie für Medikamente, die psychotrope Substanzen oder Suchtstoffe enthalten, verboten. Für rezeptfreie Arzneimittel darf in Deutschland unter den im HWG beschriebenen Bedingungen geworben werden.

Den Herstellern ist weder die Bewerbung noch die Bereitstellung von Informationen zu ihren rezeptpflichtigen Medikamenten gegenüber Patienten erlaubt. Sie dürfen nur im Rahmen von „Disease Awareness Kampagnen" auf Krankheitsbilder aufmerksam machen.

Mit zunehmender Verbreitung des Internets können sich Patienten nicht mehr nur bei medizinischem Fachpersonal und durch Packungsbeilagen über Arzneimittel informieren. Die Website (www.emea.europa.eu) der → *Europäischen Arzneimittelagentur* EMEA bietet jedem europäischen Patienten in seiner Muttersprache einen öffentlichen Beurteilungsbericht zu Risiken, Anwendungen und Wirkung aller in der EU zugelassenen Arzneimittel und auch Produktinformationen in Form einer Zusammenfassung der Merkmale eines jeden in der EU zugelassenen Arzneimittels.

In Deutschland stellt das Ärztliche Zentrum für Qualität in der Medizin, eine gemeinsame Einrichtung der → *Bundesärztekammer* und der → *Kassenärztlichen Bundesvereinigung*, qualitätsgeprüfte Behandlungsinformationen für Patienten und Laien auf der Website www.patienten-information.de bereit. Die Website führt zu mehr als 1000 verlässlichen Informationsquellen zu unterschiedlichen Krankheiten, deren Qualität gemeinsam mit Patienten bewertet wurde. Die Informationsquellen enthalten keine konkreten Arzneimittelinformationen, sondern weisen im Rahmen der Darstellung von Therapieoptionen für bestimmte Krankheitsbilder auf Wirkstoffe hin.

Auch das → *Institut für Qualität und Wirtschaftlichkeit im Gesundheitswesen* (IQWiG) stellt für Patienten zugängliche Arzneimittelinformationen bereit. Auf der Website www.iqwig.de veröffentlicht das IQWiG Berichte über die → *Kosten-Nutzen-Bewertung* bestimmter Arzneimittel. Diese Informationen werden auch unter www.gesundheitsinformation.de in für Laien verständlicher Form veröffentlicht.

Da insbesondere in den USA und Neuseeland Publikumswerbung für verschreibungspflichtige Medikamente erlaubt ist und das Internet keine Staatsgrenzen kennt, können Patienten auch Arzneimittelinformationen beziehen, welche in Deutschland ausschließlich medizinischen Fachkreisen zugänglich sind. Auch innerhalb von Europa ist trotz der EU-Richtlinien noch eine sehr heterogene Informationspolitik unter den Mitgliedsstaaten zu beobachten. Gleichzeitig wächst jedoch der Informationsbedarf von Patienten: Einerseits aufgrund eines sich wandelnden Patientenbilds zum mündigen Patienten, der Verantwortung für seine Gesundheit übernimmt und in die Therapieentscheidungen miteinbezogen werden möchte, andererseits aufgrund des sich wandelnden Gesundheitssystems mit Leistungseinschränkungen, → *Wahltarifen* und dem ärztlichen Wirtschaftlichkeitsdruck in der Arzneimitteltherapie.

Patientenmanager

Häufig synonym für → *Case-Manager* benutzt. Der Begriff des Patientenmanagers ist jedoch grundsätzlich weiter gefasst. Während es Aufgabe des Case-Managers ist, den → *Patienten* für den Zeitraum einer Krankheitsepisode durch den Behandlungsablauf zu führen und dabei alle Abläufe so optimal wie möglich zu koordinieren, betreut ein Patientenmanager einen Patienten auch über längere Zeiträume hinweg und wird in Deutschland insbesondere im Hinblick auf die Patientenbegleitung bzw. -führung bei → *chronisch Kranken* oder im Zusammenhang mit auf Krankheitsbilder bezogenen Verträgen zur → *Integrierten Versorgung* (IV) diskutiert bzw. genutzt.

Patientenmanager werden mittlerweile sowohl von → *Krankenkassen* als auch von Leistungserbringerorganisationen eingesetzt, um die Information und Patientenführung zu verbessern und den Patienten bei zum Teil komplizierten Entscheidungen über die richtigen nächsten Schritte im Rahmen einer längeren Therapie zu begleiten. Ein Beispiel ist etwa der Patientenmanager, der im Rahmen von IV-Verträgen zur Versorgung von Hüftendoprothese-Patienten den Patienten von der Diagnose-Stellung über die Akutbehandlung und → *Rehabilitation* bis zur ambulanten Nachbehandlung begleitet.

Patientenorientierung

Politische Forderung, die häufig der Forderung nach Wirtschaftlichkeit und Wettbewerb gegenüber gestellt wird. Dabei steht Patientenorientierung für den sozialethischen Auftrag der → *Heilberufe*, während Wirtschaftlichkeit und Wettbewerb mit Profitorientierung und Privatisierung gleichgesetzt werden.

Die Forderung nach Patientenorientierung wird aber auch als Forderung nach verstärkter Einbindung von Patienten in die Behandlungsentscheidungen und verbesserter → *Patientenbeteiligung* erhoben und damit gegen die vielfach stark paternalistischen Strukturen des → *Gesundheitswesens*, in denen die Angehörigen der → *Heilberufe* aufgrund ihres Expertenwissens an Stelle der Patienten über die Wahl zwischen Behandlungsalternativen entscheiden und auch die Information des Patienten nicht ausreichend erfolgt.

Patientenorientierung wird weiterhin als wichtiger Aspekt in der Weiterentwicklung vor allem von → *Krankenhäusern* gesehen. Dabei geht es um die Neuordnung der Behandlungsprozesse im Hinblick auf die → *Bedürfnisse* der Patienten bzw. von Patientengruppen und damit abweichend von den vielfach vorherrschenden Bedürfnissen der organisatorischen Struktur eines Krankenhauses, etwa der Fachabteilungsstruktur. Neben der Umorganisation des Krankenhauses nach Patientenprozessen spielt die Forderung nach verstärkter Patientenorientierung aber auch im → *Marketing* von Krankenhäusern eine Rolle.

Patientenpfad

Siehe → *Behandlungsablauf, geplanter.*

Patientenquittung

Mit dem → *GKV-Modernisierungsgesetz (GMG)* eingeführte Informationsmöglichkeit für in der → *gesetzlichen Krankenversicherung (GKV)* Versicherte. → *Ärzte* wie auch → *Krankenhäuser* müssen ihren → *Patienten* auf Verlangen eine Patientenquittung ausstellen, aus der die vorläufigen Kosten der zu Lasten der GKV erbrachten Leistungen hervorgehen. Die Aufstellung muss in verständlicher Form erfolgen und hat den → *Einheitlichen Bewertungsmaßstab (EBM)* als Grundlage.

Ziel der Patientenquittung ist die Erhöhung der → *Transparenz* im → *Gesundheitswesen*, Patienten sollen die Möglichkeit haben, die Kosten der erhaltenen → *Sachleistung* zu erfahren. So soll auch die Selbstverantwortung der Versicherten gesteigert werden.

Die Möglichkeit, eine solche Patientenquittung zu erhalten, wird von den Versicherten der GKV allerdings nur in sehr geringem Umfang genutzt.

Patientenschutz

Begriff, bei dem der → *Patient* wegen des Informationsgefälles zwischen Patient und → *Arzt* bzw. → *Heilberuf* als schutzbedürftig angesehen wird. Dementsprechend wird darauf hingewirkt, die gesetzlich verbrieften Rechte des Patienten zu stärken, so etwa durch die Berufung einer/eines → *Patientenbeauftragten* der Bundesregierung, durch erweiterte Informationsrechte oder die Möglichkeit, dass Patientenvertreter an den Beratungen des → *Gemeinsamen Bundesausschusses* teilnehmen können, auch wenn sie dort kein Stimmrecht haben.

Die Details dieser Patientenbeteiligung im Gemeinsamen Bundesausschuss sind in der Patientenbeteiligungsverordnung geregelt. In dieser Verordnung ist unter anderem festgelegt, welche Kriterien Organisationen erfüllen müssen, um als Interessenvertretung der Versicherten der → *gesetzlichen Krankenversicherung* (GKV) anerkannt zu werden. Konkret benannt werden in der Patientenbeteiligungsverordnung folgende Organisationen:

- der Deutsche Behindertenrat (DBR),
- die BundesArbeitsGemeinschaft der PatientInnenstellen (BAGP),
- die Deutsche Arbeitsgemeinschaft Selbsthilfegruppen e. V. sowie
- der Verbraucherzentralen Bundesverband e. V..

Die Patientenverbände können für die Ausübung des Mitberatungsrechtes in den Gremien des G-BA einvernehmlich bis zu neun sachkundige Personen benennen. Die Hälfte davon muss aus dem Kreis der selbst Betroffenen oder ihrer Angehörigen kommen. Im G-BA besitzen die Patientenvertreter Antrags- und Mitberatungsrecht, jedoch kein Stimmrecht. Dennoch haben die Beratungen des G-BA durch diese Erweiterung erheblich mehr Publizität bekommen; außerdem werden andere Gesichtspunkte in die Diskussion mit eingebracht. Darüber hinaus werden die Patientenvertreter auch an Gremien beteiligt, die vom G-BA selbst wiederum zu beschicken sind, so etwa die Gremien zur Qualitätssicherung.

Auf Antrag kann das → *Bundesministerium für Gesundheit* weitere Organisationen, die nicht Mitglied der bereits explizit in der Verordnung benannten Verbände sind, als maßgebliche Organisationen auf Bundesebene anerkennen.

Darüber hinaus gibt es spezielle Organisationen, die sich schon von ihrem Namen her ausdrücklich des Patientenschutzes bzw. der Patientenrechte annehmen, so etwa spezielle Patientenschutzvereine oder –verbände, in denen sich häufig Betroffene von Behandlungsfehlern zusammengeschlossen haben.

Patientensouveränität

Siehe auch → *Patientenbeteiligung*. Synonym werden die Begriffe Patientenselbstbestimmung oder Patientenautonomie verwendet. Patientensouveränität stellt die freie, informierte Entscheidung des → *Patienten* über seine Behandlung bzw. das zur Anwendung kommende Behandlungskonzept in den Mittelpunkt.

Die Patientensouveränität steht im Gegensatz zum paternalistischen Modell der Therapeuten-Patienten-Beziehung, in dem der Therapeut als einen Heilberuf ausübender professionell Tätiger durch seinen Wissensvorsprung die Entscheidung im Sinne bzw. im wohlverstandenen Interesse des Patienten für diesen trifft.

Dierks et. al. definieren den Begriff wie folgt:

Patientensouveränität bedeutet, dass Menschen im → Gesundheitswesen aufgrund ihrer Fähigkeiten sicher und selbstbestimmt handeln. In diesem Zusammenhang wird häufig der Begriff ‚Autonomie' gebraucht. (...) Autonomie bedeutet also vielmehr Selbstbestimmung als Unabhängigkeit, wie dies – zumindest implizit – oft gedacht wird. So verstanden schließt Autonomie den Bedarf nach Hilfe durch andere keineswegs aus. Das Erreichen des individuell optimalen Niveaus der Selbstbestim-

mung kann auch als Ziel von Gesundheitskommunikation und Informationen definiert werden. (...) Mehr Autonomie und Eigenverantwortung, so der → Deutsche Ärztetag, entspricht der Entscheidungsfreiheit und Unabhängigkeit des Bürgers. Die mit der Gesundheitsgesetzgebung bisher ständig zunehmende Regelungsdichte ginge dagegen vom Menschenbild eines unmündigen Versicherten aus, der eine allumfassende Fürsorge der staatlichen Verwaltung benötigt. Mehr Eigenverantwortung entspräche den freiheitlichen Strukturen unserer Gesellschaft und fördere das individuelle gesundheitsbewusste Verhalten (Deutscher Ärztetag 1994).[2]

Patiententourismus

Umgangssprachliche Bezeichnung für bestimmte Formen der grenzüberschreitenden medizinischen Behandlung bzw. der Behandlung ausländischer → *Patienten* (siehe auch → *Patientenwanderung*). Dabei werden unter Patiententourismus solche Behandlungen verstanden, bei denen der Patient das Land, in dem die Behandlung ausgeführt wird, gezielt aufsucht, um sich dort behandeln zu lassen. Dagegen wird die Behandlung von Urlaubern, die am Urlaubsort erkranken und deshalb dort einen → *Arzt* oder ein → *Krankenhaus* aufsuchen müssen, üblicherweise nicht als Patiententourismus bezeichnet.

Der Begriff des Patiententourismus gilt als problematisch, weil er den Eindruck erweckt, es handele sich um Freizeitgestaltung. Hintergrund von grenzüberschreitender medizinischer Behandlung ist jedoch im Normalfall die Nicht-Verfügbarkeit von medizinischen Behandlungsmöglichkeiten im Heimatland des Patienten, lange → *Wartelisten* und -zeiten auf solche Behandlungen oder aber erhebliche Preisdifferenzen in den Kosten einer spezialisierten Behandlung.

In Deutschland hat das vom langjährigen FDP-Bundestagsabgeordneten Dr. Dieter Thomae ins Leben gerufene → „*Kuratorium zur Förderung deutscher Medizin im Ausland*" die grenzüberschreitende Behandlung von Patienten nachdrücklich gefördert.

Patientenversorgung

Medizinische und pflegerische Versorgung von → *Patienten* durch die Angehörigen der → *Heilberufe*, also von Kranken, die einer solchen Versorgung bedürfen.

Im Hinblick auf die Tätigkeit von Universitätskliniken wird auch zwischen Patientenversorgung einerseits sowie Forschung und Lehre andererseits unterschieden.

Häufig wird der Begriff der Patientenversorgung auch synonym für die Gesamtheit der Versorgungsangebote eines → *Leistungserbringers*, also etwa eines Krankenhauses, bzw. für das gesundheitliche Versorgungssystem insgesamt genutzt, soweit es unmittelbar der Versorgung von Kranken dient. Darüber hinaus unterscheidet man hier zwischen ambulanter und stationärer Patientenversorgung sowie ebenfalls zwischen akuter Patientenversorgung (Akutversorgung) und nicht-akuter Versorgung. Auch die Versorgung mit → *Arznei-*, → *Heil-* und → *Hilfsmitteln* ist Teil der Patientenversorgung.

Bei der ambulanten ärztlichen Versorgung wird zwischen der vertragsärztlichen Versorgung, also der Versorgung von Patienten der → *gesetzlichen Krankenversicherung* (GKV) und der privatärztlichen Versorgung von Privatpatienten unterschieden. Zur vertragsärztlichen (Patienten-)Versorgung

---

[2] Dierks, Marie-Luise et. al.: Patientensouveränität – Der autonome Patient im Mittelpunkt, Hannover, August 2001, http://elib.uni-stuttgart.de/opus/volltexte/2004/1882/pdf/AB195.pdf.

gehört nach § 2 des → *Arzt*/Ersatzkassenvertrages

1. die ärztliche Behandlung,
2. die ärztliche Betreuung bei Schwangerschaft und Mutterschaft,
3. die ärztlichen Maßnahmen zur Früherkennung von Krankheiten,
4. die ärztlichen Maßnahmen zur Empfängnisregelung, Sterilisation und zum Schwangerschaftsabbruch, soweit die Leistungspflicht nicht durch gesetzliche Regelungen ausgeschlossen ist,
5. die ärztlichen Leistungen zur Herstellung der Zeugungs- oder Empfängnisfähigkeit sowie die medizinischen Maßnahmen zur Herbeiführung einer Schwangerschaft,
6. die ärztliche Verordnung von Arznei-, Verband-, Heil- und Hilfsmitteln, von Krankentransporten, von Krankenhausbehandlung, von Behandlung in Vorsorge- oder Rehabilitationseinrichtungen sowie die Veranlassung von ambulanten Operationen, auch soweit sie im Krankenhaus durchgeführt werden sollen,
7. die ärztliche Beurteilung der Arbeitsunfähigkeit,
8. die ärztliche Verordnung von ambulanten Vorsorgeleistungen in anerkannten Kurorten,
9. die Ausstellung von Bescheinigungen und Erstellung von Berichten, welche die Krankenkassen oder der Medizinische Dienst zur Durchführung ihrer gesetzlichen Aufgaben oder welche die Versicherten für den Anspruch auf Fortzahlung des Arbeitsentgelts benötigen,
10. die ärztliche Verordnung von häuslicher Krankenpflege,
11. die ärztliche Verordnung von medizinischen Leistungen der → *Rehabilitation*, Belastungserprobung und Arbeitstherapie,
12. die vom Arzt angeordneten und unter seiner Verantwortung erbrachten Hilfeleistungen anderer Personen,
13. die psychotherapeutische Behandlung einer Krankheit durch Psychologische Psychotherapeuten und Kinder- und Jugendlichenpsychotherapeuten und Vertragsärzte im Rahmen des SGB V und der Richtlinien des Bundesausschusses der Ärzte und Krankenkassen,
14. die Verordnung von Soziotherapie.

Patientenwanderung

Auch: grenzüberschreitende Patientenversorgung oder → *Patiententourismus*.

Begriff, der vor allem im Zusammenhang mit der medizinischen bzw. medizinischpflegerischen Versorgung von → *Patienten* in einem anderen (Bundes-) Land als dem, in dem ihr Wohnort liegt, verwandt wird.

Patientenwanderung spielt insbesondere im Hinblick auf die Ressourcenplanung eine Rolle, weil für eine zutreffende Planung zum Beispiel der Krankenhauskapazitäten die Versorgung von Patienten aus den angrenzenden Bundesländern oder in Grenzgebieten auch aus Nachbarländern berücksichtigt werden muss. Die mögliche Patientenwanderung aus Nachbarländern ist aufgrund der Rechtsprechung des → *Europäischen Gerichtshofes* allerdings begrenzt, da für eine stationäre Behandlung in einem anderen EU-Land von den → *Krankenkassen* nach wie vor die vorherige Genehmigung verlangt werden kann, wenn es sich nicht um akute Behandlungsbedürftigkeit handelt. Dagegen ist auf der Grundlage von Vereinbarungen zur grenzüberschreitenden Patientenbehandlung dort, wo solche speziellen Vereinbarungen getroffen worden sind, auch die freie Wahl des Behandlungsortes möglich.

Auch für die → *Bedarfsplanung* im Bereich der vertragsärztlichen Versorgung spielen Wanderungsbewegungen von Patienten über die Grenzen der Planungsgebiete eine Rolle, weil solche Patientenwanderungen zu einer Verzerrung der tatsächlichen Inanspruchnahme gegenüber den planerischen Annahmen führen können. Da die Inanspruchnahme von ambulanten Gesundheitsleistungen innerhalb der Europäischen Union grundsätzlich frei ist, spielen Patientenwanderungen vor allem in Grenzgebieten eine zunehmend größere Rolle.

Die Schaffung von mehr Wahlfreiheit im Sinne der Auswahl des → *Leistungserbringers* und des Ortes der Leistungserbringung bei der Inanspruchnahme von Gesundheitsleistungen wird in Ländern mit langen Wartezeiten und → *Wartelisten* für medizinische Eingriffe auch gezielt genutzt, um die Produktivität der Leistungserbringer zu erhöhen. Beispiel hierfür sind Dänemark und Norwegen, wo mit zeitlichen → *Behandlungsgarantien* und der Möglichkeit, auch private oder ausländische Leistungserbringer in Anspruch zu nehmen, wenn diese Behandlungsgarantien nicht eingehalten werden, gezielt auf eine Verminderung der Wartezeiten und -listen hingearbeitet wird. Die tatsächliche Inanspruchnahme dieser Möglichkeiten zur Patientenwanderung auf Kosten des jeweils regional zuständigen Kostenträgers ist allerdings bisher sehr gering geblieben. Dennoch führt allein die Möglichkeit solcher Wanderungsbewegungen bereits zu Veränderungseffekten.

Mittlerweile kann auch die → *gesetzliche Krankenversicherung* (GKV) das Mittel der Patientenwanderung gezielt im Wettbewerb um Versicherte sowie um besonders günstige Kosten einsetzen, nachdem den Krankenkassen die gesetzliche Möglichkeit gegeben wurde, auch mit Leistungserbringern in anderen EU-Staaten Versorgungsverträge abzuschließen. Bisher wird diese Möglichkeit vor allem für die zahnärztliche, zahnprothetische und rehabilitative Versorgung durch Verträge mit Leistungserbringern in den östlichen Nachbarstaaten Deutschlands eingesetzt.

Patientenzufriedenheit

Kriterium für die Güte der → *Patientenversorgung* in der individuellen Wahrnehmung des Patienten, das im Allgemeinen mit der Hilfe von → *Patientenbefragungen* erhoben wird. Dabei wird die Zufriedenheit des → *Patienten* sowohl im Hinblick auf die Qualität der eigentlichen medizinischen und pflegerischen Versorgung, aber auch auf Komfortmerkmale sowie Sauberkeit, Freundlichkeit des → *Personals*, Wartezeiten, Umfassendheit und Verständlichkeit der erhaltenen Informationen, Qualität des Essens etc. betrachtet.

Ob die Patientenzufriedenheit als hartes oder eher weiches Kriterium betrachtet werden muss, ist umstritten. Insbesondere die Frage, ob der Patient in der Lage ist, die Qualität der medizinischen Versorgung zu beurteilen, wird diskutiert.

Umfragen zeigen jedoch zunehmend, dass die Bürger sich vor der Entscheidung für ein bestimmtes Krankenhaus so umfassend wie möglich auch über die medizinische Qualität informieren wollen. Zu diesem Ergebnis kam unter anderem eine Umfrage des Meinungsforschungsinstituts TNS im Herbst 2005, bei der im Auftrag der → *Helios Kliniken GmbH* insgesamt 2003 Personen über 14 Jahre befragt wurden. Als Faktoren, die zur Beurteilung der Behandlungsqualität einer Klinik wichtig sind, gab mit 97 bzw. 96 Prozent der übergroße Anteil der Befragten die technische Ausstattung der → *Klinik* und die persönliche Betreuung durch → *Pflege*, → *Ärzte* und Servicepersonal an. 66 Prozent sahen in der Sterblichkeitsrate der sie betreffenden Behandlungen ein wesentliches Kriterium für die Behandlungsqualität in einer Klinik. 71 Prozent würden sich nach den Umfrageergebnissen von der Sterblichkeitsrate in sie betreffenden Erkrankungen bei der Klinikwahl beeinflussen lassen; 88 Prozent von der Komplikationsrate. Überraschend hoch fiel mit 78 Prozent der Anteil der Befragten aus, die einen voraussichtlich kurzen Klinikaufenthalt für ein Anzeichen hoher Behandlungsqualität halten.

Als Quellen für die Informationen nannten die Befragten zu 93 Prozent ihren → *Haus-*

arzt. Für weitere 63/61 Prozent gehören Verwandte/Freunde zu den wichtigsten Informationsquellen. Über das Internet informieren sich 38 Prozent, wobei der Anteil der 14- bis 49-Jährigen hier mit 52 Prozent deutlich höher liegt. 71 Prozent der Befragten gaben allerdings an, vor einem zeitlich gut planbaren Krankenhausaufenthalt die Entscheidung über ihre Klinikwahl selbst treffen zu wollen. 24 Prozent dagegen verlassen sich danach ausschließlich auf ihren Hausarzt.

Personal

Die Gesamtheit der Mitarbeiter bzw. Arbeitnehmer einer Organisation im Sinne von Unternehmen, Verband, Behörde oder Körperschaft. Der Begriff des Personals wird auch synonym zum Begriff der Beschäftigten verwendet, so etwa, wenn von den Beschäftigten im Gesundheitswesen bzw. dem → *Gesundheitspersonal* gesprochen wird (siehe auch Teil 2, Kapitel 1.3).

Im Allgemeinen wird unter Personal der Teil der Beschäftigten verstanden, der von der Organisation, für die sie tätig sind, bezahlt werden. Darüber hinaus gibt es aber durchaus auch unbezahlt tätiges Personal, das zum Beispiel im Rahmen einer vorübergehenden Tätigkeit im Sinne eines Praktikums beschäftigt oder ehrenamtlich tätig ist. So gibt es in vielen → *Krankenhäusern* ehrenamtlich Tätige, die zum Beispiel bestimmte soziale oder karitative Aufgaben in der Patientenbetreuung wahrnehmen.

Zeitweise gab es gerade im Rahmen der ärztlichen → *Weiterbildung* auch so genannte Gastärzte, die zum Zwecke der → *Spezialisierung* für eine begrenzte Zeit in einem Krankenhaus ärztliche Tätigkeiten ausübten, um bestimmte Fertigkeiten und Fähigkeiten zu erlernen, ohne dass sie dafür bezahlt wurden. Diese Gastarzt-Tätigkeit wurde von den ärztlichen Organisationen zum Teil heftig bekämpft, weil sie nach deren Meinung zu einem Preisdumping im Hinblick auf die Tätigkeit von Krankenhausärzten führte.

Weiterhin wird im Hinblick auf das gesamte Personal auch nach bestimmten Qualifikationsmerkmalen unterschieden. So unterscheidet der Verordnungsgeber im Hinblick auf das Personal in → *Apotheken* etwa zwischen pharmazeutischem und nichtpharmazeutischem Personal.[3] In der → *Bundespflegesatzverordnung*[4] wird im Hinblick auf das Personal des Krankenhauses zwischen folgenden Personalgruppen unterschieden:

- Ärztlicher Dienst
- Pflegedienst
- Medizinisch-technischer Dienst
- Funktionsdienst
- Klinisches Hauspersonal
- Wirtschafts- und Versorgungsdienst
- Technischer Dienst
- Verwaltungsdienst
- Sonderdienste
- Sonstiges Personal

Personalentwicklung

Systematisch und längerfristig angelegte Förderung und Weiterentwicklung der Fähigkeiten und Fertigkeiten sowie der Leistungsbereitschaft des → *Personals* einer Organisation. Insbesondere ist darunter auch die Weiterentwicklung der Qualifikation der Mitarbeiterinnen und Mitarbeiter im Hinblick auf sich verändernde Anforderungen durch Modernisierung und Innovationen zu verstehen.

Personalentwicklung (Abkürzung: PE) ist heute eines der Standard-Werkzeuge der Personalwirtschaft, um dauerhaft und nachhaltig dazu beizutragen, dass die Mitarbeiter die ihnen übertragenen Aufgaben auch in einer sich schnell verändernden Ar-

---
[3] § 3 Abs. 1 Apothekenbetriebsordnung (ApBetrO).
[4] Bundespflegesatzverordnung (BpflV), Anlage 1 (zu § 17 Abs. 4).

beitsumgebung bewältigen können. Personalentwicklung ist damit die gezielte Investition in das Humankapital einer Organisation, eines Unternehmens, einer Behörde oder eines Betriebes zur Sicherung ihrer Leistungs- und Wettbewerbsfähigkeit.

Personalentwicklung umfasst insbesondere Aus- und → Weiterbildungs– sowie gegebenenfalls Umschulungsmaßnahmen, Mitarbeitergespräche, Coaching, Karriereplanung, aber auch Maßnahmen zur Organisationsentwicklung wie zum Beispiel Schulungen zur Projekt- und Gruppenarbeit sowie Teamentwicklung.

Obwohl das → Gesundheitswesen eine stark personalorientierte Branche darstellt, ist gerade hier die systematische Personalentwicklung noch nicht als Standardwerkzeug der Personalwirtschaft eingeführt. Vielmehr gilt es vor allem als Aufgabe der einzelnen Mitarbeiterinnen und Mitarbeiter, sich weiter- bzw. fortzubilden. Systematische Personalentwicklungsmaßnahmen oder eine eigene Personalentwicklungs-Abteilung sind dagegen selbst in größeren Organisationen der → Gesundheitswirtschaft nach wie vor die Ausnahme.

Allerdings ist absehbar, dass im Zuge der sich entwickelnden Knappheit vor allem an → Ärzten und → Pflegekräften hier eine Veränderung eintreten wird. Denn je schwieriger es wird, freiwerdende Stellen zu besetzen, umso wichtiger ist es, vorhandene Mitarbeiterinnen und Mitarbeiter weiter zu qualifizieren und zu motivieren, um die Wechselquote so niedrig wie möglich zu halten. Darüber hinaus ist es im Zuge des wachsenden Wettbewerbs auf dem → Gesundheitsmarkt, der gezielt zur Erschließung von Rationalisierungsreserven genutzt werden soll, unumgänglich, die eigenen Mitarbeiter auf die sich permanent verändernden Rahmenbedingungen dieses Wettbewerbs vorzubereiten und einzustellen. Schließlich ist der Gesundheitsmarkt einer der Bereiche mit der höchsten Innovationsquote, was einen besonders hohen Schulungs- und Qualifizierungsbedarf mit sich bringt.

Pfad, klinischer

Siehe → Behandlungsablauf, geplanter.

Pflege

Versorgung und Unterstützung von pflegebedürftigen bzw. hilfebedürftigen Menschen, die auf Grund von Krankheit, Behinderung, Unfall oder anderweitigen dauerhaften oder vorübergehenden Einschränkungen Hilfe bei der Verrichtung von gewöhnlichen wiederkehrenden Aktivitäten des täglichen Lebens benötigen. Dabei wird der Begriff der → Pflegebedürftigkeit in den verschiedenen Bereichen der Pflege unterschiedlich interpretiert. Eindeutig definiert worden ist der Begriff im → Sozialgesetzbuch (SGB) XI – Soziale → Pflegeversicherung für den dadurch abgedeckten Bereich.

Die Pflege kann sowohl ehrenamtlich als auch hauptberuflich verrichtet werden. Insbesondere im Bereich der Pflege nach dem SGB XI wird vom Vorrang der häuslichen Pflege ausgegangen, wie es in § 3 formuliert wird:

Die Pflegeversicherung soll mit ihren Leistungen vorrangig die häusliche Pflege und die Pflegebereitschaft der Angehörigen und Nachbarn unterstützen, damit die Pflegebedürftigen möglichst lange in ihrer häuslichen Umgebung bleiben können. Leistungen der → teilstationären Pflege und der Kurzzeitpflege gehen den Leistungen der → vollstationären Pflege vor.

Im Allgemeinen wird zwischen Krankenpflege einerseits sowie Alten- und Behindertenpflege andererseits unterschieden.

Im Krankenpflegegesetz wird das Ausbildungsziel bei der Ausbildung von Krankenpflegeberufen wie folgt definiert:

(1) Die Ausbildung für Personen nach § 1 Abs. 1 Nr. 1 und 2 soll entsprechend dem allgemein anerkannten Stand pflegewissenschaftlicher, medizinischer und weiterer bezugswissenschaftlicher Erkenntnisse fachliche, personale, soziale und methodische Kompetenzen zur verantwortlichen Mitwirkung insbesondere bei der Heilung, Erkennung und Verhütung von Krankheiten vermitteln. Sie bezieht sich auf die heilende Pflege, die unter Einbeziehung präventiver, rehabilitativer und palliativer Maßnahmen auf die Wiedererlangung, Verbesserung, Erhaltung und Förderung der physischen und psychischen Gesundheit der Patientinnen und Patienten auszurichten ist. Dabei sind die unterschiedlichen Pflege- und Lebenssituationen sowie Lebensphasen und die Selbstständigkeit und Selbstbestimmung der Patientinnen und → Patienten zu berücksichtigen (Ausbildungsziel).

(2) Die Ausbildung für die Pflege nach Absatz 1 soll insbesondere dazu befähigen

1. *die folgenden Aufgaben eigenständig auszuführen:*
   a) *Erhebung und Feststellung des Pflegebedarfs, Planung, Organisation, Durchführung und Dokumentation der Pflege,*
   b) *Evaluation der Pflege, Sicherung und Entwicklung der Qualität der Pflege,*
   c) *Beratung, Anleitung und Unterstützung von Patientinnen und Patienten und ihrer Bezugspersonen in der individuellen Auseinandersetzung mit Gesundheit und Krankheit,*
   d) *Einleitung lebenserhaltender Sofortmaßnahmen bis zum Eintreffen der Ärztin oder des → Arztes,*
2. *die folgenden Aufgaben im Rahmen der Mitwirkung auszuführen:*
   a) *eigenständige Durchführung ärztlich veranlasster Maßnahmen,*
   b) *Maßnahmen der medizinischen Diagnostik, Therapie oder → Rehabilitation,*
   c) *Maßnahmen in Krisen- und Katastrophensituationen,*
3. *interdisziplinär mit anderen Berufsgruppen zusammenzuarbeiten und dabei multidisziplinäre und berufsübergreifende Lösungen von Gesundheitsproblemen zu entwickeln.*

In § 3 Altenpflegegesetz wird das Ausbildungsziel der Berufe in der → *Altenpflege* dagegen wie folgt definiert:

Die Ausbildung in der Altenpflege soll die Kenntnisse, Fähigkeiten und Fertigkeiten vermitteln, die zur selbstständigen und eigenverantwortlichen Pflege einschließlich der Beratung, Begleitung und Betreuung alter Menschen erforderlich sind. Dies umfasst insbesondere:

1. *die sach- und fachkundige, den allgemein anerkannten pflegewissenschaftlichen, insbesondere den medizinisch-pflegerischen Erkenntnissen entsprechende, umfassende und geplante Pflege,*
2. *die Mitwirkung bei der Behandlung kranker alter Menschen einschließlich der Ausführung ärztlicher Verordnungen,*
3. *die Erhaltung und Wiederherstellung individueller Fähigkeiten im Rahmen geriatrischer und gerontopsychiatrischer Rehabilitationskonzepte,*
4. *die Mitwirkung an qualitätssichernden Maßnahmen in der Pflege, der Betreuung und der Behandlung,*
5. *die Gesundheitsvorsorge einschließlich der Ernährungsberatung,*
6. *die umfassende Begleitung Sterbender,*
7. *die Anleitung, Beratung und Unterstützung von Pflegekräften, die nicht Pflegefachkräfte sind,*

8. *die Betreuung und Beratung alter Menschen in ihren persönlichen und sozialen Angelegenheiten,*
9. *die Hilfe zur Erhaltung und Aktivierung der eigenständigen Lebensführung einschließlich der Förderung sozialer Kontakte und*
10. *die Anregung und Begleitung von Familien- und Nachbarschaftshilfe und die Beratung pflegender Angehöriger.*

Darüber hinaus soll die Ausbildung dazu befähigen, mit anderen in der Altenpflege tätigen Personen zusammenzuarbeiten und diejenigen Verwaltungsarbeiten zu erledigen, die in unmittelbarem Zusammenhang mit den Aufgaben in der Altenpflege stehen.

Pflege, ambulante

Versorgung und Unterstützung von pflegebedürftigen bzw. hilfebedürftigen Menschen, die auf Grund von Krankheit, Behinderung, Unfall oder anderweitigen dauerhaften oder vorübergehenden Einschränkungen Hilfe bei der Verrichtung von gewöhnlichen wiederkehrenden Aktivitäten des täglichen Lebens benötigen. Die ambulante → *Pflege* zeichnet sich dabei dadurch aus, dass sämtliche Leistungen in der gewohnten Umgebung des pflegebedürftigen Menschen, also zu Hause, erbracht werden.

Erbringer solcher ambulanter Pflegeleistungen sind ambulante Pflegedienste. Die ambulante Pflege ist dabei meist eine Ergänzung der Pflegeleistungen, die von Angehörigen oder anderen nahestehenden Personen übernommen werden. Nur wenn solche ehrenamtlichen Leistungen nicht erbracht werden können, werden alle benötigten bzw. im Rahmen der rechtlichen Bestimmungen und finanziellen Vorschriften erbringbaren ambulanten Pflegeleistungen von einem ambulanten Pflegedienst erbracht.

Zwischen den Begriffen ambulante Pflege und häusliche Pflege gibt es damit eine erhebliche Überschneidung, wobei die häusliche Pflege der umfassendere Begriff ist, der sowohl die ehrenamtlich von Angehörigen als auch die von professionell Pflegenden erbrachten Leistungen in der häuslichen Umgebung umfasst, während mit dem Begriff der ambulanten Pflege im Allgemeinen die Erbringung professioneller ambulanter Pflegeleistungen gemeint ist.

Ein zunehmendes Problem gerade ambulanter Pflegedienste besteht seit der Ost-Erweiterung der → *Europäischen Union* in → *Pflegekräften* aus den östlichen EU-Ländern, die in Privathaushalten Pflegeleistungen zu deutlich niedrigeren Preisen als die ambulanten Pflegedienste erbringen.

Pflege, teilstationäre

Zwischenstufe der pflegerischen Versorgung von Pflegebedürftigen, bei denen die pflegerische Versorgung nicht ausschließlich ambulant im häuslichen Umfeld erfolgen kann. Dabei werden bestimmte pflegerische Aufgaben teilstationär, also in Einrichtungen, die zum Beispiel Tages- oder Nachtpflege anbieten, von Pflegefachkräften übernommen.

Beispiele für solche Situationen, in denen ein Anspruch von pflegebedürftigen Personen auf teilstationäre Unterbringung in einer zugelassenen Pflegeeinrichtung besteht, sind etwa eine kurzfristige Verschlimmerung der Pflegebedürftigkeit oder das Erfordernis einer teilweisen Entlastung der Pflegeperson. Dabei werden auch die erstattungsfähigen Aufwendungen einschließlich der Fahrtkosten für die notwendige Beförderung von der Wohnung zur Pflegeeinrichtung bis zur Höhe des für die jeweilige Pflegestufe festgesetzten Betrages erstattet.

Die teilstationäre → *Pflege* schließt damit die Lücke zwischen der stationären Pflege im Heim und der ambulanten Betreuung durch Pflegedienste zu Hause. Eine teilstationäre Pflege ist in vielen Fällen sinnvoll, um eine sonst erforderlich werdende vollstationäre Pflege zu vermeiden.

Dies entspricht den gesetzlichen Vorgaben des § 3 Satz 2 SGB XI, in dem der Vorrang der teilstationären und Kurzzeitpflege vor der vollstationären Pflege konstatiert wird. Die entsprechende Regelung lautet:

> *Leistungen der teilstationären Pflege und der Kurzzeitpflege gehen den Leistungen der vollstationären Pflege vor.*

Behinderten-Tagesstätten, Sonderschulen und -kindergärten, Tages- und Nachtkliniken für psychiatrisch Erkrankte gehören allerdings nicht zu den teilstationären Pflegeeinrichtungen.

Pflege, vollstationäre

Pflegerische Versorgung in einer vollstationären Pflegeeinrichtung.

Vollstationäre → *Pflege* kann gewährt werden, wenn häusliche bzw. → *teilstationäre Pflege* nicht möglich ist oder wegen der Besonderheiten des einzelnen Falles nicht in Betracht kommt, etwa weil die bisherige Pflegeperson überfordert ist. Voraussetzung dafür ist, dass die Unterbringung in einer durch einen Versorgungsvertrag zugelassenen Pflegeeinrichtung erfolgt.

§ 43 SGB XI führt zur vollstationären Pflege folgendes aus:

> *(1) Pflegebedürftige haben Anspruch auf Pflege in vollstationären Einrichtungen, wenn häusliche oder teilstationäre Pflege nicht möglich ist oder wegen der Besonderheit des einzelnen Falles nicht in Betracht kommt.*

Vollstationäre Pflege ist von der (Kranken-) Pflege bei einem vollstationären Krankenhausaufenthalt abzugrenzen. Hierbei geht es um die Leistungen der Krankenpflege, die im Rahmen einer erforderlichen Krankenhausbehandlung gewährt werden. Hierzu heißt es in § 39 SGB V:

> *(1) Die Krankenhausbehandlung wird vollstationär, teilstationär, vor- und nachstationär (§ 115a) sowie ambulant (§ 115b) erbracht. Versicherte haben Anspruch auf vollstationäre Behandlung in einem zugelassenen → Krankenhaus (§ 108), wenn die Aufnahme nach Prüfung durch das Krankenhaus erforderlich ist, weil das Behandlungsziel nicht durch teilstationäre, vor- und nachstationäre oder ambulante Behandlung einschließlich häuslicher Krankenpflege erreicht werden kann. Die Krankenhausbehandlung umfasst im Rahmen des Versorgungsauftrags des Krankenhauses alle Leistungen, die im Einzelfall nach Art und Schwere der Krankheit für die medizinische Versorgung der Versicherten im Krankenhaus notwendig sind, insbesondere ärztliche Behandlung (§ 28 Abs. 1), Krankenpflege, Versorgung mit → Arznei-, → Heil- und → Hilfsmitteln, Unterkunft und Verpflegung; die akutstationäre Behandlung umfasst auch die im Einzelfall erforderlichen und zum frühestmöglichen Zeitpunkt einsetzenden Leistungen zur Frührehabilitation.*

Pflegebedürftigkeit

Zentraler Begriff, auf dem die gesetzliche → *Pflegeversicherung* aufbaut. Nach dem Sozialgesetzbuch (SGB XI, § 1) hat die Pflegeversicherung die Aufgabe, Pflegebedürftigen Hilfe zu leisten, die wegen der Schwere der Pflegebedürftigkeit auf solidarische Unterstützung angewiesen sind.

Nach SGB XI § 14 ist eine Person pflegebedürftig, wenn sie wegen einer körperlichen, geistigen oder seelischen Krankheit oder Behinderung für die gewöhnlichen und regelmäßig wiederkehrenden Verrichtungen im Ablauf des täglichen Lebens auf Dauer, voraussichtlich für mindestens sechs Monate, in erheblichem oder höherem Maße der Hilfe bedarf. Unter dem Begriff der Krankheit oder Behinderung werden dabei konkret verstanden: Verluste, Lähmungen oder andere Funktionsstörungen am Stütz- und Bewegungsapparat, Funktionsstörungen der inneren Organe oder der Sinnesorgane, Störungen des Zentralnervensystems wie Antriebs-, Gedächtnis- oder Orientierungsstörungen sowie endogene Psychosen, Neurosen oder geistige Behinderungen.

Die Vorschriften für die gesetzliche Pflegeversicherung unterscheiden dabei drei Schweregrade der Pflegebedürftigkeit: Danach sind

- Pflegebedürftige der → *Pflegestufe* I (erheblich Pflegebedürftige): Personen, die bei der Körperpflege, der Ernährung oder der Mobilität für wenigstens zwei Verrichtungen aus einem oder mehreren Bereichen mindestens einmal täglich der Hilfe bedürfen und zusätzlich mehrfach in der Woche Hilfen bei der hauswirtschaftlichen Versorgung benötigen;
- Pflegebedürftige der Pflegestufe II (Schwerpflegebedürftige): Personen, die bei der Körperpflege, der Ernährung oder der Mobilität mindestens dreimal täglich zu verschiedenen Tageszeiten der Hilfe bedürfen und zusätzlich mehrfach in der Woche Hilfen bei der hauswirtschaftlichen Versorgung benötigen;
- Pflegebedürftige der Pflegestufe III (Schwerstpflegebedürftige): Personen, die bei der Körperpflege, der Ernährung oder der Mobilität täglich rund um die Uhr, auch nachts, der Hilfe bedürfen und zusätzlich mehrfach in der Woche Hilfen bei der hauswirtschaftlichen Versorgung benötigen.

Die Prüfung, ob die Voraussetzungen der Pflegebedürftigkeit erfüllt sind und welche Stufe der Pflegebedürftigkeit vorliegt, müssen die Pflegekassen nach den gesetzlichen Vorschriften durch den → *Medizinischen Dienst der Krankenversicherung* durchführen lassen.

Pflegedienstleiter

Als Pflegedienstleiterin oder Pflegedienstleiter wird die Leitung des Pflegedienstes in Krankenhäusern und anderen stationären Einrichtungen bezeichnet. Synonym werden die Begriffe Leitende Pflegekraft, Pflegemanagement oder auch Pflegedirektorin/ Pflegedirektor benutzt. Aufgabe der Pflegedienstleitung ist insbesondere die Führung des Pflegedienstes. Ihr obliegt damit sowohl die Vorgesetztenfunktion als auch die gesamte Organisation sowie die Einsatzplanung in diesem Bereich.

Im Allgemeinen ist die Leitung des Pflegedienstes an der Betriebsleitung des → *Krankenhauses* beteiligt. Vielfach ist dies auch gesetzlich so vorgeschrieben, so etwa bei den Universitätskliniken. Als Beispiel sei § 94 Abs. 5 des Landesgesetzes über die Universitäten in Rheinland-Pfalz (UG) zitiert, wo es heißt:

(5) Dem Klinikvorstand gehören an

1. *der* → *Ärztliche Direktor als vorsitzendes Mitglied,*
2. *der Stellvertretende Ärztliche Direktor,*
3. *der Verwaltungsdirektor,*
4. *der Dekan oder Prodekan,*
5. *die Leitende Pflegekraft oder die Stellvertretende Leitende Pflegekraft und*
6. *der Stellvertretende Verwaltungsdirektor, bei Anwesenheit des Verwaltungsdirektors jedoch nur mit beratender Stimme.*

§ 42 des Universitätsgesetzes Nordrhein-Westfalen, Vierter Abschnitt besagt:

(1) Die Leitende Pflegekraft der Medizinischen Einrichtungen ist für den pflegerischen Dienst in den Medizinischen Einrichtungen verantwortlich. Sie hat

die Grundsätze eines wirtschaftlichen Betriebsablaufs zu beachten.

In vielen Fällen werden dem Pflegemanagement bzw. der Vertreterin oder dem Vertreter der → *Pflege* in der Krankenhausleitung auch weitere Zuständigkeiten in der Unternehmensführung übertragen. So ist bei der Fusion der Universitätskliniken Kiel und Lübeck zum Universitätsklinikum Schleswig-Holstein auch eine Vorstandsposition für „Krankenpflege und Patientenservice" eingerichtet worden.

Pflegeeinrichtung

Selbstständig wirtschaftende Einrichtungen, die aufgrund eines Versorgungsvertrages nach SGB XI Pflegebedürftige ganz- bzw. halbtäglich versorgen (Definition der Pflegeeinrichtung gemäß Statistischem Bundesamt bzw. den Statistischen Landesämtern[5]). Stationäre Pflege umfasst dabei vollstationäre Lang- und Kurzzeitpflege sowie teilstationäre Tages- und Nachtpflege.

Pflegekasse

Die Träger der sozialen → *Pflegeversicherung*. Sie sind bei den → *gesetzlichen Krankenkassen* angesiedelt. Jeder gesetzlichen Krankenkasse ist eine Pflegekasse angeschlossen.

Die Pflegekassen sind wie die gesetzlichen Krankenkassen selbstständige Körperschaften des öffentlichen Rechts mit → *Selbstverwaltung*. Die Selbstverwaltungsorgane der Pflegekassen sind die Organe der Krankenkassen. Der → *GKV-Spitzenverband* ist zugleich der Spitzenverband der Pflegekassen.

Neben der Durchführung der sozialen Pflegeversicherung sind die Pflegekassen seit Inkrafttreten des Pflege-Weiterentwicklungsgesetzes vom 28. Mai 2008 auch dafür zuständig, die Leistungen der → *Pflegeeinrichtungen* sowie deren → *Qualität* für Pflegebedürftige (siehe → *Pflegebedürftigkeit*) und ihre Angehörigen verständlich, übersichtlich und vergleichbar im Internet sowie in anderer geeigneter Form zu veröffentlichen. Dazu haben der GKV-Spitzenverband, die Vereinigungen der Träger der Pflegeeinrichtungen auf Bundesebene, die Bundesarbeitsgemeinschaft der überörtlichen Träger der Sozialhilfe und die Bundesvereinigung der kommunalen Spitzenverbände unter Beteiligung des Medizinischen Dienstes des GKV-Spitzenverbandes (siehe → *Medizinischer Dienst des Spitzenverbandes Bund der Krankenkassen*) Ende Januar 2009 eine Vereinbarung über die Kriterien der Veröffentlichung sowie der Bewertungssystematik getroffen (→ *Pflege-Transparenzvereinbarung*). Danach werden die Ergebnisse der Qualitätsüberprüfungen in Form von → *Pflegenoten* von 1,0 bis 5,0 dargestellt.

Pflegekraft

Allgemeine Bezeichnung für in der → *Pflege* tätige Mitarbeiterinnen und Mitarbeiter.

Dazu gehören insbesondere die Berufe mit den Bezeichnungen Gesundheits- und Krankenpflegerin bzw. -pfleger, Gesundheits- und Kinderkrankenpflegerin bzw. -pfleger sowie Gesundheits- und Krankenpflegehelferin bzw. -helfer sowie in der Altenpflege die Berufsbezeichnungen Altenpflegerin bzw. -pfleger sowie Altenpflegehelferin bzw. -helfer. Darüber hinaus gibt es spezialisierte Tätigkeiten sowie die Möglichkeit einer Spezialisierung und → *Weiterbildung* einschließlich des Hochschulstudiums in den Pflegewissenschaften.

Die Ausbildung für Gesundheits- und Krankenpflegerinnen und Gesundheits- und Krankenpfleger, für Gesundheits- und Kinderkrankenpflegerinnen und Gesundheits- und Kinderkrankenpfleger dauert in Voll-

---

[5] Vgl. z. B. http://www.gbe.saarland.de/medien/download/06_017_Def.htm.

zeitform drei Jahre, in Teilzeitform höchstens fünf Jahre. Die Ausbildung für Gesundheits- und Krankenpflegehelferinnen und Gesundheits- und Krankenpflegehelfer dauert mindestens ein Jahr, in Teilzeitform höchstens drei Jahre.

Die Ausbildung zur Altenpflegerin bzw. zum Altenpfleger dauert drei Jahre, die zur Altenpflegehelferin bzw. zum Altenpflegehelfer dauert mindestens zwölf Monate.

Pflegenoten

Nach der → *Pflege-Transparenzvereinbarung* wird die → *Qualität* von stationären und ambulanten → *Pflegeeinrichtungen* beurteilt. Die Ergebnisse werden in Form von Pflegenoten dargestellt.

Dabei werden für alle Pflegeheime in Deutschland eine Gesamtnote und vier Teilnoten sowie eine Note für die Bewohnerbefragung gebildet. Die Noten richten sich nach der Schulnoten-Systematik und reichen von 1,0 (sehr gut) bis 5,0 (mangelhaft). Auf die Verwendung der Note ungenügend wurde verzichtet, weil am unteren Ende eine weitere Differenzierung für die Verbraucher nicht hilfreich ist.

Ambulante Pflegeeinrichtungen werden im Prinzip nach der gleichen Systematik geprüft. Die Ergebnisse werden ebenfalls in Noten-Form dargestellt. Hier wurden 49 Einzelkriterien vereinbart. Diese Kriterien sind den drei Bereichen „Pflegerische Leistungen", „Ärztlich verordnete pflegerische Leistungen" und „Dienstleistungen und Organisation" zugeordnet. Daneben wird auch hier eine Note für die „Befragung der Kunden" ausgewiesen.

Pflegepersonal

Berufsgruppe für die Versorgung und Unterstützung von pflegebedürftigen bzw. hilfebedürftigen Menschen, die auf Grund von Krankheit, Behinderung, Unfall oder anderweitigen dauerhaften oder vorübergehenden Einschränkungen Hilfe bei der Verrichtung von gewöhnlichen wiederkehrenden Aktivitäten des täglichen Lebens benötigen.

Pflegepersonalverordnung

Verordnung mit der offiziellen Bezeichnung „Pflege-Personalregelung", die die Maßstäbe und Grundsätze zur Ermittlung des Bedarfs an Fachpersonal für den Pflegedienst in Krankenhäusern enthielt. Ausgenommen war die Pflege in Dialyseeinheiten, Intensivabteilungen und in der Psychiatrie. In der Psychiatrie gilt die Psychiatrie-Personalverordnung (PsychPV).

Die Pflege-Personalregelung hatte insgesamt nur eine kurze Lebensdauer: Sie wurde am 21. Dezember 1992 zusammen mit dem → *Gesundheitsstrukturgesetz* (GSG) verabschiedet. Mit der Verordnung zur Änderung der Pflege-Personalregelung vom 17. April 1996 wurde die Verordnung im Zusammenhang mit weiteren Kostendämpfungs-Bemühungen für den → *Krankenhaus*-Bereich zunächst für das Jahr 1996 außer Kraft gesetzt. Schließlich wurde ihre Geltung im Zusammenhang mit der Einführung von → *Fallpauschalen* für → *Kliniken*, die dieses → *Vergütungssystem* verwenden, ausgesetzt.

Pflegequalität, Beurteilung der

→ *Qualität* und Leistung der → *Pflegeeinrichtungen* müssen für Pflegebedürftige (siehe → *Pflegebedürftigkeit*) und ihre Angehörigen verständlich, übersichtlich und vergleichbar im Internet sowie in anderer geeigneter Form veröffentlicht werden. Dies ist durch den mit dem Pflege-Weiterentwicklungsgesetz vom 28. Mai 2008 eingeführten § 115 Abs. 1a SGB XI festgelegt worden. Sicherzustellen haben dies die Landesverbände der → *Pflegekassen*.

Dazu haben der → *GKV-Spitzenverband*, die Vereinigungen der Träger der Pflegeeinrichtungen auf Bundesebene, die Bundesarbeitsgemeinschaft der überörtlichen Träger der Sozialhilfe und die Bundesvereinigung der kommunalen Spitzenverbände unter Beteiligung des Medizinischen Dienstes des GKV-Spitzenverbandes (siehe → *Medizinischer Dienst des Spitzenverbandes Bund der Krankenkassen*) Ende Januar 2009 eine Vereinbarung über die Kriterien der Veröffentlichung sowie der Bewertungssystematik getroffen (→ *Pflege-Transparenzvereinbarung*).

Für jedes Pflegeheim in Deutschland wird danach eine Gesamtnote und vier Teilnoten sowie eine Note für die Bewohnerbefragung gebildet. Die → *Pflegenoten* richten sich nach der Schulnoten-Systematik und reichen von 1,0 (sehr gut) bis 5,0 (mangelhaft).

Ambulante Pflegeeinrichtungen werden im Prinzip nach der gleichen Systematik geprüft. Hier wurden 49 Einzelkriterien vereinbart.

Pflegesachleistung

Der Begriff der Pflegesachleistung umfasst Hilfestellungen in den Bereichen Grundpflege (Körperpflege, Ernährung, Mobilität) und hauswirtschaftliche Versorgung. Sie stellt neben dem Pflegegeld die hauptsächliche Leistung der Pflegeversicherung bei häuslicher → *Pflege* dar.

Pflegesachleistungen erhalten Pflegebedürftige, die im eigenen Haushalt oder im Haushalt, in den sie aufgenommen worden sind, gepflegt werden. Sie werden erbracht von zugelassenen Pflegediensten, die mit den Pflegekassen einen entsprechenden Vertrag abgeschlossen haben.

§ 36 SGB XI – Soziale → *Pflegeversicherung* – bestimmt im Hinblick auf Pflegesachleistungen:

(1) Pflegebedürftige haben bei häuslicher Pflege Anspruch auf Grundpflege und hauswirtschaftliche Versorgung als Sachleistung (häusliche Pflegehilfe). Leistungen der häuslichen Pflege sind auch zulässig, wenn Pflegebedürftige nicht in ihrem eigenen Haushalt gepflegt werden; sie sind nicht zulässig, wenn Pflegebedürftige in einer stationären Pflegeeinrichtung oder in einer Einrichtung im Sinne des § 71 Abs. 4 gepflegt werden. Häusliche Pflegehilfe wird durch geeignete → Pflegekräfte erbracht, die entweder von der Pflegekasse oder bei ambulanten Pflegeeinrichtungen, mit denen die Pflegekasse einen → Versorgungsvertrag abgeschlossen hat, angestellt sind. Auch durch Einzelpersonen, mit denen die Pflegekasse einen Vertrag nach § 77 Abs. 1 abgeschlossen hat, kann häusliche Pflegehilfe als Sachleistung erbracht werden. Mehrere Pflegebedürftige können Pflege- und Betreuungsleistungen sowie hauswirtschaftliche Versorgung gemeinsam als Sachleistung in Anspruch nehmen. Der Anspruch auf Betreuungsleistungen als Sachleistung setzt voraus, dass die Grundpflege und die hauswirtschaftliche Versorgung im Einzelfall sichergestellt sind. Betreuungsleistungen als Sachleistungen nach Satz 5 dürfen nicht zulasten der Pflegekassen in Anspruch genommen werden, wenn diese Leistungen im Rahmen der Eingliederungshilfe für behinderte Menschen nach dem Zwölften Buch, durch den zuständigen Träger der Eingliederungshilfe nach dem Achten Buch oder nach dem Bundesversorgungsgesetz finanziert werden.

(2) Grundpflege und hauswirtschaftliche Versorgung umfassen Hilfeleistungen bei den in § 14 genannten Verrichtungen; die verrichtungsbezogenen krankheitsspezifischen Pflegemaßnahmen gehören nicht dazu, soweit diese im Rahmen der häuslichen Kranken-

pflege nach § 37 des Fünften Buches zu leisten sind.

(3) Der Anspruch auf häusliche Pflegehilfe umfasst je Kalendermonat:

1. *für Pflegebedürftige der Pflegestufe I Pflegeeinsätze bis zu einem Gesamtwert von*
   a) 420 Euro ab 1. Juli 2008,
   b) 440 Euro ab 1. Januar 2010,
   c) 450 Euro ab 1. Januar 2012,
2. *für Pflegebedürftige der Pflegestufe II Pflegeeinsätze bis zu einem Gesamtwert von*
   a) 980 Euro ab 1. Juli 2008,
   b) 1.040 Euro ab 1. Januar 2010,
   c) 1.100 Euro ab 1. Januar 2012,
3. *für Pflegebedürftige der Pflegestufe III Pflegeeinsätze bis zu einem Gesamtwert von*
   a) 1.470 Euro ab 1. Juli 2008,
   b) 1.510 Euro ab 1. Januar 2010,
   c) 1.550 Euro ab 1. Januar 2012.

(4) Die Pflegekassen können in besonders gelagerten Einzelfällen zur Vermeidung von Härten Pflegebedürftigen der Pflegestufe III weitere Pflegeeinsätze bis zu einem Gesamtwert von 1.918 Euro monatlich gewähren, wenn ein außergewöhnlich hoher Pflegeaufwand vorliegt, der das übliche Maß der Pflegestufe III weit übersteigt, beispielsweise wenn im Endstadium von Krebserkrankungen regelmäßig mehrfach auch in der Nacht Hilfe geleistet werden muss. Die Ausnahmeregelung des Satzes 1 darf bei der einzelnen Pflegekasse für nicht mehr als drei vom Hundert der bei ihr versicherten Pflegebedürftigen der Pflegestufe III, die häuslich gepflegt werden, Anwendung finden. Der Spitzenverband Bund der Pflegekassen überwacht die Einhaltung dieses Höchstsatzes und hat erforderlichenfalls geeignete Maßnahmen zur Einhaltung zu ergreifen.

Pflegesatz

Entgelt, das für die stationäre Behandlung eines → *Patienten* an das behandelnde Krankenhaus zu entrichten ist.

Neben den Fallpauschalen und Sonderentgelten waren die Pflegesätze das zentrale Vergütungsinstrument der → *Bundespflegesatzverordnung* (BPflVO), des → *Vergütungssystems* für → *Krankenhäuser*, das bis zur Einführung der → *Fallpauschalen* durch das → *Fallpauschalengesetz* und die → *Fallpauschalen-Verordnung* für alle Krankenhäuser galt. Seit der verpflichtenden Einführung des Fallpauschalensystems gilt die BPflVO nur noch für die Krankenhäuser, die nicht das Fallpauschalensystem anwenden müssen. Dies sind insbesondere die psychiatrischen Krankenhäuser und weitere per Rechtsverordnung vom → *DRG*-System ausgenommene sogenannte besondere Einrichtungen.

Die Bundespflegesatzverordnung regelt die Vergütung der Krankenhausleistungen für die verschiedenen Behandlungsformen, insbesondere, welche Kosten pflegesatzfähig sind, und wie die Pflegesätze und die Budgets zwischen Krankenhaus und → *Krankenkassen* prospektiv vereinbart werden. Dabei wird zwischen → *Abteilungspflegesatz* und → *Basispflegesatz* unterschieden.

Über tagesgleiche Basis- und Abteilungspflegesätze zusammen wurden im bisherigen Vergütungssystem nur solche Leistungen abgegolten, die nicht über Fallpauschalen oder → *Sonderentgelte* abgegolten wurden.

Pflegesatz, tagesgleicher

Entgelt der Benutzer oder ihrer Kostenträger für stationäre und teilstationäre Leistungen des → *Krankenhauses*. Der Zusatz tagesgleicher → *Pflegesatz* weist darauf hin, dass die Höhe des Pflegesatzes nicht nach der Länge des Krankenhausaufenthaltes oder der Fallschwere oder anderen Kriterien variiert, sondern für jeden Behandlungstag gleich hoch ist.

In § 17 Abs. 2 Krankenhausfinanzierungsgesetz (KHG) heißt es hierzu:

(2) Soweit tagesgleiche Pflegesätze vereinbart werden, müssen diese medizinisch leistungsgerecht sein und einem Krankenhaus bei wirtschaftlicher Betriebsführung ermöglichen, den Versorgungsauftrag zu erfüllen. Bei der Beachtung des Grundsatzes der → Beitragssatzstabilität sind die zur Erfüllung des Versorgungsauftrags ausreichenden und zweckmäßigen Leistungen sowie die Pflegesätze, Fallkosten und Leistungen vergleichbarer Krankenhäuser oder Abteilungen angemessen zu berücksichtigen. Das vom Krankenhaus kalkulierte → Budget ist für die Pflegesatzverhandlungen abteilungsbezogen zu gliedern. Es sind → Abteilungspflegesätze als Entgelt für ärztliche und pflegerische Leistungen und ein für das Krankenhaus einheitlicher → Basispflegesatz als Entgelt für nicht durch ärztliche oder pflegerische Tätigkeit veranlasste Leistungen vorzusehen.

§ 13 → Bundespflegesatzverordnung (BPflV) sieht unter der Überschrift „Tagesgleiche Pflegesätze" folgende Regelung vor:

(1) Die Vertragsparteien vereinbaren auf der Grundlage des Budgets und der voraussichtlichen Belegung Abteilungspflegesätze, einen Basispflegesatz und entsprechende teilstationäre Pflegesätze. Die Pflegesätze sind nach Maßgabe der Leistungs- und Kalkulationsaufstellung zu ermitteln.

(2) Als Entgelt für ärztliche und pflegerische Tätigkeit und die durch diese veranlassten Leistungen ist für jede organisatorisch selbstständige bettenführende Abteilung, die von einem fachlich nicht weisungsgebundenen Arzt mit entsprechender Fachgebietsbezeichnung geleitet wird, ein Abteilungspflegesatz für die Leistungen zu vereinbaren, die nicht mit Fallpauschalen und Sonderentgelten nach § 11 vergütet werden. Pflegesätze nach Satz 1 sind auch für die Behandlung von Belegpatienten zu vereinbaren; für Fachbereiche mit sehr geringer Bettenzahl kann ein gemeinsamer Belegpflegesatz vereinbart werden.

(3) Als Entgelt für nicht durch ärztliche und pflegerische Tätigkeit veranlasste Leistungen des Krankenhauses ist ein Basispflegesatz zu vereinbaren.

(4) Soweit die nach den Absätzen 2 und 3 zu vergütenden Leistungen teilstationär erbracht werden, sind entsprechende Pflegesätze zu vereinbaren. Sie sollen vereinfacht aus den vollstationären Pflegesätzen abgeleitet werden. Eine Kalkulationsaufstellung nach Abschnitt K6 oder K7 der Anlage 3 ist nicht vorzulegen.

Neben den Fallpauschalen und Sonderentgelten waren die Pflegesätze das zentrale Vergütungsinstrument der Bundespflegesatzverordnung (BPflVO), des Vergütungssystems für Krankenhäuser, das bis zur Einführung der → Fallpauschalen durch das → Fallpauschalengesetz und die → Fallpauschalenverordnung für alle Krankenhäuser galt. Seit der verpflichtenden Einführung des Fallpauschalensystems gilt die BPflVO nur noch für die Krankenhäuser, die nicht das Fallpauschalensystem anwenden müssen. Dies sind insbesondere die psychiatrischen Krankenhäuser und weitere per Rechtsverordnung vom DRG-System ausgenommene so genannte besondere Einrichtungen.

Pflegestatistik

Die Pflegestatistik wird aufgrund einer Bestimmung des Sozialgesetzbuches XI (§ 109 Abs. 1 SGB XI in Verbindung mit der Pflegestatistikverordnung vom 24.11.1999) seit

1999 von den Statistischen Ämtern des Bundes und der Länder alle zwei Jahre erstellt und veröffentlicht. Sie enthält Daten zum Angebot von und der Nachfrage nach pflegerischer Versorgung (Pflegebedürftige, Pflegeheime sowie ambulante Dienste einschließlich des Personals). Die Definitionen und Abgrenzungen der Pflegestatistik beruhen auf dem Pflegeversicherungsgesetz.

Pflegestufe

Die Vorschriften für die gesetzliche → *Pflegeversicherung* unterscheiden drei Schweregrade der Pflegebedürftigkeit: Danach sind

- Pflegebedürftige der Pflegestufe I (erheblich Pflegebedürftige) Personen, die bei der Körperpflege, der Ernährung oder der Mobilität für wenigstens zwei Verrichtungen aus einem oder mehreren Bereichen mindestens einmal täglich der Hilfe bedürfen und zusätzlich mehrfach in der Woche Hilfen bei der hauswirtschaftlichen Versorgung benötigen;
- Pflegebedürftige der Pflegestufe II (Schwerpflegebedürftige) Personen, die bei der Körperpflege, der Ernährung oder der Mobilität mindestens dreimal täglich zu verschiedenen Tageszeiten der Hilfe bedürfen und zusätzlich mehrfach in der Woche Hilfen bei der hauswirtschaftlichen Versorgung benötigen;
- Pflegebedürftige der Pflegestufe III (Schwerstpflegebedürftige) Personen, die bei der Körperpflege, der Ernährung oder der Mobilität täglich rund um die Uhr, auch nachts, der Hilfe bedürfen und zusätzlich mehrfach in der Woche Hilfen bei der hauswirtschaftlichen Versorgung benötigen.

Die Prüfung, ob die Voraussetzungen der Pflegebedürftigkeit erfüllt sind und welche Stufe der Pflegebedürftigkeit vorliegt, müssen die Pflegekassen nach den gesetzlichen Vorschriften durch den → *Medizinischen Dienst der Krankenversicherung* durchführen lassen.

Pflege-Transparenzvereinbarung

Vereinbarung zur Beurteilung und Veröffentlichung der → *Qualität* von stationären und ambulanten → *Pflegeeinrichtungen*.

Die Leistungen der Pflegeeinrichtungen sowie deren Qualität müssen für Pflegebedürftige (siehe → *Pflegebedürftigkeit*) und ihre Angehörigen verständlich, übersichtlich und vergleichbar im Internet sowie in anderer geeigneter Form veröffentlicht werden. Dies ist durch den mit dem Pflege-Weiterentwicklungsgesetz vom 28. Mai 2008 eingeführten § 115 Abs. 1a SGB XI festgelegt worden. Sicherzustellen haben dies die Landesverbände der → *Pflegekassen*.

Zur Beurteilung der Qualität sind die Ergebnisse der Qualitätsprüfungen der Medizinischen Dienste der Krankenversicherung sowie gleichwertige Prüfergebnisse zugrunde zu legen. Dazu haben der → *GKV-Spitzenverband*, die Vereinigungen der Träger der Pflegeeinrichtungen auf Bundesebene, die Bundesarbeitsgemeinschaft der überörtlichen Träger der Sozialhilfe und die Bundesvereinigung der kommunalen Spitzenverbände unter Beteiligung des Medizinischen Dienstes des GKV-Spitzenverbandes (siehe → *Medizinischer Dienst des Spitzenverbandes Bund der Krankenkassen*) Ende Januar 2009 eine Vereinbarung über die Kriterien der Veröffentlichung sowie der Bewertungssystematik getroffen.

Für alle Pflegeheime in Deutschland wird danach eine Gesamtnote und vier Teilnoten sowie eine Note für die Bewohnerbefragung gebildet. Die Noten richten sich nach der Schulnoten-Systematik und reichen von 1,0 (sehr gut) bis 5,0 (mangelhaft). Auf die Verwendung der Note ungenügend wurde verzichtet, weil am unteren Ende eine weitere Differenzierung für die Verbraucher nicht hilfreich ist.

Die Noten setzen sich aus insgesamt 82 Einzelbewertungen zusammen, die im Rahmen der gesetzlichen Überprüfung der Heime durch die Medizinischen Dienste der Krankenkassen ermittelt werden. Sie betreffen die Themenbereiche „Pflege und medizinische Versorgung", „Umgang mit demenzkranken Bewohnern", „soziale Betreuung und Alltagsgestaltung", „Wohnen, Verpflegung, Hauswirtschaft und Hygiene". Zusätzlich gibt es eine Bewohnerbefragung. Den Schwerpunkt bildet dabei der Bereich „Pflege und medizinische Versorgung" – aus diesem Bereich werden 35 Qualitätskriterien abgebildet. Die 18 Kriterien zur Zufriedenheit der Bewohner in der Einrichtung werden separat in einer eigenen Note dargestellt. Die Medizinischen Dienste haben die Prüfungen nach den neuen Vorgaben im Mai 2009 begonnen. Die ersten Veröffentlichungen im Internet erfogten ab dem Spätsommer 2009. Alle Pflegeheime müssen nach den gesetzlichen Vorgaben bis Ende 2010 nach den neuen Vorgaben geprüft sein.

Ambulante Pflegeeinrichtungen werden im Prinzip nach der gleichen Systematik geprüft. Hier wurden 49 Einzelkriterien vereinbart. Diese Kriterien sind den drei Bereichen „Pflegerische Leistungen", „Ärztlich verordnete pflegerische Leistungen" und „Dienstleistungen und Organisation" zugeordnet. Daneben wird auch hier eine Note für die „Befragung der Kunden" ausgewiesen.

Pflegeversicherung

Zur Absicherung des Pflegerisikos wurde zum 1. Januar 1995 mit dem Sozialgesetzbuch XI die gesetzliche Pflegeversicherung (GPV) als jüngster Zweig der Sozialversicherung eingeführt. Nach dem Grundsatz „Pflegeversicherung folgt → *Krankenversicherung*" wurde für → *GKV-Mitglieder* die soziale Pflegeversicherung (SPV) und für PKV-Vollversicherte und Beamte die private Pflegepflichtversicherung (PPV) geschaffen. In der SPV sind danach grundsätzlich alle GKV-Mitglieder versichert. In der PPV sind neben allen privat Krankenversicherten auch eine relativ geringe Anzahl freiwillig in der → *GKV* versicherte Personen erfasst, die sich von der SPV befreien ließen und für den privaten Pflegeversicherungsschutz optiert haben. Versichert sind in der PPV außerdem – auf Grund einer mit der gesamten → *privaten Krankenversicherung* vereinbarten Mitversicherungsgemeinschaft – die Mitglieder der Postbeamtenkrankenkasse und der Krankenversorgung der Bundesbahnbeamten.

Die Pflegeversicherung war von Anfang an nicht als Vollversicherung konzipiert, die die gesamten Kosten einer benötigten Pflege abdecken sollte. Vielmehr sollten die Zahlungen der Standarddeckrente und die Leistungen der Pflegeversicherung zusammen ausreichen, um zu verhindern, dass der Pflegebedürftige zum Sozialhilfeempfänger wird.

Die SPV-Beiträge werden wie die GKV-Beiträge in Abhängigkeit vom Arbeitsentgelt bis zur → *Beitragsbemessungsgrenze* berechnet und paritätisch von Arbeitnehmern und Arbeitgebern getragen. Der → *Beitragssatz* betrug bei der Einführung 1995 zunächst 0,7 Prozent. Zum 01.01.1996 – dem Beginn des Anspruchs auf stationäre → *Pflege* – wurde der Beitragssatz dann auf 1,7 Prozent erhöht. Zur Kompensation der zusätzlichen Erhebung des Arbeitgeberanteils der Pflegeversicherung wurde seinerzeit in allen Ländern bis auf Sachsen der Buß- und Bettag als Feiertag gestrichen. In Sachsen beträgt der Arbeitgeberanteil wegen des nicht gestrichenen Feiertages nur 0,35 Prozent.

Zum 1. Januar 2005 hat die Regierungskoalition die Vorgabe des Bundesverfassungs-

Pflichtversicherung

gerichtes umgesetzt, SPV-Mitglieder mit Kindern beitragsmäßig besser als kinderlose Mitglieder zu stellen. Kinderlose SPV-Mitglieder, die über 23 Jahre alt sind und nach dem 31.12.1939 geboren worden sind, müssen einen Sonderbeitrag in Höhe von 0,25 Prozent ihrer beitragspflichtigen Einnahmen zahlen. Arbeitgeber müssen sich daran nicht beteiligen. Die Mehreinnahmen werden auf 700 Millionen Euro pro Jahr geschätzt.

Der Beitrag in der privaten Pflegeversicherung wird – im Gegensatz zur SPV – grundsätzlich nach dem → *Kapitaldeckungsverfahren* (siehe Kapitaldeckung) kalkuliert, auch wenn für die Kappungen der Beiträge auf den Höchstbeitrag der SPV und die beitragsfreie Versicherung von Kindern Umlagekomponenten eingeführt worden sind. Die Beitragsberechnung erfolgt geschlechtsneutral nach dem → *Risikoäquivalenzprinzip*. Durch die bereits genannten Beitragskappungen werden Härten vermieden.

Da die Leistungspflicht für ambulante Pflege erst zum 1.4.1995 und für stationäre Pflege erst zum 1.1.1996, die Beitragspflicht aber bereits zum 1.1.1995 bestand, konnte in der ansonsten umlagefinanzierten SPV eine Rücklage angespart werden. Sie erreichte 1998 mit 4,99 Mrd. Euro ihren höchsten Stand. Seit 1999 sind die Ausgaben der SPV höher als die Einnahmen. Ende 2004 betrug die Rücklage der SPV nach Angaben des BMGS 3,4 Mrd. EUR, was etwa 2,3 Monatsausgaben entspricht.

Die PPV ist prinzipiell kapitalgedeckt, das heißt, dass in der PPV Alterungsrückstellungen gebildet werden. Jedoch werden in der PPV zeitlich begrenzt über eine Umlage zu Lasten jüngerer Versicherter Alterungsrückstellungen für ältere Jahrgänge nachfinanziert.

Die Wartezeiten und Leistungen in der SPV und PPV sind grundsätzlich gleich. Sachleistungen in der SPV werden in der PPV allerdings grundsätzlich auf dem Wege der Kostenerstattung gewährt.

Die → *Leistungen* der Pflegeversicherung sind seit ihrer Einführung nicht dynamisiert worden. Daher unterliegen diese Leistungen einer schleichenden Entwertung. Reformbedarf in der Sozialen Pflegeversicherung gibt es allerdings nicht nur in der Frage der Leistungsdynamisierung und der → *Finanzierung*. Vielmehr gibt es eine bereits länger anhaltende Diskussion über pflegefachliche wie medizinische Reformerfordernisse, über die eindeutige Abgrenzung oder bessere Abstimmung der Pflegeleistungen mit Leistungen anderer sozialer Sicherungssysteme wie z. B. der → *Rehabilitation* sowie um eine Stärkung der Selbstbestimmung der Pflegebedürftigen. Einigkeit besteht dabei vor allem über eine Reform der ungenügenden Versicherungsleistungen für Demenzkranke.

Aktuell wird über eine grundlegende Reform der Finanzierungsgrundlagen der gesetzlichen Pflegeversicherung diskutiert. Dabei stehen sich insbesondere zwei Modelle gegenüber: Das eine Modell sieht die Einführung einer → *Bürgerversicherung* in der Pflege vor. Danach würden alle diejenigen, die sich bisher in der Privaten Pflegeversicherung versichern konnten, in die Soziale Pflegeversicherung übernommen. Außerdem soll in diesem Modell die Einkommensbasis für die Beitragsbemessung auf weitere Einkommensarten ausgedehnt werden, insbesondere auf Kapitaleinkommen.

Das zweite Modell sieht die – schrittweise – Einführung einer → *Kapitaldeckung* für die gesamte Gesetzliche Pflegeversicherung sowie die Abkoppelung der Beitragsbemessung vom Lohn vor. Mit der Kapitaldeckung würde ein wesentliches Element der PPV für die gesamte GPV übernommen werden.

Pflichtversicherung

Die Versicherungszweige innerhalb der Sozialversicherung sind in Deutschland grundsätzlich als Pflichtversicherungen ausgebildet, das heißt, es besteht eine Pflicht zur Versicherung in bestimmten, als Körperschaften öffentlichen Rechts ausgebildeten Pflichtversicherungen. Dabei handelt es sich um die Rentenversicherungs-Anstalten, die Arbeitslosenversicherung, die → *Unfallversicherungs*-Anstalten, die gesetzlichen → *Krankenkassen* sowie die soziale → *Pflegeversicherung.*

Allerdings gibt es die Möglichkeit, dass sich Personen, die normalerweise der Versicherungspflicht unterliegen, unter bestimmten Voraussetzungen von dieser Versicherungspflicht befreien lassen können bzw. aufgrund gesetzlicher Bestimmungen befreit sind.

In der Krankenversicherung und damit auch in der Pflegeversicherung gilt: Ein Arbeiter oder Angestellter ist nur dann in der → *gesetzlichen Krankenversicherung* (GKV) versicherungspflichtig, wenn sein regelmäßiges Jahresarbeitsentgelt die → *Versicherungspflichtgrenze* (auch: Jahresarbeitsentgeltgrenze) nicht übersteigt. Wenn das regelmäßige Jahresarbeitsentgelt diese Grenze überschreitet, ist der Arbeiter oder Angestellte in der Krankenversicherung versicherungsfrei. Dies bedeutet, dass der Arbeitnehmer selbst entscheiden kann, ob er in der GKV bleibt oder in die → *private Krankenversicherung (PKV)* wechselt. Die Versicherungspflichtgrenze (allgemeine Jahresarbeitsentgeltgrenze) in der gesetzlichen Kranken- und Pflegeversicherung liegt im Jahr 2010 bei 4.162,50 Euro monatlich beziehungsweise 49.950 Euro pro Jahr.

Auch für andere Lebensrisiken, die nicht durch die verschiedenen Zweige der Sozialversicherung abgedeckt werden, hat der Gesetzgeber zum Teil eine Versicherungspflicht erlassen, so zum Beispiel für die Kfz-Haftpflicht. Im Gegensatz zur Sozialversicherung ist hier aber die Wahl der Versicherung unter den verschiedenen Angeboten der privaten Versicherungswirtschaft frei.

Pharmaindustrie

Gebräuchliche Kurzform für den Begriff Pharmazeutische Industrie oder Arzneimittelindustrie.

In der Bundesrepublik Deutschland gab es im Jahr 2008 laut Unternehmensregister des Statistischen Bundesamtes 878 pharmazeutische Unternehmen. Weitere Informationen finden sich in Teil 2, Kapitel 6 Kenndaten des Arzneimittelmarktes (Apotheken und Pharmazeutische Industrie).

Pharmaverbände

Die Interessen der → *Pharmazeutischen Industrie* in Deutschland werden durch verschiedene Verbände vertreten. Unter dem Dach des Verbandes der Chemischen Industrie (VCI) sind der VFA und der BPI organisiert. Der VFA vertritt auch die deutschen Unternehmen im europäischen Dachverband der Pharmazeutischen Verbände EFPIA (European Federation of Pharmaceutical Industries and Associations). International agierende → *Arzneimittel*-Hersteller und Biotechnologie-Konzerne sind in der amerikanischen PhRMA (Pharmaceutical Research and Manufacturers of America) organisiert.

- VFA – → *Verband Forschender Arzneimittelhersteller* e. V.: Als Wirtschaftsverband in Deutschland vertritt der VFA 46 forschende Arzneimittelhersteller und über 100 Tochter- und Schwesterfirmen. Die Mitglieder des VFA repräsentieren mehr als zwei Drittel des gesamten deutschen Arzneimittelmarktes und beschäftigen in Deutschland rund 91.000 Mitarbeiter, davon sind 17.000 für die Erforschung und Entwicklung von Arzneimitteln tätig. Vorläufer des VFA war die MPS (Medizinisch-Pharmazeutische Studiengesellschaft e. V.), aus der 1994 der VFA entstand. Der VFA vertritt auch die deutschen Unterneh-

men im europäischen Dachverband EFPIA.
- VFA Bio – Biotechnologie im Verband Forschender Arzneimittelhersteller e. V.: Für derzeit 23 Unternehmen setzt sich VFA Bio für die Biotechnologie-Interessen im VFA ein, um das medizinische und wirtschaftliche Potenzial der Biotechnologie besser zu nutzen und Deutschland zum führenden Biotechnologiestandort Europas zu machen.
- BPI – → *Bundesverband der Pharmazeutischen Industrie* e. V.: Über 260 eher mittelständische Unternehmen mit rund 72.000 Mitarbeitern sind im BPI zusammengeschlossen. Klassische Pharma-Unternehmen, Pharma-Dienstleister genauso wie Unternehmen aus dem Bereich der Biotechnologie, der pflanzlichen Arzneimittel und der Homöopathie/Anthroposophie werden durch den national und international agierenden Industrieverband vertreten. Divergierende Interessen führten 1994 zum Austritt der forschenden Mitgliedsunternehmen und deren Neuorganisation im VFA. Ziel des BPI ist die Weiterentwicklung des Gesundheitswesens unter intensiver Beteiligung an der gesundheitspolitischen Reformdiskussion. Er sieht sich gleichermaßen als Interessenvertretung und als Dienstleistungsorganisation.
- BAH – Bundesfachverband der Arzneimittelhersteller: Im BAH sind rund 320 mittelständische Arzneimittelhersteller oft mit dem Schwerpunkt Phytopharmaka und rund 130 Einzelpersonen organisiert. Ziel ist zum einen die fachkundige Unterstützung der Mitgliedsfirmen im Gesetzgebungsprozess, zum anderen die Unterstützung der politischen Entscheidungsprozesse. Sitz ist Bonn.
- Pro Generika e. V.: Als Wirtschaftsverband vertritt er die Interessen von rund 20 kleinen und großen → *Generika*-Herstellern in Deutschland. Ziel ist die politische Interessenvertretung der Mitglieder und der verstärkte Einsatz von Generika in Deutschland.
- Deutscher Generikaverband e. V.: Der Deutsche Generikaverband vertritt die Interessen von kleineren Generikaherstellern. Ziel ist die Förderung des Wettbewerbs und die Gestaltung der dazu notwendigen Rahmenbedingungen.

PKV

Siehe → *Krankenversicherung, private*.

Poliklinik

Allgemeine Bezeichnung für eine → *Krankenhaus*abteilung zur ambulanten Diagnostik und Behandlung von Patienten.

In der ehemaligen DDR wurde die ambulante Versorgung der Bevölkerung im Wesentlichen über Polikliniken bzw. Ambulatorien sichergestellt. Solche Polikliniken waren üblicherweise den Krankenhäusern angegliederte Abteilungen zur ambulanten Patientenbehandlung. Nachdem insbesondere Verbände niedergelassener Ärzte in der Bundesrepublik im Zuge der Wiedervereinigung auf die Abschaffung der DDR-Polikliniken gedrängt hatten, wurden die verbliebenen Polikliniken schließlich gesetzlich mit einem Bestandsschutz gesichert. Im SGB V, § 311 Abs. 2 heißt es dazu:

Die im Beitrittsgebiet bestehenden ärztlich geleiteten kommunalen, staatlichen und freigemeinnützigen Gesundheitseinrichtungen einschließlich der Einrichtungen des Betriebsgesundheitswesens (Polikliniken, Ambulatorien, Arztpraxen) sowie diabetologische, nephrologische, onkologische und rheumatologische Fachambulanzen nehmen in dem Umfang, in dem sie am 31. Dezember 2003 zur vertragsärztlichen Versorgung zugelassen sind, weiterhin an der vertragsärztlichen Versorgung teil.

Als eine moderne Form der Polikliniken gelten heute die mit dem → *GKV-Moder-*

nisierungsgesetz (GMG) zum 1. Januar 2004 zugelassenen → *Medizinischen Versorgungszentren*.

In den alten Bundesländern werden die Hochschulambulanzen ebenfalls als Polikliniken bezeichnet. Sie haben nach dem → *Sozialgesetzbuch* (SGB V § 117) einen Anspruch auf Zulassung zur ambulanten ärztlichen Behandlung.

Portal

Von lateinisch „porta" für Tür, Pforte.

Verallgemeinert ein zentraler Zugang zu bestimmten Informationen, Diensten oder Leistungen.

Der Begriff des Portals wird im → *Gesundheitsmarkt* seit einiger Zeit in zwei grundsätzlichen Bedeutungen verwendet: Zum einen wird von (Gesundheits-) Portalen im Internet gesprochen, über die der Nutzer Zugang zu umfassenden Informationen zum Thema Gesundheit und gesundheitliche Versorgung erhält. Dabei wird über die Qualität der dort angebotenen Informationen diskutiert, weil werbliche bzw. Absatz-Interessen und entsprechend gefärbte Aussagen die sachlichen Informationen überlagern können. Andererseits bemühen sich die Anbieter solcher Informationsportale zum Thema Gesundheit darum, über Zertifizierungen, Beiräte etc. Vertrauen in die Qualität der angebotenen Informationen zu wecken.

Als Reaktion auf die Diskussion um die Qualität und Unabhängigkeit von solchen Portalen wurde im Februar 2006 vom → *Institut für Qualität und Wirtschaftlichkeit im Gesundheitswesen* (IQWiG) unter der Internet-Adresse www.gesundheitsinformation.de eine nach Angaben des IQWiG und des → *Bundesministeriums für Gesundheit* (BMG) unabhängige Gesundheitsplattform im Internet geschaffen. Die Entwicklung der Plattform erfolgt nach IQWiG-Angaben in enger Abstimmung mit anerkannten Fachleuten, Patientenvertretern und der → *Patientenbeauftragten*. Das Institut für Qualität und Wirtschaftlichkeit im Gesundheitswesen (IQWIG) wurde im Zuge der Gesundheitsreform am 1. Juni 2004 als private Stiftung gegründet und ist im Auftrag des → *Gemeinsamen Bundesausschusses* (G-BA) oder des Bundesgesundheitsministeriums tätig. Es soll sowohl Fachkreisen wie der breiten Öffentlichkeit gesicherte Informationen zu medizinischen Sachverhalten liefern.

Die zweite Bedeutung des Begriffes Portal im Gesundheitsmarkt betrifft die eines Portals oder Zugangs zu medizinischen Leistungen, insbesondere im Sinne einer Portalklinik bzw. → *Teleportalklinik*. Über die dabei geschaffenen Portale sollen die Patienten Zugang zu medizinischen Leistungen erhalten, die nicht unbedingt am Ort vorgehalten werden, aber über telemedizinische Anwendungen dennoch den Patienten im Rahmen des Portals zur Verfügung stehen.

Portalklinik

Siehe → *Teleportalklinik*.

Positionierung, strategische

Die aktive Planung, Gestaltung sowie die Kontrolle des Unternehmens- oder Produktimages am Markt, um ein Produkt, eine Dienstleistung, ein Geschäftsfeld, eine Marke oder ein Unternehmen in den Augen der Nachfrager oder der Zielgruppe klar von ähnlichen Produkten bzw. Dienstleistungen konkurrierender Anbieter bzw. von Unternehmen mit einem ähnlichen Angebot zu unterscheiden.

Wesentliche Schritte der strategischen Positionierung sind:

- die strategische Analyse der aktuellen Positionierung am Markt
- der Vergleich der Positionierung mit konkurrierenden Unternehmen

- die Definition der geplanten Positionierung und der damit zu erreichenden Ziele
- gezielte Aktivitäten in den Bereichen Marketing und Kommunikation, um die gewünschte Positionierung zu erreichen.

Auf dem → *Gesundheitsmarkt* sind Bemühungen um eine systematische strategische Positionierung von → *Gesundheitsunternehmen* erst mit der verstärkten Wettbewerbsorientierung aufgetreten. Mittlerweile bemühen sich viele Gesundheitsunternehmen und insbesondere → *Krankenhäuser* bzw. Klinikgruppen um eine klare Positionierung ihrer Dienstleistungen bzw. ihrer → *Marke* auf dem relevanten Markt.

Positivliste

Eine Liste, die jene → *Arzneimittel* umfasst, welche zu Lasten der → *gesetzlichen Krankenversicherung (GKV)* verschrieben werden dürfen.

Ziel einer Positivliste ist die qualitative Verbesserung der Arzneimittelversorgung in der GKV sowie die Eindämmung der Arzneimittelkosten. Es soll eine Nutzenbewertung der Arzneimittel über die Kriterien der → *Zulassung* hinaus vorgenommen werden.

Eine Positivliste ist trotz mehrerer gesetzgeberischer Versuche in Deutschland bisher nicht eingeführt worden.

Präferenz

Begünstigung, Vorliebe. Die Bevorzugung einer Alternative. In den Wirtschaftswissenschaften (Preis- und Nutzentheorie) bezeichnet der Begriff die Bevorzugung eines bestimmten Gutes aus einer eigentlich homogenen Gütergruppe, wobei die Bevorzugung in einer persönlichen, sachlichen, räumlichen oder zeitlichen Präferenz der Nachfrager bzw. dem erwarteten Grad der Befriedigung eines bestehenden → *Bedürfnisses* begründet sein kann.

Die Herausbildung von Präferenzen der Patienten ist letztlich das Ziel von Markenbildungsprozessen auf dem → *Gesundheitsmarkt*. Denn nach Wöhe unterscheiden sich auf unvollkommenen Märkten die Anbieter gleicher oder ähnlicher Waren oder Dienstleistungen durch die zwischen ihnen und ihrer jeweiligen Konkurrenz bestehenden Präferenzen.[6] Und Steinhausen führte aus: „→ *Krankenhaus*-→ *Marken* sind als neuartige Ausprägungsform der Kundenorientierung zu verstehen. Mit der Marke verbindet man Vertrauen, Glaubwürdigkeit, eine konstant hohe bzw. stetig steigende Leistungsqualität sowie ein einzigartiges Nutzenversprechen. Die Etablierung von Marken ist als vertrauensbildende Maßnahme zu verstehen, die zur Stabilisierung und Ausweitung von Kunden- bzw. Patientenbeziehungen führt. Die Zielsetzung von Krankenhausmarken ist die aktive Beeinflussung der Auswahlentscheidung von → *Patienten*, → *Einweisern* und Kostenträgern."[7]

Prävalenz

Begriff der → *Epidemiologie*, mit dem die gesamte Anzahl der an einer Krankheit oder einem Symptom Erkrankten in einer definierten Population zu einem definierten Zeitpunkt oder in einem bestimmten, abgegrenzten Zeitraum bezeichnet wird.

Prävalenz dient damit als Maßzahl zur Beschreibung aller an einer bestimmten Krankheit oder einem bestimmten Symptom Erkrankten in einer abgegrenzten Population.

Prävalenz und → *Inzidenz* stehen in einem engen Zusammenhang zueinander: Mit

---

[6] Wöhe, Günter: Einführung in die Allgemeine Betriebswirtschaftslehre; München 1990, S. 667.
[7] Medizin.de; Interview vom 19.04.2004.

steigender Inzidenz und/oder steigender Krankheitsdauer steigt auch die Prävalenz.

Prävention

Als Prävention (vom lateinischen praevenire „zuvorkommen, verhüten") bezeichnet man vorbeugende Maßnahmen, durch die das Auslösen oder die Verschlimmerung von Krankheiten vermieden werden kann.

Ein traditioneller Schwerpunkt der → *Gesundheitspolitik* sind vorbeugende Maßnahmen zur Vermeidung späterer Erkrankungen mittels Präventionsprogrammen. Damit sind alle Gesundheitsleistungen gemeint, die zur systematischen Gesundheitsvorsorge beitragen. Man unterscheidet dabei drei Stufen der Prävention je nach Zeitpunkt der Maßnahmen:

- Zur primären Prävention (= Gesundheitsförderung) gehören Maßnahmen, die Krankheiten vermeiden, wie z. B. Impfungen, Aufklärungsmaßnahmen über die gesundheitsschädigende Wirkungen des Rauchens und Aufklärungskampagnen zu sexuell übertragbaren Erkrankungen.
- Zur sekundären Prävention (= Früherkennung) gehören Maßnahmen, die eine Verschlimmerung vorhandener Erkrankungen verhüten, indem diese frühzeitig erkannt werden. Als Beispiele gelten die Krebsfrüherkennung oder die Fruchtwasseruntersuchung bei Schwangerschaften.
- Tertiäre Prävention (= Rückfallvermeidung) setzt bei Krankheitszuständen an, deren Ablauf nur im Schweregrad, nicht aber grundsätzlich beeinflusst werden kann.

Darüber hinaus unterscheidet man Verhaltensprävention und Verhältnisprävention. Erstere versucht Einfluss auf das individuelle Verhalten der Person zu nehmen, z. B. durch Kurse zur gesunden Ernährung. Letztere bezieht sich auf Veränderungen der Umwelt einer Person.

Präventionsmaßnahmen werden in Deutschland nur teilweise von der → *gesetzlichen Krankenversicherung* (GKV) finanziert. Hierzu zählen beispielsweise Mutterschaftsvorsorge, Früherkennung von Krankheiten und Vorsorgeuntersuchungen bei Kindern.

Nachdem Leistungen zur Gesundheitsförderung mit dem Beitragsentlastungsgesetz (1997) aus dem → *Leistungskatalog* der gesetzlichen Krankenversicherung entfernt worden waren, sind Präventionsleistungen als Soll-Leistungen der → *Krankenkassen* im Rahmen des GKV-Reformgesetzes 2000 wieder eingeführt worden.

Mit der Neufassung der §§ 20–23 → *Sozialgesetzbuch V* durch das GKV-Reformgesetz 2000 wurde die Bedeutung der Prävention in der Bundesrepublik wieder gestärkt. In § 20 Abs. 3 SGB V wird den Krankenkassen zugestanden, dass sie einen festen, jährlich steigenden Betrag (2,74 Euro im Jahr 2006) pro Versichertem im Jahr für Prävention aufwenden dürfen. Mit dem → *GKV-Wettbewerbsstärkungsgesetz* (GKV-WSG) wurden Impfungen bundeseinheitlich zu Pflichtleistungen der gesetzlichen Krankenkassen (§ 20d Abs. 1, SGB V). Des Weiteren schließen Krankenkassen Verträge über die Durchführung von Schutzimpfungen ab (§ 132e, SGB V), um die Impfrate in Deutschland zu erhöhen. Ein umfassendes Präventionsgesetz, welches unter anderem die Finanzierung neu regeln soll, ist bis dato nicht verabschiedet worden.

Aus ökonomischer Sicht sind Leistungen zur Prävention in der Regel nur langfristig vollständig zu beurteilen, da Kosten und Wirkung (also die Senkung des Erkrankungsrisikos) in den überwiegenden Fällen zeitlich besonders weit auseinander fallen. So fallen beispielsweise die Kosten von Vorsorgeuntersuchungen gegen Karies sofort an, die möglichen Einsparungen durch Vermeidung von Karies gegebenenfalls erst Jahre später. Dies erschwert die Messung und Bewertung des Ergebnisses und macht eine ökonomische Evaluation solcher Maßnahmen problematisch, wenn nicht sogar unmöglich. Speziell bei Impfungen gegen Infektionskrankheiten kommen Probleme der epidemiologischen Erfassung und Messung vermiedener Ansteckungen hinzu.

Der → *Sachverständigenrat zur Begutachtung der Entwicklung im Gesundheitswesen* hat in seinem Gutachten 2005 mit dem Titel „Koordination und Qualität im Gesundheitswesen" nachdrücklich eine Stärkung der Prävention gefordert: Langfristig betrachtet müsse die → *Gesundheitspolitik* „stärker als bisher mit der Bildungs-, Wirtschafts- und Sozialpolitik verknüpft werden, um die Gesundheitschancen von Individuen und Bevölkerungsgruppen zu verbessern", heißt es im Gutachten. Wirksam seien auch „präventive Maßnahmen, die ökonomische Anreize nutzen". So habe sich gezeigt, dass Preiserhöhungen den Zigarettenkonsum tendenziell senkten. Auch die uneinheitliche Besteuerung des Alkohols sollte überprüft und gegebenenfalls zu Gunsten einer einheitlichen Alkoholsteuer verändert werden, die sich ausschließlich am Alkoholgehalt orientiere und alle alkoholischen Getränke in die Besteuerung einbeziehe. Krankenkassen könnten mit Bonusmodellen zusätzliche Anreize für die betriebliche Gesundheitspolitik setzen, deren Potenzial noch nicht ausgeschöpft würde.

Präventionsgesetz

Erstmals im Jahr 2004 eingebrachtes Gesetzesvorhaben, das auf Bundesebene Voraussetzungen für eine intensivere → *Prävention* bieten soll. Kernpunkt des Präventionsgesetzes, das im Sommer 2005 und erneut im Jahr 2007/2008 scheiterte, war eine nationale Stiftung "Gesundheitsförderung und gesundheitliche Prävention", die von der → *Sozialversicherung* getragen und finanziert werde und an deren Finanzierung auch die → *private Krankenversicherung* beteiligt sein sollte. Das Finanzierungsvolumen sollte 350 Millionen Euro jährlich betragen, wovon die → *gesetzliche Krankenversicherung* 250 Millionen Euro aufbringen sollte.

Aufgabe der Stiftung sollte es vor allem sein, Präventionsziele zu entwickeln, verbindliche Qualitätsstandards einzuführen, Präventionskampagnen zu organisieren und → *Modellvorhaben* durchzuführen.

Praxis

Synonym für Erfahrung auf einem Arbeitsgebiet. Auch gebräuchliche Bezeichnung für die Räumlichkeiten, in denen niedergelassene Ärzte, Zahnärzte und Tierärzte oder auch Heilpraktiker, Steuerberater oder Rechtsanwälte ihren Beruf ausüben.

Praxisbesonderheiten

Der → *Arzt* kann im Rahmen eines Regresses mit so genannten Praxisbesonderheiten argumentieren. Darunter sind neben praxisrelevanten Merkmalen wie Anfängerpraxis, extrem teure Einzelfälle auch bestimmte Indikationsgebiete zu verstehen. Hierzu zählen insbesondere die Anlage 2 und Anlage 3 der Bundesempfehlung zu → *Richtgrößen* zwischen → *Kassenärztlicher Bundesvereinigung* und → *Spitzenverbänden der Krankenkassen*.

Die Anlage 2 der Bundesempfehlung wurde von den Spitzenverbänden der Krankenkassen gekündigt und war bis zum 31.12.2003 gültig. Trotzdem wird diese Anlage in vielen Bundesländern genutzt.

Die Anlage 3 der Bundesempfehlung ist weiterhin ungekündigt. Diese ist eine Übersicht von Indikationsgebieten zur Berücksichtigung als Praxisbesonderheit bei → *Wirtschaftlichkeitsprüfungen*. Dazu gehören z. B.

- Therapie bei behandlungsbedürftigen Begleiterkrankungen bei HIV-Infektionen
- Insulintherapie bei insulinpflichtigem Diabetes.

Die Praxisbesonderheiten werden als Bestandteil der Arzneimittel- und → *Richtgrößenvereinbarung* in jeder KV individuell vereinbart.

Praxisbudget

Arztgruppenspezifische und fallzahlabhängige Obergrenzen für die insgesamt von einem → *Vertragsarzt* in einem Abrechnungszeitraum, normalerweise dem Quartal, abrechenbaren Leistungen. Das Praxisbudget wird in Punkten bemessen. Die Punktzahl stellt die Obergrenze für die Vergütung der Leistungen dar, die in der → *Praxis* im Laufe des Abrechnungszeitraums vergütet werden.

Dabei werden unterschiedliche Praxisbudgets für die verschiedenen Facharztgruppen festgelegt. Bei der Bemessung von Praxisbudgets werden außerdem unterschiedliche Fallzahlen berücksichtigt: Praxen mit hohen Fallzahlen erhalten damit ein größeres Budget als Praxen mit geringen Fallzahlen. Die Punktzahl wird außerdem noch nach Mitgliedern bzw. Familienangehörigen einerseits sowie nach Rentnern andererseits unterschieden.

Die Praxisbudgets wurden zum 1. Juli 1997 mit dem Ziel eingeführt, eine Mengenbegrenzung ärztlicher → *Leistungen* zu erreichen. Mitte 2003 sind sie wieder abgeschafft worden.

Praxisgebühr

Seit Anfang 2004 müssen die → *Versicherten* der → *gesetzlichen Krankenversicherung* (GKV) eine Praxisgebühr von zehn Euro beim ersten Arzt- und Zahnarztbesuch im Quartal bezahlen – eine Maßnahme, die durch das → *GKV-Modernisierungsgesetz* eingeführt worden ist. Diese Praxisgebühr fällt nur einmal pro Quartal an, unabhängig davon, wie oft der → *Patient* zum → *Arzt* geht und wie viele weitere Ärzte er aufsucht. Die Konsultierung weiterer Ärzte ist allerdings nur mit einer → *Überweisung* des ersten aufgesuchten Arztes von der Praxisgebühr befreit. Auch wer einen Arzt nur telefonisch konsultiert oder ein Rezept ausstellen lässt, muss bei der ersten Konsultation die Praxisgebühr entrichten.

Kinder und Jugendliche bis zum vollendeten 18. Lebensjahr sind generell von der Praxisgebühr befreit. Befreit von der Praxisgebühr sind auch Untersuchungen zur Vorsorge und Früherkennung, Kontrollbesuche beim → *Zahnarzt* sowie Arztbesuche für Schutzimpfungen.

Die Versicherten können sich für den Rest eines Kalenderjahres von → *Zuzahlungen* befreien lassen, wenn diese im laufenden Kalenderjahr zusammen – also neben der Praxisgebühr auch Zuzahlungen bei → *Arznei-*, → *Heil-* und → *Hilfsmitteln* sowie die Zuzahlungen bei Krankenhausaufenthalten – zwei Prozent, bei → *chronisch Kranken* ein Prozent der Bruttoeinnahmen überschreitet.

Die Praxisgebühr wird zwar von den niedergelassenen Ärzten, Zahnärzten und Psychotherapeuten einbehalten, die eingenommenen Beträge werden ihnen jedoch von ihren Honoraren abgezogen. Die Einnahmen aus der Praxisgebühr kommen also letztlich den gesetzlichen Krankenkassen zugute.

Praxisgemeinschaft

Eine Form der Kooperation von → *Ärzten* oder → *Zahnärzten*. Bei dieser Form der Kooperation werden von den Ärzten mit dem vorrangigen Ziel der Kostensenkung Praxisräume gemeinsam genutzt, jedes

Mitglied der Praxisgemeinschaft führt seine Praxis jedoch im Gegensatz zur → *Gemeinschaftspraxis* selbstständig und rechnet gegenüber den → *Kassenärztlichen* und Kassenzahnärztlichen → *Vereinigungen* (KVen/ KZVen) eigenständig ab.

Ein weiterer Unterschied zwischen Praxisgemeinschaft und Gemeinschaftspraxis besteht darin, dass die Praxisgemeinschaft laut § 33 Zulassungsverordnung für → *Vertragsärzte* nicht der Genehmigung durch den Zulassungsausschuss bedarf. Sie muss lediglich gegenüber der jeweils örtlich zuständigen KV bzw. der KZV angezeigt werden.

Praxisklinik

Das 1970 vom Gründer der → *Paracelsus-Kliniken* Prof. Dr. med. Hartmut Krukemeyer erstmals in Deutschland verwirklichte Modell der Praxisklinik stellte den Versuch dar, die ambulante und stationäre → *Patientenversorgung* in Deutschland räumlich und personell miteinander zu verbinden. Systematisch als neues Strukturelement in das deutsche Gesundheitswesen eingeführt wurde ein vergleichbares Modell jedoch erst mit der → *Integrierten Versorgung* (IV) und dem Modell des → *Medizinischen Versorgungszentrums* (MVZ) ab dem Jahr 2000 bzw. 2004.

Im Kern bedeutet das Praxisklinik-Konzept, dass sich → *Fachärzte* in einem Gebäude niederlassen, das gleichzeitig die Möglichkeit der stationären Patientenversorgung ermöglicht. Dazu müssen entsprechende räumliche und personelle Vorkehrungen getroffen werden. Für die Bereitstellung und Unterhaltung der Räumlichkeiten ist üblicherweise der Träger der Praxisklinik zuständig, der mit den dort tätigen Ärztinnen und Ärzten entsprechende Verträge über die Nutzung der Praxisräumlichkeiten ebenso wie über die Nutzung der übrigen Räume (bettenführende Stationen bzw. Abteilungen, OP-Räume usw.) sowie die Bereitstellung weiterer Dienstleistungen (Verwaltung, Facility Management, Speisenversorgung etc.) abschließt. Je nach verwirklichtem Modell können sowohl das Pflege- als auch das sonstige medizinische Hilfspersonal vom Träger der Praxisklinik oder den an der Praxisklinik niedergelassenen → *Ärzten* beschäftigt werden. In jedem Falle üben die niedergelassenen Fachärztinnen und Fachärzte gegenüber dem ärztlichen Assistenzpersonal, dem Pflegepersonal und sonstigen medizinischen Hilfskräften die Funktion von leitenden Ärzten aus. Auch für den Einsatz dieses Personals wird zwischen den in der Praxisklinik niedergelassenen Fachärzten und dem Träger der Praxisklinik eine vertragliche Vereinbarung getroffen.

Das Grundkonzept der Praxisklinik, wie es Krukemeyer in der 1970 eröffneten Praxisklinik Osnabrück als Pionier für Deutschland erstmals verwirklichte, wurde vom früheren Präsidenten der → *Bundesärztekammer* Prof. Dr. Dr. Ernst Fromm und dem ehemaligen Hauptgeschäftsführer des → *Verbandes der leitenden Krankenhausärzte* (VLK, seinerzeit noch Chefarztverband) Dr. Karl Jeute politisch propagiert. Vorbild für die von ihm umgesetzte Praxisklinik-Idee war für Krukemeyer jedoch auch das amerikanische Modell der engen Kooperation zwischen ambulanter und stationärer Patientenversorgung in der für die USA heute noch typischen parallelen Tätigkeit von Fachärzten in ihrer eigenen Praxis und in einer oder gar mehreren Kliniken. Insbesondere das Modell der Mayo Klinik in Rochester war für Krukemeyer Ausgangspunkt seines Versuchs, diese Form der Überwindung der für das deutsche Gesundheitswesen typischen institutionellen Trennung zwischen ambulanter Versorgung durch in eigener Praxis niedergelassene Ärzte und der stationären Versorgung durch zugelassene → *Krankenhäuser* zu überwinden. Das Praxisklinik-Konzept wurde später im Auftrag des Bundesforschungsministeriums am Beispiel der zweiten Praxisklinik des Paracelsus-Konzerns – der Ende der 70er Jahre des vorigen Jahrhunderts neu errichteten Paracelsus-Klinik Bad Ems – wissenschaftlich evaluiert.

Zentrale Vorteile des Praxisklinik-Konzeptes sind die Behandlung eines Patienten durch den gleichen Arzt im ambulanten und stationären Bereich, die besseren diagnostischen und therapeutischen Möglichkeiten durch das fachübergreifende Angebot der Praxisklinik, die Zusammenfassung der entsprechenden personellen und sachlichen Ressourcen, eine bessere wirtschaftliche Situation durch die gemeinsame Nutzung von Räumlichkeiten und Geräten sowie die systematische Verhinderung von Doppeluntersuchungen und Mehrfachtherapie durch die durchgehende ambulante, stationäre und nachstationäre Versorgung.

Die Praxisklinik konnte sich in Deutschland jedoch nicht wirklich durchsetzen. Von der Seite der niedergelassenen Ärzte wurden die Praxiskliniken vielfach als übermächtige Konkurrenz gesehen, die Krankenhausseite hielt Praxiskliniken für ein Einfallstor niedergelassener Ärzte in den Schutzbereich der stationären Versorgung.

Mittlerweile ist die Praxisklinik jedoch auch im → *Sozialgesetzbuch V* (SGB V) in Paragraph 115 „Dreiseitige Verträge und Rahmenempfehlungen zwischen Krankenkassen, Krankenhäusern und Vertragsärzten" rechtlich verankert. Dort heißt es unter anderem:

(1) Die Landesverbände der → Krankenkassen und die Verbände der → Ersatzkassen gemeinsam und die → Kassenärztlichen Vereinigungen schließen mit der → Landeskrankenhausgesellschaft oder mit den Vereinigungen der Krankenhausträger im Land gemeinsam Verträge mit dem Ziel, durch enge Zusammenarbeit zwischen → Vertragsärzten und zugelassenen Krankenhäusern eine nahtlose ambulante und stationäre Behandlung der → Versicherten zu gewährleisten.

(2) Die Verträge regeln insbesondere:
1. die Förderung des Belegarztwesens und der Behandlung in Einrichtungen, in denen die Versicherten durch Zusammenarbeit mehrerer Vertragsärzte ambulant und stationär versorgt werden (Praxiskliniken), (…).
Sie sind für die Krankenkassen, die Vertragsärzte und die zugelassenen Krankenhäuser im Land unmittelbar verbindlich.

Doch auch diese späte Aufnahme der Praxisklinik in die gesetzlichen Vorschriften für das deutsche → *Gesundheitswesen* brachte dem Modell keinen Durchbruch, weil sich der Abschluss dreiseitiger Verträge insgesamt immer stärker als ein Irrweg des Gesetzgebers herausstellte, der hier die → *Selbstverwaltung* mit Aufgaben betraute, die diese aufgrund ihrer klar widerstrebenden Interessenlage und der damit fehlenden Grundlage für die Einigung auf gemeinsame vertragliche Vereinbarungen nicht wirklich erfüllen konnte.

Mit der Einführung der Integrierten Versorgung und des Medizinischen Versorgungszentrums durch die jüngsten Gesundheitsreformen wurden zusätzlich zur – oder wohl eher anstelle der – Praxisklinik ähnliche Versorgungsformen in Deutschland systematisch ermöglicht. Damit erfahren die Zielsetzungen des Praxisklinik-Modells – die systematische institutionelle und personelle Integration von ambulanter und stationärer medizinischer Versorgung – zumindest eine späte prinzipielle Bestätigung.

Praxisnetz

Unter dem Begriff des Praxisnetzes versteht man kooperative Organisationsformen von niedergelassenen → *Ärzten*. Dabei können diese Kooperationen eine sehr unterschiedliche Intensität haben – beginnend bei losen Zusammenschlüssen, die vor allem den Informations- und Erfahrungsaustausch fördern, über feste Qualitätszirkel bis hin zu Praxisnetzen, die auch vertraglich eine feste Kooperation vereinbart haben und bei denen die Honorierung Bestandteil der Praxisnetz-Vereinbarungen ist. Im letzteren Fall wird das Praxisnetz Vertragspartner der → *Krankenkassen* für die Leistungen, die für die Patienten zu erbringen sind. Dabei kann das Praxisnetz insgesamt für die zwischen dem Netz und den Kassen vereinbarten Leistungen honoriert werden; das Praxisnetz verteilt die Honorare dann innerhalb des Netzes.

Teilweise werden auch die Schnittstellen zu den anderen Versorgungsbereichen wie → *Krankenhäusern*, Vorsorge- und → *Rehakliniken* und anderen Gesundheitsberufen mit einbezogen. Die rechtliche Basis von Praxisnetzen sind insbesondere Modellvorhaben und Strukturverträge. In diesem Rahmen haben auch die gesetzlichen Krankenkassen Verträge mit Praxisnetzen abgeschlossen. Ziel der Kassen sind dabei vor allem Qualitätsverbesserungen und eine erhöhte Wirtschaftlichkeit der medizinischen → *Versorgung*. Seit Inkrafttreten des → *GKV-Modernisierungsgesetzes* (GMG) können Krankenkassen und Praxisnetze auch im Rahmen der → *Integrierten Versorgung* Verträge abschließen.

Preis

Austauschverhältnis für auf dem Markt angebotene Waren und Dienstleistungen, in der Regel bildet Geld die Bezugsgröße für den Preis. Preisvorstellungen von Anbieter und Nachfrager stehen sich auf dem freien Markt gegenüber und sind Instrument der → *Preisbildung*. Der Schnittpunkt zweier Kurven, welche die jeweils zu einem Preis angebotenen beziehungsweise nachgefragten Mengen abbilden, zeigt den so genannten → *Marktpreis*. Besteht ein Ungleichgewicht von Angebot und Nachfrage, so steigt (Nachfrage größer als Angebot) oder sinkt (Nachfrage kleiner als Angebot) der Preis relativ zum Markt- bzw. Gleichgewichtspreis.

Entstehen Preise nicht wie der Marktpreis bei vollkommener Konkurrenz, sondern werden von Einzelnen oder Gruppen auf Grund von Marktmacht (Monopolstellung) oder auch administrativ oder durch den Staat festgesetzt oder maßgeblich beeinflusst, so spricht man von monopolistischen, administrierten oder Tarifpreisen.

Ein Beispiel für administrierte Preise auf dem Gesundheitsmarkt sind zum Beispiel die → *Arzneimittel-→ Festbeträge*. Sie stellen zwar selbst keine direkten Preisvorgaben für die Hersteller von Arzneimitteln dar, sondern die Höchstgrenze für die Erstattung der Kosten von Arzneimitteln durch die → *gesetzliche Krankenversicherung* (GKV) für die Präparategruppen, für die Festbeträge festgesetzt sind. Behält ein Arzneimittel-Hersteller einen höheren als den Festbetrags-Preis für sein Präparat bei, muss er damit rechnen, dass die Patienten auf andere Präparate ausweichen, da sie den den Festbetrag übersteigenden Anteil des Preises aus der eigenen Tasche bezahlen müssen. Durch den hohen Nachfrageanteil, den die GKV auf dem Arzneimittelmarkt besitzt, wirken die Festbeträge letztlich wie administrierte Preise, da sie einen erheblichen Druck in Richtung auf Preissenkungen für Arzneimittel mit Preisen oberhalb des Festbetrages ausüben.

Direkte Eingriffe stellen etwa die gesetzlich vorgegebenen Preisnachlässe bzw. Zwangsrabatte dar, zum Beispiel der Zwangsrabatt von 16 Prozent auf Arzneimittel, den die → *Pharmaindustrie* den Krankenkassen nach den Bestimmungen des → *GKV-Modernisierungsgesetzes* (GMG) § 132a, Absatz 1a, im Jahr 2004 gewähren musste. Dieser Zwangsrabatt wurde 2005 wieder auf sechs Prozent gesenkt. Auch das im am 1. Mai 2006 in Kraft getretene Arzneimittelverordnungs-Wirtschaftlichkeitsgesetz (AVWG) enthaltene zweijährige Verbot von Preiserhöhungen zu Lasten der GKV stellte eine staatliche Preisadministrierung dar.

Preisbildung

Man unterscheidet zwischen kostenorientierter, nachfrageorientierter und konkurrenzorientierter Preisbildung. Auf dem → *Gesundheitsmarkt* nimmt allerdings die Preisbildung aufgrund politischer, gesetzlicher oder administrativer Vorgaben einen breiten Raum ein.

Bei der kostenorientierten Preisbildung wird der Angebotspreis durch die Selbstkosten zuzüglich eines Gewinnzuschlages bestimmt. Erfolgt die Preisbildung nachfrageorientiert, so wird der Angebotspreis mit dem Ziel der Gewinnmaximierung allein an der Nachfrage nach einem Produkt ausgerichtet. Bei der konkurrenzorientierten Preisbildung wird der → *Preis* für ein Produkt in Anlehnung an den Preis eines konkurrierenden Anbieters festgelegt, oftmals wird ein Produkt zum Beispiel etwas billiger angeboten, um so → *Marktanteile* zu gewinnen. Hierbei läuft der Anbieter Gefahr, seine Kosten und Gewinne zu vernachlässigen.

Wird eine Ware oder Leistung von vielen Anbietern auf den Markt gebracht und in ähnlicher Menge nachgefragt, so bildet sich auf dem idealisierten, freien Markt bei vollkommener Konkurrenz ein Gleichgewichtspreis für die Ware/ Leistung, der so genannte → *Marktpreis*.

Auch auf dem Gesundheitsmarkt wurde in Teilbereichen lange Zeit mit kostenorientierten Preisen gearbeitet. Das wohl bekannteste Beispiel hierfür ist unter der Bezeichnung Kostendeckungsprinzip bei der Festlegung der → *Pflegesätze* für stationäre Behandlung im → *Krankenhaus* bekannt. Dabei sollten die Pflegesätze die Kosten eines sparsam und wirtschaftlich arbeitenden Krankenhauses decken. Es wurde 1993 durch ein neues, stärker an den Leistungen des Krankenhauses orientiertes Vergütungssystem abgelöst. Bis zum Jahr 2009 wurde ein auf dem → *G-DRG*-System aufbauendes Vergütungssystem auf der Basis von → *Fallpauschalen* eingeführt.

Beispiele für administrierte Preise auf dem Gesundheitsmarkt sind zum Beispiel die → *Festbeträge* für → *Arzneimittel* und → *Hilfsmittel*. Die entsprechenden gesetzlichen Regelungen geben den gesetzlichen Krankenkassen das Recht, Höchstpreise für die Erstattung der Kosten von bestimmten Gruppen von Arzneimitteln und Hilfsmitteln festzulegen.

Preiselastizität

Der Begriff Preiselastizität beschreibt die Veränderlichkeit unterschiedlicher ökonomischer Größen bezogen auf Preisänderungen. Vor allem ist damit die Preiselastizität der → *Nachfrage* gemeint, welche angibt, wie sich eine Preisänderung auf die Nachfrage nach der entsprechenden Ware oder Leistung auswirkt. Im Normalfall führt eine Preiserhöhung zu einem Rückgang der Nachfrage.

Die Preiselastizität der Nachfrage ist definiert als relative Mengenänderung dividiert durch relative Preisänderung:

$$N_\varepsilon = \frac{\frac{dN}{N}}{\frac{dP}{P}}$$

Ist N_ε gleich eins, so spricht man von einer einheitselastischen Nachfrage, eine Preisänderung bestimmter Größe bewirkt eine Nachfrageänderung gleicher Größe. Wenn N_ε größer eins ist, spricht man von einer elastischen Nachfrage, die Nachfrage ändert sich stärker als der → *Preis* – meist sinkt die Nachfrage in diesem Fall also stärker, als der Preis angehoben wurde. Bei N_ε

Preiskalkulation

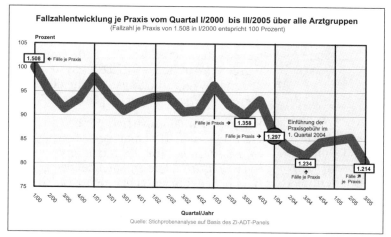

Abb. 1:
Fallzahlenentwicklung je Praxis vom Quartal I/2000 bis III/2005 über alle Arztgruppen.
Quelle: Zentralinstitut für die kassenärztliche Versorgung in der Bundesrepublik Deutschland.

gleich null hat eine Preisänderung keine Auswirkung auf die Nachfrage.

Dass es auch auf dem → *Gesundheitsmarkt* durchaus eine der Preiselastizität der Nachfrage gleiche oder ähnliche Reaktion gibt, obwohl es sich nicht um einen vollkommenen Markt handelt, hat das Beispiel der Einführung der → *Praxisgebühr* in Höhe von zehn Euro beim ersten Besuch des → *Arztes* oder → *Zahnarztes* in einem Quartal durch das → *GKV-Modernisierungsgesetz* (GMG) Anfang 2004 gezeigt: Im Anschluss an diese Quasi-Preiserhöhung des bis dahin freien Gutes Arztbesuch ist die Inanspruchnahme von Ärzten durch Versicherte der → *gesetzlichen Krankenversicherung* (GKV) in Deutschland deutlich zurückgegangen (siehe Abb. 1). Der Arztbesuch war bis dahin insofern faktisch ein freies Gut, als dass der Versicherte der GKV außer seinem unabhängig von aktuellen Erkrankungen in jedem Fall zu zahlenden GKV-Beitrag für den einzelnen Besuch bei einem zur Behandlung von GKV-Versicherten berechtigten Arzt keinerlei Zahlungen zu leisten hatte.

Preiskalkulation

Kalkulation von lat. „calculare" für rechnen, berechnen. Im kaufmännischen Sinne eine Berechnung, mit der die Kosten einer Leistungseinheit beziehungsweise der Selbstkostenpreis eines Produktes ermittelt werden. Der Selbstkostenpreis stellt gleichzeitig die untere Grenze des → *Marktpreises* für ein Produkt dar. Man unterscheidet die Vorkalkulation, mit der vor der Herstellung einer Ware beziehungsweise vor dem Angebot einer Dienstleistung die voraussichtlichen Kosten errechnet werden, sowie die Nachkalkulation, mit deren Hilfe die tatsächlich entstandenen Kosten der Ware oder Dienstleistung überprüft werden, um sie mit der Vorkalkulation zu vergleichen sowie um eventuelle Anpassungen des → *Preises* vorzunehmen.

Der Begriff Preiskalkulation bezeichnet auf dieser Basis die Berechnung eines Endverbraucherpreises, also des Preises, für den eine Ware oder Dienstleistung letztlich auf dem Markt angeboten wird. Je nach Art und Menge der Ware oder Dienstleistung kommen unterschiedliche Kalkulationsmethoden zum Einsatz, zum Beispiel die Kostenrechnung, die Äquivalenzziffernkalkulation oder die Zuschlagskalkulation.

Preiskalkulation

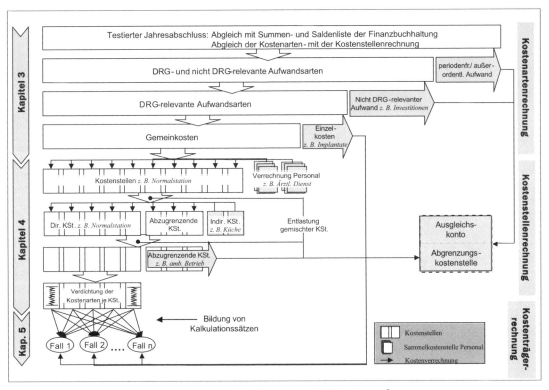

Abb. 1: Arbeitsschritte zur Ermittlung der Rohfallkosten im G-DRG-System[8]
Quelle: Kalkulation von Fallkosten-Handbuch zur Anwendung in Krankenhäusern; Version 2.0, 31. Januar 2002

Auf dem → *Gesundheitsmarkt* kommt die hier dargestellte Preiskalkulation nur für nicht politisch bzw. administrativ festgesetzte oder stark beeinflusste Preise in Frage. Betrachtet man das → *G-DRG*-basierte → *Fallpauschalen*-System, das zur Zeit in Deutschland in den → *Krankenhäusern* eingeführt wird, als Preissystem, handelt es sich bei der Kalkulation der Kosten, die jährlich vorgenommen wird, um einen Basisschritt zur Preiskalkulation für den Krankenhausbereich. Im Kalkulationshandbuch[8] für das deutsche DRG-System heißt es hierzu:

Ein wesentlicher Aspekt ist die Bestimmung bundesweiter → Relativgewichte. Zur Ermittlung dieser Relativgewichte ist eine Kalkulation der Rohfallkosten in den Krankenhäusern durchzuführen. In den folgenden Jahren dienen weitere Kalkulationen zur Überprüfung und Anpassung der berechneten Relativgewichte. In den an den Kalkulationen teilnehmenden Krankenhäusern werden die DRG-relevanten Kosten unter Berücksichtigung sämtlicher DRG-relevanter Leistungen vollständig auf die DRG-Fälle verteilt (100%-Ansatz). Es handelt sich bei der Kalkulation um eine Vollkostenrechnung auf Istkostenbasis, wobei die Istkosten der Krankenhäuser aus dem testierten Jahresabschluss abzuleiten sind. Sämtliche DRG-relevanten Fälle eines

---

[8] Deutsche Krankenhausgesellschaft, Spitzenverbände der Krankenkassen, Verband der privaten Krankenversicherung: Kalkulation von Fallkosten – Handbuch zur Anwendung in Krankenhäusern; Version 2.0, 31. Januar 2002, S. III.

Krankenhauses werden bei der Kalkulation erfasst und die fallbezogenen Datensätze – bestehend aus Kostendaten und medizinischen Informationen – werden an das DRG-Institut bzw. die unabhängige Datenstelle übermittelt.

Preisnachlass

Die Minderung des Verkaufspreises eines Produktes oder einer Dienstleistung durch den Verkäufer. Preisnachlässe werden oft in Form von Rabatten, Boni oder Skonti gewährt, möglich ist auch ein nachträglicher Preisnachlass als Entschädigung für aufgetretene Mängel. Gewährt ein Unternehmer in seinen Rechnungen Skonto, so möchte er das Begleichen seiner Forderungen beschleunigen.

Auf dem → *Gesundheitsmarkt* werden Preisnachlässe teilweise auch vom Staat per Gesetz vorgegeben, so zum Beispiel der Zwangsrabatt von 16 Prozent auf Arzneimittel, den die → *Pharmaindustrie* den → *Krankenkassen* im Rahmen des → *GKV-Modernisierungsgesetzes* (GMG) § 132a, Absatz 1a, im Jahr 2004 gewähren musste. Dieser Zwangsrabatt wurde 2005 wieder auf sechs Prozent gesenkt.

Durch das Arzneimittelversorgungs-Wirtschaftlichkeitsgesetz, welches zum 1. Mai 2006 in Kraft getreten ist, wurden Preisnachlässe, die Pharmahersteller bisher den → *Apotheken* in Form so genannter Naturalrabatte gewährt hatten, verboten. Gleichzeitig wurde aber ein weiterer Zwangsrabatt der Hersteller von Arzneimitteln gegenüber den gesetzlichen → *Krankenkassen* eingeführt. So wurde den Herstellern von → *Generika*, die zu Lasten der → *gesetzlichen Krankenversicherung* (GKV) verordnet werden, ein Zwangsrabatt in Höhe von zehn Prozent verordnet. Außerdem wurde den Herstellern von → *Arzneimitteln*, die zu Lasten der GKV verordnet werden, ein faktisches zweijähriges Verbot von Preiserhöhungen vorgeschrieben. Umgesetzt wurde dieses Preiserhöhungs-Verbot allerdings durch eine Verpflichtung zur Rückerstattung der der GKV durch Preiserhöhungen in diesem Zeitraum entstehenden Mehrkosten. Die Pharmaindustrie durfte damit zwar Preiserhöhungen vornehmen, die aber nur für Selbstzahler bzw. Versicherte der → *privaten Krankenversicherung* tatsächlich preiswirksam wurden.

Preisstopp

Das staatlich verhängte Verbot, die → *Preise* bestimmter oder aller Güter von einem festgelegten Zeitpunkt an zu erhöhen. Das Ziel eines Preisstopps ist es meist, einen inflatorischen oder anders begründeten Preisanstieg zu verlangsamen oder eben zu stoppen, um vor allem einkommensschwächere Teile der Bevölkerung vor den ansteigenden Preisen zu schützen (Beispiel: Energiemarkt; Verbot von Preissteigerungen in Hessen). Der Preisstopp als Mittel zum „Aufhalten" der Inflation hat sich als fragwürdig erwiesen, da er in den meisten Fällen zur Entwicklung von Grau- oder Schwarzmärkten für die betroffenen Güter führt.

Weiterhin kann ein Preisstopp auch angeordnet werden, um den Kostenanstieg in Teilen des staatlichen Gemeinwesens zu bremsen, so zum Beispiel auf dem → *Gesundheitsmarkt*: Der im Arzneimittelversorgungs-Wirtschaftlichkeitsgesetz vorgeschriebene faktische Preisstopp für → *Arzneimittel*, die zu Lasten der → *Gesetzlichen Krankenversicherung* (GKV) verordnet wurden, war auf zwei Jahre begrenzt und betraf die Zeit zwischen dem 1. April 2006 und dem 31. März 2008. Umgesetzt wurde der Preisstopp durch entsprechende Abschläge, die die → *Apotheken* den GKV-Kassen in Höhe einer eventuellen Preiserhöhung für zu ihren Lasten verordnete Arzneimittel zu gewähren hatten. Die Apotheken erhielten das Recht, diese Abschläge ihrerseits an die Pharmaunternehmen weiterzugeben.

Faktisch wurde der so genannte Preisstopp für Arzneimittel damit nur für die zu Lasten der gesetzlichen Krankenversicherung (GKV) verordneten Arzneimittel wirksam, nicht jedoch für Selbstzahler bzw. Versicherte der → *privaten Krankenversicherung* (PKV) und damit für die PKV selbst. Diese mussten eventuelle Preiserhöhungen für Arzneimittel gegen sich gelten lassen. Dies führte im Ergebnis zu einer Wettbewerbsverzerrung zwischen GKV und PKV, da der PKV keine gesetzlichen Handhaben gegeben wurden, steigenden Arzneimittelpreisen zu entgehen.→ →

Preissystem

Geschlossenes Gefüge von Regeln zur Ermittlung von Preisen, die zur Abrechnung von Leistungen dienen.

Im Gesundheitswesen finden unterschiedliche Preissysteme Anwendung: Zur Vergütung von Krankenhausleistungen werden mittlerweile überwiegend → *DRG*-basierte → *Fallpauschalen* verwendet, die die Vergütung über tagesgleiche → *Pflegesätze* abgelöst haben. Im Bereich der ambulanten ärztlichen Versorgung gilt der → *Einheitliche Bewertungsmaßstab* (EBM), bei dem die Leistungen mit einer bestimmten Punktzahl bewertet werden. Die tatsächlichen Preise ergeben sich jedoch erst durch die Festlegung des Wertes eines Punktes. Im Bereich der privatärztlichen Tätigkeit findet dagegen die → *Gebührenordnung für Ärzte* (GOÄ) Anwendung.

Preiswettbewerb

Eine Form des Wettbewerbs, die ausschließlich auf den Preis bezogen ist.

Im Gesundheitswesen findet ein Preiswettbewerb beispielsweise bei den rezeptfreien → *Medikamenten* statt. Für diese gilt seit Anfang 2004 die Arzneimittelpreisbindung nicht mehr, → *Apotheken* können also im Rahmen der Wettbewerbsregeln frei über die Preise entscheiden. Auch unter den gesetzlichen → *Krankenkassen* herrscht ein Preiswettbewerb (genauer: Beitragswettbewerb), dem jedoch durch die Bestimmungen des → *Bundesministeriums für Gesundheit und soziale Sicherung (BMGS)* enge Grenzen gesetzt sind.

Priorisierung

Ein Verfahren, mit dem Elemente nach einem einheitlichen Maßstab quantitativ bewertet und sortiert, also in eine „Rangordnung" gebracht werden.

Im → *Gesundheitswesen* will man mit Hilfe der Priorisierung eine am Versorgungsbedarf orientierte Rangfolge von Leistungen aufstellen, aus der die Vorrangigkeit von bestimmten Patientengruppen, Indikationen oder Verfahren hervorgeht. Dies geschieht im Rahmen der fortschreitenden → *Rationierung* von Leistungen im Gesundheitswesen.

Der Begriff Priorisierung ist der Leitbegriff, unter dem insbesondere die skandinavische Diskussion um Rationierungsentscheidungen stattfindet. Darunter wird dort die Festlegung von Versorgungsprioritäten mit einer den festgelegten Prioritäten folgenden entsprechenden Ressourcenverteilung auf der politischen wie der individuellen Ebene des Gesundheitswesens verstanden.

Priorisierung, so definiert Peter Garphenby[9], beinhaltet dabei „bewusste Wahl, bei der erwogene Alternativen nach bewußt gewählten Kriterien in eine Rangordnung gesetzt werden". Rationierung bedeutet nach seiner Definition hingegen, dass „ein Versorgungsbedarf nicht optimal erfüllt" wird. Allerdings fügt Garphenby hinzu, dass aus

---

[9] Garphenby P.: Prioriteringsprocessen Del I: övergripande strategier; Linköping, 2003.

Priorisierungsmaßnahmen eine Rationierung entstehen könne, insbesondere in Form der zeitlichen Rationierung durch Bildung von Wartelisten. Diese Priorisierung mit der Folge der zeitlichen Rationierung, also dem Zuweisen eines einzelnen Patienten auf eine → *Warteliste*, ist in der heutigen Realität der Priorisierung in Nordeuropa die am weitaus häufigsten anzutreffende Form.

Mittlerweile gibt es auch in Deutschland eine vor allem von der Ärzteschaft und hier insbesondere der Bundesärztekammer vorangetriebene zunehmende Diskussion darüber, ob Priorisierung der Leistungen im Gesundheitssystem sinnvoll bzw. erforderlich ist. Eine umfassende Auseinandersetzung mit dieser Frage enthält unter anderem das 2010 in Heidelberg erschienene Buch „Priorisierung statt Rationierung: Zukunftssicherung für das Gesundheitssystem" (Hrsg.: Heinz Lohmann, Uwe K. Preusker).

Private Equity

Synonym für „privates Beteiligungskapital" (engl.).

Private Equity ist von Privatanlegern beschafftes Beteiligungskapital, Geldgeber sind institutionelle Investoren wie zum Beispiel Pensionskassen, Banken, Versicherungen oder auch Privatleute. Meist wird das Geld über so genannte Private Equity Fonds in nicht börsennotierte Unternehmen investiert, um diese dann umzustrukturieren und gewinnbringend weiterzuverkaufen.

Einen bedeutenden Anteil des Private-Equity-Markts macht das Venture-Capital oder → *Risikokapital* aus, also privates Beteiligungskapital, das vor allem in junge, nicht börsennotierte Technologieunternehmen investiert wird.

Private Equity ist eine sehr risikoreiche Investitionsform, die im Erfolgsfall allerdings auch ungewöhnlich hohe Renditen von jährlich 15 bis 40 Prozent verspricht.

Auf dem → *Gesundheits–* und → *Krankenhausmarkt* sind Private-Equity-Unternehmen bisher eher wenig aufgetreten. Es gibt allerdings auf dem europäischen Krankenhausmarkt eine Reihe von Beispielen für solche Aktivitäten.

Private Krankenhausträger

Siehe → *Krankenhausträger, private*.

Privatisierung (von Krankenhäusern)

Unter der Privatisierung von → *Krankenhäusern* wird in den meisten Fällen die vollständige oder mehrheitliche Veräußerung eines bisher in öffentlicher (meist kommunaler) Trägerschaft befindlichen Krankenhauses an einen privaten → *Klinikbetreiber* verstanden. Allerdings wird im allgemeinen Sprachgebrauch der Branche auch der Verkauf eines kommunalen Krankenhauses an einen freigemeinnützigen Träger oder der Verkauf eines freigemeinnützigen Krankenhauses an einen privaten Träger unter diesem Begriff subsumiert, obwohl im strengen Sinne nur die Verlagerung bisher in öffentlicher Trägerschaft befindlicher Kliniken in freigemeinnützigen, insbesondere aber in privaten Besitz dazu gerechnet werden kann.

Systematisch gilt es allerdings zunächst, eine Unterscheidung zwischen einer formalen Privatisierung und einer materiellen Privatisierung zu treffen. Unter einer **formalen Privatisierung** wird im Allgemeinen die Umwandlung der Rechtsform eines in öffentlicher Trägerschaft befindlichen Krankenhauses aus der Form eines → *Eigenbetriebes* oder eines → *Regiebetriebes* in eine privatrechtliche Gesellschaftsform – meist die der gemeinnützigen Gesellschaft mit beschränkter Haftung (gGmbH) oder

der → *Gesellschaft mit beschränkter Haftung* (GmbH), selten auch die der → *Aktiengesellschaft* (AG) verstanden. Bekannte Beispiele für die Umwandlung in eine AG sind vor allem die Amper-Kliniken AG in Dachau sowie die → *Gesundheit Nordhessen Holding AG* in Kassel.

Bei dieser Rechtsformänderung bleibt der bisherige → *Krankenhausträger* unverändert der Inhaber des Krankenhauses. Die Veränderung der Rechtsform kann allerdings erheblichen Einfluss auf die Rechtsposition der Mitarbeiter sowie die Befugnisse und Möglichkeiten der Einflussnahme der Wahlgremien des Trägers haben. Außerdem beinhaltet die private Rechtsform auch das Insolvenzrisiko – ein Risiko, das bei öffentlichen Rechtsformen wie Eigen- oder Regiebetrieb nicht gegeben ist, da bei diesen eventuell entstehende Defizite aus dem Haushalt des öffentlichen Trägers abzudecken sind. Darüber hinaus wird allgemein davon ausgegangen, dass eine solche Rechtsformänderung dazu führt, dass die operative Leitung des Krankenhauses nach der Rechtsformänderung von politischen Beeinflussungen weitgehend frei gehalten werden kann. Der Träger muss sich dann auf die Berufung und Abberufung des bzw. der Geschäftsführer sowie die sonstigen gesetzlich oder in der Satzung der Gesellschaft festgelegten Befugnisse der Gesellschafterversammlung (GmbH bzw. gGmbH) bzw. → *Hauptversammlung* (AG) und des Aufsichtsgremiums – normalerweise der → *Aufsichtsrat* – beschränken. Außerdem gilt die Managementstruktur einer gGmbH, einer GmbH oder einer AG mit mindestens einem → *Geschäftsführer* oder → *Vorstand* an der Spitze mit Alleinvertretungsrecht nach außen als sinnvoll und entscheidungsfördernd. Darüber soll häufig auch der Einfluss von berufspolitisch motivierten Aspekten wie etwa im Modell der Dreierspitze (→ *Ärztlicher Direktor*, → *Pflegedienstleiter*, → *Verwaltungsleiter*) auf die Entscheidungen der Unternehmensleitung abgemildert werden.

Weiterhin gilt in einer GmbH, gGmbH oder AG das → *Betriebsverfassungsgesetz* und nicht das Personalvertretungsrecht. Die Umwandlung eines städtischen Eigenbetriebs in eine GmbH oder eine gGmbH stellt einen so genannten Betriebsübergang dar. Für einen solchen Betriebsübergang gibt es zum Schutz der Beschäftigten gesetzliche Mindestnormen, die erfüllt werden müssen (§ 613a BGB, EU-Richtlinie 77/187/EWG v. 14.02.1977). Weitere, über diese Mindestnormen hinaus gehende Regelungen können in einem Personalüberleitungstarifvertrag vereinbart werden.

Verstärkt tritt auf dem Krankenhausmarkt in jüngster Zeit als Privatisierungsmotiv der defizitäre Betrieb von Kliniken in öffentlicher Trägerschaft hinzu. Mit einer Veräußerung des Klinikbetriebes sollen für die Zukunft Belastungen der öffentlichen Haushalte aus Defiziten solcher Kliniken vermieden werden. Außerdem wird von privaten Klinikketten erwartet, dass sie den Investitionserfordernissen moderner Krankenhäuser besser und schneller gerecht werden können, ohne auf öffentliche Investitionsmittel der Bundesländer angewiesen zu sein, weil sie sich besser am privaten → *Kapitalmarkt* refinanzieren können.

Die **materielle Privatisierung** dagegen ist die Veräußerung der Mehrheit oder der gesamten Anteile eines Krankenhauses von einem öffentlichen an einen privaten Klinikträger. Dabei kann es sich durchaus um eine Klinik handeln, die vorher bereits formal privatisiert, also in eine gGmbH, eine GmbH oder eine AG umgewandelt worden war. Der Verkauf der Mehrheitsanteile der oben bereits erwähnten Amper Kliniken AG an die → *Rhön-Klinikum AG* im Winter 2004 ist hierfür ein typisches Beispiel.

Üblicherweise sind private Klinikträger am Erwerb der gesamten Anteile interessiert, mindestens jedoch am Erwerb der Anteilsmehrheit. Der Erwerb eines Minderheitsanteils ist ausgesprochen selten und wird zumindest offen von keinem privaten Klinik-

Privatisierung (von Krankenhäusern)

träger angestrebt. Hintergrund ist, dass eine Minderheitsposition in der Klinikgesellschaft normalerweise nicht genügend Einfluss auf das Management und die Entscheidungs- sowie Aufsichtsgremien ermöglicht. Doch auch hierfür gibt es Ausnahmen: So hat die → *Asklepios Kliniken GmbH* zum 1. Januar 2005 zunächst 49 Prozent der Anteile des → *LBK Hamburg* erworben. Mit diesem Erwerb eines Minderheitsanteils verbunden war jedoch die Bedingung, dass die Asklepios Kliniken GmbH ebenfalls mit Wirkung vom 1. Januar 2005 die unternehmerische Verantwortung für den LBK übernehmen konnte. Außerdem wurde vertraglich vereinbart, dass die Asklepios Kliniken GmbH zu einem späteren Zeitpunkt weitere 25 Prozent der Anteile von der Hansestadt Hamburg übernimmt. Dies hat die Asklepios Kliniken GmbH am 1. Januar 2007 laut vertraglicher Vereinbarung getan und besitzt damit 74,9 Prozent der Anteile. Der LBK Hamburg wurde in diesem Zusammenhang in Asklepios Kliniken Hamburg GmbH umbenannt.

Ein weiteres Beispiel für die Übernahme eines Minderheitsanteils im Rahmen der Privatisierung eines öffentlichen Krankenhausunternehmens ist der Erwerb von 49% der Anteile der Klinikum Duisburg gGmbH durch die → *Sana Kliniken GmbH & Co. KGaA* (heute: Sana Kliniken AG) im April 2007.

Der Ablauf von Privatisierungs-Transaktionen ist heute weitgehend standardisiert, soweit es sich um solche Transaktionen handelt, die von Transaktionsberatern begleitet werden und bzw. oder bei denen der Erwerber einer der größeren privaten Klinikkonzerne ist. Solche Transaktionsberater sind einerseits auf die Vermittlung und den Verkauf von Krankenhäusern spezialisierte Berater, aber auch große Beratungsunternehmen mit Spezialabteilungen für den Healthcare-Bereich, sowie spezialisierte Anwälte. Hinzu treten spezialisierte Abteilungen von großen national und international tätigen Wirtschaftsprüfungsgesellschaften sowie von Banken, um das in diesen Fällen häufig zu bewegende Transaktionsvolumen zuverlässig abwickeln zu können.

Die nachfolgende Tabelle 1 gibt einen Überblick über die Schritte, die ein Privatisierungsprozess heute normalerweise beinhaltet:

Tab. 1: Schritte im Privatisierungsprozess

Was?	Verkäufer	Käufer
1. Schritt	Grundsatz-Entscheidung des bisherigen Trägers zur Privatisierung des Krankenhauses	Identifizierung möglicher Privatisierungsobjekte
2. Schritt	Beauftragung eines Transaktionsberaters sowie Erarbeitung der Privatisierungsziele	Evt. Kontaktaufnahme zum Träger eines möglicherweise oder sicher zur Privatisierung anstehenden Krankenhauses
3. Schritt	Einholung von Interessenbekundungen potentieller Interessenten	Abgabe einer Interessenbekundung
4. Schritt	Erstellung und Versand des Informationsmemorandums über das zu privatisierende Krankenhaus	Recherche von umfassenden Informationen über das zu akquirierende Krankenhaus sowie sein Konkurrenzumfeld
5. Schritt	Managament- bzw. Bieterpräsentationen	Managament- bzw. Bieterpräsentationen
6. Schritt	Einholung und Auswertung unverbindlicher (indikativer) Angebote	Abgabe eines indikativen Angebotes mit Ausstiegsklausel
7. Schritt	Begrenzung des Bieterkreises	Entscheidung über Verbleib im Bieterverfahren oder Ausstieg

Tab. 1: *Fortsetzung*

Was?	Verkäufer	Käufer
8. Schritt	Einrichtung eines Datenraumes	Durchführung einer Due-Diligence-Prüfung durch die verbliebenen Bieter
9. Schritt	Einholung abschließender Angebote	Abgabe eines verbindlichen Angebotes (häufig noch bedingt und mit Ausstiegsklauseln)
10. Schritt	Auswahl der für die eigentlichen Vertragsverhandlungen verbleibenden Bieter	Entscheidung über Verbleib im Bieterverfahren oder Ausstieg
11. Schritt		Präsentation eines oder einiger Bieter vor dem Entscheidungsgremium
12. Schritt	Entscheidung und formaler Beschluss im Entscheidungsgremium des verkaufenden Trägers	Annahme des Verkaufsangebotes gemäß Beschluss des Entscheidungsgremiums des abgebenden Trägers
13. Schritt	Ausarbeitung und notarielle Beurkundung des endgültigen Kaufvertrages	Ausarbeitung und notarielle Beurkundung des endgültigen Kaufvertrages

Quelle: Eigene Recherchen sowie Helios Kliniken GmbH: Privatisierungsprozess; www.helios-kliniken.de

Dass bei diesem Prozess ein Scheitern des Verkaufs oder der Akquisition eines Krankenhauses auf allen Stufen bis zum letzten Schritt hin möglich ist, zeigte Anfang des Jahres 2005 das Scheitern des Verkaufs der kreiseigenen Frankenwaldklinik in Kronach an die ProCuraMed GmbH mit Sitz in Nürnberg: Obwohl der Kreistag dem Verkauf der Klinik zugestimmt und man sich auch über den Kaufpreis geeinigt hatte, wurde der notarielle Kaufvertrag zu den dabei zugrunde gelegten Konditionen nicht unterschrieben, weil es Auseinandersetzungen um Nebenbedingungen – hier um die Übernahme der Verluste des abgelaufenen Geschäftsjahres 2004 – gegeben hatte.

Solche Nebenbedingungen wie etwa die Übernahme von aufgelaufenen Verlusten durch den Verkäufer oder den Käufer, die Teilung der Verluste zwischen Käufer und Verkäufer, die Korrektur des Kaufpreises in einem gewissen Rahmen nach Vorliegen endgültiger Jahresergebnisse oder auch die Zusage der akquirierenden Klinikkette, Investitionen in bestimmter Höhe aus eigenen Mitteln in den übernommenen Standort zu tätigen, sind bei der Privatisierung eines Krankenhauses durchaus üblich.

Privatisierung, formale

Unter einer formalen → *Privatisierung* wird im Allgemeinen die Umwandlung der Rechtsform eines in öffentlicher Trägerschaft befindlichen → *Krankenhauses* aus der Form eines → *Eigenbetriebes* oder eines → *Regiebetriebes* in eine privatrechtliche Gesellschaftsform – meist die der gemeinnützigen → *Gesellschaft mit beschränkter Haftung* (gGmbH) oder der Gesellschaft mit beschränkter Haftung (GmbH), selten auch die der → *Aktiengesellschaft* (AG) verstanden.

Dass eine formale Privatisierung auch lediglich die Vorstufe zur → *materiellen Privatisierung* sein kann, zeigte die Fusion der Universitätskliniken Giessen und Marburg zum Universitätsklinikum Giessen und Marburg sowie die anschließende Umwandlung aus einer Anstalt des öffentlichen Rechts in eine GmbH. Kurz danach veräußerte das Land Hessen 95 Prozent der Anteile an der Universitätsklinikum Giessen und Marburg GmbH an die → *Rhön-Klinikum AG* und nahm damit eine materielle Privatisierung vor.

Bekannte Beispiele für die Umwandlung in eine AG sind die Amper-Kliniken AG in

Dachau sowie die Gesundheit Nordhessen Holding AG in Kassel, wobei die Amper-Kliniken AG mittlerweile durch die Veräußerung von 74,9 Prozent der Aktien an die Rhön-Klinikum AG ebenfalls materiell privatisiert wurde.

Bei der formalen Privatisierung im Sinne der Rechtsformänderung bleibt der bisherige → *Krankenhausträger* unverändert der Inhaber des Krankenhauses. Die Veränderung der Rechtsform kann allerdings erheblichen Einfluss auf die Rechtsposition der Mitarbeiter sowie die Befugnisse und Möglichkeiten der Einflussnahme der Wahlgremien des Trägers haben. Außerdem beinhaltet die private Rechtsform auch das Risiko der → *Insolvenz* – ein Risiko, das bei öffentlichen Rechtsformen wie Eigen- oder Regiebetrieb nicht gegeben ist, da bei diesen eventuell entstehende Defizite aus dem Haushalt des öffentlichen Trägers abzudecken sind. Darüber hinaus wird allgemein davon ausgegangen, dass eine solche Rechtsformänderung dazu führt, dass die operative Leitung des Krankenhauses nach der Rechtsformänderung von politischen Beeinflussungen weitgehend frei gehalten werden kann. Der Träger muss sich dann formal auf die Berufung und Abberufung des bzw. der Geschäftsführer sowie die sonstigen gesetzlich oder in der Satzung der Gesellschaft festgelegten Befugnisse der → *Gesellschafterversammlung* (GmbH bzw. gGmbH) bzw. → *Hauptversammlung* (AG) und des Aufsichtsgremiums – normalerweise der → *Aufsichtsrat* – beschränken. Außerdem gilt die Managementstruktur einer gGmbH, einer GmbH oder einer AG mit mindestens einem → *Geschäftsführer* oder → *Vorstand* an der Spitze mit Alleinvertretungsrecht nach außen als sinnvoll und entscheidungsfördernd. Darüber soll häufig auch der Einfluss von berufspolitisch motivierten Aspekten wie etwa im Modell der Dreierspitze (Ärztlicher Direktor, Pflegedienstleiter, Verwaltungsleiter) auf die Entscheidungen der Unternehmensleitung abgemildert werden.

Weiterhin gilt in einer GmbH, gGmbH oder AG das → *Betriebsverfassungsgesetz* und nicht das Personalvertretungsrecht. Die Umwandlung eines städtischen Eigenbetriebs in eine GmbH oder eine gGmbH stellt einen so genannten Betriebsübergang dar. Für einen solchen Betriebsübergang gibt es zum Schutz der Beschäftigten gesetzliche Mindestnormen, die erfüllt werden müssen (§ 613a BGB, EU-Richtlinie 77/187/EWG v. 14.2.1977). Weitere, über diese Mindestnormen hinaus gehende Regelungen können in einem Personalüberleitungstarifvertrag vereinbart werden.

Privatisierung, materielle

Im Gegensatz zur → *formalen Privatisierung* wird unter einer materiellen → *Privatisierung* die Veräußerung der Mehrheit oder der gesamten Anteile eines Krankenhauses von einem öffentlichen an einen privaten Klinikträger verstanden.

Dabei kann es sich durchaus um eine Klinik handeln, die vorher bereits formal privatisiert, also in eine gGmbH, eine GmbH oder eine AG umgewandelt worden war. Dies zeigte zum Beispiel die Fusion der Universitätskliniken Giessen und Marburg zum Universitätsklinikum Giessen und Marburg sowie die anschließende Umwandlung aus einer rechtlich selbstständigen Anstalt des öffentlichen Rechts in eine → *Gesellschaft mit beschränkter Haftung* (GmbH). Kurz danach veräußerte das Land Hessen 95 Prozent der Anteile an der Universitätsklinikum Giessen und Marburg GmbH an die → *Rhön-Klinikum AG* und nahm damit eine materielle Privatisierung vor. Auch der Verkauf der Mehrheitsanteile der zunächst durch die Überführung des früheren Eigenbetriebes in eine → *Aktiengesellschaft* formal privatisierten Amper Kliniken AG an die Rhön-Klinikum AG im Winter 2004 ist ein typisches Beispiel für eine zunächst erfolgte formale Privatisierung, die aber nur als

Vorstufe zur materiellen Privatisierung fungierte.

Auch die materielle Privatisierung stellt einen so genannten Betriebsübergang dar. Für einen solchen Betriebsübergang gibt es zum Schutz der Beschäftigten gesetzliche Mindestnormen, die erfüllt werden müssen (§ 613a BGB, EU-Richtlinie 77/187/EWG v. 14.2.1977). Weitere, über diese Mindestnormen hinaus gehende Regelungen können in einem Personalüberleitungstarifvertrag vereinbart werden.

Außerdem ist es heute üblich, dass beim Verkauf der Mehrheitsanteile durch einen öffentlichen an einen privaten Träger bestimmte Bedingungen im notariellen Kaufvertrag vereinbart und auf diese Weise abgesichert werden. Insbesondere sind dies Schutzvereinbarungen für das Personal, so etwa das Verbot der betriebsbedingten Kündigungen für einen festgelegten Zeitraum, sowie Investitionen, zu denen sich der neue Träger des materiell privatisierten → Krankenhauses innerhalb eines festgelegten Zeitraumes verpflichtet. Letztere Bestimmung soll häufig dazu dienen, die medizinische Leistungsfähigkeit des materiell privatisierten Krankenhauses und damit die lokale und/oder regionale stationäre Versorgung der Bevölkerung langfristig zu sichern.

So hat sich die Rhön-Klinikum AG im Zusammenhang mit dem Kauf der Mehrheitsanteile des Universitätsklinikums Giessen-Marburg unter anderem dazu verpflichtet, bis Ende 2010 keine betriebsbedingten Kündigungen vorzunehmen und Investitionen in Höhe von 260 Millionen Euro bis zum Jahr 2010 zu tätigen. Für den Fall der Nichterfüllung dieser Investitionszusage an die beiden Standorte Giessen und Marburg hat die Rhön-Klinikum AG sich verpflichtet, die Hälfte der nicht erfüllten Investitionsverpflichtungen an das Land Hessen als weiteren Kaufpreis und die andere Hälfte an die Universitätsklinikum GmbH als eine zweckgebundene Rücklage zu zahlen.

Einen Überblick über den Stand und die Entwicklung der materiellen Privatisierung gibt in Teil 2 die Tabelle 3-3: Krankenhäuser und Betten nach Trägern 1991-2008.

Pro Diako gGmbH

Lockere Holding in der Rechtsform der gGmbH, der eine größere Anzahl von evangelischen → *Krankenhäusern* und Pflegeeinrichtungen angehört. Nach eigenen Angaben versteht sich die Holding-Geschäftsführung als „ökonomisches Dach, unter dem Vorteile für Einzelne zum Nutzen für alle heranwachsen". Dazu werden zum Beispiel → *Betriebsvergleiche* zwischen den Häusern zur Steigerung der gemeinsamen Wirtschaftlichkeit genutzt. Außerdem gibt es ein gemeinsames → *Controlling* und Berichtswesen, das standardisiert aufgebaut wird und empfängerorientierte Daten bereitstellt.

Als gemeinsame Dienstleistungen für die angeschlossenen Einrichtungen werden darüber hinaus Einkauf und Logistik, Personalentwicklung, Betreuung, EDV, → *Qualitätsmanagement*, Schulung und Fortbildung, Servicegesellschaften, → *Marketing*, Strategieentwicklung sowie Betriebsführung angeboten.

Tab. 1: Die Pro-Diako-Gruppe in Zahlen

(Stand 30.12.2008)	Gesamt
Vollzeit-Beschäftigte	4.200
Jahresumsätze in Mio. Eur	352
Krankenhäuser	11
Anzahl der Betten	2.400
Behandelte stat. Patienten p. a.	98.000
Anzahl der Rehaeinrichtungen	3
Stationäre Pflegeeinrichtungen	7
Amb. Pflegedienste	3
Einrichtungen des Betreuten Wohnens	1

Quelle: Internet-Auftritt ProDiako
http://www.prodiako.de; 02/2010

Produkt

Im klassischen wirtschaftswissenschaftlichen Sinne ein Wirtschaftsgut, welches unter Einbeziehung von → *Produktionsfaktoren* (zum Beispiel Arbeit und Material) in einem Wertschöpfungs- oder Produktionsprozess erzeugt wird. Im weiteren Sinne sind auch Dienstleistungen Produkte, allerdings werden diese nicht im klassischen Sinne „produziert".

Auch auf dem → *Gesundheitsmarkt* im unfassenden Sinne werden nicht nur Dienstleistungen produziert, sondern auch eine Vielzahl von Gütern, die als Vorprodukte dienen oder bei der Erstellung von Dienstleistungen eine Rolle spielen. Hierzu gehören etwa Arznei- und Hilfsmittel, aber auch alle Produkte der medizintechnischen Industrie, der Gerontotechnik, der Bio- und Gentechnologie sowie des Gesundheitshandwerks.

Produkte auf dem Gesundheitsmarkt werden zunehmend nicht mehr als einzelne Dienstleistung oder gar als Einzelleistung im Sinne von Einzelleistungsvergütung verstanden, sondern in einem deutlich umfassenderen Sinne. Diese so beschriebenen Produkte gehen weit über einzelne Behandlungsschritte oder auch alle Behandlungsschritte einer einzelnen abgrenzbaren organisatorischen Einheit eines → *Leistungserbringers* hinaus. Es handelt sich vielmehr um ein komplexes, auf ein Erkrankungsbild oder ein bestimmtes Stadium einer chronischen Erkrankung oder aber einen gesamten Erkrankungsablauf einer (chronischen) Erkrankung abgestimmtes komplexes Dienstleistungspaket, das unter Nutzung von einzelnen Dienstleistungen und Vorprodukten als Ganzes ein Produkt darstellt und – je nach Vergütungsform – auch als Ganzes vergütet wird, etwa im Rahmen von Verträgen zur → *Integrierten Versorgung* (IV).

Produktentwicklung

Teilweise wird der Begriff Produktplanung synonym verwendet. Der Begriff Produktentwicklung beschreibt den Entwicklungsprozess, den eine Ware oder Dienstleistung von der Idee bis zum fertigen, verkaufsfähigen Produkt nimmt. Ein zentraler Bestandteil der Produktentwicklung ist unter anderem die Anpassung eines geplanten Produkts an existierende oder die Schaffung neuer → *Märkte*.

Die Produktentwicklung erstreckt sich von anfänglichen Marktanalysen und Machbarkeitsstudien über die Konzeption der unterschiedlichen Funktionsgruppen des Produktes und die Entwurfsphase weiter über die Ausarbeitung des Produkts und seiner Fertigung bis hin zur Markteinführung.

Auf dem → *Gesundheitsmarkt* im engeren Sinne findet Produktentwicklung bisher so gut wie nicht statt. Während in anderen Industrie- und Dienstleistungsbranchen das Vorhandensein einer Abteilung für Produktentwicklung normal ist – eine Tatsache, die auch in den Zuliefer-Betrieben der Medizintechnologie und der → *Pharmaindustrie* üblich ist –, sucht man derartige Einrichtungen, die sich systematisch mit der Entwicklung und Weiterentwicklung von Produkten und Produktlinien im Gesundheitswesen im engeren Sinne beschäftigen, bisher vergebens.

Allerdings richtet sich die Aufmerksamkeit insbesondere im → *Krankenhaus*-Bereich bei größeren Unternehmen mittlerweile stärker auf die Entwicklung neuer Produktideen und Produkte sowie die Anpassung vorhandener Produkte an sich verändernde Bedürfnisse der Patienten oder auch an die sich verändernde Zusammensetzung der gesamten Patientenklientel. Gerade im Zusammenhang mit der Einführung der → *Integrierten Versorgung* (IV), die im Jahr 2000 eingeführt und Anfang 2004 durch das → *GKV-Modernisierungsgesetz* deutlich weiterentwickelt wurde, kommt es verstärkt zur Neu- bzw. Weiterentwicklung von Produkten, die im Rahmen der Verträge zur Integrierten Versorgung zwischen → *Krankenkassen* und Leistungserbringern vereinbart werden. Dabei umfassen die hier benannten Produkte ganze Leistungspakete, die am Prozess der Patientenbehandlung orientiert werden und diesen Prozess für ein Erkrankungsbild umfassend zusammenbinden. Professor Heinz Lohmann, der langjährige Vorstandssprecher des LBK Hamburg, prägte dafür den Begriff der Entwicklung von Markenmedizin. Er beschreibt diese Entwicklung folgendermaßen:

Es geht künftig um Komplexleistungen zu Komplexpreisen. Ambulante, stationäre, rehabilitative und pflegerische medizinische Hilfen sowie Medikamente und die Versorgung mit sonstigen Medizinprodukten werden dabei in Leistungspaketen zusammengefasst.[10]

Damit geht das so beschriebene Produkt weit über einzelne Behandlungsschritte oder auch alle Behandlungsschritte einer einzelnen abgrenzbaren organisatorischen Einheit eines → *Leistungserbringers* hinaus. Es handelt sich vielmehr um ein komplexes, auf ein Erkrankungsbild oder ein bestimmtes Stadium einer chronischen Erkrankung oder aber einen gesamten Erkrankungsablauf einer (chronischen) Erkrankung abgestimmtes Dienstleistungspaket, das als Ganzes ein Produkt darstellt.

Einen Zwischenschritt auf diesem Weg stellen sektorübergreifende → *geplante Behandlungsabläufe* oder → *Patientenpfade* dar, wie sie zunehmend im Zusammenhang mit Verträgen zur Integrierten Versorgung vereinbart werden. Ein Beispiel stellt das im Frühjahr 2005 erstmals veröffentlichten Vertragsmuster für die integrierte Versorgung von Knie- und Hüftpatienten der Deutschen Angestellten-Krankenkasse (DAK) dar. Dort heißt es unter anderem:

Gegenstand dieser Integrierten Versorgung sind die in dem als Anlage 1 beigefügten sektorübergreifenden Behandlungspfad aufgeführten Leistungen

- *die Stellung der Indikation und Einweisung in das IV-Verfahren (nach Einbindung der niedergelassenen Haus-/ Fachärzte)*
- *die Übernahme des Casemanagements (Betreuungs- und Koordinierungsfunktion)*
- *präoperative Vorbereitung*
- *die Krankenhausbehandlung mit operativem Eingriff und postoperativer Behandlung*
- *im Rahmen der persönlichen und versicherungsrechtlichen Anspruchsvoraussetzungen die Anschlussrehabilitation*
- *die amb. Nachsorge*
- *ein Refreshertag*
- *eine Garantie und ein med. Check*

(Quelle: Klinik Markt inside 7/2005, S. 4)

Produktionsfaktoren

Faktoren unterschiedlicher Art, die zur Produktion von Gütern und Dienstleistungen erforderlich sind. Die klassische Volkswirtschaftslehre versteht darunter nach Adam Smith[11] Arbeit, Kapital und Boden als die Wirtschaftsgrundlagen, ohne die eine Erzeugung von Gütern nicht möglich ist.

In der Betriebswirtschaft wird allgemein die Gliederung von Erich Gutenberg aus dem Jahre 1951 akzeptiert; er teilt den Faktor Arbeit in dispositive und objektbezogene Arbeit auf, weiterhin benennt er Betriebsmittel und Werkstoffe als die relevanten Faktoren.

Fasst man den Begriff „Produktionsfaktor" weiter, so fallen auch die maßgeblichen

---

[10] Lohmann, Heinz: Von der Krankenversorgung zum Gesundheitsmarkt; in: Preusker, Uwe K. (Hrsg.), Lexikon Gesundheitsmarkt, TZ. 22.

[11] Adam Smith: „Untersuchung über die Natur und die Ursachen des Reichtums der Nationen", erschienen 1775.

Wirtschafts-, Rechts-, Bildungs- und Sozialordnungen sowie die Bedürfnisstrukturen eines Marktes darunter.

Auf dem → *Gesundheitsmarkt* spielt der Produktionsfaktor Arbeit und alle Teilfaktoren, die zur Herausbildung des Faktors Arbeit beitragen (zum Beispiel Bildung), eine besonders große Rolle. So betrug – gemessen an den gesamten Bruttokosten der → *Krankenhäuser* für stationäre Behandlung in Deutschland im Jahr 2008 (rund 71 Milliarden Euro) – der Anteil des Faktors Arbeit (der Personalkosten) in den Krankenhäusern immer noch 61 Prozent (rund 43,4 Milliarden Euro), der Anteil der Sachkosten dagegen 38,3 Prozent (27,3 Milliarden Euro).

Produktivität

Von „produktiv" für ergiebig, fruchtbar, schöpferisch. Produktivität ist in der Volkswirtschaftslehre eine Maßgröße, die das Verhältnis von Arbeitsleistung zu eingesetzten Produktionsfaktoren darstellt. Man unterscheidet zwischen technischer und wirtschaftlicher Produktivität, wobei die technische Produktivität am Maximum der Gütererzeugung orientiert ist, die wirtschaftliche Produktivität hingegen die bestmögliche Leistung gemessen an gesamtwirtschaftlichen Zielen anstrebt.

Mit dem wachsenden Kostendruck im → *Gesundheitswesen* und dem daraus folgenden Druck hin zu mehr Wirtschaftlichkeit spielt die Produktivität auch in den Unternehmen des → *Gesundheitsmarktes* eine wachsende Rolle.

Produktpolitik

Alle sich auf Produkte und deren Platzierung am Markt beziehenden systematischen Aktivitäten eines Unternehmens. Die Produktpolitik wird als ein Instrument des → *Marketings* verstanden. Der Begriff bezeichnet die Gesamtheit der Aktivitäten, welche zur „Formung" eines → *Produkts* durchgeführt werden, von der → *Produktentwicklung* über die Markteinführung, Betreuung und Weiterentwicklung eines am Markt befindlichen Produktes bis hin zur eventuellen Wegnahme eines Produktes vom Markt.

Wichtige Mittel der Produktpolitik sind hierbei vor allem die Produktentwicklung, also die Umsetzung von Innovationen und/oder neuen Ideen in konkrete Produkte, sowie die Etablierung eines Produktes als → *Marke*. Erst durch die Markierung eines Produktes, also die Herausbildung eines Produktes als eigenständige Marke, wird es möglich, dieses als eigenständiges Produkt von einer Vielzahl ähnlicher Produkte abzusetzen. Zusatzmerkmale wie zum Beispiel weitergehende Garantie- oder Serviceleistungen sind dabei ein zweckdienliches Mittel, um Kunden langfristig an Produkte zu binden.

Systematische Produktpolitik in diesem Sinne ist auf dem → *Gesundheitsmarkt* bisher nur von den Unternehmen der Vorleistungs- und Zulieferindustrien betrieben worden, etwa von der Pharmaindustrie oder den Unternehmen der Medizintechnologie. Auf dem Gesundheitsmarkt im engeren Sinne spielt systematische Produktpolitik dagegen bisher eine eher untergeordnete Rolle. Vielmehr wird heute vor allem versucht, das gesamte Angebot eines Unternehmens als Marke zu etablieren, so etwa zu beobachten bei den großen privaten Krankenhausträgern und Trägergruppen.

Die → *Krankenhäuser* insgesamt sind auf dem Weg von der sozialen Versorgungseinrichtung zum Wirtschaftsunternehmen. Dabei werden letztlich nur Unternehmen mit klar definierten Produkten und einem systematischen, zielorientierten Management überleben. Antriebsmotor für diese Entwicklung ist nur vordergründig das neue DRG-Abrechnungssystem, tatsächlich aber der Bürger, der für seine Beitragsgelder den bestmöglichen Output auch im Gesundheitssystem erwartet und dies im Zweifel einklagt oder einfach zum Konkurrenten abwandert.

Prof. Dr. Detlef Steinhausen, Professor für Quantitative Methoden und Marketingresearch am Fachbereich Wirtschaft der Fachhochschule Münster, führte dazu in einem Interview Folgendes aus: „Es reicht nicht aus, auf die Kräfte des Marktes primär mit dem Versuch von Effektivitäts- und Effizienzsteigerungen hinsichtlich der Leistungserstellung innerhalb und außerhalb des Krankenhauses zu reagieren. Eine Optimierung des Leistungsansatzes im Sinne einer stetigen Markt- bzw. Kundenorientierung wird in Zukunft zur Überlebenssteuerung der Krankenhäuser notwendig sein. Krankenhaus-Marken sind als neuartige Ausprägungsform der Kundenorientierung zu verstehen. Mit der Marke verbindet man Vertrauen, Glaubwürdigkeit, eine konstant hohe bzw. stetig steigende Leistungsqualität sowie ein einzigartiges Nutzenversprechen. Die Etablierung von Marken ist als vertrauensbildende Maßnahme zu verstehen, die zur Stabilisierung und Ausweitung von Kunden- bzw. Patientenbeziehungen führt. Die Zielsetzung von Krankenhausmarken ist die aktive Beeinflussung der Auswahlentscheidung von → *Patienten*, → *Einweisern* und Kostenträgern."[12]

Profitcenter

Organisatorische Einheit eines Unternehmens, für die der wirtschaftliche Erfolg getrennt ermittelt wird und deren Leitung im Rahmen von Zielvorgaben für das Erreichen des wirtschaftlichen Erfolges verantwortlich ist und dazu im vorgegebenen Rahmen alleine Entscheidungen treffen kann.

Profitcenter-Organisationsmodelle finden zunehmend auch in Unternehmen der → *Gesundheitswirtschaft* Anwendung, so zum Beispiel in → *Krankenhäusern*. Werden Universitätskliniken zum Beispiel im Sinne einer → *Zentrumsorganisation* umgestaltet, so ist damit meist auch die Bildung von Profitcentern verbunden. Diese Profitcenter sind dann identisch mit den anhand medizinischer Kriterien gebildeten Zentren.

Projektmanagement

„Gesamtheit von Führungsaufgaben, -organisation, -techniken und -mitteln für die Abwicklung eines Projektes." (DIN 69 901).

Unter einem Projekt wird dabei ein Vorhaben verstanden, „das im wesentlichen durch die Einmaligkeit der Bedingungen in ihrer Gesamtheit gekennzeichnet ist, wie z. B.

- Zielvorgabe,
- zeitliche, finanzielle, personelle und andere Begrenzungen
- Abgrenzung gegenüber anderen Vorhaben
- projektspezifische Organisation." (DIN 69 901)

Das Projektmanagement gewinnt gerade auf dem → *Gesundheitsmarkt* zunehmend an Bedeutung, weil viele Veränderungsprozesse vor allem in → *Krankenhäusern* mit Hilfe von Projekten bewältigt werden. Dazu ist vielfach ein professionelles Projektmanagement nötig, um die Vielzahl der Einzelprojekte, aus denen komplexe Veränderungsprojekte bestehen können, zu koordinieren und erfolgreich abzuschließen. Teilweise bedienen sich die Krankenhäuser dabei auch externer Berater, die das Projektmanagement und die Koordination von Einzelprojekten übernehmen.

Innerhalb der eigenen Organisation werden zur Bearbeitung von Projekten entsprechende Projektgruppen eingesetzt, deren Arbeit vom Projektmanagement zu koordinieren und zu steuern ist. Dabei kann das Projektmanagement eine Einzelperson

---

[12] Medizin.de; Interview vom 19.04.2004.

sein, aber auch aus einer Steuerungsgruppe bestehen.

Prosper

Bezeichnung von Modellen der → *Integrierten Versorgung (IV)* der → *Knappschaft* zur integrierten ambulant-stationären medizinischen → *Versorgung* der → *Versicherten* eines Gebietes.

Das erste Prosper-Netz hat die Knappschaft 1999 in Bottrop in Betrieb genommen. Mittlerweile gibt es neben dem Bottroper Netz noch Prosper-Netze im Saarland (prosper Saar) in Recklinghausen (proGesund Recklinghausen), in Gelsenkirchen (prosper Gelsenkirchen/Gladbeck), in Essen/Mülheim sowie in Brandenburg (prosper Lausitz).

Prozessmanagement, klinisches

Im Zuge der Einführung des DRG-basierten → *Fallpauschalen*-Vergütungssystems in den → *Krankenhäusern* rückten auch die Versorgungsprozesse und deren Veränderung stärker in das Bewusstsein der Verantwortlichen (→ *Prozessorientierung*). Dabei spielt das Management klinischer Prozesse, also neben der Steuerung dieser Prozesse vor allem die Neu- und Umgestaltung bzw. die abteilungsübergreifende Betrachtung sowie Gestaltung, eine besondere Rolle, weil diese Prozesse die Kernprozesse des Dienstleistungsunternehmens Krankenhaus darstellen. Dabei stellen die klinischen Prozesse in einem Krankenhaus nur einen Teil des Gesamtprozesses zur Patientenversorgung dar. So treten etwa verwaltungs- und abrechnungstechnische Prozesse hinzu, um nur ein Beispiel zu nennen.

Die stärkere Betrachtung der Behandlungs- und Versorgungsprozesse stellt für die Organisation Krankenhaus insofern eine tief greifende Neuerung dar, als bisher die Organisationsstruktur vor allem abteilungs- und funktionsbezogen betrachtet wurde und auch die Arbeitsteilung zwischen den verschiedenen Teilen der Organisationseinheit Krankenhaus sich an den Grenzen der Abteilungsstrukturen sowie der Berufsgruppen (→ *Ärzte*, Pflegekräfte, Verwaltung) ausrichtete. Die Betrachtung des Versorgungsprozesses nimmt aber keine Rücksicht auf versäulte Organisationen bzw. die Grenzen zwischen organisatorischen Strukturen oder Berufsgruppen, sondern erfordert zwingend die bereichs- bzw. abteilungsübergreifende sowie berufsgruppenübergreifende Betrachtung, weil ein Patient im Rahmen seines Krankenhausaufenthaltes immer mit verschiedenen Teilen der Organisation Krankenhaus, und sei es nur mit einer medizinischen Abteilung sowie der Verwaltung, sowie mit verschiedenen Berufsgruppen in Berührung kommt.

Zur Bedeutung dieser neuen Betrachtungsweise heißt es etwa im Management Handbuch Krankenhaus: „Der Schlüssel zur Kostensenkung im Krankenhaus liegt nicht nur in der Reduzierung der Kosten, sondern vielmehr in der Veränderung der Organisation eines Krankenhauses. Durch eine intelligente Aufbau- und Ablauforganisation könnten 10 bis 20 Prozent der Kosten reduziert werden, ohne dass die Versorgungsqualität verloren gehen würde. Prozessmanagement bietet durch seine ablaufbezogene Sichtweise einen aktuellen Lösungsansatz. In den Mittelpunkt der Betrachtung rücken die Behandlungsprozesse, die das gesamte Leistungsspektrum eines Krankenhauses erfassen. Die Orientierung auf diese Leistungen kann gleichzeitig eine Zusammenführung der Qualitätsperspektive mit der Kostenseite eines Krankenhauses fördern und einen Blick für Teilprozesse schärfen. Hierbei werden Schnittstellen und Schwachstellen im Behandlungsverlauf sichtbar, die durch Maßnahmen des Krankenhausmanagements beseitigt werden können."[13]

---

[13] Zapp, Winfried: Prozessanalyse auf der Intensivstation; in: Fischer, Hellmuth, et. al.: Management Handbuch Krankenhaus, Heidelberg, 2004, Ziff. 2186, Randziffern 1 und 2.

Prozessorganisation

Auch: Ablauforganisation oder funktionale Organisation.

Im Gegensatz zur institutionellen Struktur- oder Aufbauorganisation ist die Prozessorganisation bzw. prozessorientierte Gestaltung einer Organisation an den Geschäftsprozessen (dem Workflow) der Organisation bzw. des Unternehmens ausgerichtet. Der Geschäftsprozess wird dabei als eine Folge von Tätigkeiten, die zur Erfüllung einer bestimmten betrieblichen Aufgabe notwendig sind, definiert. Ein Geschäftsprozess sollte dabei klar gegen andere Geschäftsprozesse abgegrenzt werden können und in sich abgeschlossen sein.

Dies bedeutet, dass die Organisation gemäß den zentralen Geschäftsprozessen ausgerichtet wird und nicht primär am funktionalen Aufbau. Vielfach wird die Ablauforganisation auch als sinnvolle bzw. notwendige Ergänzung der Aufbauorganisation verstanden, wobei allgemein der Ablauforganisation im Sinne der Optimierung der Geschäftsprozesse der Vorrang vor der strukturellen Organisation eingeräumt wird.

„In diesem Sinne ist die prozessorientierte Organisationsgestaltung als dauerhafte Strukturierung und kontinuierliche Optimierung von Prozessen definierbar. Hierbei steht der Prozess als Wertschöpfungskette im Fokus der Gestaltung. Im Unterschied zum klassischen Top-down-Ansatz des Analyse-Synthese-Konzepts, das die Ablauforganisation als Fortsetzung der Aufbauorganisation betrachtet, erfolgt die Stellen- und Abteilungsbildung unter maßgeblicher Berücksichtigung der spezifischen Erfordernisse eines effizienten Prozessablaufs. So ist die zeitlich-logische Ablauffolge das primäre Gestaltungskriterium."[14]

---

[14] Zapp, Winfried, et. al.: Prozessgestaltung; in: Fischer, Hellmuth, et. al.: Management Handbuch Krankenhaus, Heidelberg, 2004, Ziff. 2190, Randziffern 8.

Bezogen auf das → *Krankenhaus* bedeutet die Betrachtung im Sinne einer Prozessorganisation die Organisationsgestaltung nach den zentralen Geschäftsprozessen des Krankenhauses, also insbesondere nach den Prozessen der → *Patientenversorgung* in den wichtigsten Indikationsgruppen. In diesem Sinne sind → *Patientenpfade* oder klinische Behandlungspfade nichts anderes als eine Beschreibung zentraler Geschäftsprozesse oder des Workflows eines Krankenhauses im Hinblick auf die → *Behandlung* der → *Patienten* mit einer bestimmten Indikation, mit deren/dessen Hilfe die Ablauforganisation verdeutlicht und möglichst durch Prozessoptimierung verbessert wird.

Prozessorientierung

Die Betrachtung des gesamten betrieblichen Handelns eines Unternehmens als Kombination einzelner Prozesse. Durch die ständige Verbesserung der Prozesse sollen Produktivität und Qualität gesteigert werden. Zentraler Punkt der Prozessorientierung ist das Überwinden von Abteilungsgrenzen, wodurch die üblichen Reibungsverluste zwischen den Abteilungen vermindert werden sollen. Der Fokus liegt auf der Entwicklung einer vernetzten Denkweise für das ganze Unternehmen, durch die die Kosten gesenkt und die Qualität erhöht werden sollen. Voraussetzung für das Gelingen der Prozessorientierung ist die Umsetzung der prozessorientierten Denk- und Handlungsansätze durch alle Beteiligten, also sowohl Management als auch Mitarbeiter.

Mit der Einführung der → *Fallpauschalen* als neuem Vergütungssystem für Krankenhausleistungen werden auch die Abläufe in den → *Kliniken* deutlich stärker an optimalen Prozessen orientiert als früher. Mit Hilfe von → *geplanten Behandlungsabläufen* werden dabei für ein Erkrankungsbild oder eine Diagnose die typischen Behandlungsabläufe mit den dafür erforderlichen Aktivitäten aller am Behandlungsprozess des Patienten beteiligten Stellen, Berufsgruppen bzw. Personen innerhalb einer oder auch mehrerer Organisationseinheiten abgebildet.

Im Unterschied zur bisherigen Vorgehensweise wird dabei der Weg des Patienten durch den gesamten Behandlungsprozess und die Optimierung dieses Prozesses in den Vordergrund gestellt, nicht aber die behandelnde Organisationseinheit oder Berufsgruppe.

Prozessqualität

Die Qualität der Prozesse medizinischer Versorgung. Die Prozessqualität erfasst und bewertet alle Handlungsprozesse medizinischer und zwischenmenschlicher Interaktion sowie alle organisatorischen Leistungen, welche zur Versorgung von Patienten unternommen werden. Das sind zum Beispiel Diagnostik, Therapie, postoperative Pflege, Behandlungsabläufe und deren Optimierung oder auch die Verwaltung.

Prozess-, → *Struktur–* und → *Ergebnisqualität* stellen zusammen die wichtigsten Kriterien zur Bewertung der medizinischen Versorgungsqualität dar.

Psychotherapeut

Berufsbezeichnung für die Ausübung der seit Anfang 1999 in Deutschland als Heilberuf anerkannten Psychotherapie. Dies ist nach § 1 Abs. 3 Psychotherapeutengesetz vom 16. Juni 1998 „jede mittels wissenschaftlich anerkannter psychotherapeutischer Verfahren vorgenommene Tätigkeit zur Feststellung, Heilung oder Linderung von Störungen mit Krankheitswert, bei denen Psychotherapie indiziert ist."

Für die Ausübung der heilkundlichen Psychotherapie unter der Berufsbezeichnung „Psychologische Psychotherapeutin" oder „Psychologischer Psychotherapeut" oder der heilkundlichen Kinder- und Jugendlichenpsychotherapie unter der Berufsbezeichnung „Kinder- und Jugendlichenpsychotherapeutin" oder „Kinder- und Jugendlichenpsychotherapeut" ist die Approbation als Psychologischer Psychotherapeut oder Kinder- und Jugendlichenpsychotherapeut erforderlich.

Psychotherapeutenkammer

Psychotherapeutenkammern sind in der Folge des am 1. Januar 1999 in Kraft getretenen Psychotherapeutengesetzes als Körperschaften öffentlichen Rechts entstanden. Dieses Gesetz hat den Beruf → *Psychotherapeut* mit den Berufsbezeichnungen "Psychologischer Psychotherapeut" (PP) und "Kinder- und Jugendlichenpsychotherapeut" (KJP) als eigenständigen verkammerten → *Gesundheitsberuf* etabliert. Als erste Psychotherapeutenkammer wurde die Kammer Bremen gegründet.

Zu den zentralen Aufgaben der Psychotherapeutenkammern gehört die Überwachung der Erfüllung der Berufspflichten, der Überprüfung der → *Qualität* der heilkundlichen Tätigkeit, der Einhaltung ethischer Grundsätze und der Standards von → *Fort–* und → *Weiterbildung*. Zu den weiteren Aufgaben zählen Schieds- und Disziplinarfunktionen und die Interessenvertretung des Berufstandes sowohl in der Öffentlichkeit als auch gegenüber Politik und Justiz.

Beispielhaft werden hier die Aufgaben der Psychotherapeutenkammern am Beispiel des Hamburgischen Psychotherapeutenkammergesetz (HmbPKG) vom 18.07.2001 beschrieben (§ 5):

- Aufsicht über die Berufspflichten der Kammerangehörigen
- Qualitätssicherung der Berufsausübung ihrer Mitglieder
- Unterstützung der Gesundheitsbehörde

- Erstattung von Gutachten zu Angelegenheiten des psychotherapeutischen Berufs
- Eignungsprüfungen für die Berufszulassung

Nach den Regelungen des HmbPKG kann die Kammer weiterhin folgende Aufgaben übernehmen:

- Wahrnehmung der beruflichen Belange der Gesamtheit der Psychotherapeutinnen und Psychotherapeuten,
- Bildung von Beiräten für die Zusammenarbeit mit anderen Heilberufskammern in Hamburg,
- Errichtung von Fürsorgeeinrichtungen für ihre Mitglieder,
- Einrichtung einer Ethik-Kommission,
- Bildung eines Schlichtungsausschusses, dessen Aufgabe die Schlichtung von Streitigkeiten zwischen Kammermitgliedern und Dritten ist.

Auf Bundesebene sind die Landespsychotherapeutenkammern in der → *Bundespsychotherapeutenkammer* (Abkürzung: BPtK) organisiert, die selbst keine Körperschaft öffentlichen Rechts, sondern – vergleichbar dem Muster der → *Bundesärztekammer* – eine Arbeitsgemeinschaft der Landeskammern der Psychologischen Psychotherapeutinnen und Psychotherapeuten und der Kinder- und Jugendlichenpsychotherapeutinnen und der Kinder- und Jugendlichenpsychotherapeuten ist und am 17. Mai 2003 gegründet wurde.

Public Health

Deutsche Bezeichnung: Gesundheitswissenschaften. Die Deutsche Gesellschaft für Public Health e. V. bezeichnet Public Health als „die Wissenschaft und Praxis der Gesundheitsförderung und der Systemgestaltung im → *Gesundheitswesen*"[15].

---

[15] Deutsche Gesellschaft für Public Health: Public Health/Gesundheitswissenschaften – Ziele, Aufgaben, Erkenntnisse, Hannover 2000, S. 2.

Weiter heißt es dort:

Die Aktivitäten von Public Health/Gesundheitswissenschaften konzentrieren sich auf das Verständnis und die Determinanten von Gesundheit und Krankheit und auf Fragen der Bedarfsgerechtigkeit, Wirksamkeit und Wirtschaftlichkeit von Gesundheitsförderung, Krankheitsbewältigung, → Rehabilitation und → Pflege. Und sie konzentrieren sich heute verstärkt auf Entwicklung und Evaluation innovativer Verfahren und Organisationsformen im Gesundheitswesen. Allgemeines Ziel ist die Erarbeitung evidenzbasierter Aussagen über den gesundheitlichen Zustand der Bevölkerung und die Entwicklung des Gesundheitswesens.[15]

Im Einzelnen unterscheidet die Deutsche Gesellschaft für Public Health e. V. folgende Aufgabenstellungen für die Gesundheitswissenschaften:

- Entwicklung einer gemeindebezogenen Gesundheitsberichterstattung zur Erfassung des Gesundheitszustandes der Bevölkerung einer Region und einzelner ihrer Subgruppen sowie die Analyse der den Gesundheitszustand beeinflussenden Bedingungen und Faktoren.
- Entwicklung und Institutionalisierung bedarfsgerechter und effizienter Systeme und Verfahren zur Gesundheitsförderung, → *Prävention*, Akutversorgung, Rehabilitation und Pflege.
- Analyse der leistungsmengen-, der kosten- und qualitätsbestimmenden Einflüsse und Entscheidungsprozesse im Gesundheitswesen
- Entwicklung von Maßnahmen zum Schutz der Bürger vor überflüssigen, mangelhaften und unwirksamen Leistungen und vor vermeidbaren Versorgungsrisiken.
- Unterstützung von Prozessen zur Wahrung der Menschenrechte im Gesundheitswesen, insbesondere des Rechtes

auf selbstbestimmten Umgang mit Gesundheit und Krankheit.

An anderer Stelle wird Public Health dagegen als „die international übliche Bezeichnung einer Forschungsrichtung, welche den Gesundheitszustand ganzer Bevölkerungsgruppen in seiner Wechselwirkung mit dem medizinischen Versorgungssystem untersucht", definiert[16]. Public Health wird dabei neben der experimentellen biomedizinischen Grundlagenforschung und der klinischen Forschung als die dritte Säule der modernen wissenschaftlich fundierten Medizin bezeichnet.

Nach der von der Weltgesundheitsorganisation (WHO) verwendeten Definition ist Public Health die „Wissenschaft und Praxis der Krankheitsverhütung, Lebensverlängerung und der Förderung psychischen und physischen Wohlbefindens durch bevölkerungsbezogene Maßnahmen".

Public Relations

Public Relations (engl. für Öffentliche Beziehungen) oder Öffentlichkeitsarbeit. Methodisches Bemühen eines Unternehmens, einer Institution, Gruppe oder Person um Verständnis und Vertrauen in der Öffentlichkeit durch Aufbau und Pflege von Kommunikationsbeziehungen.

[16] http://www.uni-duesseldorf.de/WWW/MedFak/PublicHealth/wasistpublichealth/content.html.

Auch Unternehmen der → *Gesundheitswirtschaft* nutzen immer stärker die Methoden und Möglichkeiten von Public Relations, um das Bild des eigenen Unternehmens in der Öffentlichkeit gezielter mit zu gestalten. Insbesondere ist durch eine Reihe von medizinischen Skandalen deutlich geworden, dass → *Krankenhäuser* das Vertrauen der Öffentlichkeit sehr schnell verlieren, wenn sie keine langfristigen Beziehungen zur Öffentlichkeit über eine gezielte PR-Arbeit aufgebaut haben. Ein solcher Vertrauensverlust kann eine → *Klinik* durch den damit verbundenen Verlust an Patienten schnell in wirtschaftliche Schwierigkeiten bringen.

Punktwert

Ein in Cent bemessener Wert, welcher, mit den einer ärztlichen Leistung zugeordneten Punkten aus dem → *Einheitlichen Bewertungsmaßstab (EBM)* multipliziert, die tatsächliche Höhe der Vergütung für diese Leistung ergibt.

Je nach Vereinbarung in den Gesamtverträgen wird der Punktwert vorab in diesen Verträgen festgelegt oder ergibt sich bei vereinbarter Pauschalvergütung nachträglich, indem die Gesamtvergütung durch die Punkte aller erbrachten Leistungen dividiert wird, um sie dann abhängig von der Leistungsmenge sowie unter Berücksichtigung des Honorarverteilungsmaßstabes auf die → *Ärzte* zu verteilen.

Q

Qualität

Synonym für Güte oder Beschaffenheit eines Prozesses, Produktes oder einer Dienstleistung. Die Qualitätsnorm DIN EN ISO 9000 beschreibt Qualität als:

> Vermögen einer Gesamtheit inhärenter Merkmale eines Produkts, eines Systems oder eines Prozesses zur Erfüllung von Forderungen von Kunden und anderen interessierten Parteien.

Allgemein wird zwischen Struktur-, Prozess- und Ergebnisqualität unterschieden.

Qualitätsbericht

Der Gesetzgeber hat die → *Krankenhäuser* durch das → *GKV-Modernisierungsgesetz* (GMG) verpflichtet, ab dem Jahr 2005 alle zwei Jahre einen strukturierten Qualitätsbericht zu erstellen und den → *Krankenkassen* sowie der interessierten Öffentlichkeit zur Verfügung zu stellen.

Die durch das GMG in das → *Sozialgesetzbuch* aufgenommene Regelung lautet (SGB V § 137):

> *(1) Der → Gemeinsame Bundesausschuss beschließt unter Beteiligung des Verbandes der → privaten Krankenversicherung, der → Bundesärztekammer sowie der Berufsorganisationen der Krankenpflegeberufe Maßnahmen der Qualitätssicherung für nach § 108 zugelassene Krankenhäuser einheitlich für alle Patienten. Dabei sind die Erfordernisse einer sektor- und berufsgruppenübergreifenden Versorgung angemessen zu berücksichtigen. Die Beschlüsse nach Satz 1 regeln insbesondere (...)*
>
> *6. Inhalt und Umfang eines im Abstand von zwei Jahren zu veröffentlichenden strukturierten Qualitätsberichts der zugelassenen Krankenhäuser, in dem der Stand der → Qualitätssicherung insbesondere unter Berücksichtigung der Anforderungen nach den Nummern 1 und 2 sowie der Umsetzung der Regelungen nach Nummer 3 dargestellt wird. Der Bericht hat auch Art und Anzahl der Leistungen des Krankenhauses auszuweisen. Er ist über den in der Vereinbarung festgelegten Empfängerkreis hinaus von den Landesverbänden der Krankenkassen und den Verbänden der → Ersatzkassen im Internet zu veröffentlichen. Der Bericht ist erstmals im Jahr 2005 für das Jahr 2004 zu erstellen.*

Nach der zwischen den Verbänden der Krankenkassen und der Krankenhäuser getroffenen Vereinbarung zur Erstellung der Qualitätsberichte besteht der Qualitätsbericht aus zwei Teilen, einem Basisteil und einem Systemteil, und richtet sich insbesondere an die interessierte Öffentlichkeit. Er soll daher einen systematischen Überblick über das Qualitätsmanagement des Krankenhauses in einer allgemeinverständlichen Form geben.

Der Qualitätsbericht ist von den Landesverbänden der Krankenkassen und den Verbänden der Ersatzkassen sowie vom Verband der Privaten Krankenversicherung im Internet nur vollständig und unverändert zu veröffentlichen. Für die Veröffentlichung des Qualitätsberichtes wurde festgelegt, dass der Qualitätsbericht erstmals zum 30. September 2005 – rückwirkend für das Jahr 2004 – zu veröffentlichen ist. Anschließend erfolgt die Veröffentlichung alle zwei Jahre.

Die Vereinbarung enthält auch Sanktionen gegen solche Kliniken, die den Qualitätsbericht nicht oder nicht rechtzeitig abliefern. Danach werden Krankenhäuser, die den Qualitätsbericht nicht fristgerecht veröffentlichen, gemäß § 17c Abs. 1 Satz 8 KHG „Prüfung der Abrechnung von Pflegesätzen" jährlich durch den Medizinischen Dienstes der Krankenversicherung geprüft.

Ziel der Qualitätsberichte ist es vor allem, Patienten, Vertragsärzten und Krankenkassen Informationen sowie eine Orientierungs- und Entscheidungshilfe sowohl im Vorfeld einer Krankenhausbehandlung als auch für die Einweisung und Weiterbetreuung an die Hand zu geben. Krankenhäuser haben damit gleichzeitig die Möglichkeit, ihre Leistungen nach Art, Anzahl und Qualität nach außen transparent darzustellen. Außerdem sollen die Leistungen der Krankenhäuser besser und einfacher vergleichbar werden. Dazu müssen die Kliniken regelmäßig vergleichbare qualitätsrelevante Daten veröffentlichen.

Qualitätsmanagement

Allgemein kann man Qualitätsmanagement als aufeinander abgestimmte Tätigkeiten zum Leiten und Lenken einer Organisation im Hinblick auf die Erreichung und Sicherung von Qualität definieren. Qualität bezieht sich dabei sowohl auf die Produkte und Dienstleistungen als auch auf die internen Prozesse des Leistungserbringers. Alle Maßnahmen der Qualitätsplanung, -messung, -kontrolle und Qualitätsverbesserung gehören dabei zum Qualitätsmanagement. Dazu müssen die Qualitätsziele festgelegt und operationalisiert sowie die Verantwortlichen für die Qualität bestimmt werden.

Alle → *Leistungserbringer* im → *Gesundheitswesen* sind gesetzlich zur Sicherung und Weiterentwicklung der Qualität der von ihnen erbrachten Leistungen verpflichtet. Die Leistungen müssen dem jeweiligen Stand der wissenschaftlichen Erkenntnisse entsprechen und in der fachlich gebotenen Qualität erbracht werden.

Das → *GKV-Modernisierungsgesetz* (GMG) hat das → *Sozialgesetzbuch* dahingehend geändert, dass nunmehr im Sozialgesetzbuch (SGB) V § 135a explizit → *Vertragsärzten*, medizinischen Versorgungszentren, zugelassenen → *Krankenhäusern*, Erbringern von Vorsorgeleistungen oder Rehabilitationsmaßnahmen und Einrichtungen, mit denen ein Versorgungsvertrag nach § 111a besteht (Einrichtungen des Müttergenesungswerks oder gleichartige Einrichtungen oder für Vater-Kind-Maßnahmen geeignete Einrichtungen), vorgeschrieben ist, einrichtungsintern ein Qualitätsmanagement einzuführen und weiterzuentwickeln.

Qualitätssicherung

Oberbegriff für alle Maßnahmen, die der Sicherung und Verbesserung der Qualität in der gesundheitlichen Versorgung dienen.

Seit Inkrafttreten des → *GKV-Modernisierungsgesetzes* (GMG) ist der → *Gemeinsame Bundesausschuss* (G-BA) in erster Linie für die Qualitätssicherung innerhalb der → *gesetzlichen Krankenversicherung* zuständig. Das → *Sozialgesetzbuch* (SGB V § 137b) weist ihm dabei konkret folgende Aufgaben zu:

Der Gemeinsame Bundesausschuss hat den Stand der Qualitätssicherung im Gesundheitswesen festzustellen, sich daraus ergebenden Weiterentwicklungsbedarf zu benennen, eingeführte Qualitätssicherungsmaßnahmen auf ihre Wirksamkeit hin zu bewerten und Empfehlungen für eine an einheitlichen Grundsätzen ausgerichtete sowie sektoren- und berufsgruppenübergreifende Qualitätssicherung im Gesundheitswesen einschließlich ihrer Umsetzung zu erarbeiten. Er erstellt in regelmäßigen Abständen einen Bericht über den Stand der Qualitätssicherung.

Darüber hinaus verpflichtet das SGB V alle → *Leistungserbringer* zur Sicherung und Weiterentwicklung der Qualität der von ihnen erbrachten Leistungen. Die Leistungen müssen dem jeweiligen Stand der wissenschaftlichen Erkenntnisse entsprechen und in der fachlich gebotenen Qualität erbracht werden.

→ *Vertragsärzten,* → *medizinischen Versorgungszentren,* zugelassenen → *Krankenhäusern,* Erbringern von Vorsorgeleistungen oder Rehabilitationsmaßnahmen und Einrichtungen, mit denen ein Versorgungsvertrag nach § 111a besteht (Einrichtungen des Müttergenesungswerks oder gleichartige Einrichtungen oder für Vater-Kind-Maßnahmen geeignete Einrichtungen), ist vorgeschrieben, einrichtungsintern ein → *Qualitätsmanagement* einzuführen und weiterzuentwickeln. Zugelassene Krankenhäuser müssen darüber hinaus alle zwei Jahre einen strukturierten → *Qualitätsbericht* erstellen.

Qualitätszirkel

Auf Dauer angelegte regelmäßige Gesprächsgruppen von meist niedergelassenen → *Ärztinnen* und Ärzten, in denen die eigene Tätigkeit kritisch überprüft, insbesondere Qualitätsfragen erörtert und Erfahrungen mit Qualitätsproblemen und Lösungsmöglichkeiten besprochen werden. Ziel von ärztlichen Qualitätszirkeln ist es, im interkollegialen Erfahrungsaustausch die eigene Arbeit zu analysieren und zu bewerten und so die → *Qualität* der ärztlichen Arbeit zu verbessern.

QUALY

Abkürzung für quality adjusted life year (qualitätsadjustiertes Lebensjahr).
Maß für den Outcome von medizinischen Maßnahmen, mit dessen Hilfe der Nutzwert einer gesundheitsbezogenen Maßnahme in Bezug auf Lebensdauer und Lebensqualität dargestellt wird.

Berechnet wird das Maß, indem man die Zahl der zu erwartenden bzw. verbleibenden Lebensjahre mit einem Gewicht multipliziert, dass die Qualität der Jahre (also den Nutzen aus dem Gesundheitszustand) wiedergibt. Dabei wird der Tod mit dem QUALY-Wert 0, ein in optimaler Lebensqualität bzw. ohne jede Krankheit verbrachtes Lebensjahr mit dem QUALY-Wert 1 bewertet.

So kann man sowohl den Nutzwert einer medizinischen Maßnahme im Vergleich zur Situation ohne medizinische Intervention darstellen als auch verschiedene medizinische Maßnahmen in ihrer Auswirkung auf die Lebensdauer und Lebensqualität direkt miteinander vergleichen.

R

Rabattvertrag

Durch das Beitragssatzsicherungsgesetz im November 2002 mit dem neu eingeführten § 130a Abs. 8 → *SGB V* wurden den pharmazeutischen → *Unternehmen* und den → *Krankenkassen* oder ihren Verbänden die Möglichkeit eröffnet, Rabatte für abgegebene → *Arzneimittel* zu vereinbaren. Dabei kann ein jährliches Umsatzvolumen sowie eine Abstaffelung von Mehrerlösen gegenüber dem vereinbarten Umsatzvolumen vereinbart werden.

Der „Vorreiter" zu den Rabattverträgen im großen Stil war die Barmer Ersatzkasse, die für ihren bundesweit geltenden Hausarztvertrag zahlreiche Rabattverträge mit Generikaherstellern abgeschlossen hat.

Rabattverträge haben die politische Intention, die Arzneimittelausgaben zu senken. Lange Zeit waren jedoch die Rabattverträge nicht von Erfolg begleitet. Vielfach fehlte ein Anreiz für die verordnenden → *Ärzte*, die rabattierten Arzneimittel zu verordnen bzw. seitens der → *Apotheken*, die rabattierten Arzneimittel abzugeben.

Auch wenn die vertraglichen Lösungen wie der Hausarztvertrag der Barmer oder die Kooperationsvereinbarungen der AOK Berlin und Baden-Württemberg finanzielle Anreize für die Ärzte setzten (Beratungshonorar für Ärzte bzgl. der Umstellung für → *Patienten*, Beteiligung der Ärzte an den Einsparungen), war die erzielte Einsparung bei den Krankenkassen sehr gering.

Diese Problematik erkannte auch die Politik und setzte im → *GKV-Wettbewerbsstärkungsgesetz* (GKV-WSG), das am 1. April 2007 in Kraft getreten ist, neue „Anreize" für Ärzte, → *Apotheken*, Krankenkassen und die → *pharmazeutische Industrie*, um die Wirksamkeit von Rabattverträgen zu verbessern.

Folgende Regelungen wurden im Gesetz implementiert:

- → *Vertragsärzte*, die Rabattarzneimittel verordnen, sind insofern von der Malus-Regelung und → *Wirtschaftlichkeitsprüfungen* ausgeschlossen
- Apotheker sind verpflichtet, im Rahmen der → *Arzneimittel-Substitution* den Ersatz durch ein wirkstoffgleiches Rabattarzneimittel vorzunehmen
- In der → *Integrierten Versorgung* soll die Arzneimittelversorgung durch Rabattarzneimittel erfolgen
- Die Krankenkassen können die Zuzahlung für Rabattarzneimittel halbieren oder sogar aufheben.

Inzwischen haben die meisten Krankenkassen (AOK, Techniker Krankenkasse, Deutsche BKK etc.) und Krankenkassenverbände Rabattverträge mit → *Generika*-Herstellern abgeschlossen, z. T. über das Gesamtportfolio des Generika-Herstellers.

Damit die zahlreichen Rabattverträge wirken können, müssen die Ärzte nur wirkstoffbezogen verordnen (d. h. → *Aut idem* zulassen). Dazu können die verordnenden Ärzte jedoch nicht gezwungen werden.

Zahlreiche → *Kassenärztliche Vereinigungen* informieren ihre Vertragsärzte jedoch bereits mit der Aufforderung, nur noch wirkstoffbezogen zu verordnen, um damit zur Senkung der → *Arzneimittelausgaben* beizutragen.

Es wird davon ausgegangen, dass durch die mit dem GKV-WSG implementierten Anreize für die Ärzte und Apotheker weitere Rabattverträge mit den Krankenkassen folgen werden.

Zusätzlich haben die Hersteller die Möglichkeit, mit den Krankenkassen Rabattverträge für Produkte abzuschließen, deren Herstellerabgabepreise über einen festgesetzten → *Festbetrag* liegen. In manchen Fällen senken die pharmazeutischen Unternehmen ihre Herstellerabgabepreise nicht auf den Festbetrag. Damit müssen die Patienten, wenn sie das Medikament verordnet bekommen, die Differenz zwischen Festbetrag und Herstellerabgabepreis aufzahlen. Der pharmazeutische Unternehmer kann dieses Problem durch einen Rabattvertrag mit den Krankenkassen lösen. Dadurch entstehen für den → *Versicherten* keine zusätzlichen Mehrkosten.

Rabattverträge für die Arzneimittelversorgung sind kein Novum in den Gesundheitssystemen. Bereits seit 1990 sind Rabattverträge Voraussetzung für die Versorgung von Medicaid-Patienten in den USA. 550 pharmazeutische Unternehmen nehmen an diesem Programm teil, in dem die innovativen Arzneimittel 15 Prozent billiger als der durchschnittliche Herstellerpreis und die generischen Arzneimittel 11 Prozent billiger als der durchschnittliche Herstellerpreis sind.

Räumlich relevanter Markt

Der Begriff des räumlich relevanten Marktes spielt im Kartellrecht eine wichtige Rolle. In den bisherigen Kartellfällen auf dem → *Krankenhausmarkt* ist der räumlich relevante Markt einer der Hauptstreitpunkte zwischen → *Bundeskartellamt* und den betroffenen Krankenhausunternehmen. Diese Auseinandersetzung ist noch nicht abgeschlossen. Nachfolgend wird daher der Stand der Diskussion dargestellt.

Allgemein definiert das Bundeskartellamt den relevanten Markt im Hinblick auf die Prüfung von Krankenhausfusionen nach dem Bedarfsmarktkonzept so:

Ob der Zusammenschluss zu einer Entstehung oder Verstärkung einer marktbeherrschenden Stellung führen wird, muss in jedem Einzelfall anhand einer Prognoseentscheidung geprüft werden. Hierzu ist zunächst notwendig, den betroffenen Markt in sachlicher und räumlicher Hinsicht abzugrenzen. Die Marktabgrenzung erfolgt nach ständiger Rechtsprechung nach dem sogenannten Bedarfsmarktkonzept. Dahinter steht die Frage, ob aus Sicht der Nachfrager eine Ausweich- oder Austauschmöglichkeit besteht. Nachfrager sind grundsätzlich die Patienten, weil sie die konkrete Dienstleistung nachfragen und über die Wahl des → Krankenhauses frei entscheiden können. Der Arzt berät seine Patienten zwar, kann sie aber nicht gegen ihren Willen in ein Krankenhaus einweisen. Die Krankenkassen schließlich fragen die Leistung selbst nicht nach, sondern bezahlen sie lediglich im Rahmen eines Sachleistungsprinzips.

Ausgehend von diesem ‚Bedarfsmarktkonzept‘ ist das Bundeskartellamt der Auffassung, dass sog. ‚Akut-Krankenhäuser‘ einen sachlich einheitlichen Markt darstellen. Dieser Markt umfasst nicht die ambulante praxisärztliche Behandlung, Rehabilitationseinrichtungen sowie Alten- und Pflegeeinrichtungen oder reine Privatkliniken. Derzeitige Ansätze zur integrierten Versorgung sind noch nicht so ausgeprägt, als dass sie die Marktverhältnisse entscheidend prägten. Auf der anderen Seite ist der Markt für Akut-Krankenhäuser aus Sicht des Bundeskartellamts nicht weiter in Teilmärkte für Fachkliniken, nach verschiedenen Versorgungsrichtungen oder nach Fachabteilungen aufzugliedern. Dies gilt insbesondere deswegen, weil Fachkliniken im Nachfragewettbewerb mit Allgemeinkrankenhäusern stehen. Es besteht auch eine gewisse Angebotsumstellungsflexibilität, so dass die Bildung von sachlich gesonderten Teilmärkten aus Sicht des Bundeskartellamts nicht gerechtfertigt ist.

Bei der räumlichen Marktabgrenzung gilt das gleiche wie für die sachliche Marktabgrenzung: Der jeweilige räumliche Markt ist nach dem Bedarfsmarktkonzept aus der Sicht der Nachfrager zu ermitteln. Es wird dabei das tatsächliche Verhalten der Nachfrager zugrunde gelegt, so dass sich jede pauschalierte Betrachtungsweise verbietet. Es wird zunächst die Angebotsseite betrachtet und ermittelt, wie groß das Einzugsgebiet der Krankenhäuser ist. Dann muss im Wege einer Nachfragebetrachtung in jedem Einzelfall das tatsächliche Nachfrageverhalten der Patienten festgestellt werden.[1]

Im ersten vom Bundeskartellamt entschiedenen Krankenhausfall (Übernahme der Kliniken des Landkreises Rhön-Grabfeld durch die → *Rhön-Klinikum AG*) definierte das Amt den räumlich relevanten Markt wie folgt:

Das Zusammenschlussvorhaben betrifft den Markt für Krankenhausdienstleistungen. In diesen Markt sind die ambulanten praxisärztlichen Behandlungen, Rehabilitationseinrichtungen sowie reine Privatkliniken nicht einzubeziehen. Eine weitere sachliche Untergliederung dieses Marktes in sachlich relevante Teilmärkte, insbesondere im Hinblick auf Fach- und Allgemeinkrankenhäuser, Krankenhäuser unterschiedlicher Versorgungsstufen oder eine Abgrenzung auf einzelne medizinische Fachabteilungen oder gar nach Fallgruppen (→ DRG) ist nicht sachgerecht.[2]

Zusätzlich definiert das Bundeskartellamt den räumlich relevanten Markt nach dem so genannten Bedarfsmarktkonzept, also durch Ermittlung des relevanten räumlichen Gebietes, „in dem der Wettbewerb im betroffenen sachlichen Markt im Hinblick auf den zu beurteilenden Zusammenschluss stattfindet"[3]. Im Beschluss heißt es dazu unter anderem:

Die Beschlussabteilung hat in den um Bad Neustadt/Saale und Meiningen liegenden Postleitzahlbereichen 36, 97, 98, 96, sowie den westlichen Postleitzahlgebieten des Postleitzahlbereichs 99 insgesamt 131 → Kliniken befragt. Hiervon wurden 34 Kliniken nicht weiter berücksichtigt, weil es sich im wesentlichen um Reha-Einrichtungen handelte bzw. um Krankenhäuser, die ihre Tätigkeit eingestellt haben. Im Ergebnis wurden somit 97 Akutkrankenhäuser danach befragt, wie viele ihrer Patienten aus welchen (fünfstelligen) Postleitzahlbereichen dieses Gebietes stammen. Das Gesamtgebiet umfasst in etwa ein Rechteck um Bad Neustadt/Saale mit einer Straßenentfernung zu den Eckpunkten von ca. 100 km bis 120 km.[4]

Der Zusammenschluss von Krankenhäusern unterliegt nach der Auffassung des Bundeskartellamtes dem Kartellrecht, weil durch solche Zusammenschlüsse neben dem Wettbewerb der Krankenhausträger um den Erwerb zusätzlicher Krankenhäuser in erster Linie der Wettbewerb der Krankenhäuser um die Patienten betroffen ist, der zivilrechtlich ausgestaltet ist und dem Gesetz gegen Wettbewerbsbeschränkungen (GWB) unterliegt.

Das Oberlandesgericht (OLG) Düsseldorf hat im Rahmen des von der Rhön-Klinikum AG angestrengten Prozesses um die Untersagung der Übernahme der beiden Kreiskliniken den sachlich und räumlich relevanten Markt allerdings anders abgrenzen wollen. Hierzu hat das Gericht in seinem Beschluss ausgeführt:

---

[1] Böge, Ulf: Klinikmarkt und Kartellrecht; in: Klinik Markt inside Nr. 15-16/2005, S. 3 ff.
[2] Bundeskartellamt, Entscheidung B10 – 123/04, Teilziffer 71.
[3] Ebd., TZ 91.
[4] Ebd., TZ 97 f.

I. Der sachlich relevante Markt für akutstationäre Krankenhausdienstleistungen ist nach Auffassung des Senates danach zu unterteilen, aus welcher medizinischen Fachrichtung Krankenhausdienstleistungen nachgefragt werden. Demzufolge sind im Hinblick auf die von den Kreiskrankenhäusern Bad Neustadt/Saale und Mellrichstadt vorgehaltenen Fachrichtungen in sachlicher Hinsicht insgesamt vier Märkte von der Fusion betroffen. Hierbei handelt es sich um den Markt für akutstationäre Krankenhausdienstleistungen aus dem Bereich

- der Grundversorgung, der gemäß Art. 4 Abs. 4 BayKRG die Fachrichtungen Chirurgie und Innere Medizin umfasst,
- der Urologie
- der Gynäkologie
- der Hals-, Nasen- und Ohrenheilkunde.

Ausgehend von diesen sachlichen Märkten bedarf es für die räumliche Marktabgrenzung und Marktanteilsberechnung weiterer Ermittlungen. Für den jeweiligen Markt sind auf der Grundlage aktueller Fallzahlen aus dem Jahr **2004** die Patientenströme – so wie in der Untersagungsverfügung im einzelnen dargestellt – zu ermitteln und daraufhin zu überprüfen, aus welchem räumlichen Gebiet die behandelten Patienten stammen.

II. Bei den Ermittlungen ist Folgendes zu berücksichtigen:

1. Die → Krankenhausplanung im Freistaat Bayern geht von vier → Versorgungsstufen für Allgemeinkrankenhäuser aus (Art. 4 Abs. 2 BayKRG). Die Zielobjekte des Fusionsvorhabens gehören der I. (KKH Mellrichstadt) und der II. Versorgungsstufe (KKH Bad Neustadt/Saale) an. Sie stehen mit Allgemeinkrankenhäusern höherer Versorgungsstufen und Fachkliniken daher nur in Wettbewerb, wenn und soweit sie Krankenhausdienstleistungen aus der jeweiligen Fachrichtung in wettbewerblich relevantem Umfang erbringen, die im Hinblick auf das medizinisch-technische Leistungsvermögen (Versorgungstiefe) in der Regel von Allgemeinkrankenhäusern der I. und II. Versorgungsstufe erbracht werden. Diese Kliniken sind also danach zu befragen, ob und in welchem Umfang sie Krankenhausdienstleistungen aus der jeweiligen Fachrichtung (Grundversorgung – Chirurgie und Innere Medizin –, Urologie, Gynäkologie, HNO) erbringen, die nach der Versorgungstiefe (d. h. Art und Umfang der Behandlung) üblicherweise der Versorgungsstufe I. und II. zuzurechnen sind. Falls den Krankenhausträgern anhand des auswertbaren Datenmaterials eine Aufschlüsselung nach Versorgungsstufen nicht möglich sein sollte, ist von ihnen eine Schätzung des Anteils (Versorgungsstufe I. und II.) zu erbitten.

2. Soweit das Bundeskartellamt Bedenken dahingehend geäußert hat, dass die Abgrenzung der einzelnen Fachrichtungen fließend und in Einzelfällen eine eindeutige Zuordnung einer Krankenhausbehandlung in die eine oder andere Fachrichtung nicht möglich sei und daher von den Krankenhausträgern zum Teil unterschiedlich gehandhabt werde, handelt es sich hierbei um Ungenauigkeiten in Randbereichen, die für eine kartellrechtliche Beurteilung unbeachtlich und daher hinzunehmen sind. Einer inhaltlichen Konkretisierung der vom Gesetzgeber im Krankenhausgesetz vorgegebenen Fachrichtungen bedarf es nicht, da jedenfalls im Kernbereich Übereinstimmung besteht, welche medizinische Krankenhausbehandlung welcher Fachrichtung zuzuordnen ist.[5]

---

[5] OLG Düsseldorf, Entscheidung Beschluss vom 5.10.2005 im Kartellstreit Rhön-Klinikum AG – Bundeskartellamt.

Rating

Englisch für Einstufung, Beurteilung. Die Bewertung der Bonität (Zahlungsfähigkeit, Kreditwürdigkeit) eines Schuldners, besonders von Wertpapieremittenten wie Staaten oder Unternehmen.

So genannte Rating-Agenturen versuchen, das Kreditausfallrisiko eines Schuldners einzuschätzen. Hierzu wird eine Skala, beispielsweise von AAA (erstklassige Bonität) bis CCC (hohe Gefahr des Zahlungsverzugs), genutzt.

Rating gewinnt auch für Kreditnehmer auf dem → *Gesundheitsmarkt* immer mehr an Bedeutung, da nach den so genannten → *Basel II*-Kriterien des Baseler Ausschusses für Bankenaufsicht Kreditinstitute ihre Kreditnehmer zukünftig mit einem Rating-Verfahren zur Bestimmung der Kreditkonditionen einstufen sollen, wobei die Bonität besondere Beachtung findet. Von diesem Rating hängt dann ab, wie viel Eigenkapital das Kreditinstitut als Verlustpuffer zur Absicherung der Kredite einsetzen muss (bisher acht Prozent der Kreditsumme).

Rationalisierung

Der Versuch, durch eine bessere Nutzung vorhandener Möglichkeiten die → *Effizienz* (meist konkretisiert in → *Produktivität* und Wirtschaftlichkeit) eines Wirtschaftssystems zu steigern. Im → *Gesundheitswesen* vor allem durch den Einsatz neuer Technologien und neuer Organisations- und Arbeitsformen sowie durch Umgestaltung der Prozesse.

Rationalisierungspotential ist zum Beispiel an den Schnittstellen der Versorgungsformen zu suchen, so wie auch in den Organisationsstrukturen von Krankenhäusern, wo zum Beispiel → *zentrale Notaufnahme* und → *geplante Behandlungsabläufe* Möglichkeiten zur Verbesserung der Prozesse, zur Effizienzsteigerung und damit Kostensenkung bieten.

Rationalisierungsreserven

Kennzeichnung für weitere Möglichkeiten zur → *Rationalisierung*. Der Begriff der Rationalisierungsreserven spielt in der Diskussion um notwendige Reformen, insbesondere aber Einsparungen im → *Gesundheitswesen* eine zentrale Rolle. Mit dem Verweis auf angeblich oder tatsächlich vorhandene Rationalisierungsreserven werden häufig Kostendämpfungs- oder Sparmaßnahmen begründet oder eingefordert.

Generell gilt jedoch, dass jede Veränderung der Umweltbedingungen zu neuen Rationalisierungsmöglichkeiten führt, ebenso wie die Weiterentwicklung der im Gesundheitswesen genutzten Technologien. Rationalisierungsreserven sind damit nichts Statisches, was – einmal ausgenutzt – nicht mehr vorhanden wäre, sondern die Kennzeichnung eines dynamischen Prozesses, der sich ständig fortsetzt.

Im Hinblick auf einzelne Unternehmen gilt Ähnliches: Auch hier sind immer wieder neue Rationalisierungspotentiale zu finden und zu erschließen, wenn sich die inneren oder äußeren Bedingungen ändern. Ein typisches Beispiel stellt die Einführung der → *DRG*-basierten → *Fallpauschalen* dar, mit der der Fokus der Rationalisierungsmöglichkeiten innerhalb der → *Krankenhäuser* stark auf die Neugestaltung der Prozesse im Rahmen der Krankenhausbehandlung gelenkt wurde.

Rationierung

Die Vorenthaltung von aus medizinischer Sicht sinnvollen, zweckmäßigen oder sogar notwendigen medizinischen Leistungen aus Kostengründen.

Der → *Sachverständigenrat zur Begutachtung der Entwicklung im Gesundheitswe-*

sen hat Rationierung wie folgt definiert: „Rationierung kann verstanden werden als Verweigerung oder Nichtbereitstellung von Behandlungsleistungen trotz Nachfrage und zugleich festgestelltem objektivem Bedarf (oder latentem Bedarf)."[6]

Man unterscheidet die explizite und implizite, also die offene oder versteckte Rationierung.

Rationierung ist ein Effekt der sich weiter öffnenden Schere zwischen medizinischem Fortschritt und begrenzten Ressourcen. Rationierung wird ethisch meist negativ bewertet, die wissenschaftliche Diskussion zum Thema befasst sich vor allem mit den ethischen und rechtlichen Fragen der Rationierung, außerdem mit möglichen Kriterien für die Zuteilung von Leistungen an bestimmte Indikations- oder Patientengruppen.

In Nordeuropa wird häufig an Stelle des Begriffs der Rationierung von → *Priorisierung* gesprochen.

Reengineering

Auch Business Reengineering oder Business Process Reengineering, Englisch für Geschäftsprozessoptimierung. Die grundlegende, radikale Neugestaltung von Geschäftsprozessen nach gründlicher Analyse, um deutliche Verbesserungen bei wichtigen Leistungsindikatoren (zum Beispiel Kosten, Qualität, Kundenzufriedenheit) zu erreichen. Essentiell ist hierbei das unvoreingenommene Betrachten der Prozesse und das neue Zusammenfügen über althergebrachte Funktionsgrenzen hinweg.

Die Idee wurde Anfang der 90er Jahre von den Amerikanern Michael Hammer (Informatikprofessor am Massachusetts Institute of Technology) und James Champy (Managementberater) entwickelt und galt eine Zeit lang fast als Allheilmittel für die Neustrukturierung von Unternehmen.

Oft wird Reengineering erst als letztes Mittel zur Unternehmenssanierung genutzt, außerdem werden meist nicht alle Prozesse und vor allem das Management nicht in den Umbauprozess einbezogen, weshalb nach Schätzungen rund 70 Prozent aller Reengineering-Projekte scheitern.

Der Begriff und die Instrumente des Reengineering werden zunehmend auch auf dem → *Gesundheits–* und insbesondere dem → *Krankenhausmarkt* genutzt.

Regelleistungsvolumen

Mit der Einführung des neuen → *Einheitlichen Bewertungsmaßstabes* EBM 2000plus haben sich → *Kassenärztliche Bundesvereinigung* (KBV) und die Spitzenverbände der → *Gesetzlichen Krankenversicherung* (GKV-Spitzenverbände) auch auf die Realisierung von sogenannten Regelleistungsvolumina (RLV) geeinigt. Regelleistungsvolumina sind ein Konzept, mit dem KBV und Krankenkassen die Menge der abgerechneten ärztlichen → *Leistungen* steuern wollen. Allerdings hatten sich die Vertragspartner für die Einführung der RLV auf eine Übergangsfrist verständigt, die bis Ende 2005 reichte. Ab Anfang 2006 sollten die Vergütungen der ambulanten ärztlichen Leistungen dann durch die → *Krankenkassen* gegenüber den → *Kassenärztlichen Vereinigungen* (KVen) auf morbiditätsorientierte Kriterien umgestellt werden.

Dieses Vorhaben beruht auf einer gesetzlichen Vorgabe: Mit dem → *GKV-Modernisierungsgesetz* war beschlossen worden, zum 1.1.2007 die Vergütung der Vertragsärzte umzustellen. Zu diesem Zeitpunkt sollen die bisherigen Honorarbudgets abgeschafft und durch Regelleistungsvolumina ersetzt werden.

---

[6] Sachverständigenrat für die Konzertierte Aktion im Gesundheitswesen, „Bedarfsgerechtigkeit und Wirtschaftlichkeit Band III: Über-, Unter- und Fehlversorgung", Gutachten 2000/2001, Ausführliche Zusammenfassung, S. 27.

Unter dem Regelleistungsvolumen versteht man den mit der Zahl und der Morbiditätsstruktur der → *Versicherten* einer Krankenkasse ermittelten Behandlungsbedarf für eine bestimmte Zeitperiode. Dieser so festgestellte Behandlungsbedarf (Regelleistungsvolumen) wird dann in den Vereinbarungen der einzelnen KVen und Krankenkassen auf einzelne Arztgruppen verteilt. Damit entsteht das arztgruppenbezogene Regelleistungsvolumen.

Der dritte Schritt ist die Bildung von arztbezogenen Regelleistungsvolumina aus den arztgruppenbezogenen Regelleistungsvolumina: Übersteigt die vom → *Arzt* abgerechnete Leistungsmenge dieses arztbezogene Regelleistungsvolumen, werden Mehrleistungen grundsätzlich nur noch mit einem Bruchteil des eigentlich geltenden Punktwertes vergütet. Vorgesehen sind zehn Prozent des jeweils geltenden Punktwertes. Auf diese Weise soll eine Steuerung der Menge der abgerechneten Leistungen ermöglicht werden.

Das individuelle Regelleistungsvolumen spielt auch in dem seit Anfang 2009 geltenden EBM 2009 eine wichtige Rolle. Es wird ermittelt, indem der arztgruppenspezifische Fallwert mit der Fallzahl multipliziert wird, die in der Praxis im gleichen Quartal des jeweiligen Vorjahres behandelt wurde. Bis zu dieser Höhe erhält der Arzt im EBM 2009 ein festes honorar auf der Grundlage der Euro-Werte der Leistungen.

Regiebetrieb

Unselbstständige Rechts- bzw. Organisationsform für kommunale Betriebe bzw. Unternehmen. Die rechtlichen Rahmenregelungen für den Regiebetrieb finden sich in den Kommunal- bzw. Gemeindeordnungen. Der kommunale Regiebetrieb ist dadurch gekennzeichnet, dass er in personeller, organisatorischer und rechtlicher Hinsicht und damit auch haushaltsrechtlich vollständig in die Kommunalverwaltung integriert ist. Daraus folgt, dass der Regiebetrieb auch vollständig der Kontrolle und Steuerung durch die kommunalen Gremien unterliegt.

→ *Krankenhäuser* wurden häufig als kommunale Regiebetriebe geführt. Dies hat aus heutiger Sicht gewichtige Nachteile, weil die Betriebsführung nicht unabhängig agieren konnte, sondern der Einflussnahme durch die kommunalen Gremien wie zum Beispiel den Gemeinderat unmittelbar ausgesetzt war. Dies führte häufig zu kommunalpolitisch motivierten Entscheidungen, die jedoch wirtschaftlich nicht unbedingt zu sinnvollen Ergebnissen führten. Auch behinderte die Rechtsform des Regiebetriebs die Herausbildung eines spezialisierten Managements für die Führung von Krankenhäusern, da die Verwaltung eines Krankenhauses ein Teil der Kommunalverwaltung war und sich das Personal damit aus der Kommunalverwaltung rekrutierte und innerhalb der Kommunalverwaltung z. B. durch Beförderung auch in andere Bereiche wechselte bzw. aus anderen Bereichen in die Krankenhausverwaltung versetzt wurde.

Als Alternative zum Betrieb eines Krankenhauses als Regiebetrieb wurde vielfach der kommunale → *Eigenbetrieb* gewählt. Seit mehreren Jahren geht man jedoch verstärkt dazu über, auch Krankenhäuser in der vollständigen Trägerschaft von Kommunen oder Landkreisen als → *GmbH* oder gGmbH zu führen (formale → *Privatisierung*).

Regress

Üblicher, aber im → *Sozialgesetzbuch* als Anspruch der → *Krankenkassen* auf Rückerstattung von Mehraufwand bezeichneter Begriff für die Verpflichtung von → *Vertragsärzten*, bei einer deutlich über den Richtgrößen (Durchschnittswert der Leistungen, die ein Vertragsarzt in einer Abrechnungsperiode verordnen darf) liegenden Verordnung von → *Arzneimitteln* und → *Verbandmitteln* in einem Abrechnungszeitraum den Krankenkassen entstehenden Mehraufwand zurückzuerstatten. Voraussetzung für die Pflicht zur Rückerstattung ist eine → *Wirtschaftlichkeitsprüfung*, in der der betroffene Vertragsarzt nicht nachweisen konnte, dass das Überschreiten der Richtgrößen auf Praxisbesonderheiten zurückzuführen ist.

Im SGB V § 106 Abs. 5a heißt es dazu:

Bei einer Überschreitung des Richtgrößenvolumens um mehr als 25 vom Hundert hat der Vertragsarzt nach Feststellung durch den Prüfungsausschuss den sich daraus ergebenden Mehraufwand den Krankenkassen zu erstatten, soweit dieser nicht durch Praxisbesonderheiten begründet ist.

Rehabilitation

Aus dem Lateinischen für Wiederherstellung. Im → *Gesundheits- und Sozialwesen* die Wiedereingliederung in den Alltag und das berufliche Leben.

Durch die medizinische Rehabilitation soll versucht werden, einen entstandenen Gesundheitsschaden, der eventuell die Teilhabe oder die Erwerbsfähigkeit bedroht oder einschränkt, zu beseitigen, zu mildern oder seine Folgen zu beseitigen. Ergänzt wird die medizinische Rehabilitation durch die berufliche und die soziale Rehabilitation.

Das am 1.7.2001 in Kraft getretene → *Sozialgesetzbuch (SGB)* IX regelt die Rehabilitation und Teilhabe behinderter Menschen in Deutschland. Die gesetzlichen → *Krankenkassen* haben die gesetzlich festgelegte Pflicht, medizinische Leistungen zur Rehabilitation zu erbringen, um zum Beispiel Erwerbsunfähigkeit, Pflegebedürftigkeit oder Behinderungen abzuwenden beziehungsweise zu vermeiden.

Rehabilitation, medizinische

Auch „medizinische → *Leistungen* zur → *Rehabilitation*". Teilbereich der Rehabilitation, der sich insbesondere mit Maßnahmen befasst, die die Erhaltung oder Besserung des Gesundheitszustandes des Rehabilitanden zum Ziel haben und dazu vor allem medizinische Leistungen nutzen.

Zur medizinischen Rehabilitation wird unter anderem die → *Anschlussheilbehandlung* (AHB) oder auch die → *geriatrische Rehabilitation* gezählt.

Rehabilitation, geriatrische

Teilbereich der → *Rehabilitation*, der sich insbesondere mit Maßnahmen befasst, die die Erhaltung oder Besserung des Zustandes von älteren → *Patienten* mit → *Multimorbidität*, also mindestens zwei behandlungsbedürftigen Erkrankungen, zum Ziel hat.

Geriatrische Patienten sind durch eine Reihe von Merkmalen gekennzeichnet, die erfüllt sein müssen, damit geriatrische Rehabilitation genehmigt wird. Dazu gehören vor allem ein höheres Lebensalter von in der Regel 70 Jahren oder älter sowie eine → *geriatrietypische Multimorbidität*, also mindestens zwei behandlungsbedürftige Krankheiten. Dazu gehören nach den Abgrenzungskriterien der → *Geriatrie*, erarbeitet von der gemeinsamen Arbeitsgruppe der Bundesarbeitsgemeinschaft der Klinisch-Geriatrischen Einrichtungen e. V., der Deutschen Gesellschaft für Geriatrie e. V. und der Deutschen Gesellschaft für Gerontologie und Geriatrie e. V. mindestens zwei der nachfolgend aufgeführten Merkmalkomplexe:

– Immobilität
– Sturzneigung und Schwindel
– Kognitive Defizite
– Inkontinenz
– Dekubitalulcera
– Fehl- und Mangelernährung

- Störungen im Flüssigkeits- und Elektrolythaushalt
- Depression, Angststörung
- Chronische Schmerzen
- Sensibilitätsstörungen
- Herabgesetzte Belastbarkeit, Gebrechlichkeit
- Starke Seh- oder Hörbehinderung
- Medikationsprobleme
- Akzidentelle Vergiftung
- Hohes Komplikationsrisiko

Rehabilitationsklinik

Umgangssprachlich benutzter Begriff für Vorsorge- und Rehabilitationseinrichtungen. Häufig wird auch nur von Rehakliniken gesprochen.

Das Statistische Bundesamt definiert den Begriff der Vorsorge- und Rehabilitationseinrichtungen wie folgt:

Krankenhäuser nach § 2 Nr. 1 des → Krankenhausfinanzierungsgesetzes (KHG) einschließlich der in den §§ 3 und 5 des KHG genannten → Krankenhäuser und Einrichtungen, soweit sie zu den Vorsorge- oder Rehabilitationseinrichtungen nach § 107 Abs. 2 SGB V gehören. Nach dem umfassenden Krankenhausbegriff des § 2 Nr. 1 KHG handelt es sich demnach um Einrichtungen,

- *in denen durch ärztliche und pflegerische Hilfeleistung*
- *der Gesundheitszustand der Patienten nach einem ärztlichen Behandlungsplan vorwiegend durch Anwendung von Heilmitteln einschließlich Krankengymnastik, Bewegungstherapie, Sprachtherapie oder Arbeits- und Beschäftigungstherapie, ferner durch andere geeignete Hilfen, auch durch geistige und seelische Einwirkungen, verbessert und den Patienten bei der Entwicklung eigener Abwehr- und Heilungskräfte geholfen werden soll und*
- *in denen die zu versorgenden Personen untergebracht und verpflegt werden können*[7]

Rehabilitationskrankenhaus

Umgangssprachlich benutzter Begriff für Vorsorge- und Rehabilitationseinrichtungen. Siehe → *Rehabilitationsklinik*.

Rehabilitationsphasen

In der neurologischen → *Rehabilitation* insbesondere von → *Patienten* mit schwersten Schädel-Hirn-Verletzungen und Patienten im Wachkoma werden verschiedene Stufen bzw. Phasen unterschieden. Dabei gibt es insgesamt die Phasen A bis F. Zugrunde liegt hierfür die „Phaseneinteilung in der neurologischen Rehabilitation", wie sie von der Arbeitsgruppe Neurologische Rehabilitation des Verbandes Deutscher Rentenversicherungsträger erarbeitet wurde.

Die Rehabilitationsphasen werden wie folgt definiert:

Phase A: Akutbehandlungsphase (intensivmedizinisch)

Phase B: Behandlungs-/Frührehabilitationsphase, in der noch intensivmedizinische Behandlungsmöglichkeiten vorgehalten werden müssen

Phase C: Behandlungs-/Rehabilitationsphase, in der die Patienten bereits in der Therapie mitarbeiten können, sie aber noch kurativmedizinisch und mit hohem pflegerischen Aufwand betreut werden müssen

Phase D: Rehabilitationsphase nach Abschluss der Frühmobilisation (Medizinische Rehabilitation im bisherigen Sinne)

---

[7] Statistisches Bundesamt, Diagnosedaten der Patienten und Patientinnen in Vorsorge- oder Rehabilitationseinrichtungen 2003, Fachserie 12, Reihe 6.2.2., S. 3.

Phase E: Behandlungs-/Rehabilitationsphase nach Abschluss einer intensiven medizinischen Rehabilitation – nachgehende Rehabilitationsleistungen und berufliche Rehabilitation

Phase F: Behandlungs-/Rehabilitationsphase, in der dauerhaft unterstützende, betreuende und/oder zustandserhaltende Leistungen erforderlich sind.

Reichsversicherungsordnung (RVO)

Das erste einheitliche Gesetzeswerk zur Sozialgesetzgebung in Deutschland, am 19. Juli 1911 verabschiedet. Die Reichsversicherungsordnung (RVO) umfasste das Invaliditäts- und Altersversicherungsgesetz sowie das Arbeiterkrankenversicherungs- und Unfallversicherungsgesetz. Die RVO wurde seit Ende 1975 schrittweise durch das → *Sozialgesetzbuch* ersetzt.

Die Leistungen der → *Krankenversicherung* wurden durch das Gesundheitsreformgesetz inhaltlich reformiert und als SGB V mit Wirkung ab 1.1.1989 ausgegliedert.

Relativgewicht

Das Relativgewicht ist ein Wert, der jeder → *Diagnosis Related Group (DRG)* zugeordnet ist. Der Wert bezeichnet das relative Aufwandsgewicht der DRG im Vergleich zu den anderen DRG's. Aus der Multiplikation des → *Basisfallwerts* mit dem Relativgewicht einer DRG ergibt sich der Erlös des → *Krankenhauses* pro Fall.

Die Summe der Relativgewichte dividiert durch die → *Fallzahl* ergibt den so genannten → *Case Mix Index*.

Rhön-Klinikum AG

Erste deutsche private → *Krankenhauskette*, die in der Rechtsform der börsennotierten Aktiengesellschaft arbeitete. Die Rhön-Klinikum AG ging 1988 aus der Umwandlung der bereits seit 1973 bestehenden Rhön-Klinikum GmbH hervor.

Heute gehört die Rhön-Klinikum AG mit einem Jahresumsatz von mehr als zwei Milliarden Euro zu den größten deutschen und europäischen privaten Krankenhausgruppen.

Im Jahr 2008 gehörten 53 → *Kliniken* mit mehr als 14.800 akutstationären Betten in acht Bundesländern (Baden-Württemberg, Bayern, Brandenburg, Hessen, Niedersachsen, Nordrhein-Westfalen, Sachsen, Thüringen) zur Rhön-Klinikum AG. Weitere Informationen im Teil 2, Tabelle 3-4: Große Krankenhausunternhemen in Deutschland.

Richtgrößen

Nach § 84 SGB V haben die Landesverbände der → *Krankenkassen* und die Verbände der → *Ersatzkassen* gemeinsam und einheitlich mit der jeweiligen → *Kassenärztlichen Vereinigung* zur Sicherstellung der vertragsärztlichen Versorgung arztgruppenspezifische fallbezogene Richtgrößen als Durchschnittswerte zu vereinbaren. Können → *Arzneimittelvereinbarungen* und Richtgrößen nicht auf dem Verhandlungswege vereinbart werden, haben die Beteiligten die Möglichkeit, das Schiedsamt anzurufen. Das Schiedsamt setzt nach Ablauf von drei Monaten den Vertragsinhalt fest.

Die Richtgrößen leiten den → *Arzt* bei seinen Verordnungsentscheidungen nach dem → *Wirtschaftlichkeitsgebot*. Die Überschreitung des Richtgrößenvolumens löst eine → *Wirtschaftlichkeitsprüfung* nach § 106 SGB V aus.

Die auf regionaler Basis vereinbarten Ausgabenvolumina werden von den Vertragspartnern nochmals auf arztgruppenspezifische Werte, die das Volumen der je → *Vertragsarzt* verordnungsfähigen → *Leistungen* bestimmen, heruntergebrochen. Diese

Richtgrößen sind der rechnerische Durchschnittswert für den Verordnungsbedarf je behandelten Patienten in einem Kalenderjahr. Die Richtgrößen sollen nach Altersklassen der → *Patienten* gegliedert werden. Da sich die Ausgabenvolumina regional unterscheiden, gibt es auch regionale Unterschiede in den Richtgrößen. Die Richtgrößen werden auf der Basis von → *Arzneimittelbudgets* gebildet, die 1992 gedeckelt und nur prozentual gesteigert wurden. Fehl- oder Unterversorgung in bestimmten Indikationsbereichen werden bei der Bildung der Arzneimittelbudgets und damit bei den Richtgrößen nicht berücksichtigt. Die Richtgrößen stellen jedoch keine Obergrenze zur Behandlung des einzelnen Falles dar, weil es sich um den Durchschnitt aller behandelten Fälle handelt.

Die Richtgrößen je Arztgruppe werden aus dem Anteil der Arztgruppe von allen Arztgruppen sowie aus der Zahl der von dieser Arztgruppe behandelten Fälle berechnet. Verordnet eine Arztgruppe in einem Jahr relativ wenig → *Arzneimittel*, kann die Konsequenz für das Folgejahr sein, dass die Richtgrößen für diese Arztgruppe abgesenkt werden.

Das Richtgrößenvolumen des einzelnen Arztes setzt sich wie folgt zusammen:

Die Richtgrößen unterscheiden sich in Mitglieder (M)/Familienversicherte (F) und Rentner (R). Geht ein Versicherter zum Arzt, wird durch seine Chipkarte ein Fall für eine Richtgröße ausgelöst, unabhängig davon, ob der Patient ein Arzneimittel tatsächlich verschrieben bekommen hat oder nicht. Aufgrund dessen sind gesunde Versicherte beim Arzt gern gesehen, da sie sog. „Verdünnerscheine" verursachen. Das heißt, der Arzt kann mit diesem Fall Patienten mit teuren Arzneimitteln ausgleichen.

Risikoadjustierung

Standardmethode der → *Epidemiologie*, mit der die unterschiedliche Erkrankungsschwere unterschiedlicher, aber miteinander zu vergleichender Populationen ausgeglichen wird. So werden etwa die Faktoren Alter, Geschlecht sowie die Krankheitsschwere und Begleiterkrankungen in ihrem Einfluss auf den zu betrachtenden Faktor durch statistische Methoden eliminiert. Damit wird versucht, unterschiedlichen Patientenstrukturen so gut wie möglich gerecht zu werden.

Die → *Bundesgeschäftsstelle Qualitätssicherung* (BQS) definiert Risikoadjustierung wie folgt:

Risikoadjustierung von Qualitätsindikatoren bedeutet, dass der Einfluss von patientenindividuellen Risiken (Risikofaktoren) und von unterschiedlichen Verteilungen dieser Risiken zwischen den → Leistungserbringern (Patientenmix) bei der Berechnung von Qualitätsindikatoren berücksichtigt wird.

Damit sollen die Ergebnisse von Qualitätsindikatoren, insbesondere von Ergebnisindikatoren, vergleichbar gemacht werden.

Risikoadjustierung im Hinblick auf den Indikator Sterblichkeit bedeutet zum Beispiel, dass die Sterblichkeit der → *Patienten* in einer bestimmten → *Klinik* der Sterblichkeit einer Vergleichsgruppe ähnlicher Zusammensetzung gegenübergestellt wird.

Beispiel: Im Durchschnitt lag die Krankenhaussterblichkeit bei Lungenentzündungen in Deutschland 2004 bei 11,2 Prozent. Wenn aber beispielsweise eine Klinik im Falle der Lungenentzündung nur männliche Patienten der Altersgruppe 80 bis 84 behandelt hätte, läge die Vergleichssterblichkeit dieser Gruppe auf Bundesebene bei einem Erwartungswert von 19,6 Prozent. Läge die Sterblichkeit in dieser Klinik also tatsächlich bei 16 Prozent, dann wäre sie zwar scheinbar höher als der Gesamt-Bundesdurchschnitt, bezogen auf die behandelte Risikogruppe der männlichen Patienten der Altersgruppe 80 bis 84 aber besser als der Bundesdurchschnitt.

Risikostrukturausgleich

Der 1994 durch das → *Gesundheitsstrukturgesetz* eingeführte Risikostrukturausgleich (RSA) sollte im Vorfeld der Einführung der → *Kassenwahlfreiheit* gleiche Chancen im → *Wettbewerb* unter den → *Krankenkassen* um die → *Versicherten* garantieren. Durch den Risikostrukturausgleich sollen insbesondere die finanziellen Folgen von historisch gewachsenen unterschiedlichen Mitgliederstrukturen der verschiedenen Krankenkassen untereinander ausgeglichen werden. Seit Anfang 2009 gilt der weiterentwickelte → *morbiditätsorientierte Risikostrukturausgleich* (Morbi-RSA), bei dem der Ausgleich selbst auf der Basis der → *Morbidität* der → *Versicherten* der → *gesetzlichen Krankenkassen* vorgenommen wird.Im Rahmen des bis Ende 2008 geltenden Risikostrukturausgleichs wurde ein Vergleich der Finanzkraft der Kassen mit ihrem Beitragsbedarf vorgenommen.

Zur Bemessung der jährlichen Ausgleichszahlungen und der monatlichen Abschlagszahlungen wurde zunächst der Beitragsbedarf einer Kasse ermittelt. Dazu wurden für alle Versicherten einer Krankenkasse die Merkmale (Morbiditätsrisiken) Alter, Geschlecht, Berufs-/Erwerbsfähigkeits-Status sowie Krankengeldansprüche und zusätzlich die Unterschiede in der Zahl der beitragsfrei mitversicherten Familienangehörigen erhoben.

Die Finanzkraft ergab sich aus den beitragspflichtigen Einnahmen, die mit dem so genannten Ausgleichsbedarfssatz multipliziert wurden. Darunter versteht man das Verhältnis der Beitragsbedarfssumme aller Krankenkassen zur Summe der beitragspflichtigen Einnahmen ihrer Mitglieder. Überstieg die Finanzkraft einer Krankenkasse den ermittelten Beitragsbedarf dieser Kasse, wurde der überschießende Betrag den Krankenkassen zugeleitet, deren Beitragsbedarf ihre Finanzkraft unterschritt.

Seit Anfang 2002 bis Ende 2008 existierte außerdem ein vom Gesetzgeber vorgeschriebener und von allen Krankenkassen gemeinsam finanzierter → *Risikopool* für Kranke. Daraus wurden den Krankenkassen 60 Prozent aller Jahresausgaben für Versicherte oberhalb von 20.450 Euro pro Versichertem für Krankenhausbehandlung, Arzneimittel, Krankengeld, Sterbegeld und seit 2003 nichtärztliche Dialysesachleistungen erstattet.

Zusätzlich wurden seit Mitte 2002 die Versicherten, die an → *Disease-Management-Programmen* (DMP) teilnahmen, im Risikostrukturausgleich besonders berücksichtigt: Für DMP-Teilnehmer erhielten die Krankenkassen, bei denen die DMP-Teilnehmer versichert waren, eine erhöhte Beitragsbedarfszuweisung. Dies bedeutete, dass Krankenkassen mit überdurchschnittlich vielen chronisch kranken Versicherten, die an DMP-Programmen teilnahmen, höhere Zahlungen aus dem Risikostrukturausgleich erhielten.

Praktisch seit der Einführung des RSA wurde allerdings darüber gestritten, ob der RSA in seiner bisherigen Form die Unterschiede zwischen den einzelnen Kassen in der Krankheitslast ausreichend berücksichtigt. Deshalb hatte der Gesetzgeber beschlossen, ab dem Jahr 2009 den bisherigen Risikostrukturausgleich durch einen morbiditätsorientierten RSA (→ *Morbi-RSA*) zu ersetzen.

Beim RSA geht es insgesamt um große Summen, die zwischen verschiedenen Kassen umverteilt werden: Die Ausgleichszahlungen aus dem RSA betrugen knapp zehn Prozent des Gesamt-Ausgabenvolumens der GKV. Im Jahr 2007 waren dies zusammen rund 14,52 Milliarden Euro. Besonders die Kassen, die Nettoempfänger von RSA-Zahlungen waren, waren auch Unterstützer der Weiterentwicklung hin zum Morbi-RSA.

Risikostrukturausgleich, morbiditätsorientierter

Siehe auch → *Morbi-RSA*. Seit dem 1. Januar 2009 zusammen mit dem → *Gesundheitsfonds* eingeführte neue Form des → *Risikostrukturausgleichs*. Neben den bisherigen Merkmalen des Risikostrukturausgleichs wie Alter, Geschlecht und Bezug einer Erwerbsminderungsrente wird dabei auch die anhand von 80 ausgewählten Krankheiten gemessene Krankheitslast der → *Krankenkassen* berücksichtigt. Durch die Zu- und Abschläge nach Alter und Geschlecht wird die monatliche Grundpauschale auf den Betrag angepasst, den ein gesunder → *Versicherter* gleichen Alters und Geschlechts durchschnittlich benötigt. Außer bei Neugeborenen und sehr alten Menschen liegt dieser Betrag unterhalb der Grundpauschale. Daher gibt es nach den Risikomerkmalen Alter und Geschlecht in der Regel einen Abschlag.

Für Versicherte, die an einer der 80 ausgewählten Krankheiten leiden, erhalten die Krankenkassen dagegen Zuschläge. Diese → *Morbiditätszuschläge* spiegeln die erhöhten Ausgaben wider, die im Durchschnitt von dieser Krankheit verursacht werden.

Die monatliche Grundpauschale je Versichertem betrug zu Beginn des Jahres 2009 185,6373 Euro. Die Zu- und Abschläge betrugen zwischen -143,2563 Euro (männlich, 25 bis 29 Jahre) und 5.064,7053 Euro (Hämophilie).

Risikoäquivalenzprinzip

Ein in der → *privaten Krankenversicherung* (PKV) genutztes Prinzip zur Prämienberechnung der Versicherung, nach dem die Höhe der Prämie dem zu versichernden Risiko entspricht, also zum Beispiel geschlechts- und altersabhängig oder auch abhängig vom Gesundheitszustand bei Abschluss der Versicherung ist.

Das Risikoäquivalenzprinzip wird in der derzeitigen Diskussion um die Zukunft der → *Krankenversicherung* häufig dem Prinzip der → *Solidarität* gegenübergestellt, nach dem die Beitragserhebung in der Sozialversicherung sich nicht nach dem individuellen Risiko, sondern nach der Leistungsfähigkeit des Mitgliedes richtet. Dementsprechend wird der Beitrag nach dem Solidaritätsprinzip im klassischen Verständnis als Prozentsatz des Einkommens erhoben.

Risikokapital

Synonym für: Venture Capital (engl.) oder Wagniskapital.

Risikokapital ist Teil des → *Private-Equity*-Bereichs, also des Marktes für privates Beteiligungskapital, und organisiert sich außerhalb des durch Börsen geregelten Kapitalmarkts.

Risikokapital wird größtenteils in nicht börsennotierte, neu gegründete und technologieorientierte Unternehmen investiert, so genannte „Startups" oder Wachstumsunternehmen. Die Investition erfolgt meist durch die Zurverfügungstellung von Eigenkapital oder eigenkapitalähnlichen Finanzierungsinstrumenten; in der Regel wird der Investor Minderheitsgesellschafter. Teilweise greift der Kapitalgeber auch aktiv in die Führung des Unternehmens ein; er bietet Managementunterstützung, um das Unternehmen wirtschaftlich zu fördern. Meist ziehen sich die Kapitalgeber nach einigen Jahren durch den Verkauf ihrer Anteile oder durch einen Börsengang des von ihnen finanzierten Unternehmens (→ *Exit*) wieder aus dem Unternehmen zurück. Die durchschnittlich möglichen Renditen sind recht hoch, allerdings trägt der Investor auch das hohe Risiko einer Eigenkapitalinvestition in eine junge Firma.

Auf dem → *Gesundheits-* und → *Krankenhausmarkt* sind Private-Equity-Unternehmen bisher eher wenig aufgetreten. Es gibt allerdings auf dem europäischen Krankenhausmarkt eine Reihe von Beispielen für solche Aktivitäten.

Risikopool

Ein von Januar 2002 bis Ende 2008 existierender, aus den Mitteln aller gesetzlichen → *Krankenkassen* finanzierter Geldmittelpool, der ergänzend zum → *Risikostrukturausgleich* (RSA) besonders aufwändige Leistungsfälle zwischen den gesetzlichen Krankenversicherungen teilweise ausgleichen sollte.

Die Vorschriften zum Risikopool besagten, dass dann, wenn ein bestimmter Schwellenwert (zurzeit 20.450 Euro pro Jahr) bei den ausgleichsfähigen → *Leistungsausgaben* eines Versicherten überschritten wurde, alle den Schwellenwert übersteigenden Kosten der betreffenden Krankenkasse zu 60 Prozent durch den Risikopool erstattet wurden.

Die Beitragsbedarfszuweisungen im RSA wurden zur Finanzierung des Risikopools entsprechend abgesenkt.

Rote Liste®

Verzeichnis für → *Arzneimittel* (einschließlich EU Zulassungen und bestimmter Medizinprodukte).

Die Rote Liste® umfasst Arzneimittelinformationen zur Unterstützung der Verordnungstätigkeit des Arztes sowie der Beratungsfunktion des → *Apothekers*. Nach 88 Indikations- und Wirkstoffgruppen gegliedert bietet die Rote Liste® als Buch oder online den Vergleich der Präparate aus pharmakologischer, therapeutischer und preislicher Sicht.

Die Rote Liste® 2009 umfasste 8.778 Präparateeinträge mit 10.901 Darreichungsformen und 35.577 Preisangaben von 480 pharmazeutischen Unternehmen.

Rufbereitschaft

Arbeitsform, die nach den tariflichen Festlegungen bedeutet, dass der Mitarbeiter sich auf Anordnung des Arbeitgebers außerhalb der regelmäßigen Arbeitszeit an einer dem Arbeitgeber anzuzeigenden Stelle aufzuhalten hat, um auf Abruf die Arbeit aufzunehmen.

S

Sachleistung

Die Versicherten der → *gesetzlichen Krankenversicherung* (GKV) erhalten im Krankheitsfall die notwendige medizinische Leistung, ohne hierfür in finanzielle Vorleistung treten zu müssen. Die Versicherten müssen lediglich die gesetzlich festgelegten → *Selbstbeteiligungen* direkt bezahlen. Die Bezahlung der Leistungen erfolgt von der gesetzlichen Krankenversicherung direkt an den → *Leistungserbringer* (so zum Beispiel bei der stationären Behandlung im → *Krankenhaus*) oder aber indirekt durch Zahlung einer Honorarsumme an die → *Kassenärztlichen Vereinigungen* (bei ambulanter Behandlung). Dies bezeichnet man als Sachleistung, das entsprechende Strukturprinzip der GKV dementsprechend als Sachleistungsprinzip.

Gegen das Sachleistungsprinzip wird häufig eingewandt, dass es ihm an Kosten- und Preistransparenz mangelt und aus diesem Grund Leistungen vermehrt in Anspruch genommen werden. Das → *GKV-Modernisierungsgesetz* sieht zur Erhöhung der Transparenz die so genannte → *Patientenquittung* vor, auf der Leistungserbringer den Patienten auf Wunsch über die Kosten der zu Lasten der GKV erbrachten Leistungen unterrichten müssen.

Sachleistungsprinzip

Strukturprinzip der → *gesetzlichen Krankenversicherung* (GKV), nach dem die → *GKV-Versicherten* im Krankheitsfall die notwendige medizinische Leistung erhalten, ohne hierfür in finanzielle Vorleistung treten zu müssen. Die Versicherten müssen lediglich die gesetzlich festgelegten → *Selbstbeteiligungen* direkt bezahlen. Die Bezahlung der Leistungen erfolgt von der gesetzlichen Krankenversicherung direkt an den → *Leistungserbringer* (so zum Beispiel bei der stationären Behandlung im → *Krankenhaus*) oder aber indirekt durch Zahlung einer Honorarsumme an die → *Kassenärztlichen Vereinigungen* (bei ambulanter Behandlung). Siehe auch → *Sachleistung*.

Sachverständigenrat zur Begutachtung der Entwicklung im Gesundheitswesen

Der Sachverständigenrat zur Begutachtung der Entwicklung im → *Gesundheitswesen*, früher Sachverständigenrat für die → *Konzertierte Aktion im Gesundheitswesen*, wurde 1985 ins Leben gerufen, um die Konzertierte Aktion in ihrer Arbeit zu unterstützen. Seit Inkrafttreten des → *GKV-Modernisierungsgesetzes (GMG)* im Januar 2004 firmiert er unter seinem neuen Namen, da die Konzertierte Aktion abgeschafft wurde. Die Mitglieder des interdisziplinär besetzten Sachverständigenrates werden seit 1991 vom Bundesgesundheitsminister, davor vom Bundesminister für Arbeit und Sozialordnung, für eine bestimmte Dauer berufen.

Zu den Aufgaben des Sachverständigenrats gehört es, alle zwei Jahre ein Gutachten zu erstellen, in dem die Entwicklung in der gesundheitlichen Versorgung mit ihren medizinischen und wirtschaftlichen Auswirkungen analysiert wird. Der Rat soll Prioritäten für den Abbau von Versorgungsdefiziten und bestehenden → *Überversorgungen* unter Berücksichtigung der finanziellen

Rahmenbedingungen und vorhandenen Wirtschaftlichkeitsreserven entwickeln und Vorschläge für medizinische und ökonomische Orientierungsdaten vorlegen sowie Möglichkeiten und Wege zur Weiterentwicklung des Gesundheitswesens aufzeigen.

Die Gutachten werden dem Bundesminister für Gesundheit übergeben und unverzüglich den gesetzgebenden Körperschaften des Bundes vorgelegt.

Sana Kliniken AG

Die Sana Kliniken AG ist ein privater → *Klinik*konzern, dessen Aktionäre 33 Unternehmen der → *privaten* deutschen → *Krankenversicherung* sind. Der Sana-Konzern wurde 1976 von damals noch 18 privaten Krankenversicherungsunternehmen gegründet. Die Umwandlung aus der Rechtsform der → *GmbH* in eine Kommanditgesellschaft auf Aktien (KGaA) erfolgte Anfang des Jahres 2004, die Umwandlung in eine nicht börsennotierte Aktiengesellschaft (AG) im November 2007.

Zum Konzern gehören (Stand 2008) 37 eigene Krankenhäuser, außerdem managt Sana weitere 13 Krankenhäuser und sonstige Einrichtungen. Des Weiteren gehören zum Konzern Pflegeheime sowie eine Reihe eigener Dienstleistungsgesellschaften. 2008 wurden insgesamt rund 975.000 Patienten stationär behandelt. Der Verbund beschäftigte 2008 bei Erlösen von 1.063,5 Millionen Euro rund 16.500 Mitarbeiter.

Sana gilt als Erfinder des → *Managementvertrages* für den deutschen Klinikmarkt. Die damalige Sana Kliniken-Gesellschaft mbH schloss den ersten Managementvertrag im Jahr 1991 für das Management der Kliniken der Stadt Stuttgart. Dieser Managementvertrag wurde zum Ende des Jahres 2003 aufgelöst, existierte also zwölf Jahre.

Satzungsleistung

Kassenspezifische Zusatzleistungen über den für alle gesetzlichen → *Krankenkassen* identischen → *Leistungskatalog* hinaus, deren Gewährleistung im Ermessen der einzelnen Krankenkasse steht.

Damit haben Krankenkassen die Möglichkeit, gezielt auf Wünsche und Bedürfnisse ihrer Versicherten einzugehen und sich gegenüber anderen Krankenkassen wettbewerblich abzugrenzen. Allen Satzungsleistungen gemein ist der Sachverhalt, dass sie ausdrücklich im Gesetz zugelassen sein müssen. Der Gesetzgeber bestimmt folglich über die Zulässigkeit von Satzungsleistungen, während die einzelne Krankenkasse das Ausmaß von Satzungsleistungen festlegt. Als weiteres Merkmal von Satzungsleistungen kann angeführt werden, dass sie immer den Charakter einer „Kannleistung" einnehmen, d. h. sie können, müssen aber nicht angeboten werden.

Im Recht der → *gesetzlichen Krankenversicherung* gibt es zahlreiche Leistungsbereiche, die eine Satzungsregelung beinhalten. Diese reichen von der → *Kostenerstattung* über Häusliche Krankenpflege und Bonus für gesundheitsbewusstes Verhalten bis hin zu Schutzimpfungen. Aber auch Maßnahmen zur betrieblichen Gesundheitsförderung oder die Übernahme der Kosten für alternative Heilmethoden/Naturheilverfahren fallen unter diese Rubrik.

Gesundheitspolitisch ist ein klarer Trend in Richtung Ausweitung von Satzungsleistungen erkennbar. Der aufkommende Leistungswettbewerb zwischen den einzelnen Krankenkassen wird durch die Möglichkeit der Gewährung von kassenspezifischen Satzungsleistungen zunehmend bestimmt. Mit der zunehmenden Möglichkeit des Abschlusses selektiver Einzelverträge gewinnt der → *Wettbewerb* im → *Gesundheitswesen* als ordnungspolitische Gestaltungsgröße daher immer mehr an Bedeutung.

Bei Schutzimpfungen wurde mit dem → *GKV-Wettbewerbsstärkungsgesetz* (GKV-WSG) ein Paradigmenwechsel eingeleitet. Waren Schutzimpfungen in der Vergangenheit (bis zum 31.03.2007) immer als kassenspezifische Satzungsleistung definiert, so haben sie grundsätzlich mit Beginn dieser → *Gesundheitsreform* den Charakter einer Pflichtleistung inne. Die Entscheidungskompetenz hierzu wurde dem → *Gemeinsamen Bundesausschuss* (G-BA) auf Grundlage einer Empfehlung der Ständigen Impfkommission (STIKO) übertragen. Daneben können die Krankenkassen weitere Impfungen als Satzungsleistung anerkennen (z. B. im Bereich Reisemedizin).

Schiedsstelle

Schiedsstellen dienen im deutschen Sozialversicherungsrecht als Konfliktlösungsmechanismen für Situationen, in denen sich die Selbstverwaltung (→ *gesetzliche Krankenversicherung*, → *Kassenärztliche* bzw. Kassenzahnärztliche → *Vereinigungen*, → *Deutsche Krankenhausgesellschaft* bzw. → *Landeskrankenhausgesellschaften*) nicht einigen können. Ein nach den Regelungen des → *Sozialgesetzbuches* mögliches Schiedsverfahren wird auf Antrag einer der Vertragsparteien eingeleitet.

Die für die → *Krankenhäuser* zuständigen Schiedsstellen bestehen nach den Vorschriften des → *Krankenhausfinanzierungsgesetzes* (§ 18a) aus einem neutralen Vorsitzenden sowie in gleicher Zahl aus Vertretern der Krankenhäuser und → *Krankenkassen*. Der Schiedsstelle gehört zusätzlich ein vom Landesausschuss des Verbandes der → *privaten Krankenversicherung* bestellter Vertreter an; er wird auf die Zahl der Vertreter der Krankenkassen angerechnet. Die Vertreter der Krankenhäuser und deren Stellvertreter werden von der Landeskrankenhausgesellschaft, die Vertreter der Krankenkassen und deren Stellvertreter von den Landesverbänden der Krankenkassen bestellt. Der Vorsitzende und sein Stellvertreter werden von den beteiligten Organisationen gemeinsam bestellt; können diese sich nicht einigen, werden sie von der zuständigen Landesbehörde bestellt. Die nach dem Sozialgesetzbuch (§ 114 SGB V) zu bildenden Landesschiedsstellen besteht aus Vertretern der Krankenkassen und zugelassenen Krankenhäuser in gleicher Zahl sowie einem unparteiischen Vorsitzenden und zwei weiteren unparteiischen Mitgliedern.

Auch für die Beziehungen der Krankenkassen und der → *Apotheken* muss nach dem SGB V eine Schiedsstelle gebildet werden. Für Streitigkeiten im Zusammenhang mit dreiseitigen Verträgen zwischen Kassen, der Kassenärztlichen Bundesvereinigung und der DKG existiert eine erweiterte Schiedsstelle (§ 115 SGB V). Für den Bereich der vertragsärztlichen Versorgung dagegen existiert nach den sozialrechtlichen Vorschriften ein Schiedsamt (§ 89 SGB V).

Auch für Auseinandersetzungen aus dem Bereich der sozialen → *Pflegeversicherung* ist nach den Vorschriften des SGB XI (§ 76) für jedes Land eine Schiedsstelle zu bilden. Die Bildung dieser Schiedsstellen erfolgt gemeinsam durch die Landesverbände der Pflegekassen und die Vereinigungen der Träger der Pflegeeinrichtungen im Land.

Schweregrad

Siehe → *Casemix-Index*.

Screening

Auch als Vorsorgeuntersuchung bezeichneter medizinischer Begriff, mit dem Reihenuntersuchungen auf das Vorliegen bestimmter Risikofaktoren oder Erkrankungen hin bezeichnet werden. Bekanntes Beispiel ist etwa das Screening auf das Vorliegen eines Mamma-Karzinoms oder die Kinderfrüherkennungsuntersuchungen.

Beim Screening werden bestimmte Bevölkerungsgruppen, die meist nach Alter und Geschlecht bestimmt werden, in zeitlichen Abständen zu einer diagnostischen Untersuchung aufgefordert, um Risikofaktoren oder erste Anzeichen von Erkrankungen herauszufinden. Damit soll sichergestellt werden, dass mögliche Erkrankungen in einem sehr frühen Stadium erkannt werden, in dem sie deutlich besser behandelbar sind.

Second opinion

Englisch für → *Zweitmeinung*. Einholung einer Expertise bzw. Beurteilung durch einen zweiten Fachmann, im Gesundheitswesen durch einen zweiten → *Arzt*.

Selbstbehalt

Betrag, den ein Versicherter bei der Inanspruchnahme von Leistungen selber tragen muss. Siehe im Vergleich dazu auch → *Zuzahlung* oder → *Selbstbeteiligung*. Mit dem → *GKV-Wettbewerbsstärkungsgesetz* ist seit dem 1. April 2007 auch für die → *gesetzliche Krankenversicherung* die Einführung von so genannten → *Wahltarifen* ermöglicht worden. Dazu gehören auch Selbstbehalt-Tarife, bei denen der Versicherte bis zu einer gewissen Höhe eventuell entstehende Kosten der medizinischen → *Versorgung* im Laufe eines Jahres selbst trägt und dafür eine Beitragsermäßigung erhält.

Selbstbeteiligung

Der Begriff der Selbstbeteiligung wird synonym für → *Zuzahlungen* verwendet, die die → *Versicherten* bei Inanspruchnahme von → *Leistungen* selbst bezahlen müssen.

Selbstkostendeckungsprinzip

Bis Ende 1992 geltendes Prinzip für die Finanzierung der Krankenhauskosten, nach dem die Selbstkosten eines sparsam wirtschaftenden, leistungsfähigen → *Krankenhauses* durch die von den → *Krankenkassen* zu zahlenden → *Pflegesätze* und durch die Investitionskostenfinanzierung der öffentlichen Hand vollständig gedeckt werden mussten.

Mit Inkrafttreten des → *Gesundheitsstrukturgesetzes* (GSG) am 1. Januar 1993 wurde das Selbstkostendeckungsprinzip, das wegen der in diesem Prinzip angelegten fehlenden Anreize zu Rationalisierungsbemühungen und sparsamem Wirtschaften im Krankenhausbereich als einer der Faktoren für relativ starke Kostensteigerungen verantwortlich gemacht wurde, durch die Pflicht zur Vereinbarung prospektiver Budgets abgelöst. Mit der Anfang 1995 in Kraft getretenen Änderung der → *Bundespflegesatzverordnung* wurde das Vergütungsprinzip dahin gehend weiterentwickelt, dass Krankenhäuser ergänzend zu den Fördermitteln der öffentlichen Hand nur noch Anspruch auf medizinisch leistungsgerechte Pflegesätze hatten.

Selbstmedikation

Mit Selbstmedikation wird die Einnahme von rezeptfreien bzw. → *OTC Arzneimitteln* bezeichnet. Der Patient behandelt sich selbst ohne einen Arzt konsultiert zu haben. OTC steht für (engl.) „Over-The-Counter" = über den Ladentisch verkaufte, nicht verschreibungspflichtige Medikamente, die in der Apotheke oder im Drogerie-/ Supermarkt o. ä. erworben werden können. Sinnvoll ist die Beratung durch Fachpersonal in der Apotheke.

Seit dem → *GKV-Modernisierungsgesetz* (GMG) 2004 übernimmt die GKV die Kosten für OTC Arzneimittel nicht mehr. Ausnahmen bilden Verordnungen von → *Arz-*

neimitteln für Kinder unter 12 Jahren, für Jugendliche mit Entwicklungsstörungen sowie im Ausnahmekatalog des → *Gemeinsamen Bundesausschusses* verzeichnete, nicht verschreibungspflichtige Medikamente für schwerwiegende Erkrankungen.

Die in der Selbstmedikation von den Patienten bezahlten, rezeptfreien Arzneimittel verlieren Marktanteile: 2007 umfassten sie einen Umsatz von 4,27 Milliarden Euro bei einem Absatz von 549,5 Millionen Packungen. Damit stagnierte der Umsatz im Vergleich zu 2006 weiter. Die Anzahl der verkauften Packungen sank um 2%. Lag der Anteil rezeptfreier Präparate am gesamten Arzneimittelumsatz im Jahr 2003 noch bei 21%, so fiel dieser Wert 2007 erstmals auf unter 16% (2006: 17%).

Die Verordnungen rezeptfreier Arzneimittel entwickelten sich auch 2007 (im vierten Jahr nach dem Inkrafttreten des OTC-Erstattungsausschlusses) rückläufig. Mit 139 Mio. Packungen (-0,3%) wurde ein Umsatz von 1,346 Mrd. EUR (-1%) erzielt. Diese Reduktion wurde wie schon in den drei Jahren zuvor nicht durch zunehmende Selbstkäufe entsprechender Präparate kompensiert. Damit verstärkt sich die abnehmende Bedeutung rezeptfreier Präparate in der Arzneitherapie.

Auch die Selbstmedikation mit freiverkäuflichen Arzneimitteln außerhalb der Apotheke (in Drogerien und Supermärkten) war 2007 nach Umsatz wie nach Menge um rund 6,5% rückläufig. Mit 80 Mio. Packungseinheiten wurde ein Umsatz von 256 Mio. EUR erzielt. Der OTC-Rückgang im Apothekenmarkt ist dementsprechend nicht auf Stärkung dieser Distributionskanäle zurückzuführen.

Selbstverwaltung

Die gesamte deutsche → *Sozialversicherung* ist nach dem Prinzip der Selbstverwaltung organisiert. Kennzeichen dieser Selbstverwaltung ist die Pflicht zur Mitgliedschaft, der Status der Selbstverwaltungseinrichtungen als Körperschaften des öffentlichen Rechts und die Aufsicht des Staates über diese Körperschaften. Die Selbstverwaltung nimmt dabei typischer Weise im öffentlichen Interesse liegende Aufgaben wahr, die anderenfalls der Staat selbst erfüllen müsste.

Im Rahmen der Selbstverwaltung muss unterschieden werden zwischen der ärztlichen und zahnärztlichen Selbstverwaltung, der Selbstverwaltung der → *Krankenkassen* und der gemeinsamen Selbstverwaltung der → *gesetzlichen Krankenversicherung* (insbesondere → *Krankenkassen*, → *Kassenärztliche Bundesvereinigungen*, → *Deutsche Krankenhausgesellschaft*), deren zentrales Gremium seit Inkrafttreten des → *GKV-Modernisierungsgesetzes* (GMG) der → *Gemeinsame Bundesausschuss* (G-BA) ist.

Die ärztliche und zahnärztliche Selbstverwaltung erfolgt durch die → *Ärzte-* und → *Zahnärztekammern*, außerdem für die zugelassenen → *Vertragsärzte* und -zahnärzte auch durch die → *Kassen(zahn)ärztlichen Vereinigungen* und die → *Kassen(zahn)ärztliche Bundesvereinigung*.

Die Selbstverwaltung der Krankenkassen wird durch gewählte Vertreter der Versicherten und der Arbeitgeber (bei den Ersatzkassen: nur Vertreter der Arbeitnehmer) ehrenamtlich ausgeübt, die Vertreter werden durch die Sozialwahlen bestimmt. Der so entstandene Verwaltungsrat hat zum Beispiel die Aufgabe, den von ihm bestellten Vorstand zu kontrollieren und Entscheidungen zu treffen, die für die Krankenkasse von grundsätzlicher Bedeutung sind. So entscheidet der Verwaltungsrat zum Beispiel über die Höhe des → *Beitragssatzes*.

SGB V

Siehe → *Sozialgesetzbuch V.*

Sicherstellungsauftrag

Der Sicherstellungsauftrag für die ambulante ärztliche Versorgung ist im → *Sozialgesetzbuch* (SGB) V, §§ 72–76, definiert und regelt die gleichmäßige und bedarfsgerechte vertragsärztliche Versorgung der gesetzlich Krankenversicherten.

Die → *Kassen(zahn)ärztlichen Vereinigungen* und die → *Kassen(zahn)ärztliche Bundesvereinigung* haben die vertragsärztliche Versorgung sicherzustellen und gegenüber den → *Krankenkassen* und ihren Verbänden die Gewähr dafür zu übernehmen, dass die vertragsärztliche → *Versorgung* den gesetzlichen und vertraglichen Erfordernissen entspricht. Sichergestellt sein muss auch die Versorgung zu den sprechstundenfreien Zeiten (Notdienst). Zum Sicherstellungsauftrag gehören auch Maßnahmen der → *Qualitätssicherung.*

Sofern die Kassenärztliche Vereinigung ihrem Sicherstellungsauftrag aus Gründen, die sie zu vertreten hat, nicht nachkommt, können die Krankenkassen die vereinbarten Vergütungen teilweise zurückbehalten.

Eingeschränkt wird der Sicherstellungsauftrag der Kassenärztlichen Vereinigungen seit Inkrafttreten des → *GKV-Modernisierungsgesetz*es durch die darin enthaltenen Regelungen zur → *Integrierten Versorgung*: Soweit Krankenkassen Verträge im Rahmen der Integrierten Versorgung abschließen, sind sie von den Regelungen zum Sicherstellungsauftrag der KVen befreit.

Der Sicherstellungsauftrag für die stationäre (Krankenhaus-) Versorgung ist gesetzlich den Bundesländern zugewiesen. Mit Hilfe der Landeskrankenhauspläne und der Investitionsprogramme haben sie nach den Bestimmungen des → *Krankenhausfinanzierungsgesetz*es für die wirtschaftliche Sicherung der → *Krankenhäuser* zu sorgen, um eine bedarfsgerechte Versorgung der Bevölkerung mit leistungsfähigen, eigenverantwortlich wirtschaftenden Krankenhäusern zu gewährleisten.

Sicherstellungszuschlag

Sicherstellungszuschläge nach § 105 SGB V sind ein Instrument, welches der Gesetzgeber den → *Kassenärztlichen Vereinigungen* und der → *Kassenärztlichen Bundesvereinigung* an die Hand gegeben hat, um die vertragsärztliche Versorgung in unterversorgten Regionen sicherzustellen. Sicherstellungszuschläge können niedergelassenen → *Vertragsärzten* in diesen Regionen zusätzlich zu ihrem Honorar gezahlt werden und sollen als Anreiz dienen, in der Region zu verbleiben oder sich in Regionen mit zu geringer Arztdichte niederzulassen.

Seit der Einführung der → *DRG*-basierten → *Fallpauschalen* ist auch für die Sicherstellung der bedarfsgerechten stationären Versorgung in der Fläche die Gewährung eines Sicherstellungszuschlages (§ 17b KHG) möglich. Mit Hilfe dieses Instrumentes soll sichergestellt werden, dass auch in dünn besiedelten ländlichen Gebieten die → *Krankenhäuser* alle zur stationären Versorgung der Bevölkerung erforderlichen Einrichtungen bzw. Leistungen vorhalten.

Solidarische Wettbewerbsordnung

Siehe → *Wettbewerbsordnung, solidarische.*

Solidarität

Grundsatz, der die Inanspruchnahme des Einzelnen für bestimmte Gemeinschaftsaufgaben und im Gegenzug das Eintreten der Gemeinschaft für den Einzelnen in bestimmten Situationen bzw. Notlagen bezeichnet.

In der → *Sozialversicherung* wird Solidarität bzw. das Solidarprinzip dahin gehend ausgelegt, dass jedes Mitglied → *Beiträge* nach seiner Leistungsfähigkeit bezahlt und alle Versicherten im Bedarfsfall (Krankheit, Unfall, Arbeitslosigkeit etc.) Anspruch auf Leistungen haben, die gemeinschaftlich finanziert werden und nicht in einem direkten Verhältnis zu den eingezahlten Beiträgen stehen, sondern sich im Rahmen rechtlicher Vorschriften nach dem im Einzelfall bestehenden Bedarf richten. Die Beitragsbemessung nach dem Solidarprinzip erfolgt in der → *gesetzlichen Krankenversicherung* so, dass jeder Pflichtversicherte einen bestimmten Prozentsatz seines Einkommens als Beitrag zahlt, wobei das Einkommen nur bis zur → *Beitragsbemessungsgrenze* herangezogen wird.

Auf diese Weise wird in der gesetzlichen Krankenversicherung der Solidarausgleich zwischen besser und schlechter Verdienenden, zwischen Jungen und Alten sowie zwischen Gesunden und Kranken umgesetzt. Über die beitragsfreie Mitversicherung von Familienangehörigen wird zusätzlich noch ein Solidarausgleich zwischen Familien und Alleinstehenden vorgenommen. Dabei steht die beitragsfreie Mitversicherung von Ehepartnern, die keine minderjährigen Kinder zu versorgen und/oder keine Angehörigen zu pflegen haben, seit längerem in der Kritik, weil bei gleichem Familieneinkommen ein Paar mit zwei Verdienern gemeinsam deutlich höhere Krankenversicherungsbeiträge zahlt als ein Paar mit einem Verdiener.

In der Geschichte des Sozialstaates ist das Solidaritätsprinzip untrennbar mit dem → *Subsidiaritätsprinzip* verbunden, das besagt, dass der Einzelne zunächst für die Bewältigung von Problemen selbst zuständig ist. Die Gesellschaft soll dagegen nur bei solchen Risiken unterstützend aktiv werden, die der einzelne selbst nicht mehr schultern kann.

Solidarprinzip

Prinzip, das auf gegenseitige Hilfestellung in der Gesellschaft abzielt und die Inanspruchnahme des Einzelnen für bestimmte Gemeinschaftsaufgaben und im Gegenzug das Eintreten der Gemeinschaft für den Einzelnen in bestimmten Situationen bzw. Notlagen bezeichnet. In der → *gesetzlichen Krankenversicherung* treten Gesunde für Kranke, Alleinstehende für Familien und Kinder, Leistungsfähige für weniger Leistungsfähige, Junge für Alte usw. ein. Siehe auch → *Solidarität*.

Sonderentgelt

Im bis zur Einführung der → *DRG*-basierten → *Fallpauschale*n geltenden Vergütungsrecht für → *Krankenhäuser* wurden nach der → *Bundespflegesatzverordnung* (BPflV) Krankenhausleistungen mit Fallpauschalen oder Sonderentgelte abgegolten.

Während Fallpauschalen für die Vergütung von Behandlungsfällen vorgesehen waren, wurden mit Sonderentgelten bestimmte Leistungskomplexe eines Behandlungsfalls vergütet, so insbesondere die Operationskosten sowie die Labor- und Arzneimittelkosten. Sowohl für die Fallpauschalen als auch die Sonderentgelte existierten spezielle Kataloge, die die jeweils geltenden Fallpauschalen und Sonderentgelte abschließend aufzählten. Neben Fallpauschalen konnte in Einzelfällen auch noch ein Sonderentgelt abgerechnet werden; ebenso konnte in definierten Fällen neben einem Sonderentgelt für Operationen ein weiteres Sonderentgelt abgerechnet werden.

Seit der verpflichtenden Einführung des Fallpauschalensystems gilt die Bundespflegesatzverordnung nur noch für die Krankenhäuser, die nicht das Fallpauschalensystem anwenden müssen. Dies sind insbesondere die psychiatrischen Krankenhäuser und weitere per Rechtsverordnung vom

DRG-System ausgenommene sogenannte besondere Einrichtungen.

Zusätzlich zu den Sonderentgelten wurden für eine bestimmte Anzahl von Abrechungstagen um 20 Prozent verminderte → *Abteilungspflegesätze* sowie → *Basispflegesätze* bezahlt. Diese einzelnen Vergütungsbestandteile wurden insgesamt als Abschlagszahlungen auf das zwischen Krankenhaus und Krankenkassen vereinbarte → *Budget* betrachtet, in dem die Leistungsmenge und die Preise der Leistungen (über die einzelnen oben genannten Vergütungsmodi) festgelegt wurden.

Sozialgesetzbuch

Das Sozialgesetzbuch (SGB) ist die Kodifikation des deutschen Sozialrechts. Es ist aus zahlreichen Einzelgesetzen hervorgegangen, mit deren Zusammenfassung der Gesetzgeber 1969 begonnen hat.

Das SGB teilt sich bisher in zwölf Bücher auf, die alle in sich mit fortlaufenden Paragraphen nummeriert sind und daher als jeweils eigenständiges Gesetz gelten. Die Bücher sind im einzelnen:

- das SGB I, Allgemeiner Teil
- das SGB II, Grundsicherung für Arbeitsuchende
- das SGB III, Arbeitsförderung
- das SGB IV, Gemeinsame Vorschriften für die → *Sozialversicherung*
- das SGB V, → *Gesetzliche Krankenversicherung*
- das SGB VI, Gesetzliche Rentenversicherung
- das SGB VII, → *Gesetzliche Unfallversicherung*
- das SGB VIII, Kinder- und Jugendhilfe
- das SGB IX, → *Rehabilitation* und Teilhabe behinderter Menschen
- das SGB X, Sozialverwaltungsverfahren und Sozialdatenschutz
- das SGB XI, Soziale → *Pflegeversicherung*
- das SGB XII, Sozialhilfe

Das SGB enthält sowohl Regelungen über die früher in der → *Reichsversicherungsordnung (RVO)* kodifizierten verschiedenen Teile der → *Sozialversicherung*, als auch über die Teile des Sozialrechts, die als staatliche Fürsorgeleistungen aus Steuermitteln finanziert werden.

Sozialgesetzbuch V (SGB V)

Das Sozialgesetzbuch zur gesetzlichen Krankenversicherung, Fünftes Buch (Sozialgesetzbuch V; SGB V), regelt alle Belange, welche die → *gesetzliche Krankenversicherung* in Deutschland betreffen. Es trat am 1. Januar 1989 in Kraft (siehe → *Gesundheitsreformgesetz* 1989) und betrifft speziell Organisation, → *Versicherungspflicht* und Leistungen der gesetzlichen → *Krankenkassen* sowie deren Rechtsbeziehungen zu weiteren Leistungserbringern wie → *Ärzten*, → *Zahnärzten*, → *Apothekern* etc.

Das fünfte Sozialgesetzbuch ist eines von insgesamt zwölf Büchern innerhalb des deutschen Sozialgesetzbuches. Das gesamte Sozialgesetzbuch ist das Gesetzeswerk, welches das komplette Sozialrecht in Deutschland enthält und kodifiziert. Das SGB enthält sowohl Regelungen für verschiedene Bereiche der Sozialversicherung, die früher in der → *Reichsversicherungsordnung* (RVO 1911) niedergeschrieben waren, als auch über Teile des Sozialrechts, die nicht den Status einer Versicherung tragen, sondern als Leistungen sozialstaatlicher Fürsorge aus Steuermitteln (Arbeitslosengeld II) finanziert werden.

Das SGB V umfasst über 300 Paragraphen und ist in zwölf Kapitel unterteilt. Im Zuge diverser Gesundheitsreformen sind einige Paragraphen hinzugekommen oder weggefallen. Die Kapitelüberschriften lauten wie folgt:

1. Allgemeine Vorschriften
2. Versicherter Personenkreis

3. Leistungen der Krankenversicherung
4. Beziehungen der Krankenkassen zu den → *Leistungserbringern*
5. → *Sachverständigenrat zur Begutachtung der Entwicklung im Gesundheitswesen*
6. Organisation der Krankenkassen
7. Verbände der Krankenkassen
8. → *Finanzierung*
9. → *Medizinischer Dienst der Krankenversicherung*
10. Versicherungs- und Leistungsdaten, Datenschutz, Datentransparenz
11. Straf- und Bußgeldvorschriften
12. Übergangsregelungen aus Anlass der Herstellung der Einheit Deutschlands
13. Weitere Übergangsvorschriften

Sozialversicherung

Die heutige deutsche Sozialversicherung basiert ursprünglich auf der „Kaiserlichen Botschaft" Wilhelms des I. von 1881 sowie den Sozialgesetzen von Otto von Bismarck zur Krankenversicherung (1883), Unfallversicherung (1884) und Invaliden- und Altersicherung (1889). Heute umfasst die Sozialversicherung in Deutschland folgende Bereiche:

- → *Krankenversicherung,*
- → *Unfallversicherung,*
- Rentenversicherung (ursprünglich: Invalidenversicherung),
- Arbeitslosenversicherung,
- → *Pflegeversicherung* (seit 1995, die Pflegekassen sind organisatorisch der Krankenversicherung angegliedert).

Organisiert ist die Sozialversicherung nach dem Prinzip der → *Selbstverwaltung*.

Die Leistungen der Sozialversicherung werden durch → *Beiträge* finanziert, die in der Regel einkommensorientiert sind und von Versicherten und Arbeitgebern gezahlt werden. Der Leistungsanspruch besteht, ohne dass die Bedürftigkeit individuell geprüft werden muss, die Leistungen werden teilweise unabhängig von der Beitragshöhe gewährt. Die Finanzierung der Sozialversicherung erfolgt nach dem Prinzip der → *Umlagefinanzierung*, das heißt, dass die Einnahmen einer Zeitperiode zur Deckung der Ausgaben in dieser Periode herangezogen werden. Die in einzelnen Sozialversicherungszweigen bestehenden Vorschriften zur Rücklagenbildung sind im Laufe der Jahre immer weiter gesenkt worden.

Grundsätzlich besteht eine gesetzliche Versicherungspflicht. Ausnahmen von dieser Verpflichtung zur Versicherung bestehen jedoch in der Krankenversicherung, wo eine Versicherungspflicht in der → *gesetzlichen Krankenversicherung* nur bei Einkommen bis zur → *Versicherungspflichtgrenze* besteht.

Spezialisierung

Gebräuchliche Bezeichnung für die → *Weiterbildung* zum → *Facharzt* von Ärztinnen und → *Ärzten*. Die Weiterbildung beginnt nach der → *Approbation* und dauert – je nach Fachgebiet, in dem die Spezialisierung erfolgen soll – zwischen fünf und sechs Jahren. Im Anschluss an die Facharztprüfung, die die Weiterbildung abschließt und Voraussetzung für die Facharztanerkennung ist, kann der Arzt noch eine Zusatzweiterbildung in einer Subspezialität ergänzen. Zuständig für die Regelung der Weiterbildung ist die jeweilige Ärztekammer, die auf der Grundlage gesetzlicher Rahmenbestimmungen eine Weiterbildungsordnung erlässt. Diese Weiterbildungsordnung bedarf der Zustimmung der jeweiligen Aufsichtsbehörde (des Gesundheits- oder Sozialministeriums des Landes).

Der Begriff der Spezialisierung bezeichnet auch eine Entwicklung auf dem → *Krankenhausmarkt*, die als Folge der Einführung des → *DRG*-basierten → *Fallpauschalen*systems angesehen wird. Als Folge der DRG-Einführung konzentrieren sich

→ *Krankenhäuser* stärker auf solche Fachgebiete oder auch Behandlungen bzw. diagnostische Verfahren, die sie besonders gut beherrschen und besonders wirtschaftlich erbringen und bei denen sie die Chance sehen, zusätzliche Patienten zu behandeln. Dies kann so weit gehen, dass Spezialkrankenhäuser entstehen, so etwa für bestimmte elektive Eingriffe.

Ein weiterer Faktor, der die Spezialisierung von Krankenhäusern vorantreibt, ist die Einrichtung von → *Mindestmengen*. Danach dürfen Krankenhäuser bestimmte Eingriffe nur noch dann zu Lasten der → *gesetzlichen Krankenversicherung* erbringen, wenn sie eine bestimmte Mindestmenge davon pro Jahr erbringen. Ein Beispiel für solche Mindestmengen ist die ab 2006 geltende Mindestmenge von 50 Knie-Totalendoprothesen pro Krankenhaus.

Teilweise werden diese Vorschriften zu Mindestmengen dadurch ergänzt, dass auch die operierenden Ärzte eine bestimmte Mindest-Anzahl der fraglichen Eingriffe pro Jahr erbringen müssen. Ein Beispiel hierfür sind die Mindestmengen zur Anerkennung als → *Brustzentren* in Nordrhein-Westfalen, für die pro Operateur eine Mindestmenge von 50 Operationen pro Jahr vorgeschrieben ist. Ein Brustzentrum muss zur Anerkennung mindestens 150 Operationen bei Neuerkrankungen pro Jahr durchführen. Diese können in begründeten Fällen auf mehrere Standorte verteilt werden. Dann müssen jedoch in den Standorten jeweils mindestens 100 und je Operateur mindestens 50 Operationen erbracht werden.

Spitzenverbände der Krankenkassen

Laut den bis Ende 2008 geltenden Vorschriften des Sozialgesetzbuches zu bildende Spitzenorganisationen der → *Krankenkassen*-Arten (→ *Allgemeine Ortskrankenkassen* (AOK), → *Betriebskrankenkassen*, → *Innungskrankenkassen*, Landwirtschaftliche Krankenkassen, die → *Bundesknappschaft* und die Verbände der → *Ersatzkassen*) auf Bundesebene.

§ 213 Abs. 2 SGB V bestimmte in der bis Ende 2008 geltenden Fassung: „Die Spitzenverbände sollen sich über die von ihnen nach diesem Gesetz gemeinsam und einheitlich zu treffenden Entscheidungen einigen. Kommt eine Einigung nicht zustande, erfolgt die Beschlussfassung durch drei Vertreter der Ortskrankenkassen einschließlich der See-Krankenkasse, zwei Vertreter der Ersatzkassen und je einen Vertreter der Betriebskrankenkassen, der Innungskrankenkassen, der landwirtschaftlichen Krankenkassen und der Bundesknappschaft. Beschlüsse bedürfen der Mehrheit der in Satz 2 genannten Vertreter der Spitzenverbände. Das Verfahren zur Beschlussfassung regeln die Spitzenverbände in einer Geschäftsordnung."

Die Spitzenverbände der Krankenkassen haben zur Abstimmung untereinander und zur wissenschaftlichen Unterstützung ihrer Mitglieder gemeinsam die Arbeitsgemeinschaft der Spitzenverbände der Krankenkassen gebildet.

Nach dem am 1. April 2007 in Kraft getretenen → *GKV-Wettbewerbsstärkungsgesetz* hat zum 1. Juli 2008 der „Spitzenverband Bund der Krankenkassen" die bisher bestehenden Spitzenverbände der Krankenkassen abgelöst. Die bisherigen Spitzenverbände der Krankenkassen wurden gleichzeitig in Gesellschaften bürgerlichen Rechts umgewandelt, wenn die Mitglieder nicht eine andere Rechtsform wählten.

Spitzenverband Bund der Krankenkassen / GKV-Spitzenverband

Durch die Regelungen des → *GKV-Wettbewerbsstärkungsgesetzes* (GKV-WSG) kam es zu einer Umstrukturierung der Kassenverbandslandschaft. Zum 01.07.2008 mussten die bislang noch rechtlich selbstständig geführten sieben → *Spitzenverbände der Krankenkassen* ihre Kompetenzen überwiegend an den neuen Spitzenverband Bund der Krankenkassen (GKV-Spitzenverband) abtreten (§ 217a SGB V). Dieser wird zum Dachverband der → *gesetzlichen Krankenkassen*, mit dem Ziel, die bisherigen Entscheidungsprozesse zu entschlacken bzw. zu entbürokratisieren und somit den Wettbewerbsgedanken im Gesundheitswesen weiter zu fördern. Der GKV-Spitzenverband, geführt als Körperschaft des öffentlichen Rechts und mit Sitz in Berlin, besteht aus drei Selbstverwaltungsorganen (Vorstand, Verwaltungsrat, Mitgliederversammlung) und untersteht der Aufsicht des Bundesministeriums für Gesundheit. Alle gesetzlichen Krankenkassen sind per Gesetz Zwangsmitglieder im neuen GKV-Spitzenverband.

Zu seinen wichtigsten Aufgaben (§ 217 f SGB V) zählen:

- Unterstützung der Krankenkassen und Landesverbände bei der Erfüllung ihrer Aufgaben und Wahrnehmung ihrer Interessen
- Fachliche und rechtliche Entscheidungen zum Beitrags- und Meldeverfahren
- Entscheidungen zur einheitlichen Erhebung der Beiträge (→ *Beitragseinzug* für den → *Gesundheitsfonds*)
- Gestaltung und Weiterentwicklung des Vergütungssystems für die stationäre und ambulante Versorgung
- Entscheidungen zur Organisation des Qualitäts- und Wirtschaftlichkeitswettbewerbs der Krankenkassen
- Ausgestaltung der → *Telematik* im → *Gesundheitswesen*

Für die → *pharmazeutische Industrie* wird vor allem die zukünftige Aufgabenzuständigkeit des GKV-Spitzenverbands bezüglich → *Arzneimittel* von großer Bedeutung sein. So fallen Themen wie

- Festlegung der Erstattungshöhe festbetragsgeregelter Arzneimittel (→ *Festbeträge*),
- Rahmenvereinbarungen für regionale → *Arzneimittelvereinbarungen*,
- Möglichkeit, besonders preisgünstige Arzneimittel von der → *Zuzahlung* freizustellen,
- Entgegennahme von Meldungen zu Anwendungsbeobachtungen sowie
- die Festlegung der → *Erstattungshöchstbeträge bei patentgeschützten Arzneimitteln* in seine Aufgabenkompetenz.

Die vom GKV-Spitzenverband getroffenen Entscheidungen und Verträge gelten für die Mitgliedskassen und deren Landesverbände sowie → *Versicherte*.

Sprechstundenbedarf

Als Sprechstundenbedarf (SSB) gelten nur solche Mittel, die vom → *Vertragsarzt* ihrer Art nach bei mehr als einem Berechtigten im Rahmen der vertragsärztlichen Behandlung angewendet werden oder bei Notfällen für mehr als einen Berechtigten zur Verfügung stehen müssen. So kann zum Beispiel für eine geplante Therapie bei einem Patienten ein entsprechendes Mittel nicht aus dem SSB abgegeben werden. Darunter fallen auch ggf. ambulante Operationen, da diese Eingriffe geplant sind.

Was Sprechstundenbedarf ist und welche Artikel unter Sprechstundenbedarf fallen und damit als Sprechstundenbedarf abrechenbar sind, wird in den Vereinbarungen zwischen den Landesverbänden der → *Krankenkassen* und den → *Kassenärztlichen Vereinigungen* (KV) definiert. Die Vereinbarung über den Sprechstundenbedarf ist Bestandteil der Gesamtverträge, die nach § 83 → *Sozialgesetzbuch V* zwischen den Vertragsparteien KV und Landesverbände der Krankenkassen zu schließen sind.

Je nach Bundesland kann der SSB Bestandteil einer → *Richtgröße* sein oder nicht.

Für den SSB gibt es auch → *Wirtschaftlichkeitsprüfungen*. Die konkrete Umsetzung zur Wirtschaftlichkeitsprüfung bei SSB wird in den Prüfvereinbarungen zwischen den Landesverbänden der Krankenkassen und der jeweiligen KV vereinbart.

Zwei Arten von Wirtschaftlichkeitsprüfungen können bei SSB durchgeführt werden:

- Prüfung der Einzelverordnung („unzulässiger SSB"): Häufig wird die Prüfung der Einzelverordnung durch die Krankenkasse initiiert, die im jeweiligen Bundesland für den Sprechstundenbedarf verantwortlich ist. Die Kasse beauftragt den Prüfungsausschuss, zu überprüfen, ob andere als die nach der SSB-Vereinbarung zulässigen Mittel verordnet werden. Der → *Arzt* hat dann der Krankenkasse die hierdurch entstandenen Kosten zu erstatten.
- Prüfung nach Durchschnittswerten („unwirtschaftlicher SSB"): Hierbei handelt es sich um Prüfungen aufgrund statistischer Vergleiche. Für jede Fachgruppe werden Durchschnittswerte gebildet. Die Prüfung erfolgt bei Überschreitung der Durchschnittswerte. Hier kann z. B. auch die Anforderung überhöhter/unwirtschaftlicher Mengen überprüft werden.

SRH Kliniken GmbH

Die SRH Kliniken GmbH ist Teil der SRH Holding, die in den Sparten Bildung, Gesundheit und → *Rehabilitation* tätig ist. Die SRH Kliniken GmbH ist Träger von sechs Akutkrankenhäusern und einer Rehabilitationseinrichtung in Baden-Württemberg und in Thüringen. Außerdem gehören zur SRH Kliniken GmbH zwei Dienstleistungsgesellschaften sowie eine Beteiligungsgesellschaft. Insgesamt beschäftigt der Klinikverbund etwa 5.000 Mitarbeiter und erzielt einen Jahresumsatz in Höhe von etwa 350 Millionen Euro.

Eigentümerin des SRH-Konzerns, zu dem auch die SRH Kliniken GmbH gehört, ist die SRH Holding, eine Stiftung des bürgerlichen Rechts mit Sitz in Heidelberg, die aus der Stiftung Rehabilitation Heidelberg hervorgegangen ist.

Städtisches Klinikum München GmbH

Die Städtische Klinikum München GmbH ist ein zum 1. Januar 2005 aus dem Zusammenschluss von insgesamt fünf städtischen → *Krankenhäusern*, der Zentralwäscherei, dem Blutspendedienst und dem Institut für Pflegeberufe hervorgegangenes Krankenhausunternehmen, das sich zu 100 Prozent im Besitz der Landeshauptstadt München befindet.

Insgesamt verfügt der aus dieser Zusammenführung von acht vorher als → *Eigenbetrieb* (die vier Kliniken Bogenhausen, Harlaching, Neuperlach sowie Schwabing sowie die Zentralwäscherei) oder als → *Regiebetrieb* geführten Einrichtungen gebildete Krankenhaus-Großbetrieb derzeit über rund 3.500 Betten sowie 260 tagesklinische Plätze und beschäftigt 8.500 Mitarbeiter. Es ist damit einer der größten Krankenhausbetriebe in kommunaler Trägerschaft.

Die vierköpfige Geschäftsführung der Städtisches Klinikum München GmbH hat ein neues Organisationsmodell (siehe Schaubild) verabschiedet, das ab 2006 realisiert werden sollte. Es sieht vor, dass jede Einrichtung von einem Klinikmanager geleitet wird; darunter gibt es Zentrumsmanager (Ärzte) und jeweils einen Standortmanager aus der Pflege – zuständig für Pflegepersonal, Bettenmanagement und Dienstleistungen.

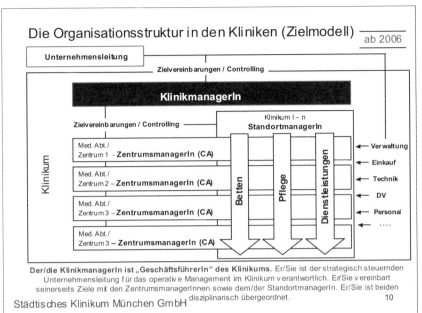

Abb. 1: Organisationsstruktur der Städtisches Klinikum München GmbH

Stammkapital

Auch Nominalkapital genannt. Dabei handelt es sich um die nach dem GmbH-Gesetz bei Gründung einer → *GmbH* von den Gesellschaftern zu erbringende Einlage. Sie beträgt nach den gesetzlichen Vorschriften insgesamt mindestens 25.000 Euro. Seit der Reform des GmbH-Rechts im Herbst 2008 ist auch eine Gründung mit einem geringeren Stammkapital möglich; in diesem Fall heißt die Gesellschaft „Unternehmergesellschaft (haftungsbeschränkt)" (vgl. § 6 GmbHG).

Siehe zum Vergleich das bei der Gründung einer → *Aktiengesellschaft* aufzubringende → *Grundkapital*.

Stationäre Versorgung

Siehe → *Versorgung, stationäre*.

Strukturiertes Behandlungsprogramm

Siehe → *Disease Management Programm*.

Strukturqualität

Die Qualität der Strukturmerkmale der medizinischen Versorgung. Gemeint sind zum Beispiel die berufliche Qualifikation von → *Ärzten* und weiterem Personal sowie die bauliche, technische und apparative Ausstattung der Einrichtungen zur Gesundheitsversorgung. Zur Strukturqualität gehören unter anderem auch die angebotenen Möglichkeiten zur Fort- und Weiterbildung der Mitarbeiter sowie Grundsätze und Regeln der Organisation.

Struktur-, → *Prozess*- und → *Ergebnisqualität* stellen zusammen die wichtigsten Kriterien zur Bewertung der medizinischen Versorgungsqualität dar.

Subsidiaritätsprinzip

Von lateinisch „subsidiär", helfend, unterstützend. Nach dem Subsidiaritätsprinzip wird einer größeren Einheit nur eine unterstützende Ergänzung der Selbstverantwortung einer kleineren Einheit zugestanden. Im staatstheoretischen Sinne dient also der Staat den Individuen und erfüllt keinen Selbstzweck. Was das Individuum oder eine kleinere gesellschaftliche Einheit leisten kann, darf der Staat nicht für sich beanspruchen, muss aber andererseits helfend zur Seite stehen, wenn die Anforderungen für die kleinere Einheit oder das Individuum zu groß werden. Dabei soll nach der katholischen Soziallehre, aus der der Begriff der Subsidiarität stammt, die Hilfe zur Selbsthilfe Vorrang vor staatlicher Aufgabenerfüllung haben.

Das Subsidiaritätsprinzip ist die Basis des föderalistischen Aufbaus der Bundesrepublik Deutschland, worauf auch die Stärke der Verbände im → *Gesundheitssystem* und die verfassungsrechtlich festgeschriebene Tarifautonomie zurückzuführen ist.

Im Hinblick auf die sozialen Sicherungssysteme besagt das Subsidiaritätsprinzip, dass der Einzelne zunächst für die Bewältigung von Problemen selbst zuständig ist. Die Gesellschaft soll dagegen nur bei solchen Risiken unterstützend aktiv werden, die der Einzelne selbst nicht mehr schultern kann. Subsidiaritätsprinzip und → *Solidarität* sollen sich insofern ergänzen.

Tagestherapiekosten

Siehe → *DDDs*

Tarifvertrag öffentlicher Dienst (TVöD)

Wie alle Tarifverträge ein Kollektivnormenvertrag, in dem Normen für zukünftige Einzelarbeitsverträge festgelegt sind. Der TVöD ersetzt den → *Bundes-Angestelltentarifvertrag* (BAT).

Ausgehandelt wurden die Bedingungen des TVöD vom Bund und der Vereinigung der kommunalen Arbeitgeberverbände für die Arbeitgeberseite und den Gewerkschaften → *ver.di* und dbb tarifunion für die Arbeitnehmerseite. Mit beiden Gewerkschaften wurde ein separater, aber gleich lautender Vertrag geschlossen.

Der TVöD ist am 1. Oktober 2005 in Kraft getreten und gilt für gut 2,3 Millionen Arbeiter und Angestellte von Bund und Kommunen, allerdings nicht für die rund 900.000 Arbeiter und Angestellten der Länder, da die Tarifgemeinschaft der Länder den Vertrag im März 2004 einseitig gekündigt hatte. Seit Mai 2006 gilt in diesem bereich der Tarifvertrag für den öffentlichen Dienst der Länder (TV-L).

Im Zusammenhang mit dem Abschluss des TvöD ist es im September 2005 zu einem Auseinanderbrechen der über 55 Jahre existierenden Tarifgemeinschaft zwischen dem → *Marburger Bund* (Verband der angestellten und beamteten → *Ärztinnen und Ärzte* Deutschlands e. V.) und der Deutschen Angestellten-Gewerkschaft, die bei der Fusion von DAG und ÖTV auf die Dienstleistungsgewerkschaft ver.di überging, gekommen. Die Ärztegewerkschaft Marburger Bund nahm nach dem Beschluss, sich von ver.di zu trennen, eigenständige Tarifverhandlungen mit der Tarifgemeinschaft deutscher Länder (TdL) auf, um einen eigenständigen Tarifvertrag für Ärztinnen und Ärzte an → *Krankenhäusern* auszuhandeln. Auch mit der Vereinigung kommunaler Arbeitgeberverbände (VKA) und dem Bund hatte der Marburger Bund Verhandlungen aufgenommen, um einen vergleichbaren Tarifvertrag abzuschließen. Eigenständige Tarifverträge für Ärztinnen und Ärzte gibt es mittlerweile in vielen weiteren Tarifbereichen, so etwa mit verschiedenen großen privaten Krankenhausgruppen.

Teilberufsausübungsgemeinschaft

Teilberufsausübungsgemeinschaften sind durch das → *Vertragsarztrechtsänderungsgesetz* (VÄndG) eingeführte, auf einzelne → *Leistungen* bezogene rechtlich verbindliche Zusammenschlüsse von → *Vertragsärzten* oder/und Vertragspsychotherapeuten oder Vertragsärzten/Vertragspsychotherapeuten und → *Medizinischen Versorgungszentren* oder Medizinischen Versorgungszentren untereinander zur gemeinsamen Ausübung der Tätigkeit.

Telematik

Kunstbegriff, der die beiden Bereiche Telekommunikation und Informatik miteinander verbindet.

Auf dem → *Gesundheitsmarkt* meint Telematik vor allem Anwendungen und Verfahren, die eine Verarbeitung von medizinischen und/oder administrativen Informationen mit Hilfe elektronischer Datenverarbeitung über Telekommunikationsverbindungen ermöglichen. Insbesondere wird in diesem Zusammenhang von so genannten → *Telemedizin*-Anwendungen gesprochen, bei denen zum Beispiel eine radiologische Aufnahme von einem Patienten an einem Ort erstellt wird, die beurteilenden → *Ärzte* sich aber an einem oder auch mehreren anderen Orten befinden. Die radiologische Aufnahme wird dabei mit Hilfe von Datenverarbeitungseinrichtungen und Telekommunikation übertragen. Zusätzlich können Sprach- und Bildübertragung im Sinne einer Telekonferenz dazu geschaltet werden. Solche Anwendungen der Telematik ermöglichen es, dass hochrangige Spezialisten hinzugezogen werden können, ohne dass der Patient zu dem Ort transportiert werden muss, an dem sich der Spezialist befindet. Dies ist sowohl zeit- wie kostensparend.

Auch die elektronische Patientenakte sowie die ursprünglich ab 2006 gesetzlich vorgesehene → *elektronische Gesundheitskarte* werden zu den Telematik-Anwendungen gezählt. Die elektronische Gesundheitskarte sollte ab 2006 die bisherige Krankenversichertenkarte ersetzen. Die Gesundheitskarte sollte neben der Erfüllung administrativer Funktionen auch Gesundheitsdaten verfügbar machen. Nach den seinerzeitigen Informationen des Bundesgesundheitsministeriums sollte sie unter anderem Authentifizierung (elektronische Identitätsprüfung), Verschlüsselung und elektronische Signatur ermöglichen, um eine größtmögliche Sicherheit der Daten zu gewährleisten. Die Speicherung medizinischer Daten auf der elektronischen Gesundheitskarte sollte zunächst auf freiwilliger Basis erfolgen. Allerdings ist es bei der Einführung der elektronischen Gesundheitskarte zu erheblichen Verzögerungen gekommen.

Telemedizin

Spezielle Ausprägung der → *Telematik* auf dem → *Gesundheitsmarkt*. Telemedizin ermöglicht die Verarbeitung insbesondere von medizinischen, aber auch administrativen Gesundheitsinformationen mit Hilfe elektronischer Datenverarbeitung über Telekommunikationsverbindungen. Telemedizin im engeren Sinne meint die Anwendung von diagnostischen und therapeutischen Maßnahmen mit Hilfe von Verfahren der Telekommunikation. Patient und → *Arzt* sind dabei also räumlich getrennt.

Teleportalklinik

Unter einer Teleportalklinik wird ein → *Krankenhaus* verstanden, das mit Hilfe von Anwendungen der → *Telemedizin* bzw. → *Telematik* mit einem anderen Krankenhaus dergestalt verbunden ist, dass wesentliche Teile insbesondere der spezialisierten Diagnostik von Ärzten dieses entfernt liegenden Krankenhauses erbracht werden. An solchen Teleportalkliniken brauchen dann keine spezialisierten Abteilungen mehr vorgehalten werden, da diese den Patienten der Teleportalklinik in dem zentralen Schwerpunktkrankenhaus zur Verfügung stehen, mit dem die Teleportalklinik kooperiert. Ein Schwerpunktkrankenhaus kann auf diese Weise mit mehreren Teleportalkliniken kooperieren. Die Entscheidung, ob ein Patient in der Teleportalklinik weiterbehandelt werden kann oder zur spezialisierten Behandlung in das Zentralkrankenhaus transportiert werden muss, wird mit Hilfe telemedizinischer Anwendungen von den beteiligten → *Ärzten* getroffen.

Die Umwandlung insbesondere von kleineren Krankenhäusern der Grundversorgung in Teleportalkliniken wird als eine Lösungsmöglichkeit gesehen, um die ansonsten wirtschaftlich problematische flächendeckende Versorgung der Bevölkerung mit qualitativ hochwertigen spezialisierten Gesundheitsleistungen auch dann sicherzustellen, wenn ein voll ausgestatteter Krankenhausbetrieb wirtschaftlich nicht mehr aufrechtzuerhalten ist.

Entwickelt wurde das Konzept der Teleportalklinik von Eugen Münch, dem Gründer, langjährigen Vorstandsvorsitzenden und jetzigen Aufsichtsratsvorsitzenden der → *Rhön-Klinikum AG*.

Therapiefreiheit

Ein → *Arzt* ist bei der Behandlung eines Patienten frei in der Wahl einer nach seiner fachlichen Einschätzung geeigneten Therapie oder diagnostischen Maßnahme. Dabei muss der Arzt allerdings auch eine Nutzen-Risiko-Abschätzung vornehmen: Der Nutzen der ausgewählten diagnostischen Maßnahmen bzw. Therapie muss größer sein als das damit verbundene Risiko für den Patienten. Außerdem muss der Arzt seine Entscheidung nach dem aktuellen Kenntnisstand der Medizin treffen.

Eingeschränkt wird die Therapie- oder Methodenfreiheit auch durch den Willen des Patienten, der nach einer entsprechenden Aufklärung jedem therapeutischen, diagnostischen oder präventiven Verfahren durch eine Einverständniserklärung zustimmen muss. In der vertragsärztlichen → *Versorgung* wird die Therapiefreiheit des Weiteren durch das → *Wirtschaftlichkeitsgebot* eingeschränkt.

Therapiehinweis

Gemeint sind hier die „→ *Therapiehinweise zur wirtschaftlichen Verordnungsweise*", die vom → *Gemeinsamen Bundesausschuss* (G-BA) herausgegeben werden. Es handelt sich um eine Anlage der → *Arzneimittelrichtlinien* und dient der Konkretisierung des gesetzlich verankerten → *Wirtschaftlichkeitsgebots* durch den G-BA.

Therapiehinweise beziehen sich auf einzelne, ambulant verordnungsfähige Wirkstoffe bzw. → *Arzneimittel*. Sie fassen die aktuelle medizinische Datenlage hinsichtlich Wirksamkeit und Verträglichkeit zusammen, schaffen Transparenz bezüglich der Behandlungskosten (auch im Vergleich zu anderen Therapien, die zur Behandlung der betreffenden Erkrankung angewendet werden) und schlussfolgern aus Sicht des G-BA, in welchen Fällen die Verordnung dieser Arzneimittel als wirtschaftlich angesehen werden kann bzw. als in der Regel unwirtschaftlich angesehen werden muss.

Therapiehinweise sollen den Vertragsärzten eine Handlungs-Richtschnur sein. Im Rahmen ihrer Therapiefreiheit dürfen sie jedoch davon abweichen, wenn sie dies im individuellen Fall für erforderlich halten. Therapiehinweise mit einschränkenden Empfehlungen sind also nicht gleichzusetzen mit allseits verbindlichen Verordnungs- bzw. Erstattungseinschränkungen oder gar -ausschlüssen. Praktische Bedeutung erlangen Therapiehinweise zumeist im Rahmen der → *Wirtschaftlichkeitsprüfungen* in den KV-Regionen.

Bevor der G-BA einen Therapiehinweis erlassen kann, muss er zuvor einen Entwurf zur Anhörung stellen. Einem solchen Entwurf gehen eigene Recherchen des G-BA und/oder IQWiG-Bewertungen voraus. Im Rahmen der Anhörung haben auch die Pharmaverbände das Recht zur Stellungnahme. Das Bundesministerium für Gesundheit kann einen Therapiehinweis-Beschluss des G-BA innerhalb von zwei Monaten nach Beschlussfassung beanstanden.

Transparenz

Vollständige oder zumindest weitgehende Durchsichtigkeit. Im → *Gesundheitswesen* meint die politische Forderung nach mehr Transparenz üblicherweise mehr Einblick für Patienten, Versicherte oder → *Krankenkassen* in das → *Versorgungs-*

Transparenz

geschehen oder aber in die Kosten, die durch das Versorgungsgeschehen entstehen.

Mehr Transparenz verspricht man sich unter anderem von der Patientenquittung, die Patienten nach einer medizinischen Behandlung vom behandelnden → *Arzt* verlangen können. Denn im für das deutsche System typischen → *Sachleistungs*system erfährt der Patient nicht, welche Kosten seine Behandlung verursacht. Der Arzt rechnet vielmehr die Leistungen gegenüber der → *Kassenärztlichen Vereinigung* ab, der er nach dem Gesetz angehören muss. Diese erhält von den gesetzlichen Krankenkassen in vereinbarter Höhe Zahlungen mit befreiender Wirkung.

Mehr Transparenz in das stationäre Versorgungsgeschehen soll das → *DRG*-basierte → *Fallpauschalen*system bringen, in dem es die Kosten der Behandlung an Diagnosen und Prozeduren orientiert in Fallpauschalen zusammenfasst und aufgrund einer dahinter stehenden gleichen oder gleichartigen Leistung direkt vergleichbar macht.

U

Übernahme

Als Übernahme wird der vollständige Erwerb eines Unternehmens oder dessen Anteilsmehrheit durch ein anderes Unternehmen oder einen Investor bezeichnet. Anders als bei der → *Fusion* wird das übernommene Unternehmen durch das übernehmende Unternehmen oder den Investor nach der Übernahme beherrscht.

Findet die Übernahme gegen den Willen des Managements des übernommenen Unternehmens statt, handelt es sich um eine feindliche Übernahme. Solche feindlichen Übernahmen sind insbesondere bei börsennotierten Aktiengesellschaften denkbar. In jedem Fall muss aber der Übernehmende die Mehrheit der Anteilsinhaber von der Sinnhaftigkeit der Übernahme überzeugen – meist durch den von ihm angebotenen Preis für die Anteile.

Auf dem → *Krankenhausmarkt* handelt es sich bei dem weitaus größten Teil der materiellen → *Privatisierungen* um Übernahmen: In diesen Fällen übernimmt ein – bisher meist privates – Krankenhausunternehmen die Mehrheit oder alle Anteile des zu veräußernden → *Krankenhauses*. Dieses Krankenhaus wird damit zum Bestandteil des übernehmenden Klinik-Unternehmens.

Überversorgung

Eine ärztliche Überversorgung besteht, wenn der allgemeine, bedarfsgerechte Versorgungsgrad der Bevölkerung mit ärztlichen Leistungen um zehn oder mehr Prozent überschritten wird. Der bedarfsgerechte Versorgungsgrad ergibt sich aus dem numerischen Verhältnis von → *Ärzten* zur Einwohnerzahl. Wenn eine Überversorgung vorliegt, müssen nach SGB V § 103 → *Zulassungsbeschränkungen* erlassen werden, um den Anstieg der Arztzahlen einzudämmen.

Allgemein wird von Überversorgung auf dem → *Gesundheitsmarkt* gesprochen, wenn das → *Angebot* an Leistungen die → *Nachfrage* übersteigt. Da die Nachfrage nach bzw. Inanspruchnahme von Leistungen und ihre Bezahlung sowie Finanzierung im deutschen → *Gesundheitswesen* jedoch aufgrund des → *Sachleistungs*prinzips auseinanderfallen, ist eine genaue Bestimmung der tatsächlichen Nachfrage schwierig. Darüber hinaus gibt es speziell auf dem Gesundheitsmarkt die Theorie der angebotsinduzierten Nachfrage: Jedes Angebot an Gesundheitsleistungen schafft sich nach dieser Theorie seine Nachfrage selbst.

Der → *Sachverständigenrat* für die → *Konzertierte Aktion im Gesundheitswesen* hat in seinem Gutachten „Bedarfsgerechtigkeit und Wirtschaftlichkeit Band III: Über-, → *Unter*– und Fehlversorgung" Überversorgung wie folgt definiert:

Eine Versorgung über die Bedarfsdeckung hinaus ist ‚Überversorgung', d. h. eine Versorgung mit nicht indizierten Leistungen, oder mit Leistungen ohne hinreichend gesichertem Netto-Nutzen (medizinische Überversorgung) oder mit Leistungen mit nur geringem Nutzen, der die Kosten nicht mehr rechtfertigt, oder in ineffizienter, also ‚unwirtschaftlicher' Form erbracht werden (‚ökonomische Überversorgung').[1]

---

[1] Sachverständigenrat für die Konzertierte Aktion im Gesundheitswesen, „Bedarfsgerechtigkeit und Wirtschaftlichkeit Band III: Über-, Unter- und Fehlversorgung", Gutachten 2000/2001, Ausführliche Zusammenfassung, S. 31 f.

Überweisung

Eine Übersicht über die Definition von Über- Unter- und Fehlversorgung[2] gibt die nachfolgende, dem gleichen Gutachten entstammende Tabelle des SVR Gesundheit.

Tab. 1: Zur Definition von Über-, Unter- und Fehlversorgung[2]

Leistung[a] / Bedarf	wird fachgerecht erbracht	wird nicht fachgerecht erbracht	wird nicht erbracht[b]
nur objektiver, kein subjektiver Bedarf (latenter Bedarf)	bedarfsgerechte Versorgung	Fehlversorgung	(latente) Unterversorgung
subjektiver und objektiver Bedarf	bedarfsgerechte Versorgung	Fehlversorgung	Unterversorgung (ggf. Fehlversorgung)
nur subjektiver, kein objektiver Bedarf	Überversorgung (ggf. Fehlversorgung)	Überversorgung und Fehlversorgung	bedarfsgerechte Versorgung

a) Annahme: Leistung mit gesichertem gesundheitlichen Nettonutzen und angemessener Nutzen-Kosten-Relation
b) Annahme: es wird auch keine alternative Leistung erbracht

Überweisung

Im Gesundheitskontext bezeichnet der Begriff der Überweisung die Übertragung des Behandlungsauftrags, zum Beispiel vom → *Hausarzt* zu einem → *Facharzt*. Der Vorgang der Überweisung ist im → *Sozialgesetzbuch* (SGB) V in § 27 geregelt:

Dort heißt es im 1. Absatz:

> Der → *Vertragsarzt* hat die Durchführung erforderlicher diagnostischer oder therapeutischer Leistungen durch einen anderen Vertragsarzt, eine nach § 311 Abs. 2 Satz 1 und 2 zugelassene Einrichtung, einen ermächtigten Arzt oder eine ermächtigte ärztlich geleitete Einrichtung durch Überweisung auf vereinbartem Vordruck zu veranlassen.

[2] Ebd., S. 33.

Umlagefinanzierung

Ein Verfahren zur Finanzierung von → *Sozialversicherung*en. Hierbei werden eingezahlte → *Beiträge* der Versicherten im Gegensatz zum → *Kapitaldeckungs*verfahren in der gleichen Zeit- bzw. Rechnungsperiode zur Finanzierung erbrachter Leistungen genutzt. Der Beitragszahler hat im Gegenzug einen Leistungsanspruch im Falle der Bedürftigkeit. In Deutschland sind die Rentenversicherung sowie die gesetzliche Kranken-, Unfall-, Pflege- und Arbeitslosenversicherung umlagefinanziert. Eine Ausnahme bildet die so genannte Riester-Rente, die als freiwilliger ergänzender Bestandteil der Altersvorsorge kapitalgedeckt ist.

Besondere Bedeutung hat die Frage der Umlagefinanzierung als Gegensatz zur Kapitaldeckung in den letzten Jahren im Zusammenhang mit der Diskussion um die Auswirkungen der → *demografischen Entwicklung*, das heißt der zunehmenden → *Alterung* der Gesellschaft, auf die sozialen Sicherungssysteme. Schlagworte der Diskussion sind in diesem Zusammenhang die → *Bürgerversicherung* und die → *Gesundheitsprämie*.

Umsatzrentabilität

Ergebnisorientierte → *Bilanzkennzahl* oder Rentabilitätskennzahl, die das Verhältnis des erzielten Gewinns bzw. Betriebsergebnisses im Bezug auf den Umsatz eines → *Unternehmens* angibt. Bei Heranziehen des Gewinns spricht man von der Brutto-Umsatzrentabilität, bei Nutzung des ordentlichen Betriebsergebnisses von der Netto-Umsatzrentabilität. Die Umsatzrentabilität wird wie folgt berechnet:

Umsatzrentabilität = (Gewinn bzw. ordentliches Betriebsergebnis * 100) / Umsatz

Die Kennzahl zeigt auf, wie viel das Unternehmen relativ im Bezug auf den erzielten Umsatz verdient hat. Steigt die Umsatzrentabilität bei unveränderten Preisen, so ist die Produktivität des Unternehmens gestiegen, während umgekehrt ein Sinken der Umsatzrentabilität auf eine sinkende → *Produktivität* und damit auf steigende Kosten hinweist.

Wird das ordentliche Betriebsergebnis zur Berechnung herangezogen, wird die Kennzahl nicht durch externe Einflüsse verfälscht.

Unfallversicherung, gesetzliche

Die gesetzliche Unfallversicherung stellt einen Zweig der deutschen → *Sozialversicherung* dar. Die Regelungen zur gesetzlichen Unfallversicherung finden sich im siebten Buch des → *Sozialgesetzbuches*.

Aufgabe der Unfallversicherung ist einerseits die → *Prävention* von Unfällen im beruflichen Zusammenhang (Arbeitsunfälle, Wegeunfälle, Berufskrankheiten, berufsbedingte Gesundheitsgefahren), andererseits die Gewährung von Leistungen nach dem Eintritt eines Versicherungsfalles. Dabei handelt es sich insbesondere um Leistungen zur → *Rehabilitation* sowie zur beruflichen Wiedereingliederung, außerdem um Lohnersatz- und Entschädigungsleistungen, vor allem Unfall- und Hinterbliebenenrenten.

Träger der gesetzlichen Unfallversicherung sind die nach Branchen gegliederten insgesamt 13 gewerblichen → *Berufsgenossenschaften* sowie die Unfallversicherungsträger der öffentlichen Hand.

Neben der gesetzlichen Unfallversicherung existieren private Unfallversicherungs-Angebote. Diese sichern insbesondere die finanziellen Risiken von Unfällen im privaten Bereich ab.

Universitätsklinik

Synonym für Universitätskrankenhaus oder → *Universitätsklinikum*. Auch häufig als Uniklinik abgekürzt.

Universitätsklinikum

Synonyme: Universitätskrankenhaus, → *Universitätsklinik*, auch Uniklinik.

Ein → *Krankenhaus* der Maximalversorgung, meist in der Trägerschaft eines Bundeslandes, in Kooperation mit der medizinischen Fakultät oder dem medizinischen Fachbereich einer Universität, in dem neben der Krankenversorgung auch Forschung und Lehre auf dem Gebiet der Medizin stattfinden.

Unternehmen

Betriebswirtschaftlich auch: Unternehmung. Wirtschaftseinheit, in der Güter und Dienstleistungen beschafft, verwertet, verwaltet und abgesetzt werden. Vielfach wird auch noch auf die Tatsache abgehoben, dass ein Unternehmen eine eigene Unternehmensleitung besitzt und es rechtlich, wirtschaftlich und finanziell selbstständig ist. Das Unternehmen kann dabei unterschiedliche Rechtsformen haben, zum Beispiel die einer → *Gesellschaft mit beschränkter Haftung* oder einer → *Aktiengesellschaft*.

Das Unternehmen wird in dieser Hinsicht vom Begriff des Betriebes abgegrenzt, der für eine Produktionsstätte als Teil eines Unternehmens verwendet wird. In der Betriebswirtschaftslehre wird aber auch die gegenteilige Position vertreten, nach der die Unternehmung der untergeordnete Teil, der Betrieb dagegen der Oberbegriff ist.

Unterversorgung

Die nicht ausreichende Versorgung mit ärztlichen Leistungen in einem bestimmten Gebiet eines → *Zulassungsbezirks*. Wird eine Unterversorgung von den Landesausschüssen der → *Ärzte* und → *Krankenkassen* festgestellt und nicht innerhalb einer angemessenen Frist von den → *Kassenärztlichen Vereinigungen* behoben, so hat der Landesausschuss mit verbindlicher Wirkung für die Zulassungsausschüsse Zulassungsbeschränkungen in anderen Gebieten anzuordnen.

Der → *Sachverständigenrat* für die → *Konzertierte Aktion im Gesundheitswesen* hat in seinem Gutachten „Bedarfsgerechtigkeit und Wirtschaftlichkeit Band III: → Über-, Unter- und Fehlversorgung" Unterversorgung wie folgt definiert:

Die teilweise oder gänzliche Verweigerung einer Versorgung trotz individuellen, professionell, wissenschaftlich und gesellschaftlich anerkannten Bedarfs, obwohl an sich Leistungen mit hinreichend gesichertem Netto-Nutzen und bei medizinisch gleichwertigen Leistungsalternativen in effizienter Form, also i. e. S. ‚wirtschaftlich', zur Verfügung stehen, ist eine ‚Unterversorgung'.[3]

Eine Übersicht über die Definition von Über- Unter- und Fehlversorgung[4] gibt die nachfolgende, dem gleichen Gutachten entstammende Tabelle des SVR Gesundheit.

Tab. 1: Zur Definition von Über-, Unter- und Fehlversorgung[4]

Leistung[a)] Bedarf	wird fachgerecht erbracht	wird nicht fachgerecht erbracht	wird nicht erbracht[b)]
nur objektiver, kein subjektiver Bedarf (latenter Bedarf)	bedarfsgerechte Versorgung	Fehlversorgung	(latente) Unterversorgung
subjektiver und objektiver Bedarf	bedarfsgerechte Versorgung	Fehlversorgung	Unterversorgung (ggf. Fehlversorgung)
nur subjektiver, kein objektiver Bedarf	Überversorgung (ggf. Fehlversorgung)	Überversorgung und Fehlversorgung	bedarfsgerechte Versorgung

a) Annahme: Leistung mit gesichertem gesundheitlichen Nettonutzen und angemessener Nutzen-Kosten-Relation
b) Annahme: es wird auch keine alternative Leistung erbracht

---

[3] Sachverständigenrat für die Konzertierte Aktion im Gesundheitswesen, „Bedarfsgerechtigkeit und Wirtschaftlichkeit Band III: Über-, Unter- und Fehlversorgung", Gutachten 2000/2001, Ausführliche Zusammenfassung, S. 31.
[4] Ebd., S. 33.

Valeo

Valeo ist der seit Februar 2003 existierende „Verbund Evangelischer → Krankenhäuser in Westfalen gGmbH" mit Sitz in Bielefeld. Zu Valeo gehören (Stand Januar 2010) 13 Einrichtungen mit einem Umsatz von jährlich 425 Millionen Euro, 4.100 Betten und 9.500 Mitarbeitern, die 170.000 stationäre Patienten pro Jahr versorgen. Valeo ist als Dachgesellschaft konzipiert.

VBL

Siehe → Versorgungsanstalt des Bundes und der Länder.

vdek

Abkürzung für den Verband der Ersatzkassen e. V. mit Sitz in Berlin.

Der vdek ist die Nachfolgeorganisation des → Verbandes der Angestellten-Krankenkassen e. V. (VdAK).

Veränderungsrate

Das → Bundesgesundheitsministerium hat gemäß § 71 → SGB V bis zum 15. September eines jeden Jahres die durchschnittlichen Veränderungsraten der beitragspflichtigen Einnahmen aller Mitglieder der → Krankenkassen festzustellen. Diese Veränderungsrate ist die zentrale Messgröße für die Umsetzung des Grundsatzes der → Beitragssatzstabilität in der → gesetzlichen Krankenversicherung.

Für den Krankenhausbereich soll die Veränderungsrate durch den → Orientierungswert abgelöst werden, der mit dem Gesetz zum ordnungspolitischen Rahmen der → Krankenhausfinanzierung ab dem Jahr 2009 (→ Krankenhausfinanzierungsreformgesetz; Abkürzung KHRG) eingeführt wurde und die Entwicklung der Kostenstrukturen und Kostenentwicklungen der → Krankenhäuser besser abbilden soll.

Danach muss das Statistische Bundesamt eine Systematik für die Ermittlung des Orientierungswertes erarbeiten und bis Mitte 2010 erstmals einen Orientierungswert ermitteln, der zeitnah die Kostenentwicklung im Krankenhausbereich erfasst und voraussichtlich ab dem Jahr 2011 als Alternative zur bisherigen strikten Grundlohnanbindung der Krankenhauspreise über die Veränderungsrate dienen soll.

Verband der Angestellten-Krankenkassen/Arbeiter-Ersatzkassen (VdAK) / (AEV)

Der frühere Verband der Angestellten-Krankenkassen/Arbeiter-Ersatzkassen (VdAK/AEV) vertrat auf Bundes- und Landesebene die Interessen seiner Mitgliedskassen, also der Angestellten-Krankenkassen und der Arbeiter-Ersatzkassen. Der VdAK nahm die Aufgaben des AEV wahr, die Geschäftsführung des AEV wurde seit 1957 vom Vorstand des VdAK übernommen. Der VdAK/AEV hatte seinen Sitz in Siegburg.

Durch die rechtlichen Änderungen des → GKV-Wettbewerbsstärkungsgesetzes (GKV-WSG) verlor der VdAK/AEV zum 31.12.2008 seinen bis dahin geltenden Status als einer der → Spitzenverbände der Krankenkassen. Bereits im Juni 2008 hatte die Mitgliederversammlung des AEV beschlossen, den AEV zum Jahresende 2008 aufzulösen. Die einzig verbliebene Mitgliedskasse, die Gmünder Ersatzkasse (GEK), trat daraufhin dem VdAK bei.

Der VdAK führte bis zu den Veränderungen durch das GKV-WSG Verhandlungen mit den → *Leistungserbringern* und schloss mit ihnen Verträge ab, vertrat die gemeinsamen Interessen auf politischer Ebene und beriet und betreute die Mitgliedskassen bei ihren Aufgaben. Der VdAK vereinbarte den Umfang der Kassenleistungen im Ersatzkassenvertrag ebenso wie die Ersatzkassengebührenordnung (E-GO) und die Gebührentarife.

Der VdAK war der einzige deutsche Krankenkassenverband, der bundesweit gültige Vereinbarungen mit den Vertragspartnern schließen konnte.

Als Folge der Neuregelungen durch das GKV-WSG benannte der Verband sich in „Verband der Ersatzkassen e. V. (vdek)" um und nimmt verstärkt Dienstleistungen für seine Kassen wahr. Er soll aber auch die gemeinsamen Interessen der Ersatzkassen gegenüber der Politik, der Öffentlichkeit und im → *Spitzenverband Bund* vertreten. Im Jahr 2009 ist der vdek nach Berlin umgezogen.

Dem vdek gehören die folgenden Ersatzkassen an:

– Barmer Ersatzkasse, Wuppertal
– Deutsche Angestellten-Krankenkasse, Hamburg
– Techniker Krankenkasse, Hamburg
– KKH-Allianz, Hannover
– HEK – Hanseatische Krankenkasse, Hamburg
– Handelskrankenkasse hkk, Bremen

In den vdek-Mitgliedskassen gab es Ende 2009 rund 23 Millionen Versicherte.

Verband der Krankenhäuser in kommunaler Trägerschaft

Im Jahr 2004 neu gegründeter Interessenverband, der ausschließlich kommunal getragene → *Krankenhäuser* vertritt. Gründungsmitglieder des Interessenverbandes waren die kommunalen Kliniken aus Wolfsburg, Berlin, Potsdam, Osnabrück, München, Stuttgart, Cottbus, Hannover und Bremen.

Der neue Verband versteht sich nach eigenen Angaben vorrangig als Sprachrohr des Managements kommunaler Krankenhäuser und will insbesondere die betrieblichen Belange der Krankenhäuser in kommunaler Trägerschaft vertreten.

Verband der leitenden Krankenhausärzte e. V.

Abkürzung VLK; umgangssprachlich auch Chefarztverband.

Im Jahre 1912 gegründeter Zusammenschluss von leitenden Krankenhausärzten, der heute auch Oberärzte organisiert. Sitz der Zentrale ist Düsseldorf. Der Verband ist in insgesamt 16 Landesverbänden organisiert.

Verband der privaten Krankenversicherung e. V.

Abkürzung PKV-Verband.

Der Verband hat 46 ordentliche Mitglieder und ein außerordentliches Mitglied; zwei Unternehmen stellen verbundene Einrichtungen dar (Stand 2008). Sitz des Verbandes ist Köln.

Zweck des Verbandes ist die Vertretung und Förderung der Allgemeininteressen der privaten Krankenversicherung und seiner Mitgliedsunternehmen. Der Verband betrachtet es darüber hinaus als seine Aufgabe, die PKV-Position in sozialpolitischen Entscheidungen durch fachliche Stellungnahmen und Teilnahme an Anhörungen im nationalen und europäischen Gesetzgebungsverfahren einzubringen. Ferner werden die Mitgliedsunternehmen in Grundsatzfragen der Tarifgestaltung beraten.

Siehe auch: → *Krankenversicherung, private*.

Verband Forschender Arzneimittelhersteller (VFA)

Der Verband Forschender Arzneimittelhersteller (VFA) ist der Wirtschaftsverband der forschenden → *Arzneimittel*hersteller in Deutschland und vertritt die Interessen von 46 forschenden Arzneimittelherstellern, die weltweit tätig sind. Dem Verband können laut Satzung alle weltweit tätigen forschenden Pharmaunternehmen, die in Deutschland aktiv sind, beitreten. Vorläufer des VFA war die bis Ende 1993 bestehende Medizinisch-Pharmazeutische Studiengesellschaft e. V. (MPS). Der VFA wurde als Interessenvertretung speziell der forschenden Pharmaunternehmen gegründet, die sich seinerzeit im → *Bundesverband der Pharmazeutischen Industrie* (BPI) nicht ausreichend vertreten sahen.

Ziele des Verbands sind nach eigenen Angaben die Stärkung des Standorts Deutschland für Forschung und Produktion von Pharmaprodukten, das Voranbringen des therapeutischen Fortschritts sowie die Deregulierung des → *Gesundheitswesens*.

Verbandmittel

Verbandmittel sind nach einer vom → *Bundesverband Medizintechnologie* (BVMed) erarbeiteten Definition „Gegenstände und/oder Stoffe oder Zubereitungen aus Stoffen einschließlich Gelen oder sonstigen nicht-körperlichen Zubereitungen, die der Verhütung und/oder Versorgung und/oder Behandlung von Wunden zu dienen bestimmt sind, insbesondere dazu, Blutungen zu stillen, Sekrete aufzusaugen, Wunden zu reinigen, Granulation zu fördern, vor äußeren Einflüssen zu schützen, ein heilungsförderndes Mikroklima zu schaffen, zu bewahren und/oder wieder herzustellen, Arzneimittel zu applizieren, und/oder dazu bestimmt sind, Körperteile zu stützen, zu verbinden, zu umhüllen und/oder zu komprimieren".

Verblisterung

Eine Verblisterung ist eine patientenindividuelle Zusammenstellung der Tages-, Wochen- oder Monatsration von → *Arzneimitteln* nach ärztlicher Verordnung in so genannten Blisterpackungen. Üblich sind Wochenblister, die in sieben Tagen zu je vier Einnahmezeitpunkten eingeteilt sind. Die Blisterversorgung bietet multimorbiden, chronischen und älteren → *Patienten*, die mehrfach täglich ihre Arzneimittel einnehmen müssen, den Vorteil einer sicheren und einfachen Medikation.

→ *Apotheken*, die Alten- und Pflegeheime versorgen, verblistern oft händisch oder mit kleineren Maschinen. Zum Einsatz kommen vor allem N3-Verpackungen. Industrielle Verblisterung wird von der saarländischen Firma 7x4, einem Tochterunternehmen der Kohl-Pharma, angeboten. Eingesetzt werden Großgebinde. 7x4 verblistert aus einem Teilsortiment von etwa 100 Arzneistoffen und 400 Präparaten. Eingesetzt werden nur feste, oral zu verabreichende Arzneimittelformen.

Vereinigung, Kassenärztliche

Siehe → *Kassenärztliche Vereinigung*.

ver.di

Die **Ver**einte **Di**enstleistungsgewerkschaft (ver.di), ist die mit rund 2,1 Millionen Mitgliedern in mehr als 1.000 Berufen größte freie Einzelgewerkschaft weltweit. ver.di wurde im März 2001 in Berlin gegründet und ist aus dem Zusammenschluss von Deutscher Angestellten-Gewerkschaft (DAG), Deutscher Postgewerkschaft (DPG), der Gewerkschaft Handel, Banken und Versicherungen (HBV), der Industriegewerkschaft Medien, Druck und Papier, Publizistik und Kunst (IG Medien) sowie der Gewerkschaft Öffentliche Dienste, Transport und Verkehr (ÖTV) hervorgegangen.

Die Vereinte Dienstleistungsgewerkschaft ver.di ist die wichtigste gewerkschaftliche Organisation im Gesundheitsmarkt. Über die Tarifgestaltung im öffentlichen Dienst, aber auch bei privaten Arbeitgebern des Gesundheitsmarktes hat ver.di großen Einfluss auf die Ausgestaltung der tariflichen Arbeitsbedingungen und die Bezahlung im Gesundheitswesen.

Die Gewerkschaft ver.di bzw. ihre Vorgänger-Organisationen waren 55 Jahre lang mit dem → *Marburger Bund* (Verband der angestellten und beamteten Ärztinnen und Ärzte e. V.) in einer Tarifgemeinschaft verbunden und haben per Vollmacht des Marburger Bundes auch die Tarifverhandlungen für die angestellten und beamteten → *Ärzte* geführt; diese Vollmacht wurde ver.di vom Marburger Bund jedoch im September 2005 entzogen. Der Grund für diese Entwicklung war der von ver.di mit den öffentlichen Arbeitgebern von Bund und Kommunen ausgehandelte → *Tarifvertrag öffentlicher Dienst* (TVöD), der von einer Sonder-Hauptversammlung des Marburger Bundes abgelehnt wurde.

Vergütungssystem

Der Begriff bezeichnet ein Regelwerk, nach dem die Vergütung von Leistungen erfolgt. Grundsätzlich können dabei unterschiedliche Systematiken der Vergütung angewandt werden, die jeweils spezifische Steuerungswirkungen entfalten. Grundsätzlich wird dabei zwischen → *Einzelleistungsvergütung*, tagesgleichen Pauschalen (Pflegesätzen), → *Fallpauschalen*, → *Komplexpauschalen*, Kopfpauschalen oder auch Festbeträgen unterschieden. Dabei wird bei der Einzelleistungsvergütung die stärkste Tendenz zur Mengenausweitung unterstellt, bei der → *Kopfpauschale* und → *Festbeträgen* als Vergütungssystem dagegen die stärkste Tendenz zur Leistungsminimierung.

Auf dem → *Gesundheitsmarkt* wird insbesondere in der ambulanten und stationären → *Versorgung* von Vergütungssystemen gesprochen. Diese Vergütungssysteme beruhen einerseits auf staatlichen Rahmenvorgaben, werden aber konkret ausgeformt durch vertragliche Vereinbarungen zwischen den → *Krankenkassen* einerseits und der → *Kassenärztlichen Bundesvereinigung* bzw. der → *Deutschen Krankenhausgesellschaft* andererseits. Im Bereich der vertragsärztlichen Versorgung trägt das Vergütungssystem die Bezeichnung → *Einheitlicher Bewertungsmaßstab* (EBM), im Bereich der stationären Versorgung findet mittlerweile das → *Fallpauschalen*system Anwendung, das seinerseits auf dem → *G-DRG*-System (German Diagnosis Related Groups) aufgebaut ist.

Darüber hinaus existiert für den Bereich der privatärztlichen bzw. privatzahnärztlichen Behandlung jeweils eine vom Verordnungsgeber erlassene → *Gebührenordnung für Ärzte* (GOÄ) bzw. für Zahnärzte (GOZ).

Im Bereich der → *Arznei-*, → *Heil-* und → *Hilfsmittel*versorgung wird in Deutschland sehr stark mit dem Vergütungs-Instrument der Festbeträge gearbeitet.

Verordnungsfähigkeit (von Arzneimitteln)

Unter der Verordnungsfähigkeit von → *Arzneimitteln* im Sinne des → *SGB V* versteht man die Erstattungsfähigkeit durch die Krankenkassen. Ein Unterscheidungsmerkmal von Arzneimitteln im Zusammenhang mit der Verordnungsfähigkeit ist die Verschreibungspflicht.

Nicht verschreibungspflichtige Arzneimittel (→ *OTC-Arzneimittel*) dürfen seit dem 1. Januar 2004 im Rahmen der → *gesetzlichen Krankenversicherung* nicht mehr von den → *Ärzten* verordnet und von den → *Krankenkassen* erstattet werden (§ 34 → *SGB V*). Ausgenommen davon sind Arzneimittel für versicherte Kinder (bis 12 Jahre) und Jugendliche mit Entwicklungsstörungen (bis 18 Jahre). Des Weiteren hat der → *Gemeinsame Bundesausschuss* eine Ausnahmenliste für nicht-verschreibungspflichtige Arzneimittel entworfen, die diese als verordnungsfähig erklären, wenn sie bei der Behandlung von schwerwiegenden Erkrankungen als Therapiestandard gelten. Beispielhaft wird hier Jodid zur Behandlung von Schilddrüsenerkrankungen aufgeführt.

Verschreibungspflichtige Arzneimittel sind in der Regel verordnungsfähig, d. h. sie werden von den Krankenkassen erstattet. Ausnahmen hierzu sind im § 34 Abs. 1-3 SGB V geregelt, die für alle Erwachsenen (ab 18 Jahren) gelten:

- Bagatell-Arzneimittel:
    - Arzneimittel zur Anwendung bei Erkältungskrankheiten und grippalen Infekten einschließlich Schnupfenmittel, Schmerzmittel, hustendämpfende und hustenlösende Mittel,
    - Mund- und Rachentherapeutika (ausgenommen bei Pilzinfektionen),
    - Abführmittel,
    - Arzneimittel gegen Reisekrankheiten
- → *Lifestyle-Arzneimittel*
- Arzneimittel mit fehlender Notwendigkeit und therapeutischem Nutzen
- Therapieziel kann durch nichtmedikamentöse Maßnahmen erreicht werden

Seit dem 1. Juli 1999 erstellt der Gemeinsame Bundesausschuss (Vorläufer Bundesausschuss für Ärzte und Krankenkassen) in diesem Zusammenhang die so genannte → *Negativliste*. Diese beinhaltet rund 2.000 Fertigarzneimittel, die aufgrund ihrer Unwirtschaftlichkeit und den oben genannten Regelungen von der Erstattung der Krankenkassen ausgeschlossen sind. Dabei wird diesen Arzneimitteln nicht die Zulassung entzogen, da sie weder gefährlich noch unsicher sind. Der Versicherte muss die Kosten des Arzneimittels allerdings selber tragen.

Nicht apothekenpflichtige Arzneimittel sind generell von der Verordnungsfähigkeit ausgeschlossen.

Versandhandel (mit Arzneimitteln)

Die Abgabe von → *Arzneimitteln* durch Zustellung per Post oder speziellem Zustelldienst über eine größere Entfernung wird als Versandhandel mit Arzneimitteln bezeichnet. Die Bestellung kann sowohl elektronisch, schriftlich oder fernmündlich erfolgen.

Seit dem Inkrafttreten des Gesetzes zur Modernisierung der gesetzlichen Krankenversicherung (→ *GKV-Modernisierungsgesetz* – GMG) am 01.01.2004 ist der Versandhandel mit Arzneimitteln erlaubt. Die notwendige Vorraussetzung für die behördliche Erlaubnis wird auf Nachweis nur → *Apothekern* erteilt, die eine öffentliche → *Apotheke* führen. Sämtliche Abläufe werden durch das → *Arzneimittelgesetz* geregelt.

Der Apotheker ist z. B. verpflichtet, jedes bestellte Arzneimittel innerhalb von zwei Tagen zu liefern oder andere Absprachen zu treffen. Der Kunde muss bei pharmazeutischem Personal Rückfragen stellen können. Das Arzneimittel muss entsprechend verpackt und ggf. gekühlt sein, sodass es durch die Auslieferung keinerlei Schaden erfahren kann. Über ein System zur Sendungsverfolgung muss der aktuelle Stand der Arzneimittelsendung jederzeit abgerufen werden können. Rezeptpflichtige Medikamente dürfen erst verschickt werden, wenn dem Apotheker ein gültiges Rezept vorliegt.

Bereits vor der Legalisierung des Versandhandels hat die niederländische Versandapotheke DocMorris Arzneimittel nach Deutschland versandt und mit verschiedenen Urteilen politischen Handlungsdruck erzeugt. Der → *Europäische Gerichtshof* (EuGH) hat im Sommer 2004 die Legalisierung des Versandhandels ausschließlich für freiverkäufliche Arzneimittel bestätigt.

Auf die Legalisierung des Versandhandels gründet sich das sogenannte dm-Urteil, das Arzneimittelabholstellen z. B. in Drogerien erlaubt.

Verschiebebahnhof

Mit dem Begriff des Verschiebebahnhofs wird eine Politik gekennzeichnet, bei der der Gesetzgeber Defizite eines Zweiges der → *Sozialversicherung* zu Lasten eines anderen Sozialversicherungs-Zweiges ausgleicht.

Häufig war die → *gesetzliche Krankenversicherung* Leidtragender einer solchen Politik, so etwa, als im Jahr 1997 zugunsten der Arbeitslosenversicherung die Bemessungsgrenze für die Berechnung der Krankenversicherungsbeiträge für Bezieher von Arbeitslosengeld und -hilfe gesenkt wurde, was im Ergebnis zu geringeren Einnahmen der GKV führt. Auch der Krankenversicherungsbeitrag der Rentner wurde nach und nach von zunächst 17 Prozent im Jahr 1985 abgesenkt. In die Kategorie „Verschiebebahnhof" ist auch die Einführung eines Sozialversicherungsbeitrages auf das von den GKV-Kassen zu zahlende Krankengeld einzuordnen. Die heutigen Finanzierungsprobleme der GKV sind zu einem Teil auch auf die Politik des Verschiebebahnhofs zurückzuführen.

Verschreibungspflicht

Bestimmte Stoffe und → *Medikamente* kann ein Verbraucher in einer → *Apotheke* nur dann erwerben, wenn er von einem → *Arzt* ein Rezept für diesen Stoff oder dieses Medikament ausgestellt bekommen hat. Das Medikament wird vom Arzt „verschrieben", es ist verschreibungspflichtig nach §§ 48, 49 Arzneimittelgesetz (AMG). Man spricht in diesem Zusammenhang auch von der Rezeptpflicht eines Medikaments.

Die Verschreibungspflicht besteht für alle Stoffe, die auch bei ordnungsgemäßem Gebrauch die menschliche Gesundheit gefährden können. Alle → *Arzneimittel*, die Stoffe oder deren Zubereitungen enthalten, deren Wirkung nicht allgemein bekannt ist, unterliegen der automatischen Verschreibungspflicht. Das sind alle Präparate, die neue Wirkstoffe enthalten, sowie so genannte Nachahmerprodukte mit einer neuen Arzneimittelzulassung.

Die Verschreibungspflicht ist ab dem Zeitpunkt der Zulassung zunächst auf fünf Jahre befristet. Nach Ablauf dieser Frist wird entschieden, ob die Verschreibungspflicht beibehalten wird. Bestimmte Stoffe, die ein hohes Risiko- oder Missbrauchspotential bergen, werden in die permanente Verschreibungspflicht übernommen. Seit Anfang 2004 ist die Verschreibungspflicht nahezu identisch mit der Erstattungsfähigkeit von Arzneimitteln durch die → *gesetzliche Krankenversicherung*.

Versicherter

Person, die gegen ein bestimmtes Risiko versichert ist. Der Versicherte muss nicht mit dem Versicherungsnehmer übereinstimmen. Versicherungsnehmer ist vielmehr diejenige Person, die eine Versicherung abgeschlossen hat. Ist sie für eigene Rechnung abgeschlossen, sind Versicherungsnehmer und Versicherter identisch; ist sie für fremde Rechnung abgeschlossen, sind Versicherungsnehmer und Versicherter nicht identisch.

In der → *gesetzlichen Krankenversicherung* sind die Versicherten alle Personen, die in der GKV versichert sind. Dabei wird zwischen Mitgliedern der GKV und in der GKV mitversicherten Familienangehörigen unterschieden (siehe auch → *Familienversicherung*). Bei den Mitgliedern der GKV wird wiederum zwischen Pflichtmitgliedern und freiwilligen Mitgliedern unterschieden (siehe auch → *Pflichtversicherung*). Ende 2009 gab es nach der Statistik des → *Bundesministeriums für Gesundheit* (BMG) in der GKV insgesamt 70,06 Millionen Versicherte, darunter 51,497 Millionen Mitglieder und 18,566 Millionen mitversicherte Familienangehörige.

Versicherungsfremde Leistungen

Siehe → *Leistungen, versicherungsfremde.*

Versicherungspflicht

Gesetzliche oder berufsrechtliche Verpflichtung zum Abschluss einer Versicherung gegen bestimmte Risiken. Dabei kann die Versicherungspflicht sowohl eine Verpflichtung zum Abschluss einer privaten Versicherung (Beispiel: Kfz-Haftpflichtversicherung) oder aber zur Mitgliedschaft in der → *Sozialversicherung* beinhalten.

Die Versicherungspflicht ist einer der tragenden Grundsätze der deutschen Sozialversicherung. Mit dem → *GKV-Wettbewerbsstärkungsgesetz* ist die Versicherungspflicht in der → *Krankenversicherung* mit Wirkung ab dem 1. Januar 2009 grundsätzlich auf alle Inländer in Deutschland ausgeweitet worden. Dennoch sind nach wie vor nicht alle Inländer verpflichtet, Mitglied der GKV zu werden. Vielmehr bleibt es bei der Möglichkeit, nach Überschreiten der → *Versicherungspflichtgrenze* innerhalb einer gewissen, gesetzlich festgelegten Frist eine → *private Krankenversicherung* abzuschließen.

Versicherungspflichtgrenze

Ein Arbeiter oder Angestellter ist nur dann in der → *gesetzlichen Krankenversicherung* (GKV) versicherungspflichtig, wenn sein regelmäßiges Jahresarbeitsentgelt die Versicherungspflichtgrenze (auch: Jahresarbeitsentgeltgrenze) nicht übersteigt. Wenn das regelmäßige Jahresarbeitsentgelt diese Grenze in drei aufeinander folgenden Jahren (Neuregelung durch das → *GKV-Wettbewerbsstärkungsgesetz*) überschreitet, ist der Arbeiter oder Angestellte in der Krankenversicherung versicherungsfrei. Dies bedeutet, dass der Arbeitnehmer selbst entscheiden kann, ob er in der GKV bleibt oder in die → *private Krankenversicherung (PKV)* wechselt. Die Versicherungspflichtgrenze (allgemeine Jahresarbeitsentgeltgrenze) in der gesetzlichen Kranken- und Pflegeversicherung liegt im Jahr 2010 bei 4.162,50 Euro monatlich beziehungsweise 49.950 Euro pro Jahr.

Bis Ende 2002 war die Versicherungspflichtgrenze gleich der → *Beitragsbemessungsgrenze*, die den Wert bezeichnet, bis zu dem das Monatseinkommen zur Bemessung der Versicherungsbeiträge herangezogen wird. Für das darüber liegende Gehalt zahlt der Arbeitnehmer keinen → *Krankenkassenbeitrag* mehr. Seit dem Jahr 2003 sind diese Werte entkoppelt, die Beitragsbemessungsgrenze liegt unter der Versicherungspflichtgrenze. Die Beitragsbemessungsgrenze in der gesetzlichen Kranken- und Pflegeversicherung liegt im Jahr 2010 bei 3.750 Euro monatlich respektive 45.000 Euro pro Jahr.

Gemäß § 6 Absatz 6 SGB V wird die Jahresarbeitsentgeltgrenze von der Bundesregierung jährlich durch Rechtsverordnung festgesetzt, sie wird im Verhältnis der Entwicklung von Bruttolohn und -gehaltssumme je durchschnittlich beschäftigtem Arbeitnehmer vom vorvergangenen Kalenderjahr zum vergangenen Kalenderjahr angepasst. Die Anpassung der Beitragsbemessungsgrenze erfolgt nach dem gleichen Prinzip.

Versorgung

In der → *gesetzlichen Krankenversicherung* wird der Prozess der Erbringung der erforderlichen gesundheitlichen → *Leistungen* für die → *Versicherten* als Versorgung bezeichnet.

So heißt es zum Beispiel in § 39 Abs. 1 Satz 2 SGB V zur Krankenhausbehandlung:

Die Krankenhausbehandlung umfasst im Rahmen des Versorgungsauftrags des → Krankenhauses alle Leistungen, die im Einzelfall nach Art und Schwere der Krankheit für die medizinische Versorgung der Versicherten im Krankenhaus notwendig sind, insbesondere ärztliche Behandlung (§ 28 Abs. 1), Krankenpflege, Versorgung mit Arznei-, Heil- und Hilfsmitteln, Unterkunft und Verpflegung; die akutstationäre Behandlung umfasst auch die im Einzelfall erforderlichen und zum frühestmöglichen Zeitpunkt einsetzenden Leistungen zur Frührehabilitation.

Versorgung, ambulante

Gesundheitliche Versorgung durch → *Hausärzte*, → *Fachärzte* (siehe auch → *Vertragsarzt*) sowie → *Zahnärzte* in der Praxis oder auch im Krankenhaus, jedoch ohne Unterbringung und Verpflegung. Die ambulante wird von der → *stationären Versorgung* abgegrenzt. Siehe → *Ambulante Versorgung*.

Versorgung, stationäre

Gesundheitliche Versorgung in einem → *Krankenhaus* einschließlich Unterbringung und Verpflegung. Krankenhäuser dürfen nach den gesetzlichen Vorgaben unter bestimmten Voraussetzungen auch ambulante Behandlung erbringen. Siehe → *Krankenhausbehandlung*.

Versorgungsanstalt des Bundes und der Länder

Die Versorgungsanstalt des Bundes und der Länder (VBL) ist die vom Bund und den Ländern getragene → *Versorgung*seinrichtung für Arbeitnehmer des öffentlichen Dienstes. Sie ist die größte deutsche Zusatzversorgungskasse für Betriebsrenten im öffentlichen Dienst und gewährt Leistungen der betrieblichen Altersvorsorge. Die VBL hat ihren Sitz in Karlsruhe, sie ist als Anstalt des öffentlichen Rechts organisiert. Die Aufsicht über die VBL hat das Bundesfinanzministerium.

Insgesamt waren Mitte 2009 neben dem Bund und den Ländern etwa 1.750 kommunale Arbeitgeber, 100 Träger der Sozialversicherung und gut 3.600 sonstige Arbeitgeber Beteiligte der VBL. Insgesamt hatte die VBL zu diesem Zeitpunkt rund 1,8 Millionen Pflichtversicherte und etwa 2,3 Millionen beitragsfrei Versicherte. Die Zahl der Rentner, die von der VBL eine Zusatzrente beziehen, liegt bei rund 1,1 Million, die Rentenzahlungen betragen monatlich gut 350 Millionen Euro. Die VBL beschäftigt rund 890 Mitarbeiter. Das verwaltete Gesamtvolumen von → *Beiträgen* und Umlagen der Arbeitgeber und Beschäftigten hat eine Höhe von rund zwölf Milliarden Euro.

Im Gesundheitsbereich ist die VBL wegen der steigenden Belastungen aufgrund des Umlageverfahrens mehr und mehr umstritten. Nach der tarifvertraglichen Neuregelung der Zusatzversorgung im öffentlichen Dienst zum Jahresende 2001 und der im September 2002 erfolgten Satzungsanpassung wird die VBL schrittweise auf eine Kapitaldeckung umgestellt. Gleichzeitig wurde die bis dahin geltende Versorgungszusage in einer bestimmten Höhe des letzten Nettogehaltes in eine punktbasierte Betriebsrente umgewandelt. Der Umlagensatz der VBL beträgt seit der Neuregelung in den alten Bundesländern 7,86 Prozent, wovon der Arbeitgeber 6,45 Prozentpunkte und der Arbeitnehmer 1,41 Prozentpunkte trägt.

Darüber hinaus müssen die Arbeitgeber aber eine zusätzliche Sanierungsumlage zahlen, mit der zusammen die Umlage insgesamt 9,86 Prozent beträgt. In den neuen Bundesländern beträgt die Umlagenhöhe derzeit zwei Prozent, wovon die Arbeitgeber 1,5 Prozentpunkte tragen. In den neuen Bundesländern wird außerdem bereits jetzt ein Prozent der Umlage in eine kapitalgedeckte Rücklage eingezahlt, um die VBL zukunftssicher zu machen. In den alten Bundesländern dagegen ist diese Zahlung in die kapitalgedeckte Rücklage fiktiv auf vier Prozent festgelegt worden; wegen der Finanzsituation der VBL fließt dieses Geld aber nicht in kapitalgedeckte Rücklagen, sondern finanziert als Umlage die aktuellen Rentenzahlungen der VBL.

Die VBL leidet insbesondere unter der hohen Rentnerquote sowie der Abwanderung von Arbeitgebern aus der VBL: Während das Verhältnis von Beitragszahlern zu Rentnern 1990 noch bei 2,49 zu 1 lag, betrug es Ende 2000 nur noch 1,8 zu 1. Allein in den Jahren 2001 bis 2003 sind nach Auskunft des Bundes aufgrund von Kündigungen rund 72.730 Pflichtversicherte aus der VBL ausgeschieden. Allein als Folge der Kündigungen im Jahr 2003 ist der Finanzbedarf danach um 0,22 Prozent der zusatzversorgungspflichtigen Entgelte angestiegen.

Besonders spürbar war auch der Austritt des → *AOK*-Bundesverbandes und der Mehrheit der AOK-Landesverbände aus der VBL. Dadurch sind der VBL weitere rund 20.000 Pflichtversicherte verloren gegangen. Ebenfalls aus der VBL ausgetreten ist die Techniker → *Krankenkasse*. Bekanntes Beispiel für einen Austritt aus der VBL im → *Krankenhaus*bereich ist der LBK Hamburg.

Historie: Die Versorgungsanstalt des Bundes und der Länder wurde 1929 als „Zusatzversorgungsanstalt des Reichs und der Länder" in Berlin gegründet. 1951 erfolgte die Umbenennung in VBL, 1952 die Sitzverlegung nach Karlsruhe.

Versorgungsformen, neue

Siehe → *Neue Versorgungsformen.*

Versorgungsforschung

Versorgungsforschung ist eine grundlagen- und problemorientierte, fachübergreifende Forschung, welche die Kranken- und Gesundheitsversorgung und ihre Rahmenbedingungen beschreibt, kausal erklärt und aufbauend darauf Versorgungskonzepte entwickelt, deren Umsetzung begleitend erforscht und/oder unter Alltagsbedingungen evaluiert[1].

---

[1] Pfaff, H. 2003, „Versorgungsforschung – Begriffsbestimmung, Gegenstand und Aufgaben," in Gesundheitsversorgung und Disease Management – Grundlagen und Anwendungen der Versorgungsforschung, H. Pfaff et al., eds., Verlag Hans Huber, Bern 13-23

Die Versorgungsforschung bildet neben der Grundlagenforschung und der klinischen Forschung das dritte Standbein des Erkenntnisgewinns für Gesundheits- und Krankheitsversorgung. Dabei werden neben randomisierten, kontrollierten Studien andere methodische Ansätze verfolgt wie z. B. Registerstudien, Beobachtungsstudien, Analysen von Versorgungsdaten (wie z. B. aus Datenbanken für Arzneimittelverschreibungen) sowie auch sozialwissenschaftliche Befragungsmethoden. Versorgungsforschung ist eine interdisziplinäre Forschungsdisziplin in einer Schnittstelle von Medizin, Soziologie, Public Health und Ökonomie. In der Arzneimittelanwendungsforschung, einem Teilgebiet der Versorgungsforschung, werden Aspekte des Einsatzes von → Medikamenten unter Alltagsbedingungen untersucht. Die Überwachung der Arzneimittelsicherheit ist somit auch Teil von Versorgungsforschung.

Ziel der Versorgungsforschung ist es, die so genannte „letzte Meile" der medizinischen → Versorgung zu verbessern. Versorgungsforschung sollte somit bei der Bewertung neuer Versorgungsformen wie → Integrierte Versorgung ein wesentlicher Bestandteil der kontinuierlichen, evidenzbasierten (Weiter-)Entwicklung solcher Versorgungsformen sein.

Versorgungsforschung ist kein grundsätzlich neues Wissenschaftsgebiet, schon lange ist beispielsweise in den USA „Health Services Research", so der englischsprachige Begriff, etabliert. In Deutschland ist Versorgungsforschung als eine relativ neue wissenschaftliche Disziplin in dem Sinne zu erachten, dass bestehende Forschungsansätze der Medizin, Arzneimittelanwendungsforschung und der Sozialwissenschaften unter dem Dach der Versorgungsforschung interdisziplinär vereinigt werden.

Das Deutsche Netzwerk für Versorgungsforschung e. V. (DNVF) umfasst 37 Organisationen, darunter viele medizinische Fachgesellschaften. In Zusammenarbeit mit jeweils einer der Fachgesellschaften wird seit 2002 jährlich der Deutsche Kongress für Versorgungsforschung veranstaltet.

Seit Ende der 1990er Jahre fördert das Bundesministerium für Bildung und Forschung zusammen mit den → Spitzenverbänden der Krankenkassen Versorgungsforschungsansätze finanziell. Auf dem Ärztetag 2005 wurde beschlossen, Versorgungsforschung durch die → Bundesärztekammer ebenfalls finanziell zu fördern.

Im internationalen Vergleich ist die Versorgungsforschung in Deutschland gegenüber angelsächsischen Ländern noch weniger weit entwickelt.

Versorgungsqualität

→ Qualität der (medizinischen/gesundheitlichen) → Versorgung.

Versorgungsstufe

→ Krankenhäuser werden in Deutschland nach der Intensität der möglichen Patientenversorgung in insgesamt vier unterschiedliche Versorgungsstufen eingeteilt. Dabei handelt es sich um die Versorgungsstufen Grundversorgung, Regelversorgung, Schwerpunktversorgung und Maximalversorgung. Diese Versorgungsstufen sind in den Landeskrankenhausgesetzen definiert. Häufig werden die ersten beiden Versorgungsstufen zur Versorgungsstufe der Grund- und Regelversorgung zusammengefasst.

Die Versorgungsstufen sind wie folgt definiert:

– Grundversorgung: mindestens eine der Fachrichtungen Innere Medizin oder Chirurgie;
– Regelversorgung: mindestens die beiden Abteilungen Innere Medizin und Chirurgie; bei Bedarf auch die Fachrichtun-

gen Gynäkologie und Geburtshilfe, Hals-, Nasen- und Ohrenheilkunde sowie Augenheilkunde;
- Schwerpunktversorgung: die Fachrichtungen der Regelversorgung, zusätzlich sind Pädiatrie, Neurologie sowie Mund-, Kiefer- und Gesichtschirurgie möglich;
- Maximalversorgung: eine Versorgungsstufe, die nochmals weit über das Versorgungsspektrum der Schwerpunktversorgung hinausgeht und auch die erforderlichen medizinisch-technischen Einrichtungen und Großgeräte vorhält.

Versorgungsvertrag

Sobald Krankenhausbehandlungen zu Lasten der → *gesetzlichen Krankenversicherung (GKV)* erbracht werden, dürfen sie nur in zugelassenen → *Krankenhäusern* erbracht werden (§§ 108–110 SGB V). Die → *Zulassung* der Krankenhäuser erfolgt durch den Versorgungsvertrag, welcher gemeinsam von den Verbänden der → *Ersatzkassen* und den Landesverbänden der Krankenkassen mit dem Krankenhausträger abgeschlossen wird.

Bei Plankrankenhäusern und Hochschulkliniken gilt die Aufnahme in den → *Krankenhausplan* des jeweiligen Bundeslandes beziehungsweise die Aufnahme der zugehörigen Hochschule in das Hochschulverzeichnis als Abschluss eines Versorgungsvertrags, das jeweilige Krankenhaus ist damit zugelassen. Hierbei ist die Zulassung für alle Krankenkassen im Inland unmittelbar verbindlich, die Krankenkassen unterliegen insofern einem → *Kontrahierungszwang*.

Anders ist es bei Einrichtungen zur Rehabilitation: Hier gibt es die beschriebene Automatik der Aufnahme in den Landeskrankenhausplan und damit den Zwang zum Abschluss eines Versorgungsvertrages nicht. Vielmehr muss jede → *Rehabilitationsklinik* mit den verschiedenen Krankenkassen-Verbänden Versorgungsverträge bzw. Belegungsvereinbarungen abschließen. Dennoch ist die Zahl der Rehabilitationskliniken über viele Jahre stark angestiegen. Dies zeigt, dass in der Koppelung der Versorgungsverträge bei → *Akutkrankenhäusern* an die Aufnahme in den Landeskrankenhausplan allein keine Ursache für Überkapazitäten zu sehen ist.

Versorgungszentrum, medizinisches

Siehe → *Medizinisches Versorgungszentrum*.

Vertragsarzt

Ein → *Arzt*, der eine → *Zulassung* zur vertragsärztlichen → *Versorgung* erhalten hat, wird Vertragsarzt genannt. Er darf dann Leistungen zu Lasten der → *gesetzlichen Krankenversicherung (GKV)* erbringen.

Um die Zulassung als Vertragsarzt zu bekommen, müssen bestimmte Voraussetzungen erfüllt sein. Der Arzt muss seine → *Approbation* erlangt haben, er muss eine Weiterbildung absolviert haben, er muss in das Arztregister eingetragen sein und Einführungsveranstaltungen zur GKV besuchen. Die Zulassung zur vertragsärztlichen Tätigkeit erfolgt durch gemeinsame Zulassungsausschüsse der → *Krankenkassen* und der → *Kassenärztlichen Vereinigungen*. Dabei haben die Zulassungsausschüsse neben den allgemeinen Vorschriften des Zulassungsrechtes auch die Regelungen zur → *Überversorgung* zu beachten. Neue Zulassungen zur vertragsärztlichen Tätigkeit sind danach nur in solchen Regionen zulässig, für die keine Überversorgung festgestellt wurde. Das gleiche gilt sinngemäß für → *Zahnärzte*, diese müssen zusätzlich eine zweijährige Vorbereitungszeit ableisten. Vertrags(zahn)ärzte müssen Mitglied der Kassen(zahn)ärztlichen Vereinigung sein, in deren Gebiet sie ihre vertrags(zahn)ärztliche Tätigkeit ausüben.

Ende 2008 gab es 120.472 Vertragsärzte. Die Zahl der Vertragsärzte steigt seit einigen Jahren stetig an.

Vertragsarztrechtsänderungsgesetz

Abkürzung VÄndG.

Am 1. Januar 2007 in Kraft getretene gesetzliche Neuregelung, die den Vertragsärzten deutlich mehr Spielraum bei der Gestaltung ihrer Berufsausübung ermöglicht.

Wichtige Regelungen im Überblick:

- Einführung der → *Berufsausübungsgemeinschaft*
- Einzelpraxen und Berufsausübungsgemeinschaften wird durch das VÄndG einfacher ermöglicht, → *Ärzte* anzustellen. Voraussetzung hierfür ist, dass die entsprechenden Vertragsarzt-Sitze vorhanden sind beziehungsweise der Planungsbezirk nicht gesperrt ist. Hier können sich → *Vertragsärzte* um weitere Vertragsarztsitze bemühen, um diese mit Angestellten zu besetzen.
- Außerdem wird die Möglichkeit eröffnet, Filialen zu bilden, die auch mit angestellten Ärzten betrieben werden können. Diese Möglichkeit gilt auch über den Planungsbereich und den KV-Bezirk hinaus. Voraussetzung ist hier, dass die entsprechenden Sitze vorhanden sind oder der Landesausschuss der Ärzte und Krankenkassen einen zusätzlichen lokalen Versorgungsbedarf festgestellt hat.
- Weiterhin eröffnet das VÄndG die Möglichkeit von Teilzulassungen sowie die grundsätzliche Vereinbarkeit ambulanter und stationärer Tätigkeit. Dies gilt sowohl für Vertragsärzte, die damit eine Teilzeit-Tätigkeit in einem Krankenhaus anstreben können, wie auch für Klinikärzte, die ihre Arbeitskraft auf eine halbe vertragsärztliche Zulassung und eine halbe stationäre Stelle aufteilen könnten.
- Weitere Neuregelungen sollen die Gründung und den Betrieb von → *Medizinischen Versorgungszentren* (MVZ) erleichtern. So können angestellte Ärzte eines → *Krankenhauses* zukünftig auch in einem MVZ desselben Krankenhauses tätig werden; eine gleichzeitige Tätigkeit im Krankenhaus bewirkt damit anders als bisher keine Ungeeignetheit für die vertragsärztliche Tätigkeit in einem medizinischen Versorgungszentrum in Sinne von § 20 Abs. 2 Ärzte-ZV mehr.
- Außerdem wird das bisher häufig umstrittene Merkmal der fachübergreifenden Tätigkeit nun gesetzlich definiert, nachdem sich eine uneinheitliche Spruchpraxis der Zulassungsgremien entwickelt hatte. Grundsätzlich gilt für das Merkmal der fachübergreifenden Tätigkeit die Gebiets- oder Schwerpunktbezeichnung des Weiterbildungsrechts. Das bedeutet, dass zukünftig ein MVZ auch zwischen Hausarzt- und Facharztinternist sowie zwischen Gebietsärzte einer Fachgruppe möglich sind, wenn unterschiedliche Schwerpunktbezeichnungen geführt werden (Beispiel: Kardiologe und Rheumatologe).

Vertragsarztsitz

§ 1a des → *Bundesmantelvertrags – Ärzte* (BMV-Ä) definiert den Vertragsarztsitz als Ort der Zulassung für den → *Vertragsarzt* oder Vertragspsychotherapeuten oder das → *medizinische Versorgungszentrum*.

Vertragswettbewerb

Abschluss von Selektivverträgen außerhalb des ansonsten für die → *gesetzliche Krankenversicherung* (GKV) geltenden Prinzips von „→ *einheitlich und gemeinsam*".

Durch mehrere Gesundheitsreformen der letzten Jahre versuchte der Gesetzgeber den

Vertragswettbewerb innerhalb der GKV zu intensivieren. Besonders zu erwähnen sind dabei das → *GKV-Modernisierungsgesetz* (GMG), das → *Vertragsarztrechtsänderungsgesetz* (VÄndG) und zuletzt das → *GKV-Wettbewerbsstärkungsgesetz* (GKV-WSG) aus dem Jahre 2007. Übergeordnetes Ziel dabei war es, die Effizienz und Qualität der medizinischen Versorgung durch verstärkten Vertragswettbewerb zu verbessern. Aus einem korporativen System mit mehrheitlich kollektivvertraglichen Regelungen sollte ein stärker wettbewerblich strukturiertes System entstehen. In diesem besitzen Krankenkassen die Möglichkeit, mit einzelnen Ärzten oder anderen Leistungserbringern Direktverträge (Selektivverträge) abzuschließen. Damit können die Vertragspartner flexibel auf Erfordernisse eingehen, die bei besonderen Versorgungsformen oder auch bei der Behandlung bestimmter Krankheiten bestehen.

Hierzu wurde den Krankenkassen eine Vielzahl von Instrumenten an die Hand gegeben. So können und müssen Krankenkassen ihren Versicherten spezielle Versorgungsangebote anbieten. Dazu gehören die → *Integrierte Versorgung* (§ 140a SGB V), die Hausarztzentrierte Versorgung (§ 73b SGB V), die besondere ambulante Versorgung (§ 73c SGB V) und die ambulante Behandlung im Krankenhaus (§ 116b SGB V), mit denen der Vertragsspielraum der Krankenkassen erheblich ausgeweitet wurde. Mit den → *Wahltarifen* (z. B. Bonusprogramme, Kostenerstattungs- oder Selbstbehalttarife) ist der politische Trend in Richtung „Individualisierung des Krankenversicherungsschutzes" deutlich erkennbar.

Durch den → *Gesundheitsfonds* ist seit 2009 ein Finanzierungssystem entstanden, das mit einheitlichem → *Beitragssatz* und eventuellem → *Zusatzbeitrag* den → *Wettbewerb* unter den → *Krankenkassen* weiter befördern soll. Der morbiditätsorientierte Risikostrukturausgleich (→ *Morbi-RSA*) soll dabei für annähernd gleiche Wettbewerbsbedingungen sorgen.

Auch im → *Arzneimittel*-Sektor ist durch die Möglichkeit des Abschlusses von → *Rabattverträgen* der Weg zu selektiven Einzelverträgen weiter gefördert worden.

Vertriebswege von Arzneimitteln

Um eine hohe Arzneimittelsicherheit zu gewährleisten, erfolgt die Abgabe von → *Arzneimitteln* in Deutschland ausschließlich über → *Apotheken* (§ 43ff AMG). Ausnahmen bilden z. B. Impfstoffe, Blut und Blutzubereitungen, Infusionslösungen, Diagnostika und Produkte zur Klinischen Prüfung, die von → *Ärzten*, → *Krankenhäusern* und Impfzentren an die → *Patienten* abgegeben werden dürfen. Das → *Bundesministerium für Gesundheit* (BMG) legt diese Ausnahmen per Rechtsverordnung fest.

Als klassische Ausnahme zu dieser Regelung gilt das zum Schwangerschaftsabbruch zugelassene Arzneimittel Mifegyne® (RU 486). Dieses wird unter strenger Überwachung nur direkt an Kliniken und Arztpraxen geliefert, in denen Schwangerschaftsabbrüche vorgenommen werden.

Nur zugelassene oder registrierte Arzneimittel dürfen in der öffentlichen Apotheke, einer → *Krankenhausapotheke* oder von einer Versandapotheke per Internet abgegeben werden.

Die Distribution der Arzneimittel wird überwiegend vom vollversorgenden → *pharmazeutischen Großhandel* gewährleistet, der flächendeckend, mehrmals täglich deutschlandweit die ca. 21.400 Apotheken beliefert. Die Tätigkeit eines pharmazeutischen Großhändlers erfordert eine entsprechende Großhandelserlaubnis. Seit 2004 distribuieren vor allem → *Generika*-Hersteller ihre Produkte direkt an die Apotheke. Die Honorierung von Apotheke und Großhandel ist über die → *Arzneimittelpreisverordnung* (AMPrV) geregelt. Rabatte dürfen nicht als → *Naturalrabatt* sondern nur als Barrabatt innerhalb der Handelsstufen gewährt werden.

Verwaltungsausgaben

Die Verwaltungsausgaben der → *gesetzlichen Krankenversicherung* bestehen insbesondere aus den Personal- und Werbungskosten der GKV-Kassen. Darüber hinaus werden auch weitere Ausgaben wie etwa die Sachkosten, die Kosten der Selbstverwaltung sowie der Schiedsämter und Schiedsverfahren zu den Verwaltungsausgaben gerechnet.

Das → *GKV-Modernisierungsgesetz* (GMG) hat in das → *Sozialgesetzbuch V* eine Deckelung der Ausgabenanstiege bei den Verwaltungskosten eingeführt, die zeitlich bis zum Jahr 2007 befristet war. Danach durften die Verwaltungsausgaben der GKV-Kassen je Versicherten nicht stärker ansteigen als die → *Grundlohnsummen*-Entwicklung.

Auch bei den → *Vertragsärzten* und Vertragszahnärzten spricht man von Verwaltungskosten bzw. -ausgaben. Hierbei handelt es sich um die Verwaltungskosten der → *Kassenärztlichen Vereinigungen* und der → *Kassenärztlichen Bundesvereinigung*. Diese Verwaltungskosten werden von den Pflichtmitgliedern der Vereinigungen über eine Umlage finanziert, die von den Honoraren einbehalten wird.

Verwaltungsleiter

Bezeichnung für den Leiter der Verwaltung eines → *Krankenhauses*. Der Begriff, der vor allem in Krankenhäusern, die sich in öffentlicher Trägerschaft befinden, noch recht weit verbreitet ist, stammt aus der Zeit, in der die Verwaltung eines Krankenhauses üblicher Weise Teil der öffentlichen Verwaltung einer Kommune oder eines Landkreises war. Heute sind Bezeichnungen wie Verwaltungsdirektor, Krankenhausdirektor oder Krankenhausgeschäftsführer üblicher.

Verwaltungsrat

Schweizerische Bezeichnung für → *Aufsichtsrat*.

Verweildauer

Die Zeitspanne, die ein Patient von der Aufnahme bis zur Entlassung in einem → *Krankenhaus* verbringt. Der Aufnahme- und Entlassungstag werden dabei zusammen als ein Tag gezählt.

Die Verweildauer wird national wie international als ein Maß für die Effektivität der Behandlung im Krankenhaus genutzt. Die Verweildauer in deutschen Krankenhäusern liegt im internationalen Vergleich relativ hoch. Sie betrug im Jahr 2008 durchschnittlich 8,1 Tage, der internationale Durchschnitt lag bei unter sieben Tagen. Nach internationalen Erfahrungen ist davon auszugehen, dass die Verweildauer durch die Einführung des → *DRG*-Systems zurückgehen wird – ein Effekt, der in den Jahren seit der Einführung des Fallpauschalensystems bereits zu beobachten ist. So sank die durchschnittliche Verweildauer nach den Angaben des Statistischen Bundesamtes von 2003 auf 2008 um 0,8 Tage auf nunmehr 8,1 Tage.

Im früheren deutschen Vergütungssystem für stationäre Leistungen spielte die Verweildauer zusätzlich als Maß für die Vergütung mit tagesgleichen Pflegesätzen eine wichtige Rolle. Dies hat sicher auch mit dazu beigetragen, dass die Verweildauer in Deutschland international nach wie vor recht hoch ist.

Vivantes

Die Vivantes Netzwerk für Gesundheit → *GmbH* ist ein im Mai 2001 gegründeter

→ *Klinik*konzern mit Sitz in Berlin. Alleiniger Gesellschafter des Unternehmens ist das Land Berlin. In der Vivantes Netzwerk für Gesundheit GmbH sind die neun ehemals städtischen → *Krankenhäuser* Berlins zu einem Unternehmen mit privatwirtschaftlicher Rechtsform (so genannte → *formale Privatisierung*) zusammengefasst worden.

Die Vivantes Netzwerk für Gesundheit GmbH erzielte im Geschäftsjahr 2008 einen Überschuss von 2,4 Millionen Euro bei 742 Millionen Euro Umsatz. Sie beschäftigt 12.877 Mitarbeiter, es stehen 5.086 Betten zur Verfügung. Vivantes versorgt rund 30 Prozent aller Krankenhauspatienten in Berlin. Im Jahr 2008 wurden 194.193 Fälle behandelt.

Das Unternehmen ist an sieben Tochtergesellschaften beteiligt, die verschiedene Dienstleistungen wie zum Beispiel Textilservice, Reinigung und Catering vor allem für die Vivantes-Häuser erbringen. Auch die Pflegeeinrichtungen des Konzerns mit etwa 1.700 vollstationären Pflegeplätzen und rund 140 Wohneinheiten sind in ein Tochterunternehmen ausgegliedert worden.

Vollversicherung

Bezeichnet in der → *Krankenversicherung* im Gegensatz zur → *Zusatzversicherung* eine vollständige Absicherung von Krankheitsrisiken. In Österreich bedeutet der Begriff der Vollversicherung eine Versicherung in der Kranken-, Unfall- und Pensionsversicherung.

Die deutsche → *gesetzliche Krankenversicherung* stellt grundsätzlich eine Vollversicherung dar, während in der → *privaten Krankenversicherung* zwischen Vollversicherung und Zusatzversicherung unterschieden wird. Der Umfang der Vollversicherung in der privaten Krankenversicherung ist allerdings vom jeweils abgeschlossenen Versicherungsvertrag abhängig. Das Vorliegen einer privaten Kranken-Vollversicherung ist in Deutschland für Personen, die nicht der Versicherungspflicht in der gesetzlichen Krankenversicherung unterliegen, die Voraussetzung dafür, dass sie Anspruch auf den Arbeitgeberzuschuss zur Krankenversicherung (siehe → *Arbeitgeberanteil*) haben.

Vorsorgekuren

Teil der Vorsorgeleistungen. Ziel ist die Verhütung von Krankheiten. Vorsorgekuren können am Wohnort oder an einem Kurort erbracht werden. Werden die Leistungen in einen Kurort erbracht, handelt es sich um ambulante oder stationäre Vorsorgekuren. Hierzu gehören auch Maßnahmen der medizinischen Vorsorge für Mütter und Väter (sogenannte Mutter-Kind-Kuren bzw. Vater-Kind-Kuren). Vorsorgekuren dauern in der Regel drei Wochen. Ambulante Vorsorgekuren werden nur alle drei Jahre, stationäre Vorsorgekuren alle vier Jahre genehmigt.

Zur Übernahme der Kosten von Vorsorgeleistungen oder -kuren durch die → *Krankenkasse* muss eine der folgenden Voraussetzungen vorliegen:

– Schwächung der körperlichen, psychischen oder geistigen Gesundheit bei gleichzeitigem Vorliegen der Wahrscheinlichkeit einer Krankheitsentwicklung
– Gefährdung der gesundheitlichen Entwicklung des Kindes
– Verhütung einer Krankheit bzw. Vermeidung der Verschlimmerung der Krankheit
– Vermeidung von Pflegebedürftigkeit

Vorsorgekuren für Mütter und Väter können nur stationär in einer Einrichtung des Müttergenesungswerks oder einer gleichartigen Einrichtung erbracht werden.

Siehe auch → *Kur*.

Vorstand

Der Vorstand einer → *Aktiengesellschaft* ist das Leitungsorgan der Gesellschaft. Ihm obliegt die Leitung der Aktiengesellschaft sowie die gerichtliche und außergerichtliche Vertretung und ist dem → *Aufsichtsrat* der AG rechenschaftspflichtig. Der Vorstand wird nach dem Aktiengesetz vom Aufsichtsrat für höchstens fünf Jahre bestellt.

Bei Aktiengesellschaften mit einem Grundkapital von weniger als drei Millionen Euro kann der Vorstand nur aus einer Person bestehen, bei allen anderen Aktiengesellschaften muss der Vorstand aus mindestens zwei Personen bestehen. Vorstandsmitglieder dürfen nach dem deutschen Aktienrecht nicht gleichzeitig Mitglied des Aufsichtsrates der selben AG sein. Besteht der Vorstand einer AG aus zwei oder mehr Personen, kann der Aufsichtsrat ein Vorstandsmitglied zum Vorsitzenden des Vorstandes bestimmen.

Bei Aktiengesellschaften, die dem Mitbestimmungsgesetz unterliegen, muss dem Vorstand ein mit den übrigen Vorstandsmitgliedern gleichberechtigter Arbeitsdirektor angehören.

Auch das Leitungsorgan eines Vereins trägt die Bezeichnung Vorstand. Wahl und Zusammensetzung des Vereinsvorstandes wird durch die Vereinssatzung bestimmt. Üblich bzw. bei eingetragenen Vereinen gesetzlich vorgeschrieben ist die Wahl des Vorstandes durch die Mitgliederversammlung.

Mit dem Einzug der Rechtsform der Aktiengesellschaft in den → *Krankenhausmarkt* spielt auch die Funktion eines Vorstandes eine zunehmende Rolle. Weit überwiegend sind die wirtschaftlich verantwortlichen Leiter von → *Krankenhäusern* jedoch nach wie vor → *Geschäftsführer* einer → *GmbH* oder gGmbH.

W

Wachstumsbranche

Wirtschaftszweig, der im Vergleich zur gesamten Volkswirtschaft oder auch zu anderen Branchen der Volkswirtschaft absolut und/oder relativ schneller wächst beziehungsweise dem das Potenzial für ein solches schnelleres Wachstum zugemessen wird.

Generell gilt der Dienstleistungsbereich in hochentwickelten Volkswirtschaften als Wachstumsbranche. Innerhalb des Dienstleistungssektors wiederum wird dem → *Gesundheitsmarkt* das Potenzial einer Wachstumsbranche zugemessen. Der Grund hierfür liegt zum einen in der → *demografischen Entwicklung*: Einerseits nimmt die Lebenserwartung der Menschen in allen entwickelten Gesellschaften schnell zu, andererseits nimmt auch die absolute Zahl sowie der relative Anteil der Älteren an der Gesellschaft zu. Mit zunehmender Lebenserwartung wird allgemein erwartet, dass auch der Bedarf an Gesundheits- und Pflegedienstleistungen wächst.

Der russische Wirtschaftstheoretiker → *Kondratieff* hat eine Theorie langer Wirtschaftszyklen – der nach ihm benannten Kontratieff-Zyklen – entwickelt. Nach dieser Theorie steht gegenwärtig der Zyklus des Gesundheitsmarktes bevor bzw. hat gerade begonnen. Danach ist während des nächsten Kontratieff-Zyklus die Gesundheitswirtschaft der zentrale Wachstumsmotor der entwickelten Volkswirtschaften und damit der Weltwirtschaft.

Wahlfreiheit

Begriff, der im Gesundheitswesen insbesondere Wahlmöglichkeiten von Versicherten und/oder Patienten meint. Wahlfreiheit der Versicherten kann sowohl die freie Wahl der Krankenversicherung als auch Wahlmöglichkeiten zwischen verschiedenen Versicherungspaketen oder eine Absicherungsvariante meinen, bei der jeder eine Grundabsicherung versichern muss, darüber hinaus aber nach eigenen Präferenzen zusätzliche Leistungen oder Leistungspakete in freier Wahl zusätzlich absichern kann.

Wahlfreiheit des Patienten dagegen meint die Möglichkeit der Auswahl zwischen unterschiedlichen → *Ärzten*, → *Krankenhäusern* oder auch weiteren Behandlungsangeboten.

Weder die Wahlfreiheit von Versicherten noch die von Patienten ist in gesundheitlichen Absicherungssystemen eine Selbstverständlichkeit. Vielmehr wurde in vielen Systemen die Wahlfreiheit von beiden Gruppen vielfach mit dem Hinweis auf größere Planungssicherheit eingeschränkt. Die Wahlmöglichkeit zwischen unterschiedlichen Versicherungsangeboten ist auch heute noch in vielen Gesundheitssystemen überhaupt nicht gegeben oder stark eingeschränkt. So gibt es innerhalb Europas nur in Deutschland die Wahlmöglichkeit zwischen einer → *gesetzlichen* und einer → *privaten Krankenversicherung* – und auch dies erst ab einer bestimmten Einkommenshöhe (Versicherungspflichtgrenze).

Auch die mittlerweile realisierte Wechselmöglichkeit zwischen verschiedenen gesetzlichen → *Krankenkassen* wurde erst in den 90er Jahren des vergangenen Jahrhunderts eingeführt.

Wahlleistungen

Bei Krankenhausaufenthalten können Versicherte der → *gesetzlichen Krankenkassen* Wahlleistungen in Anspruch nehmen. Wahlleistungen sind pflegerische oder diagnostische Leistungen, die über den gesetzlich verankerten Anspruch auf Krankenhausleistungen hinausgehen, auf die der Patient Anspruch hat, beispielsweise die Behandlung als Privatpatient oder die Unterbringung in einem Ein- oder Zweibettzimmer. Diese Wahlleistungen muss der Patient privat bezahlen oder über eine Zusatzversicherung absichern.

Im Regelfall wird ein Arztzusatzvertrag, der an keine Form gebunden ist, zwischen Patient und abrechnungsberechtigtem → *Arzt* abgeschlossen. Der Arztzusatzvertrag ergänzt den Behandlungsvertrag mit dem → *Krankenhaus*, durch den der → *Krankenhausträger* verpflichtet ist, alle für die stationäre Behandlung erforderlichen Leistungen, die ärztliche Versorgung eingeschlossen, zu erbringen.

Der abrechnungsberechtigte Arzt erhält durch den Arztzusatzvertrag das Recht, das Honorar für die persönliche Zuwendung und die besondere fachliche Qualifikation, die der Patient einkauft, direkt von diesem einzufordern. Zum Schutz des Patienten muss zwischen dem Krankenhausträger und dem Patienten vorab eine Wahlleistungsvereinbarung getroffen werden, in der der Patient bestätigt, über die Wahlleistungen und insbesondere deren Kosten informiert zu sein.

Wahltarif

Mit dem → *GKV-Wettbewerbsstärkungsgesetz* (GKV-WSG) zum 1. April 2007 ist die Möglichkeit der gesetzlichen → *Krankenkassen* deutlich ausgeweitet worden, ihren Versicherten verschiedene Tarife anzubieten (§ 53 SGB V). Der Gesetzgeber hatte mit der Einführung von Wahltarifen zum 1. April 2007 das Ziel, die Wahlfreiheit der Versicherten in der → *gesetzlichen Krankenversicherung* (GKV) zu erhöhen, Anreize zur Stärkung besonderer Versorgungsformen mit entsprechenden Wahltarifen zu setzen sowie den → *Wettbewerb* zwischen den Kassen zu stimulieren. Außerdem dürfte sich die Wettbewerbsposition der → *GKV* gegenüber den privaten Krankenversicherern verbessern.

Dabei wird zwischen solchen Tarifen unterschieden, die die Krankenkassen ihren → *Versicherten* anbieten müssen, und solchen, die sie anbieten können. Kann-Tarife, die sich unmittelbar auf die Beitragsgestaltung auswirken, sind Tarife zur Beitragsrückerstattung bei nicht in Anspruch genommenen Leistungen oder Selbstbehalttarife bei teilweiser Kostenübernahme durch die Versicherten, die mit Prämienzahlungen belohnt werden. Zudem sind Kostenerstattungstarife mit variabler Prämienzahlung vorgesehen, die beispielsweise die privatärztliche Versorgung ermöglichen sowie Tarife für → *Arzneimittel* der besonderen Therapierichtungen (z. B. nicht verschreibungspflichtige Arzneimittel wie Homöopathika).

Muss-Tarife mit Leistungsgestaltung sind Wahltarife (meistens in Form von Zuzahlungsermäßigungen oder Prämien), bei denen sich Versicherte für die Teilnahme an besonderen Versorgungsformen wie der → *integrierten Versorgung*, → *strukturierten Behandlungsprogrammen* (→ *DMPs*), einer → *hausarztzentrierten Versorgung*, besonderer ambulanter ärztlicher Versorgung oder Modellvorhaben nach § 63 SGB V wie Früherkennung oder verbessertem Datenmanagement entscheiden.

Ab 2009 müssen Kassen zudem einen Wahltarif anbieten, der den Anspruch auf Krankengeld für die Versicherten erweitert. Dies betrifft insbesondere Selbstständige und Personen ohne Anspruch auf Entgeltfortzahlung im Krankheitsfall wie Künstler und Publizisten.

Die Mindestbindungsfrist von Kann-Tarifen beträgt drei Jahre. Dieser Aspekt ist wichtig, weil Kassen damit ihre Versicherten bis nach Einführung des Gesundheitsfonds an sich binden können. Die Aufwendungen wie Prämien oder Zuzahlungsnachlässe für jeden Wahltarif müssen aus Einnahmen, Einsparungen und Effizienzsteigerungen innerhalb des jeweiligen Tarifs finanziert werden. Eine Quersubventionierung der Wahltarife aus Pflichtbeiträgen der Versicherten ist untersagt. Krankenkassen hätten dann nämlich einen Anreiz, durch besondere Tarifgestaltung ihre Versichertenstruktur zu optimieren. Zusätzliche Kosten entstehen den Kassen jedoch durch Marketing und Verwaltung.

Wahltarife wie → *Selbstbehalt* oder Beitragsrückerstattung passen eigentlich nicht in den ordnungspolitischen Rahmen einer solidarischen GKV. Auch wenn sich die einzelnen Tarife aus sich selbst heraus tragen müssen und keine Quersubventionierung erlaubt ist, so besteht doch die Gefahr, dass sich die Versichertengemeinschaft in der GKV entsolidarisiert und dem Gesundheitswesen insgesamt Ressourcen entzogen werden. Die ersten Erfahrungen zeigen jedoch, dass sich die Nachfrage nach derart gestalteten Wahltarifen durch die gesetzlich Versicherten in engen Grenzen hält. Die relativ lange Bindungsfrist von drei Jahren dürfte hier eine entscheidende Hürde darstellen. Es wird noch lange dauern, bis abzusehen ist, ob die verschiedenen Wahltarife der GKV über die niedrigere Beitragsdeckung Ressourcen entziehen oder helfen, die Versorgung effizienter zu gestalten.

Wartelisten

Eine Form der → *Rationierung* oder → *Priorisierung*. Von Wartelisten wird gesprochen, wenn Patienten eine von ihnen gewünschte oder für ihre Behandlung durch ärztliche Diagnose für erforderlich gehaltene medizinische Leistung nicht unmittelbar erhalten, sondern in eine Liste aufgenommen werden, auf der bereits andere Patienten auf die gleiche medizinische Leistung warten.

Wartelisten sind eine durchaus übliche Form, bei nicht ausreichenden Ressourcen eine möglichst gerechte Verteilung der zur Verfügung stehenden Leistungsmöglichkeiten bzw. Kapazitäten auf die wartenden Patienten vorzunehmen. Insbesondere im Bereich von elektiven Eingriffen sind Wartelisten weit verbreitet; es gab sie aber auch bei lebensbedrohlichen Erkrankungen.

Dabei kann die Einordnung auf der Warteliste entweder nur nach dem Zeitpunkt der Feststellung der Behandlungsnotwendigkeit erfolgen. Üblicher ist jedoch eine Einordnung nach der Schwere der Erkrankung bzw. der Intensität der Behandlungsnotwendigkeit. Dies führt aber dazu, dass diejenigen Patienten auf der Warteliste, die nicht sehr schwer erkrankt sind und deren Behandlungsbedürfnis deshalb nicht in die höchste Kategorie eingeordnet wurde, immer wieder von schwerer krank eingestuften Patienten überholt werden und sich ihre Wartezeit auf diese Weise immer weiter verlängert. Ein weiteres Gegenargument gegen Wartelisten ist, dass die Pflege der Wartelisten einen erheblichen Personalaufwand bedeutet. In skandinavischen → *Krankenhäusern* etwa ist es üblich, dass mindestens eine Pflegekraft ausschließlich für das Führen der Wartelisten zuständig ist.

Besonders weit verbreitet sind Wartelisten in den Gesundheitssystemen Großbritanniens und teilweise noch Nordeuropas. In all diesen Systemen wird zur Senkung der Wartezeiten und zum Abbau von Wartelisten mit Behandlungsgarantien experimentiert, um so die Rechte der Patienten zu stärken und die Produktivität der Behandlungseinrichtungen zu steigern.

Doch auch in Deutschland haben sich besonders im Bereich von elektiven Eingriffen, etwa in der Orthopädie, erhebliche Wartelisten gebildet, bei denen die Wartezeiten zum Teil über ein halbes Jahr hinausreichen. Als Grund wird üblicherweise das Budgetsystem mit fest vereinbarten Fallzahlen angegeben, bei dem die Behandlung einer größeren Zahl als der vereinbarten Fälle wegen der dann stark sinkenden Vergütung pro Fall wirtschaftlich nicht mehr lohnenswert ist. Lange Wartezeiten gibt es mittlerweile zunehmend auch bei der ambulanten Behandlung durch bestimmte Facharztgruppen.

Weiterbildung

Offizieller Begriff für die Spezialisierung zum → *Facharzt* von Ärztinnen und → *Ärzten*. Zuständig für die Regelung der Weiterbildung ist die jeweilige Ärztekammer, die auf der Grundlage gesetzlicher Rahmenbestimmungen eine → *Weiterbildungsordnung* erlässt. Diese Weiterbildungsordnung bedarf der Zustimmung der jeweiligen Aufsichtsbehörde (des Gesundheits- oder Sozialministeriums des Landes).

Die Weiterbildung beginnt nach der → *Approbation* und dauert – je nach Fachgebiet, in dem die Spezialisierung erfolgen soll – zwischen fünf und sechs Jahren. Im Anschluss an die Facharztprüfung, die die Weiterbildung abschließt und Voraussetzung für die Facharztanerkennung ist, kann der Arzt noch eine Zusatzweiterbildung in einer Subspezialität ergänzen.

Die Weiterbildungsordnungen der → *Landesärztekammern* werden koordiniert durch die Muster-Weiterbildungsordnung (MWBO), die der → *Deutsche Ärztetag* berät und beschließt. Die Landesärztekammern sind zwar nicht verpflichtet, sich an die MWBO zu halten. Eine gemeinsame Basis in der MWBO stellt aber zum Beispiel sicher, dass eine Facharztanerkennung aus einem Bundesland ohne Probleme in einem anderen Bundesland anerkannt wird. Noch wichtiger ist, dass Weiterbildungszeiten, die ein in Weiterbildung befindlicher Arzt in einem Bundesland abgeleistet hat, in einem andern Bundesland bei einem Stellenwechsel auch anerkannt werden.

Die ärztliche Weiterbildung geschieht berufsbegleitend. Es geht dabei um die Erfahrung, die ein junger Arzt im Rahmen der ersten Jahre seiner Berufstätigkeit systematisiert sammelt. Um die Anerkennung als Facharzt zu erhalten, müssen üblicher weise bestimmte zahlenmäßige Mindestanforderungen erfüllt werden. Die Landesärztekammern bestimmen auch, welche Mindestanforderungen die Weiterbildungsstätten erfüllen müssen, damit Zeiten einer ärztlichen Tätigkeit dort für die Weiterbildung anerkannt werden. Die Anerkennung dieser Weiterbildungsstätten – insbesondere → *Krankenhäuser* und Praxen niedergelassener Ärzte – erfolgt ebenso wie die Anerkennung der weiterbildenden Ärzte ebenfalls durch die Landesärztekammern.

Im Unterschied zur Weiterbildung meint der Begriff der → *Fortbildung* die in der ärztlichen → *Berufsordnung* verankerte lebenslange Verpflichtung eines Arztes, sein Wissen und seine Fertigkeiten jederzeit auf dem Stand des medizinischen Wissens zu halten. Außerhalb der ärztlichen Regelungen zur Weiter- und Fortbildung werden die Begriffe häufig mit andersartigen Bedeutungen verwendet bzw. Weiter- und Fortbildung werden synonym benutzt.

Weiterbildungsordnung

Aufgrund landesrechtlicher Regelungen von den Ärztekammern erlassene und vom zuständigen Aufsichtsministerium zu genehmigende rechtsverbindliche Ordnung für die Absolvierung einer → *Weiterbildung*. Ärztliche Weiterbildung beinhaltet das Erlernen medizinischer Kenntnisse, ärztlicher Fähigkeiten und Fertigkeiten nach abgeschlossener ärztlicher Ausbildung und Erteilung der Berufserlaubnis. Die Weiterbildungsordnung definiert die einzelnen Gebiete und regelt die Weiterbildungszeiten und -inhalte, um in Gebieten die Qualifikation als Facharzt und darauf aufbauend eine Spezialisierung in Schwerpunkten oder in einer Zusatz-Weiterbildung zu erhalten.

Wellness

Ein Kunstwort, welches aus den englischen Begriffen „well-being" (=Wohlbefinden) und „fitness" zusammengesetzt ist. Es bezeichnet die Verbindung von Wohlbefinden und guter körperlicher Verfassung, erzielt durch die eigenverantwortliche Gesundheitspflege im physischen wie auch psychischen Bereich, vor allem durch präventive Maßnahmen wie bewusste Ernährung, bewusste Bewegung, Stressmanagement und Entspannung. Der Begriff wurde erstmals 1959 von dem amerikanischen → *Arzt* H. L. Dunn geprägt.

Als die Kosten im amerikanischen → *Gesundheitswesen* in den 70er Jahren des 20. Jahrhunderts immens anstiegen, entwickelten Donald B. Ardell und John Travis, zwei Schlüsselfiguren der amerikanischen Wellness-Bewegung, im Auftrag der amerikanischen Regierung neue ganzheitliche Gesundheitsmodelle, die auf Prävention und Eigenverantwortung des Menschen für seine Gesundheit aufbauten.

Der Wellness-Markt ist eine → *Wachstumsbranche*. War der Begriff vor zehn Jahren in Deutschland noch so gut wie unbekannt, werden inzwischen Milliarden-Umsätze mit wachsender Tendenz erzielt. Heute werden unter dem Stichwort Wellness vor allem speziell zugeschnittene Angebote von Hotels, Kurzentren und Erholungsregionen vermarktet, dazu kommen aber auch Getränke, Lebensmittel und Nahrungsergänzungsmittel. Mittlerweile sind auch → *Krankenhäuser* gezielt in den Wellness-Markt eingestiegen, um auf der Grundlage ihrer speziellen Kompetenz qualitativ hochwertige Angebote zu entwickeln. Die erste größere → *Klinikkette*, die die Verbindung von Wellness, stationärer Versorgung und Rehabilitation systematisch entwickelt hat, ist die → *Damp*-Gruppe.

Wellness, Medical

Gesundheitswissenschaftlich begleitete Maßnahmen zur nachhaltigen Verbesserung der Lebensqualität und des subjektiven Gesundheitsempfindens durch eigenverantwortliche Prävention und Gesundheitsförderung sowie der Motivation zum gesundheitsbewussten Lebensstil. Diese einheitliche Definition von Medical → *Wellness* wurde am 25. Januar 2007 in Berlin im Rahmen des 1. Medical Wellness Kongresses von allen beteiligten Verbänden und Vereinen einstimmig angenommen.

Wettbewerb

Bemühen von zwei oder mehr Personen oder Gruppen, im direkten Leistungsvergleich eine bessere → *Leistung* zu erreichen.

Im ökonomischen Sinne wird darunter eine Situation verstanden, in der zwei oder mehr Anbieter eines Produktes bzw. einer Dienstleistung und/oder zwei oder mehrere Nachfrager nach einem Produkt bzw. einer → *Dienstleistung* zueinander in Konkurrenz stehen, sich also nicht kooperativ verhalten.

Wettbewerbsordnung, solidarische

Von Herbert Rebscher entwickeltes Konzept für die Gestaltung einer Wettbewerbsordnung für die → *gesetzliche Krankenversicherung*, „die die Effizienzziele von Wettbewerb mit → *Solidarität* und Gerechtigkeit"[1] verbindet.

Wirtschaftlichkeitsgebot

Das Wirtschaftlichkeitsgebot ist ein Kernprinzip, welches das gesamte Fünfte Sozialgesetzbuch (→ *SGB V*) durchzieht. → *Ärzte* haben sich bei der Erbringung, → *Krankenkassen* bei der Erstattung und → *Patienten* bei der Inanspruchnahme von → *Leistungen* grundsätzlich danach zu richten.

Das Wirtschaftlichkeitsgebot wird allgemein in § 12 SGB V beschrieben. Um als wirtschaftlich angesehen werden zu können, müssen Leistungen

– ausreichend,
– zweckmäßig und
– wirtschaftlich (gemeint ist: kosteneffizient) sein und
– sie dürfen das Maß des Notwendigen nicht überschreiten.

Die Kosten einer Behandlung sollen also grundsätzlich immer auch in Erwägung gezogen werden, jedoch darf dies nicht dazu führen, dass Patienten nicht adäquat und/oder unzureichend behandelt werden. Wenn jedoch gleichwertige Behandlungsoptionen zur Verfügung stehen, ist grundsätzlich die kostengünstigere auszuwählen. Gleichzeitig schränkt das Wirtschaftlichkeitsgebot die Leistungen der → *Gesetzlichen Krankenversicherung* auf das (nur) Notwendige zum Erreichen des Behandlungsziels ein.

Das gesetzliche Wirtschaftlichkeitsgebot ist der Grund für die zahlreichen Steuerungsinstrumente im Arzneimittelbereich

---

[1] Herbert Rebscher: Solidarische Wettbewerbsordnung: Nur eine Vision?, in: Fakultät für Wirtschafts- und Organisationswissenschaften der Universität der Bundeswehr München: Verleihung der Würde eines Ehrendoktors an Herrn Herbert Rebscher, München, Oktober 2003, S. 25.

wie z. B. → *Wirtschaftlichkeitsprüfungen*, → *Richtgrößen* und Zielvereinbarungen in den Regionen sowie → *Festbetragsgruppen*, → *Therapiehinweise* oder auch Verordnungseinschränkungen und -ausschlüsse in den → *Arzneimittelrichtlinien* des → *G-BA*. Auch die Gründung des → *IQWiG* geht letztlich darauf zurück. Ebenso sind die im SGB V selbst bereits verankerten Leistungsausschlüsse eine Konsequenz bzw. eine Ausprägung des Wirtschaftlichkeitsgebots (→ *OTC-Präparate*, → *Negativliste*, → *Off-Label* u. a.).

Was in Deutschland unter dem Begriff „Wirtschaftlichkeitsgebot" und seinen verschiedenen Ausprägungen zu verstehen ist, wird mit Bezug auf die Erstattung von Arzneimitteln in der Literatur zuweilen auch als „Vierte Hürde" bezeichnet – nach den ersten drei Hürden, die im Rahmen der arzneimittelrechtlichen Zulassung zu nehmen sind (Wirksamkeit, Verträglichkeit und pharmazeutische Qualität).

Derjenige Wissenschaftszweig, der sich mit Fragen der Wirtschaftlichkeit im Gesundheitswesen auseinandersetzt, ist die Gesundheitsökonomie.

Wirtschaftlichkeitsprüfung

Das → *Sozialgesetzbuch (SGB) V* schreibt den → *Krankenkassen* und → *Kassenärztlichen Vereinigungen* (KVen) in § 106 als gemeinsame Aufgabe die Überwachung der Wirtschaftlichkeit in der vertragsärztlichen Versorgung vor. Zur Erfüllung dieser Aufgabe müssen bei den KVen Prüfungsausschüsse und Beschwerdeausschüsse gebildet werden. In den Prüfungs- und Beschwerdeausschüssen sitzen Vertreter der Ärzte und Krankenkassen.

Bei der Verordnung muss der → *Vertragsarzt* berücksichtigen, dass die Behandlung des → *Patienten* ausreichend und zweckmäßig ist und nicht das Maß des Notwendigen überschreitet (§ 12 SGB V).

Wirtschaftlichkeitsprüfung

Die Wirtschaftlichkeit der vertragsärztlichen Versorgung ist durch den Gesetzgeber geregelt durch

- eine arztbezogene Prüfung ärztlich verordneter Leistungen bei Überschreitung der Richtgrößenvolumina nach § 84 (Auffälligkeitsprüfung)
- eine arztbezogene Prüfung ärztlicher und ärztlich verordneter Leistungen auf der Grundlage von arztbezogenen und versichertenbezogenen Stichproben (Zufälligkeitsprüfung)
- eine von KVen und Kassenverbänden einheitlich und gemeinsam veranlasste Prüfung nach Durchschnittswerten (Durchschnittsprüfung)

Tab. 1: Prüfungsarten nach § 106 SGB V

Gegenstand	Prüfungsart		
	Durchschnittsprüfung	Auffälligkeitsprüfung	Zufälligkeitsprüfung
Ärztliche Leistungen			
- Überweisungen	X		X
- Ärztliches Honorar			X
- Verordnete Leistungen			
- → *Arzneimittel*	X	X	X
- → *Heilmittel*	X	X	X
- → *Hilfsmittel*	X		X
- Arbeitsunfähigkeit	X		X
- Krankenhauseinweisungen	X		X

Auffälligkeitsprüfung: Richtgrößen

Während die Prüfung nach Durchschnittswerten anderer verordneter Leistungen zwischen den Landesverbänden der → *Krankenkassen* und den Verbänden der → *Ersatzkassen* mit den → *Kassenärztlichen Vereinigungen* vereinbart werden kann, sind die Wirtschaftlichkeitsprüfungen als Auffälligkeitsprüfungen bei Überschreitung der Richtgrößenvolumina verpflichtend.

Eine Überschreitung der → *Richtgrößen* von mehr als 15 Prozent löst eine Beratung aus, wenn der Prüfungsausschuss nicht davon ausgeht, dass die Überschreitung in vollem Umfang durch → *Praxisbesonderheiten* begründet ist (Vorab-Prüfung). Werden die Richtgrößen um mehr als 25 Prozent überschritten, so muss der → *Arzt* den sich daraus ergebenden Mehraufwand zurückerstatten, es sei denn, er kann die Überschreitung mit Praxisbesonderheiten begründen.

Diese Rückerstattung entfällt, wenn der Prüfungsausschuss mit dem betreffenden Arzt eine individuelle Richtgröße vereinbart, die eine wirtschaftliche Verordnungsweise unter Berücksichtigung von Praxisbesonderheiten gewährleistet. In diesem Fall muss sich der Arzt jedoch verpflichten, bei einer Überschreitung dieser Richtgröße den Mehraufwand der Krankenkasse zu erstatten. Diese individuelle Richtgröße muss für vier Quartale vereinbart werden.

Zufälligkeitsprüfung

Das SGB V schreibt neben den „Auffälligkeitsprüfungen" auch „Zufälligkeitsprüfungen" mittels Stichproben vor. Die Stichproben umfassen zwei Prozent der Ärzte pro Quartal. Die Stichprobenprüfung ist eine klassische Einzelfallprüfung, die – unabhängig von statistischen Auffälligkeiten – die Überprüfung der Qualität der ärztlichen Verordnung zum Ziel hat. Der Überprüfungszeitraum beträgt mindestens ein Jahr. Dabei wird, soweit Veranlassung dazu besteht, unter anderem die medizinische Notwendigkeit der Leistungen (Indikation), die Eignung der Leistungen zur Erreichung des therapeutischen oder diagnostischen Zieles (Effektivität) und die Übereinstimmung der Leistungen insbesondere mit den Richtlinien des → *Gemeinsamen Bundesausschusses* (Qualität) überprüft.

Nach dem aktuellen → *GKV-Wettbewerbsstärkungsgesetz* sollen nicht für mehr als 5 Prozent der Ärzte Richtgrößenprüfungen durchgeführt werden. Wenn die Wirtschaftlichkeit der Verordnungen dadurch verbessert werden kann, kann die Richtgrößenprüfung quartalsweise erfolgen.

Das Thema „Wirtschaftlichkeitsprüfung" ist für die meisten Ärzte ein „Horrorszenario". Auch wenn ggf. nach Überprüfung sämtlicher Unterlagen und Berücksichtigung von Praxisbesonderheiten kein Regress ausgesprochen wird, den der Arzt zu erstatten hat, ist allein das aufwändige Verfahren und die Aufarbeitung der Unterlagen für den Prüfungsausschuss ein Procedere, das viele Ärzte abschreckt.

Wirtschaftsfaktor

Der Begriff des Wirtschaftsfaktors wird vielfach benutzt, um dem Vorwurf an das → *Gesundheitswesen* zu begegnen, es sei vor allem ein → *Kostenfaktor* innerhalb der Volkswirtschaft bzw. sei insbesondere für die Lohnnebenkosten verantwortlich.

Wirtschaftsfaktor in diesem Sinne meint, dass der damit bezeichnete Wirtschaftszweig oder die Branche für die Entwicklung der gesamten Volkswirtschaft eine relativ oder sehr hohe Bedeutung hat. Steigende Ausgaben in einer solchen Branche, die einen Wirtschaftsfaktor darstellt, führen damit zu einer Erhöhung der Wertschöpfung und stellen keine Belastung der Volkswirtschaft dar.

Eng verbunden mit dem Paradigmenwechsel bei der Betrachtung der → *Gesundheitswirtschaft* als Wirtschaftsfaktor ist auch die Tatsache, dass das Gesundheitswesen sich von einem Teil der staatlichen Fürsorge-Einrichtungen zu einer eigenständigen Wirtschaftsbranche entwickelt hat und in Teilbereichen immer noch entwickelt.

Der „Sachverständigenrat für die Konzertierte Aktion im Gesundheitswesen" (heute „Sachverständigenrat zur Begutachtung der Entwicklung im Gesundheitswesen") hat in seinem 1997 erstatteten Sondergutachten „Gesundheitswesen in Deutschland: Kostenfaktor und Zukunftsbranche"[2] folgendes ausgeführt:[3]

Das Gesundheitswesen stellt einen erheblichen Wirtschaft- und Wachstumsfaktor in der Volkswirtschaft dar. Es dient nicht nur der Erhaltung, Wiederherstellung und Förderung von Gesundheit, sondern trägt mit den direkt und indirekt rund vier Millionen sozialversicherungspflichtig Beschäftigten und den von ihnen erbrachten Dienstleistungen zur volkswirtschaftlichen Wertschöpfung und vor allem zu wünschens-

---

[2] Sachverständigenrat für die Konzertierte Aktion im Gesundheitswesen: Sondergutachten „Gesundheitswesen in Deutschland: Kostenfaktor und Zukunftsbranche", Bonn 1997.

[3] Sachverständigenrat für die Konzertierte Aktion im Gesundheitswesen: Sondergutachten „Gesundheitswesen in Deutschland: Kostenfaktor und Zukunftsbranche", Band II „Fortschritt und Wachstumsmärkte, Finanzierung und Vergütung"(Kurzfassung), Bonn 1997, S. 77.

werten Wirkungen auf den Arbeitsmärkten bei. Unter neuen Finanzierungsmodalitäten und unter wettbewerblichen Bedingungen können steigende Umsätze, Beschäftigungszahlen und Gewinne unter gesamtwirtschaftlichen Aspekten auch im Gesundheitswesen als Erfolgsmeldung angesehen werden. Das sich abzeichnende strukturelle Wachstum verbunden mit dem zunehmenden Anteil älterer Menschen lässt neue Berufe entstehen und öffnet neue Tätigkeitsfelder. Wohlfahrt, Wachstum und Beschäftigung sind die tragenden Zieldimensionen und Wirkungen des Gesundheitswesens.

Auch das Statistische Bundesamt schenkt dem Wirtschaftsfaktor Gesundheitsmarkt insbesondere in der → *Gesundheitsberichterstattung* ein deutlich höheres Interesse. In der Abgrenzung des Statistischen Bundesamtes umfassen die darin erfassten Ausgaben für Gesundheit „die finanziellen Aufwendungen einer Gesellschaft für den Erhalt und die Wiederherstellung der Gesundheit ihrer Mitglieder"[4].

Wittgensteiner Kliniken AG (WKA)

Die Wittgensteiner Kliniken → *AG* (WKA) ist eine der ältesten deutschen privaten → *Krankenhausketten*. Sie gehört seit Juni 2001 zum → *Gesundheitskonzern* Fresenius AG. Die Gruppe ist im Fresenius-Konzern dem Unternehmensbereich Fresenius ProServe zugeordnet.

Zur WKA gehörten insgesamt 19 Fachkliniken und 13 → *Akutkrankenhäuser* in Deutschland und Tschechien mit zusammen rund 6.100 Betten. Außerdem war die WKA an zwei Rehabilitationskliniken beteiligt. Die WKA erzielte 2003 einen Umsatz von 348 Mio. Euro (ohne Beteiligungs- und Managementkliniken). Die WKA beschäftigte rund 7.000 Mitarbeiterinnen und Mitarbeiter

Mit der im Oktober 2005 bekannt gegebenen Übernahme von 94 Prozent der Anteile der Helios Kliniken GmbH durch die Fresenius AG wurde gleichzeitig angekündigt, dass die Wittgensteiner Kliniken AG vollständig in die Helios Kliniken GmbH eingegliedert werden sollte. Heute sind die Wittgensteiner Kliniken der Teil der Helios Kliniken Gruppe, der für den Bereich Rehabilitation zuständig ist.

Wissenschaftliches Institut der AOK (WIdO)

Das Wissenschaftliche Institut der AOK (WIdO) ist ein Forschungs- und Beratungsinstitut des Bundesverbandes der → *Allgemeinen Ortskrankenkassen* (AOK). Forschungsgegenstand sind die Grundlagen und Aufgabenbereiche der → *Gesetzlichen Krankenversicherung*.

Das Wissenschaftliche Institut der AOK wurde im Jahre 1976 gegründet und ist innerhalb des AOK-Bundesverbandes als selbstständige Einheit aufgehängt. Es gliedert sich in sechs Forschungsbereiche sowie die Bereiche Marktanalysen/Marktforschung.

Ziel des Institutes ist es, zentrale Fragestellungen des Systems der Gesundheitsversorgung und ihrer Finanzierung zu erarbeiten sowie die Krankenkassen bei der Sicherstellung einer qualitativ hochwertigen und wirtschaftlichen Versorgung der Bevölkerung zu unterstützen.

Ein wichtiges Arbeitsgebiet des WIdO ist die Erstellung des GKV-Arzneimittelindexes für die gesetzliche Krankenversicherung. Seit 1980 wird dieser GKV-Arzneimittelindex im Auftrag der → *Spitzenverbände der Krankenkassen* (heute: → *Spitzenverband Bund der Krankenkassen*), der → *Kassenärztlichen Bundesvereinigung*

---

[4] Statistisches Bundesamt: Gesundheit Ausgaben 2007; Wiesbaden 2008.

und der Bundesvereinigung Deutscher Apothekerverbände durch das WidO erstellt.

Hierbei werden jährlich alle Arzneimittelverordnungen eines Kalenderjahres ausgewertet und nach Quartalen, Regionen, Alters- und → *Arzt–* oder Indikationsgruppen aufbereitet.

Ziel des GKV-Arzneimittelindexes ist es, durch erhöhte Transparenz auf dem Arzneimittelmarkt zu einer therapie- und bedarfsgerechten sowie wirtschaftlichen → *Arzneimittelversorgung* beizutragen, Daten für die Forschung zu sammeln sowie der Politik Entscheidungsgrundlagen zu bieten.

Auf der Homepage des Institutes findet man zudem Informationen z. B. aus dem Bereich der → *Gesundheitsökonomie* zu den verschiedenen sektoralen Strukturen des → *Gesundheitswesens* wie dem Arzneimittelmarkt, die stationäre und ambulante Versorgung oder die Begleitforschung und Evaluation gesundheitspolitischer Maßnahmen. Weiterhin findet man Aufsätze zu den Fragen der Systementwicklung und Politik, so z. B. Analysen zur Finanzierung, zur → *integrierten Versorgung* oder Vertragsgestaltung.

Die Arbeit des WIdO bietet für die Beteiligten des Gesundheitssystems in Deutschland eine wichtige Informationsbasis.

Zu den Partnern und Auftraggebern des WidO gehören:

- Verbände der gesetzlichen → *Krankenkassen*
- Leistungserbringer im Gesundheitswesen
- Ministerien
- einzelne Krankenkassen
- Universitäten und wissenschaftliche Institute
- Marktforschungsinstitute
- Betriebe
- Verbraucherorganisationen

Z

Zahnarzt

Zahnarzt oder Zahnärztin ist die Berufsbezeichnung für einen → *Arzt* bzw. eine → *Ärztin* der Zahnmedizin. Das Tätigkeitsfeld ist die Therapie der Zahn-, Mund- und Kiefererkrankungen.

Ein Zahnarzt muss ein Studium an einer allgemeinen Hochschule absolviert haben, um den Beruf ausüben zu dürfen. Zahnmedizin ist ein eigener Studiengang, ein Zahnarzt erwirbt keinen allgemeinen humanmedizinischen Abschluss. Das Studium umfasst zehn Semester, an die sich das Staatsexamen anschließt. Nach dem Staatsexamen erhält der Zahnmediziner auf Antrag die → *Approbation* als Zahnarzt bzw. Zahnärztin, die ihn/sie zur Ausübung der Zahnheilkunde gemäß Zahnheilkundegesetz berechtigt. Es wird meist mit einer Promotion zur Erlangung des Doktorgrades angeschlossen. In Deutschland lautet der Akademische Grad *Doctor medicinae dentariae*, abgekürzt Dr. med. dent..

Alle Zahnärztinnen und Zahnärzte, die ihren Beruf ausüben, müssen Mitglied der jeweils für ihren Tätigkeitsort zuständigen → *Zahnärztekammer* sein. Ende 2008 gab es in Deutschland insgesamt 66.318 behandelnd tätige Zahnärzte; die Gesamtzahl der Zahnärzte betrug 83.400 (Quelle: Bundeszahnärztekammer).

Zahnärztekammer

Zahnärztekammern sind als Körperschaften des öffentlichen Rechts organisiert. Die von ihnen zu erfüllenden Aufgaben sind in den Kammer- und Heilberufsgesetzen geregelt. Jeder → *Zahnarzt*, der seinen Beruf ausübt, ist per Gesetz verpflichtet, Mitglied in einer Zahnärztekammer zu sein. Die Kammern nehmen anstelle des Staates eine Normensetzungs- und Aufsichtsfunktion über ihre Mitglieder wahr. Sie erlassen die Berufs- und Weiterbildungsordnung und kontrollieren die Einhaltung zahnärztlicher Berufspflichten. Außerdem fungieren sie als Gutachter- und Schlichtungskommission bei Zahnarzthaftpflichtfragen und zahnärztlichen Behandlungsfehlern.

Die 17 Zahnärztekammern der Bundesländer bilden gemeinsam die Bundeszahnärztekammer (BZÄK). Die BZÄK ist selbst keine Körperschaft öffentlichen Rechts, sondern als Arbeitsgemeinschaft der deutschen Zahnärztekammern ein eingetragener Verein (e. V.). Sie ist die Berufsvertretung aller deutschen Zahnärzte auf Bundesebene und vertritt die gesundheits- und standespolitischen Interessen des zahnärztlichen Berufsstandes.

Ende 2008 gab es in Deutschland insgesamt 66.318 behandelnd tätige Zahnärzte (Quelle: Bundeszahnärztekammer).

Zentrale (Notfall-)Aufnahme

Die zentrale (Notfall-)Aufnahme ist die interdisziplinäre Leitstelle eines → *Krankenhauses*, die insbesondere die interdisziplinärer Erstbetreuung, aber auch die Abstimmung der Organisation auf die Patienten- und Behandlungsbedürfnisse, besonders bei Akuterkrankungen, übernimmt. Sie folgt dem Vorbild des amerikanischen „Emergency Room" und kümmert sich um alle Patienten, die angemeldet oder als Notfall in ein Krankenhaus kommen. Zum zentralen Aufnahmebereich gehören standardmäßig die Aufnahmestation, die Zentralambulanz, die Notfallaufnahme und Untersuchungsbereiche. Die zentrale (Notfall-)Aufnahme ersetzt das frühere Konzept der getrennten Aufnahmestationen und Ambulanzen für jede einzelne Abteilung.

Durch die interdisziplinäre Besetzung mit Ärzten und Pflegekräften verschiedener Abteilungen sowie die systematische – auch räumliche – Bündelung diverser Funktionsbereiche wie der Röntgendiagnostik im direkten Zusammenhang mit dem zentralen Aufnahmebereich kann die Diagnose schneller gestellt und können Doppeluntersuchungen vermieden werden. Speziell für die Behandlung von Notfällen wird auch angestrebt, geeignete Behandlungs- und Operationsräumlichkeiten sowie eine Intensivstation in räumlicher Nähe der Notfallaufnahme anzusiedeln.

Neben einer besseren Erstversorgung von Notfällen und einer schnelleren Diagnostik kann mit Hilfe des Konzeptes der zentralen (Notfall-)Aufnahme auch Personal wirtschaftlicher eingesetzt und eine schnelle Zuweisung der Patienten zur Weiterbehandlung in die richtige Abteilung besser gewährleistet werden. Damit unterstützt das Konzept der zentralen Aufnahmestation mit zentraler Notfallaufnahme auch die Gestaltung optimierter Prozesse und die Realisierung von Patientenpfaden.

Zentrumsorganisation

Der Begriff Zentrumsorganisation beschreibt den Aufbau eines → *Klinikums*, welches an Stelle der herkömmlichen Organisation nach → *Fachabteilungen* in verschiedene Organ oder Diagnose bezogene Zentren untergliedert ist (zum Beispiel Herzzentrum, Kopfzentrum, Brustzentrum, Diabetes-Zentrum, Zentrum für Kinder- und Jugendmedizin usw.).

Ziel der Zentrumsorganisation ist eine möglichst große Homogenität der Leistungen innerhalb eines Zentrums bei größtmöglicher Heterogenität zwischen den einzelnen Zentren. Zu diesem Zweck werden in den Zentren bisherige Fachabteilungen zusammengefasst, die die erforderlichen Leistungen gemäß dem Auftrag des Zentrums kooperativ und interdisziplinär erbringen können. Die Zentren verfügen demnach auch über gemeinsame Betten zur fachübergreifenden Versorgung der Patienten im Rahmen des Versorgungsauftrages des Zentrums.

Mit dieser neuen Organisationsform soll die Patientenbehandlung stärker problembezogen und über die bisherigen Abgrenzung zwischen den einzelnen Fachgebieten hinaus interdisziplinär gestaltet werden. Die Zentrumsorganisation erlaubt auch eine bessere Gestaltung der Behandlungsprozesse.

Zertifizierung

Als Zertifizierung bezeichnet man Anerkennungsverfahren, mit deren Hilfe die Einhaltung bestimmter Standards und die Erfüllung definierter Kriterien für Produkte, Verfahren und Dienstleistungen nachgewiesen werden kann. Die Zertifizierung wird durch die Erteilung eines Zertifikats, Gütesiegels oder -zeichens beziehungsweise eines Zeugnisses beurkundet. Zertifikate werden oft zeitlich befristet vergeben und hinsichtlich ihrer Standards unabhängig kontrolliert.

Die Zertifizierung erfolgt durch einen unparteiischen Dritten, beispielsweise eine Behörde oder ein privatwirtschaftliches Zertifizierungsunternehmen. Dieser bestätigt, dass ein bestimmtes Erzeugnis oder Verfahren oder eine definierte Dienstleistung in Übereinstimmung mit einer bestimmten Norm oder einem bestimmten anderen normativen Dokument produziert bzw. erbracht wird.

Durch das GKV-Modernisierungsgesetz wurde zum ersten Januar 2004 das Sozialgesetzbuch (SGB) V geändert. Dadurch sind nach § 135a (2) „→ *Vertragsärzte*, → *medizinische Versorgungszentren*, zugelassene → *Krankenhäuser* (...) verpflichtet, (...) einrichtungsintern ein → *Qualitätsmanagement* einzuführen und weiterzuentwickeln."

Der Gesetzgeber hat nicht festgelegt, bis zu welchem Zeitpunkt und in welcher Form ein „einrichtungsinternes Qualitätsmanagement" eingeführt werden muss. Diese Aufgabe obliegt nach § 136a Absatz 1 und § 137 Absatz 1 dem → *Gemeinsamen Bundesausschuss*: (1) „Der Gemeinsame Bundesausschuss bestimmt für die vertragsärztliche → *Versorgung* durch Richtlinien (...) die verpflichtenden Maßnahmen der Qualitätssicherung nach § 135a Abs. 2 sowie die grundsätzlichen Anforderungen an ein einrichtungsinternes Qualitätsmanagement (...)." In § 137 heißt es: (1) „Der Gemeinsame Bundesausschuss beschließt unter Beteiligung des → *Verbandes der privaten Krankenversicherung*, der → *Bundesärztekammer* sowie der Berufsorganisationen der Krankenpflegeberufe Maßnahmen der Qualitätssicherung für nach § 108 zugelassene Krankenhäuser einheitlich für alle Patienten. (...)"

Im Gesundheitsbereich dienen verschiedene Zertifizierungsverfahren, zum Beispiel KTQ, ProCumCert, QEP, DIN-EN-ISO oder EFQM, dazu, die Methoden für Qualitätsmanagement und → *Qualitätssicherung* überprüfbar und vergleichbar zu machen.

Zulassung

Der Begriff Zulassung bezeichnet üblicherweise als allgemeiner übergeordneter Begriff eine behördlich erteilte Erlaubnis. Im Gesundheitswesen bezeichnet Zulassung insbesondere die Zulassung, als → *Arzt*, → *Zahnarzt*, oder Psychotherapeut an der Versorgung von Patienten zu Lasten der → *gesetzlichen Krankenversicherung* teilzunehmen oder als Apotheker eine → *Apotheke* betreiben zu dürfen. Für die Zulassung dieser Heilberufe gibt es jeweils eigene gesetzlich geregelte Zulassungsverfahren. Auch → *Krankenhäuser* benötigen zur Versorgung von Versicherten der GKV eine Zulassung, die allerdings durch die Aufnahme in den Krankenhausplan eines Landes und den damit automatisch zustande kommenden Versorgungsvertrag als erteilt gilt. Auch die Leistungserbringer von → *Heil-* und → *Hilfsmitteln* benötigen eine Zulassung.

Als Zulassung wird aber auch das Prüfungs- und Genehmigungsverfahren bezeichnet, in dessen Folge ein → *Arzneimittel* auf dem deutschen bzw. Europäischen Markt in den Verkehr gebracht werden darf.

Im allgemeinen Sprachgebrauch wird allerdings häufig auch die Erteilung der → *Approbation* an einen Arzt, Zahnarzt oder Apotheker als Zulassung bezeichnet.

Zusatzbeitrag

Zusätzlicher Beitrag, den die → *Krankenkassen* nach den Regelungen des → *GKV-Wettbewerbsstärkungsgesetzes* von ihren Mitgliedern erheben dürfen, wenn sie nicht mit den vom → *Gesundheitsfonds* zugewiesenen Finanzmitteln auskommen. Für mitversicherte Familienangehörige (siehe → *Familienversicherung*) wird der Zusatzbeitrag nicht fällig. Der Zusatzbeitrag darf höchstens ein Prozent des beitragspflichtigen Einkommens der Mitglieder betragen. Bis zu einer monatlichen Höhe des Zusatzbeitrages von acht Euro wird die Einkommensüberprüfung nicht angewandt. Wird ein Zusatzbeitrag erforderlich, muss die Krankenkasse ihre Mitglieder auf die Möglichkeit eines Kassenwechsels hinweisen. Mitte 2009 erhob eine erste gesetzliche Krankenkasse einen Zusatzbeitrag; Anfang 2010 kam es dann bei etlichen weiteren Kassen zur Erhebung von Zusatzbeiträgen.

Zusatzentgelt

Zusätzlich zur DRG-→ *Fallpauschale* abrechenbare → *Entgelte*. Mit diesen Entgelten werden Leistungen vergütet, die noch nicht oder noch nicht ausreichend in den DRG-Fallpauschalen berücksichtigt wurden. Die möglichen Zusatzentgelte sind abschließend im jeweils gültigen DRG-Katalog aufgeführt. Dabei gibt es bundeseinheitlich kalkulierte sowie krankenhausindividuelle Zusatzentgelte.

Zusatzversicherung

Bezeichnet in der → *Krankenversicherung* im Gegensatz zur → *Vollversicherung* einen Versicherungsschutz, der Krankheitsrisiken über die Vollversicherung hinaus abdeckt.

Zusatzversicherungen richten sich in Deutschland vor allem an → *Versicherte* der → *gesetzlichen Krankenversicherung*, die Gesundheitsrisiken beziehungsweise Kosten abgedeckt haben wollen, die die GKV nicht übernimmt, so zum Beispiel die über den GKV-Anteil hinausgehenden Kosten bei Zahnersatz oder bei Brillen.

Seit dem Inkrafttreten des → *GKV-Modernisierungsgesetzes* (GMG) dürfen gesetzliche → *Krankenkassen* ihren Versicherten auch Zusatzversicherungen anbieten.

Zuweisermarketing

Der Begriff Zuweisermarketing beschreibt das gezielte Werben von → *Krankenhäusern* um niedergelassene Ärzte, die veranlasst werden sollen, Patienten, die stationäre Diagnostik oder Behandlung benötigen, erstmalig, vermehrt oder weiterhin an das betreffende Krankenhaus zu überweisen, sie also diesem Haus zuzuweisen.

Zuweisungen durch niedergelassene → *Ärzte* sichern den Krankenhäusern den weit überwiegenden Teil ihrer Patienten und damit ihrer Auslastung. Deshalb können niedergelassene Ärzte als wichtigste „Kunden" oder auch Schlüsselkunden der Krankenhäuser bezeichnet werden. In der Auswahl eines Krankenhauses durch einen Patienten spielt die Empfehlung des Hausarztes beziehungsweise eines → *Facharztes* eine große Rolle. In den meisten Fällen überwiegt die Empfehlung des behandelnden Arztes sogar die persönliche Präferenz des Patienten. Der Zuweiser oder → *Einweiser* hat also aus Sicht des Krankenhauses eine Schlüsselfunktion – er regelt den Patientenstrom.

Beim Zuweisermarketing werden die potenziellen und vorhandenen Zuweiser gezielt mit speziell zugeschnittenen Marketinginstrumenten angesprochen, um die Bindung an das Krankenhaus zu festigen beziehungsweise eine Bindung aufzubauen.

Allerdings ist gezieltes Zuweisermarketing in Deutschland nach wie vor eher die Ausnahme. Weit überwiegend wird diese Aufgabe bisher den leitenden Ärzten bzw. Oberärzten der entsprechenden Abteilungen überlassen, die ihrerseits einen kollegialen Kontakt zu den Einweisern pflegen. Ein typisches Instrument ist auch das Angebot von Fortbildungsveranstaltungen für niedergelassene Ärztinnen und Ärzte, zu denen vorzugsweise die Zuweiser eingeladen werden. Verstärkt werden auch elektronische Hilfsmittel wie zum Beispiel elektronische Buchungssysteme angeboten, mit deren Hilfe der niedergelassene Arzt im Krankenhaus direkt ein Bett in der entsprechenden Abteilung für den Patienten buchen kann.

Nicht zulässig sind dagegen Prämien, die das Krankenhaus dem einweisenden Arzt für eine Patienten-Zuweisung bezahlt.

Zuweiserprämie

Auch Zuweiserpauschale, Einweiser- oder Fangprämie. Geldzahlungen von → *Kran-*

kenhäusern an niedergelassene → *Ärzte* für die Einweisung eines → *Patienten* in das Krankenhaus.

Im Sommer 2009 gab es eine intensive öffentliche Diskussion um die Zahlung solcher Prämien, bei denen neben der Einweisung des Patienten keinerlei weitere gesondert zu vergütende Leistungen erfolgten.

Dazu haben die → *Bundesärztekammer* (BÄK), die → *Deutsche Krankenhausgesellschaft* (DKG) und die → *Kassenärztliche Bundesvereinigung* (KBV) in einer gemeinsamen Erklärung am 4. September 2009 wie folgt Stellung genommen:

„Ärzte und Krankenhäuser sind sich einig, dass für Bestechung und Korruption kein Platz sein darf im → *Gesundheitswesen*. Das berechtigte Vertrauen der Patienten in eines der besten Gesundheitswesen der Welt darf nicht weiter erschüttert werden. Die Vorwürfe der vergangenen Tage, dass Ärzte und Kliniken in großem Stil mit Prämienzahlungen für die Einweisung von Patienten arbeiten würden, sind überzogen. Die Verbände rufen zu einer Versachlichung der Debatte auf.

Niedergelassene Ärzte und Krankenhäuser stellen in gemeinsamer Verantwortung in Deutschland eine weltweit anerkannte gute medizinische Versorgung sicher. Dazu ist eine enge Zusammenarbeit notwendig und selbstverständlich. Zur Optimierung der Versorgung sind in den letzten Jahren von der Gesetzgebung die Möglichkeiten der Zusammenarbeit von niedergelassenen Ärzten und Krankenhäusern über das Belegarztwesen hinaus gezielt erweitert und auch umgesetzt worden. Dazu gehören insbesondere Integrationsverträge und die Möglichkeit, für niedergelassene Ärzte bis zu 13 Stunden pro Woche in Krankenhäusern zu arbeiten. Es ist selbstverständlich, dass dabei erbrachte medizinische Leistungen entsprechend den gesetzlichen und vertraglichen Möglichkeiten zu vergüten sind. Nicht akzeptabel ist, wenn Leistung und Gegenleistung unverhältnismäßig sind oder eine Vergütung für die Zuweisung von Patienten beinhalten. Wir sprechen uns für die freie Arzt- und Krankenhauswahl aus ohne unzulässige monetäre Anreize.

Krankenhäuser, die Zuweisungsvergütungen anbieten oder bezahlen und niedergelassene Ärzte, die solche Vergütungen fordern oder vereinnahmen, handeln in absolut nicht akzeptabler Weise und verstoßen gegen gesetzliche und berufsrechtliche Bestimmungen. Die Verbände stimmen überein, solchen Verstößen mit allen zur Verfügung stehenden Mitteln nachzugehen und sie ahnden zu lassen.

Wir weisen noch einmal darauf hin, dass es gesetzliche Bestimmungen sind, aus denen heraus Ärzte und Krankenhäuser aufgefordert werden, den Behandlungsprozess gemeinsam zu organisieren und dazu Vergütungsvereinbarungen zu treffen. Diese Verhandlungsergebnisse jetzt pauschal zu skandalisieren, fällt direkt auf die Urheber dieser Gesetze zurück. Kommerzialisierung und übertriebene Wettbewerbsorientierung im Gesundheitswesen sind wesentliche Ursache des Problems. Bessere Gesetze wären die Lösung.

Gleichwohl wollen wir der aufgetretenen Verunsicherung der Patienten und der Öffentlichkeit begegnen. Wir empfehlen daher unseren Landesorganisationen – → *Landesärztekammern*, → *Kassenärztlichen Vereinigungen* und → *Landeskrankenhausgesellschaften* – die Einrichtung paritätisch besetzter Clearingstellen, in denen alle Beteiligten als problematisch empfundene Vertragsangebote zur verbesserten Zusammenarbeit von Ärzten und Krankenhäusern objektiv auf ihre rechtliche Zulässigkeit überprüfen lassen können."

Zuzahlung

Der Begriff der Zuzahlung bezeichnet den finanziellen Beitrag des → *Patienten*, den er bei Inanspruchnahme einer → *Leistung* selbst aus der eignen Tasche zahlen muss (engl.: out of the pocket). Synonym wird auch der Begriff der → *Selbstbeteiligung* verwendet. Solchen Zuzahlungen werden generell zwei Funktionen zugeschrieben: Einerseits sollen sie zur → *Finanzierung* der → *Gesundheitskosten* beitragen (Finanzierungsfunktion), andererseits sollen sie steuernde Wirkung dergestalt entfalten, dass sie eine unnötige oder übermäßige Inanspruchnahme von Leistungen des → *Krankenversicherungssystems* verhindern sollen (Steuerungsfunktion). Diskutiert wird auch eine fehlsteuernde Funktion, wenn hohe Zuzahlungen die Versicherten im Krankheitsfall davon abhalten, rechtzeitig notwendige medizinische Leistungen in Anspruch zu nehmen. Um vor allem zu verhindern, dass niedrigere Einkommensgruppen durch Zuzahlung benachteiligt werden, gibt es regelmäßig auf die einzelne Personen oder die Familie bezogene Überforderungs- oder Höchstgrenzen für Zuzahlungen. Zuzahlungen gehören heute in unterschiedlicher Ausgestaltung zu den Standards eines modernen Krankenversicherungssystems.

Mit dem am 1. Januar 2004 in Kraft getretenen → *GKV-Modernisierungsgesetz* (GMG) wurden die Zuzahlungsregeln in der deutschen gesetzlichen Krankenversicherung umfassend neu gestaltet. Die Zuzahlung beträgt seither grundsätzlich zehn Prozent, mindestens jedoch fünf Euro und maximal zehn Euro. Dabei ist die gesamte Höhe der Zuzahlung allerdings auf maximal den Betrag begrenzt, den das Mittel selbst kostet, für das Zuzahlung geleistet werden muss.

Bei einer stationären → *Behandlung* muss pro Tag eine Zuzahlung von zehn Euro entrichtet werden. Diese ist begrenzt auf höchstens 28 Tage im Kalenderjahr.

Abweichend von diesen grundsätzlichen Regelungen beträgt die Zuzahlung bei → *Heilmitteln* und häuslicher → *Krankenpflege* zehn Prozent der Kosten sowie zusätzlich zehn Euro je Verordnung. Die Zuzahlung bei häuslicher Krankenpflege ist dabei je Kalenderjahr ebenfalls auf 28 Tage begrenzt.

Für alle Zuzahlungen hat der Gesetzgeber individuelle → *Belastungsgrenzen* festgelegt. Die Zuzahlungen sind danach auf zwei Prozent der jährlichen Bruttoeinnahmen zum Lebensunterhalt begrenzt. Bei schwerwiegend chronischen Erkrankungen beträgt die Grenze nur ein Prozent. Kinder und Jugendliche bis zum vollendeten 18. Lebensjahr sind generell von Zuzahlungen befreit. Zuzahlungen bei → *Fahrtkosten* müssen aber auch für Kinder und Jugendliche bis zum vollendeten 18. Lebensjahr bezahlt werden.

Die gesetzlichen → *Krankenkassen* haben die Möglichkeit, ihren Versicherten im Rahmen von Bonusprogrammen – etwa bei der Teilnahme an → *Integrierter Versorgung*, → *DMP* oder → *Hausarzt*-Programmen – eine Ermäßigung bei Zuzahlungen und der → *Praxisgebühr* zu gewähren.

Zweitmeinung

Englisch second opinion. Einholung einer Expertise bzw. Beurteilung durch einen zweiten Fachmann, im Gesundheitswesen durch einen zweiten → *Arzt*.

Mit dem → *GKV-Wettbewerbsstärkungsgesetz* ist für die Verordnung von bestimmten → *Arzneimitteln* die Einholung einer Zweitmeinung bei einem fachlich besonders ausgewiesenen Arzt eingeführt worden (siehe auch → *Zweitmeinung (bei Arzneimitteln)*). Die Vorgaben zur Sicherung von → *Qualität* und Wirtschaftlichkeit für die Anwendung dieser Arzneimittel sowie für die Qualifikations- und Dokumentationsanforderungen, die an die Ärzte gerichtet werden, beschließt der → *Gemeinsame Bundesausschuss* (G-BA) im Rahmen der Arzneimittelrichtlinien. Die Bestimmung der besonders qualifizierten Ärzte erfolgt durch die → *Kassenärztlichen Vereinigun-*

gen im Einvernehmen mit den Landesverbänden der → *Krankenkassen* und den Verbänden der → *Ersatzkassen*.

Die Umstellung auf das neue System wird erst wirksam, wenn eine genügend große Anzahl von Ärzten für spezielle Arzneimitteltherapien in einer Region vorhanden ist.

Zweitmeinung (bei Arzneimitteln)

Englisch pre-authorization oder prior authorization: Einholung einer Expertise bzw. Beurteilung von einem zweiten Fachmann durch den Erstverordner, im Gesundheitswesen in der Regel durch einen speziell dafür bestimmten → *Arzt* (§ 73d → *SGB V*). Manchmal wird fälschlicherweise die englische Übersetzung second opinion angeboten. Damit ist aber gemeint, dass sich der Patient alternativ bei einem anderen Arzt eine Zweitdiagnose einholt oder nach alternativen Therapien nachfragt.

Mit dem → *GKV-Wettbewerbsstärkungsgesetz* ist für die Verordnung besonderer → *Arzneimittel* die Einholung einer Zweitmeinung bei einem fachlich besonders ausgewiesenen Arzt eingeführt worden. Spezialpräparate mit hohen Jahrestherapiekosten sowie Arzneimittel, bei denen erhebliche Risiken durch unerwünschte Arzneimittelwirkungen, Interaktionen oder nicht indikationsgerechte Anwendung bestehen können, werden einem gesonderten Verordnungsverfahren unterzogen. Die Regelung bezieht sich insbesondere auf gentechnisch entwickelte und biotechnologisch hergestellte Arzneimittel.

Verordnungen im Zuge eines Zweitmeinungsverfahrens werden im Rahmen einer → *Wirtschaftlichkeitsprüfung* als → *Praxisbesonderheit* ausgenommen. Die Vorgaben zur Sicherung von → *Qualität* und Wirtschaftlichkeit für die Anwendung dieser Arzneimittel sowie für die Qualifikations- und Dokumentationsanforderungen, die an die Ärzte gerichtet werden, beschließt der → *Gemeinsame Bundesausschuss* (G-BA) im Rahmen der → *Arzneimittelrichtlinien*. Die Bestimmung der besonders qualifizierten Ärzte erfolgt durch die → *Kassenärztlichen Vereinigungen* (KVen) im Einvernehmen mit den Landesverbänden der → *Krankenkassen* und den Verbänden der → *Ersatzkassen*, sofern die Zweitmeinungsärzte ihre Beziehungen zur pharmazeutischen Industrie einschließlich Art und Höhe von Zuwendungen offenlegen. Kommt zwischen KVen und Kassenverbänden eine Einigung nicht zustande, so können nach angemessener Frist die Krankenkassen nach vorheriger Ausschreibung durch Vertrag die Wahrnehmung der Aufgabe auf bestimmte Ärzte beschränken.

Mit dem Zweitmeinungsverfahren können zwei gänzlich unterschiedliche Ziele verfolgt werden: Therapiesicherheit und Versorgungsqualität einerseits, Kostensenkung durch restriktive Verordnung von Innovationen andererseits. Offen bleibt bis zur Regelung durch den G-BA die Frage, aus welchem → *Budget* die Honorare für Zweitmeinungsärzte finanziert werden sollen. Außerdem ist noch das Haftungsrecht bei unterschiedlichen Therapievorschlägen zu klären. Zweitmeinungsärzte dürften eigentlich nur haftungsrechtlich belangt werden, wenn sie die Patienten auch persönlich untersuchen können und nicht nur nach Aktenlage entscheiden. Müssen die Patienten jedoch persönlich beim Zweitmeinungsarzt vorstellig werden, verzögert sich die notwendige Arzneimitteltherapie. Zeitkritische Erkrankungen wie bösartige Neubildungen wären dann von einem Zweitmeinungsverfahren auszuklammern. Sinn hat ein Zweitmeinungsverfahren ohnehin nur bei Erstdiagnosen und Erstverordnungen. Ist ein Patient schon auf eine bestimmte Therapie eingestellt (aufgrund einer chronischen Erkrankung oder einer Therapie im stationären Bereich), wäre es unzumutbar, die bis dato erfolgreiche Therapie durch ein Zweitmeinungsverfahren infrage zu stellen.

Zweitmeinung (bei Arzneimitteln)

Mit dem Zweitmeinungsverfahren kann sich auch ein neues Wettbewerbsverhältnis innerhalb der Ärzteschaft herausbilden: Erstverordner sind in ihrer Therapiefreiheit eingeschränkt und das Vertrauensverhältnis Erstverordner – Patient ist potenziell gefährdet, wenn der Arzt erst eine Erlaubnis zur Therapie einholen muss. Dies könnte dazu führen, dass die Patienten in Zukunft gleich einen Zweitmeinungsarzt aufsuchen – was nach Gesetzestext und -begründung möglich wäre – um langwierige Bewilligungsprozesse zu vermeiden.

Teil 2

Gesundheitssystem in Zahlen

1 Volkswirtschaftliche Rahmendaten und der Stellenwert des Gesundheitsmarktes als Sektor der Volkswirtschaft

Die **Ausgaben für Gesundheit** beliefen sich im Jahr 2007 nach der Gesundheitsausgaben-Rechnung des Statistischen Bundesamtes auf 252,8 Milliarden Euro. Ihr Anteil am Bruttoinlandsprodukt (BIP) erreichte 2007 einen Wert von 10,4 Prozent. Im Hinblick auf die Vergleichbarkeit mit Werten früherer Jahre muss hier darauf hingewiesen werden, dass das Statistische Bundesamt seine Berechnung sowohl der Gesundheitsausgaben als auch des Bruttoinlandsproduktes im Jahr 2006 mit Wirkung ab dem Jahr 2004 revidiert hat. Hierzu heißt es in der entsprechenden Veröffentlichung des Statistischen Bundesamtes[1]:

Seit der letzten Veröffentlichung wurden alle drei gesundheitsbezogenen Rechensysteme (Gesundheitsausgabenrechnung, Krankheitskostenrechnung sowie Gesundheitspersonalrechnung) umfassend revidiert. Im Rahmen der Revision wurden unter anderem neue Datenquellen erschlossen, zusätzliches Expertenwissen beispielsweise im Bereich der Pflege eingebunden sowie die Zusammenarbeit mit den Daten liefernden Ministerien, Verbänden und Instituten intensiviert. Daneben wurde das Quotierungssystem der Rechensysteme dynamisiert. Dies bedeutet, dass festgelegte Verteilungsschlüssel durch Quoten abgelöst wurden, welche den jährlichen Entwicklungen angepasst wurden.

---

[1] Statistisches Bundesamt, Gesundheit – Ausgaben, Krankheitskosten und Personal 2004, Wiesbaden 2006, S. 7 f.

Zum Zweck einer verbesserten internationalen Vergleichbarkeit wurde die vorliegende Definition der Gesundheitsausgaben auf die Begriffsdefinition der OECD abgestimmt. Im Vergleich zu früheren Veröffentlichungen führt diese Angleichung an die OECD-Definition zu einem Rückgang des Anteils der Gesundheitsausgaben am Bruttoinlandsprodukt von durchschnittlich 0,2 Prozentpunkten. Ein zusätzlicher Rückgang ergibt sich durch die im Sommer 2005 vorgenommene umfassende Revision der Berechnung des Bruttoinlandsproduktes, die zu einem rückwirkenden Anstieg des BIP führte. Beide Änderungen zusammen bewirken ein Absinken der berechneten Kennziffer ,Anteil der Gesundheitsausgaben am BIP'.

Trotz dieser Anpassung liegt Deutschland mit einem Anteil der Gesundheitsausgaben am BIP von 10,4 Prozent in der Spitzengruppe der Industrienationen – lediglich die USA, Frankreich und die Schweiz weisen noch einen höheren Anteil der Gesundheitsausgaben am BIP aus (siehe hierzu auch das nächste Kapitel). Die Gesundheitsausgaben haben sich bis zum Jahr 2005 sowohl absolut wie als Anteil des BIP im vergangenen Jahrzehnt deutlich positiv entwickelt: 1991 betrugen die Gesundheitsausgaben absolut erst 10,1 Prozent des BIP. 2006 ergab sich durch die erwähnte Revision der Statistik ein Rückgang. Der erneute Rückgang im Jahr 2007 gegener 2006 dagegen ist nicht mehr mit der Revision der Statistik zu erklären, sondern weist auf einen realen Rückgang im Vergleich zur Entwicklung des Bruttoinlandsproduktes hin.

Pro Kopf der Bevölkerung beliefen sich im Jahr 2007 die Gesundheitsausgaben auf 3.070 Euro. 1995 lag dieser Wert noch bei 2.284 Euro pro Einwohner. Die Gesundheitsausgaben pro Kopf der Bevölkerung sind seit 1995 kontinuierlich angestiegen.

Im Jahr 2007 betrugen die Ausgaben der gesetzlichen Krankenversicherung – traditionell der größte Ausgabenträger im Rahmen der Gesundheitsausgaben-Rechnung – nach Angaben des Statistischen Bundesamtes 145,4 Milliarden Euro oder 57,5 Prozent der gesamten Gesundheitsausgaben. Zwischen 1992 und 2003 sind die Ausgaben der gesetzlichen Krankenversicherung insgesamt um 37,1 Milliarden Euro und damit durchschnittlich pro Jahr um 2,9 Prozent gestiegen. Die Ausgaben der privaten Haushalte beziehungsweise der privaten Organisationen ohne Erwerbszweck haben sich in diesem Zeitraum um 12,0 Milliarden Euro (durchschnittlich 4,9 Prozent jährlich) erhöht. Die Gesundheitsausgaben der privaten Krankenversicherung sind im gleichen Zeitraum um insgesamt 8,7 Milliarden Euro (+ 5,1 Prozent pro Jahr) gestiegen.

Die Ausgaben für Waren (Arzneimittel inkl. Verbandmittel, Hilfsmittel, Zahnersatz sowie sonstiger medizinischer Bedarf) betrugen im Jahr 2007 genau 69,34 Milliarden Euro (27,43 Prozent der Gesundheitsausgaben) und lagen damit knapp über den Ausgaben für ärztliche Leistungen mit 68,928 Milliarden Euro (27,27 Prozent der Gesundheitsausgaben).

Den höchsten Ausgabenblock innerhalb der gesamten Gesundheitsausgaben beanspruchten im Jahr 2007 die Leistungen der ambulanten Einrichtungen (Arztpraxen, Zahnarztpraxen, Apotheken usw.) mit insgesamt 124,44 Milliarden Euro oder 49,2 Prozent. Die stationären und teilstationären Einrichtungen beanspruchten zusammen 91,77 Milliarden Euro oder 36,3 Prozent der Gesundheitsausgaben. Dazu gehören unter anderem die Akut-Krankenhäuser (64,646 Milliarden Euro) und stationären Pflegeheime (19,4 Milliarden Euro).

In den Ausgaben für Gesundheit werden nach der Definition des Statistischen Bundesamtes die finanziellen Aufwendungen einer Gesellschaft für den Erhalt und die Wiederherstellung der Gesundheit ihrer Mitglieder zusammengefasst.

Kennzeichen für die dynamische Entwicklung des Gesundheitsmarktes ist auch die positive **Entwicklung der Beschäftigung** auf diesem Markt: Am 31. Dezember 2007 gab es in Deutschland 4,368 Millionen Beschäftigte im Gesundheitswesen. Bei einer Umrechnung der Vollzeit-, Teilzeit- und geringfügig Beschäftigten in Vollzeitäquivalente (FTE) ergibt sich für das Jahr 2007 ein Wert von 3,347 Millionen Vollzeitbeschäftigten.

Diese Entwicklung muss vor dem Hintergrund der ständigen Bemühungen der Gesundheitspolitik gesehen werden, die Beitragssatz- und Ausgabenentwicklung der gesetzlichen Krankenversicherung durch Kostendämpfungsgesetze zu begrenzen. Da der Gesundheitsmarkt in weiten Teilen ein ausgesprochen personalintensiver Dienstleistungs-Markt ist, führen kostendämpfende Maßnahmen besonders bei der Beschäftigung zu Einsparungen. Dass die Beschäftigung auf dem Gesundheitsmarkt dennoch angestiegen ist, macht deutlich, welche Dynamik insgesamt der Beschäftigungsentwicklung hier innewohnt.

Seit 1999 sind die stationären und teilstationären Einrichtungen der Bereich innerhalb des Gesundheitsmarktes mit der höchsten Beschäftigung. Ende 2007 waren hier 42,3 Prozent aller Beschäftigten oder 1,847 Millionen Mitarbeiterinnen und Mitarbeiter tätig. Davon wiederum stellte der Krankenhausbereich mit 1,075 Millionen Beschäftigten den größten Anteil. Wie stark gerade der Krankenhausbereich mit einer Quote der Personalausgaben an den Gesamtausgaben von rund zwei Dritteln jedoch unter den Spar-Vorgaben der Gesundheitspolitik zum Abbau von Personal greifen musste, zeigt die Tatsache, dass von 2002 auf 2003 der Personalbestand im Krankenhausbereich von 1,121 auf 1,105 Millionen Beschäftigte zurückging. Andererseits ist die Beschäftigung in der stationären und teilstationären Pflege im Zeitraum zwischen 1998 und 2007 von einer starken Zunahme von 0,382 auf 0,574 Millionen Beschäftigte geprägt gewesen.

1.1 Entwicklung des Gesundheitsmarktes als Anteil des Bruttoinlandsproduktes (BIP)

Tab. 1-1: Entwicklung des Gesundheitsmarktes als Anteil des Bruttoinlandsproduktes (BIP), tabellarische Darstellung

Jahr	Anteil der Gesundheitsausgaben am BIP in %
1995	10,1
1996	10,4
1997	10,2
1998	10,2
1999	10,3
2000	10,3
2001	10,4
2002	10,6
2003	10,8
2004	10,6
2005	10,7
2006	10,6
2007	10,4

Quelle: OECD Gesundheitsdaten 2008, Statistisches Bundesamt 2009

1 Volkswirtschaftliche Rahmendaten und der Stellenwert des Gesundheitsmarktes

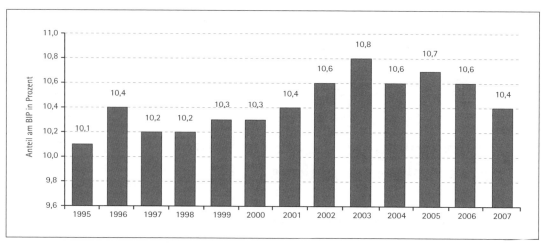

Abb. 1-1: Entwicklung der Gesundheitsausgaben Anteil am Bruttoinlandsprodukt (BIP)
Quelle: OECD Gesundheitsdaten 2008, Statistisches Bundesamt 2009

1.2 Entwicklung der Gesundheitsausgaben

Tab. 1-2: Gesundheitsausgaben in Euro je Einwohner, tabellarische Darstellung

Jahr	Euro je Einwohner
1995	2.280
1996	2.380
1997	2.390
1998	2.450
1999	2.520
2000	2.580
2001	2.680
2002	2.760
2003	2.830
2004	2.840
2005	2.902
2006	2.970
2007	3.070

Quelle: OECD Gesundheitsdaten 2008, Statistisches Bundesamt 2009

Volkswirtschaftliche Rahmendaten und der Stellenwert des Gesundheitsmarktes 1

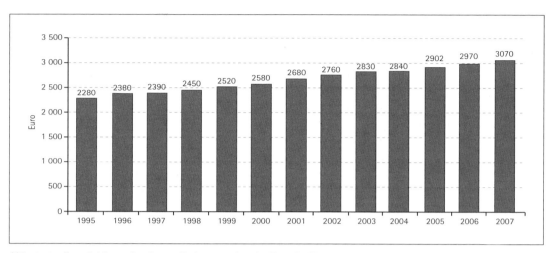

Abb. 1-2: Entwicklung der Gesundheitsausgaben in Euro je Einwohner
Quelle: OECD Gesundheitsdaten 2008, Statistisches Bundesamt 2009

1 Volkswirtschaftliche Rahmendaten und der Stellenwert des Gesundheitsmarktes

Tab. 1-3: Gesundheitsausgaben nach Ausgabenträgern und Leistungsarten 1996 bis 2007 in Millionen Euro

Lfd. Nr.	Gegenstand der Nachweisung	1996	1997	1998	1999	2000	2001	2002	2003	2004	2005	2006	2007
	Leistungsarten												
1	Gesundheitsausgaben	194 862	195 880	201 148	207 272	212 423	220 660	228 088	233 735	233 778	239 357	244 917	252 751
2	Investitionen	8 103	8 133	8 000	8 348	8 295	8 943	9 214	8 918	8 956	9 077	8 740	8 771
3	laufende Gesundheitsausgaben	186 759	187 747	193 148	198 924	204 129	211 717	218 874	224 817	224 822	230 280	236 178	243 981
4	Prävention/Gesundheitsschutz	7 480	6 816	6 770	7 155	7 456	7 882	8 325	8 723	8 821	8 991	9 262	10 089
5	allgemeiner Gesundheitsschutz	1 754	1 704	1 690	1 780	1 856	2 052	2 150	2 221	2 129	2 131	2 069	2 080
6	Gesundheitsförderung	4 042	3 497	3 569	3 703	3 876	4 026	4 230	4 476	4 502	4 669	4 906	5 807
7	Früherkennung von Krankheiten	804	763	685	848	893	942	1 043	1 086	1 249	1 253	1 381	1 273
8	Gutachten und Koordination	881	852	825	824	831	863	902	940	942	939	907	929
9	ärztliche Leistungen	53 425	54 468	55 329	56 416	57 477	59 449	60 678	62 545	64 059	64 394	66 539	68 928
10	Grundleistungen	19 706	19 688	19 936	19 759	19 649	19 971	20 131	20 330	20 227	20 421	20 677	21 357
11	Sonderleistungen	24 167	24 939	25 106	26 210	27 022	28 353	29 133	30 611	31 766	31 617	33 118	34 508
12	Laborleistungen	5 146	5 194	5 318	5 297	5 391	5 547	5 671	5 850	5 893	6 004	6 125	6 250
13	strahlendiagnostische Leistungen	4 406	4 646	4 969	5 150	5 415	5 578	5 743	5 755	6 174	6 352	6 619	6 813
14	pflegerische/therapeutische Leistungen	47 148	48 123	49 998	51 199	52 288	53 512	55 651	56 489	56 760	57 561	58 563	59 640
15	pflegerische Leistungen	37 132	38 238	39 292	40 210	41 023	41 723	42 911	43 363	43 753	44 373	45 139	45 743
16	therapeutische Leistungen	9 515	9 358	10 140	10 404	10 663	11 184	12 112	12 483	12 359	12 523	12 743	13 203
17	Mutterschaftsleistungen	501	528	566	585	602	605	627	643	649	665	681	694
18	Unterkunft/Verpflegung	15 387	14 166	15 280	16 084	16 484	16 591	16 987	17 134	17 278	17 676	18 493	18 591

Tab. 1-3: *Fortsetzung*

Lfd. Nr.	Gegenstand der Nachweisung	1996	1997	1998	1999	2000	2001	2002	2003	2004	2005	2006	2007
19	Waren	50 461	51 015	51 990	53 640	55 674	58 978	61 001	63 004	61 290	64 580	66 188	69 338
20	Arzneimittel	27 770	28 176	29 875	30 611	31 612	34 186	35 775	36 834	35 829	39 469	39 714	41 699
21	Hilfsmittel	9 506	9 227	9 432	10 053	10 387	10 613	10 826	11 527	10 140	10 486	10 917	11 338
22	Zahnersatz	5 863	6 036	4 814	4 958	5 442	5 776	5 641	5 934	6 291	5 129	5 542	5 796
23	sonstiger medizinischer Bedarf	7 322	7 576	7 869	8 017	8 233	8 402	8 758	8 709	9 029	9 496	10 016	10 504
24	Transporte	2 952	2 961	3 105	3 299	3 427	3 589	3 805	3 957	3 699	3 963	4 064	4 229
25	Verwaltungsleistungen	9 907	10 199	10 676	11 131	11 322	11 717	12 428	12 964	12 914	13 114	13 069	13 166

Quelle: Statistisches Bundesamt 2007, sowie www.gbe-bund.de

Tab. 1-4: Gesundheitsausgaben nach Ausgabenträgern und Einrichtungen 1996 bis 2007 in Millionen Euro

Lfd. Nr.	Gegenstand der Nachweisung	1996	1997	1998	1999	2000	2001	2002	2003	2004	2005	2006	2007
	Einrichtungen												
1	Gesundheitsausgaben	194 862	195 880	201 148	207 272	212 423	220 660	228 088	233 735	233 778	239 357	244 917	252 751
2	Investitionen	8 103	8 133	8 000	8 348	8 295	8 943	9 214	8 918	8 956	9 077	8 740	8 771
3	laufende Gesundheitsausgaben	186 759	187 747	193 148	198 924	204 129	211 717	218 874	224 817	224 822	230 280	236 178	243 981
4	Gesundheitsschutz	1 684	1 660	1 632	1 746	1 806	1 990	2 082	2 138	1 985	1 985	1 883	1 883
5	ambulante Einrichtungen	92 250	93 138	94 871	97 815	100 798	106 294	109 913	113 962	112 588	115 494	118 618	124 440
6	Arztpraxen	27 962	28 379	29 174	30 126	30 760	31 845	32 763	33 928	34 560	35 183	36 462	38 438
7	Zahnarztpraxen	14 990	15 110	14 422	14 366	14 754	15 522	15 524	15 994	16 284	15 187	15 757	16 375
8	Praxen sonstiger medizin. Berufe	5 202	5 121	5 605	5 755	5 811	6 135	6 789	7 097	6 873	7 052	7 163	7 494
9	Apotheken	24 769	25 089	26 608	27 472	28 226	30 695	31 964	32 898	31 515	34 796	34 727	36 359

1 Volkswirtschaftliche Rahmendaten und der Stellenwert des Gesundheitsmarktes

Tab. 1–4: *Fortsetzung*

Lfd. Nr.	Gegenstand der Nachweisung	1996	1997	1998	1999	2000	2001	2002	2003	2004	2005	2006	2007
10	Gesundheitshandwerk/-einzelhandel	13 633	13 567	12 841	13 309	14 138	14 600	14 908	15 992	15 055	14 668	15 469	16 199
11	ambulante Pflege	4 720	4 800	5 077	5 536	5 766	6 116	6 446	6 509	6 698	7 044	7 436	7 935
12	sonstige Einrichtungen	974	1 071	1 145	1 250	1 343	1 381	1 518	1 544	1 602	1 563	1 605	1 640
13	stationäre/teilstationäre Einrichtungen	71 566	71 477	74 715	76 916	78 821	80 181	82 545	83 712	85 425	87 424	90 220	91 772
14	Krankenhäuser	51 509	53 213	54 938	55 660	56 426	57 167	58 593	59 193	60 567	62 107	63 888	64 646
15	Vorsorge-/Rehabilitationseinrichtungen	7 777	6 325	6 671	7 051	7 508	7 556	7 583	7 576	7 299	7 207	7 415	7 731
16	stationäre/teilstationäre Pflege	12 280	11 939	13 106	14 206	14 887	15 457	16 370	16 943	17 558	18 110	18 917	19 396
17	Rettungsdienste	1 764	1 787	1 885	1 994	2 057	2 128	2 272	2 378	2 386	2 567	2 597	2 676
18	Verwaltung	11 137	11 389	11 869	12 344	12 583	13 062	13 832	14 436	14 401	14 621	14 555	14 673
19	sonstige Einr. und private Haushalte	7 748	7 723	7 592	7 508	7 429	7 412	7 532	7 506	7 201	7 284	7 293	7 424
20	Ausland	611	574	584	601	634	651	698	684	836	906	1 011	1 112

Quelle: Statistisches Bundesamt 2007, sowie www.gbe-bund.de

1.3 Jobmaschine Gesundheitsmarkt: Entwicklung der Beschäftigung auf dem Gesundheitsmarkt

Tab. 1-5: Gesundheitspersonal 1998 bis 2007 nach Berufen und Geschlecht in Tausend

Lfd. Nr.	Gegenstand der Nachweisung	1998	1999	2000	2001	2002	2003	2004	2005	2006	2007
	Berufe										
1	insgesamt	4.106	4.103	4.087	4.137	4.187	4.230	4.244	4.270	4.305	4.368
2	Gesundheitsdienstberufe	2.097	2.107	2.134	2.168	2.206	2.232	2.254	2.271	2.300	2.351
3	Ärzte, Apoth., psych. Psychotherap., Zahnärzte	403	408	413	417	421	424	427	429	434	471
4	Ärzte	287	291	295	298	301	304	306	308	311	315
5	für allgemeine/innere Med., Kinderheilk.	81	83	84	86	88	89	90	94	94	95
6	für Chirurgie und Orthopädie	25	26	27	28	28	29	30	31	31	32
7	für Frauen- und Geburtsheilkunde	14	15	15	15	15	15	15	16	16	16
8	für Neurologie und Psychiatrie	15	16	17	17	18	18	19	20	20	21
9	Ärzte o.n. F., praktische Ärzte	100	100	99	98	97	96	95	90	92	92
10	andere Fachärzte	51	52	53	54	55	56	57	57	58	59
11	Apotheker	54	55	55	55	56	55	56	56	57	58
12	psychologische Psychotherapeuten[1]	-	-	-	-	-	-	-	-	-	32
13	Zahnärzte	62	63	63	64	64	65	65	65	65	66
14	übrige Gesundheitsdienstberufe	1.694	1.699	1.721	1.752	1.785	1.809	1.827	1.842	1.866	1.880
15	medizinische/zahnmedizinische Fachang.	488	486	489	492	506	510	518	519	521	522
16	dar.: zahnmedizinische Fachang.	182	182	185	187	193	195	199	200	202	203
17	Diätassistenten	11	11	11	11	12	13	13	14	14	14
18	Heilpraktiker	13	13	13	14	15	17	19	22	24	24

Tab. 1-5: *Fortsetzung*

Lfd. Nr.	Gegenstand der Nachweisung	1998	1999	2000	2001	2002	2003	2004	2005	2006	2007
19	Gesundheits- und Krankenpflegehelfer	202	203	208	222	222	224	222	222	223	224
20	Gesundheits- und Krankenpfleger	696	694	699	702	709	712	713	716	725	731
21	dar.: Hebammen	16	16	16	17	17	18	18	18	18	19
22	Physiotherapeuten, Masseure, med. Badem.	111	115	116	121	127	135	138	142	146	152
23	dar.: Physiotherapeuten	54	59	61	66	71	77	79	83	87	91
24	medizinisch-technische Assistenten	87	86	86	86	87	86	86	86	87	86
25	pharmazeutisch-technische Assistenten	44	45	47	48	50	51	52	55	58	59
26	therapeutische Berufe a.n.g.	42	46	51	54	57	60	66	67	68	69
27	soziale Berufe	225	243	259	280	295	309	318	332	347	372
28	Altenpfleger	211	228	242	262	276	288	298	311	325	348
29	Heilerziehungspfleger	5	6	6	7	7	7	8	8	9	10
30	Heilpädagogen	9	10	11	12	12	13	12	13	13	14
31	Gesundheitshandwerker	141	138	137	137	137	138	139	136	134	134
32	Augenoptiker	40	39	40	41	40	40	40	40	41	42
33	Orthopädiemechaniker	11	13	11	12	11	12	10	10	12	12
34	Zahntechniker	75	70	69	68	70	69	71	68	65	64
35	sonstige Gesundheitshandwerker	16	16	16	16	17	17	18	17	16	16
36	sonstige Gesundheitsfachberufe	85	86	86	88	88	87	84	87	88	87
37	Gesundheitsingenieure	15	15	15	15	15	15	13	14	13	13
38	gesundheitssichernde Berufe	13	13	14	13	13	13	13	13	14	14
39	Gesundheitstechniker	7	7	7	7	7	8	7	9	9	9
40	Pharmakanten	5	5	5	5	6	7	7	8	8	8
41	pharmazeutisch-kaufmännische Angestellte	46	46	46	47	47	45	44	44	44	43

Volkswirtschaftliche Rahmendaten und der Stellenwert des Gesundheitsmarktes 1

Tab. 1-5: *Fortsetzung*

Lfd. Nr.	Gegenstand der Nachweisung	1998	1999	2000	2001	2002	2003	2004	2005	2006	2007
42	andere Berufe im Gesundheitswesen	1.557	1.528	1.472	1.464	1.461	1.463	1.449	1.444	1.436	1.425
	Altersgruppen										
43	unter 35 Jahre	1.654	1.584	1.516	1.484	1.457	1.437	1.400	1.379	1.377	1.367
44	35 bis unter 50 Jahre	1.695	1.748	1.783	1.831	1.868	1.899	1.911	1.923	1.916	1.916
45	50 Jahre und mehr	758	771	788	821	862	894	933	968	1.012	1.085

Quelle: Statistisches Bundesamt 2008/2009

1) einschl. Kinder- und Jugendpsychotherapeuten; Daten liegen erst ab Berichtsjahr 2007 vor.

1.4 Beschäftigte der Teilmärkte innerhalb des Gesundheitsmarktes

Tab. 1-6: Gesundheitspersonal 1998 bis 2007 nach Einrichtungen und Geschlecht in Tausend

Lfd. Nr.	Gegenstand der Nachweisung	1998	1999	2000	2001	2002	2003	2004	2005	2006	2007
	Einrichtungen										
1	insgesamt	4.106	4.103	4.087	4.137	4.187	4.230	4.244	4.270	4.305	4.368
2	Gesundheitsschutz	43	43	42	42	42	41	40	41	41	40
3	ambulante Einrichtungen	1.752	1.728	1.678	1.697	1.713	1.747	1.782	1.798	1.806	1.847
4	Arztpraxen	692	683	644	646	647	658	666	669	665	662
5	Zahnarztpraxen	337	330	312	315	318	326	336	333	333	336
6	Praxen sonstiger medizinischer Berufe	175	179	178	183	191	198	207	214	224	238
7	Apotheken	167	160	164	168	168	165	166	169	171	173
8	Gesundheitshandwerk/-einzelhandel	182	168	168	168	168	169	170	166	163	163
9	ambulante Pflege	177	184	187	190	194	201	204	214	215	236
10	sonstige Einrichtungen	22	25	26	26	28	31	33	32	35	39
11	stationäre und teilstationäre Einrichtungen	1.683	1.705	1.730	1.749	1.769	1.778	1.763	1.773	1.790	1.808
12	Krankenhäuser	1.125	1.114	1.109	1.109	1.121	1.105	1.080	1.071	1.072	1.075

Tab. 1-6: *Fortsetzung*

Lfd. Nr.	Gegenstand der Nachweisung	1998	1999	2000	2001	2002	2003	2004	2005	2006	2007
13	Vorsorge- und Rehabilitationseinrichtungen	146	149	154	164	163	162	160	156	157	159
14	stationäre und teilstationäre Pflege	412	441	468	475	485	511	523	546	561	574
15	Rettungsdienste	40	42	44	46	46	47	46	47	47	48
16	Verwaltung	210	213	214	217	217	214	211	206	208	201
17	sonstige Einrichtungen	94	94	95	98	101	102	105	107	111	114
18	Vorleistungsindustrien	284	279	283	288	298	301	298	299	303	311
19	pharmazeutische Industrie	114	111	113	112	115	117	113	113	114	115
20	medizintechnische/augenoptische Industrie	102	99	102	104	109	110	111	111	112	118
21	medizinische Laboratorien und Großhandel	68	69	68	72	75	75	74	75	76	78
	Altersgruppen										
22	unter 35 Jahre	1.654	1.584	1.516	1.484	1.457	1.437	1.400	1.379	1.377	1.367
23	35 bis unter 50 Jahre	1.695	1.748	1.783	1.831	1.868	1.899	1.911	1.923	1.916	1.916
24	50 Jahre und mehr	758	771	788	821	862	894	933	968	1.012	1.085

Quelle: Statistisches Bundesamt 2007

Volkswirtschaftliche Rahmendaten und der Stellenwert des Gesundheitsmarktes 1

1.5 Finanzierung des Gesundheitsmarktes

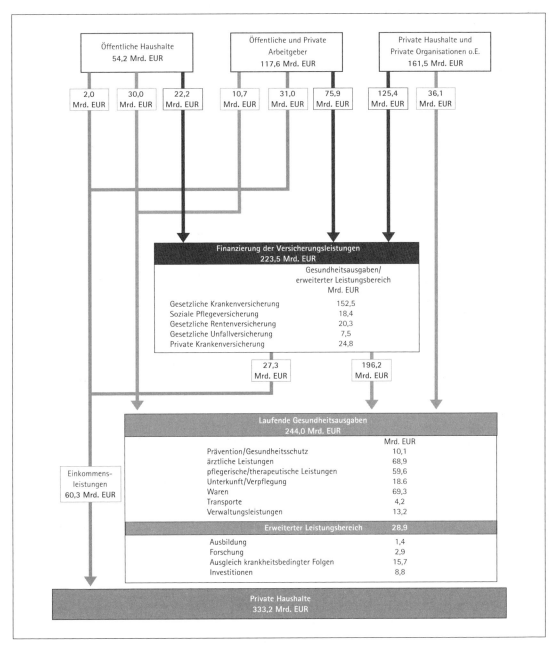

Abb. 1-3: Finanzierungsströme im Gesundheitswesen 2007 in Mrd. EUR
Quelle: Statistisches Bundesamt 2009

Tab. 1-7: Finanzierung im Gesundheitswesen 1995, 2000, 2005 und 2007

Gegenstand der Nachweisung	1995	2000	2005	2007
Leistungen				
Finanzvolumen im Gesundheitswesen	265,5	292,6	320,0	333,2
Gesundheitsausgaben	186,5	212,3	239,4	252,8
laufende Gesundheitsausgaben	179,2	204,1	230,3	244,0
Investitionen	7,2	8,2	9,1	8,8
Ausbildung	1,6	1,6	1,8	1,4
Forschung	2,0	2,3	2,7	2,9
Ausgleich krankheitsbedingter Folgen	8,7	11,7	15,3	15,7
Einkommensleistungen	66,7	64,6	60,8	60,3
Primäre Finanzierung				
insgesamt	265,5	292,6	320,0	333,2
öffentliche Haushalte	47,7	46,9	54,9	54,2
Arbeitgeber	106,6	115,7	114,0	117,6
private Haushalte und priv. Org. o.E.	111,1	130,0	151,0	161,5
Finanzierung der Versicherungsleistungen	171,6	196,2	212,4	223,5
öffentliche Haushalte	13,6	16,8	22,2	22,2
Arbeitgeber	66,4	75,1	73,3	75,9
private Haushalte und priv. Org. o.E.	91,7	104,4	116,9	125,4
Versicherungsleistungen				
insgesamt	171,6	196,2	212,4	223,5
gesetzliche Krankenversicherung	122,9	132,1	142,8	152,5
soziale Pflegeversicherung	5,3	16,7	17,9	18,4
gesetzliche Rentenversicherung	21,0	21,1	20,7	20,3
gesetzliche Unfallversicherung	7,0	7,4	7,6	7,5
private Krankenversicherung	15,5	18,9	23,4	24,8

Quelle: Statistisches Bundesamt 2007 und 2009

1.6 Kosten der Gesundheit nach Alter und Geschlecht

Tab. 1-8: Bevölkerung und Kosten nach Altersgruppen und Geschlecht 2002, 2004 und 2006

Alter (von ... bis unter ... Jahren)	Bevölkerung[1]						Krankheitskosten								
	1.000			%			Mrd. Euro			%			Euro je Einwohner		
	insgesamt	Männer	Frauen	insgesamt	Männer	Frauen	insgesamt	Männer	Frauen	insgesamt	Männer	Frauen	insgesamt	Männer	Frauen
2002															
Insgesamt	82.482	40.310	42.172	100,0	100,0	100,0	218,9	90,1	128,8	100,0	100,0	100,0	2.650	2.230	3.050
unter 15	12.517	6.425	6.093	15,2	15,9	14,4	13,5	7,2	6,3	6,2	8,0	4,9	1.080	1.120	1.030
15 – 30	14.170	7.234	6.936	17,2	17,9	16,4	16,7	6,4	10,3	7,6	7,2	8,0	1.180	890	1.480
30 – 45	20.180	10.361	9.820	24,5	25,7	23,3	31,7	13,2	18,6	14,5	14,6	14,4	1.570	1.270	1.890
45 – 65	21.367	10.668	10.699	25,9	26,5	25,4	62,3	29,5	32,8	28,5	32,7	25,5	2.920	2.760	3.070
65 – 85	12.752	5.265	7.487	15,5	13,1	17,8	74,0	29,8	44,2	33,8	33,0	34,3	5.800	5.650	5.900
85 und mehr	1.495	358	1.137	1,8	0,9	2,7	20,6	4,0	16,7	9,4	4,4	12,9	13.810	11.160	14.640
2004															
Insgesamt	82.501	40.350	42.151	100,0	100,0	100,0	224,7	94,0	130,7	100,0	100,0	100,0	2.720	2.330	3.100
unter 15	12.042	6.177	5.864	14,6	15,3	13,9	13,8	7,7	6,1	6,1	8,1	4,7	1.140	1.240	1.040
15 – 30	14.373	7.325	7.049	17,4	18,2	16,7	17,1	6,8	10,3	7,6	7,2	7,9	1.190	930	1.460
30 – 45	19.548	10.012	9.536	23,7	24,8	22,6	30,6	12,9	17,7	13,6	13,7	13,6	1.570	1.290	1.860
45 – 65	21.430	10.708	10.722	26,0	26,5	25,4	62,3	29,6	32,7	27,7	31,5	25,0	2.910	2.760	3.050
65 – 85	13.716	5.790	7.926	16,6	14,4	18,8	81,0	33,2	47,7	36,0	35,4	36,5	5.900	5.740	6.020
85 und mehr	1.393	338	1.055	1,7	0,8	2,5	20,0	3,9	16,1	8,9	4,1	12,3	14.330	11.400	15.270
2006															
Insgesamt	82.366	40.318	42.048	100,0	100,0	100,0	236,0	100,0	136,0	100,0	100,0	100,0	2.870	2.480	3.230
unter 15	11.544	5.922	5.622	14,0	14,7	13,4	14,5	8,1	6,4	6,1	8,1	4,7	1.260	1.370	1.140
15 – 30	14.535	7.397	7.138	17,6	18,3	17,0	17,3	6,9	10,4	7,3	6,9	7,7	1.190	930	1.460

Tab. 1-8: *Fortsetzung*

Alter (von ... bis unter ... Jahren)	Bevölkerung[1]						Krankheitskosten								
	insge-samt	Män-ner	Frauen	insge-samt	Män-ner	Frauen	insge-samt	Män-ner	Frauen	insge-samt	Män-ner	Frauen	insge-samt	Män-ner	Frauen
	1.000			%			Mrd. Euro			%			Euro je Einwohner		
30 – 45	18.641	9.531	9.110	22,6	23,6	21,7	30,0	12,6	17,4	12,7	12,6	12,8	1.610	1.320	1.910
45 – 65	21.565	10.790	10.775	26,2	26,8	25,6	63,1	30,2	32,9	26,7	30,2	24,2	2.930	2.800	3.050
65 – 85	14.500	6.281	8.219	17,6	15,6	19,5	88,4	37,7	50,7	37,4	37,6	37,3	6.090	6.000	6.170
85 und mehr	1.581	398	1.183	1,9	1,0	2,8	22,7	4,6	18,1	9,6	4,6	13,3	14.370	11.490	15.330

Quelle: Statistisches Bundesamt 2008

1) Bevölkerung (Jahresdurchschnitt).
Abweichungen in den Summen durch Runden der Zahlen.

Volkswirtschaftliche Rahmendaten und der Stellenwert des Gesundheitsmarktes 1

1.7 Bevölkerung und demografische Entwicklung

Tab. 1-9: Bevölkerung der Bundesrepublik Deutschland nach Altersgruppen 2008, 2020 und 2060

Alter in Jahren von ... bis unter ...	2008	2020				2060			
		„mittlere" Bevölkerung, Untergrenze		„mittlere" Bevölkerung, Obergrenze		„mittlere" Bevölkerung, Untergrenze		„mittlere" Bevölkerung, Obergrenze	
			Veränderung zu 2008		Veränderung zu 2008		Veränderung zu 2008		Veränderung zu 2008
		Millionen Personen							
0 bis unter 20	15,6	13,6	- 2,0	13,7	- 1,9	10,1	- 5,5	11,0	- 4,6
20 bis unter 30	9,9	8,5	- 1,3	8,7	- 12	6,1	- 3,8	6,7	- 3,2
30 bis unter 50	24,3	19,8	- 4,4	20,1	- 4,2	14,6	- 9,7	16,3	- 8,0
50 bis unter 65	15,5	19,2	3,7	19,3	3,8	11,9	- 3,6	13,2	- 2,3
65 bis unter 80	12,7	12,6	0,0	12,7	0,0	12,9	0,3	13,7	1,0
80 und älter	4,1	6,0	1,9	6,0	2,0	9,0	5,0	9,2	5,2
Insgesamt	82,0	79,9	- 2,1	80,4	- 1,6	64,7	- 17,4	70,1	- 11,9
		Prozent							
0 bis unter 20	19	17	- 13	17	- 12	16	- 35	16	- 29
20 bis unter 30	12	11	- 14	11	- 12	9	- 38	10	- 32
30 bis unter 50	30	25	- 18	25	- 17	23	- 40	23	- 33
50 bis unter 65	19	24	24	24	24	18	- 23	19	- 15
65 bis unter 80	15	16	0	16	0	20	2	19	8
80 und älter	5	8	48	7	48	14	123	13	128
Insgesamt	100	100	- 3	100	- 2	100	- 21	100	- 15

Quelle: Statistisches Bundesamt 2009

2 Gesundheitsmarkt in Deutschland – Gesundheitsmarkt Europa

Der deutsche Gesundheitsmarkt nimmt auch innerhalb Europas eine Spitzenstellung ein. Angesichts der Notwendigkeit, das Versorgungsangebot für die zahlenmäßig größte Volkswirtschaft Europas sicher zu stellen, gilt dies absolut sowohl im Hinblick auf die zu versorgende Bevölkerung (Zahlen für 2005: Deutschland 82,351 Millionen (2006); Frankreich 60,6 Millionen; Großbritannien 60,0 Millionen; Italien 58,5 Millionen) als auch auf die insgesamt aufgewendeten Gelder für Gesundheitsleistungen (Deutschland 2007: 252,8 Milliarden Euro). Allerdings erwirtschaftete Deutschland im Jahr 2005 mit insgesamt 2.247 Milliarden Euro auch bei weitem das höchste Bruttoinlandsprodukt von allen EU-Staaten. Auch relativ zum Bruttoinlandsprodukt nimmt Deutschland 2007 mit einem Anteil von 10,4 Prozent nach der Schweiz (Anteil der Gesundheitsausgaben am BIP 2007: 10,8 Prozent) und Frankreich (Anteil der Gesundheitsausgaben am BIP 2007: 11,0 Prozent) eine Spitzenstellung ein. Weltweit liegen nur die USA mit einem Anteil der Gesundheitsausgaben am BIP in Höhe von 16,0 Prozent (2007) vor der Schweiz, Frankreich und Deutschland.

Bezogen auf die durchschnittliche Lebenserwartung bei der Geburt erreicht Deutschland im Jahr 2004 mit einem Wert von 75,7 Jahren (Männer) und 81,4 Jahren (Frauen) dagegen nur Mittelplätze innerhalb Europas: Die durchschnittliche Lebenserwartung innerhalb der EU-15 (ohne Neumitglieder) lag 2004 bei 76,6 Jahren (Männer) und 82,2 Jahren (Frauen). Die höchste Lebenserwartung wies dagegen bei Männern Schweden (78,4 Jahre) und bei Frauen Spanien und Frankreich (83,8 Jahre) auf. Mit einem Anteil von 14,3 Prozent der Einwohner im Alter von 65-79 Jahren wies Deutschland gleichzeitig im Jahr 2005 den dritthöchsten Wert nach Griechenland (14,6 Prozent) und Italien (14,4 Prozent) auf. Bei der Säuglingssterblichkeit erreicht Deutschland heute mit 4,1 pro 1.000 Lebendgeburten (2004) einen Wert, der besser als der europäische Durchschnitt (EU-15: 4,3) ist. Spitzenreiter innerhalb Europas sind hier Schweden und Finnland mit einer Säuglingssterblichkeitsrate von 3,1 bzw. 3,3.

Bezogen auf die Ressourcen für das Gesundheitswesen liegt Deutschland insbesondere bei der relativen Zahl der Krankenhausbetten (874 pro 100.000 Einwohner im Jahr 2003) hinter Irland (1.007) an der europäischen Spitze. Der Durchschnitt innerhalb der gesamten EU lag im gleichen Jahr bei 618 Betten je 100.000 Einwohner (EU-25), und die geringste relative Bettenzahl wies mit 358 Krankenhausbetten Spanien auf. Auch bei der Entwicklung der Krankenhausverweildauer hat Deutschland noch Entwicklungspotenzial: nach den Zahlen für 2003 betrug diese in Deutschland 9,6 Tage und lag damit im europäischen Vergleich sehr hoch. Die geringste durchschnittliche stationäre Verweildauer im Jahr 2003 wies Dänemark mit 3,8 Tagen auf.

Die relative Zahl der berufstätigen Ärzte liegt in Deutschland dagegen im europäischen Vergleich recht hoch: Hier weist die Statistik 337 Ärzte pro 100.000 Einwohner aus. Die größere Arztdichte weisen Griechenland (393), Tschechien (389) und Belgien (394; alle Daten: 2003) auf.

2.1 Ausgaben für Gesundheit und Anteile der Gesundheitsmärkte am BIP ausgewählter Staaten

Tab. 2-1: Gesundheitsausgaben 1995-2007 im internationalen Vergleich

Lfd. Nr.	Gegenstand der Nachweisung	1995	2000	2001	2002	2003	2004	2005	2006	2007
		Anteil am Bruttoinlandsprodukt in %								
1	Deutschland	10,1	10,3	10,4	10,6	10,8	10,6	10,7	10,5	10,4
2	Frankreich	10,4	10,1	10,2	10,5	10,9	11,0	11,1	11,0	11,0
3	Italien	7,3	8,1	8,2	8,3	8,3	8,7	8,9	9,0	8,7
4	Japan	6,9	7,7	7,9	8,0	8,1	8,0	8,2	8,1	-
5	Schweden	8,0	8,2	9,0	9,3	9,4	9,2	9,2	9,2	9,1
6	Schweiz	9,7	10,3	10,7	11,0	11,4	11,4	11,4	11,3	10,8
7	Vereinigte Staaten	13,3	13,2	13,9	14,7	15,1	15,2	15,2	15,3	16,0
8	Vereinigtes Königreich	6,9	7,2	7,5	7,6	7,7	8,0	8,2	8,4	8,4
		Gesundheitsausgaben in US-Dollar Kaufkraftparitäten je Einwohner								
9	Deutschland	2.280	2.670	2.790	2.940	3.080	3.150	3.260	3.380	3.490
10	Frankreich	2.100	2.540	2.720	2.920	2.990	3.120	3.310	3.450	3.601
11	Italien	1.540	2.050	2.220	2.220	2.270	2.400	2.500	2.610	2.686
12	Japan	1.550	1.970	2.080	2.140	2.220	2.340	2.470	2.580	-
13	Schweden	1.750	2.280	2.510	2.710	2.840	2.960	3.010	3.200	3.323
14	Schweiz	2.600	3.260	3.470	3.720	3.830	3.990	4.070	4.310	4.417
15	Vereinigte Staaten	3.660	4.570	4.920	5.310	5.680	6.010	6.350	6.710	7.290
16	Vereinigtes Königreich	1.350	1.850	2.020	2.170	2.260	2.510	2.580	2.760	2.992

Quelle: Statistisches Bundesamt 2009

3 Kenndaten des Akut-Krankenhauses

Das gesamte Marktvolumen des Akut-Krankenhausmarktes – gemessen als Gesundheitsausgaben gemäß der Berechnungsart des Statistischen Bundesamtes – betrug im Jahr 2007 rund 64,6 Milliarden Euro. Zusammen mit den weiteren stationären und teilstationären Einrichtungen umfasste der Markt 2007 insgesamt gut 91,77 Milliarden Euro.

Mit 2.083 Krankenhäusern und rund 1,08 Millionen Beschäftigten (Stand 2008) stellt der Akut-Krankenhausbereich den bedeutendsten Teilmarkt innerhalb des gesamten Gesundheitsmarktes dar, wie aus der nachfolgenden Übersicht über die Gesundheitsausgaben nach Einrichtungen hervorgeht.

1.781 Krankenhäuser wurden vom Statistischen Bundesamt als allgemeine Krankenhäuser ausgewiesen. Die allgemeinen Krankenhäuser verfügten im Jahr 2008 im Durchschnitt über 260,7 Betten. In diesen Kliniken betrug die durchschnittliche Verweildauer 7,6 Tage. Darüber hinaus gehörten zu den Krankenhäusern in der Abgrenzung des Statistischen Bundesamtes 302 sonstige Krankenhäuser, die ausschließlich der psychiatrischen, psychotherapeutischen beziehungsweise der neurologischen Behandlung dienten. Hier betrug im Jahr 2008 die durchschnittliche Bettenzahl 129,4 Betten. Die Verweildauer der Patientinnen und Patienten in diesen Einrichtungen betrug im Jahr 2008 durchschnittlich 24,9 Tage.

Darüber hinaus gab es im Jahr 2008 nach der statistischen Erfassung 59 reine Tages- oder Nachtkliniken für die teilstationäre Behandlung von Patientinnen und Patienten, die nur eine begrenzte Zeit des Tages oder der Nacht im Krankenhaus untergebracht sind.

Außerdem gab es 5 Bundeswehrkrankenhäuser, die 861 Betten für die Versorgung von Zivilpatientinnen und -patienten vorhielten. Die Bundeswehrkrankenhäuser sind in der Statistik des Statistischen Bundesamtes aber nur nachrichtlich ausgewiesen. Im Jahr 2005 ist damit begonnen worden, einen nennenswerten Teil der Bundeswehrkrankenhäuser zu privatisieren. Dies wird sich in den Folgejahren – nach erfolgter Privatisierung – auch in den Statistiken niederschlagen.

Mit 37,5 Prozent (781 Krankenhäuser) wurden die meisten Krankenhäuser im Jahr 2008 von freigemeinnützigen Trägern betrieben. Öffentliche Träger betrieben noch 31,9 Prozent oder 665 Krankenhäuser, und der Anteil der Kliniken in privater Trägerschaft war 2008 auf 30,6 Prozent oder 637 Krankenhäuser angewachsen. Dabei hat vor allem die Zahl der Kliniken in öffentlicher Trägerschaft deutlich abgenommen: Ihre Zahl lag 1991 noch bei 1.110. Gleichzeitig ist die Zahl der Kliniken in privater Trägerschaft nachhaltig angestiegen – sie lag 1991 noch bei 358. Dieser Prozess setzt sich insbesondere seit der schrittweisen Einführung des DRG-basierten Vergütungssystems durch Fallpauschalen in Deutschland mit hohem Tempo fort. So gehen die Forscher der Economic Research der Allianz Group davon aus, dass im Jahr 2020 die Mehrheit der Krankenhäuser (700) in privater Trägerschaft betrieben wird, während

Kenndaten des Akut-Krankenhauses 3

insbesondere der Anteil der Kliniken in öffentlicher Trägerschaft auf nur noch 300 sinken wird. Die freigemeinnützigen Träger werden nach dieser Prognose dagegen rund 580 Kliniken betreiben.

Die Zahl der Krankenhäuser wie auch der Krankenhausbetten in Deutschland ist seit vielen Jahren kontinuierlich gesunken: Gab es 1991 noch 2.411 Krankenhäuser mit insgesamt 665.565 Krankenhausbetten, so sanken diese Zahlen bis zum Jahr 2008 auf 2.083 Krankenhäuser mit 503.360 Betten ab. Damit sank auch die relative Bettenzahl, bezogen auf jeweils auf 10.000 Einwohner, von 83,2 auf nur noch 61,3. Dennoch ist Deutschland mit dieser hohen Zahl an Betten immer noch Spitzenreiter in Europa. Doch auch hier prognostizieren die Economic-Research-Forscher einen deutlichen Rückgang: Für das Jahr 2020 gehen sie von einer Gesamtzahl von nur noch 1.700 Kliniken und insgesamt 475.000 Betten aus.

Aufgrund des starken Absinkens der durchschnittlichen Verweildauer von 14,0 Tagen (1991) auf 8,1 Tage im Jahr 2008 wirkte sich die stark zunehmende Zahl an Fällen (1991: 14.576.613; 2008: 17.519.579) nicht positiv auf die durchschnittliche Auslastung der Krankenhäuser aus. Sie sank vielmehr von 84,1 Prozent im Jahr 1991 auf 77,4 Prozent im Jahr 2008. Trotz der deutlichen Senkung der Verweildauer seit Anfang der 90er Jahre wird die Verweildauer in Deutschland in den kommenden Jahren nochmals deutlich sinken. Hintergrund ist nicht nur die im internationalen Vergleich nach wie vor hohe Verweildauer (Dänemark als europäischer Spitzenreiter weist im Jahr 2002 nur 3,8 Tage auf), sondern die Einführung der DRG-basierten Fallpauschalen-Vergütung, die in den weltweit über 50 Ländern, in denen sie bisher eingeführt wurde, zu einem Absinken der durchschnittlichen Verweildauer geführt hat, weil dies für die Kliniken angesichts einer fixen Fallpauschale für die erbrachten Leistungen eine wirtschaftliche Notwendigkeit darstellt.

Andererseits wird sich die Steigerung der Fallzahlen im Krankenhaus nach Berechnungen des Deutschen Instituts für Wirtschaftsforschung (DIW) auch zukünftig fortsetzen. So prognostizierten die DIW-Spezialisten im Jahr 2002 in einer entsprechenden Studie den Anstieg der Zahl der Krankenhausfälle von 15,94 Millionen im Jahr 1998 auf rund 18,46 Millionen im Jahr 2020 – mit weiterer Steigerungstendenz.

3 Kenndaten des Akut-Krankenhauses

3.1 Kenndaten der Krankenhäuser

Tab. 3-1: Stationäre Versorgung 1991 bis 2008 – Krankenhäuser: Einrichtungen, Betten, Patientenbewegung, Verweildauer, Bettenauslastung

	Einrichtungen, Betten und Patientenbewegung Krankenhäuser 1991 – 2006							
	Krankenhäuser			Patientenbewegung[1]				
Jahr/Land	insgesamt	aufgestellte Betten insgesamt		Fallzahl		Berechnungs-/ Belegungstage	durchschnittliche	
							Verweildauer	Bettenauslastung
	Anzahl	Anzahl	je 100.000 Einwohner[2]	Anzahl	je 100.000 Einwohner[2]	in 1.000	in Tagen	in Prozent
1991	2.411	665.565	832	14.576.613	18.224	204.204	14,0	84,1
1992	2.381	646.995	803	14.974.845	18.581	198.769	13,2	83,9
1993	2.354	628.658	774	15.191.174	18.713	190.741	12,5	83,1
1994	2.337	618.176	759	15.497.702	19.034	186.049	11,9	82,5
1995	2.325	609.123	746	15.931.168	19.509	182.627	11,4	82,1
1996	2.269	593.743	725	16.165.019	19.739	175.247	10,8	80,6
1997	2.258	580.425	707	16.429.031	20.023	171.837	10,4	81,1
1998	2.263	571.629	697	16.847.477	20.538	171.802	10,1	82,3
1999	2.252	565.268	689	17.092.707	20.823	169.696	9,9	82,2
2000	2.242	559.651	681	17.262.929	21.004	167.789	9,7	81,9
2001	2.240	552.680	671	17.325.083	21.041	163.536	9,4	81,1
2002	2.221	547.284	664	17.432.272	21.135	159.937	9,2	80,1
2003	2.197	541.901	657	17.295.910	20.960	153.518	8,9	77,6
2004	2.166	531.333	644	16.801.649	20.365	146.746	8,7	75,5
2005	2.139	523.824	635	16.539.398	20.056	143.244	8,7	74,9
2006	2.104	510.767	620	16.832.883	20.437	142.251	8,5	76,3
2007	2.087	506.954	616	17.178.573	20.883	142.893	8,3	77,2
2008	2.083	503.360	613	17.519.579	21.297	142.535	8,1	77,4
davon (2008):								
Baden-Württemberg	297	59.224	551	1.976.987	18.397	16.150	8,2	74,5
Bayern	379	75.499	603	2.674.573	21.389	21.311	8,1	77,1
Berlin	74	19.407	567	716.081	21.014	5.825	8,5	82,0
Brandenburg	50	15.242	603	527.795	20.766	4.481	8,5	80,3
Bremen	14	5.336	806	196.533	29.628	1.519	7,7	77,8
Hamburg	46	11.426	645	418.109	23.733	3.428	8,2	82,0
Hessen	181	35.218	580	1.218.878	20.072	9.910	8,1	76,9
Mecklenburg-Vorpommern	36	10.525	629	395.204	23.431	3.037	7,7	78,8
Niedersachsen	196	41.905	526	1.541.465	19.318	12.427	8,1	81,0

Kenndaten des Akut-Krankenhauses 3

Tab. 3-1: *Fortsetzung*

Jahr/Land	Krankenhäuser		Patientenbewegung[1]			durchschnittliche	
	insgesamt	aufgestellte Betten insgesamt	Fallzahl		Berechnungs-/Belegungstage	Verweildauer	Bettenauslastung
	Anzahl	je 100.000 Einwohner[2]	Anzahl	je 100.000 Einwohner[2]	in 1.000	in Tagen	in Prozent
Nordrhein-Westfalen	418	122.803	683	4.094.409	22.732	34.037	8,3	75,7
Rheinland-Pfalz	98	25.588	634	863.329	21.320	6.829	7,9	72,9
Saarland	25	6.671	645	255.747	24.529	2.077	8,1	85,1
Sachsen	80	26.316	626	947.851	22.385	7.641	8,1	79,3
Sachsen-Anhalt	50	16.622	693	584.177	24.064	4.670	8,0	76,8
Schleswig-Holstein	96	15.624	551	557.630	19.668	4.632	8,3	81,0
Thüringen	43	15.954	700	550.816	23.947	4.559	8,3	78,1
Veränderung zum Vorjahr (in %):								
Deutschland	-0,2	-0,7	-0,5	2,0	2,0	-0,3	-2,2	0,2
Baden-Württemberg	-	-1,3	-1,3	0,9	0,9	-1,0	-1,9	0,0
Bayern	1,1	-0,5	-0,6	2,8	2,8	0,2	-2,5	0,4
Berlin	4,2	-1,1	-1,6	1,5	1,5	-0,8	-2,3	0,1
Brandenburg	6,4	-0,7	-0,2	1,0	1,0	1,1	0,2	0,1
Bremen	-	-1,8	-1,6	0,5	0,5	-1,5	-1,9	0,1
Hamburg	-	-5,0	-5,5	3,8	3,8	-1,1	-4,7	3,8
Hessen	0,6	0,2	0,2	2,4	2,4	1,1	-1,2	0,7
Mecklenburg-Vorpommern	9,1	2,2	3,1	1,0	1,0	1,0	0,0	-1,4
Niedersachsen	-0,5	-0,5	-0,3	2,4	2,4	-0,4	-2,7	-0,1
Nordrhein-Westfalen	-3,2	-0,9	-0,6	2,1	2,1	-0,6	-2,7	0,0
Rheinland-Pfalz	-1,0	0,1	0,3	2,2	2,2	0,3	-1,8	0,0
Saarland	-	-2,2	-1,6	-0,3	-0,3	-0,5	-0,2	1,5
Sachsen	-	-0,6	0,1	2,3	2,3	-0,7	-309	-0,4
Sachsen-Anhalt	-	-0,7	0,5	0,8	0,8	-1,8	-2,6	-1,4
Schleswig-Holstein	-1,0	0,1	0,1	1,5	1,5	0,6	-0,9	0,2
Thüringen	-2,3	-0,2	0,8	2,3	2,3	0,6	-1,7	0,5

Quelle: Statistisches Bundesamt 2009

1 Fallzahl und Berechnungs-/Belegungstage einschließlich Stundenfälle.
2 Berechnet mit der Durchschnittsbevölkerung.

Tab. 3-2: Stationäre Versorgung 1991-2008 – Krankenhäuser: Einrichtungen und Betten nach Bettengrößenklassen

Jahr	Insgesamt	Davon nach der Zahl der aufgestellten Betten								
		bis 49	50-99	100-149	150-199	200-299	300-399	400-499	500-599	600-799	800 und mehr
		Anzahl									
Krankenhäuser insgesamt											
1991	2.411	331	316	316	271	410	265	175	98	104	125
1992	2.381	327	310	308	268	418	258	182	95	100	115
1993	2.354	316	305	308	274	417	259	181	94	97	103
1994	2.337	318	303	309	263	426	255	180	90	94	99
1995	2.325	319	308	301	267	417	252	186	87	89	99
1996	2.269	310	283	301	269	405	246	188	91	81	95
1997	2.258	329	283	294	276	394	250	174	86	78	94
1998	2.263	342	284	299	276	390	260	154	82	85	91
1999	2.252	353	275	302	276	388	257	151			89
2000	2.242	361	271	303	276	375	263	142	90	74	87
2001	2.240	383	277	301	273	362	262	133	91	72	86
2002	2.221	390	266	303	267	356	257	132	92	71	87
2003	2.197	392	266	292	258	359	243	130	101	70	86
2004	2.166	390	272	297	244	348	230	131	106	63	85
2005	2.139	400	269	291	230	334	225	135	106	65	84
2006	2.104	398	273	303	220	328	201	133	94	67	87
2007	2.078	407	264	302	208	326	203	131	96	64	86
2008	2.083	417	273	297	194	325	201	134	89	67	86
Aufgestellte Betten											
1991	665.565	8.728	22.636	38.036	46.526	98.852	91.502	77.472	53.532	70.633	157.648
1992	646.995	8.691	22.329	37.029	45.925	100.574	88.794	80.321	52.039	67.733	143.560
1993	628.658	8.058	21.914	37.232	46.916	100.683	89.662	79.924	51.383	66.051	126.835
1994	618.176	7.908	21.744	37.432	45.063	102.922	88.555	79.486	49.295	64.157	121.614
1995	609.123	7.634	22.045	36.436	45.982	100.550	87.115	82.215	47.882	60.575	118.689
1996	593.743	7.235	20.358	36.310	46.424	97.437	84.686	83.127	50.123	54.826	113.217
1997	580.425	7.363	20.409	35.393	47.617	94.866	85.787	76.992	47.261	52.774	111.963
1998	571.629	7.223	20.589	35.953	47.554	93.806	88.925	68.013	44.748	56.788	108.030
1999	565.268	7.143	20.035	36.428	47.720	93.566	88.496	66.992			106.819
2000	559.651	7.193	19.713	36.492	47.685	90.421	90.826	63.173	49.574	49.417	105.157
2001	552.680	7.196	20.199	36.449	47.097	87.175	90.196	58.986	49.872	48.169	107.341
2002	547.284	7.289	19.296	36.619	45.917	86.168	88.356	58.528	50.435	46.995	107.681
2003	541.901	7.247	19.334	35.398	44.441	86.613	83.257	57.560	55.521	46.688	105.842
2004	531.333	7.016	19.897	36.358	42.119	84.268	78.995	58.241	58.182	42.234	104.023
2005	523.824	7.258	19.514	35.639	39.732	80.655	77.055	59.885	58.268	43.867	101.951
2006	510.767	7.339	19.975	37.127	38.045	80.025	69.012	58766	51.270	44.858	104.350
2007	506.954	7.572	19.354	36.995	35.903	79.578	69.613	58.258	52.545	43.654	103.482
2008	503.360	7.472	20.115	36.475	33.395	79.285	68.974	59.956	48.611	45.265	103.812

Quelle: Statistisches Bundesamt 2009

3.2 Entwicklung der Trägerschaft von Krankenhäusern (öffentlich, freigemeinnützig, privat)

Tab. 3-3: Krankenhäuser und Betten nach Trägern 1991–2008

Jahr/Land[1]	Insgesamt	Davon						
		öffentliche Einrichtungen	davon				freigemeinnützige Einrichtungen	private Einrichtungen
			in privatrechtlicher Form	in öffentlich-rechtlicher Form	davon			
					rechtlich unselbstständig	rechtlich selbstständig		
				Anzahl				
Einrichtungen insgesamt								
1991	2.411	1.110	–	–	–	–	943	358
1992	2.381	1.062	–	–	–	–	950	369
1993	2.354	1.023	–	–	–	–	950	381
1994	2.337	987	–	–	–	–	949	401
1995	2.325	972	–	–	–	–	944	409
1996	2.269	933	–	–	–	–	929	407
1997	2.258	919	–	–	–	–	919	420
1998	2.263	890	–	–	–	–	920	453
1999	2.252	854	–	–	–	–	930	468
2000	2.242	844	–	–	–	–	912	486
2001	2.240	825	–	–	–	–	903	512
2002	2.221	817	231	586	465	121	877	527
2003	2.197	796	245	551	431	120	856	545
2004	2.166	780	287	493	371	122	831	555
2005	2.139	751	332	419	279	140	818	570
2006	2.104	717	367	350	220	130	803	584
2007	2.087	677	380	297	161	136	790	620
2008	**2.083**	**665**	**384**	**281**	**137**	**144**	**781**	**637**

3 Kenndaten des Akut-Krankenhauses

Tab. 3-3: *Fortsetzung*

Jahr/Land[1]	Insgesamt	Davon							
		öffentliche Einrichtungen	davon				freigemeinnützige Einrichtungen	private Einrichtungen
			in privatrechtlicher Form	in öffentlich-rechtlicher Form	davon			
					rechtlich unselbstständig	rechtlich selbstständig		
	Anzahl								
Aufgestellte Betten insgesamt									
1991	665.565	-	-	-	-	-	-	-
1992	646.995	-	-	-	-	-	-	-
1993	628.658	-	-	-	-	-	-	-
1994	618.176	-	-	-	-	-	-	-
1995	609.123	-	-	-	-	-	-	-
1996	593.743	-	-	-	-	-	-	-
1997	580.425	-	-	-	-	-	-	-
1998	571.629	-	-	-	-	-	-	-
1999	565.268	-	-	-	-	-	-	-
2000	559.651	-	-	-	-	-	-	-
2001	552.680	-	-	-	-	-	-	-
2002	547.284	298.034	80.646	217.388	159.791	57.597	200.635	48.615
2003	541.901	290.625	86.741	203.884	144.516	59.368	197.343	53.933
2004	531.333	280.717	99.639	181.078	120.220	60.858	189.334	61.282
2005	523.824	273.721	116.475	157.246	90.344	66.902	184.752	65.351
2006	510.767	260.993	130.666	130.327	68.939	61.388	180.200	69.574
2007	506.954	250.345	133.957	116.388	54.319	62.069	177.632	78.977
2008	**503.360**	**246.423**	**134.610**	**111.813**	**47.669**	**64.144**	**177.085**	**79.852**
Betten je Einrichtung									
1991	276	-	-	-	-	-	-	-
1992	272	-	-	-	-	-	-	-

Tab. 3-3: *Fortsetzung*

Jahr/ Land[1]	Insge- samt	Davon					freige- mein- nützige Einrich- tungen	private Eint- richtun- gen
		öffentli- che Ein- richtun- gen	davon					
			in pri- vat- rechtli- cher Form	in öf- fent- lich- rechtli- cher Form	davon			
					recht- lich un- selbst- ständig	recht- lich selbst- ständig		
	Anzahl							
1993	267	-	-	-	-	-	-	-
1994	265	-	-	-	-	-	-	-
1995	262	-	-	-	-	-	-	-
1996	262	-	-	-	-	-	-	-
1997	257	-	-	-	-	-	-	-
1998	253	-	-	-	-	-	-	-
1999	251	-	-	-	-	-	-	-
2000	250	-	-	-	-	-	-	-
2001	247	-	-	-	-	-	-	-
2002	246	365	349	371	344	476	229	92
2003	247	365	354	370	335	495	231	99
2004	245	360	347	367	324	499	228	110
2005	245	364	351	375	324	478	226	115
2006	243	364	356	372	313	472	224	119
2007	243	370	353	392	337	456	225	127
2008	**242**	**371**	**351**	**398**	**348**	**445**	**227**	**125**

Quelle: Statistisches Bundesamt 2009

1) Die Werte der Jahre 1991 bis 2001 basieren auf (vorläufigen) Eckzahlen und können nicht auf Basis der endgültigen Ergebnisse dargestellt werden. Die Genauigkeit der Eckzahlen ist jedoch recht hoch.

3.3 Übersicht: Große Krankenhausunternehmen in Deutschland

Tab. 3-4: Große Krankenhausunternehmen in Deutschland

Name	Einrichtungen insges. (Akut- und Reha-Kliniken)	Betten insges.	Mitarbeiter (Köpfe)	Fallzahlen (behandelte Patienten) 2008	Umsatz 2008 (Mill. €)	EBIT 2008 (Mill. €)
Helios Kliniken GmbH	57	17.149	23.533 (Vollkräfte)	548.383	2.123,3	173,2
Rhön-Klinikum AG	53	14.828	33.679	1.647.972	2.130,3	172,1
Asklepios Kliniken GmbH[1]	111 (einschließlich sozialer Einrichtungen)	21.000	36.000	k.A.	2.300 (Gesamtumsatz der Gruppe)	k.A.
Sana Kliniken GmbH & Co KGaA	46[2]	8.200[2]	16.500	975.000	1.063,5	60,0
MediClin AG	49[3]	7.900	7.800	120.698 (ohne Pflege)	456,8	15,8
Ameos Holding AG	37[4]	ca. 4.900	ca. 6.000	-	ca. 330	k.A.
Paracelsus Klinken Deutschland GmbH[3]	41	4.181	5.098	104.804	283,8[5]	22,7[5] (EBITDA)

Quellen: Geschäftsberichte 2007/2008 und Angaben in Internet-Auftritten der Gesellschaften / Stand Januar 2009

1 Keine detaillierten Angaben erhältlich
2 darunter 9 Seniorenzentren; Bettenzahl nur Krankenhäuser
3 darunter 7 Pflegeeinrichtungen und 11 Medizinische Versorgungszentren
4 Eirichtungsstandorte
5 Zahlen von 2007

3.4 Arbeitgeber Krankenhaus

Tab. 3-5 Personal in Krankenhäusern 2008 nach Krankenhaustypen (umgerechnet in Vollkräfte)

Lfd. Nr.	Gegenstand der Nachweisung[1]	Kranken-häuser insgesamt	Vollkräfte im Jahresdurchschnitt											
			Insgesamt[2]	Ärztliches Personal[3]	Nichtärztliches Personal[4]									
					zusammen	Pflegedienst	darunter in der Psychiatrie tätig	med.-techn. Dienst	Funktionsdienst	davon				
										klinisches Hauspersonal	Wirtschafts- und Versorgungsdienst	technischer Dienst	Verwaltungsdienst	Sonderdienste	sonstiges Personal
		Anzahl													
1	Krankenhäuser insgesamt	2.083	797.554	128.117	669.437	300.417	38.957	125.438	88.414	13.063	46.002	17.681	57.326	4.017	17.080
	nach der Bettenzahl														
2	KH bis 49 Betten	417	10.459	1.194	9.265	3.900	756	1.341	1.280	429	732	201	946	54	382
3	KH mit 50 bis 99 Betten	273	24.952	2.790	22.162	10.830	1.945	3.355	2.400	860	1.614	453	1.953	91	607
4	KH mit 100 bis 149 Betten	297	46.223	6.025	40.198	19.352	3.515	6.251	4.542	944	3.194	944	3.606	198	1.168
5	KH mit 150 bis 199 Betten	194	44.413	6.400	38.013	18.040	2.078	5.745	4.900	740	3.118	919	3.377	175	998
6	KH mit 200 bis 299 Betten	325	105.240	15.635	89.605	43.107	6.866	13.482	12.236	1.600	6.742	2.035	7.719	485	2.200
7	KH mit 300 bis 399 Betten	201	94.040	14.734	79.306	38.886	5.975	11.788	10.978	1.276	5.273	1.969	6.696	484	1.955
8	KH mit 400 bis 499 Betten	134	85.967	13.595	72.372	34.480	6.159	11.618	9.787	1.319	5.437	1.909	5.904	433	1.485
9	KH mit 500 bis 599 Betten	89	72.595	12.522	60.073	28.549	2.067	10.229	8.843	883	3.640	1.404	4.712	363	1.450
10	KH mit 600 bis 799 Betten	67	70.369	12.028	58.341	27.861	2.906	9.754	8.099	968	4.251	1.437	4.386	332	1.252
11	KH mit 800 und mehr Betten	86	243.295	43.194	200.102	75.413	6.689	51.876	25.349	4.044	12.001	6.408	18.027	1.401	5.582
	nach der Trägerschaft														
12	Öffentliche Krankenhäuser	665	444.757	72.564	372.193	158.530	23.444	77.516	47.246	7.355	26.506	10.754	31.818	2.447	10.021
13	– in privatrechtlicher Form	384	205.972	32.991	172.981	80.774	8.573	28.257	24.090	3.296	12.935	4.382	13.714	1.295	4.240
14	– in öffentlich-rechtlicher Form	281	238.785	39.573	199.212	77.757	14.871	49.259	23.156	4.060	13.571	6.373	18.104	1.151	5.781
15	– rechtlich unselbstständig	137	88.892	14.419	74.473	30.950	7.232	16.058	9.218	1.439	5.418	2.173	6.232	436	2.549
16	– rechtlich selbstständig	144	149.893	25.154	124.738	46.807	7.639	33.201	13.939	2.621	8.153	4.200	11.872	716	3.232
17	Freigemeinnützige Krankenhäuser	781	242.824	37.793	205.031	98.140	9.361	32.395	27.990	3.787	14.678	4.749	17.430	1.104	4.757

Tab. 3-5 Fortsetzung

Lfd. Nr.	Gegenstand der Nachweisung[1]	Krankenhäuser insgesamt	Vollkräfte im Jahresdurchschnitt											
			Insgesamt[2]	Ärztliches Personal[3]	Nichtärztliches Personal[4]									sonstiges Personal
					zusammen	Pflegedienst	darunter in der Psychiatrie tätig	med.-techn. Dienst	Funktionsdienst	davon				
										klinisches Hauspersonal	Wirtschafts- und Versorgungsdienst	technischer Dienst	Verwaltungsdienst	Sonderdienste	
							Anzahl							
18	Private Krankenhäuser	637	109.973	17.760	92.213	43.746	6.152	15.528	13.178	1.921	4.817	2.177	8.079	466	2.301
davon:															
19	Allgemeine Krankenhäuser	1.781	748.308	122.704	625.604	276.320	16.534	118.635	85.924	11.550	42.770	16.468	54.182	3.785	15.971
nach der Bettenzahl															
20	KH bis 49 Betten	304	7.941	808	7.134	3.013	18	929	1.068	338	541	161	769	36	279
21	KH mit 50 bis 99 Betten	224	20.865	2.273	18.592	8.963	215	2.696	2.224	679	1.345	390	1.671	77	547
22	KH mit 100 bis 149 Betten	252	39.451	5.271	34.180	16.206	452	5.270	4.192	697	2.745	780	3.122	173	996
23	KH mit 150 bis 199 Betten	175	40.563	5.975	34.588	16.268	411	5.143	4.703	641	2.832	821	3.093	159	927
24	KH mit 200 bis 299 Betten	288	93.570	14.329	79.241	37.329	1.403	11.792	11.669	1.252	6.082	1.786	6.995	423	1.912
25	KH mit 300 bis 399 Betten	180	84.490	13.830	70.660	33.891	1.482	10.602	10.487	1.032	4.567	1.713	6.149	434	1.787
26	KH mit 400 bis 499 Betten	120	78.432	12.866	65.566	30.631	2.639	10.702	9.430	1.052	4.908	1.682	5.446	402	1.313
27	KH mit 500 bis 599 Betten	88	72.098	12.465	59.633	28.258	1.775	10.184	8.818	874	3.613	1.396	4.683	362	1.445
28	KH mit 600 bis 799 Betten	65	68.835	11.819	57.016	27.034	2.098	9.593	8.026	955	4.173	1.398	4.311	325	1.201
29	KH mit 800 bis 999 Betten	30	47.373	8.602	38.771	16.825	931	8.024	5.619	711	2.190	1.018	3.167	392	826
30	KH mit 1.000 und mehr Betten	55	194.692	34.467	160.225	57.903	5.111	43.700	19.688	3.321	9.775	5.322	14.775	1.003	4.737
nach der Zulassung															
31	Hochschulkliniken/Universitätsklinika	34	138.244	24.961	113.283	36.505	2.516	35.572	13.043	2.208	6.117	3.965	11.354	681	3.838
32	Plankrankenhäuser	1.491	594.603	95.855	498.748	234.320	14.017	80.659	71.049	8.767	35.634	12.177	41.422	2.994	11.728
33	Krankenhäuser mit Versorgungsvertrag	94	11.121	1.318	9.803	4.138	-	1.915	1.226	355	742	255	868	72	232
34	Krankenhäuser ohne Versorgungsvertrag	162	4.342	571	3.771	1.357	2	488	606	221	278	71	539	38	173

Kenndaten des Akut-Krankenhauses

Tab. 3-5 *Fortsetzung*

Lfd. Nr.	Gegenstand der Nachweisung[1]	Krankenhäuser insgesamt	Vollkräfte im Jahresdurchschnitt											
			Insgesamt[2]	Ärztliches Personal[3]	Nichtärztliches Personal[4]									
					zusammen	Pflegedienst	darunter in der Psychatrie tätig	med.-techn. Dienst	Funktionsdienst	davon				
										klinisches Hauspersonal	Wirtschafts- und Versorgungsdienst	technischer Dienst	Verwaltungsdienst	Sonderdienste	sonstiges Personal
		Anzahl												
	nach der Trägerschaft													
35	Öffentliche Krankenhäuser	571	416.689	69.527	347.162	144.120	9.778	73.894	45.841	6.603	24.953	9.973	30.134	2.321	9.324
36	KH bis 99 Betten	77	4.671	548	4.123	1.919	85	598	497	125	386	99	347	18	136
37	KH mit 100 bis 199 Betten	137	26.210	3.586	22.624	10.453	227	3.237	2.974	441	2.181	531	1.980	102	725
38	KH mit 200 bis 499 Betten	209	96.912	15.144	81.768	38.056	2.443	12.682	11.692	1.226	6.712	2.003	6.862	517	2.018
39	KH mit 500 und mehr Betten	148	288.896	50.249	238.647	93.692	7.023	57.377	30.678	4.811	15.675	7.340	20.944	1.685	6.445
40	Freigemeinnützige Krankenhäuser	673	231.419	36.551	194.868	92.588	4.241	30.863	27.289	3.429	13.894	4.564	16.728	1.033	4.481
41	KH bis 99 Betten	116	9.438	943	8.495	4.108	148	1.310	920	322	631	177	725	43	260
42	KH mit 100 bis 199 Betten	195	36.150	5.065	31.085	15.076	545	4.645	4.001	523	2.408	695	2.785	156	786
43	KH mit 200 bis 499 Betten	300	125.938	20.237	105.702	49.975	2.130	16.046	15.343	1.693	7.703	2.541	9.376	587	2.439
44	KH mit 500 und mehr Betten	62	59.893	10.306	49.587	23.430	1.418	8.863	7.026	891	3.152	1.151	3.841	237	997
45	Private Krankenhäuser	537	100.200	16.626	83.574	39.612	2.516	13.878	12.794	1.519	3.923	1.932	7.321	431	2.165
46	KH bis 99 Betten	335	14.697	1.589	13.107	5.950	–	1.717	1.876	570	870	276	1.367	52	430
47	KH mit 100 bis 199 Betten	95	17.654	2.595	15.059	6.945	91	2.531	1.920	375	988	376	1.450	64	412
48	KH mit 200 bis 499 Betten	79	33.641	5.644	27.997	13.820	950	4.368	4.551	416	1.142	638	2.352	155	556
49	KH mit 500 und mehr Betten	28	34.208	6.798	27.410	12.898	1.474	5.261	4.447	158	924	643	2.151	160	768
	nach der Förderung													
50	Geförderte Krankenhäuser	1.393	679.252	111.980	567.271	249.743	15.012	108.387	77.678	10.120	39.242	15.100	49.000	3.417	14.584
51	Teilweise geförderte Krankenhäuser	132	53.594	8.835	44.760	21.082	1.521	7.844	6.415	855	2.508	1.041	3.775	258	982
52	Nicht geförderte Krankenhäuser	256	15.462	1.889	13.574	5.495	2	2.404	1.832	575	1.020	326	1.407	110	405

3 Kenndaten des Akut-Krankenhauses

Tab. 3-5 *Fortsetzung*

Lfd. Nr.	Gegenstand der Nachweisung[1]	Krankenhäuser insgesamt	Vollkräfte im Jahresdurchschnitt											
			Insgesamt[2]	Ärztliches Personal[3]	Nichtärztliches Personal[4]								
					zusammen	Pflegedienst	darunter in der Psychiatrie tätig	med.-techn. Dienst	Funktionsdienst	davon				
										klinisches Hauspersonal	Wirtschafts- und Versorgungsdienst	technischer Dienst	Verwaltungsdienst	Sonderdienste	sonstiges Personal
					Anzahl								
	nach der Zahl der Fachabteilungen														
53	KH mit 1 Fachabteilung	403	28.080	3.214	24.865	11.212	20	4.293	2.738	942	1.888	556	2.332	114	792
54	KH mit 2 Fachabteilungen	163	23.007	3.235	19.772	9.501	454	3.425	2.351	343	1.353	436	1.761	95	508
55	KH mit 3 Fachabteilungen	146	27.516	4.069	23.447	11.326	622	3.539	3.071	567	1.604	544	2.069	137	589
56	KH mit 4 Fachabteilungen	168	39.078	5.644	33.434	15.591	1.198	5.150	4.588	727	2.556	777	2.990	201	854
57	KH mit 5 bis 6 Fachabteilungen	354	108.360	16.132	92.227	43.418	2.944	13.014	13.574	1.540	7.230	2.238	8.313	506	2.394
58	KH mit 7 bis 8 Fachabteilungen	191	81.496	13.067	68.429	32.735	1.500	10.089	10.367	952	4.695	1.614	5.917	379	1.681
59	KH mit 9 bis 10 Fachabteilungen	104	60.566	10.282	50.284	24.188	1.104	7.908	7.566	665	3.395	1.131	3.992	287	1.152
60	KH mit 11 bis 15 Fachabteilungen	155	132.962	23.129	109.834	51.396	2.709	18.882	15.820	1.685	7.512	2.796	8.763	703	2.277
61	KH mit mehr als 15 Fachabteilungen	97	247.243	43.932	203.312	76.952	5.983	52.334	25.850	4.129	12.538	6.375	18.046	1.363	5.724
	nach dem Anteil der Belegbetten														
62	darunter: Reine Belegkrankenhäuser	146	5.304	123	5.181	2.215	2	265	1.083	296	422	106	595	29	170
63	Sonstige Krankenhäuser	302	49.245	5.413	43.832	24.097	22.422	6.804	2.490	1.513	3.231	1.213	3.144	232	1.109
	davon: Krankenhäuser mit ausschließlich														

Tab. 3-5 *Fortsetzung*

Lfd. Nr.	Gegenstand der Nachweisung[1]	Krankenhäuser insgesamt	Vollkräfte im Jahresdurchschnitt											
			Insgesamt[2]	Ärztliches Personal[3]	Nichtärztliches Personal[4]								
					zusammen	Pflegedienst	darunter in der Psychatrie tätig	med.-techn. Dienst	Funktionsdienst	davon				sonstiges Personal
										klinisches Hauspersonal	Wirtschafts- und Versorgungsdienst	technischer Dienst	Verwaltungsdienst	Sonderdienste	
								Anzahl							
64	psychiatrischen, psychotherapeutischen oder psychiatrischen, psychotherapeutischen und neurologischen Betten	243	48.604	5.290	43.314	23.935	22.280	6.671	2.375	1.502	3.207	1.207	3.096	228	1.093
65	KH bis 99 Betten	103	5.963	780	5.184	2.592	2.326	939	272	261	436	98	411	28	148
66	KH mit 100 bis 199 Betten	64	10.623	1.179	9.443	4.918	4.730	1.583	547	346	735	262	768	42	243
67	KH mit 200 bis 499 Betten	72	28.756	2.940	25.816	14.622	13.477	3.792	1.416	861	1.895	731	1.729	143	627
68	KH mit 500 und mehr Betten	4	3.263	392	2.871	1.803	1.747	357	140	34	141	116	189	15	75
69	Reine Tages- oder Nachtkliniken	59	641	123	518	162	143	133	115	11	25	6	48	4	16
	nachrichtlich:														
70	Bundeswehrkrankenhäuser	5	–	–	–	–	–	–	–	–	–	–	–	–	–

Quelle: Statistisches Bundesamt 2009

1) Bitte beachten Sie die Ausführungen zum Merkmal „Krankenhaustyp" in den Erläuterungen.
2) Ohne nichthauptamtliche Ärzte/-innen und ohne Personal der Ausbildungsstätten.
3) Ohne nichthauptamtliche Ärzte/-innen und Zahnärzte/-innen.
4) Ohne Personal der Ausbildungsstätten und Schüler/-innen bzw. Auszubildende.

3 Kenndaten des Akut-Krankenhauses

Tab. 3-6: Krankenhäuser 2008: Personalbelastungszahlen nach Krankenhaustypen

Lfd. Nr.	Gegenstand der Nachweisung[1]	Anzahl der Krankenhäuser insgesamt	Personalbelastungszahl je Vollkraft[2]							
			Anzahl der durchschnittlich pro Vollkraft im Berichtsjahr zu versorgenden Betten[3] vom				Anzahl der durchschnittlich pro Vollkraft im Berichtsjahr zu versorgenden Fälle[4] vom			
			Personal insgesamt	darunter vom			Personal insgesamt	darunter vom		
				ärztlichen Dienst[5]	Pflegedienst	med.-techn. Dienst		ärztlichen Dienst[5]	Pflegedienst	med.-techn. Dienst
1	Krankenhäuser insgesamt	2.083	179	1.113	474	1.136	22	137	58	140
	nach der Bettenzahl									
2	KH bis 49 Betten	417	170	1.492	457	1.327	20	179	55	159
3	KH mit 50 bis 99 Betten	273	217	1.939	500	1.612	22	199	51	166
4	KH mit 100 bis 149 Betten	297	216	1.654	515	1.595	24	188	58	181
5	KH mit 150 bis 199 Betten	194	205	1.424	505	1.586	26	178	63	198
6	KH mit 200 bis 299 Betten	325	210	1.411	512	1.637	25	170	62	197
7	KH mit 300 bis 399 Betten	201	209	1.334	505	1.667	26	163	62	204
8	KH mit 400 bis 499 Betten	134	199	1.259	496	1.473	24	151	60	177
9	KH mit 500 bis 599 Betten	89	189	1.095	481	1.341	25	145	63	177
10	KH mit 600 bis 799 Betten	67	186	1.088	470	1.341	24	138	60	170
11	KH mit 800 und mehr Betten	86	126	709	406	591	16	90	52	75
	nach der Trägerschaft									
12	Öffentliche Krankenhäuser	665	160	982	449	919	20	121	55	113
13	- in privatrechtlicher Form	384	185	1.158	473	1.352	24	150	61	175
14	- in öffentlich-rechtlicher Form	281	138	835	425	671	16	97	49	78
15	- rechtlich unselbstständig	137	156	963	449	865	18	109	51	98
16	- rechtlich selbstständig	144	128	761	409	577	15	90	48	68
17	Freigemeinnützige Krankenhäuser	781	202	1.295	499	1.511	25	163	63	190
18	Private Krankenhäuser	637	203	1.258	511	1.439	24	146	59	167
	nach Ländern									

Tab. 3-6: *Fortsetzung*

Lfd. Nr.	Gegenstand der Nachweisung[1]	Anzahl der Krankenhäuser insgesamt	Personalbelastungszahl je Vollkraft[2]							
			Anzahl der durchschnittlich pro Vollkraft im Berichtsjahr zu versorgenden Betten[3] vom				Anzahl der durchschnittlich pro Vollkraft im Berichtsjahr zu versorgenden Fälle[4] vom			
			Personal insgesamt	darunter vom			Personal insgesamt	darunter vom		
				ärztlichen Dienst[5]	Pflegedienst	med.-techn. Dienst		ärztlichen Dienst[5]	Pflegedienst	med.-techn. Dienst
19	Deutschland	2.083	179	1.113	474	1.136	22	137	58	140
20	Baden-Württemberg	297	157	1.008	449	922	19	123	55	113
21	Bayern	379	173	1.094	473	1.105	22	137	59	139
22	Berlin	74	161	857	469	890	20	105	58	109
23	Brandenburg	50	220	1.295	516	1.624	26	153	61	191
24	Bremen	14	160	964	412	1.100	21	125	53	142
25	Hamburg	46	166	854	428	1.090	20	104	52	133
26	Hessen	181	184	1.175	475	1.240	23	144	58	153
27	Mecklenburg-Vorpommern	36	174	1.036	471	989	23	135	61	129
28	Niedersachsen	196	179	1.158	478	1.127	22	144	59	140
29	Nordrhein-Westfalen	418	190	1.179	491	1.234	23	142	59	148
30	Rheinland-Pfalz	98	179	1.205	462	1.270	23	152	58	160
31	Saarland	25	166	1.127	438	1.135	20	139	54	140
32	Sachsen	80	194	1.174	492	1.339	24	146	61	166
33	Sachsen-Anhalt	50	184	1.234	457	1.080	23	154	57	135
34	Schleswig-Holstein	96	179	1.095	475	1.095	22	132	57	132
35	Thüringen	43	195	1.213	507	1.245	24	147	61	150
	davon:									
36	Allgemeine Krankenhäuser	1.781	173	1.055	468	1.091	23	138	61	143
37	nach der Bettenzahl									
38	KH bis 49 Betten	304	159	1.562	419	1.358	25	242	65	211
39	KH mit 50 bis 99 Betten	224	203	1.864	473	1.572	25	227	58	191
40	KH mit 100 bis 149 Betten	252	207	1.547	503	1.547	27	202	66	202
41	KH mit 150 bis 199 Betten	175	198	1.343	493	1.560	27	183	67	213
42	KH mit 200 bis 299 Betten	288	203	1.327	509	1.612	27	177	68	215
43	KH mit 300 bis 399 Betten	180	204	1.244	508	1.623	27	166	68	216
44	KH mit 400 bis 499 Betten	120	192	1.171	492	1.408	25	153	64	184

3 Kenndaten des Akut-Krankenhauses

Tab. 3-6: *Fortsetzung*

Lfd. Nr.	Gegenstand der Nachweisung[1]	Anzahl der Krankenhäuser insgesamt	Personalbelastungszahl je Vollkraft[2]							
			Anzahl der durchschnittlich pro Vollkraft im Berichtsjahr zu versorgenden Betten[3] vom				Anzahl der durchschnittlich pro Vollkraft im Berichtsjahr zu versorgenden Fälle[4] vom			
			Personal insgesamt	darunter vom			Personal insgesamt	darunter vom		
				ärztlichen Dienst[5]	Pflegedienst	med.-techn. Dienst		ärztlichen Dienst[5]	Pflegedienst	med.-techn. Dienst
45	KH mit 500 bis 599 Betten	88	188	1.087	479	1.330	25	145	64	177
46	KH mit 600 bis 799 Betten	65	184	1.070	468	1.319	24	139	61	172
47	KH mit 800 bis 999 Betten	30	161	885	453	949	21	118	60	126
48	KH mit 1.000 und mehr Betten	55	116	657	391	518	15	83	49	66
	nach der Zulassung									
49	Hochschulkliniken/Universitätsklinika	34	94	520	356	365	12	66	45	46
50	Plankrankenhäuser	1.491	192	1.188	486	1.412	25	157	64	187
51	Krankenhäuser mit Versorgungsvertrag	94	183	1.545	492	1.063	18	153	49	106
52	Krankenhäuser ohne Versorgungsvertrag	162	114	867	365	1.014	15	117	49	136
	nach der Förderung									
53	Geförderte Krankenhäuser	1.393	172	1.043	468	1.077	23	138	62	142
54	Teilweise geförderte Krankenhäuser	132	189	1.144	479	1.289	24	146	61	165
55	Nicht geförderte Krankenhäuser	256	164	1.340	461	1.053	17	142	49	112
56	Sonstige Krankenhäuser	302	266	2.422	544	1.927	11	97	22	77
	davon:									
57	Krankenhäuser mit ausschließlich psychiatrischen, psychotherapeutischen oder psychiatrischen, psychotherapeutischen und neurologischen Betten	243	270	2.478	548	1.965	11	99	22	79
58	KH bis 99 Betten	103	284	2.169	652	1.801	10	75	23	62
59	KH mit 100 bis 199 Betten	64	273	2.460	590	1.833	10	91	22	68
60	KH mit 200 bis 499 Betten	72	262	2.568	516	1.991	11	109	22	85

Tab. 3-6: *Fortsetzung*

Lfd. Nr.	Gegenstand der Nachweisung[1]	Anzahl der Krankenhäuser insgesamt	Personalbelastungszahl je Vollkraft[2]							
			Anzahl der durchschnittlich pro Vollkraft im Berichtsjahr zu versorgenden Betten[3] vom				Anzahl der durchschnittlich pro Vollkraft im Berichtsjahr zu versorgenden Fälle[4] vom			
			Personal insgesamt	darunter vom			Personal insgesamt	darunter vom		
				ärztlichen Dienst[5]	Pflegedienst	med.-techn. Dienst		ärztlichen Dienst[5]	Pflegedienst	med.-techn. Dienst
61	KH mit 500 und mehr Betten	4	298	2.479	539	2.717	12	101	22	111
62	Reine Tages- oder Nachtkliniken	59	-	-	-	-	-	-	-	-
	nachrichtlich:									
63	Bundeswehrkrankenhäuser	5	-	-	-	-	-	-	-	-

Quelle: Statistisches Bundesamt 2009

1) Bitte beachten Sie die Ausführungen zum Merkmal „Krankenhaustyp" in den Erläuterungen.
2) Die Personalbelastungszahl bezieht sich nur auf das vollstationäre Leistungsgeschehen. Ambulante und teilstationäre Leistungen fließen nicht in diese Maßzahl ein.
3) Berechnung: Berechnungs- und Belegungstage dividiert durch Vollkräfte im Jahresdurchschnitt. Sie gibt an, wie viele vollstationär belegte Betten (=Berechnungs-/Belegungstage) eine Vollkraft im Berichtsjahr durchschnittlich zu betreuen hatte.
4) Berechnung: Fallzahl dividiert durch Vollkräfte im Jahresdurchschnitt. Sie gibt an, wie viele vollstationäre Fälle eine Vollkraft im Berichtsjahr durchschnittlich zu betreuen hatte.
5) Ohne nichthauptamtliche Ärzte/-innen und Zahnärzte/-innen.

4 Kenndaten des Reha-Marktes

Ende 2008 existierten in Deutschland insgesamt 1.239 Vorsorge- oder Rehabilitationseinrichtungen mit durchschnittlich 138 Betten. Fast die Hälfte aller Vorsorge- und Rehabilitationseinrichtungen (568 Einrichtungen oder 45,8 Prozent) verfügte über weniger als 100 Betten. Im Gegensatz zum Akutkrankenhaus-Bereich werden deutlich mehr als die Hälfte (56,3 Prozent oder 697 Einrichtungen) aller Vorsorge- und Rehabilitationseinrichtungen von privaten Trägern betrieben. Der Anteil der freigemeinnützigen Träger lag bei 25,9 Prozent (322 Einrichtungen) und der der öffentlichen Träger bei 17,8 Prozent oder 220 Einrichtungen.

Die Zahl der Einrichtungen im Reha-Markt nimmt seit vielen Jahren zu: Gab es 1991 noch 1.181 Einrichtungen, so stieg diese Zahl innerhalb von elf Jahren auf 1.343 Einrichtungen (2002). Seitdem nimmt die Zahl der Einrichtungen wieder ab. Gleichzeitig nahm jedoch die durchschnittliche Auslastung zum Teil dramatisch ab: Während die durchschnittliche Auslastung der Vorsorge- und Reha-Einrichtungen in der Spitze im Jahr 1992 bei 89,0 Prozent lag, betrug sie im Jahr 2005 nur noch 73,4 Prozent und stieg seither bis zum Jahr 2008 wieder auf 81,3 Prozent an. Ihren Tiefpunkt hatte die Auslastung im Jahr 1997 mit 62,3 Prozent erreicht. Offensichtlich ist der Wettbewerb zwischen den privaten Trägern von Rehabilitationseinrichtungen besonders scharf: Deren Auslastung betrug 2008 im Durchschnitt lediglich 78,4 Prozent, während die Auslastung im freigemeinnützigen Träger-Bereich bei 82,6 Prozent und bei den öffentlichen Trägern sogar bei 91,4 Prozent lag. Die Fallzahl der Vorsorge- und Rehabilitationseinrichtungen lag 2008 mit 2,009 Millionen zwar deutlich höher als 1991 (1,47 Millionen), jedoch nahm die durchschnittliche Verweildauer der Patienten in den Einrichtungen von 31,0 auf 25,3 Tage ab. 2004 hatte die durchschnittliche Verweildauer mit 25,1 Tagen ihren bisherigen Tiefstand erreicht.

In den Vorsorge- oder Rehabilitationseinrichtungen waren Ende 2008 insgesamt 117.775 Mitarbeiterinnen und Mitarbeiter hauptamtlich tätig (91.853 Vollkräfte).

Das Marktvolumen des Rehabilitations- und Vorsorgebereiches lässt sich aus den entsprechenden Ausgaben der gesetzlichen Rentenversicherung und der Gesetzlichen Krankenversicherung als den beiden weitaus größten Kostenträgern in diesem Bereich ungefähr ermitteln. Danach belief sich das Marktvolumen des Vorsorge- und Reha-Marktes im Jahr 2006 auf zusammen rund 4,86 Milliarden Euro. Die Ausgaben der GKV für Rehabilitation und Vorsorge nahmen allerdings seit dem Jahr 2000 bis 2006 kontinuierlich ab: Während sie 2000 noch 2,7 Mrd. Euro betrugen, sanken sie im Jahr 2006 nach den Rechnungsergebnissen der GKV auf nur doch 2,35 Mrd. Euro und erreichten damit wieder den Stand von 1998 (2,45 Mrd. Euro). Eine gleichgerichtete Entwicklung weisen die Ausgaben der Rentenversicherung für medizinische und ergänzende Leistungen auf: Sie sanken von 3,85 Mrd. Euro im Jahr 1998 auf 2,51 Mrd. Euro im Jahr 2006.

4 Kenndaten des Reha-Marktes

4.1 Kenndaten des Marktes der Vorsorge- und Rehabilitationseinrichtungen

Tab. 4-1: Einrichtungen, Betten und Patientenbewegung Vorsorge- oder Rehabilitationseinrichtungen 1991 – 2008

Jahr/Land	Vorsorge- oder Rehabilitationseinrichtungen		Patientenbewegung				
	insgesamt	aufgestellte Betten insgesamt	Fallzahl		Pflegetage	durchschnittliche	
						Verweildauer	Bettenauslastung
	Anzahl	je 100.000 Einwohner[1]	Anzahl	je 100.000 Einwohner[1]	in 1.000	in Tagen	in Prozent
1991	1.181	144.172	180	1.473.427	1.842	45.729	31,0	86,9
1992	1.209	149.910	186	1.574.891	1.954	48.833	31,0	89,0
1993	1.245	155.631	192	1.632.218	2.011	50.469	30,9	88,8
1994	1.329	172.675	212	1.764.518	2.167	55.069	31,2	87,4
1995	1.373	181.633	222	1.895.887	2.322	58.820	31,0	88,7
1996	1.404	189.888	232	1.916.531	2.340	57.839	30,2	83,2
1997	1.387	188.869	230	1.575.454	1.920	42.972	27,3	62,3
1998	1.395	190.967	233	1.746.345	2.129	46.107	26,4	66,1
1999	1.398	189.597	231	1.915.334	2.333	49.874	26,0	72,1
2000	1.393	189.822	231	2.046.227	2.490	52.852	25,8	76,1
2001	1.388	189.253	230	2.096.904	2.547	53.514	25,5	77,5
2002	1.343	184.635	224	2.041.272	2.475	52.107	25,5	77,3
2003	1.316	179.789	218	1.899.558	2.302	49.204	25,9	75,0
2004	1.294	176.473	214	1.889.362	2.290	47.442	25,1	73,5
2005	1.270	174.479	212	1.813.990	2.200	46.774	25,8	73,4
2006	1.255	172.717	210	1.836.681	2.230	47.011	25,6	74,6
2007	1.239	170.845	208	1.942.566	2.361	49.483	25,5	79,4
2008	1.239	171.060	208	2.009.526	2.447	50.886	25,3	81,3
davon (2008):								
Baden-Württemberg	218	26.849	250	313.275	2.914	7.833	25,0	79,7
Bayern	301	31.795	254	367.559	2.936	8.911	24,2	76,6
Brandenburg	27	5.169	204	64.527	2.551	1.736	26,9	91,7
Hessen	104	17.188	283	185.310	3.053	4.955	26,7	78,8
Mecklenburg-Vorpommern	64	10.503	628	131.872	7.886	3.114	23,6	81,0
Niedersachsen	131	17.773	223	228.434	2.869	5.525	24,2	84,9
Nordrhein-Westfalen	136	20.416	114	235.380	1.310	6.445	27,4	86,2
Rheinland-Pfalz	64	8.040	199	91.592	2.268	2.522	27,5	85,7
Saarland	19	3.037	294	28.855	2.792	852	29,5	76,6

4 Kenndaten des Reha-Marktes

Tab. 4-1: *Fortsetzung*

Jahr/Land	Vorsorge- oder Rehabilitationseinrichtungen		Patientenbewegung				
	insgesamt	aufgestellte Betten insgesamt	Fallzahl		Pflegetage	durchschnittliche	
						Verweildauer	Bettenauslastung
	Anzahl	je 100.000 Einwohner[1]	Anzahl	je 100.000 Einwohner[1]	in 1.000	in Tagen	in Prozent
Sachsen	45	9.119	217	101.051	2.403	2.620	25,9	78,5
Sachsen-Anhalt	19	3.587	150	46.374	1.934	1.125	24,3	85,7
Schleswig-Holstein	72	10.996	388	145.444	5.129	3.398	23,4	84,4
Thüringen	36	6.158	270	66.019	2.898	1.727	26,2	76,6
Stadtstaaten zusammen:								
Berlin, Bremen, Hamburg	3	430	7	3.836	65	123	32,1	78,2
Veränderung zum Vorjahr (in %):								
Deutschland	0,0	0,1	0,3	3,4	3,6	2,8	-0,6	2,4
Baden-Württemberg	1,9	0,2	0,1	3,6	3,5	4,6	0,9	4,1
Bayern	-0,3	-0,7	-0,8	1,8	1,6	2,2	0,4	2,6
Brandenburg	0,0	-2,5	-2,1	1,2	1,7	-1,6	-2,8	0,7
Hessen	-5,5	-0,6	-0,6	3,0	3,0	1,7	-1,3	2,0
Mecklenburg-Vorpommern	0,0	-1,3	-0,5	4,7	5,6	2,6	-2,1	3,7
Niedersachsen	0,8	1,9	2,2	4,9	5,1	3,7	-1,2	1,4
Nordrhein-Westfalen	1,5	1,2	1,5	4,2	4,5	3,0	-1,1	1,5
Rheinland-Pfalz	0,0	-0,3	0,0	2,3	2,6	2,0	-0,3	2,0
Saarland	0,0	0,1	0,7	2,4	3,0	3,1	0,7	2,7
Sachsen	0,0	1,3	2,0	3,9	4,6	1,9	-1,9	0,3
Sachsen-Anhalt	0,0	0,0	1,3	3,2	4,5	1,5	-1,6	1,3
Schleswig-Holstein	0,0	0,5	0,5	4,5	4,4	3,9	-0,5	3,1
Thüringen	0,0	0,4	1,3	5,3	6,4	5,4	0,1	4,7
Stadtstaaten zusammen:								
Berlin, Bremen, Hamburg	0,0	0,5	0,0	0,3	-0,1	-0,5	-0,8	-1,3

Quelle: Statistisches Bundesamt 2009

1) Berechnet mit der Durchschnittsbevölkerung.

Tab. 4-2: Reha- und Vorsorgeeinrichtungen sowie Bettenzahl und ihre Verteilung nach Trägerschaft: 1991 bis 2008

Jahr/Land[1]	Insgesamt	Davon						
		öffentliche Einrichtungen	davon				freigemeinnützige Einrichtungen	private Einrichtungen
			in privatrechtlicher Form	in öffentlichrechtlicher Form	davon			
					rechtlich unselbstständig	rechtlich selbstständig		
	Anzahl							
Einrichtungen insgesamt								
1991	1.181	250	-	-	-	-	224	707
1992	1.209	245	-	-	-	-	236	728
1993	1.245	220	-	-	-	-	263	762
1994	1.329	214	-	-	-	-	295	820
1995	1.373	209	-	-	-	-	312	852
1996	1.404	210	-	-	-	-	331	863
1997	1.387	205	-	-	-	-	340	842
1998	1.395	201	-	-	-	-	354	840
1999	1.398	212	-	-	-	-	369	817
2000	1.393	214	-	-	-	-	371	808
2001	1.388	218	-	-	-	-	368	802
2002	1.343	238	41	197	156	41	348	757
2003	1.316	229	41	188	153	35	337	750
2004	1.294	234	47	187	150	37	327	733
2005	1.270	228	48	180	141	39	316	726
2006	1.255	229	63	166	129	37	318	708
2007	1.239	219	61	158	122	36	314	706
2008	**1.239**	**220**	**63**	**157**	**119**	**38**	**322**	**697**
Aufgestellte Betten insgesamt								
1991	144.172	32.220	-	-	-	-	21.894	90.058
1992	149.910	32.100	-	-	-	-	22.595	95.215
1993	155.631	29.921	-	-	-	-	23.821	101.889
1994	172.675	30.332	-	-	-	-	25.536	116.807
1995	181.633	30.115	-	-	-	-	26.991	124.527
1996	189.888	29.712	-	-	-	-	29.212	130.964
1997	188.869	28.884	-	-	-	-	30.198	129.787
1998	190.967	-	-	-	-	-	-	-
1999	189.597	27.413	-	-	-	-	33.142	129.042
2000	189.822	-	-	-	-	-	-	-

Tab. 4-2: *Fortsetzung*

Jahr/Land[1]	Insgesamt	Davon						
		öffentliche Einrichtungen	davon				freigemeinnützige Einrichtungen	private Einrichtungen
			in privatrechtlicher Form	in öffentlich-rechtlicher Form	davon			
					rechtlich unselbstständig	rechtlich selbstständig		
	Anzahl							
2001	189.253	-	-	-	-	-	-	-
2002	184.635	31.068	5.091	25.977	20.520	5.457	30.460	123.107
2003	179.789	29.956	5.080	24.876	20.386	4.490	28.968	120.865
2004	176.473	30.187	5.825	24.362	19.636	4.726	28.353	117.933
2005	174.479	29.526	5.893	23.633	19.081	4.552	27.410	117.543
2006	172.717	29.679	6.554	23.125	18.715	4.410	27.621	115.417
2007	170.845	28.825	6.227	22.598	18.769	3.829	27.273	114.747
2008	**171.060**	**28.967**	**6.371**	**22.596**	**18.647**	**3.949**	**27.678**	**114.415**
Betten je Einrichtung								
1991	122	129	-	-	-	-	98	127
1992	124	131	-	-	-	-	96	131
1993	125	136	-	-	-	-	91	134
1994	130	142	-	-	-	-	87	142
1995	132	144	-	-	-	-	87	146
1996	135	141	-	-	-	-	88	152
1997	136	141	-	-	-	-	89	154
1998	137	-	-	-	-	-	-	-
1999	136	129	-	-	-	-	90	158
2000	136	-	-	-	-	-	-	-
2001	136	-	-	-	-	-	-	-
2002	137	131	124	132	132	133	88	163
2003	137	131	124	132	133	128	86	161
2004	136	129	124	130	131	128	87	161
2005	136	129	124	130	131	128	87	161
2006	138	130	104	139	145	119	87	163
2007	138	132	102	143	154	106	87	163
2008	**138**	**132**	**101**	**144**	**157**	**104**	**86**	**164**

Quelle: Statistisches Bundesamt 2009

1) Die Werte der Jahre 1991 bis 2001 basieren auf (vorläufigen) Eckzahlen und können nicht auf Basis der endgültigen Ergebnisse dargestellt werden.
Die Genauigkeit der Eckzahlen ist jedoch recht hoch, wie ein Vergleich mit der Tabelle 1.1 für die Anzahl insgesamt verdeutlicht.

4.2 Arbeitgeber Vorsorge- und Rehabilitationseinrichtungen

Tab. 4-3: Vorsorge- oder Rehabilitationseinrichtungen 1991 – 2008: Ärztliches und nichtärztliches Personal nach Ländern

Jahr/Land	Beschäftigte am 31.12				Vollkräfte im Jahresdurchschnitt[3]		
	Insgesamt	davon			Insgesamt[4]	davon	
		Ärztlicher Dienst[1]	Nichtärztlicher Dienst[2]			Ärztlicher Dienst[4]	Nichtärztlicher Dienst
			insgesamt	darunter Schüler/ Auszubildende			
	Anzahl						
1991	88.700	6.372	82.328	891	78.074	5.926	72.148
1992	92.551	6.737	85.814	836	81.564	6.379	75.185
1993	96.936	7.137	89.799	988	84.890	6.769	78.121
1994	108.876	8.057	100.819	1.176	94.733	7.617	87.116
1995	115.618	8.659	106.959	1.306	99.887	8.284	91.603
1996	117.747	8.900	108.847	1.407	102.247	8.534	93.713
1997	106.340	7.982	98.358	1.213	92.140	7.693	84.447
1998	107.473	8.181	99.292	1.273	91.589	7.671	83.918
1999	111.861	8.552	103.309	1.283	94.599	7.943	86.656
2000	116.588	8.919	107.669	1.481	97.846	8.299	89.547
2001	119.483	9.112	110.371	1.651	99.297	8.441	90.856
2002	119.251	9.013	110.238	1.844	98.940	8.347	90.593
2003	116.233	8.855	107.378	1.895	96.520	8.229	88.291
2004	114.226	8.896	105.330	1.941	92.944	7.995	84.949
2005	113.388	8.899	104.489	2.021	91.547	8.073	83.474
2006	113.873	9.008	104.865	2.165	90.489	8.117	82.372
2007	115.639	9.177	106.462	2.054	91.020	8.193	82.827
2008	**117.775**	**9.268**	**108.507**	**2.113**	**91.853**	**8.242**	**83.611**
davon (2008):							
Baden-Württemberg	19.779	1.486	18.293	294	14.447	1.294	13.153
Bayern	24.103	1.742	22.361	614	18.572	1.547	17.025
Brandenburg	3.715	353	3.362	50	3.265	331	2.934
Hessen	11.871	1.026	10.845	167	9.096	899	8.198
Mecklenburg-Vorpommern	5.187	417	4.770	121	4.522	383	4.139
Niedersachsen	11.357	872	10.485	238	8.601	768	7.833
Nordrhein-Westfalen	15.591	1.227	14.364	172	12.021	1.089	10.932
Rheinland-Pfalz	5.746	471	5.275	62	4.391	433	3.958

Tab. 4-3: *Fortsetzung*

Jahr/Land	Beschäftigte am 31.12				Vollkräfte im Jahresdurchschnitt[3]		
	Insgesamt	davon			Insgesamt[4]	davon	
		Ärztlicher Dienst[1]	Nichtärztlicher Dienst[2]			Ärztlicher Dienst[4]	Nichtärztlicher Dienst
			insgesamt	darunter Schüler/ Auszubildende			
	Anzahl						
Saarland	2.026	189	1.837	22	1.517	157	1.360
Sachsen	6.404	466	5.938	125	5.591	450	5.140
Sachsen-Anhalt	2.047	179	1.868	21	1.790	162	1.628
Schleswig-Holstein	6.075	508	5.567	114	4.687	426	4.261
Thüringen	3.395	292	3.103	109	2.954	261	2.693
Stadtstaaten zusammen:							
Berlin, Bremen, Hamburg	479	40	439	4	399	41	357
Veränderung zum Vorjahr (in %):							
Deutschland	**1,8**	**1,0**	**1,9**	**2,9**	**0,9**	**0,6**	**0,9**
Baden-Württemberg	4,9	2,8	5,1	3,5	3,2	1,1	3,4
Bayern	2,9	2,1	2,9	3,2	1,5	1,4	1,5
Brandenburg	-6,4	-5,1	-6,5	-10,7	-7,2	-4,4	-7,4
Hessen	1,3	-0,3	1,5	6,4	1,5	0,8	1,6
Mecklenburg-Vorpommern	-4,7	-1,2	-5,0	-6,9	-5,1	-4,9	-5,1
Niedersachsen	2,1	2,3	2,1	12,3	2,1	2,5	2,1
Nordrhein-Westfalen	1,1	2,7	1,0	11,0	0,7	1,1	0,6
Rheinland-Pfalz	0,3	1,1	0,2	-7,5	0,8	3,4	0,5
Saarland	3,0	1,6	3,1	4,8	2,5	3,4	2,4
Sachsen	1,9	0,2	2,0	4,2	2,1	2,3	2,1
Sachsen-Anhalt	1,9	5,3	1,6	5,0	-0,2	2,2	-0,4
Schleswig-Holstein	4,0	-2,3	4,6	-5,8	0,1	-2,2	0,3
Thüringen	1,2	-3,3	1,6	-2,7	1,3	-5,0	1,9
Stadtstaaten zusammen:							
Berlin, Bremen, Hamburg	-5,1	-13,0	-4,4	0,0	-1,9	2,2	-2,4

Quelle: Statistisches Bundesamt 2007

1) Hauptamtliche Ärzte (ohne Belegärzte und ohne Zahnärzte), bis 2003 einschließlich Ärzte im Praktikum. Seit 1.10.2004 ist der „Arzt im Praktikum" abgeschafft. Ab 2004 sind die ehemaligen Ärzte im Praktikum (als Assistenzärzte) in der Zahl der hauptamtlichen Ärzte enthalten.
2) Nichtärztliches Personal (ohne Personal der Ausbildungsstätten), einschließlich Schüler/Auszubildende.
3) Beschäftigte umgerechnet auf die volle tarifliche Arbeitszeit. Anteilig einbezogen sind auch die Beschäftigten, die nicht am 31.12. im Krankenhaus angestellt waren, sondern nur für einen Zeitraum innerhalb des Jahres.
4) Vollkräfte bis 2003 ohne Ärzte im Praktikum (keine gesonderte Erhebung).

5 Kenndaten des Marktes der ambulanten ärztlichen Versorgung

Nach der Gesundheitsausgabenrechnung des Statistischen Bundesamtes entfielen von den gesamten Gesundheitsausgaben des Jahres 2007 in Höhe von 252,751 Milliarden Euro rund 15,2 Prozent oder 38,438 Milliarden Euro auf die Arztpraxen. Die gesetzliche Krankenversicherung hat nach der Statistik des im Jahr 2007 insgesamt 26,4 Milliarden Euro für den Bereich Arztpraxen ausgegeben. Dies entsprach rund 18,15 Prozent der gesamten GKV-Ausgaben in Höhe von 145,36 Milliarden Euro. Damit stammen gut zwei Drittel der gesamten Ausgaben, die auf die Arztpraxen entfallen, aus der Tätigkeit von Ärzten im Rahmen der Versorgung von Versicherten der gesetzlichen Krankenversicherung.

Die auf die Arztpraxen entfallenden Gesundheitsausgaben sind absolut in den vergangenen Jahren kontinuierlich von 31,836 Milliarden (2001) über 34,557 Milliarden Euro (2004) auf die bereits erwähnten 38,4 Milliarden Euro im Jahr 2007 angestiegen. Der relative Anteil der Arztpraxen an den gesamten Gesundheitsausgaben ist von 2001 auf 2007 von 14,4 auf 15,2 Prozent angewachsen.

Nach der gemeinsamen Arztzahl-Statistik der Bundesärztekammer und der Kassenärztlichen Bundesvereinigung gab es Ende 2008 insgesamt 138.330 ambulant tätige Ärztinnen und Ärzte. Etwa 5.200 davon waren als Privatärzte niedergelassen, rund 120.500 als Vertragsärzte. Darüber hinaus waren rund 12.600 Ärztinnen und Ärzte als Angestellte in Arztpraxen tätig. 47.722 Ärztinnen und Ärzte – also rund ein Drittel aller niedergelassenen Ärzte – waren 2008 nach der Statistik der Kassenärztlichen Bundesvereinigung in Gemeinschaftspraxen tätig. Demgegenüber nimmt sich die Zahl von in Medizinischen Versorgungszentren tätigen Ärztinnen und Ärzten mit insgesamt 6.283 in den zum 30. Juni 2009 registrierten 1.325 Medizinischen Versorgungszentren (MVZ) noch sehr gering aus. Allerdings sind die Wachstumsraten bei dieser Form der ärztlichen Tätigkeit sehr hoch: Die Gesamtzahl an MVZ hat sich seit Ende 2005 mehr als vervierfacht.

Zum Ende des vierten Quartals 2008 waren darüber hinaus im Bereich der neuen Versorgungsformen insgesamt 6.407 Verträge zur Integrierten Versorgung registriert. Das Gesamtvolumen dieser bei der Gemeinsamen Registrierungsstelle zur Unterstützung der Umsetzung des § 140d SGB V gemeldeten IV-Verträge betrug Ende 2008 rund 811 Millionen Euro auf Jahresbasis.

Das Honorar aus vertragsärztlicher Tätigkeit pro Vertragsarzt betrug nach den Zahlen der KBV im Jahr 2006 rund 190.893 Euro. In diesen Daten sind Honorarumsätze aus privatärztlicher Tätigkeit oder Gutachtertätigkeit noch nicht berücksichtigt. Das Statistische Bundesamt errechnet für 2007 durchschnittliche Einnahmen je Arztpraxis in Höhe von 399.999 Euro. Der Reinertrag pro Praxis betrug danach 193.000 Euro und pro Praxisinhaber 142.000 Euro. Bezieht man die seinerzeit existierenden Medizinischen Versorgungszentren mit ein, betrugen die Einnahmen der Praxen und MVZ aus selbstständiger ärztlicher Tätigkeit 403.000 Euro und der Reinertrag pro Praxis/MVZ 194.000 Euro, pro Praxisinhaber 142.000 Euro.

5 Kenndaten des Marktes der ambulanten ärztlichen Versorgung

Das Statistische Bundesamt nennt in seiner Gesundheitspersonalrechnung für 2008 insgesamt 522.000 Arzthelferinnen und -helfer sowie zahnmedizinische Fachangestellte.

5.1 Entwicklung Marktvolumen

Tab. 5-1: An der vertragsärztlichen Versorgung teilnehmende Ärzte in den Kassenärztlichen Vereinigungen am 31.12.2008

Kassenärztliche Vereinigung	teilnehmende Ärzte			Vertragsärzte			Partner-Ärzte[1]		angestellte Ärzte		ermächtigte Ärzte	
	insgesamt Sp. 4+7+9+11 Anzahl	Veränderung z. Vorjahr in Prozent	darunter weiblich Anzahl	insgesamt Anzahl	Veränderung z. Vorjahr in Prozent	darunter weiblich Anzahl	insgesamt Anzahl	darunter weiblich Anzahl	insgesamt Anzahl	darunter weiblich Anzahl	insgesamt Anzahl	darunter weiblich Anzahl
0	1	2	3	4	5	6	7	8	9	10	11	12
Baden-Württemberg	17614	2,1	5414	15.267	0,3	4.618	240	115	696	507	1.411	174
Bayerns	21.631	−0,1	6.703	19.401	−0,7	5.874	350	167	676	479	1.204	183
Berlin	7.045	1,1	3.452	6.722	1,4	3.314	40	23	111	83	172	32
Brandenburg	3.539	−0,1	1.830	3.120	0,1	1.706	6	3	70	46	343	75
Bremen	1.472	1,4	531	1.289	0,6	475	10	4	51	34	122	18
Hamburg	3.529	2,5	1.306	3.261	0,2	1.214	19	10	121	59	128	23
Hessen	9.779	−0,8	3.276	8.836	−1,2	2.952	80	37	263	195	600	92
Mecklenburg-Vorpommern	2.699	0,6	1.362	2.370	−0,2	1.245	9	5	66	38	254	74
Niedersachsen	12.432	1,7	3.672	10.591	0,0	3.174	95	42	413	276	1.333	180
Nordrhein	15.801	−0,1	5.142	13.970	−0,3	4.608	226	112	368	267	1.237	155
Rheinland-Pfalz	6.562	2,0	1.892	5.551	1,1	1.575	71	37	298	199	642	81
Saarland	1.786	0,6	519	1.540	−0,3	454	15	5	79	51	152	9
Sachsen	6.763	1,3	3.561	5.902	0,6	3.234	20	8	235	153	606	166
Sachsen-Anhalt	3617	0,6	1.974	3.189	0,2	1.813	8	6	103	63	317	92
Schleswig-Holstein	4.754	0,6	1.472	4.133	2,2	1.274	65	39	138	86	418	73
Thüringen	3.679	2,4	1.869	3.196	1,3	1.714	14	7	104	50	365	98
Westfalen-Lippe	12.686	1,6	3.655	10.700	0,9	3.082	166	73	500	325	1.320	175
Bundesgebiet insgesamt	135.388	0,9	47.630	119.038	0,2	42.326	1.434	693	4.292	2911	10.624	1.700

Quelle: Statistik der KBV

1 Nach § 101 Abs. 1 Nr. 4 SGB V

Tab. 5-2: Abrechnende Vertragsärzte[1], Abrechnungsfälle und Honorar 1996 – 2007

Jahr	Ärzte		Fälle		Fälle je Arzt		Honorar		Honorar je Fall		Ausgaben je Mitglied		Fälle je Mitglied	
	Anzahl	Veränd. z. Vj. in %	Anzahl in 1.000	Veränd. z. Vj. in %	Anzahl	Veränd. z. Vj. in %	in 1.000 Euro	Veränd. z. Vj. in %	in Euro	Veränd. z. Vj. in %	in Euro	Veränd. z. Vj. in %	Anzahl	Veränd. z. Vj. in %
0	1	2	3	4	5	6	7	8	9	10	11	12	13	14
alte Bundesländer[2]														
1996	90.001	2,1	418.299,8	4,4	4.648	2,2	17.273.495,0	3,5	41,3	-0,9	424,7	3,0	10,3	3,9
1997	91.404	1,6	429.529,1	2,7	4.699	1,1	17.536.264,4	1,5	40,8	-1,1	430,5	1,4	10,5	2,5
1998	92.816	1,5	437.861,7	1,9	4.718	0,4	17.674.461,6	0,8	40,4	-1,1	434,5	0,9	10,8	2,1
1999[1)]	103.664	•	452.017,0	•	4.360	•	18.634.499,0	•	41,2	•	454,9	•	11,0	•
2000	107.909	4,1	457.065,1	1,1	4.236	-2,9	19.345.149,1	3,8	42,3	2,7	469,6	3,2	11,1	0,5
2001	109.701	1,7	464.213,9	1,6	4.232	-0,1	19.966.371,8	3,2	43,0	1,6	483,7	3,0	11,2	1,4
2002	112.635	2,7	472.684,2	1,8	4.197	-0,8	20.509.955,6	2,7	43,4	0,9	496,0	2,5	11,4	1,6
2003	111.571	-0,9	481.472,6	1,9	4.315	2,8	20.829.981,3	1,6	43,3	-0,3	505,2	1,9	11,7	2,2
2004	112.026	0,4	447.194,0	-7,1	3.992	-7,5	20.750.542,2	-0,4	46,4	7,3	504,5	-0,1	10,9	-6,9
2005[3)]	114.946	•	399.561,6	•	3.476	•	21.393.773,6	•	53,5	•	520,0	•	9,7	•
2006	116.329	1,2	385.170,4	-3,6	3.311	-4,7	21.996.065,2	2,8	57,1	6,7	533,6	2,6	9,3	-3,8
2007	117.174	0,7	392.899,9	2,0	3.353	1,3	22.222.233,8	1,0	56,6	-1,0	535,9	0,4	9,5	1,4
neue Bundesländer[4]														
1996	17.070	•	90.510,5	•	5.302	•	2.860813,0	•	31,6	•	282,1	•	8,9	•
1997	17.330	1,5	93.655,3	3,5	5.404	1,9	2.891.378,3	1,1	30,9	-2,3	286,4	1,5	9,3	3,9
1998	17.523	1,1	94.387,3	0,8	5.386	-0,3	2.930.611,6	1,4	31,0	0,6	293,4	2,4	9,5	1,9
1999[1)]	18.266	•	99.009,1	•	5.420	•	3.025.848,3	•	30,6	•	304,4	•	10,0	•
2000	18.578	1,7	100.071,8	1,1	5.387	-0,6	3.120.764,8	3,1	31,2	2,0	317,6	4,3	10,2	2,3
2001	18.632	0,3	101.151,4	1,1	5.429	0,8	3.262.311,0	4,5	32,3	3,4	335,7	5,7	10,4	2,2
2002	18.617	-0,1	100.353,2	-0,8	5.391	-0,7	3.302.893,4	1,2	32,9	2,0	343,3	2,3	10,4	0,2
2003	18.379	-1,3	101.226,8	0,9	5.508	2,2	3.349.284,5	1,4	33,1	0,5	351,6	2,4	10,6	1,9
2004	18.252	-0,7	93.308,4	-7,8	5112	-7,2	3.350.427,3	0,0	35,9	8,5	352,8	0,3	9,8	-7,6
2005[3)]	18.293	•	81.145,5	•	4.436	•	3.409.112,0	•	42,0	•	368,0	•	8,8	•
2006	18.451	0,9	77.956,2	-3,9	4.225	-4,8	3.557.061,6	4,3	45,6	8,6	384,5	4,5	8,4	-3,8
2007	18.508	0,3	79.106,0	1,5	4.274	1,2	3.678 651,0	3,4	46,5	1,9	396,5	3,1	8,5	1,2

Tab. 5-2: *Fortsetzung*

Jahr	Ärzte		Fälle			Fälle je Arzt		Honorar		Honorar je Fall		Ausgaben je Mitglied		Fälle je Mitglied	
	Anzahl	Veränd. z. Vj. in %	Anzahl in 1.000	Veränd. z. Vj. in %	Anzahl	Veränd. z. Vj. in %	in 1.000 Euro	Veränd. z. Vj. in %	in Euro	Veränd. z. Vj. in %	in Euro	Veränd. z. Vj. in %	Anzahl	Veränd. z. Vj. in %
0	1	2	3	4	5	6	7	8	9	10	11	12	13	14
						gesamtes Bundesgebiet								
1996	107.071	•	508.810,4	•	4.752	•	20.134.307,9	•	39,6	•	396,3	•	10,0	•
1997	108.734	1,6	523.184,3	2,8	4.812	1,3	20.427.642,8	1,5	39,0	-1,3	401,9	1,4	10,3	2,8
1998	110.339	1,5	532.249,0	1,7	4.824	0,3	20.605.073,2	0,9	38,7	-0,8	406,7	1,2	10,5	2,1
1999[1]	121.930	•	551.026,1	•	4.519	•	21.660.347,4	•	39,3	•	425,5	•	10,8	•
2000	126.487	3,7	557136,9	1,1	4.405	-2,5	22.465.913,9	3,7	40,3	2,6	440,3	3,5	10,9	0,9
2001	128.333	1,5	565.365,4	1,5	4.405	0,0	23.228.682,9	3,4	41,1	1,9	455,5	3,5	11,1	1,5
2002	131.251	2,3	573.037,4	1,4	4.366	-0,9	23.812.849,0	2,5	41,6	1,1	467,2	2,6	11,2	1,4
2003	129.950	-1,0	582.699,4	1,7	4.484	2,7	24.179.265,8	1,5	41,5	-0,1	476,4	2,0	11,5	2,1
2004	130.278	0,3	540.502,5	-7,2	4.149	-7,5	24.100.969,6	-0,3	44,6	7,5	476,1	-0,1	10,7	-7,0
2005[3]	133.239	•	480.707,1	•	3.608	•	24.802.885,7	•	51,6	•	492,0	•	9,5	•
2006	134.780	1,2	463.126,5	-3,7	3.436	-4,8	25.553.126,8	3,0	55,2	6,9	506,3	2,9	9,2	-3,8
2007	135.683	0,7	472.005,8	1,9	3.479	1,2	25.900.884,8	1,4	54,9	-0,5	510,4	0,8	9,3	1,4

Quelle: Statistik der KBV

1) ab 1999 einschließlich Psychologischer Psychotherapeuten
2) einschließlich Berlin (Ost)
3) veränderte Zählung durch Einführung des neuen EBM
4) ohne Berlin (Ost)

Kenndaten des Marktes der ambulanten ärztlichen Versorgung 5

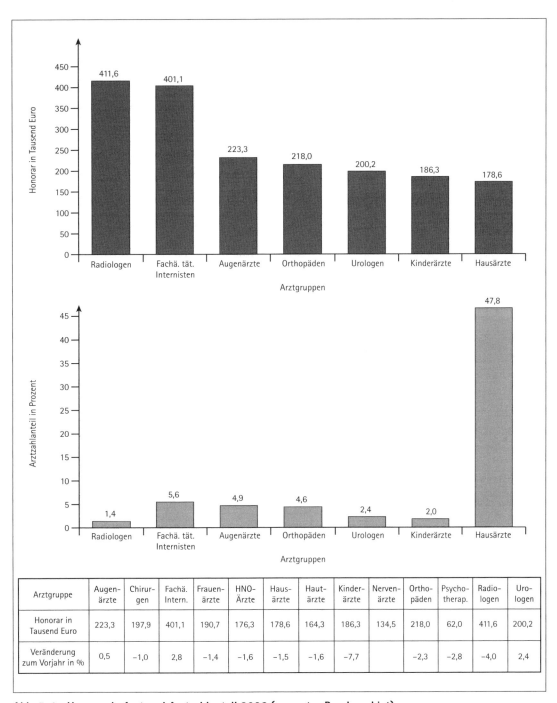

Abb. 5-1: Honorar je Arzt und Arztzahlanteil 2006 (gesamtes Bundesgebiet)
Quelle: Statistik der KBV

5 Kenndaten des Marktes der ambulanten ärztlichen Versorgung

5.2 Medizinische Versorgungszentren

Tab. 5-3 Kennzahlen zu Medizinischen Versorgungszentren (30.09.2005 bis 30.09.2007)

	30.09.2005	31.12.2005	31.03.2006	30.06.2006	30.09.2006	31.12.2006	31.03.2007	30.06.2007	30.09.2007	31.12.2007	31.03.2008	30.06.2008	30.09.2008	31.12.2008	31.03.2009	30.06.2009
Gesamtzahl MVZ	269	341	420	491	562	666	733	809	880	948	1.023	1.088	1.152	1.206	1.257	1.325
absolute Zunahme gegenüber Vorquartal	+76	+72	+79	+71	+71	+104	+67	+76	+71	+68	+75	+65	+64	+54	+51	+68
Zunahme in % gegenüber Vorquartal	39,4	26,8	23,2	16,9	14,5	18,5	10,1	10,4	8,8	7,7	7,9	6,4	5,9	4,7	4,2	5,4
Zunahme in % gegenüber gleichem Vorjahres-Zeitraum	482,4	387,1	247,1	154,4	108,9	95,3	74,5	64,8	56,6	42,3	39,6	34,5	30,9	27,2	22,9	21,8
in MVZ tätige Ärzte:	971	1.295	1.648	1.934	2.183	2.624	2.934	3.263	3.613	4.006	4.445	4.803	5.183	5.536	5.852	6.283
absolute Zunahme gegenüber Vorquartal	+260	+324	+353	+286	+249	+441	+310	+329	+350	+393	+439	+358	+380	+353	+316	+431
Darunter: Angestellte Ärzte	474	691	960	1.172	1.365	1.696	1.940	2.191	2.504	2.850	3.247	3.573	3.921	4.270	4.572	4.980
absolute Zunahme gegenüber Vorquartal	+147	+217	+269	+212	+193	+331	+244	+251	+313	+346	+397	+326	+348	+349	+302	+408
Anteil der angestellten Ärzte an allen in MVZ tätigen Ärzten in %	48,6 %	40,5 %	58,3 %	60,6 %	62,5 %	64,6 %	66,1 %	67,1 %	69,3 %	71,1 %	73,0 %	74,4 %	75,7 %	77,1 %	78,1 %	79,3 %
Am häufigsten beteiligte Facharztgruppen:	Hausärzte, Internisten, diagn. tätige Radiologen	Hausärzte, Internisten, diagn. tätige Radiologen	Hausärzte, Internisten, diagn. tätige Radiologen	Hausärzte, Internisten, diagn. tätige Radiologen, Chirurgen	Hausärzte, Internisten, Chirurgen	Hausärzte, Internisten, Chirurgen	k. A.	Hausärzte, Internisten, Chirurgen	Hausärzte, Internisten, Chirurgen	Hausärzte, Internisten, Laborärzte	Hausärzte, Internisten, Chirurgen, Laborärzte	Hausärzte, Internisten, Chirurgen, Laborärzte	Hausärzte, Internisten, Chirurgen, Laborärzte	Hausärzte, Internisten, Chirurgen, Laborärzte	Hausärzte, Internisten, Chirurgen, Laborärzte	Hausärzte, Internisten, Chirurgen, Laborärzte
Ø MVZ- Größe (tätige Ärzte)	3,6	3,8	3,9	3,9	3,9	3,9	4,0	4,0	4,1	4,2	4,3	4,4	4,5	4,6	4,7	4,7
MVZ in Trägerschaft von Vertragsärzten:	71 %	75 %	68 %	61,1 %	65 %	64 %	k. A.	62,4 %	61 %	59,2 %	57,8 %	55,8 %	54,6 %	54,1 %	(-)	51,3 %
MVZ in Trägerschaft von Krankenhäusern:	24,5 %	24,6 %	28,1 %	29,5 %	30,8 %	31,5 %	31,7 %	33,1 %	33,5 %	34,4 %	35,7 %	36,9 %	37,2 %	37,4 %	38,6 %	38,3 %
Vorwiegende Rechtsformen:	GbR und GmbH	GbR, GmbH, Partnerschaft	GbR, GmbH, Partnerschaft	GbR, GmbH und Partnerschaft	GbR, GmbH, Partnerschaft	GbR, GmbH, Partnerschaft	GbR (332), GmbH (287), Partnerschaft	GbR (357), GmbH (331), Partnerschaft	GbR (375), GmbH (372), Partnerschaft	GmbH (411), GbR (393), Partnerschaft	GmbH (467), GbR (404), Partnerschaft	GmbH (513), GbR (409), Partnerschaft	GmbH (559), GbR (419), Partnerschaft	GmbH (604), GbR (421), Partnerschaft	GmbH (647), GbR (427), Partnerschaft	GmbH (692), GbR (438), Partnerschaft
Top-Drei-Regionen:	Bayern, Berlin, Sachsen	Bayern, Berlin, Niedersachsen	Bayern, Berlin, Niedersachsen	Bayern, Berlin, Niedersachsen	Bayern, Berlin, Niedersachsen	Bayern, Berlin, Niedersachsen	Bayern, Berlin, Niedersachsen	Bayern, Berlin, Niedersachsen	Bayern, Berlin, Niedersachsen	Bayern, Berlin, Niedersachsen	Bayern, Berlin, Niedersachsen	Bayern, Berlin, Niedersachsen	Bayern, Berlin, Niedersachsen	Bayern, Berlin, Niedersachsen	Bayern, Berlin, Niedersachsen	Bayern, Niedersachsen, Berlin

Quelle: KBV, Klinik Markt inside, eigene Berechnungen

6 Kenndaten des Arzneimittelmarktes (Apotheken und Pharmazeutische Industrie)

Die gemeinsame Darstellung von Pharmazeutischer Industrie und Apothekenmarkt bietet sich wegen der unmittelbaren Verknüpfung beider Bereiche des Gesundheitsmarktes an. Dennoch können die beiden Teilmärkte aus existierenden Statistiken nicht unmittelbar als ein Teilbereich des Gesundheitsmarktes dargestellt werden. Hinzu tritt, dass auch der Apothekenmarkt nochmals in öffentliche Apotheken und Krankenhausapotheken unterschieden werden muss. Beide Bereiche werden statistisch sehr unterschiedlich dargestellt und erfasst.

Der Apothekenmarkt in den Statistiken des Statistischen Bundesamtes umfasst die ambulanten Apotheken-Einrichtungen. Auf die ambulanten (öffentlichen) Apotheken entfielen im Jahr 2007 insgesamt 36,359 Milliarden Euro – rund 14,4 Prozent der gesamten Gesundheitsausgaben des Jahres 2007 in Höhe von 252,751 Milliarden Euro. Die ABDA (Bundesvereinigung Deutscher Apothekenverbände) beziffert den gesamten Umsatz der Apotheken für das Jahr 2008 mit 37,9 Milliarden Euro.

Die Ausgaben der GKV für Arznei-, Heil- und Hilfsmittel aus Apotheken betrugen im Jahr 2008 26,797 Milliarden Euro. Im Jahr 2004 hatten sie noch 20,4 Milliarden Euro betragen. Diese Entwicklung hat sich auch im durchschnittlichen Umsatz der einzelnen Apotheke niedergeschlagen: Von 2004 auf 2008 ist der durchschnittliche Umsatz pro Apotheke in Deutschland von 1,519 Millionen Euro auf 1,754 Millionen Euro angestiegen (2005: 1,63 Millionen Euro). Gleichzeitig stieg jedoch auch die Zahl der Apotheken wieder von 21.392 (2004) über 21.476 Apotheken im Jahr 2005 auf 21.602 im Jahr 2008 an, darunter 2.851 Filialapotheken.

Die Zahl der Beschäftigten in Apotheken betrug Ende 2008 insgesamt 139.837, darunter 46.513 Apothekerinnen und Apotheker.

Nach der Personalstatistik des Statistischen Bundesamtes waren Ende 2008 insgesamt 1.704 Krankenhausapothekerinnen und Krankenhausapotheker in deutschen Krankenhäusern tätig. Gemäß Statistik der ABDA gab es Ende 2006 in Deutschland 467 Krankenhausapotheken. Ende 2002 belief sich diese Zahl auf 545. Das Statistische Bundesamt weist für Ende 2008 eine Zahl von 427 Krankenhäusern aus, in denen Apotheker beschäftigt sind.

In der Bundesrepublik Deutschland gab es im Jahr 2008 nach Angaben des Bundesverbandes der Pharmazeutischen Industrie auf der Grundlage des Unternehmensregisters des Statistischen Bundesamtes 878 pharmazeutische Unternehmen. In dieser Zahl sind sowohl Kleinbetriebe mit weniger als 20 Beschäftigten als auch mittelständische Firmen und international tätige Konzerne sowie solche Unternehmen, die lediglich als Zulassungsinhaber existieren, enthalten. Rechnet man nur Betriebe mit mehr als 20 Beschäftigten, kommt man auf eine Zahl von 380 Betrieben. Im Jahr 2008 waren nach der Statistik des BPI 127.248 Personen in Betrieben beschäftigt, die pharmazeutische Erzeugnisse herstellen.

Die pharmazeutische Industrie in Deutschland stellte im Jahr 2008 pharmazeutische

Erzeugnisse im Wert von 27,1 Milliarden Euro (bewertet zu Herstellerabgabepreisen) her. Gleichzeitig exportierte die Bundesrepublik Deutschland im Jahr 2008 pharmazeutische Erzeugnisse im Wert von 47,5 Milliarden Euro. Gleichzeitig wurden pharmazeutische Erzeugnisse im Wert von 34,1 Milliarden Euro nach Deutschland eingeführt. Die Pharma-Industrie hat in Deutschland im Jahre 2008 nach der BPI-Statistik insgesamt 5,588 Milliarden Euro in Forschung und Entwicklung (F&E) investiert.

Zur gesamtwirtschaftlichen Bedeutung der Pharmazeutischen Industrie heißt es ein einer im Herbst 2004 erschienenen Studie des Deutschen Instituts für Wirtschaftsforschung, Berlin: „Bei der Herstellung pharmazeutischer Erzeugnisse waren im Jahr 122 Tausend Personen beschäftigt, davon 117 Tausend direkt für die Lieferungen an die Endnachfrage. Die Analysen zur Verflechtung der Herstellung pharmazeutischer Erzeugnisse mit der übrigen Wirtschaft zeigen, dass die Pharma-Industrie in erheblichem Maße Beschäftigung in den übrigen Produktionsbereichen auslöst. Nimmt man die Beschäftigungseffekte mit ins Bild, die von der Investitionsgüternachfrage der pharmazeutischen Industrie ausgehen, so wird neben jedem in der Pharma-Industrie Beschäftigten eine weitere Person in der übrigen Wirtschaft beschäftigt. Dies bestätigt die einleitend getroffene Feststellung, dass die gesamtwirtschaftliche Bedeutung der pharmazeutischen Industrie mit ihrem direkten Beitrag zum Bruttoinlandprodukt und zur Beschäftigung nur unzureichend abgebildet wird."[1]

---

[1] Jörg-Peter Weiß, Stephan Raab, Joachim Schintke: Die pharmazeutische Industrie im gesamtwirtschaftlichen Kontext: Ausstrahlung auf Produktion und Beschäftigung in den Zulieferbereichen, DIW Berlin, November 2004, S. 19.

Tab. 6-1: Umsatzentwicklung des Apothekenmarktes 2002-2008 (in Mio. Euro)

	2002	2003	2004	2005	2006	2007	2008
Gesamt	19.249,6	20.634,5	20.682,9	21.900,4	21.820,5	22.785,7	23.772,5
Betäubungsmittel	317,8	395,4	486,4	612,1	655,4	682,4	718,1
rezeptpflichtig	14.488,4	15.834,4	16.017,7	17.033,0	16.879,6	17.741,1	18.635,7
apothekenpflichtig	3.382,4	3.293,8	2.862,0	2.891,0	2.870,3	2.901,3	2.975,0
Nichtarzneimittel	749,9	884,5	1.104,8	1.159,8	1.212,2	1.263,0	1.254,6
Drogen + Chemikalien	4,6	5,0	5,0	5,0	4,9	5,0	5,3
nicht apothekenpflichtig	306,8	221,5	206,8	199,4	198,1	192,9	183,8

Quelle: BPI

6.1 Kenndaten Apotheken

Tab. 6-2: Gesamt-Umsatz der Apotheken in Milliarden Euro (ohne Mehrwertsteuer)

Jahr	Umsatz	Jahr	Umsatz
1992	20,96	2000	27,33
1993	19,51	2001	29,4
1994	20,74	2002	30,6
1995	22,14	2003	32,8
1996	23,21	2004	32,5
1997	23,33	2005	35,0
1998	24,74	2006	34,9
1999	26,06	2008	37,9

Quelle: ABDA

Tab. 6-3: Umsatz je Apotheke 1992 – 2008 in Tausend Euro ohne MwSt.

Jahr	Anzahl	Jahr	Anzahl
1992	1.030	2000	1.260
1993	945	2001	1.355
1994	992	2002	1.444
1995	1.048	2003	1.577

Tab. 6-3: *Fortsetzung*

Jahr	Anzahl	Jahr	Anzahl
1996	1.096	2004	1.519
1997	1.091	2005	1.630
1998	1.150	2006	1.619
1999	1.207	2008	1.754

Quelle: ABDA

Tab. 6-4: **Entwicklung der Anzahl der Apotheken 1992 – 2008**

Jahr	Anzahl	Jahr	Anzahl
1992	20.350	2000	21.592
1993	20.648	2001	21.569
1994	21.084	2002	21.465
1995	21.119	2003	21.305
1996	21.290	2004	21.392
1997	21.457	2005	21.476
1998	21.556	2006	21.551
1999	21.590	2007	21.570
		2008	21.602

Quelle: ABDA

6.2 Kenndaten der Pharmazeutischen Industrie

Tab. 6-5: **Pharmaindustrie in Deutschland 2008**

Arzneimittelhersteller:	878
Biotechnologie-Unternehmen:	391
Arzneimittelproduktion:	27,1 Mrd. Euro
Arzneimittelexport:	47,5 Mrd. Euro
Mitarbeiterzahl:	127.248
F&E-Aufwendungen:	5,588 Mrd. Euro

Quelle: BPI

7 Kenndaten des Marktes für Medizintechnologie

Der Weltmarkt für Medizintechnologien umfasste nach Angaben des Bundesverbandes Medizintechnologie (BVMed) im Jahr 2008 rund 220 Milliarden Euro. Deutschland ist mit einem Ausgabenvolumen für Medizinprodukte in Höhe von über 22 Milliarden Euro (2008) nach den USA und Japan weltweit der drittgrößte Markt und mit Abstand der größte Markt Europas. Die Branche beschäftigt in Deutschland rund 170.000 Menschen. Mehr als die Hälfte des Umsatzes erzielen die Unternehmen mit Produkten, die nicht älter als drei Jahre sind. Damit ist die Medizintechnologie eine dynamische und hoch innovative Branche. Durchschnittlich werden rund neun Prozent des Umsatzes in Forschung und Entwicklung investiert. (Quelle: BVMed).

Den größten Teilmarkt innerhalb der Medizintechnik bildet nach einer im Auftrag des Bundesministeriums für Bildung und Forschung (BMBF) erstellten und im Jahr 2005 veröffentlichten Studie die Nachfrage nach Medizintechnik im Krankenhaus, der in Deutschland im Jahr 2002 ein Volumen von sechs Milliarden Euro und damit einen Anteil von 34 Prozent am Gesamtmarkt der Medizintechnik in Deutschland hatte. Von dieser Gesamtnachfrage des Krankenhauses wurden rund 3,8 Milliarden Euro im Rahmen der vereinbarten Krankenhausvergütung, also über Fallpauschalen bzw. Pflegesätze, finanziert, die restlichen 2,2 Milliarden Euro über die Förderung nach dem Krankenhausfinanzierungsgesetz (KHG), darunter 1,1 Milliarden Euro durch Einzelförderung von langfristigen Investitionsgütern und 0,8 Milliarden durch die Pauschalförderung kurzfristiger Anlagegüter.

Allerdings ist der Anteil der Medizintechnik, der in Deutschland auf Krankenhäuser entfällt, nach den Ergebnissen der Studie im internationalen Vergleich der insgesamt 17 untersuchten Länder (EU, USA, Japan) eher unterdurchschnittlich. Als Ursache hierfür nennt die Studie insbesondere die Tatsache, dass im europäischen Ausland vielfach die fachärztliche Versorgung in Krankenhäusern stattfinde. Folglich falle dort in der Regel der Anteil der Gesundheitsausgaben für die ambulante ärztliche Versorgung durch niedergelassene Fachärzte geringer aus. An zweiter Stelle des Medizintechnikmarktes stehen nach den Ergebnissen der BMBF-Studie Hilfsmittel und der Bedarf für Zahnarztpraxen einschließlich Dentallabors. Im internationalen Vergleich – so die Studie – ist die Nachfrage in diesen Bereichen in Deutschland überdurchschnittlich.

In der BMBF-Medizintechnikstudie 2005 wurde auch eine Projektion der Medizintechnik-Nachfrage für den Zeitraum 2002 bis 2010 vorgenommen. Danach steigt die medizintechnische Nachfrage für die 17 untersuchten Länder voraussichtlich von 193 Milliarden Euro im Jahr 2002 auf 268 Milliarden Euro im Jahr 2010. Dieser prognostizierte Anstieg der Nachfrage nach Medizintechnik basiert allerdings auf der Annahme, dass sich die summierten Gesundheitsausgaben dieser Länder von 2.860 Milliarden Euro im Jahr 2002 auf 3.767 Milliarden Euro im Zieljahr der Prognose (2010) erhöhen werden. Die Ausgabenquote für Gesundheit nähme damit von 11,7 auf 12,3 Prozent am Bruttoinlandsprodukt (BIP) zu, der Anteil der Medizintechnik an den Gesundheitsausgaben stiege von 6,8 auf 7,1 Prozent.

Die Prognose der BMBF-Medizintechnikstudie für die Entwicklung der wertmäßigen Nachfrage nach Medizintechnik geht von einer Erhöhung von 17,9 Milliarden Euro im Jahr 2002 auf 24,6 Milliarden Euro im Jahr 2010 aus. In den einzelnen Segmenten des Gesundheitswesens kommt die Prognose der aktuellen BMBF-Medizintechnikstudie 2005 zu unterschiedlichen Ergebnissen. So wird prognostiziert, dass die diagnostischen Leistungen und der ambulante chirurgische Bereich stärker als die Gesundheitsausgaben wachsen, der stationäre Bereich dagegen geringer wächst. Dies wird insbesondere mit der zunehmenden Verlagerung von Leistungen in den ambulanten Bereich, der Spezialisierung in der Leistungserbringung und der Förderung so genannter sekundärpräventiver Leistungen begründet, die als „Entdeckung klinisch noch symptomloser Erkrankungen und ihre erfolgreiche Frühtherapie" definiert werden. Dennoch – so das zusammenfassende Ergebnis der Prognose – werden die Krankenhäuser in allen Ländern die dominierenden Nachfrager nach Medizintechnik bleiben. Daneben sieht die BMBF-Studie den stationären Pflegemarkt angesichts der sich stark veränderten Altersstruktur als Wachstumsbereich.

Knüpfen Sie die richtigen Kontakte!

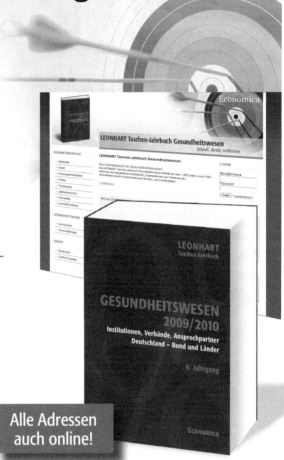

Das LEONHART Taschen-Jahrbuch Gesundheitswesen 2009/2010 enthält rund 4.700 Adressen aller maßgeblichen Institutionen, Organisationen und Verbände des Gesundheitswesens in Deutschland:

- 13.000 Entscheidungsträger und Ansprechpartner aus Politik, Verwaltung, Forschung und Selbsthilfe
- Internet- und E-Mail-Adressen
- Umfangreiches Personen- und Institutionenregister
- Schneller Zugriff durch umfangreiches Personen- und Institutionenregister

Mit der Online-Lösung dreifach profitieren

- Günstigerer Preis
- Sekundenschnell zur richtigen Adresse
- Regelmäßige Aktualisierung des Online-Adressdatenbestandes

www.leonhart-taschenjahrbuch.de

LEONHART Taschen-Jahrbuch Gesundheitswesen 2009/2010

Printausgabe
9., aktualisierte Auflage 2009.
XII, 1.051 Seiten. Kartoniert. € 89,-
ISBN 978-3-87081-571-4

Online-Einzelplatzlizenz
Jahresabonnementpreis: € 49,-*
ISBN 978-3-87081-573-8

*Abonnementbedingungen: Kündigungen sind bis 6 Wochen vor Ende des Bezugszeitraums möglich

Economica, medhochzwei Verlag GmbH, Alte Eppelheimer Str. 42/1
69115 Heidelberg, www.medhochzwei-verlag.de, Bestell-Tel. 089/2183-7928,
Bestell-Fax 089/2183-7620, E-Mail: kundenbetreuung-mhz@hjr-verlag.de
Kundenbetreuung und Auslieferung über die Verlagsgruppe Hüthig Jehle Rehm

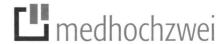

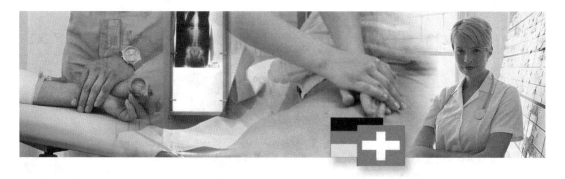

Systemvergleich aus erster Hand!

International wie national sind Gesundheitssysteme im Wandel.

Systemvergleiche sind wegen der über Jahrzehnte gewachsenen kulturellen und rechtlichen Unterschiede oft schwierig und führen zu vorschnellen Bewertungen und politischen Schlussfolgerungen. Konkrete Analysen am Beispiel konkreter Instrumente sind daher gefragt.

Das leistet die Deutsch-Schweizerische Gesellschaft für Gesundheitspolitik. Die aktuelle gesundheitspolitische Debatte wird von den wichtigen Entscheidungsträgern beider Gesundheitssysteme ebenso beleuchtet wie die Einzelinstrumente Risikostrukturausgleich und DRG-Finanzierung im Krankenhausbereich. Einzelanalysen zu Versorgungsforschung und Innovationsförderung in beiden Ländern, sowie die Chancen und Perspektiven von Managed-Care-Modellen in beiden Ländern verschaffen einen präzisen Überblick über gemeinsame Problemlagen, vergleichbaren Instrumenteneinsatz und unterschiedliches politisch-strukturelles Umfeld.

Prof. Dr. h.c. Herbert Rebscher ist Vorsitzender des Vorstandes der DAK und Hauptgeschäftsführer der Deutsch-Schweizerischen Gesellschaft für Gesundheitspolitik.

Stefan Kaufmann ist Direktor santésuisse, des Verbandes der schweizerischen Krankenversicherer.

Der Autorenkreis setzt sich aus den Spitzen der GKV und der Schweizer Versicherungslandschaft, sowie Entscheidungsträgern aus beiden Gesundheitssystemen zusammen.

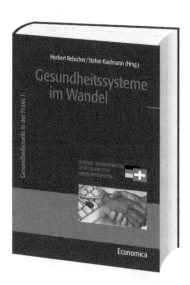

Gesundheitssysteme im Wandel

Herausgegeben von Prof. Dr. h.c. Herbert Rebscher und Stefan Kaufmann. 2009. VIII, 331 Seiten. Gebunden. € 48,-
ISBN 978-3-87081-770-1

Economica, medhochzwei Verlag GmbH, Alte Eppelheimer Str. 42/1
69115 Heidelberg, www.medhochzwei-verlag.de, Bestell-Tel. 089/2183-7928,
Bestell-Fax 089/2183-7260, E-Mail: kundenbetreuung-mhz@hjr-verlag.de
Kundenbetreuung und Auslieferung über die Verlagsgruppe Hüthig Jehle Rehm

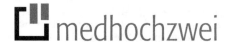

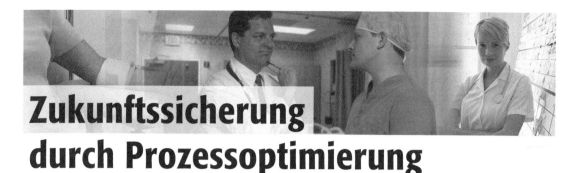

Zukunftssicherung durch Prozessoptimierung
Mehr Qualität, mehr Zeit, geringere Kosten

Die immer knapper werdenden finanziellen Ressourcen im Gesundheitswesen zwingen alle Beteiligten dazu, Strukturen und Abläufe zu analysieren und kritisch zu hinterfragen. Es besteht die Notwendigkeit eines kontinuierlichen Überdenkens der bestehenden Organisation, einer Orientierung zum Patienten oder Bewohner hin mit dem Selbstverständnis eines Kunden und der Nutzung informationstechnologischer Entwicklungen.
Einen Lösungsansatz bietet hier das Prozessmanagement. Neben traditionellen betriebswirtschaftlichen Instrumenten der Kosten- und Leistungsrechnung bietet es prozessorientierte Verfahren an, mit denen eine differenzierte Gestaltung und Lenkung des unternehmerischen Geschehens unterstützt wird.

Mit diesem Buch werden die theoretischen Grundlagen, die Vorgehensweise und Umsetzung der Prozessgestaltung und -lenkung von der Analyse bis zum Controlling beschrieben. Dem Management in Gesundheitseinrichtungen wird so ein Lenkungsinstrument zur Verfügung gestellt, mit dem ökonomische sowie medizinisch-pflegerische und diagnostisch-therapeutische Herausforderungen in besonderer Weise als Chancen genutzt werden können.

Die Neuauflage wurde grundlegend neu strukturiert und gestaltet. Darüber hinaus wurden die Themen „Prozesscontrolling" und „Management von Prozessen" in das Buch aufgenommen.

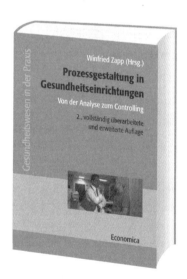

Prozessgestaltung in Gesundheitseinrichtungen
Von der Analyse zum Controlling
Herausgegeben von Prof. Dr. Winfried Zapp.
2., vollständig überarbeitete und erweiterte Auflage. 2010. XV, 246 Seiten. Gebunden.
€ 64,-. ISBN 978-3-87081-595-0
Neu im Januar 2010

Economica, medhochzwei Verlag GmbH, Alte Eppelheimer Str. 42/1
69115 Heidelberg, www.medhochzwei-verlag.de, Bestell-Tel. 089/2183-7928,
Bestell-Fax 089/2183-7620, E-Mail: kundenbetreuung-mhz@hjr-verlag.de
Kundenbetreuung und Auslieferung über die Verlagsgruppe Hüthig Jehle Rehm

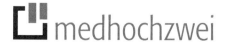

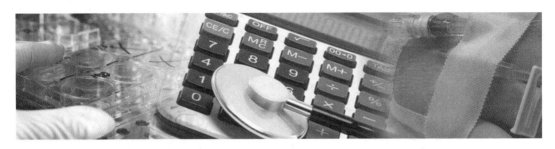

Ihr Wegweiser im neuen Gesundheitsmarkt

Wer sich im Rahmen seiner Ausbildung oder seiner Berufstätigkeit intensiver mit dem deutschen Gesundheitssystem beschäftigt, wird schnell feststellen: Hier handelt es sich um ein außerordentlich komplexes Geflecht verschiedener Subsysteme. Der Mix aus staatlichen Regelungskompetenzen und Selbstverwaltungsbefugnissen, aus Freiberuflichkeit und bürokratischer Regelungsdichte, aus freiem Unternehmertum und körperschaftlicher Verfassung ist in dieser Form einmalig auf der Welt.

In diesem Werk wird das deutsche Gesundheitssystem in seinen aktuellen Strukturen und Funktionen beschrieben, und es werden die Wandlungsprozesse hin zu einem sich entwickelnden Gesundheitsmarkt illustriert. Hinzu kommt die Darstellung der wesentlichen Änderungen, die das deutsche Gesundheitssystem durch das GKV-Wettbewerbsstärkungsgesetz erfahren hat; die Neuregelungen der Reform und ihre Auswirkungen werden analysiert und kommentiert.

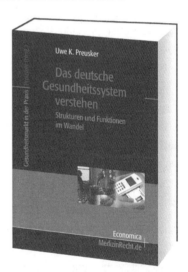

Das deutsche Gesundheitssystem verstehen
Strukturen und Funktionen im Wandel
Von Dr. Uwe K. Preusker.
2008. IX, 348 Seiten. Kartoniert.
€ 58,-. ISBN 978-3-87081-456-4

Economica, medhochzwei Verlag GmbH, Alte Eppelheimer Str. 42/1
69115 Heidelberg, www.medhochzwei-verlag.de, Bestell-Tel. 089/2183-7928,
Bestell-Fax 089/2183-7620, E-Mail: kundenbetreuung-mhz@hjr-verlag.de
Kundenbetreuung und Auslieferung über die Verlagsgruppe Hüthig Jehle Rehm

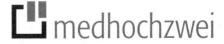